LEHRBUCH

DER

UNFALLHEILKUNDE

FÜR

ÄRZTE UND STUDIERENDE

VON

Dr. ADOLF SILBERSTEIN,

LEITENDER ARZT DES UNFALLKRANKENHAUSES HASENHEIDE ZU BERLIN.

SPRINGER-VERLAG
BERLIN HEIDELBERG GMBH
1911
NW. UNTER DEN LINDEN 68.

ISBN 978-3-662-34258-9   ISBN 978-3-662-34529-0 (eBook)
DOI 10.1007/978-3-662-34529-0

Vorwort.

Das Lehrbuch der Unfallheilkunde ist in erster Reihe für Aerzte und Studierende bestimmt. Ich habe daher auf die Verdeutschung technischer Ausdrücke verzichtet.

Bei der Fülle des Materials war es dringend geboten, in knapper Darstellung sich auf das zu beschränken, was fester Besitz der Unfallheilkunde zu sein scheint. Dennoch ist die Darstellung umfangreicher geworden, als ursprünglich beabsichtigt war. Wenn insbesondere die gesetzlichen Grundlagen der Unfallversicherung an Hand der Reichsversicherungsordnung eingehender besprochen sind, als es in den gebräuchlichen Handbüchern geschieht, so veranlaßt mich dazu die Erwägung, daß der Arzt nur dann in der Lage ist, ein brauchbares Gutachten abzugeben, wenn er in den Geist des Gesetzes eingedrungen ist. Er muß wissen, worauf es den Berufsgenossenschaften bzw. den Versicherungsbehörden ankommt, wenn sie ihn um die Abgabe eines Gutachtens ersuchen, und schließlich muß er auch das Technische, Formale soweit beherrschen, wie es der Schriftverkehr in Unfallrentensachen unbedingt erfordert.

Dem speziellen Teil, den ich den Körperregionen entsprechend angeordnet habe, schicke ich eine kurze allgemeine Besprechung voraus, um Wiederholungen in den einzelnen Kapiteln zu vermeiden. Der Darstellung des Krankheitsbildes füge ich die Beurteilung in versicherungsrechtlichem Sinne hinzu mit der Angabe der Rentensätze, die im allgemeinen als Entschädigung für die geminderte Erwerbsfähigkeit in Frage kommen. Mehrfach ist darauf hingewiesen, daß diese Rentensätze nicht schematisch angewandt werden dürfen. Sie bieten allenfalls Normen, von denen im Einzelfalle mit Fug und Recht abzuweichen ist.

Aus der reichen Fülle wertvoller Beobachtungen, die mir das Krankenmaterial des meiner Leitung unterstellten Unfallkrankenhauses Hasenheide bot, habe ich den einzelnen Abschnitten kasuistische Mitteilungen angegliedert. Soweit erforderlich, sind Rekursentscheidungen des Reichsversicherungsamtes zur Erläuterung herangezogen. Ich benutzte dazu die sog. Kompaßsammlung, die die Knappschaftsberufsgenossenschaft alljährlich herausgibt. Mehrere Berufsgenossenschaften, vor allem die Tiefbau-Berufsgenossenschaft, unterstützten mich mit wertvollem Aktenmaterial. War die Mühe auch nicht gering, aus den zahlreichen dicken Aktenbündeln das Brauchbare herauszufinden, so war die Aufgabe doch eine lohnende: welch' eine Fülle von wissenschaftlich interessantem Material verstaubt alljährlich in den wohlgeordneten Registraturen der Berufsgenossenschaften!

Den einzelnen Abschnitten ist die Angabe der benutzten Literatur beigegeben. Ich hoffe, dadurch auch den engeren Fachgenossen die Arbeit erleichtert zu haben.

Es gibt heute noch eine große Anzahl tüchtiger Praktiker, die vor jedem Aktenbündel, das ihnen zur Abgabe eines Gutachtens vorliegt, ein geheimes Grauen verspüren. Sie fürchten sich gleichsam, ein Gebiet zu betreten, das ihnen fremd ist. Wenn das Studium meines Lehrbuches diese Scheu überwinden hilft, ist sein Zweck erfüllt.

Noch eines! Das Lehrbuch soll nicht nur dem Arzt ein Ratgeber sein, wenn er berufen ist, Gutachten über Unfallverletzte abzugeben, es soll den Studierenden in die Lehre von der Unfallheilkunde einführen. Darüber hinaus soll es das Interesse erwecken, mitzuarbeiten an dem Ausbau der Versicherungsmedizin.

Noch ist der Bau nicht vollendet, eine jede Mitarbeit dürfte daher willkommen sein.

Berlin, im November 1911.

Adolf Silberstein.

Inhaltsverzeichnis.

Kapitel IV.

Verletzungen des Auges.

Kapitel V.

Verletzungen des Ohres.

Kapitel VI.

Verletzungen der oberen Extremität.

Kapitel I.

Die gesetzlichen Grundlagen der Unfallversicherung.

§ 1. Einleitung.

Die Grundidee der modernen sozialpolitischen Arbeiterfürsorgegesetzgebung gipfelt in dem Bestreben, den Fragen vom Standpunkte des öffentlichen Rechts näherzutreten, der grundsätzliche Gegensatz zu den früheren Anschauungen, auf privatrechtlichem Wege durch eine strengere Handhabung der bestehenden Haftpflichtgesetze (Reichshaftpflichtgesetz vom 7. Juni 1871) zum Ziele zu gelangen. Eine geordnete Kranken-, Unfall-, Invaliditäts- und Hinterbliebenenversicherung stellt sich immer mehr als dringende Forderung des modernen Rechtsstaates heraus, in dem alles darauf ankommt, bestehende soziale Gegensätze nach Möglichkeit auszugleichen. Die Gesamtheit soll da helfend eintreten, wo es der Einzelne nicht vermag. Eine Sicherung der Lebensverhältnisse soll auch den wirtschaftlich Schwächeren gewährleistet werden, die im Vollbesitz ihrer Arbeitskraft für ihren Unterhalt zu sorgen imstande sind, infolge einer Krankheit, eines Unfalles, der Invalidität oder des Alters aber der Allgemeinheit zur Last fallen müßten. Das Versicherungswesen steht im grundsätzlichen Gegensatz zur Armenpflege, die die erniedrigende Entziehung des Wahlrechtes mit sich führt. Nicht ein Almosen empfängt der durch Krankheit, Unfall usw. wirtschaftlich Bedrohte vom Staat, er hat vielmehr eine berechtigte Forderung, einen Anspruch, den er sich durch seiner Hände Arbeit in gesunden Tagen erworben hat.

Dem neuerstandenen Deutschen Reiche war es vorbehalten, in mustergültiger Weise die Initiative zu diesem wahren Werke des Friedens ergriffen zu haben. Kein Geringerer als Bismarck ist der Schöpfer dieses Riesenbaues, Boediker, als erster Präsident des R.V.A., der unvergeßliche geniale Sachwalter dieser Friedensarbeit.

Das gesamte Ausland lehnt sich in seinen Bestrebungen, ähnliche Institutionen zu schaffen, an die Einrichtungen der deutschen Arbeiterversicherung an, so Oesterreich mit dem Unfallversicherungsgesetz vom 28. Dezember 1887 (ergänzt durch eine Novelle vom 20. Juli 1894), Italien mit dem Unfallversicherungsgesetz vom 17. März 1898, die Niederlande (Gesetz vom 25. Januar 1901), England (Gesetz vom 6. August 1897), Dänemark (Gesetz vom 7. Januar 1898), Norwegen (Gesetz vom 23. Juli 1894)) Finnland (Gesetz vom 5. Dezember 1895), Spanien (Gesetz vom 30. Januar 1900), Luxemburg (Gesetz vom 5. April 1902), die Schweiz mit einem Unfallversicherungsgesetz für die Militärpersonen (vom 28. Juni 1901), während für die Betriebsunfälle die gesetzlichen Bestimmungen der Haftpflicht gelten [1) Bundesgesetz betr. die Haftpflicht der Eisenbahn- und Dampfschiffahrtsunternehmungen und der Post vom 28. März 1905, 2) Bundesgesetz betr. die Haftpflicht aus Fabrikbetrieb vom 25. Juni 1881, 3) Bundesgesetz betr. die Ausdehnung der Haftpflicht und die Ergänzung des Bundesgesetzes vom 25. Juni 1881 vom 28. April 1887].

Ferner Frankreich (Gesetz vom 9. April 1898, Abänderungsgesetz vom 22. März 1902), Griechenland (Gesetz vom 21. Februar 1901), Russland (Gesetz vom 2. Juni 1903), Schweden (Gesetz vom 5. Juli 1901) in mehr oder minder bescheidenem Umfange, meist in Form erweiterter Haftpflichtgesetze.

Die ungeahnte Entwickelung der deutschen Industrie, die in stetem Wachsen begriffen ist, hat ein Heer von wirtschaftlich abhängigen Arbeitern und Arbeiterinnen geschaffen. Die Zunahme der maschinellen Betriebe hat tausendfach die Berufsgefahren gesteigert. Wenn wir selbst absehen von der erschreckenden Zahl der Gewerbekrankheiten, die sich stetig zu vermehren scheinen, so sind die äußeren sozialen Verhältnisse, die Konzentration in den staubigen, rußigen Fabrikstädten, das Wohnungselend der Großstädte, nicht zum wenigsten die sich daraus ergebende Verführung zum Alkoholmißbrauch Ursache genug, den Gesundheitszustand der Arbeiterbevölkerung und somit eines nicht unbeträchtlichen Teiles der Gesamtbevölkerung schwer zu schädigen, so daß Bestrebungen wie die der Arbeiterversicherungen, die darauf abzielen, eine nicht geringe Bevölkerungsgruppe vor Not und Elend zu bewahren, im wahren Sinne die allgemeine Volksgesundheit wesentlich fördern.

Tausende von erbitterten Prozessen, von gehässigen Streitigkeiten zwischen Arbeitgeber und Arbeitnehmer, wie sie nach Betriebsunfällen entstehen, sind wie mit einem Schlage durch eine Gesetzgebung aus der Welt geschafft, die die Frage nach dem Verschulden von vornherein ausschließt. An die Stelle der subjektiven Beurteilung der Schuld, der Unterscheidung zwischen Vorsatz, grobem, mässigem und geringem

Versehen (Preußisches Allgemeines Landrecht, Titel 6 T 1, §§ 115—128) tritt die objektive Klarlegung des Sachverhalts, die lediglich bezweckt, dem mit oder ohne Schuld in Not Geratenen zu helfen.

Daß das Gesetz einen Zwang ausübt, ist durchaus erforderlich. Die freie Selbsthilfe der Arbeiter durch Hilfsvereine hätte ebensowenig zum Ziel geführt, wie die freiwillige Versicherung der Arbeiter bei privaten Versicherungsgesellschaften. Daß die Haftpflichtgesetzgebung nicht ausreicht, brauchbare Verhältnisse zu schaffen, ist durch die Erfahrungen bewiesen, die einzelne unserer Nachbarländer, vor allem die Schweiz, gesammelt haben. So war es denn als eine segensreiche Förderung des Versicherungsgedankens zu begrüßen, daß man von allen privatrechtlichen Maßnahmen absah und durch den Versicherungszwang „den Boden des öffentlichen Rechtes" betrat.

Dem Versicherungszwange, der hie und da unangenehm empfunden werden mag, steht die auf Selbstverwaltung und Gegenseitigkeit gegründete freiheitliche Durchführung der Arbeiterfürsorge gegenüber, so daß wir, worauf Lass in seiner kleinen Schrift: Die deutsche Arbeiterversicherung als soziale Einrichtung, Heft I, hinweist, gewissermaßen nicht eine staatliche Versicherung, sondern eine Versicherung der Beteiligten selbst haben.

Die Arbeiterfürsorgegesetzgebung ist noch nicht abgeschlossen, von Jahr zu Jahr werden weitere Erfahrungen gesammelt. Viel ist bisher erreicht, viel bleibt der Zukunft vorbehalten, eines aber ist gewiß: die Verheißungen, die in der weltgeschichtlichen Botschaft Wilhelms I. vom 17. November 1881 enthalten sind, sind auf dem bestem Wege, ihrer Erfüllung entgegenzugehen.

§ 2. Die Unfallheilkunde als Unterrichtsgegenstand.

Die Unfallheilkunde, für die Stolper die Bezeichnung „versicherungsrechtliche Medizin" vorschlug, ist dem Arzt, der die Praxis beginnt, oft kaum dem Namen nach bekannt. Es gibt kein Gebiet, das der Medizinbeflissene während des Studiums so vernachlässigen darf, wie die Unfallheilkunde. Von der Versicherungsgesetzgebung ist ihm allenfalls die Krankenversicherung dem Wesen nach bekannt. Die Klientel, die sich im Beginn meist aus Kassenkranken zusammensetzt, zwingt ihn, sich mit den gegebenen Verhältnissen vertraut zu machen. Ganz anders steht der junge Praktiker der Unfallversicherung gegenüber. Ohne Kenntnisse der gesetzlichen Voraussetzungen, ohne überhaupt eine Vorstellung vom Zweck und Ziel der Unfallfürsorge zu haben, ist er gezwungen, ein Gutachten abzugeben, auf das sich unter Umständen ein erstinstanzlicher Bescheid gründet. Er hat sich nicht nur über die

Verletzung zu äussern — diese zu beurteilen, sieht er sich befähigt —, er soll sozialmedizinische Fragen beantworten, für deren Richtigkeit mit seinem ärztlichen Gewissen einstehen. Sein Urteil über die vorhandene Erwerbsfähigkeit, die prozentuale Einbuße, die der Unfall verursacht, und vieles andere mehr will die B.G. erfahren. Hier fehlt dem jungen Praktiker oft das notdürftigste Verständnis dafür, den ursächlichen Zusammenhang zwischen dem Betriebsunfall und der vermeintlichen Unfallerkrankung zu ergründen.

Nur so erklärt es sich, daß in den Akten die ersten Gutachten oft einen erstaunlichen Mangel an Klarheit und Präzision aufweisen, der zu den verkehrtesten Maßnahmen der berufsgenossenschaftlichen Organe führt, nur so die „gutachtlichen Seltsamkeiten", wie Placzek sie schildert. Unfallgutachter ist aber notgedrungen unter Umständen jeder approbierte Arzt, wenn auch nur „Gelegenheitsgutachter". Unbekannt mit den gesetzlichen Voraussetzungen lässt sich der Neuling als Gutachter von falscher Humanität die Feder führen. An die Stelle kritischer Sachlichkeit tritt das sogenannte soziale Empfinden auf Kosten der B.G., oder die Begutachtung gestaltet sich zu einem Kampf des Gutachters gegen den vermeintlichen Simulanten.

Der Ruf nach einer besseren Ausbildung der Medizinstudierenden in der sozialen Medizin ist nicht neu.

Kaufmann, Golebiewski, Engel, Stolper, Riedinger, Hoffa, Rumpf, Bernacchi, Loebker, Lennhoff, Hasse sind für die bessere Ausgestaltung des sozialmedizinischen Unterrichts eingetreten, neuerdings besonders warm und eindringlich Pietrzikowski. Bisher sind für Berlin und Bonn Lehraufträge erteilt, die in den bewährten Händen von Kirchner und Rumpf ruhen.

Hoffa forderte, daß die spezielle Unterweisung aller Aerzte in der Unfallheilkunde, abgesehen von den theoretischen Vorlesungen, in mindestens dreimonatigen praktischen Kursen zu erfolgen habe. Nach ihm ist die Schaffung eigener Lehrstühle mit besonderen Krankenabteilungen unbedingtes Erfordernis. Auch Kaufmann forderte die Errichtung eigener Kliniken, die sich lediglich der Unfallmedizin zu widmen hätten, eine Forderung, die Engel zurzeit als pium desiderium bezeichnet.

Es müssen ja nicht sogleich überall ordentliche Professuren eingerichtet werden, nur sollte auf den Universitäten wenigstens überall die Gelegenheit gegeben werden, die Medizinstudierenden in das ebenso interessante wie wichtige Gebiet der Unfallheilkunde praktisch und theoretisch einzuführen.

Von dem Unterricht in der sozialen Medizin verlangt Sternberg zweierlei. Einmal müsse er demonstrativ sein, sodann auf eigenen Erfahrungen des Vortragenden beruhen. Beide Voraussetzungen lassen sich unstreitig am zweckmässigsten in einem Unfallkrankenhause durchführen, dem ein geeignetes chirurgisches und internes Material zur Verfügung steht.

Mit Recht rät Sternberg, Exkursionen in die industriellen Betriebe zu unternehmen, um den Hörern an Ort und Stelle Einblicke in die Betriebe zu verschaffen, die die Unfälle herbeiführen. Sehr lehrreich ist es auch, die Arbeitsanforderungen in den Betrieben kennen zu lernen, nur so wird man sich eine Vorstellung davon verschaffen, in welchem Grade der Verletzte nach der mehr oder minder vollkommenen Wiederherstellung den Rest der Funktionsfähigkeit auszunutzen imstande ist.

Dass die Hilfsmittel zur Demonstration (Moulagen, Tabellen, Photogramme usw.) wie im modernen medizinischen Unterricht, so auch hier nicht fehlen dürfen, ist selbstverständlich.

Gewiss ist der Vorschlag beherzigenswert, zu den Sitzungen des Versicherungs- bzw. Oberversicherungsamtes Aerzte als Zuhörer einzuladen (Köhler, Engel), allein vor dem Staatsexamen muss das Interesse für die Unfallheilkunde bereits geweckt werden. Der Arzt soll, wenn er Gelegenheit hat, an der Durchführung der Unfallgesetzgebung mitzuwirken, praktisch und theoretisch hinreichend bereits orientiert sein.

Engel schlägt vor, die Medizinalpraktikanten zur praktischen Ausbildung bei den Versicherungsämtern heranzuziehen, am zweckmäßigsten in 14 tägigen Kursen. Durch den geforderten Nachweis eines Praktikantenscheins (Peyser) soll ein sanfter Druck auf die jungen Hörer ausgeübt werden. In anerkennenswerter Weise hat die Ortsgruppe Berlin des Leipziger ärztlichen Verbandes für die Ausbildung der Aerzte auf dem Gebiet des Versicherungswesens gesorgt, indem sie gelegentlich seminaristische Uebungen veranstaltete, an denen sich jeder praktische Arzt beteiligen konnte. (Peyser.)

Die Unfallheilkunde der gerichtlichen Medizin anzugliedern, wie es Stolper vorschlug, halte ich nicht für zweckmäßig. Sie käme entschieden dabei zu kurz. Es könnte dabei leicht der soziale Einschlag verloren gehen, der der Handhabung der Versicherungsgesetze gegenüber der der Strafgesetze eigen ist. Dazu kommt, daß die Unfallheilkunde auch die Kunde von der Heilung der Unfallverletzten, nicht nur von der Beurteilung der Verletzung sein soll. Das ist aber ein Gebiet, auf dem der gerichtliche Mediziner im allgemeinen keine Erfahrung besitzt und besitzen kann. Nur der, der dauernd im

Konnex mit den Unfallkranken steht, der sie behandelt, gewinnt ein brauchbares Material für Unterrichtszwecke, ein Material, das er praktisch und theoretisch verwerten kann. Die Unfallheilkunde ist aus der Praxis hervorgegangen, sie soll eine praktische Wissenschaft bleiben.

Sie nähert sich der gerichtlichen Medizin, insofern auch sie gesetzliche Grundlagen zu berücksichtigen hat, soweit die gutachtliche Tätigkeit in Frage kommt. Sie hat ferner mit dem Spezialgebiet der gerichtlichen Medizin das gemein, daß sie alle Wissenszweige der Heilkunde gleichmäßig umfaßt. Die sorgfältigste Allgemeinausbildung ist daher mehr wie in irgendeiner Spezialdisziplin unbedingtes Erfordernis. Die Unfallheilkunde der gerichtlichen Medizin anzugliedern, hieße den alten Fehler wiederholen, den man durch die Trennung des Faches der gerichtlichen Medizin von dem der Hygiene aus der Welt geschafft hat.

Die Unfallheilkunde darf nicht mehr das Stiefkind unter den verschiedenen Disziplinen der Medizin sein, sie hat bereits eine Bedeutung erlangt, die sie den älteren Spezialwissenschaften gegenüber vollkommen ebenbürtig erscheinen lässt. Auch heute ist der Wunsch nicht in vollem Umfange in Erfüllung gegangen, der im Jahre 1894 bereits auf der Versammlung deutscher Naturforscher und Aerzte in Form einer Resolution zum Ausdruck gebracht wurde, die wie folgt, lautete:

„Die Abteilung für Unfallheilkunde der 66. Versammlung deutscher Naturforscher und Aerzte in Wien stellt in Anbetracht, daß die staatlichen Unfallversicherungsgesetze die Kenntnisse der Unfallheilkunde vom Arzte verlangen, die Forderung, dass dieselbe in ihrer ganzen Ausdehnung, also sowohl die Behandlung der Unfallverletzungen als die Untersuchung und Begutachtung der Unfallfolgen Gegenstand der ärztlichen Vorbildung sein solle.“

Stolper behauptet mit Recht, daß ohne eine sorgfältige Schulung der Aerzte in der versicherungsrechtlichen Medizin keine ideale Durchführung der Arbeiterversicherungsgesetze möglich sei.

§ 3. Die Literatur der Unfallheilkunde.

Die Unfallheilkunde reiht sich den jüngeren Spezialgebieten der Medizin an, dennoch verfügt sie über eine reichliche, wohlgeordnete Literatur. Von umfangreicheren Werken sind die Handbücher von Thiem, von Kaufmann an erster Stelle zu nennen, ferner das Handbuch der sozialen Medizin (Windscheid, Sudeck), der Leitfaden für Unfallgutachten von Waibel, das treffliche Lehrbuch der ärztlichen Sachverständigen-Tätigkeit von Becker, der Atlas der Unfallheilkunde von Golebiewski, das Manuale von Miller.

Spezialgebiete der Unfallheilkunde sind u. a. ausführlich bearbeitet in den Lehrbüchern von Sachs und Freund (Nervenerkrankungen), Praun (Augenverletzungen), Passow (Ohrenkrankheiten), Stern (Innere Erkrankungen), dem früh Heimgegangenen, dem die Unfallheilkunde so viel zu verdanken hat. Eine Reihe von Fachzeitschriften beschäftigt sich ausschließlich oder doch vorzugsweise mit versicherungsmedizinischen Fragen, so die Monatsschrift für Unfallheilkunde, die Thiem herausgibt, die Aerztliche Sachverständigen - Zeitung, die Leppmann redigiert, das Jahrbuch für soziale Medizin von Grotjahn und Kriegel u. a. m. Fast alle allgemein-medizinischen Blätter bringen eingehende Referate über Arbeiten aus dem Gebiete der Unfallheilkunde. Eine ständige von Engel trefflich geleitete Abteilung der „Medizinischen Klinik“ bringt in übersichtlicher Form Gutachten und Entscheidungen, die für den praktischen Arzt von Interesse sind.

Die gesetzlichen Grundlagen der Versicherungsmedizin haben gleichfalls eingehende literarische Bearbeitung gefunden. Von amtlichen Publikationen sind zu nennen das Handbuch der Unfallversicherung, das von Mitgliedern des R. V. A. herausgegeben wird, der Leitfaden zur Unfallversicherung des Deutschen Reiches, gleichfalls herausgegeben vom R. V. A. Umfangreiche Bearbeitungen des Arbeiterversicherungsrechts verdanken wir Boediker, Laß, Graef, Zacher u. a. v. Woedtke und Caspar haben einen Kommentar zum „Unfallversicherungsgesetz“ herausgegeben, Mugdan einen Kommentar, der für Aerzte bestimmt ist. Die amtlichen Nachrichten des R. V. A., ferner die sog. Kompaßentscheidungen, d. s. die Rekursentscheidungen, ergänzen fortlaufend das in den Handbüchern angesammelte Material. Besonders wertvoll ist die Sammlung ärztlicher Obergutachten, die das R. V. A. bisher in zwei Bänden herausgegeben hat. Aerztliche und versicherungsrechtliche Fragen werden bearbeitet in der Zeitschrift für Versicherungswissenschaft, die Manes herausgibt, sowie in der Zeitschrift für Versicherungswesen, die Neumann redigiert.

Literatur zu § 1—3.

1. Amtliche Nachrichten des R.V.A. Berlin 1885—1911.
2. Ascher, Reichsversicherungswesen. Eulenburg's Enzyklop. Jahrbuch. VIII. 1898.
3. Becker, Lehrbuch der ärztlichen Sachverständigen-Tätigkeit. Berlin 1907.
4. Boediker, Die Arbeiterversicherung in den europäischen Staaten. Leipzig 1895.
5. Bernacchi, De la nécessité d'un enseignement univers. de la méd. des accidents. IV. Internat. Arbeitervers.-Kongr. Düsseldorf 1902.
6. Engel, Ueber den Unterricht in der sozialen, besonders der sozialgerichtlichen Medizin. Med. Klinik. 1911.

7. Golebiewski, Atlas und Grundriss der Unfallheilkunde. München 1900.
8. Golebiewski, Die Notwendigkeit der Vorbildung der Aerzte in der Unfallheilkunde. M. f. U. 1894.
9. Graef, Die Unfallversicherungsgesetze usw. Berlin. 4. Aufl.
10. Hoffa, Welche Nachteile haben sich bei der Durchführung der Unfallversicherungsgesetze vom ärztlichen Standpunkt aus ergeben? Zeitschr. f. ges. Vers.-
Wissensch. 1908. Bd. VIII.
11. Handbuch der Unfallversicherung. Bd. I—III. Leipzig 1909.
12. Kaufmann, Handbuch der Unfallmedizin. 3. Aufl. Stuttgart 1907.
13. Laß, Die deutsche Arbeiterversicherung als soziale Einrichtung. Heft I. Entstehung und soziale Bedeutung. Berlin 1904.
14. Laß, Ueber Arbeiterversicherungsrecht. Bd. 2 d. Enzyklop. d. Rechtswissen-
schaft von Kohler. Berlin-Leipzig 1904.
15. Mugdan, Kommentar für Aerzte zum G.U.V.G. Berlin 1902.
16. Miller, Manuale für Untersuchung und Begutachtung Unfallverletzter und
Invaliden. Leipzig 1903.
17. Pietrzikowski, Die Vorbildung des Arztes in der versicherungsrechtlich-
sozialen Medizin usw. Prager med. Wochenschr. 1907.
18. Rekursentscheidungen des R.V.A. Selbstverlag d. Vorst. d. Knappschafts-B.G.
19. Rumpf, Vorlesungen über soziale Medizin. Leipzig 1908.
20. Sammlung ärztlicher Obergutachten. Berlin. Bd. I u. II. 1903/1909.
21. Sternberg, M., Die soziale Medizin als besonderer Unterrichtsgegenstand.
Wiener klin. Wochenschr. 1908.
22. Stolper, Der Unterricht in der Praxis der Arbeiterfürsorgegesetze, eine Aufgabe der gerichtlichen Medizin. A. S. Z. 1902.
23. Sudeck, Handbuch der sozialen Medizin. Bd. VIII. 2. Abt. Chirurgische Erkrankungen bes. der Bewegungsorgane. Jena 1905.
24. Thiem, Handbuch der Unfallerkrankungen. Stuttgart 1909.
25. Waibel, Leitfaden für Unfallgutachten. Wiesbaden 1902.
26. Windscheid, Handbuch der sozialen Medizin. Bd. VIII. 1. Abt. Der Arzt
als Begutachter auf dem Gebiete der Unfall- und Invalidenversicherung. Jena
1905.
27. v. Woedtke (u. Caspar), Unfallversicherungsgesetz. Berlin 1901.
28. Zacher, Leitfaden zur Arbeiterversicherung des Deutschen Reiches. Berlin
1900.

§ 4. Statistik der Unfallversicherung.

Während im Jahre 1887 319 453 Betriebe bei den gewerblichen B. G. versichert waren, betrug die Zahl der versicherten Betriebe im Jahre 1897 bereits 455 417, die Zahl der versicherten Personen betrug 1887 3 861 560, im Jahre 1897 5 991 453.

Die Zahl der gegen Unfall überhaupt Versicherten d. h. der im Gewerbe, im Bau- und Seewesen, sowie in der Land- und Forstwirtschaft beschäftigten Arbeiter betrug

im Jahre 1901 . . . . . . 17 366 000 Personen,
„ „ 1902 . . . . . . 17 582 000 „

von denen nach Klein etwa 12 687 900 Männer und 4 894 100 Frauen zu zählen waren.

Die Versicherten verteilten sich im Jahre 1902 auf 66 gewerbliche B. G. mit 7 100 537 Versicherten und 48 land- und forstwirtschaftliche mit 11 189 071 Versicherten. 481 staatliche und gemeindliche Ausführungsbehörden hatten 793 150 Versicherte aufzuweisen.

Auf die bisher gesetzlich getrennten Versicherungsgruppen verteilt ergibt sich folgende tabellarische Uebersicht (nach Klein):

	Berufs-genossen-schaften	Zahl der Ver-sicherten	Aus-führungs-behörden	Zahl der Ver-sicherten
Gewerbe-Unfallversicherung . . .	64	6 836 573	62	428 277
Bau- „ „ . . .	1	203 768	355	124 942
See- „ „ . . .	1	60 196	12	664
Unfallversicherung für Land- und Forstwirtschaft	48	11 189 071	52	239 267

Einen Einblick, der den wirtschaftlichen Wert der Versicherung erkennen läßt, gewährt die Tatsache, daß allein für Renten bzw. Kapitalabfindungen der Inländer in den Jahren 1885—1902 die Summe von 577 055 305 Mk. verausgabt worden ist.

Entschädigt wurden allein im Jahre 1902 711 330 alte und neue Unfälle, davon waren 121 284 neue Unfälle, d. h. solche, die im Jahre 1902 zum ersten Male entschädigt werden mußten.

Betrachtet man die Unfallhäufigkeit nach Alter und Geschlecht, so ergeben sich auf 1000 Verletzte gleichen Alters und Geschlechts folgende Zahlen (nach Klein):

Alter	Gewerbe-, Bau-, See-Unfallversicherung 1897		Land- und Forst-wirtschaft	
	Männer	Frauen	Männer	Frauen
unter 16 Jahren	2,7	1,6	3,1	1,5
16 bis „ 18 „	3,6	1,6	2,8	1,5
18 „ „ 20 „	4,3	1,3	2,6	1,5
20 „ „ 30 „	6,2	1,6	3,0	2,1
30 „ „ 40 „	10,1	1,9	4,4	4,9
40 „ „ 50 „	13,6	2,5	6,6	6,8
50 „ „ 60 „	15,3	3,2	8,1	9,1
60 „ „ 70 „	16,0	2,6	10,4	10,3
70 und darüber	9,9	1,1	8,9	8,4

Die Zahl der Unfallverletzten nimmt bei den männlichen Arbeitern zu, entsprechend den schwereren Aufgaben, die an sie mit den Jahren herantreten (3. bis 4. Lebensjahrzehnt), um dann den Höhepunkt zu erreichen, wenn die Kraft und die Geschicklichkeit im Abnehmen begriffen sind. Arbeiter über 70 Jahre werden wiederum seltener heimgesucht, da sich für sie gefahrvolle Arbeiten von selbst verbieten. Bei den weiblichen Arbeitern bestehen analoge Verhältnisse, die Altersgrenze der Arbeitsunfähigkeit wird hier nur eher erreicht.

Die Unfallhäufigkeit nach sog. Vollarbeitern (Vollarbeiter ist ein
statistischer Begriff: je 300 von der Gesamtheit der von allen beschäftigten Personen geleisteten Arbeitstage = 1 Vollarbeiter) berechnet,
ergibt (nach Klein):

Jahr	Gewerbe-, Bau- und See-Unfallversicherung auf 1000 Vollarbeiter	Unfallversicherung für Land- und Forstwirtschaft auf 1000 Vollarbeiter
1897	8,08	4,06
1898	8,18	4,26
1899	8,47	4,57
1900	8,54	4,48
1901	9,16	4,98
1902	9,13	5,15

Auch hier die Beobachtung: die Unfälle nehmen zu. Berücksichtigt man die Unfallhäufigkeit in bezug auf die einzelnen Berufszweige, so ergibt sich, dass Gewerbe, wie die des Bergbaues, der
Steinbrüche, des Fuhrwesens, der Lagerei, Spedition und Seeschiffahrt
die höchsten, der Textilbranche, der Leder- und Bekleidungsgewerbe
die niedrigsten Zahlen aufweisen.

Die Statistik der Unfallhäufigkeit nach der Zeit ergibt die meisten
Unfälle in den Herbstmonaten (Oktober), die wenigsten in den Frühjahrsmonaten (April, Mai); in der Landwirtschaft kommt naturgemäß
die Erntezeit in Betracht.

Nach Wochentagen berechnet ist der „blaue" Montag der gefürchtetste Tag (Nachwirkungen des sonntäglichen Alkoholgenusses),
der Sonntag naturgemäß derjenige, der am wenigsten Betriebsunfälle
aufzuweisen hat.

Nach Tagesstunden berechnet fällt das Maximum bei den gewerblichen Berufsgenossenschaften auf die Vormittags-, bei den landwirtschaftlichen auf die Nachmittagsstunden.

In der Gewerbe-, Bau- und Seeunfallversicherung ergab die Statistik für 1887 und 1897 insgesamt 45 971 Unfälle überhaupt, davon
waren 11 384 Maschinenunfälle, 34 587 andere Unfälle.

In der land- und forstwirtschaftlichen Versicherung ergibt die
Statistik für 1891—1901 56 907 Verletzte, bei denen 5550 Verletzungen durch Maschinenunfälle und 51 357 durch andere Unfälle
zustande kamen.

	Gewerbliche usw. Statistik	Landwirtschaftliche Statistik
	Unfälle	Unfälle
Motore	437	276
Transmissionen	715	353
Arbeitsmaschinen	7998	4 791
Hebemaschinen	2234	130
Dampfkessel usw.	146	4
Sprengstoffe	439	195
Feuergefährliche Stoffe (Gase, Dämpfe usw.)	1541	386
Zusammenbruch	7788	6 359
Fall von Leitern usw.	5439	11 221
Auf- und Abladen von Hand, Tragen, Heben usw.	6324	4 524
Fuhrwerk	2927	1 722
Eisenbahnbetrieb	3603	10 496
Schiffahrt und Verkehr zu Wasser	629	162
		51
Tiere (Stoss, Biss usw.)	418	8 601
Handwerkszeug	1642	4 458
Verschiedenes (Splitter, Fremdkörper usw. (Sonnenstich, Hitzschlag)	3691	4 900

Zum Schluss sei noch eine tabellarische Uebersicht über die Art der Verletzungen und der verletzten Körperteile wiedergegeben (Klein):

	Gewerbe-, Bau- und See-Unfallversicherung	Land- und forstwirtschaftliche Versicherung
	1897	1901
Wunden, Quetschungen, Knochenbrüche usw.	43 549	56 291
Arme	17 430	18 957
Beine	11 589	16 806
Rumpf	5 484	10 461
Kopf und Hals	4 808	4 788
darunter Augen	2 308	2 698
Mehrere Körperteile zugleich	3 891	5 028
Ganzer Körper	347	251
Verbrennungen, Verbrühungen, Aetzungen	1 637	307
darunter Augen	597	77
Ertrinken	365	48
Blitzschlag, Hitzschlag, Erfrieren	217	208
Ersticken	203	53

Zwei stattliche Bände umfaßt die Gewerbe-Unfallstatistik für das Jahr 1907, denen als besonders wertvolle Gabe 72 Karten über die Unfallhäufigkeit beigegeben sind. Darnach ereigneten sich 80 422 Unfälle. 382 Unfälle betrafen mehrere Personen gleichzeitig. 81 248 Personen wurden insgesamt verletzt, darunter 75 588 männliche, 3028 weibliche Erwachsene sowie 2365 männliche und 267 weibliche Jugendliche.

Die Tabelle der Unfallhäufigkeit (Zahl der Unfallverletzten auf 1000 Vollarbeiter) ergab folgende Zahlen: Auf 1000 Vollarbeiter kamen 10,92 männliche Erwachsene, 2,66 weibliche, 5,76 männliche Jugendliche und 1,95 weibliche. Dabei ist es interessant, daß Niederbayern die höchste Ziffer mit 16,78 aufweist. Die höchsten Ziffern der Todesfälle wies die Fuhrwerks-B. G. mit 3,02 auf 1000 Vollarbeiter auf, die niedrigsten die Tabak-B. G. mit 0,01.

Was die Zeit der entschädigten Unfälle anbetrifft, so hat die Statistik von 1907 für die gewerblichen Betriebe die Monate Oktober mit 9,39 pCt. und August mit 8,87 pCt. aller Unfälle als die höchstbezifferten festgestellt. Der Montag als der Hauptunfallstag ist auch in der letzten Statistik an erster Stelle verblieben. Gleichfalls unverändert blieb die höchste Unfallhäufigkeit in den Vormittagstunden von 9—12. Nicht uninteressant ist die Erhöhung der Unfallhäufigkeit in den Nachmittagstunden des Sonnabends, nach dem amtlichen Bericht eine Erscheinung, die abgesehen von der Arbeitsermüdung auf die Beschleunigung der Arbeit zurückzuführen ist, die das Bestreben hervorruft, schnell vor der Arbeitspause des Sonntags mit der Arbeit aufzuräumen.

Die folgende Tabelle ergibt in Prozentsätzen den Vergleich der Statistik von 1897 und 1907 in bezug auf die Art der Verletzungen und der verletzten Körperteile:

	1907	1897
1. Verbrennungen, Verbrühungen, Aetzungen . .	2,89	3,56
2. Wunden, Quetschungen, Knochenbrüche usw. .	93,83	94,73
und zwar: Arme	32,41	37,92
Beine	26,02	25,21
Kopf und Hals	12,11	10,46
Rumpf	11,58	11,93
Mehrere Körperteile zugleich . . .	10,02	8,46
Ganzer Körper	1,69	0,75
3. Verletzungen durch Frost und verschiedene .	0,10	—
4. Erstickt	3,01	0,44
5. Ertrunken	0,06	0,80
6. Sonstige tödliche Verletzungen (Erfrieren, Blitzschlag, Hitzschlag usw.)	0,11	0,47

Literatur zu § 4.

1. Die deutsche Arbeiterversicherung als soziale Einrichtung. H. II. Klein, Statistik der Arbeiterversicherung. Berlin 1904.
2. Statistik des Deutschen Reiches. Erste Reihe. Bd. 53. Ergänzungsheft.
3. Statistik der entschädigungspflichtigen Unfälle für das Jahr 1887. A. N. des R. V. A. 1890. S. 199 ff.
4. Gewerbe-Unfallstastistik für das Jahr 1897. A. N. 1899 u. 1900. Beiheft 1—3.
5. Statistik der entschädigungspflichtigen Unfälle der Land- und Forstwirtschaft des Deutschen Reiches für das Jahr 1891. A. N. 1893. S. 231 ff.

6. Unfallstatistik für Land- und Forstwirtschaft 1901. A. N. 1904. Beiheft 1 u. 2.
7. Gewerbe-Unfallstatistik für das Jahr 1907. Berlin 1910. A. N. 1910. Beiheft 1.
   1. u. 2. Teil.
8. Klein, G. A., Die deutsche Unfallstatistik für Gewerbe, Land- und Forstwirtschaft. Bericht für den Internat. Arbeiterversicherungs-Kongreß zu Düsseldorf
   1902. Breslau-Berlin 1902.

§ 5. Unfallversicherungsgesetzgebung.

Die soziale Fürsorge, wie sie ihren Ausdruck in einer Reihe
sozialpolitischer Gesetze fand, war bisher ohne Beispiel in der Geschichte der Kulturvölker. Es galt, etwas durchaus Neues zu schaffen,
dessen Umfang im Beginn auch nicht im entferntesten zu übersehen
war. Je mehr man in die Materie eindrang, um so unbegrenzter
erschien das Gebiet. Es konnte daher zunächst nicht daran gedacht
werden, ein abgerundetes Werk zu schaffen. Tastend wurde versucht
vorzudringen, Erfahrungen zu sammeln, hier hinzuzufügen, dort wieder
verschwinden zu lassen, was sich in kurzer Zeit als erwünscht, was
als unbrauchbar sich erwiesen hatte. v. Bötticher sprach gelegentlich
im Reichstage von „dem Sprung ins Dunkle", der gemacht wurde,
als man an die Ein- und Ausführung der Wohlfahrtsgesetze ging, bei
der „Fehler zu vermeiden rein unmöglich war". Fast drei Jahrzehnte
sind vergangen seit dem Beginn der Arbeiterfürsorgegesetzgebung, eine
Zeit, die genügte, um reichliche Erfahrungen zu sammeln, so daß es
an sich gerechtfertigt erschien, das, was allmählich auf den verschiedensten Gebieten sozialer Fürsorge entstand, zusammenzufassen
zu einem großen einheitlichen Gesetz, der Reichsversicherungsordnung,
die im Frühjahr 1911 vom Reichstag verabschiedet wurde.

In historischer Reihenfolge kamen für die Unfallversicherung
folgende Gesetze in Betracht: zunächst das Unfallversicherungsgesetz
vom 6. Juli 1884, sodann das Ausdehnungsgesetz vom 28. März 1885,
das Gesetz für die Land- und Forstwirtschaft vom 5. Mai 1886, das
Gesetz für die Unfallversicherung der bei Bauten beschäftigten Personen vom 11. Juli 1887 und das Gesetz betr. die Unfallversicherung
der Seeleute vom 13. Juli 1887.

Bisher galten für die Unfallversicherung die folgenden Reichsgesetze:

Das Gesetz betreffend die Unfall- und Krankenversicherung der
in land- und forstwirtschaftlichen Betrieben beschäftigten Personen
vom 5. Mai 1886 (Abschnitt B).

Das Gesetz betreffend die Abänderung der Unfallversicherungsgesetze vom 30. Juni 1900 in der Fassung vom 5. Juli 1900
(Hauptgesetz).

Das Gewerbe-Unfallversicherungsgesetz vom 30. Juni 1900 in der Fassung vom 5. Juli 1900.

Das Unfallversicherungsgesetz für Land- und Forstwirtschaft vom 5. Juli 1900, das Bau-Unfallversicherungsgesetz vom 30. Juni 1900 in der Fassung vom 5. Juli 1900.

Das See-Unfallversicherungsgesetz vom 30. Juni 1900 in der Fassung vom 5. Juli 1900.

Die Reichsversicherungsordnung gliedert sich in sechs Bücher, von denen das erste Buch die gemeinsamen Vorschriften enthält. Das zweite Buch ist für die Krankenversicherung, das dritte für die Unfallversicherung, das vierte für die Invaliden- und Hinterbliebenenversicherung bestimmt. Das fünfte Buch regelt die Beziehungen der Versicherungsträger zueinander und zu anderen Verpflichteten, während das sechste Buch die gesetzlichen Vorschriften wiedergibt, die für das Verfahren maßgebend sind.

Für die Unfallversicherung kommt daher das erste, dritte, fünfte und sechste Buch in Betracht.

Das ausschließlich der Unfallversicherung vorbehaltene dritte Buch §§ 537—1225 R. V. O. enthält in seinem ersten Teil §§ 537—914 die Zusammenfassung der Bestimmungen, die sich bisher in dem Gewerbe- und dem Bau-Unfallversicherungsgesetz getrennt fanden, der zweite Teil §§ 915—1045 beschäftigt sich mit der landwirtschaftlichen Unfallversicherung, der die forstwirtschaftliche angegliedert ist, der dritte Teil des Buches §§ 1046—1225 umfaßt die See-Unfallversicherung.

In den folgenden Betrachtungen sind im wesentlichen die Bestimmungen der Gewerbe-Unfallversicherung berücksichtigt. Die abweichenden Bestimmungen, die sich aus den verschiedenartigen Lebensbedingungen der ländlichen bezw. der seefahrenden Bevölkerung ergeben, verdienen vom ärztlichen Standpunkt aus kaum besondere Berücksichtigung; soweit erforderlich, ist das jedoch im speziellen Teil geschehen.

§ 6. Versicherungspflicht.

Versichert sind nach § 544 der R.V.O.:

1. Arbeiter, Gehilfen, Gesellen, Lehrlinge,
2. Betriebsbeamte (nach § 545 auch Werkmeister und Techniker), deren Jahresarbeitsverdienst nicht 5000 M. an Entgelt übersteigt,

wenn sie in diesen Betrieben oder Tätigkeiten beschäftigt sind.

Nach § 548 kann sich die Versicherungspflicht erstrecken auf:

1. Betriebsunternehmer, deren Jahresarbeitsverdienst nicht 3000 M. übersteigt oder die regelmäßig keine oder höchstens zwei Versicherungspflichtige gegen Entgelt beschäftigen,

2. ohne Rücksicht auf die Zahl der beschäftigten Versicherungspflichtigen auf Hausgewerbtreibende (§ 162), die Unternehmer eines in den §§ 537, 538 bezeichneten Betriebes sind,
3. auf Betriebsbeamte, deren Jahresarbeitsverdienst 5000 M. an Entgelt übersteigt.

Die haftpflichtigen Betriebe sind im § 537 wie folgt aufgeführt: Der Versicherung unterliegen:

1. Bergwerke, Salinen, Aufbereitungsanstalten, Steinbrüche, Gräbereien (Gruben),
2. Fabriken, Werften, Hüttenwerke, Apotheken. gewerbliche Brauereien und Gerbereibetriebe,
3. Bauhöfe, Gewerbebetriebe, in denen Bau-, Dekorateur, Steinhauer-, Schlosser-, Schmiede- oder Brunnenarbeiten ausgeführt werden, ferner Steinzerkleinerungsbetriebe, sowie Bauarbeiten außerhalb eines gewerbsmäßigen Baubetriebs,
4. das Schornsteinfeger-, das Fensterputzer-, das Fleischergewerbe und der Betrieb von Badeanstalten,
5. der gesamte Betrieb der Eisenbahnen und der Post- und Telegraphenverwaltungen sowie die Betriebe der Marine- und Heeresverwaltungen,
6. der Binnenschiffahrts-, der Flößerei-, der Prahm- und der Fährbetrieb, das Schiffziehen (Treidelei), die Binnenfischerei, die Fischzucht, die Teichwirtschaft und die Eisgewinnung, wenn sie gewerbsmäßig betrieben oder vom Reiche, einem Bundesstaate, einer Gemeinde, einem Gemeindeverband oder einer anderen öffentlichen Körperschaft verwaltet werden, der Baggereibetrieb sowie das Halten von Fahrzeugen auf Binnengewässern,
7. der Fuhrwerksbetrieb, der Speditionsbetrieb, der Fahrbetrieb, der Reittier- und der Stallhaltungsbetrieb, wenn sie gewerbsmäßig betrieben werden, das Halten von solchen Fahrzeugen, welche durch elementare oder tierische Kraft bewegt werden, sowie das Halten von Reittieren,
8. der Speicher-, der Lagerei- und der Kellereibetrieb, wenn sie gewerbsmäßig betrieben werden,
9. der Gewerbebetrieb der Güterpacker, Güterlader, Schaffer, Bracker, Wäger, Messer, Schauer, Stauer,
10. Betriebe zur Beförderung von Personen oder Gütern und Holzfällungsbetriebe, wenn sie mit einem kaufmännischen Unternehmen verbunden sind, das über den Umfang des Kleinbetriebes hinausgeht,
11. unter der gleichen Voraussetzung (Nr. 10) Betriebe zur Behandlung und Handhabe der Ware. Das R.V.A. bestimmt, welche kaufmännischen Unternehmen (Nr. 10 u. 11) als Kleinbetriebe der Unfallversicherung nicht unterliegen.

§ 538. Als Fabriken im Sinne des § 537 Nr. 2 gelten Betriebe, die
1. gewerbsmäßig Gegenstände bearbeiten oder verarbeiten und hierzu mindestens zehn Arbeiter regelmäßig beschäftigen,
2. gewerbsmäßig Sprengstoffe oder explodierende Gegenstände erzeugen oder verarbeiten oder elektrische Kraft erzeugen oder weitergeben,
3. nicht bloß vorübergehend Dampfkessel oder von elementarer oder tierischer Kraft bewegte Triebwerke verwenden,
4. vom R.V.A. den Fabriken gleichgestellt werden.

Nach § 543 können Betriebe ohne besondere Unfallgefahr vom Bundesrat für versicherungsfrei erklärt werden.

§ 7. Organisation.

Träger der Unfallversicherung sind nach § 3 R.V.O. die Berufsgenossenschaften, sowie nach 624 ff., 957, 1119 unter bestimmten Voraussetzungen das Reich, der Bundesstaat, die für leistungsfähig erklärten Gemeinden, Gemeindeverbände und Körperschaften.

Die §§ 675—684 regeln die Verfassung der Berufsgenossenschaften wie folgt:

§ 675. Die Berufsgenossenschaften regeln ihre innere Verwaltung und ihre Geschäftsordnung durch eine Satzung, welche die Genossenschaftsversammlung beschließt.

§ 676. Der von der Gründungsversammlung gewählte vorläufige Vorstand hat die Versammlung zu leiten und die Geschäfte der Genossenschaft zu führen, bis der auf Grund einer gültigen Satzung gewählte Vorstand die Geschäfte übernimmt.

Der vorläufige Vorstand besteht aus einem Vorsitzenden, einem Schriftführer und mindestens drei Beisitzern.

§ 677. Die Satzung muß bestimmen über

1. Namen, Sitz und Bezirk der Genossenschaft,
2. Zusammensetzung, Rechte und Pflichten des Vorstandes,
3. Form der Willenserklärungen des Vorstandes sowie seiner Unterschrift für die Berufsgenossenschaft, Art der Beschlußfassung des Vorstandes und seine Vertretung nach außen,
4. Berufung der Genossenschaftsversammlung und Art ihrer Beschlußfassung,
5. Stimmrecht der Mitglieder und Prüfung ihrer Vollmachten,
6. Höhe der Sätze für entgangenen Arbeitsverdienst und für Reisekosten, die den Vertretern der Versicherten zu gewähren sind (§ 21),
7. Vertretung der Genossenschaft gegenüber dem Vorstand,
8. Verfahren der Genossenschaftsorgane beim Einschätzen der Betriebe in die Klassen des Gefahrtarifs,
9. Verfahren bei Betriebsänderungen und bei Wechsel der Person des Unternehmers,
10. Folgen von Betriebseinstellung oder von Wechsel der Person des Unternehmers, besonders Sicherstellung seiner Beiträge, wenn er den Betrieb einstellt,
11. Aufstellung, Prüfung und Abnahme der Jahresrechnung,
12. Handhabung des Erlasses von Vorschriften zur Unfallverhütung und zur Ueberwachung der Betriebe,
13. Verfahren bei Anmeldung und Ausscheiden versicherter Unternehmer, Lotsen und anderer nach § 548 Nr. 3, § 552 Versicherter sowie Höhe und Ermittelung des Jahresarbeitsverdienstes der Unternehmer und Lotsen,
14. Art der Bekanntmachungen,
15. Aenderung der Satzung.

§ 678. Die Satzung kann bestimmen, daß

1. die Genossenschaftsversammlung aus Vertretern zusammengesetzt wird,
2. die Genossenschaft in örtliche Sektionen eingeteilt wird,
3. besondere Vertrauensmänner als örtliche Organe der Genossenschaft eingesetzt werden.

§ 679. Bestimmt die Satzung solches, so hat sie zugleich zu bestimmen über
Wahl der Vertreter,
Sitz und Bezirk der Sektionen,
Zusammensetzung und Berufung der Sektionsversammlungen und Art ihrer Beschlußfassung,
Zusammensetzung, Rechte und Pflichten der Sektionsvorstände, Wahl, Bezirke, Rechte und Pflichten der Vertrauensmänner und ihrer Stellvertreter.

Die Genossenschaftsversammlung kann die Abgrenzung der Bezirke und die Wahl der Vertrauensmänner und ihrer Stellvertreter dem Genossenschafts- oder Sektionsvorstande, die Wahl der Sektionsvorstände den Sektionsversammlungen übertragen.

§ 680. Die Satzung kann den Genossenschaftsvorstand ermächtigen, gegen Unternehmer und ihnen nach § 912 Gleichgestellte, die ihren satzungsmäßigen Pflichten zuwiderhandeln, Geldstrafen bis zu 25 M. zu verhängen.

§ 681. Die Satzung bedarf der Genehmigung des Reichsversicherungsamts. Soll die Genehmigung versagt werden, so entscheidet über sie der Beschlußsenat; die Gründe der Versagung sind mitzuteilen. Wird die Genehmigung versagt, so entscheidet auf Beschwerde der Bundesrat.

§ 682. Ist die Genehmigung endgültig versagt, so hat in der vom Reichsversicherungsamte festgesetzten Frist die Genossenschaftsversammlung über eine neue Satzung zu beschließen. Kommt kein Beschluß zustande oder wird auch die neue Satzung endgültig nicht genehmigt, so erläßt das Reichsversicherungsamt die Satzung und ordnet auf Kosten der Genossenschaft das zur Ausführung Erforderliche an.

§ 683. Die Satzung darf nur mit Genehmigung des Reichsversicherungsamts geändert werden. Soll die Genehmigung versagt werden, so entscheidet über sie der Beschlußsenat; die Gründe der Versagung sind mitzuteilen. Wird die Genehmigung versagt, so entscheidet auf Beschwerde der Bundesrat.

§ 684. Ist die Satzung genehmigt, so hat der Genossenschaftsvorstand im Reichsanzeiger Namen und Sitz der Genossenschaft und die Bezirke der Sektionen bekannt zu machen.

Das gleiche gilt für Aenderungen.

Die Träger der Unfallversicherung besitzen nach der R.V.O. die Rechte einer juristischen Persönlichkeit; über ihre Organe, die Ehrenämter, ihr Vermögen sowie über die Aufsicht, der sie unterliegen, geben die §§ 4—34 Aufschluß.

Nach § 630 werden die B.G. nach örtlichen Bezirken gebildet, sie umfassen darin alle Betriebe der Gewerbszweige, für die sie errichtet sind. Die Mitglieder der einzelnen B.G. setzen sich zusammen aus den Unternehmern der betr. Gewerbszweige ihres Bezirks (§ 649). Die Genossenschaft verwaltet sich selbst. An der Spitze der Genossenschaft steht der Vorstand, der aus der Reihe der Mitglieder nach Wahl ernannt wird.

Die der Genossenschaft angehörenden Betriebe werden durch einen Gefahrtarif in Gefahrklassen eingeteilt und nach dem Grade der Unfallsgefahr zu den Beiträgen herangezogen.

Die Aufsicht über die B.G. führt nach § 722 das R.V.A. bzw. nach § 723 das L.V.A.

Nach § 726 zahlt die B.G. auf Anweisung des Genossenschaftsvorstandes die Entschädigung durch die Post, und zwar durch die Postanstalt, in der der Empfänger wohnt.

Sehr wesentlich ist der § 728:

Die obersten Postbehörden können von jeder Genossenschaft einen Vorschuß einziehen. Er wird nach Wahl der Genossenschaft vierteljährlich oder monatlich an die von der Post bezeichneten Kassen abgeführt und darf den Betrag nicht übersteigen, den die Genossenschaft im laufenden Geschäftsjahr voraussichtlich zu zahlen hat.

Was die Aufbringung der Mittel anbelangt, so gelten darüber die folgenden Bestimmungen:

§ 731. Die Berufsgenossenschaften haben die Mittel für ihre Aufwendungen durch Mitgliederbeiträge aufzubringen, die den Bedarf des abgelaufenen Geschäftsjahres decken.

Bei der Tiefbau-Berufsgenossenschaft müssen die Beiträge neben den anderen Aufwendungen den Kapitalwert der Renten decken, die der Genossenschaft im abgelaufenen Geschäftsjahre zur Last gefallen sind. Die Grundsätze zur Ermittelung des Kapitalwerts stellt das Reichsversicherungsamt fest.

§ 732. Die Mitgliederbeiträge werden nach dem Entgelt, den die Versicherten in den Betrieben verdient haben, mindestens aber nach dem Ortslohn für Erwachsene über 21 Jahre sowie nach dem Gefahrtarife jährlich umgelegt.

Uebersteigt der Entgelt während der Beitragszeit den Jahresbetrag von 1800 M., so wird vom Ueberschusse nur ein Drittel angerechnet.

§ 736. Zu anderen Zwecken als
  zur Deckung der Entschädigungen und Verwaltungskosten,
  zur Ansammlung der Rücklage (§§ 741 bis 748),
  zur Zahlung des Postvorschusses (§ 728) und zur Tilgung und Verzinsung der schwebenden Schuld (§ 779),
  zur Belohnung für Rettung Verunglückter,
  zur Unfallverhütung,
  zur Beschaffung von Arbeitsgelegenheit für Unfallverletzte,
  zur Errichtung von Heil- oder Genesungsanstalten sowie von Anstalten der im § 607 bezeichneten Art
dürfen weder Beiträge von den Mitgliedern erhoben, noch Mittel aus dem Vermögen der Berufsgenossenschaft verwendet werden . . . .

§ 749. Die Genossenschaftsvorstände haben die Zahlungen, die ihnen die obersten Postbehörden nachweisen (§ 777), samt den anderen Aufwendungen nach dem festgestellten Verteilungsmaßstab auf die Mitglieder umzulegen . . . .

§ 750. Für die Umlegung und Einziehung der Beiträge hat jedes Mitglied, soweit nicht Pauschbeträge gelten oder einheitliche Beiträge zu entrichten sind (§ 734), binnen 6 Wochen nach Ablauf des Geschäftsjahres dem Genossenschaftsvorstand einen Lohnnachweis einzureichen . . . .

Von einschneidender Bedeutung gegenüber den bisherigen Verhältnissen ist die Neuregelung, die die einheitliche Gestaltung der Versicherungsbehörden betrifft.

Nach § 35 gliedern sich die Versicherungsbehörden

1. in Versicherungsämter, für die die §§ 36—60 zutreffen,
2. in Oberversicherungsämter (§§ 61—82),
3. in das Reichsversicherungsamt und die Landesversicherungsämter (§§ 83—109).

Das Versicherungsamt hat nach § 37 der R. V. O. die Geschäfte der Reichsversicherung wahrzunehmen und in Angelegenheiten der Reichsversicherung Auskunft zu erteilen. Es wird nach § 36 R. V. O. in der Regel für den Bezirk einer unteren Verwaltungsbehörde errichtet (Kreis, Bezirksamt, Amtshauptmannschaft u. dergl.) und staatlichen oder gemeindlichen Behörden angegliedert. Die Versicherungsämter können jedoch auch als selbständige Behörden bestehen. Sind sie einer Behörde angegliedert, so ist der Leiter dieser Behörde zugleich der Vorsitzende des Versicherungsamtes, dem zur Unterstützung ständige Stellvertreter beigegeben sind, die durch „Vorbildung und Erfahrung auf dem Gebiete der Arbeiterversicherung“ sich als geeignet erweisen. Ehrenamtliche Versicherungsvertreter, die je zur Hälfte aus den Kreisen der Arbeitgeber und aus denen der Versicherten entnommen werden und deren Zahl mindestens 12 beträgt, sind als Beisitzer des Versicherungsamtes beizuziehen. Das Versicherungsamt bildet nach § 56 und 57 einen oder mehrere Spruchausschüsse sowie einen Beschlußausschuss. Technische, gemeindliche und staatliche Beamte des Bezirks können auf Anordnung der obersten Verwaltungsbehörde mit beratender Stimme dem Beschlußausschuß zugeteilt werden.

Das Oberversicherungsamt hat nach § 61 der R.V.O. die Geschäfte der Reichsversicherung als höhere Spruch-, Beschluß- und Aufsichtsbehörde wahrzunehmen, es wird in der Regel für den Bezirk einer höheren Verwaltungsbehörde errichtet, an höhere Staatsbehörden angegliedert. Der Leiter dieser Behörde ist zugleich Vorsitzender des Oberversicherungsamtes. Ihm ist zur ständigen Vertretung ein Direktor im Hauptamt beigegeben. Der Direktor wird auf Lebenszeit oder nach Landesrecht unwiderruflich ernannt. Als Stellvertreter des Direktors wirkt ein ständiges Mitglied des Oberversicherungsamtes. Zusammengesetzt ist das Oberversicherungsamt aus Mitgliedern, die aus der Zahl der öffentlichen Beamten ernannt werden, und aus Beisitzern, die zu gleichen Teilen den Arbeitgebern und den Versicherten angehören, mindestens 40 an der Zahl. Nach § 64 kann die oberste Verwaltungsbehörde die Oberversicherungsämter auch als selbständige Staatsbehörden errichten.

Nach § 77 bildet jedes Oberversicherungsamt eine oder mehrere Spruchkammern. Jede Spruchkammer besteht aus einem Mitglied des Oberversicherungsamtes als Vorsitzenden und je zwei Beisitzern der Arbeitgeber und der Versicherten. Ferner bildet jedes Oberversicherungsamt eine Beschlußkammer, die aus dem Vorsitzenden des Oberversicherungsamtes, einem zweiten Mitglied und zwei Beisitzern besteht.

Das Reichversicherungsamt, das seinen Sitz in Berlin hat, hat die Geschäfte der Reichsversicherung als oberste Spruch-, Beschluß- und Aufsichtsbehörde wahrzunehmen. Seine Entscheidungen sind nach § 84 der R.V.O. endgültig. Es besteht aus ständigen und nichtständigen Mitgliedern (§ 85). Der Kaiser ernennt den Präsidenten und die übrigen ständigen Mitglieder auf Vorschlag des Bundesrats auf Lebenszeit. Aus den ständigen Mitgliedern ernennt der Kaiser die Direktoren und die Senatsvorsitzenden. Die übrigen Beamten ernennt der Reichskanzler (§ 86 der R.V.O.).

Das R.V.A. hat 32 nichtständige Mitglieder. Acht von ihnen wählt der Bundesrat, und zwar mindestens sechs aus seiner Mitte; je zwölf werden als Vertreter der Arbeitgeber und der Versicherten gewählt (§ 87). Die §§ 88—97 enthalten die näheren Bestimmungen.

Nach § 98 bildet das R.V.A. Spruchsenate, die aus einem Vorsitzenden, einem vom Bundesrate gewählten nichtständigen, einem ständigen Mitgliede, zwei hinzugezogenen richterlichen Beamten und je einem Arbeitgeber und einem Versicherten bestehen. § 99 bestimmt, daß den Vorsitz im Spruchsenate der Präsident, ein Direktor oder ein Senatsvorsitzender führt. Das R.V.A. bildet ferner Beschlußsenate, die aus dem Präsidenten, einem Direktor oder einem Senatsvorsitzenden als Vorsitzenden, einem vom Bundesrat gewählten nichtständigen, einem ständigen Mitglied, einem Arbeitgeber und einem Versicherten bestehen.

Schließlich bildet das R.V.A. den sog. Großen Senat, der aus dem Präsidenten oder seinem Vertreter, zwei vom Bundesrat gewählten Mitgliedern, zwei ständigen Mitgliedern, zwei richterlichen Beamten, zwei Arbeitgebern und zwei Versicherten besteht. Seine Aufgabe ist in den §§ 1717, 1718 festgelegt.

Will in einer grundsätzlichen Rechtsfrage ein Senat des R.V.A. von der amtlich veröffentlichen Entscheidung eines anderen abweichen, so hat er die Sache unter Begründung seiner Rechtsauffassung an den Großen Senat zu verweisen. Das gleiche gilt, wenn ein Senat von der Entscheidung des Großen Senats selbst abweichen will. Diese Vorschrift gilt entsprechend, wenn ein Spruchsenat eines Landesversicherungsamtes von einer amtlich veröffentlichen Entscheidung des R.V.A. abweichen will.

Die Landesversicherungsämter, die jeder Bundesstaat auf eigene Kosten errichten kann, treten an die Stelle des R.V.A. Nach § 106 setzen sich die Landesversicherungsämter zusammen aus ständigen und nichtständigen Mitgliedern. Die ständigen Mitglieder werden von der Landesregierung ernannt, die nichtständigen Mitglieder sind je 8 Vertreter der Arbeitgeber und der Versicherten, je eine Hälfte gehört der landwirtschaftlichen bzw. der gewerblichen und See-Unfallversicherung an.

§ 8. Definition des Begriffes „Betriebsunfall".

Die B. G. befassen sich einmal mit der Versicherung gegen Unfälle, sodann mit der Verhütung von Unfällen in Betrieben, deren Ueberwachung ihnen obliegt.

Der Gegenstand der Versicherung ist in den §§ 555—621 eingehend gesetzlich geregelt. § 555 lautet, wie folgt:

§ 555. Gegenstand der Versicherung ist der in den folgenden Vorschriften bestimmte Ersatz des Schadens, der durch Körperverletzung oder Tötung entsteht.

Der Zweck der Versicherung ist der Ersatz des Schadens, der durch einen Unfall entsteht, der sich im Betrieb ereignet. Die Körperverletzung bzw. der Tod, der für die Inanspruchnahme der Versicherung geltend gemacht wird, darf nicht vorsätzlich herbeigeführt werden, ein Verschulden, das den Verletzten selbst trifft, gibt jedoch keine Handhabe, die Entschädigung zu verweigern.

Ein Unfall ist nach der Spruchpraxis des R. V. A. ein Ereignis, durch das der Betroffene eine Schädigung seiner körperlichen oder geistigen Gesundheit bzw. den Tod erleidet. „Unter Unfall ist ein plötzliches die Gesundheit und damit die Erwerbsfähigkeit schädigendes Ereignis zu verstehen.“ (Unfallstatistik für das Jahr 1897, S. 7.) Diese Schädigung muss nach der ständigen Spruchpraxis des R. V. A. auf „ein plötzliches, d. h. zeitlich bestimmbares, in einem verhältnismäßig kurzen Zeitraum eingeschlossenes Ereignis zurückzuführen sein, welches in seinen — möglicherweise erst allmählich hervortretenden — Folgen den Tod oder die Körperverletzung verursacht“.

Lass definiert den Begriff Unfall, wie folgt:

„1. Es muß ein „Ereignis“ vorliegen. Dieses braucht nicht notwendig ein außerordentliches, den Betrieb störendes Ereignis in dem Sinne zu sein, daß neben der schädigenden Einwirkung auf den Körper eines Menschen noch außerdem eine besondere Störung des Betriebes gefordert werden müßte.

2. Das Ereignis muß ein schädigendes sein. Das folgt aus dem Begriff „Unfall“. Unfall ist eine besondere Art des Zufalls, ein schädigender Zufall. Darauf, wann der Schaden, d. h. die Folgen des Unfalls, eingetreten, kommt es nicht an. Es ist rechtlich unerheblich, ob die Folgen — das körperliche Leiden, der Tod — alsbald im Anschluß an das Ereignis oder erst später eintreten.

3. Das Ereignis muß ein „plötzliches“ sein. Die Frage, ob im einzelnen Falle eine plötzliche oder eine allmähliche Einwirkung stattgefunden hat, ist oft nicht leicht zu beantworten, weil die Begriffe „allmählich“ und „plötzlich“ an der Grenze ineinander übergehen. Immerhin wird die Voraussetzung der „Plötzlichkeit“ in der Praxis nicht allzu eng gefaßt. Das R. V. A. hat in zahlreichen Entscheidungen sich dahin ausgesprochen, daß ein zeitlich bestimmbares, in einem verhältnismäßig kurzen Zeitraum eingeschlossenes Ereignis genügt, um die Voraussetzung der Plötzlichkeit zu erfüllen.“

Nach Feilchenfeld ist ein Unfall

„eine durch ein zufälliges, plötzliches und äußerliches Ereignis veranlaßte körperliche oder geistige Beschädigung, die unter Mitwirkung von persönlichen Eigentümlichkeiten und subjektiven Empfindungen des Verletzten die Einschränkung oder die völlige Aufhebung der Erwerbsfähigkeit und nachhaltige, zuweilen oft später in Erscheinung tretende Folgen verursachen kann.“

Es wird in der Tat in der Praxis nicht verlangt, daß sich der schädigende Betriebsvorgang innerhalb eines Augenblickes bzw. weniger Minuten abspielt, unter Umständen kann der schädigende Einfluß sich auf einige Stunden, etwa eine Arbeitsschicht, erstrecken. Ausdrücklich ist jedoch zu betonen, daß der betreffende Unfall nicht notwendig die Schädigung der körperlichen und geistigen Fähigkeiten bzw. den Tod allein herbeigeführt haben muß, es genügt, daß derselbe als ursächliches Moment angesprochen werden kann.

Im Handbuch der Unfallversicherung findet sich folgender Passus: „Der Anspruch auf Entschädigung besteht daher sowohl dann, wenn wegen eines schon bestehenden Leidens die Folgen der Verletzung in wesentlich erhöhtem Maße schädigend wirken oder den Eintritt der Erwerbsunfähigkeit oder des Todes erheblich beeinflusst (beschleunigt) haben (Rek. E. 358. A. N. 1887. S. 150 u. a.), als auch dann, wenn nicht die durch einen Betriebsunfall herbeigeführte Verletzung für sich allein, vielmehr erst infolge des Hinzutretens anderer Schädlichkeiten, z. B. einer Blutvergiftung, schädigend für die Erwerbsfähigkeit oder tödlich gewirkt hat." (Rek. E. 246. A. N. 1887. S. 8.)

Wesentlich ist, um es noch einmal zu betonen, die Möglichkeit, die Schädigung auf ein ganz bestimmtes Ereignis — räumlich und zeitlich eng umgrenzt — zurückzuführen. Damit gelangen von vornherein alle Gewerbekrankheiten in Wegfall.

Ein Vergolder wird keine Ansprüche auf eine Unfallrente machen dürfen, wenn ihn plötzlich das Gefühl von Ameisenkriechen befällt, das sich stetig steigert, wenn er zu „zittern" beginnt, ihm die Sprache den Dienst versagt, die Muskulatur der Extremitäten erkrankt und er in schwereren Fällen dem Siechtum verfällt; das ist eine typische Gewerbekrankheit, die Quecksilberkachexie, die er dem ständigen Einatmen von Quecksilberdämpfen zuzuschreiben hat.

Die eigentümlich gelbgraue Hautfarbe, der grünschwarze Saum der Mundschleimhaut, sie machen den Bleiarbeiter darauf aufmerksam, daß er sich im Betriebe eine Erkrankung, die Bleivergiftung, zugezogen hat. Die quälende Bleikolik, die Bleilähmung, die längere Zeit arbeitsunfähig machen kann, sie gibt ihm kein Anrecht, eine Unfallrente zu fordern.

Dergleichen Beispiele lassen sich beliebig vermehren; oft genug muß die ärztliche Erfahrung den Betroffenen darüber belehren, daß seine Erkrankung wohl als eine Folge seiner Berufstätigkeit, nicht aber als eine Unfallerkrankung angesehen werden darf.

Besondere Schwierigkeiten in der Beurteilung bieten die gewerblichen Vergiftungen, die je nach der Dauer ihrer krankmachenden Wirksamkeit als Unfälle (akute Vergiftungen) oder als Gewerbekrankheiten (chronische Vergiftungen) zu bezeichnen sind. Phosphornekrosen z. B. in Zündholzfabriken sind auf Einwirkungen zurückzuführen, die längere Zeit beanspruchen. Die Summation des vergiftenden Einflusses der eingeatmeten Phosphordämpfe ruft schließlich jenes Krankheitsbild hervor, dessen charakteristische Eigenheit im nekrotischen Verfall der Knochen, insbesondere der Kieferknochen, besteht. Hier handelt es sich um eine typische Gewerbekrankheit, nicht um eine Unfallerkrankung.

Hingegen stellte die Vergiftung durch plötzliche Einatmung schädlicher Kohlendunst- und Rauchgase, die zu schweren Hirnveränderungen führte (Obergutachten 22. A. N. 1899), die Aufnahme von Cyanwasserstoffgasen, die zu einer Sehnervenentzündung führte, einen Unfall im Sinne des Gesetzes dar.

Hierher gehört auch die Vergiftung infolge Einatmens von Nitrobenzoldämpfen (Obergutachten 89. A. N. 1906).

Blutvergiftung durch Insektenstiche, Uebertragung von Milzbrand, Aktynomykose, Rauschbrand, Cholera, Typhus ist, wie in einer Reihe von Entscheidungen ausgeführt wird, zuweilen als Unfall anzusehen.

Der Klärung bedarf fernerhin der Begriff des „Betriebes“; „Betriebsunfälle“ sollen ja nur entschädigt werden. Voraussetzung ist demnach, daß sich der betreffende Unfall innerhalb des Betriebes ereignet hat, daß also der Unfall zeitlich und örtlich mit dem Betriebe in einen Zusammenhang zu bringen ist. Ferner muß in den Gefahren des Betriebes die Ursache des Unfalles zu suchen sein. Die Betriebsgefahren müssen nun nicht etwa ganz besondere, seltene Ereignisse darstellen, es genügt der gewöhnliche Betrieb mit seinen alltäglichen Gefahren. Der Zusammenhang zwischen Betrieb und Unfall kann ein unmittelbarer sein oder ein mittelbarer. Der Betrieb als solcher braucht nicht notwendigerweise allein die Ursache für den Unfall abzugeben, mehrere Umstände werden ja meist das Zustandekommen des Unfalles bedingen, häufig genug Leichtsinn, Unachtsamkeit des Verletzten, dritter Personen oder elementare Ereignisse. Ein Unfall ist auch dann im Sinne des Gesetzgebers als ein Betriebsunfall zu deuten, wenn dabei „das Maß der gewöhnlichen Leistungen bei an sich geordnetem Betriebe überschritten werden mußte, oder wenn diese Leistungen durch irgendwelche Betriebsstörungen zu außergewöhnlichen gestempelt wurden“. Demnach muß ein Betriebsunfall zeitlich, örtlich und ursächlich mit dem Betriebe im Zusammenhange stehen bzw. durch eine über die Norm hinausgehende Arbeitsleistung verursacht sein.

Inwieweit Unfälle auf Reisen, die zu Untersuchungszwecken vorgenommen werden, oder Unfälle in Krankenhäusern während des Heilverfahrens als entschädigungspflichtig zu gelten haben, geht aus Rek. E. 1954 und 2119. A. N. 1902, 1905 hervor.

„Unfälle auf Reisen, welche in Verfolg des Heilverfahrens, insbesondere zur Untersuchung oder zur Heilung von Verletzungen, vorgenommen werden, und Beschädigungen der Gesundheit von Versicherten während des zum gleichen Zwecke erfolgenden Aufenthalts in Krankenhäusern unterliegen der Entschädigungspflicht der B. G. nur unter der Voraussetzung, daß die Unfälle oder Beschädigungen durch den früheren, bei dem Betrieb erlittenen Unfall in dem Sinne mittelbar herbeigeführt sind, daß dieselbe Reise oder derselbe Aufenthalt im Krankenhause den zweiten Unfall nicht herbeigeführt haben würde, wenn nicht infolge der früheren

Verletzungen eine geringere körperliche Gewandtheit oder Widerstandskraft der Versicherten vorhanden gewesen wäre, oder aber, daß der Verletzte durch die zu dem Untersuchungs- oder Heilungszwecke erfolgte Maßnahme besonderen Gefahren ausgesetzt worden ist, die über die Gefahren des gewöhnlichen Lebens hinausgingen. Hierbei sind die Eisenbahn und städtische Straßenbahnen in der Regel nicht als ein über die Gefahren des gewöhnlichen Lebens hinausgehender Gefahrenbereich angesehen worden."

Und ebenda: „Ein Unfall bei dem Betriebe setzt einen ursächlichen (unmittelbaren oder mittelbaren) Zusammenhang zwischen dem Unfall und dem Betriebe sowie ein dem regelmäßigen Gange des Betriebes fremdes, abnormes Ereignis voraus, dessen Folgen für das Leben oder die Gesundheit schädlich sind."

Nicht gemeint sind Erkrankungen, die die Tätigkeit in ungesunden Betriebsstätten verursacht.

Der Betrieb als solcher muss den Unfall gezeitigt haben, er muß den Versicherten während der Ausübung seines Berufes und infolge dieser seiner beruflichen Tätigkeit betroffen haben „bei der Vorbereitung, der Durchführung oder dem Abschluß der Betriebsarbeit".

Es genügt aber auch die Tatsache, daß der Unfall den Versicherten betroffen hat während einer „Tätigkeit, deren Zweckbestimmung allein auf den Betrieb gerichtet ist". Dahin gehört der Aufenthalt in den Betriebsstätten; der Arbeiter befindet sich während dieses Aufenthaltes innerhalb des Gefahrenbereiches des Betriebes. Ferner gehören hierher, wie es ständiger Spruchpraxis entspricht, auch die „Wege des Arbeiters von seiner Wohnung zur Arbeitsstätte oder von dieser zur ersteren, soweit sie innerhalb der Betriebsstätte liegen. Der Weg des Arbeiters zu und von der Arbeit ist, soweit er über die Betriebsstätte führt, ein Teil seiner auf dem Arbeitsplatz zu leistenden Verrichtungen."

Die Entscheidung darüber, was als Gefahr des „gemeinen Lebens", was als Gefahr des „Betriebsgangs", d. h. Gefahr „im Banne des Betriebes", zu deuten ist, ist nicht immer leicht. Franck hat in dankenswerter Weise zur Klärung dieser Frage an der Hand einiger charakteristischer Fälle beigetragen. Er unterscheidet zwei Gruppen. Einmal handelt es sich um Unfälle, die während des Betriebsganges „plötzlich und mehr von außen her" den Versicherten treffen, sodann um Unfälle, die sich während einer beabsichtigten Unterbrechung des Betriebsgangs ereignen. Geschieht dies z. B. zur Verrichtung einer Notdurft, so befindet sich der Verletzte noch innerhalb des Gefahrenbereichs des Betriebes. Anders, wenn der Versicherte die Arbeit unterbrochen hat, um sich in ein Wirtshaus zu begeben, dann handelt es sich nach ständiger Rechtsprechung um einen „Austritt aus dem Betriebe".

Verrichtungen ohne besonderen Auftrag des Arbeitgebers heben für den Verletzten nicht die Vorteile der Versicherung auf. Selbst in den Fällen, in denen eine strafbare Handlung den Unfall herbeigeführt hat, steht der Verletzte unter Umständen noch unter dem Schutz der Versicherung, wenn nicht die Voraussetzungen des § 557 gegeben sind.

Unfälle während der Arbeitspause oder nach Abschluss der Arbeit versichern den Arbeiter nur so lange und insofern, als er sich innerhalb des Gefahrenbereichs des Betriebes befindet.

Das H. f. U. Bd. I S. 105 ff. enthält eine umfangreiche Zusammenstellung zahlreicher Entscheidungen, in denen teils ein Zusammenhang mit dem Betriebe angenommen, teils abgelehnt wurde. Fälle hier aufzuführen, dürfte sich erübrigen.

Es ist dann noch kurz der Begriff der Körperverletzung, die der Unfall herbeigeführt hat, zu besprechen. v. Rohr nennt Körperverletzung „jede durch einen Unfall herbeigeführte Störung des ordnungsmäßigen Körper- und Geisteszustandes". v. Woedtke nennt Körperverletzung (analog dem Begriff der Körperverletzung im Reichsstrafgesetzbuch § 223) „jede Einwirkung auf den Körper eines Menschen, durch welche derselbe eine Störung des körperlichen Wohlbefindens erleidet; sie ist nicht auf äussere Verletzungen des Körpers (Verwundungen, Verstümmelungen) beschränkt, sondern umfaßt auch alle Funktionen der äusseren und inneren Organe. Dagegen genügt nicht ein bloßes körperliches Mißbehagen, sondern die Körperverletzung muß die Arbeitsfähigkeit beeinträchtigen bzw. einen materiellen Schaden hervorrufen." Hinzuzufügen ist noch eine Rek.-Entscheidung (Amtl. Nachr. 1891 S. 252), wonach „nicht nur äußere Verletzungen, sondern auch krankhafte innerorganische Vorgänge physischer wie psychischer Natur als Unfall erscheinen, wenn sie durch ein plötzliches äußeres Ereignis im Körper des Betroffenen hervorgerufen werden".

Auch geistige und seelische Störungen (Wahnsinn, Hysterie, Hypochondrie) als Folgen eines Unfalles gelten als Körperverletzung. (H. f. U. I. 249. Rek. E. v. 5. 6. 1893. Pr. L. 3075/92. Rek. E. 1393. A. N. 1895 S. 153.)

Literatur zu § 8.

1. Feilchenfeld, Zur Begriffsbestimmung des Unfalls. A. S. Z. 1907.
2. Franck, Erwin, Der „Weg zur Arbeit" und der „Betriebsgang". A. S. Z. 1911.
3. Handbuch der Unfallversicherung. Bd. I. Leipzig 1909.
4. v. Rohr, Unfallversicherungsgesetz v. 6. Juli 1884 mit Erläuterungen. Berlin 1886.
5. v. Woedtke, Unfallversicherungsgesetz, Kommentar. Berlin 1901.

§ 9. Leistungen der Berufsgenossenschaften. Definition des Begriffes „Erwerbsfähigkeit".

Die folgenden Paragraphen setzen die Art der Leistungen fest, zu denen die Berufsgenossenschaften verpflichtet sind. Sie lauten:

§ 558. Bei Verletzung sind vom Beginne der vierzehnten Woche nach dem Unfall zu gewähren

1. Krankenbehandlung; sie umfaßt ärztliche Behandlung und Versorgung mit Arznei, anderen Heilmitteln sowie mit den Hilfsmitteln, die erforderlich sind, um den Erfolg des Heilverfahrens zu sichern oder die Folgen der Verletzung zu erleichtern (Krücken, Stützvorrichtungen und dergl.),
2. eine Rente für die Dauer der Erwerbsunfähigkeit.

§ 559. Die Rente beträgt, so lange der Verletzte infolge des Unfalls

1. völlig erwerbsunfähig ist, $2/_3$ des nach den §§ 563—570 berechneten Jahresarbeitsverdienstes (Vollrente),
2. teilweise erwerbsunfähig ist, den Teil der Vollrente, der dem Maße der Einbuße an Erwerbsfähigkeit entspricht (Teilrente).

Der Teil der Vollrente, der als Entschädigung aufzuwenden ist, wird in Prozenten angegeben.

Ueber die Begriffe der Erwerbsfähigkeit und der Arbeitsfähigkeit gibt das H. f. U., Bd. I., S. 262, folgende Erklärung:

Erwerbsfähigkeit ist mit Arbeitsfähigkeit nicht gleichbedeutend. Vielmehr enthält der Begriff „Erwerbsfähigkeit" nicht nur das Erfordernis der „Arbeitsfähigkeit", d. h. der Fähigkeit zur Aufwendung von Mühe behufs Erreichung eines vernünftigen sittlichen und erlaubten Zweckes, sondern auch das Erfordernis, daß die nach dem Stande der Arbeitsfähigkeit ausführbare Arbeit zum Erwerbe verwertbar ist, also einen wirtschaftlichen Wert hat. Nur insofern fallen „Arbeitsunfähigkeit" und „Erwerbsunfähigkeit" tatsächlich zusammen, als keine Erwerbsfähigkeit vorhanden sein kann, insoweit es an Arbeitsfähigkeit fehlt, weil auf dem Gebiete der Arbeitsversicherung ein auf andere Weise als durch Arbeit erlangter Erwerb außer Betracht zu bleiben hat. Es kann also Erwerbsunfähigkeit vorliegen, weil Arbeitsunfähigkeit besteht, es kann aber auch trotz vorhandener Arbeitsfähigkeit die Erwerbsfähigkeit ausgeschlossen oder eingeschränkt sein, weil es an der Verwertbarkeit der dem Erwerbsuchenden möglichen Arbeit zum Erwerbe mangelt. Vergl. Siefart a. a O. S. 19—44 und die dort — besonders in Anm. 53 — angeführten Rek. E. u. Rev. E, namentlich Rek. E. 1341 A. N. 1894 S. 276. Zu einer Einschränkung der Erwerbsfähigkeit führen daher nicht selten offensichtliche körperliche Verunstaltungen, entstellende Narben im Gesicht oder an den Händen, ekelerregende oder ansteckende Krankheiten, namentlich bei Personen, die Dienste persönlicher Art zu leisten haben, wie häuslichen Dienstboten, oder bei gewissen Tätigkeiten, wo solche Eigenschaften besonders störend wirken. Rek. E. 570, 911. 1341 A. N. 1888 S. 291, 1890 S. 597 u. 1894 S. 276 und Rek. E. v. 23. 11. 1903 Pr. L. 8577, ferner Rek. E. 250 A. N. — I. u. A. V. — 1893 S. 95 (sog. Stinknase, ein Nasenübel, dessen Ausdünstungen die Umgebung verpesten, dem Kranken oft das Zusammensein mit anderen Personen unmöglich machen), Rek. E. 1243 A. N. 1906 S. 277. Andere Gründe, die trotz bestehender Arbeitsfähigkeit die Erwerbsmöglichkeit hindern oder beschränken, sind unter Umständen darin zu erblicken, daß ein Verletzter durch die Unfallsfolgen sich, seinen Mitarbeitern oder dem Betriebe gefährlich werden kann. Hiermit ist öfters, namentlich bei schweren Verletzungen eines Auges, die Annahme eines höheren Grades von Erwerbsunfähigkeit begründet worden. Rek. E. 569, 911, 970, 1568 besonders zu I. und III A. N. 1888 S. 291, 1890 S. 597, 1891 S. 211, 1897 S. 253. Die eigene Gefährdung schließt ferner Personen, die an Fallsucht und ähnlichen Zuständen (Krämpfen, Ohnmachtsanfällen usw.) leiden, von manchen Betriebstätigkeiten aus, weshalb ihre Beschäftigung in gewissen Betrieben oder bei bestimmten Betriebsverrichtungen vielfach durch Unfallverhütungsvorschriften verboten und somit der Arbeitsmarkt für sie eingeschränkt ist. R. E. 670, A. N. 1898, S. 390. Geisteskranke, die nicht völlig der Vernunft beraubt sind, vielmehr gewisse an sich brauchbare Arbeiten zu leisten vermögen, können auch hinsichtlich dieses Maßes von Arbeitsfähigkeit in der Regel nicht als erwerbsfähig gelten. Denn im allgemeinen vermeidet jeder den Verkehr mit einer geistig nicht normalen Person, nicht nur wegen der Besorgnis, der Kranke könne infolge eines plötzlichen Anfalles seiner Umgebung gefährlich werden oder sonst durch sinnloses Handeln Schaden an-

richten, sondern auch wegen der Abneigung gegen den vernunftwidrigen Geistes-
zustand eines Menschen, Rev. E. 907 A. N. 1901 S. 431; vgl. auch Entsch. des
O. V. G. v. 20. 6. 1905, Bd. 47, S. 9.

Im übrigen ist bei der Beurteilung der Erwerbsfähigkeit eines Verletzten auf
die besondere Art seiner Tätigkeit im Betriebe zwar eine gewisse Rücksicht zu
nehmen (s. Anm. 23, Abs. 1, andererseits Anm. 19, Abs. 2); namentlich kann
einem Verletzten, der durch die Unfallfolgen in seinem bisherigen Berufe nur in
geringem Maße behindert ist, nicht zugemutet werden, um der Möglichkeit willen,
in einem andern, vielleicht seinen Fähigkeiten wenig entsprechenden Beruf etwas
mehr zu verdienen, seine bisherige Berufsarbeit aufzugeben und eine andere zu
suchen. Rek. E. 1895 A. N. 1903, S. 382.

Nach Siefart ist Erwerbsunfähigkeit „der im wesentlichen auf
der persönlichen Eigenart eines Menschen beruhende Mangel an Fähigkeit, an einem bestimmten Ort Arbeiten irgendwelcher Art zu leisten,
die für andere brauchbar sind und deshalb für ihn als Erwerbsquelle
dienen können".

Nach v. Woedtke versteht man unter völliger Erwerbsunfähigkeit
„die unter Berücksichtigung der tatsächlichen Verhältnisse voraussichtlich bestehende Unmöglichkeit, fortan nach Maßgabe seiner körperlichen und geistigen Kräfte und seiner Vorbildung einen (nicht etwa
unsicheren) Arbeitsverdienst zu beziehen". Im übrigen würde bei der
Frage, ob und inwieweit der Verletzte noch die Möglichkeit eines
Arbeitserwerbes habe, und ob er deshalb als ganz oder nur teilweise
erwerbsunfähig gelten müsse, die bisherige Lebensstellung nicht ohne
Bedeutung sein.

Ueber die Vollrente hinaus kann die sog. Hilflosenrente gewährt
werden in Fällen, in denen die Verletzten infolge des Unfalles ständig
auf fremde Hilfe und Wartung angewiesen sind.

Becker unterscheidet vier Arbeiterkategorien, die den besonderen
Anforderungen ihrer Berufsarbeit entsprechend abgegrenzt sind: die
gewöhnlichen Arbeiter, deren Beschäftigung lediglich ihre Körperkraft
in Anspruch nimmt, Gelegenheits-, Erdarbeiter, Holzhacker, Straßen-
feger und dergl., die nur durch Einbuße einer erheblichen körperlichen
Funktion, beispielsweise beim Verlust einer Extremität im wesentlichen
erwerbsunfähig werden. Empfindlicher trifft ein kleiner funktioneller
Verlust die Kategorie der Arbeiter, deren Beschäftigung ein gewisses
Maß persönlicher Geschicklichkeit voraussetzt, die zum größten Teil
erst durch jahrelange Betätigung allmählich erworben werden kann.
Dahin gehören nach Becker Maurer, Maler, Zimmerleute, Tapezierer usw.
Eine dritte Gruppe umfaßt die Arbeiter, die im wesentlichen Hand-
arbeit verrichten, vor allem gelernte Handwerker wie Schneider,
Schlosser, Schuster usw. Eine Hand, die noch drei Finger besitzt,
kann Erdarbeiten verrichten wie die normale, der Schneider würde
den Verlust zweier Finger lebhafter empfinden müssen. Einer vierten

Kategorie gehören diejenigen Arbeiter an, deren Beschäftigung eine gewisse Intelligenz voraussetzt, Mechaniker, Elektrotechniker, Monteure und dergl. Eine derartige Einteilung gibt naturgemäß nur einen Ueberblick. In Betracht kommen dann ferner noch bei der Beurteilung das Alter und Geschlecht der Erwerbsunfähigen.

Entschädigt soll nach dem Gesetze nur werden die durch den Unfall verlorengegangene Erwerbsfähigkeit. Das hat in den wenigsten Fällen die Zahlung der Vollrente zur Folge. In der überwiegenden Zahl handelt es sich um Teilrenten. Da jeder Unfall seine eigene Abschätzung erfährt, kann unter Umständen ein Versicherter, der für zwei Unfälle Renten bezieht, über die Vollrente hinaus rechtmäßig Entschädigung beanspruchen. (Rek. E. v. 10. 5. 09). Maßstab ist nun nicht die verbliebene Erwerbsfähigkeit, sondern der Verlust, der sich naturgemäß aus dem Vergleich der jetzigen mit der früheren Erwerbsfähigkeit beurteilen läßt bei gewissenhafter Berücksichtigung der Gesamtkonstitution des zu Begutachtenden. Setzt man die vor dem Unfall vorhanden gewesene Erwerbsfähigkeit = 100 pCt., so läßt sich die nach dem Unfall verbliebene Erwerbsfähigkeit in pCt. ausdrücken; dabei sei ausdrücklich betont, wie Graef in seinem Kommentar hervorhebt, daß nicht die Erwerbsfähigkeit der sog. Normalarbeiter (= 100 pCt.) in Betracht gezogen werden soll. Graef weist darauf hin, daß diese Bestimmung besondere Bedeutung für diejenigen hat, die bereits vor dem Unfall in ihrer Erwerbsfähigkeit beschränkt waren, und die nunmehr eine Einbuße um so schwerer empfinden müßten, was das Gesetz verhindern will.

Von wesentlicher Bedeutung für die Rentenbemessung ist, daß der Verletzte darauf verwiesen wird, den Rest der ihm verbliebenen Erwerbsfähigkeit nutzbringend anzuwenden, und zwar ist nicht davon ausgegangen, daß das notgedrungen auf seinem bisherigen Arbeitsfelde möglich ist, vielmehr besagt eine Rek. E. Nr. 457 A. N. 1888 S. 70: „Der Schaden, welcher dem Verletzten durch den Unfall zugefügt worden ist, besteht in der Einschränkung der Möglichkeit, auf dem ganzen wirtschaftlichen Gebiete nach seinen gesamten Kenntnissen und körperlichen wie geistigen Fähigkeiten Verdienst zu erlangen."

Kleine Renten, d. h. solche unter 10 pCt., sog. Schnapsrenten, sollen überhaupt nicht mehr gewährt werden. In der Tat sind sie überflüssig; sie sind so gering, daß sie im wirtschaftlichen Leben keine Rolle spielen, also wirtschaftliche Schäden decken sollen, die de facto gar nicht vorhanden sind. Ein wirtschaftlicher Schaden, der mit M. 3,— monatlich auszugleichen ist, ist eben kein meßbarer Schaden.

Im speziellen Teile finden sich Angaben, in denen in Prozenten die Einbuße der Erwerbsfähigkeit nach bestimmten Verletzungen angegeben ist. Es ist jedoch dringend davor zu warnen, schematisch vorzugehen und sich auch nur irgendwie an die Zahlen zu binden. Jeder Fall, der uns zur Begutachtung vorliegt, will anders beurteilt sein. Nur strenges Individualisieren führt hier ein der Wahrheit am meisten genähertes Urteil herbei. Nur als Anhaltspunkte für die Beurteilung kommen die Prozentsätze in Betracht, die für die speziellen Unfallfolgen angegeben werden. Diese Rentensätze entsprechen dem Usus der Praxis und der Rechtsprechung, sind jedoch durchaus unverbindlich.

Die folgenden Paragraphen beschäftigen sich mit der Rentenfestsetzung:

§ 560. Solange der Verletzte infolge des Unfalls so hilflos ist, daß er nicht ohne fremde Wartung und Pflege bestehen kann, ist die Rente entsprechend, jedoch höchstens bis zum vollen Jahresarbeitsverdienste zu erhöhen.

§ 561. War der Verletzte schon zur Zeit des Unfalls dauernd völlig erwerbsunfähig, so ist nur Krankenbehandlung (§ 558 Nr. 1) zu gewähren.

Solange er infolge des Unfalls so hilflos ist, daß er nicht ohne fremde Wartung und Pflege bestehen kann, ist eine Rente bis zur Hälfte der Vollrente zu gewähren.

§ 562. Solange der Verletzte infolge des Unfalls unverschuldet arbeitslos ist, kann die Genossenschaft auf Zeit die Teilrente bis zur Vollrente erhöhen.

§ 563. Die Rente wird nach dem Entgelt berechnet, den der Verletzte während des letzten Jahres im Betriebe bezogen hat (Jahresarbeitsverdienst).

Soweit der Jahresarbeitsverdienst 1800 Mark übersteigt, wird er nur mit einem Drittel angerechnet.

Literatur zu § 9.

1. Engel, H., Zur Beurteilung des Grades der Erwerbsbeschränkung. Med. Klinik. 1908.
2. Haag, Skala der Einbuße an Erwerbsfähigkeit bei Unfallschäden. München 1898.
3. Siefart, H., Der Begriff der Erwerbsunfähigkeit auf dem Gebiete des Versicherungswesens. Berlin 1906.
4. v. Woedtke, Unfallversicherungsgesetz, Kommentar. Berlin 1901.

§ 10. Heilverfahren.

Nach § 580 haben die B.G. das Recht, das Heilverfahren bereits vor Ablauf der 13. Woche zu übernehmen.

§ 580 lautet, wie folgt:

§ 580. Ist bei Verletzten, auf welche die §§ 573 bis 577 nicht zutreffen, zu besorgen, daß eine Unfallentschädigung zu leisten ist, so kann die Genossenschaft schon vor Ablauf der dreizehnten Woche nach dem Unfall ein Heilverfahren eintreten lassen, um die Folgen des Unfalls zu beseitigen oder zu mildern.

Sie kann den Verletzten in einer Heilanstalt unterbringen; dabei gilt § 597 Abs. 2—4. Sie kann dem Verletzten mit seiner Zustimmung Pflege nach § 185 Abs. 1 gewähren.

Der Verletzte kann von der Genossenschaft angemessenen Ersatz für den Verdienst verlangen, der ihm durch das Heilverfahren entgeht.

Die frühzeitige Uebernahme des Heilverfahrens ist für die B.G. von außerordentlichem Vorteil, um so mehr als es auch heute noch eine große Anzahl Versicherter gibt (1904 etwa 9 Millionen!), die gesetzlich keinem Kassenzwang unterworfen, die 13 wöchige Karenzzeit in der Tat als „Karenz“zeit auffassen müssen, da sie oft genug jeder ärztlichen Hilfe entbehren, die am Anfang besonders wichtig und notwendig ist. Der Geschäftsbericht des R.V.A. vom Jahre 1903 sagt darüber:

„Die gesammelten Erfahrungen haben gelehrt, daß bei richtiger Auswahl der Fälle, rechtzeitiger Uebernahme des Heilverfahrens und sorgsamer Ausgestaltung des letzteren nicht bloß die Anzahl, sondern auch die Folgen der entschädigungspflichtigen Betriebsunfälle sich nicht unerheblich mildern lassen. Es steht somit hier den Berufsgenossenschaften ein Weg offen, durch zweckentsprechendes Vorgehen in ähnlicher Weise auf eine Ermäßigung der Unfallasten hinzuwirken, wie auf dem Gebiete der Unfallverhütung durch einen immer sorgsameren Ausbau der Unfallverhütungsvorschriften.“

Im H. f. U. Bd. I S. 281 findet sich der folgende Passus:

„Wenn auch die B.Gn. vor Beginn der 14. Woche nach Eintritt des Unfalls zur Leistung einer Entschädigung an Verletzte, abgesehen von den Fällen des § 13 G.U.V.Gn., nicht verpflichtet sind, so liegt doch eine gewisse Fürsorge schon während der Wartezeit sehr oft im eigenen Interesse der B.Gn. Sie war ihnen auch, bevor das K.V.G. in seiner Fassung vom 10. 4. 1892 (R.G.Bl. S. 417) in Kraft getreten war, durch das U.V.G. v. 6. 7. 1884 nicht verwehrt und ist ihnen vom R.V.A. demgemäß wiederholt empfohlen werden — (vergl. Rundschr. v. 18. 3. 1887 A. N. S. 55 v. 20. 2. u. 8. 7. 1889 A. N. S. 133 u. 357), — „unbeschadet der grundsätzlichen Verpflichtung der Krankenkassen, den ihnen angehörenden, durch einen Betriebsunfall verletzten Kranken alsbald ihrerseits eine möglichst gründliche und nachhaltige Heilung angedeihen zu lassen“. Verf. v. 7. 10. 1891. I. 22975.

Gerade diesem wichtigsten Punkte der Uebernahme des Heilverfahrens innerhalb der ersten 13 Wochen wendet auch in jüngster Zeit das R.V.A. seine andauernde Aufmerksamkeit zu. Durch persönliche Initiative sucht der zeitige Präsident des R.V.A. Wirkl. Geh. Rat Kaufmann auf die Versicherungsträger einzuwirken. Vergl. das Rundschreiben des R.V.A. vom 23. 3. 07, das die B.G. auffordert, über die Grundsätze, welche bei den einzelnen B.G. bei der Uebernahme des Heilverfahrens in der gesetzlichen Wartezeit beobachtet werden, zu berichten, und die Rede des Herrn Präsidenten Kaufmann anläßlich seiner Anwesenheit auf dem Verbandstage der deutschen Baugewerks-B.G. in Essen, in welcher unter anderem folgendes ausgeführt wurde:

„Mit den B.G. haben Erörterungen wegen ihrer Betätigung auf dem Gebiete des vorbeugenden Heilverfahrens während der gesetzlichen Wartezeit (§ 76 c des Krankenversicherungsgesetzes) stattgefunden. Diese Angelegenheit hat für die Versicherten und die B.G., für letztere aus humanen wie aus finanziellen Gründen, gleichmäßig besondere Bedeutung. Einzelne B.G., z. B. die Nordöstliche Baugewerks-B.G., sind in dieser Richtung schon erfolgreich tätig gewesen.“

In welchem Umfange das bereits geschieht, läßt ein Bericht im „Tiefbau" erkennen; danach wurde im Jahre 1904 etwa $^3/_4$ Million Mark für die frühzeitige Uebernahme des Heilverfahrens verausgabt.

Wieviel kostbare Zeit geht oft verloren, bis der Verletzte in die geeigneten, d. h. fachmännisch geschulten Hände gelangt! Der praktische Arzt muß notgedrungen darauf verzichten, alle die modernen Hilfsmittel der Unfallchirurgie in Anwendung zu bringen, ohne die wir uns heute keine zweckmäßige Unfallbehandlung denken können. Wir brauchen nur an die Kontrolle zu denken, die uns die Röntgenologie gewährt, die segensreiche Extensionsbehandlung der Frakturen u. a. m., die sich in der häuslichen Praxis der meist nicht mit Glücksgütern gesegneten arbeitenden Bevölkerung einfach gar nicht durchführen läßt. Zuweilen wird infolge dieser ungeeigneten häuslichen Verhältnisse ein Bruch gar nicht als solcher erkannt; oft genug sahen wir deform geheilte Frakturen nach Wochen und Monaten, bei denen nicht einmal der Versuch gemacht worden ist, die Dislokation der Fragmente auszugleichen. Daß dann trotz sachgemäßer Behandlung das funktionelle Resultat ein minderwertiges bleibt, ist selbstverständlich. Dauernde hohe Renten belasten dann die B.G., während den Versicherten die Möglichkeit eigenen Erwerbs in hohem Grade zeitlebens genommen ist.

Die überaus wichtige Nachbehandlung nach Frakturen wird oft von den Aerzten in die Hände „sachkundiger" Masseure gelegt, ohne irgend nennenswerte Vorteile den Verletzten zu bringen, oder es wird mit der Verordnung der beliebten kalten Umschläge nutzlos die wichtigste Zeit zur Mobilisierung versäumt.

In ähnlicher Weise geben die in der Praxis mit Vorliebe angewandten zirkulären Gipsverbände häufig Anlaß zu irreparablen Schädigungen der Extremitäten, selbst wenn man von den extremen Fällen absieht, in denen ein unzweckmäßig angelegter Gipsverband ischaemische Muskelatrophie hervorruft.

Mit Recht konnte Liniger auf dem Unfallkongreß in Rom ausrufen: „Wir behandeln oft in den medico-mechanischen Instituten nicht die Folgen der Verletzung, sondern die Folgen der Behandlung."

Bogatsch hat die ungünstigen Heilresultate, insbesondere nach Fingerverletzungen, soweit sie Folgen der Wartezeit darstellen, statistisch bearbeitet. Er fand bei nahezu 53 pCt. aller Verletzten eine dauernde Rente!

In einem konkreten Falle konnte er nachweisen, daß sich die B.G. durch die einmalige Aufbietung von 492 M. 323 M. pro anno und im ganzen voraussichtlich eine recht beträchtliche Summe erspart hätte, da der Verletzte zur Zeit des Unfalls erst 40 Jahre alt war.

Auch Hoffa verurteilte mit aller Entschiedenheit die 13 wöchige Karenzzeit mit Rücksicht auf die mangelhaften Heilresultate, die sich vermeiden lassen, wenn die B.G. so früh als möglich das Heilverfahren übernehmen.

Lohmann behauptet geradezu, daß das Heilverfahren, das die Krankenkasse ihren unfallverletzten Mitgliedern angedeihen läßt, „in vielen und jedenfalls in den meisten schwereren Verletzungen nicht die höchsten Anforderungen erfüllt".

Die Ablehnung der frühzeitigen Uebernahme rächt sich oft bitter, es ist das eine Sparsamkeit am unrechten Ort. Nicht mit Unrecht weist Thiem darauf hin, daß die Schuld an dem Mißerfolge der Behandlung in den ersten 13 Wochen mehr die Kasse als den Kassenarzt trifft.

Lediglich von der zweckmäßigen Ausgestaltung des Heilverfahrens verspricht sich Ledderhose eine Entlastung der B.G. Er ist der Meinung, daß vielleicht $1/_3$ der Summe von Arbeitsbeschränkung, die infolge von Betriebsunfällen zurzeit in Deutschland besteht, vermieden wäre, wenn das Heilverfahren von dem jetzt üblichen in wesentlichen Punkten abwiche.

Als Beweis für die Zweckmässigkeit der Uebernahme des Heilverfahrens durch die B.G. vor der 13. Woche gelten ihm die Erfahrungen, die die Knappschafts-B.G. und die Brauerei- und Mälzerei-B.G. mit der Behandlung innerhalb der gesetzlichen Wartezeit gemacht haben. An dem Material des Straßburger Unfallkrankenhauses konnte Ledderhose nachweisen, daß bei 217 Verletzten durchschnittlich erst 4 Wochen nach Ablauf der Wartezeit die Krankenhausaufnahme erfolgte, um eine medico-mechanische Nachbehandlung zu beginnen. Das ist für die Mehrzahl der Fälle entschieden zu spät.

Wette hat jüngst über die Heilresultate berichtet, die die Sektion VI der Brauerei- und Mälzerei-B.G. zu verzeichnen hat, die das Heilverfahren von vornherein übernimmt. Die Zahl der entschädigungspflichtigen Fälle ist trotz vermehrter Frequenz von 14,66 auf 8,39 pro mille zurückgegangen. Daß der Unfallverletzte darunter zu leiden hat, wenn die B.Gn. die frühzeitige Uebernahme des Heilverfahrens a limine ablehnen, ist selbstverständlich.

„Glücklich begonnene Kuren, die bei ordnungsmäßiger Beendigung des Heilverfahrens zur völligen Heilung und Gebrauchsfähigkeit des verletzten Gliedes geführt haben würden, werden frühzeitig unterbrochen und nach Beendigung der 13. Woche wieder aufgenommen, wenn inzwischen die Glieder steif geworden sind und der Unfallverletzte nun das bittere Gefühl hat, das Heilverfahren werde jetzt nicht mehr in der wohlmeinenden Absicht, ihm zu helfen, unternommen, sondern um seine Rente zu kürzen" (Bericht des Cottbuser Anzeigers, veröffentlicht in der M. f. U. 10).

Uebernimmt die B.G. das Heilverfahren während der 13 wöchigen Karenzzeit, so regeln folgende gesetzliche Bestimmungen die Beziehungen der Krankenkassen und B.Gn. zueinander:

§ 1501. Die Leistungspflicht der Krankenkassen (§ 225) wird dadurch nicht berührt, daß ein Träger der reichsgesetzlichen Unfallversicherung zum Schadenersatz verpflichtet ist.

Leistet eine Krankenkasse pflichtgemäß nach Gesetz oder Satzung infolge eines Unfalls für eine Zeit, für die der Berechtigte infolge des Unfalls auch einen Anspruch auf Unfallentschädigung hatte oder noch hat, so kann sie, jedoch höchstens bis zum Betrage dieses Anspruchs und nur in den Grenzen der §§ 1502 bis 1507, als Ersatz die Unfallentschädigung beanspruchen.

Aus dem Sterbegeld und der Unfallrente kann die Krankenkasse nur Ersatz beanspruchen, soweit dies ausdrücklich zugelassen ist.

§ 1506. Soweit für Kassenleistungen Ersatz aus der Unfallrente beansprucht werden kann, ist der Anspruch nur begründet bis zum halben Betrage der Rente, die auf die Zeit fällt, für welche die Ansprüche auf Kassenleistungen und Rente zusammentreffen.

Ist dem Kranken während dieser Zeit vollständiger Unterhalt in einer Anstalt gewährt worden, der nach den Vorschriften dieses Buches aus der Unfallrente zu ersetzen ist, so ist für die Dauer dieses Unterhalts der Anspruch auf Ersatz bis zum vollen Betrage der Rente begründet. Dies gilt entsprechend, wenn der Träger der Unfallversicherung dem Kranken vollständigen Unterhalt in einer Anstalt gewährt hat (§ 607).

Um bei Heilanstaltpflege, die der Träger der Unfallversicherung gewährt, den Umfang zu bestimmen, in welchem der Ersatzanspruch der Krankenkasse für ihre Leistungen begründet ist, wird der Unterhalt in der Heilanstalt gleich der Vollrente gerechnet.

§ 1510. Entschädigt ein Träger der Unfallversicherung pflichtgemäß für eine Zeit, für die der Berechtigte auch von einer Krankenkasse Leistungen nach Gesetz oder Satzung beanspruchen kann, so kann die Kasse auf ihre Leistungen für diese Zeit die Unfallentschädigung anrechnen, soweit für die Kasse im Falle des § 1501 wegen dieser Leistungen ein Anspruch auf Ersatz aus der Unfallentschädigung begründet wäre . . . .

§ 1512. Die Krankenkasse hat jede Krankheit, die ein entschädigungspflichtiger Unfall herbeigeführt hat, dem Träger der Unfallversicherung binnen drei Tagen anzuzeigen, sobald genügender Anhalt dafür vorliegt, daß die Erwerbsfähigkeit infolge des Unfalls über die dreizehnte Woche hinaus beschränkt sein wird; ist der Erkrankte nach Ablauf von drei Wochen nach dem Unfall noch nicht wieder hergestellt, so ist die Anzeige längstens bis zum Ende der vierten Woche zu erstatten.

§ 1513. Bei Krankheit, die ein Unfall herbeigeführt hat, kann der Träger der Unfallversicherung das Heilverfahren übernehmen. Er hat dann für dessen Dauer oder bis zum Ablauf der dreizehnten Woche nach dem Unfall dem Kranken das zu gewähren, was diesem seine Krankenkasse nach Gesetz oder Satzung zu leisten hätte . . . . .
Die Krankenkasse hat dem Träger der Unfallversicherung Ersatz zu leisten, soweit der Kranke von ihr nach Gesetz oder Satzung Krankengeld zu beanspruchen hätte und der Träger der Unfallversicherung dann nicht selbst ersatzpflichtig wäre.

Von wesentlicher Bedeutung ist eine gesetzliche Bestimmung, die sich im Entwurf fand, leider jedoch nicht in die R.V.O. aufgenommen wurde. Sie verpflichtete die Ortspolizeibehörde, bei jedem Unfall, der voraussichtlich zu entschädigen ist, ein ärztliches Gutachten einzuholen. Aus den Motiven zu diesem § 1549 des Entwurfs geht hervor, daß der Gesetzgeber damit „den zahlreichen Klagen über die Mängel des Heilverfahrens während der ersten 13 Wochen nach dem Unfall tunlichst begegnen" wollte. Es heißt darin wörtlich:

Es ist davon auszugehen, daß die Mängel des Heilverfahrens weniger darin ihren Grund haben, daß der Versicherungsträger sich weigert, das Heilverfahren in Fällen zu übernehmen, in denen ein solches angezeigt erscheint. Der eigene Vorteil des Versicherungsträgers verlangt es, möglichst frühzeitig mit einem Heilverfahren einzugreifen, wenn eine hohe oder dauernde Belastung durch Rentenzahlung droht. Es kommt daher darauf an, die geeigneten Fälle möglichst bald zur Kenntnis des Versicherungsträgers zu bringen. Die Voraussetzung für das Vorgehen der Polizeibehörde nach § 1549 ist, daß der Unfall voraussichtlich einen Entschädigungsanspruch zur Folge haben wird. Ob diese Voraussetzung gegeben ist, kann die Polizeibehörde auf jede ihr geeignet erscheinende Weise feststellen. Hält der ärztliche Sachverständige die Uebernahme des Heilverfahrens durch den Träger der Unfallversicherung für angezeigt, so hat die Polizeibehörde dem Versicherungsträger unverzüglich Mitteilung zu machen. Die nötigen Maßnahmen trifft dann der Versicherungsträger selbst.

Hat der Unfall den Tod des Versicherten zur Folge gehabt, so gelten folgende Bestimmungen:

§ 586. Bei Tötung ist außerdem zu gewähren
1. als Sterbegeld der fünfzehnte Teil des Jahresarbeitsverdienstes; jedoch mindestens fünfzig Mark; der § 203 ist entsprechend anzuwenden,
2. vom Todestage ab den Hinterbliebenen eine Rente; sie besteht in einem Bruchteil des Jahresarbeitsverdienstes nach Vorschrift der §§ 588—595.

Der Jahresarbeitsverdienst wird in gleicher Weise berechnet wie im Falle der Körperverletzung, dabei gilt jedoch § 571 nicht.

§ 587. Ist dieser Jahresarbeitsverdienst infolge eines früheren Unfalles geringer als der vor ihm bezogene Entgelt, so ist dem Jahresarbeitsverdienste die frühere Rente zuzurechnen; dabei darf jedoch der Betrag nicht überschritten werden, welcher der früheren Rente als Jahresarbeitsverdienst zugrunde liegt.

§ 588. Hinterläßt der Verstorbene eine Witwe oder Kinder, so beträgt die Rente ein Fünftel des Jahresarbeitsverdienstes:
für die Witwe bis zu ihrem Tode oder ihrer Wiederverheiratung,
für jedes Kind bis zum vollendeten fünfzehnten Lebensjahre, für ein uneheliches Kind jedoch nur, soweit der Verstorbene ihm nach gesetzlicher Pflicht Unterhalt gewährt hat.

§ 589. Heiratet die Witwe wieder, so erhält sie drei Fünftel des Jahresarbeitsverdienstes als Abfindung.

§ 590. Die Witwe hat keinen Anspruch, wenn die Ehe erst nach dem Unfall geschlossen worden ist.
Die Genossenschaft kann unter besonderen Umständen auch dann eine Witwenrente gewähren.

§ 591. Die Vorschriften über die Renten der Kinder gelten auch für Kinder einer weiblichen Person, die nicht Ehefrau ist.
Das gleiche gilt für voreheliche Kinder einer Ehefrau oder für deren Kinder aus früherer Ehe, wenn sie nicht die rechtliche Stellung von ehelichen Kindern des hinterbliebenen Ehemanns haben.

§ 592. Bei Tötung einer Ehefrau, die wegen Erwerbsunfähigkeit des Ehemanns ihre Familie ganz oder überwiegend aus ihrem Arbeitsverdienst unterhalten hat, ist für die Dauer der Bedürftigkeit an Rente zu gewähren ein Fünftel des Jahresarbeitsverdienstes:
dem Witwer bis zu seinem Tode oder seiner Wiederverheiratung,
jedem Kinde bis zum vollendeten fünfzehnten Lebensjahre.

Der Witwer hat keinen Anspruch, wenn die Ehe erst nach dem Unfall geschlossen worden ist.

Hat sich der Ehemann einer Getöteten ohne gesetzlichen Grund von der häuslichen Gemeinschaft ferngehalten und seiner Unterhaltungspflicht gegen die Kinder entzogen, so kann die Genossenschaft diesen die Rente gewähren.

§ 593. Hinterläßt der Verstorbene Verwandte der aufsteigenden Linie, die er wesentlich aus seinem Arbeitsverdienst unterhalten hat, so ist ihnen für die Dauer der Bedürftigkeit eine Rente von zusammen einem Fünftel des Jahresarbeitsverdienstes zu gewähren.

Sind aus der aufsteigenden Linie Verwandte verschiedenen Grades vorhanden, so ist die Rente den Eltern vor den Großeltern zu gewähren.

§ 594. Hinterläßt der Verstorbene elternlose Enkel, die er ganz oder überwiegend aus seinem Arbeitsverdienst unterhalten hat, so ist ihnen für die Dauer der Bedürftigkeit bis zum vollendeten fünfzehnten Lebensjahr eine Rente von zusammen einem Fünftel des Jahresarbeitsverdienstes zu gewähren.

§ 595. Die Renten der Hinterbliebenen dürfen zusammen drei Fünftel des Jahresarbeitsverdienstes nicht übersteigen, sonst werden sie gekürzt, und zwar bei Ehegatten und Kindern gleichmäßig; Verwandte der aufsteigenden Linie haben nur Anspruch, soweit Ehegatten oder Kinder, Enkel nur, soweit die Vorgenannten den Höchstbetrag nicht erschöpfen.

Beim Ausscheiden eines Hinterbliebenen erhöhen sich die Renten der übrigen bis zum zulässigen Höchstbetrage.

Literatur zu § 10.

1. Bogatsch, Mit welchem Recht empfiehlt das R. V. A. den B. G. die Ueber-nahme des Heilverfahrens während der Wartezeit usw. A. S. Z. 1900.
2. Ledderhose, Zur Frage der ärztlichen Behandlung der Unfallverletzten. A. S. Z. 1906.
3. Lohmann, Unfallversicherung und Arzt. Aus dem Zyklus sozialmed. Vorträge in Bonn. Soz. Med. u. Hyg. 1907. Bd. II.
4. Wette, Die Ergebnisse des Heilverfahrens bei chirurgischen Unfallverletzungen. A. S. Z. 1909.
5. Derselbe, Die Dauer des Heilverfahrens bei der Behandlung Unfallverletzter. A. S. Z. 1907.

§ 11. Unfallkrankenhäuser.

Die folgenden Paragraphen regeln die Heilanstaltpflege.

§ 597. An Stelle der im § 558 vorgeschriebenen Leistungen kann die Genossenschaft freie Kur und Verpflegung in einer Heilanstalt (Heilanstaltpflege) gewähren.

Hat der Verletzte einen eigenen Haushalt oder ist er Mitglied des Haushalts seiner Familie, so bedarf es seiner Zustimmung.

Bei einem Minderjährigen über sechzehn Jahre genügt seine Zustimmung.

Der Zustimmung bedarf es nicht, wenn

1. die Art der Verletzung eine Behandlung oder Pflege verlangt, die in der Familie des Verletzten nicht möglich ist,
2. die Krankheit ansteckend ist,
3. der Verletzte wiederholt den Anordnungen des behandelnden Arztes zuwider-gehandelt hat,
4. der Zustand oder das Verhalten des Verletzten eine fortgesetzte Beobachtung erfordert.

In den Fällen des Abs. 4 No. 1, 2, 4 soll die Genossenschaft möglichst Heilanstaltpflege gewähren.

§ 598. Gewährt die Genossenschaft die Heilanstaltpflege nach den ersten dreizehn Wochen oder wegen Wegfalls des Krankengeldes schon vorher, so ist den Angehörigen des Verletzten eine Rente zu gewähren, soweit sie ihnen bei seinem Tode zustehen würde (Angehörigenrente). Dieser Anspruch steht auch der Ehefrau zu, deren Ehe mit dem Verletzten erst nach dem Unfall geschlossen worden ist.

§ 602. Die Genossenschaft kann durch die Satzung allgemein, sonst bei Bedürftigkeit, dem Verletzten, der in einer Heilanstalt untergebracht ist, und seinen Angehörigen eine besondere Unterstützung gewähren.

§ 603. Die Genossenschaft kann jederzeit ein neues Heilverfahren eintreten lassen, wenn zu erwarten ist, daß es die Erwerbsfähigkeit des Unfallrentners erhöht.

§ 604. Neben dem Verletzten kann auch die Krankenkasse, knappschaftliche Krankenkasse oder Ersatzkasse, der er angehört, die Wiederaufnahme des Heilverfahrens beantragen.

§ 605. Haben Krankenkassen, knappschaftliche Krankenkassen, Ersatzkassen oder Träger der Unfallversicherung einen Verletzten in einer Anstalt mit genügenden Heileinrichtungen untergebracht, so darf er während des Heilverfahrens ohne seine Zustimmung in keine andere Anstalt gebracht werden.

Das Versicherungsamt des Aufenthaltsortes kann die Zustimmung ersetzen.

Die B.G. haben z. T. eigene Krankenhäuser errichtet, so die Knappschaftslazarette, u. a. „Bergmannstrost" in Halle unter der trefflichen Leitung von Oberst, ferner „Bergmannsheil" zu Bochum, die der Norddeutschen Holzberufsgenossenschaft gehörige Heilanstalt zu Neu-Rahnsdorf, in letzter Zeit das mit allen Errungenschaften der Hygiene eingerichtete Unfallkrankenhaus zu Straßburg i. E., das unter der bewährten Leitung von Ledderhose steht. Mehrere Berufsgenossenschaften haben sich zu einer Gesellschaft mit beschränkter Haftpflicht zusammengeschlossen und dort eine Musteranstalt geschaffen, die den Versicherten wie den Genossenschaften in gleicher Weise wesentliche Vorteile bringt.

Ungemein segensreich wirkte das „Hermann-Haus" in Stötteritz bei Leipzig, das bis vor kurzem der Leitung des zu früh dahingeschiedenen Windscheid unterstellt war. Hier handelt es sich insbesondere um eine Unfall-Nervenklinik, in der die Arbeit der Insassen als wesentlicher Heilfaktor gilt. In jüngster Zeit entstand die Unfall-Nervenheilanstalt Schkeuditz bei Leipzig, die Quensel unterstellt ist.

Sind die genannten Anstalten Schöpfungen der Berufsgenossenschaften, so verdanken die nunmehr städtischen Heilanstalten Thiem's zu Kottbus privater Initiative ihre Entstehung, Anstalten, die nicht nur der Behandlung und der Beobachtung Unfallverletzter dienen, vielmehr unter der ausgezeichneten Leitung Thiem's zu einer Fundgrube wissenschaftlicher, streng kritischer Forschung auf dem Gebiete der Unfallheilkunde wurden.

In einzelnen Großstädten, wie in Breslau, Posen u. a., bestehen größere Institute zur Behandlung Unfallverletzter, nicht zu vergessen die zahlreichen medico-mechanischen Anstalten, die sich heute schon in allen Mittelstädten finden, die Unfallverletzte in Pensionen oder dergl. aufnehmen.

In jüngster Zeit wurde das Unfallkrankenkenhaus Hasenheide zu Berlin, das der Leitung des Verfassers untersteht, eröffnet.

Das Unfallkrankenhaus ist im Süden der Stadt in der Straße Hasenheide 80-87 gelegen. Es hat eine Ausdehnung längs der Hasenheide von 140 m bei einer Tiefe von 47 m. Wiewohl es einem der verkehrsreichsten Stadtteile angehört, der fast ausschließlich von der arbeitenden Bevölkerung bewohnt wird, ist ausreichend für Luft und Licht gesorgt, da es mitten im Park und unmittelbar am Waldesrand gelegen ist. In der Mitte parallel mit der Straße ist das Hauptgebäude errichtet, dem Hauptgebäude ist ein Saalanbau angegliedert, westlich davon ein Nebengebäude sowie ein Verwaltungsgebäude. An der östlichen Grenze befindet sich die Leichenkapelle mit Sektionsräumen. Das Krankenhaus ist mit 250 Betten belegt, es enthält Männer- und Frauenabteilungen. Es besteht folgende Stationseinteilung: eine Abteilung für Unfallchirurgie, eine Abteilung für allgemeine Chirurgie und Frauenkrankheiten, eine Abteilung für Nervenkranke, für innerlich Kranke, eine Abteilung für Augenkranke sowie eine Abteilung für Hals-, Nasen- und Ohrenkranke. Im Erdgeschoß des Hauptgebäudes befinden sich: das Geschäftszimmer des Chefarztes, die Untersuchungszimmer für Augenkranke, für Ohrenkranke, für Nervenkranke sowie Krankensäle mit Tagesräumen und großen Veranden, die, nach Süden gelegen, den weiten Blick auf den herrlichen Kieferwald der Hasenheide gestatten. Im ersten Stockwerk ist der Operationssaal belegen, der allen Anforderungen der Neuzeit entspricht; ein Vorbereitungsraum, ein Verbandszimmer, ein Röntgenzimmer steht mit dem Operationssaal in Verbindung. Die übrigen Räume sind Krankensäle mit Tagesräumen. Das zweite Stockwerk enthält ausschließlich Krankensäle. Das Souterrain enthält außer einer geräumigen Küchenanlage die erforderlichen Wirtschaftsräume, während das dritte Stockwerk den Schwestern eingeräumt ist. Mit dem Hauptgebäude ist durch einen verdeckten Gang ein Saalbau verbunden, der im Erdgeschoß das hydrotherapeutische Institut und den medicomechanischen Uebungssaal beherbergt. Das Nebengebäude enthält eine Reihe von Krankenräumen, ein Untersuchungszimmer für innerlich Kranke sowie Säle für Unfallverletzte weiblichen Geschlechts.

Die Kranken tragen Anstaltskleider und sind der Disziplin der Anstalt unterworfen. Eine Hausordnung, die u. a. ein strenges Alkoholverbot enthält, befindet sich in jedem Raum. Für peinlichste Ordnung und Sauberkeit sorgt das Pflegepersonal, das aus Schwestern besteht, denen einzelne Wärter beigegeben sind. Die Verpflegung ist durch eine Kostordnung geregelt, die der der städtischen Krankenanstalten entspricht.

Sollen spezielle Unfallkrankenhäuser errichtet werden? Es ist viel über das Für und Wider diskutiert und geschrieben worden.

Jottkowitz hat ausführlich über die Krankenhausversorgung Unfallverletzter im Bereich des Oberschlesischen Knappschaftsvereins berichtet. Danach wird jeder Verletzte ohne Ausnahme ex officio einer Heilanstalt überwiesen. Ein Krankentransportwagen, der stets bereit ist, schafft den Verletzten unmittelbar in das Lazarett, in dem er bis zur definitiven Beendigung des Heilverfahrens verbleibt, ohne dass in diesem bei dem innigen Konnex, in welchem die Knappschafts-berufsgenossenschaft zum Oberschlesischen Knappschaftsverein steht, irgendwelche Unterbrechung eintritt oder der Ablauf der Karenzzeit dem Verletzten fühlbar wird. Ist die rein chirurgische Behandlung beendet bezw. genügend weit vorgeschritten, so setzt die medico-mechanische Behandlung ohne weiteres unmittelbar ein. Am Entlassungstage wird mit dem Vertrauensmann der B. G. gemeinsam die Rentenfestsetzung vorgenommen, auf dessen fachmännische Angaben hin eine genaue Berechnung des nunmehr vorhandenen Grades der Erwerbsfähigkeit sich ermöglichen läßt.

Daß dadurch nicht nur die Uebersicht bezw. die Beurteilung eine zweckmäßigere ist, sondern vor allem das funktionelle Heilresultat ein besseres ist, leuchtet ohne weiteres ein. Auch Ledderhose tritt lebhaft dafür ein, möglichst die erste Behandlung und die Nach-behandlung vom Unfalltage ab in ein und demselben Krankenhause durchzuführen, nur so lassen sich die Heilaussichten erheblich verbessern.

Von wesentlicher Bedeutung ist die erste Versorgung des Verletzten. Das Schicksal des Verletzten liegt oft in der Hand desjenigen, der die erste Versorgung zu übernehmen hat. Wieviel kostbare Zeit geht oft damit verloren, daß die Arbeitsgenossen nicht wissen, wie und wo sie die erste ärztliche Hilfe beschaffen können. Den Berufsgenossenschaften, vornehmlich der Mälzerei-Berufsgenossenschaft, war es vorbehalten, hier praktisch mit der Errichtung der Unfallstationen einzugreifen, die in ähnlicher Form in zahlreichen Städten, meist den Gemeindebehörden angegliedert, Nach-ahmung gefunden haben. Ihre Aufgabe soll jedoch eine umgrenzte sein, sie sollen die erste Hilfe leisten, etwa einen provisorischen Verband anlegen und dergl. Auf operative Eingriffe sollen sie sich nicht ein-richten, vielmehr in erster Reihe dafür Sorge tragen, daß die Ueberführung der Verletzten in ein geordnetes Krankenhaus zweckmäßig und ohne Verzug erfolgt. Ihre Tätigkeit soll demnach den Anforderungen entsprechen, die man im Felde an die Truppenverbandplätze stellt: sie versorgen provisorisch den Verwundeten und veranlassen den Abtransport nach dem Hauptverbandplatz bezw. dem Feldlazarett, wo die eigentliche Behandlung des Verletzten einsetzt. „Bezüglich der Form und der Begrenzung des Arbeitsgebietes der Organisationen für den Rettungsdienst ist daran festzuhalten, daß ihre Aufgaben sich darauf zu erstrecken haben, die dringendsten Lebensgefahren abzuwenden und den Zustand der Unfallverletzten durch geeignete Hilfsmaßnahmen so zu gestalten, daß bei ihrer Ueberführung in die definitive ärztliche Behandlung die größtmöglichsten Chancen gewährt bleiben für die Wiederherstellung der Gesundheit und der Erwerbsfähigkeit“ (Düms).

Soll diese Behandlung in einem öffentlichen allgemeinen Krankenhause stattfinden oder in einem speziellen Unfallkrankenhaus? Naturgemäß wird in der Mehrzahl der Fälle die Frage illusorisch. Man wird zufrieden sein, wenn man überhaupt in der Lage ist, einen Verletzten einer Krankenhauspflege zuführen zu können. Anders liegen die Verhältnisse in der Großstadt. „Wo Unfallkrankenhäuser aus klar zutage liegenden Anforderungen erwachsen sind, da sind sie in der Tat berufen und in der Lage, Hervorragendes zum Nutzen der Verletzten zu leisten!“ (Ledderhose).

Die öffentlichen Krankenhäuser der Großstadt leiden fast durchweg an Ueberfüllung, und wenn auch — wie in Berlin z. B. durch die Zentrale für das Rettungswesen — ein geregelter Bettennachweis organisiert ist, so erfordert die Nachfrage an sich Zeit. Jede Minute, die versäumt wird bis zu dem Augenblick, in dem sich die Tore des Krankenhauses hinter dem Verletzten schließen, ist ungemein kostbar. Weiß der Arbeiter, daß es in der Stadt ein Unfallkrankenhaus gibt, dann wendet er sich ohne Verzug dorthin, um seinen verunglückten Kameraden dort unterzubringen. Erleichtert wird die Ueberführung, wenn dem Unfallkrankenhaus ein Krankentransportautomobil zur Verfügung steht, das es sofort auf Anruf an die Unfallstelle sendet, eine Maßnahme, die sich in Berlin erübrigt, da dort in ausgiebiger Weise für den Krankentransport (Verband für erste Hilfe) gesorgt ist. „Gegenüber chirurgischen Stationen öffentlicher Krankenhäuser oder privater Heilanstalten verdienen Berufsgenossenschafts-Krankenhäuser entschieden den Vorzug, weil in ihnen der beste Erfolg auf die sicherste, rascheste, angenehmste und billigste Weise erzielt wird“. (Vulpius).

In dem Unfallkrankenhause beginnt nun die Versorgung des Verletzten. Operative Eingriffe, die erforderlich sind, werden unverzüglich vorgenommen, das Personal des Operationszimmers ist Tag und Nacht in Bereitschaft, während des angekündigten Autotransportes ist alles Erforderliche zweckmäßigst vorbereitet. Hat der Kranke den Operationssaal verlassen, ist er in den Krankensaal befördert, so beginnt die genaue Aufzeichnung des Befundes. Das Bureau des Krankenhauses setzt sich mit der Krankenkasse, der der Verletzte angehört, in Verbindung. Gleichzeitig erfolgt die Benachrichtigung der B.G., der ein genauer Befundbericht zugeht.

Die medico-mechanische, elektromedizinische bezw. hydrotherapeutische Nachbehandlung schließt sich der Wundbehandlung unmittelbar an. Für die gesamte Behandlung von Anbeginn der allein maßgebende Gesichtspunkt ist die möglichst schnelle und möglichst vollkommene Wiederherstellung der Arbeitsfähigkeit. Geheilt ist in unserem Sinne nur der, dessen verletztes Glied wieder funktionsfähig geworden ist, dessen Erwerbsfähigkeit so weit wiederhergestellt ist, als der Ausfall der Funktion, der eine Minderung der Erwerbsfähigkeit bedeutet, wieder ausgeglichen ist. Geheilt und funktionsfähig ist aber zweierlei. Ein Armbruch kann anatomisch geheilt sein, und das funktionelle Resultat kann sowenig befriedigen, daß die Erwerbsfähigkeit gleich Null zu veranschlagen ist. Umgekehrt kann ein verletztes Glied längst funktionell wieder brauchbar geworden sein, ohne daß die anatomische Heilung beendet ist, wenngleich nicht zu verkennen ist, daß die anatomische und funktionelle Heilung meist parallel gehen. In Ruhe können die Verletzten den Zeitpunkt hier abwarten, bis man ihnen mit Recht die Wiederaufnahme ihrer Tätigkeit ganz oder teilweise anraten kann. Am Entlassungstage erfolgt auf Grund der sorgfältigen Beobachtung während der gesamten Krankenhausbehandlung die Schlußuntersuchung, die mit allen zur Verfügung stehenden diagnostischen Hilfsmitteln ausgeführt werden kann (Röntgenuntersuchung usw.). Ein Schlußattest, das auf solchen Grundlagen basiert, gibt naturgemäß für die erste Rentenfeststellung brauchbare Unterlagen und damit die weitgehendste Zuverlässigkeit für die gerechte Abschätzung ev. noch vorhandener Unfallfolgen.

Witzel hat noch auf einen besonderen Vorteil hingewiesen, den der möglichst frühzeitige Beginn der Behandlung der Unfallverletzten in Unfallkrankenhäusern bietet: die wirksame Vorbeugung und Bekämpfung der Simulation. Die Gegner der Einrichtung besonderer Krankenhäuser, wie z. B. Haenel u. a., führen gegen die Nützlichkeit ins Feld: sie dienten einseitigen Interessen. Von den Versicherten werden die Unfallkrankenhäuser z. T. als „Rentenquetschen" bezeichnet. In der Einseitigkeit liegt unseres Erachtens einer der größten Vorzüge. Kein öffentliches Krankenhaus ist in der Lage, so unverwandt die speziellen Ziele der Unfallgesetzgebung zu verfolgen, wie die Unfallkrankenhäuser, in denen die Wiederherstellung größtmöglicher Arbeitsfähigkeit überall Endziel der Behandlung ist. Das Interesse an einem Unfallverletzten, dessen komplizierter Unterschenkelbruch verheilt ist, verliert sich auf der chirurgischen Station eines öffentlichen Krankenhauses schließlich, dem wichtige Aufgaben rein chirurgischer Art zugewiesen sind. Der „geheilte" Verletzte nimmt unnütz den frischen Fällen Platz weg. Anders im Unfallkrankenhause, wo umgekehrt das Interesse dann besonders einsetzt, wenn es gilt, an die wesentlichste Aufgabe, die Wiederherstellung der Funktionsfähigkeit heranzugehen.

Welch schwerwiegende Gründe führen die Gegner der Unfallkrankenhäuser an! Ritter schreibt in der Vorrede seiner Gutachtensammlung: „Was die Unfallkrankenhäuser betrifft, so will ich nur darauf aufmerksam machen, daß durch sie das so vielfach beschnittene Gebiet des praktischen Arztes, namentlich des Landarztes, abermals eine bedeutende Einschränkung erfahren würde. Diesen Häusern würde nicht allein ein erheblicher Teil der schweren Verletzungen, sondern auch viele infektiöse Knochen- und Gelenkleiden überwiesen werden. Damit würde die ärztliche Praxis einen weiteren Schritt in der Richtung des sozialdemokratischen Ideals getan haben, dessen Einführung in der Schweiz augenblicklich zur Verhandlung steht, wie wenigstens die Zeitungen berichten."

Hervorgehoben wird ferner das Mißtrauen der Verletzten gegen öffentliche Krankenhäuser überhaupt. In dieser Beziehung ist glücklicherweise im Laufe der Zeit ein Wandel eingetreten.

Mit Recht weist Grotjahn auf den günstigen Einfluß hin, den die soziale Versicherungsgesetzgebung auf das Krankenhauswesen ausgeübt hat. Es ist nicht zu leugnen, daß die Krankenhauspflege durch die soziale Gesetzgebung erst populär geworden ist.

„Das moderne Krankenhaus ist jetzt die Stätte, an der die ärztliche Therapie rationeller und intensiver dem Patienten zugute kommen kann, als in der Häuslichkeit." (Grotjahn.)

Unsere Krankenhäuser, speziell die Unfallkrankenhäuser, die naturgemäß erst jüngeren Datums sind, haben für den Erkrankten alle Schrecken verloren. Eine sorgfältige Behandlung in behaglichen Räumen von Gebäuden, die mit freundlichen gärtnerischen Anlagen umgeben sind, weiß der Verletzte sehr bald zu schätzen, um sie seinen bescheidenen, oft recht unhygienischen häuslichen Verhältnissen vorzuziehen. Freilich an Unzufriedenen fehlt es nirgends, und ein Hecht im Karpfenteich kann dem Leiter einer Anstalt unendlich viel Aerger und Verdruß bereiten, wenn nicht zielbewußte Disziplin den Störenfried so früh wie möglich aus dem Hause entfernt, ehe die Saat der Unzufriedenheit auch unter den übrigen Kranken aufgegangen ist. Besonders wird dann die Verpflegung Gegenstand dauernder Beschwerde.

Der Vorwurf der „Rentenquetsche" findet seine Erklärung in der Kenntnis der Versicherten über die vertraglichen Beziehungen zwischen den Genossenschaften und den Gutachtern. Das Gesetz trägt diesem Mißtrauen Rechnung, indem es bestimmt, daß es im Falle vertraglicher Beziehungen zwischen Arzt und Genossenschaft dem Versicherten freisteht, sich von einem anderen Gutachter untersuchen zu lassen.

Wenngleich ein gewissenhafter Gutachter stets unparteiisch sein Gutachten abgibt, der Versicherte im allgemeinen wohl nicht zu fürchten braucht, einseitig und voreingenommen beurteilt zu werden, so erscheint es doch vom praktischen Gesichtspunkt aus nicht empfehlenswert, wenn der dirigierende Arzt einer Unfallheilanstalt bzw. der Gutachter in einem Abhängigkeitsverhältnis zur Berufsgenossenschaft steht. Aus diesem Grunde halten wir auch die Krankenhäuser, die eine Berufsgenossenschaft ausschließlich für ihre eigenen Verletzten unterhält, nicht für geeignet, das an sich durchaus ungerechtfertigte Mißtrauen zu zerstreuen, das in der Bezeichnung „Rentenquetsche" zum Ausdruck kommt.

In einem Unfallkrankenhause, das allen Pflegebefohlenen der Krankenkassen, Berufsgenossenschaften, Landesversicherungsanstalten usw. in gleicher Weise offen steht, wird auch der letzte Zweifel in bezug auf die Parteilichkeit des Leiters bzw. der dirigierenden Aerzte schwinden.

Von den Vorteilen, die die Unfallkrankenhäuser bieten, ist — abgesehen von den bereits erwähnten — noch hervorzuheben die Gleichmäßigkeit der Behandlung sowie die Einheitlichkeit der Begutachtung. Was die Behandlung anbelangt, so dürfte sie in einem gut geleiteten Unfallkrankenhause, dessen Leiter in wissenschaftlicher und praktischer Beziehung hinreichend Gewähr bietet, am sachlichsten vorgenommen werden. Nicht nur die Gutachtertätigkeit, auch die Behandlung Unfallverletzter hat sich zu einem Spezialgebiet entwickelt, das in vollem Umfange nur der Arzt beherrschen kann, der sich eingehend mit diesem Wissensgebiet vertraut gemacht hat. In dem Maße, in dem sich die Behandlungsart Unfallverletzter eingehender gestaltet, werden die Heilerfolge vermehrt und damit die Kosten des

Heilverfahrens vermindert. Das R.V.A. hat schon früh den Wert spezialistischer Behandlung Unfallverletzter erkannt und auf die Nützlichkeit frühzeitiger geeigneter Unterbringung in Spezialkrankenhäusern hingewiesen. (Rundschreiben des R.V.A. vom 14. Januar 1897.)

Die Begutachtung der Verletzten nach einer Behandlung bzw. einer Beobachtung im Unfallkrankenhause muß eine sachlichere sein, als sie dem praktischen Arzte möglich ist, dem sich der Verletzte in der Sprechstunde vorstellt. Abgesehen davon macht auch bei der Ausstellung von Gutachten ceteris paribus Uebung den Meister, und es gibt Gutachter genug, die alle Jahre kaum einmal einer Berufsgenossenschaft gegenüber sich gutachtlich zu äußern haben.

Nicht unwesentlich ist die Gelegenheit der Obduktion, die sich im Unfallkrankenhause ohne weitere Schwierigkeiten ausführen läßt. Gerade für die Beurteilung, den ev. Zusammenhang der tödlich verlaufenen Erkrankung mit einem Unfall ist die Obduktion von Wichtigkeit. Das Unterlassen der Obduktion kann unter Umständen nachteilige Folgen für die B.G. zeitigen, insofern zu ihren Ungunsten entschieden werden kann (Rek. E. vom 22. September 1886), bzw. für die Hinterbliebenen des Versicherten, insofern sie unter Umständen zu Unrecht mit ihren Ansprüchen abgewiesen werden können.

Erst in jüngster Zeit hat Orth in einem Vortrage im R.V.A. „Ueber Feststellung der Todesursache“ vor allem auf die dringend erforderliche vermehrte Anwendung der Leichenöffnung hingewiesen. Nach Orth soll möglichst nicht der behandelnde Arzt in Frage kommen, damit der Obduzent so unbefangen, wie möglich an seine Aufgabe herantritt.

Ein Ministerialerlaß vom 30. Oktober 1903 gibt folgende Vorschriften für die Sektionen Unfallverletzter:

„Nach § 64 des Gewerbe-Unfallversicherungsgesetzes und den entsprechenden Bestimmungen der übrigen Unfallversicherungsgesetze liegt den Ortspolizeibehörden die Untersuchung der zur Anzeige gelangten Betriebsunfälle, insbesondere auch der Art der dabei vorgekommenen Verletzungen, ob. Zur Klarstellung des Unfalls kann im Falle der Tötung die Leichenöffnung und, sofern die Beerdigung des Verunglückten schon stattgefunden hat, die Ausgrabung der Leiche erforderlich werden. Die Ortspolizeibehörden haben daher schon von Amts wegen auf Grund der erwähnten Bestimmung die Frage nach der Notwendigkeit der Ausgrabung und Oeffnung der Leiche, namentlich aber, wenn eine solche von den Hinterbliebenen beantragt wird, zu prüfen und erforderlichenfalls die Obduktion herbeizuführen. Auf Ersuchen des Vorstandes einer B.G. oder einer Sektion sind gemäß § 144 des Gewerbeunfallversicherungsgesetzes die Ortspolizeibehörden jedoch verpflichtet, die Oeffnung der Leiche des Verunglückten in die Wege zu leiten. Voraussetzung für die Vornahme der Leichenöffnung ist indessen in beiden Fällen die Zustimmung der Hinterbliebenen und, sofern die Ausgrabung der Leiche in Frage kommt, auch ein Zeugnis des zuständigen Kreisarztes darüber, daß sanitätspolizeiliche Bedenken nicht entgegenstehen. Kann die Ortspolizeibehörde das eine oder das andere nicht erlangen, so muß die Oeffnung und Ausgrabung der Leiche unterbleiben.“

Auch Bäumler weist auf die eminente Bedeutung einer sorgfältigen Sektion von erfahrener Hand hin, die in vielen Fällen allein den ev. Zusammenhang eines Traumas mit dem erfolgten Tod klarstellt.

Literatur zu § 11.

1. Grotjahn, Krankenhauswesen und Heilstättenbewegung im Lichte der sozialen Hygiene. Leipzig 1908.
2. Derselbe, Der Einfluß der sozialen Versicherungsgesetzgebung auf die Entwicklung des Krankenhauswesens. Zeitschr. f. soz. Med. Bd. II.
3. Quensel, A. S. Z. 1911.
4. Ritter, Die Abschätzung der Unfallbeschädigungen in Beispielen. Jena 1894.
5. Seelemann, H., Die Einweisung der Unfallverletzten in eine Anstalt zur Behandlung oder Beobachtung. Nach der Rechtsprechung des R.V.A. Arch. f. Orthop. usw. 1905. Bd. III.
6. Windscheid, Das Hermannshaus. A. S. Z. 1902.
7. Vulpius, In welchen Heilanstalten wird die Behandlung von Unfallverletzten am zweckmäßigsten durchgeführt? II. internat. ärztl. Unfallkongress zu Rom 1909.

§ 12. Verpflichtung des Verletzten, sich einer Behandlung zu unterziehen. Ruhen der Rente. Kapitalabfindung.

Nach § 606 hat sich der Verletzte den Anordnungen, die das Heilverfahren betrifft, zu fügen.

§ 606. Hat der Verletzte eine Anordnung, die das Heilverfahren betrifft, ohne gesetzlichen oder sonst triftigen Grund nicht befolgt und wird dadurch seine Erwerbsfähigkeit ungünstig beeinflußt, so kann ihm der Schadenersatz auf Zeit ganz oder teilweise versagt werden, wenn er auf diese Folge hingewiesen worden ist.

Im H. d. U. Bd. I. S. 257 heißt es:

„Der Unfallverletzte hat nicht nur ein Recht auf freie ärztliche Behandlung, er hat auch die Pflicht, sich einem von der B.G. angeordneten Heilverfahren zu unterwerfen."

Und ferner ebenda S. 251:

„Die Verletzten sind verpflichtet, ihrerseits dazu beizutragen, daß die Unfallfolgen nach Möglichkeit beseitigt werden. Wird die Wiederherstellung eines Verletzten oder eine teilweise Hebung seiner Erwerbsfähigkeit durch ihn vorsätzlich oder unter Umständen auch nur schuldhafterweise (z. B. durch Trunksucht während des Heilverfahrens) verhindert, so stehen diejenigen Nachteile, die bei geeignetem Verhalten beseitigt worden wären, nicht mehr in ursächlichem Zusammenhange mit dem Unfall."

Als unzweckmäßiges Verhalten nicht anzusehen ist jedoch die Weigerung, eine Operation bzw. eine Narkose vornehmen zu lassen. Kries hat die Frage der Weigerung, sich einer Operation zu unterziehen, eingehend besprochen und u. a. darauf hingewiesen, daß das Reichsgericht einen anderen Standpunkt einnimmt als das R. V. A. Das Reichsgericht hat in mehrfachen Entscheidungen zum Ausdruck gebracht, „daß ein Verletzter zur Duldung einer nötigen Operation dann verpflichtet sei, wenn diese nach den Regeln der ärztlichen Wissenschaft ganz gefahrlos sei und bei regelmäßigem Verlauf der Dinge entsprechende Aussicht auf Erfolg biete".

Ueber den Umfang der Pflichten des Verletzten, das Heilverfahren zu unterstützen, gibt das H. f. U. Bd. I. S. 313, wie folgt, Auskunft:

„Es ist Pflicht der Verletzten, sich diesen Maßnahmen oder Anordnungen, soweit sie ungefährlich sind, zu unterwerfen. Die Verletzten sind also z. B. gehalten, sich die erforderlichen Verbände anlegen zu lassen, die verordnete Medizin einzunehmen, sich einer gebotenen Massage zu unterwerfen, unter Umständen auch Apparate (z. B. einen Hüftstützapparat) zu tragen, deren Gebrauch die Heilung fördern soll; auch kann die Duldung gewisser Schmerzen zu Heilungszwecken dem Verletzten nicht erspart bleiben. Vf. v. 15. 3. 1889 I. 4497, Rek. E. v. 13. 2. u. 25. 2. 1893 Pr. L. 3800/92 u. 3525/92. Die Verletzten sind ferner während der Dauer des Heilverfahrens zur Duldung solcher Maßnahmen verpflichtet, die eine ordnungsmäßige Wundbehandlung überhaupt erst ermöglichen, wie Freilegung der verletzten Stelle, Reinigung der Wunde und in der Regel auch Einschnitte in Geschwüre. Dagegen sind sie nicht verbunden, Operationen an sich vornehmen zu lassen, die — mögen sie zum eigentlichen Heilverfahren gehören oder, wie etwa das Wiederbrechen eines schlecht geheilten Armes oder andere derartige Maßnahmen, zur Erhöhung der Erwerbsfähigkeit zu dienen bestimmt sein — in den Bestand oder die Unversehrtheit des Körpers eingreifen (wie das Ausschneiden einer Narbe und das Ueberpflanzen gesunder Hautstücke von anderen Körperteilen, Rek. E. v. 2. 3. 1894 Pr. L. 5188/93, das Tätowieren eines Hornhautflecks, Rek. E. v. 28. 3. 1904 Pr. L. 1230), oder die, wie jede die Chloroformierung erheischende Operation, nicht ohne Lebensgefahr vorgenommen werden können. Es stehen sich hierbei Dinge gegenüber, die einer Vergleichung miteinander nicht fähig sind: auf der einen Seite das finanzielle Interesse der B.G., auf der anderen Seite die Freiheit, über Leben und Gesundheit zu verfügen. Eine solche Verfügung wird mit der Einwilligung zu einer Operation stets getroffen; denn es ist für den gewissenhaften Sachverständigen nicht wohl möglich, eine Operation für völlig gefahrlos zu erklären. Pl. Beschl. v. 1. 6. 1892 No. III, Rek. E. 552, 553 und namentlich 1213 A. N. 1888 S. 282, 284 und 1893 S. 159; Rek. E. v. 28. 10. 1889 Pr. L. 555 u. v. 19. 10. 1891 Pr. L. 1024. Unterzieht sich ein Verletzter freiwillig einer Operation, zu deren Duldung er nicht verpflichtet ist, so hat er das dadurch veranlaßte Heilverfahren ebenso pflichtmäßig innezuhalten, wie ein durch den Unfall unmittelbar veranlaßtes. Rek. E. 871 A. N. 1890 S. 499.

Gegen Verletzte, die sich unberechtigterweise den zu ihrer Heilung getroffenen Maßnahmen oder Anordnungen entziehen, können die Rechtsnachteile des Abs. 2 verhängt werden. Die Anwendung der Bestimmung kommt vornehmlich bei der Verweigerung der Heilanstaltsbehandlung in Frage. Erforderlich ist hierbei folgendes: Die Einweisung in die Heilanstalt muß ordnungsgemäß erfolgt sein (Anm. 4a zu § 22 u. Anm. 1 Abs. 3); der Verletzte muß sich der Anordnung entzogen haben (Anm. 5); dies muß ohne gesetzlichen (§ 22 Abs. 1 Z. 1 § 23 Abs. 1) oder sonst triftigen Grund (Anm. 6) geschehen sein; eine ungünstige Beeinflussung der Erwerbsfähigkeit muß nachgewiesen werden (Anm. 7); der Verletzte muß endlich auf die in Abs. 2 vorgeschriebene Folge hingewiesen sein (Anm. 8). Liegen alle diese Voraussetzungen vor, so ist die B.G. zur Verhängung der Rechtsnachteile des Abs. 2 (Anm. 9) befugt.

Der Begriff des „sich Entziehens" umfaßt nicht nur die eigentliche Verweigerung der Annahme der Heilbehandlung, sondern auch die nach erfolgter Annahme bewirkte Vereitelung ihres Erfolges, insbesondere durch vorzeitiges, sei es erzwungenes Verlassen der Heilanstalt. Rek. E. v. 25. 2. und 12. 10. 1893 Pr. L. 3525/92 und 1999."

Ueber das Ruhen der Rente gelten die Bestimmungen des § 615.

§ 615. Die Rente ruht

1. solange der Berechtigte eine Freiheitsstrafe von mehr als einem Monat verbüßt oder in einem Arbeitshaus oder einer Besserungsanstalt untergebracht ist.

Hat er im Inland Angehörige, die bei seinem Tode Anspruch auf Rente haben würden, so ist ihnen die Rente bis zur Höhe seines Anspruchs zu überweisen,

2. solange sich der berechtigte Inländer im Ausland aufhält und es unterläßt,
der Genossenschaft seinen Aufenthalt mitzuteilen,
als Verletzter auf Verlangen der Genossenschaft sich von Zeit zu Zeit
bei dem zuständigen Konsul oder einer ihm bezeichneten anderen
deutschen Behörde vorzustellen.

Das Nähere über Mitteilung und Vorstellung bestimmt das Reichsversicherungsamt.

Weist der Berechtigte nach, daß er ohne sein Verschulden die vorgeschriebene Mitteilung und Vorstellung unterlassen hat, so lebt insoweit das Recht auf die Rente wieder auf, solange sich der berechtigte Ausländer freiwillig gewöhnlich im Auslande aufhält . . . .

Wichtige Bestimmungen enthalten die §§ 616 und 617, die sich mit der Kapitalabfindung beschäftigen.

§ 616. Beträgt die Rente eines Verletzten ein Fünftel der Vollrente oder weniger, so kann ihn die Genossenschaft mit seiner Zustimmung nach Anhören des Versicherungsamts mit einem dem Werte seiner Jahresrente entsprechenden Kapital abfinden.

§ 617. Die Genossenschaft kann einen berechtigten Ausländer, der seinen gewöhnlichen Aufenthalt im Inland aufgibt oder sich gewöhnlich im Ausland aufhält, mit seiner Zustimmung mit dem dreifachen Beitrag seiner Jahresrente, ohne seine Zustimmung mit einem dem Werte seiner Jahresrente entsprechenden Kapital abfinden.

Der Bundesrat kann dies für ausländische Grenzgebiete ausschließen.

Literatur zu § 12.

1. K r i e s , Ueber Operationen mit Bezug auf die Unfallversicherungsgesetzgebung.
A. S. Z. 1896.

§ 13. Feststellung des Schadens, den der Unfall hervorgerufen.

Nach § 1545 R.V.O. sind die Leistungen aus der Reichsversicherung auf dem Gebiete der Unfallversicherung von Amts wegen festzustellen. Geschieht das nicht, so ist der Anspruch bei Vermeidung des Ausschlusses spätestens nach 2 Jahren bei der B.G. anzumelden (§ 1546), nur, wenn die Unfallfolgen sich erst später bemerkbar machen oder wenn Verhältnisse vorlagen, die außerhalb des Willens des Versicherten lagen, auch nach Ablauf dieser Frist. (§ 1547.)

Die folgenden Paragraphen regeln das gesetzliche Verfahren betr. Unfallanzeige.

§ 1552. Der Betriebsunternehmer hat jeden Unfall in seinem Betrieb anzuzeigen, wenn durch den Unfall ein im Betriebe Beschäftigter getötet oder so verletzt ist, daß er stirbt oder für mehr als drei Tage völlig oder teilweise arbeitsunfähig wird.

Der Unfall ist binnen drei Tagen anzuzeigen, nachdem der Betriebsunternehmer ihn erfahren hat.

§ 1553. Die Anzeige ist schriftlich oder mündlich der Ortspolizeibehörde des Unfallorts und der durch die Satzung bestimmten Stelle des Versicherungsträgers zu erstatten.

Ereignet sich der Unfall auf der Reise, so kann er auch der inländischen Ortspolizeibehörde angezeigt werden, in deren Bezirke sich der Verletzte zuerst nach dem Unfall aufhält.

Ereignet sich der Unfall im Ausland, und ist keine nach Abs. 2 zuständige Behörde im Inland vorhanden, so ist er der Ortspolizeibehörde des inländischen Betriebsitzes anzuzeigen.

§ 1554. Für den Betriebsunternehmer kann der Leiter des Betriebs oder Betriebsteils, in dem sich der Unfall ereignet hat, die Anzeigen erstatten. Er ist dazu verpflichtet, wenn der Unternehmer abwesend oder verhindert ist.

§ 1555. Das Reichsversicherungsamt stellt die Muster für die Unfallanzeigen fest.

Das Meldeformular, mit dem die Unfallanzeige zu erfolgen hat, ist vom R.V.A. am 10. Oktober 1900 A.N. 1900 S. 710 bekannt gegeben (s. das Formular der Tiefbau-Berufsgenossenschaft S. 48 und 49).

Die Unfalluntersuchung wird durch die folgenden Paragraphen festgelegt:

§ 1559. Ist ein Versicherter getötet oder derart verletzt worden, daß er voraussichtlich nach diesem Gesetze zu entschädigen ist, so untersucht die Ortspolizeibehörde des Unfallorts sobald als möglich den Unfall . . . .

§ 1562. An der Untersuchung können teilnehmen oder sich dabei vertreten lassen

> der Verletzte oder seine Hinterbliebenen,
> der Träger der Unfall- und der Krankenversicherung,
> der Unternehmer,
> das Versicherungsamt,
> bei Unfällen in Betrieben, die der Gewerbeaufsicht unterliegen, der staatliche Aufsichtsbeamte (§ 139 b der Gewerbeordnung).

§ 1563. Diese Beteiligten werden vom Zeitpunkt der Untersuchung rechtzeitig benachrichtigt.

Ist die Berufsgenossenschaft in Sektionen geteilt oder hat sie Vertrauensmänner bestellt, so wird der Sektionsvorstand oder der Vertrauensmann benachrichtigt.

Zur Untersuchung sollen auch etwa sonst Beteiligte zugezogen werden.

Der Verletzte oder seine Hinterbliebenen können erwachsene Angehörige oder andere geeignete Personen, die das Verhandeln vor Behörden nicht geschäftsmäßig betreiben, als Beistand zu den Verhandlungen zuziehen.

§ 1564. Die Ortspolizeibehörde stellt den Sachverhalt fest. Sie kann Ermittelungen jeder Art mit Ausschluß eidlicher Vernehmungen anstellen.

Auf Antrag der Versicherungsträger oder des Berechtigten sollen Sachverständige zugezogen werden; die Kosten trägt der Antragsteller.

Soll im Dienstraum einer Behörde oder in einem Fahrzeug der Kaiserlichen Marine Augenschein eingenommen werden, so ist die Genehmigung der zuständigen Dienst- oder Kommandobehörde einzuholen.

§ 1565. Durch die Untersuchung werden namentlich festgestellt

> Veranlassung, Zeit, Ort, Hergang und Art des Unfalls,
> Name der getöteten oder verletzten Person, sowie Tag und Ort ihrer Geburt,
> die Art der Verletzung,
> der Verbleib des Verletzten,
> die Hinterbliebenen des Getöteten und die Angehörigen des Verletzten, die eine Entschädigung nach diesem Gesetze beanspruchen können,
> die Höhe von Unterstützungen und Renten, die der Verletzte aus der Reichsversicherung bezieht.

Die weiteren gesetzlichen Bestimmungen regeln den Bescheid in folgenden Paragraphen:

§ 1568. Die Leistungen der Unfallversicherung werden festgestellt:

1. durch den Sektionsvorstand, wenn die Berufsgenossenschaft in Sektionen eingeteilt ist und es sich handelt um

> a) Krankenbehandlung (§ 558 Nr. 1) oder Hauspflege (§ 599),
> b) Rente für die Dauer einer voraussichtlich vorübergehenden Erwerbsunfähigkeit,

Tiefbau-Berufsgenossenschaft.
Vertrauensmann: ....
Betriebsunternehmer: ⎰ ....
(Name, Stand, Firma, Betriebssitz⎱
[Ort, Straße, Hausnummer.]) ⎰ .... ; **Nr. d. Genossenschaftskatasters**
(vergl. Mitgliedsschein)
„ „ **Vertrauensmannsbezirks** u.
„ „ **Katasters desselben**

Unfall-Anzeige

an die Ortspolizeibehörde zu ....
Kreis (Amt etc.) ....

Zur Beachtung.

Bei Vermeidung der gesetzlichen Strafe ist von jedem in einem versicherten Betriebe vorkommenden Unfall, durch welchen eine in demselben beschäftigte Person getötet wird oder eine Körperverletzung erleidet, welche eine völlige **oder teilweise** Arbeitsunfähigkeit von **mehr als drei Tagen** oder den Tod zur Folge hat, von dem Betriebsunternehmer Anzeige zu erstatten:

1. **bei der Ortspolizeibehörde,** in deren Bezirke sich der Unfall ereignet hat, oder — bei Unfällen auf der Reise — der erste Aufenthalt nach dem Unfalle genommen wird, **und**
2. **bei dem Vorstand der Tiefbau-Berufsgenossenschaft, Deutsch-Wilmersdorf, Babelsberger Straße 16.**

Die Anzeige muß **binnen drei Tagen** nach dem Tage erfolgen, an welchem der Betriebsunternehmer von dem Unfall Kenntnis erlangt hat.

Für den Betriebsunternehmer kann derjenige, welcher zur Zeit des Unfalls den Betrieb oder den Betriebsteil, in welchem sich der Unfall ereignete, zu leiten hatte, die Anzeige erstatten; im Falle der Abwesenheit oder Behinderung des Betriebsunternehmers ist er dazu verpflichtet.

Für jede verletzte oder getötete Person ist ein besonderes Anzeigeformular auszufüllen.

1. Wochentag, Datum, Tageszeit u. Stunde des Unfalls.	
2. a. Bezeichnung (Gegenstand) **des Betriebes und**	**a.**
b. Betriebsteil (Betriebszweig), in welchem der Verletzte den Unfall erlitt — möglichst nach der Bezeichnung (Ziffer) des Gefahrentarifs, wo ein solcher vorhanden ist —.	**b.**
c. Unfallstelle (Ort, Straße, Haus-No. etc.).	**c.**
3. a. Vor- u. Zuname, Wohnort, Wohnung der getöteten oder verletzten Person (bei minderjährigen Personen auch: **des Vaters oder Vormundes).**	**a.**
b. Im Betriebe beschäftigt als (Art der Beschäftigung, Arbeitsposten)?	**b.**
c. Tag, Monat, Jahr der Geburt (wenn unbekannt, ungefähre Angabe des Lebensalters)?	**c.**
d. Ledig, verheiratet, verwitwet?	**d.**
4. a. Genaue Bezeichnung der Art der Verletzung und der verletzten Körperteile (rechts u. links zu unterscheiden).	**a.**
b. Ist der Verletzte durch den Unfall getötet?	**b.**
c. Wird die Verletzung voraussichtlich den Tod, oder	**c.**
d. eine (irgendwelche) **Beeinträchtigung der Erwerbs- (Arbeits-) fähigkeit von mehr als 13 Wochen zur Folge haben?**	**d.**

(Seitlich bei 4: Wenn möglich nach den Angaben des Arztes.)

5. a. Ist für die Heilung gesorgt durch Aufnahme in ein Krankenhaus (genaue Bezeichnung desselben)? oder durch anderweitige ärztliche Behandlung zu Hause etc.)?

Name,   I. des behandelnden,
Wohnort,   II. des zuerst zugezogenen
Wohnung   **Arztes.**

b. Arbeitet der Verletzte trotz der Verletzung weiter?

a. ....

....

....

I. ....

II. ....

b. ....

---

6. a. Gehört der Verletzte einer Krankenkasse an? (Genaue Bezeichnung und Sitz der Kasse.)

b. Bezieht der Verletzte schon Unfall-, Invaliden- oder Altersrente?

a. ....

....

b. ....

---

7. Veranlassung und Hergang des Unfalls.

Hier ist eine möglichst eingehende Schilderung des Unfalls zu geben. Insbesondere ist die Arbeitstelle (zum Beispiel: Werkstätte, Wald, Feld, Stall usw.), wo, sowie die Arbeit (Maschine etc.), bei welcher sich der Unfall ereignet hat, genau zu bezeichnen, geeignetenfalls unter Beifügung einer erläuternden Zeichnung.

Zur Erleichterung der Unfalluntersuchung und zur Vermeidung von Irrtümern ersucht der Genossenschaftsvorstand in den nebenstehenden Angaben zum Ausdruck zu bringen, ob dieselben

*auf eigener Kenntnis beruhen oder aus der Mitteilung von Augenzeugen herrühren oder aber **nur** die Darstellung des Verletzten über den Unfall enthalten.*

---

8. a. Augenzeugen des Unfalls

b. Anderweitige Personen, die zuerst von dem Unfall Kenntnis erhalten haben.

Vor- und Zuname, Stand, Wohnort, Wohnung.

a. ....

....

b. ....

....

---

9. Etwaige Bemerkungen (z. B. Angabe von Vorkehrungen zur Verhütung ähnlicher Unfälle. War der Verletzte schon vor dem Unfalle ganz oder teilweise erwerbsunfähig? und anderes mehr).

....

....

....

(Ort)......................, den   ten ....

Name des die Anzeige erstattenden Unternehmers oder Betriebsleiters.

....

    c) Heilanstaltpflege,
    d) Angehörigenrente,
    e) Sterbegeld,
2. durch den Genossenschaftsvorstand in allen übrigen Fällen.

§ 1574. Die Vorschriften der Zivilprozeßordnung über die Pflicht, als Zeuge oder Sachverständiger zu erscheinen, sich vernehmen und vereidigen zu lassen, gelten für das Verfahren vor dem ersuchten Richter entsprechend. Die Aussage darf nicht deshalb verweigert werden, weil dieses Gesetz eine Schweigepflicht begründet.

Ob die Aussage oder die Eidesleistung verweigert werden darf, entscheidet der ersuchte Richter. Gegen dessen Entscheidung ist binnen einer Woche Beschwerde an das zunächst höhere Gericht nach den Vorschriften der Zivilprozeßordnung zulässig.

§ 1577. Gegen Zeugen oder Sachverständige, die
    sich nicht einfinden,
    ihre Aussage oder die Eidesleistung ohne Angabe eines Grundes oder, nachdem der vorgeschützte Grund rechtskräftig für unerheblich erklärt ist, verweigern,
kann nur eine Geldstrafe bis zu dreihundert Mark verhängt werden.

Die Strafe verhängt das Versicherungsamt. Für die Beschwerde gilt § 1576 S. 2, 3.

Wichtig für unsere Betrachtungen ist der § 1582:

Soll auf Grund eines ärztlichen Gutachtens die Entschädigung abgelehnt oder nur eine Teilrente gewählt werden, so ist vorher der behandelnde Arzt zu hören, wenn er nicht schon ein ausreichendes Gutachten erstattet hat.

Steht der behandelnde Arzt zu dem Versicherungsträger in einem nicht nur vorübergehenden Vertragsverhältnis, so ist auf Antrag ein anderer Arzt zu hören.

Ein Versäumnis rechtfertigt, wie aus den Rek. E. 2001 u. 2002 A. N. 1903 hervorgeht, die Zurückverweisung an die voraufgehende Instanz.

Die weiteren gesetzlichen Bestimmungen lauten:

§ 1586. Kann der Versicherungsträger nach Ablauf von drei Monaten den Bescheid noch nicht erteilen, so hat er dem Berechtigten durch einfaches Schreiben die Gründe mitzuteilen. Die Frist läuft von dem Tage an, an dem der Versicherungsträger vom Unfall, im Falle des später eintretenden Todes vom Tode amtlich Kenntnis erhalten hat. Bei Hinterbliebenen eines Versicherten, der auf einem untergegangenen oder verschollenen Schiffe gefahren ist, wird die Frist von dem Tage an gerechnet, an dem nach § 1099 der Anspruch auf Rente entstanden ist.

§ 1588. Wird eine Entschädigung gewährt, so muß der Bescheid ihre Höhe und die Art der Berechnung ersehen lassen. Bei Entschädigungen an Verletzte, denen eine Rente gewährt wird, ist insbesondere anzugeben, welcher Grad der Erwerbsunfähigkeit angenommen wird.

§ 1590. Der Bescheid muß den Vermerk enthalten, daß er rechtskräftig wird, wenn der Berechtigte nicht rechtzeitig Einspruch erhebt . . . .

§ 1587. Kann bei Beginn der Entschädigungspflicht die Höhe der Entschädigung noch nicht durch Bescheid festgesetzt werden, so hat der Versicherungsträger Vorschuß auf die Entschädigung zu gewähren und es dem Berechtigten durch einfaches Schreiben mitzuteilen.

Für Verletzte, die nach Ablauf von dreizehn Wochen nach dem Unfall zur Heilung der Verletzungen noch ärztlich behandelt werden müssen, ist zunächst mindestens die Entschädigung festzustellen, die bis zum Abschluß des Heilverfahrens zu leisten ist.

Das gleiche gilt, wenn eine Unfallrente wegen Ruhens (§§ 632, 947, 1101, 1102) eingestellt werden soll.

§ 1584. Beansprucht der Verletzte wegen Aenderung der Verhältnisse die Erhöhung oder Wiedergewährung einer Rente, so hat er seinen Anspruch bei dem Versicherungsträger oder dem Versicherungsamt anzumelden. Das Versicherungsamt gibt den Antrag unverzüglich an den Versicherungsträger ab und teilt ihm den Tag des Eingangs mit.

§ 1585. Kann die Rente eines Verletzten ihrer Höhe nach noch nicht als Dauerrente festgestellt werden, so ist der Versicherungsträger berechtigt, während der ersten zwei Jahre nach dem Unfall vorläufig eine Entschädigung festzustellen und nach Aenderung der Verhältnisse zu ändern. In dem Bescheid ist zu bemerken, daß es sich um eine vorläufige Rente handelt . . . . Spätestens mit Ablauf von 2 Jahren nach dem Unfall ist die Dauerrente festzustellen. Diese Feststellung setzt eine Aenderung der Verhältnisse nicht voraus, auch ist für sie die vorher getroffene Feststellung der Grundlagen für die Rentenberechnung nicht bindend.

§ 1612. Das Versicherungsamt benachrichtigt den Versicherungsträger, wenn es erfährt, daß

> eine Uebernahme des Heilverfahrens durch den Versicherungsträger vor Ablauf der Wartezeit oder eine Uebertragung des Heilverfahrens durch den Versicherungsträger auf die Krankenkasse nach Ablauf der Wartezeit angezeigt ist,
>
> eine Unfallrente wegen Aenderung der Verhältnisse neu festzustellen oder zu entziehen ist,
>
> eine Rente zu ruhen hat.

Erhebt der Versicherte Einspruch gegen den Bescheid der B. G., so entscheidet auf Antrag das Versicherungsamt (Spruchausschuß) in erster Instanz, und zwar das V. A., in dessen Bezirk der Versicherte zur Zeit des Antrags wohnt oder beschäftigt ist. Der Antrag muß binnen einem Monat gestellt werden, nachdem der Bescheid des Versicherungsträgers zugestellt worden ist.

Die folgenden Paragraphen beschäftigen sich mit dem Gang des Verfahrens:

§ 1652. Der Vorsitzende bereitet die Sache vor und kann vor der mündlichen Verhandlung Beweis erheben.

Er kann nach eigenem Ermessen Augenschein einnehmen, Zeugen und Sachverständige, auch eidlich, vernehmen, Gutachten von Aerzten und amtliche Auskünfte jeder Art einholen, auch andere Versicherungsträger beiladen.

§ 1653. Den Beteiligten ist der Inhalt und auf Verlangen eine Abschrift der Beweisverhandlungen mitzuteilen.

Der Vorsitzende entscheidet, wie weit ärztliche Zeugnisse und Gutachten mitzuteilen sind. Der Spruchausschuß kann die Mitteilung nachholen.

§ 1660. Vor dem Spruchausschuß des Versicherungsamtes wird mündlich und öffentlich verhandelt.

Die Oeffentlichkeit kann aus Gründen des öffentlichen Wohles oder der Sittlichkeit ausgeschlossen werden; der Beschluß ist öffentlich zu verkünden.

§ 1662. Der Antragsteller kann selbst erscheinen oder, wie auch der Versicherungsträger, sich vertreten lassen. Die erschienenen Parteien und Parteivertreter sind zu hören.

§ 1663. Das Versicherungsamt kann Bevollmächtigte und Beistände zurückweisen, die das Verhandeln vor Behörden geschäftsmäßig betreiben.

Dies gilt nicht für Rechtsanwälte und solche Personen, welchen das Verhandeln vor Gericht gestattet ist (§ 157 der Zivilprozeßordnung) . . . .

§ 1666. Vergleichen sich die Parteien über den streitigen Anspruch und die etwa entstandenen Kosten, so gilt der Streit als erledigt.

§ 1667. Der Spruchausschuß entscheidet nach Stimmenmehrheit.
Bildet sich bei Abstimmung über die Höhe von Beträgen keine Mehrheit, so

werden die für den größeren Betrag abgegebenen Stimmen den für den zunächst geringeren so lange hinzugerechnet, bis sich eine Mehrheit ergibt.

§ 1671. Das Urteil des Spruchausschusses wird öffentlich verkündet, auch wenn die Oeffentlichkeit der Verhandlung ausgeschlossen war.

Es wird mit Gründen versehen, von dem Vorsitzenden unterschrieben, ausgefertigt und den Parteien zugestellt.

Begnügt sich die unterlegene Partei nicht mit der Entscheidung des Versicherungsamtes, so erfolgt Berufung an das Oberversicherungsamt (Spruchkammer) des Bezirks desjenigen Versicherungsamtes, welches das angefochtene Urteil erlassen hat (§ 1678).

Im besonderen regeln die §§ 1679—1689 die Tätigkeit des Oberversicherungsamtes als zweiter Instanz wie folgt:

§ 1679. Für das Verfahren über die Berufung gelten die Vorschriften über das Spruchverfahren vor dem Versicherungsamt entsprechend, soweit nicht die §§ 1680 bis 1693 etwas anderes vorschreiben.

Für die Pflicht zum Nachweis des Entgelts gilt § 1581 entsprechend.

§ 1680. Die Berufung wird in Sachen der Krankenversicherung bei dem Versicherungsamt eingelegt. Das Versicherungsamt hat sie mit den Vorverhandlungen spätestens nach zwei Wochen dem Oberversicherungsamt einzureichen.

§ 1685. In Sachen der Unfallversicherung sollen außer der Reihe möglichst Beisitzer aus Angehörigen solcher Betriebe zugezogen werden, welche dem Unfallbetriebe technisch und wirtschaftlich nahestehen.

Dies muß geschehen, wenn es sich um Unfälle in der Landwirtschaft oder im Bergbaubetriebe handelt, sofern Angehörige solcher Betriebe als Beisitzer bei dem Oberversicherungsamt vorhanden sind. Ausnahmen sind aus besonderen Gründen zulässig, die in den Akten zu vermerken sind.

§ 1686. Das Oberversicherungsamt (Beschlußkammer) wählt je für vier Jahre am Schlusse des letzten, in der Regel nach Anhören der · zuständigen Aerztevertretung, aus seinem Bezirke die Aerzte aus, die es als Sachverständige nach Bedarf zuzieht. In Sachen der Unfallversicherung dürfen keine Aerzte als Sachverständige zugezogen werden, die in einem Vertragsverhältnis zu Trägern der Unfallversicherung stehen oder von ihnen regelmäßig als Gutachter in Anspruch genommen werden. Mindestens zur Hälfte müssen sie am Sitze des Oberversicherungsamtes wohnen.

Die Namen der Gewählten sind öffentlich bekannt zu machen.

Den Sachverständigen ist vor Abgabe ihres Gutachtens Einsicht in die Akten zu gewähren.

Die oberste Verwaltungsbehörde regelt die Durchführung dieser Vorschrift.

§ 1699 bestimmt, daß gegen die Urteile der Spruchkammer Rekurs zulässig ist, er beschränkt jedoch die Zulässigkeit, wie folgt:

§ 1700. Der Rekurs ist ausgeschlossen, wenn es sich handelt um
1. Krankenbehandlung (§ 558 Nr. 1) oder Hauspflege (§ 599),
2. Renten für eine Erwerbsunfähigkeit, die zur Zeit der Entscheidung des Rekursgerichts unstreitig oder nach rechtskräftiger Feststellung vorübergegangen ist,
3. Rententeile, die bei dauernder Erwerbsunfähigkeit für begrenzte und bereits abgelaufene Zeiträume zu gewähren sind,
4. Heilanstaltpflege,
5. Angehörigenrente,
6. Sterbegeld,
7. vorläufige Renten (§ 1585 Abs. 1),
8. Neufeststellung von Dauerrenten wegen Aenderung der Verhältnisse,
9. Kapitalabfindung,
10. Kosten des Verfahrens.

§ 1715. Wird das angefochtene Urteil aufgehoben, so kann der Senat entweder selbst in der Sache entscheiden oder sie an eine der Vorinstanzen oder den Versicherungsträger zurückverweisen. Dabei kann er die Gewährung einer vorläufigen Leistung anordnen.

Die Stelle, an welche die Sache überwiesen wird, ist an die rechtliche Beurteilung gebunden, die der Aufhebung des angefochtenen Urteils zugrunde liegt.

§ 1716. Das Reichsversicherungsamt und die Landesversicherungsämter veröffentlichen ihre Entscheidungen, die grundsätzliche Bedeutung haben.

Die Art der Veröffentlichung bestimmt für das Reichsversicherungsamt der Reichskanzler, für das Landesversicherungsamt die oberste Verwaltungsbehörde.

Diese bestimmen auch die früheren Veröffentlichungen, auf welche die §§ 1693, 1717, 1718 anzuwenden sind.

§ 1717. Will in einer grundsätzlichen Rechtsfrage ein Senat des Reichsversicherungsamts von der amtlich veröffentlichten Entscheidung eines anderen abweichen, so hat er die Sache unter Begründung seiner Rechtsauffassung an den Großen Senat (§ 101) zu verweisen. Das gleiche gilt, wenn ein Senat von der Entscheidung des Großen Senats selbst abweichen will . . . .

§ 1718. Der § 1717 Abs. 1 gilt entsprechend, wenn ein Spruchsenat eines Landesversicherungsamts von einer amtlich veröffentlichten Entscheidung des Reichsversicherungsamtes in einer grundsätzlichen Rechtsfrage abweichen will.

§ 1720. Die Urteile der Senate werden von dem Vorsitzenden, dem Berichterstatter und einem anderen Mitgliede des Senats unterschrieben.

Ist der Vorsitzende oder der Berichterstatter verhindert, so hat für ihn ein anderes Mitglied des Senats zu unterschreiben.

Der folgende Gesetzesabschnitt beschäftigt sich mit der Wiederaufnahme des Verfahrens. Die Anfechtungsgründe sind im § 1722 ff. enthalten.

Besondere Vorschriften für das Verfahren bei der See-Unfallversicherung tragen den besonderen Verhältnissen der schiffahrttreibenden Bevölkerung Rechnung.

Das Beschlußverfahren regelt § 1784.

§ 1784. In Sachen der Unfallversicherung ist örtlich zuständig als erste Instanz des Beschlußverfahrens, soweit dieses Gesetz nichts anderes ergibt, das Versicherungsamt oder Oberversicherungsamt, in dessen Bezirk der Sitz des Betriebes liegt oder die versicherte Tätigkeit ausgeführt wird.

§ 1791. Soweit dieses Gesetz nichts anderes vorschreibt, ist gegen die Entscheidungen der Versicherungsträger Beschwerde zulässig. Die Beschwerde geht . . . . in Sachen der Unfallversicherung an das Oberversicherungsamt.

§ 1793. Gegen die Entscheidungen des Oberversicherungsamtes in erster Instanz ist Beschwerde an das Reichsversicherungsamt (Landesversicherungsamt, § 1800) zulässig, soweit dieses Gesetz nichts anderes vorschreibt.

§ 1796. Ist die Beschwerde begründet, so kann die zur Entscheidung berufene Stelle entweder selbst in der Sache entscheiden oder sie an eine Vorinstanz oder an den Versicherungsträger zurückverweisen, dessen Entscheidung angefochten wird. Dabei ist § 1715 Abs. 2 entsprechend anzuwenden.

§ 1797. Soweit dieses Gesetz nichts anderes vorschreibt, ist gegen die auf Beschwerde erlassene Entscheidung

    des Versicherungsamtes die weitere Beschwerde an das Oberversicherungsamt,

    des Oberversicherungsamtes die weitere Beschwerde an das Reichsversicherungs-

       amt (Landesversicherungsamt)

zulässig.

Für das Verfahren gelten die gleichen Vorschriften wie für die Beschwerde.

§ 1798. Die auf weitere Beschwerde erlassenen Entscheidungen des Oberversicherungsamts sind endgültig.

§ 1799. Will das Oberversicherungsamt in einem Falle, in dem es endgültig zu entscheiden hätte, von einer amtlich veröffentlichten grundsätzlichen Entscheidung des Reichsversicherungsamts (Landesversicherungsamts) abweichen, oder handelt es sich in einem solchen Falle um eine noch nicht endgültig festgestellte Auslegung gesetzlicher Vorschriften von grundsätzlicher Bedeutung, so ist nach § 1693 zu verfahren.

§ 14. Unfallverhütung.

Die B. G. sorgen für die Herabsetzung des Unfälle durch Aufstellung sogenannter Unfallverhütungsvorschriften, zu deren Befolgung die Arbeitgeber wie die Arbeiter durch Strafen angehalten werden; auch haben sie das Recht, von den Unternehmern Abstellung besonders gefahrvoller Betriebseinrichtungen zu verlangen (bei Vermeidung höherer Einschätzung). Die Kontrolle erfolgt bei einer großen Anzahl von B. G. durch Revisionsingenieure.

Die in Betracht kommenden Paragraphen lauten:

§ 848. Die Berufsgenossenschaften sind verpflichtet, die erforderlichen Vorschriften zu erlassen über

1. die Einrichtungen und Anordnungen, welche die Mitglieder zur Verhütung von Unfällen in ihren Betrieben zu treffen haben,
2. das Verhalten, das die Versicherten zur Verhütung von Unfällen in den Betrieben zu beobachten haben.

Unfallverhütungsvorschriften können auch für einzelne Bezirke, Gewerbszweige und Betriebsarten erlassen werden

In den Vorschriften ist zu bestimmen, wie sie den Versicherten bekannt zu machen sind . . . .

§ 850. Den Mitgliedern ist eine angemessene Frist zu setzen, um die zur Verhütung von Unfällen vorgeschriebenen Einrichtungen zu treffen.

§ 851. Zuwiderhandlungen der Mitglieder gegen die Vorschriften können mit Geldstrafen bis zu eintausend Mark, solche der Versicherten mit Geldstrafen bis zu sechs Mark bedroht werden.

§ 864. Die Unfallverhütungsvorschriften bedürfen der Genehmigung des Reichsversicherungsamts. Der Beschlußsenat entscheidet darüber . . . .

Für die Ueberwachung gelten die folgenden Bestimmungen:

§ 874. Die Berufsgenossenschaften haben für die Durchführung der Unfallverhütungsvorschriften zu sorgen.

§ 875. Die Genossenschaften sind berechtigt und auf Verlangen des Reichsversicherungsamtes verpflichtet, technische Aufsichtsbeamte in der erforderlichen Zahl anzustellen, um die Befolgung der Unfallverhütungsvorschriften zu überwachen und von den Einrichtungen der Betriebe Kenntnis zu nehmen, soweit dies für die Zugehörigkeit zur Genossenschaft oder für die Einschätzung in die Gefahrklasse von Bedeutung ist. Als solche Beamte können auch Personen angestellt werden, die früher den versicherten Betrieben als Arbeiter angehört haben.

In einem Rundschreiben des R. V. A. an die Vorstände der dem R. V. A. unterstellten gewerblichen B. G. vom 17. Januar 1893 heißt es:

„In neuerer Zeit sind Stimmen in die Oeffentlichkeit gedrungen, welche die Tätigkeit der B. G. auf dem Gebiete der Unfallverhütung für nicht ausreichend erklären, namentlich wird den B. G., welche Unfallverhütungsvorschriften erlassen haben, zum Vorwurf gemacht, daß sie die Befolgung dieser Vorschriften nicht genügend überwachen.

Wenngleich das R.V.A. diese Vorwürfe im allgemeinen nicht für gerechtfertigt erachtet, so nimmt es dennoch Veranlassung, die Vorstände zu ersuchen, diesem wichtigen Teil der genossenschaftlichen Tätigkeit ihre fortgesetzte Aufmerksamkeit zuzuwenden. Aus den diesseits von Jahr zu Jahr veröffentlichten Zusammenstellungen ergibt sich, daß die Zahl der Unfälle eine sehr beträchtliche ist. Dieselbe durch eine strengere Ueberwachung der Betriebe nach Möglichkeit herabzumindern, ist im Interesse der Arbeiter ebenso wie im eigenen Interesse der Genossenschaften geboten."

Es ist von Interesse zu erfahren, welche Kosten die Ueberwachung der Betriebe sowie der Erlaß der Unfallverhütungsvorschriften verursachen. Nach Klein, Statistik der Arbeiterversicherung, erforderte die Betriebskontrolle in den Jahren 1885—1902 die Summe von 7 697 022 M. — im Jahre 1902 wurden 859 631 M. verausgabt —, die Ausgaben für die Unfallverhütungsvorschriften allein betrugen von 1885—1902 351 723 M., für 1902 31 816 M. Und trotz dieser Anstrengungen, die Unfälle zu vermindern, bleibt die Tatsache bestehen, daß die Zahl derselben im Steigen begriffen ist. Mit Boedicker kann man jedoch der Ansicht sein, daß diese Zunahme nur eine scheinbare ist, insofern pflichtgemäß nunmehr auch geringe Unfälle angemeldet werden, teils mit Rücksicht auf ev. Verschlimmerungen, teils weil man überhaupt in immer weiteren Kreisen von dem Segen der gesetzlichen Bestimmungen sich überzeugt hat und den darauf gerichteten Bestrebungen mehr allgemeines Interesse entgegenbringt. Auch mag die Rechtsprechung dazu beitragen, insofern die weiterzige Auslegung des Begriffes „Betriebsunfall" in den beteiligten Kreisen bekannter geworden ist. Nicht mit Unrecht glaubt man eine Zunahme der Unfallhäufigkeit darauf zurückführen zu sollen, daß nicht genügend geschulte Arbeitskräfte bei dem immensen Anwachsen unserer Industrie eingestellt werden.

Von den im Jahre 1902 zu entschädigenden 711 330 alten und neuen Unfällen hatten sich allein 121 284 Unfälle innerhalb dieses Jahres ereignet, für die durchschnittlich 152,02 M. Entschädigung zu zahlen waren.

Von der gesamten Zahl der Unfälle sind etwa $1/_3$ Maschinenunfälle, soweit die gewerblichen Berufe in Betracht kommen, Unfälle, die hervorgerufen werden durch Zahnräder, Motore, Transmissionen, Explosionen von Dampfkesseln usw. Ein nicht unbeträchtlicher Teil der Unfälle kommt dann ferner durch das Zusammenstürzen von Gerüsten, Mauerwerken usw. zustande, eine erhebliche Anzahl auch durch Fall und Ueberfahrenwerden. Die Zahnräder verursachen im allgemeinen nur Extremitätenverletzungen, vornehmlich der Hand und der Finger. Von geringeren Verletzungen kommen vor allem Quetschungen in Betracht, die durch Handwerkzeuge (Meißel, Hammer) hervorgerufen werden, durch Herabfallen von Platten, schweren Lasten usw. Die Arbeiter der Eisen-Stahlindustrie erscheinen besonders gefährdet durch Motore, während sie von Dampfkesselexplosionen am seltensten heimgesucht werden.

Von unvermeidlichen Betriebsgefahren abgesehen, bilden körperliches Ungeschick und Unachtsamkeit einen beträchtlichen Faktor, während Trunkenheit, Balgerei usw. nur eine untergeordnete Rolle spielen. Daß besonders die Ungeschicklichkeit jugendlicher Arbeiter zu Unfällen führt, ist begreiflich. Es sei noch auf einige wichtige Vorkehrungen hingewiesen, die geeignet erscheinen, die Betriebsgefahren zu vermindern. Dahin gehört vor allem die Sorge um geräumige, gut beleuchtete Fabrikräume (Rubner). Die Wege in den Maschinenräumen sollen frei sein. Schutzgitter und Schutzbretter sollen in Bewegung befindliche Maschinenteile umgeben. Bei Hobelbänken, Kreissägen soll nur so viel von der schneidenden Fläche unbedeckt bleiben, wie unbedingt erforderlich. Treibriemen sollen von in Bewegung befindlichen Maschinen nicht entfernt werden, vor allem nie mit den Händen aufgelegt werden. Die Maschinen sollen nur auf ein allen Arbeitern bekanntes Signal in Betrieb gesetzt werden, und ebenso soll von jeder Stelle aus — auf elektrischem Wege — der sofortige Stillstand der Maschinen veranlaßt werden können. Daß Dampfkessel durch staatliche Kesselrevisionen geprüft werden, ist eine segensreiche, unbedingt erforderliche Einrichtung, die manches Unglück verhüten kann.

Bekannt ist, daß sich in Bergwerken oft genug durch Unvorsichtigkeit eines Einzelnen Massenunglücke ereignen. Unbefugtes Oeffnen der Sicherheitslampe bei schlagenden Wettern führt Explosionen enormer Tragweite herbei, doch kann auch das Betreten noch nicht „auf Wetter" untersuchter Querschläge trotz Sicherheitslampe verhängnisvoll werden. Die Rettungsversuche, die meist zwecklos sind, vermehren dann oft genug die Zahl der Verunglückten. Durch glühendes Metall, Schlacke, heiße Asche werden häufig Unfälle herbeigeführt, die vermieden werden könnten, wenn die Arbeiter die vorhandenen Schutzmittel, Schutzbrillen, Schutzmasken anwenden. Zuweilen kommen Verbrennungen durch heiße Asche und Koks zustande, wenn sich Arbeiter, um sich zu wärmen, an einen Koksofen legen — in Neubauten beispielsweise; sie schlafen ein und werden zu spät durch ein herabfallendes Stück glühenden Feuerungsmaterials auf die Gefahr aufmerksam.

Von hervorragender Bedeutung ist zur Vorbeugung zahlreicher Unfälle der Kampf gegen den Alkohol, der jetzt von den B.G. auf der ganzen Linie aufgenommen wird.

Gelegenheit, billig und bequem mit alkoholfreien Getränken, Kaffee, Tee, Limonaden usw., während der Arbeit den Durst stillen zu können, ist eine der wichtigsten Prohibitivmaßregel. Ueber den Einfluß des Alkohols auf die Häufigkeit der Unfälle s. Kap. II § 9, auch das Rundschreiben betr. die Bekämpfung des Alkoholmißbrauchs vom 17/7. 1906, A. N. S. 507.

Verbrennungen und Verbrühungen gehören, besonders in der chemischen Industrie, nicht zu den Seltenheiten.

So war ein Arbeiter auf dem Erzlagerplatz einer Hochofenanlage in eine offene Grube gefallen, die heißen Abwässern zur Sammlung diente; die Grube war nicht abgesperrt, er erlag seinen Verletzungen. Ein Färbereiarbeiter hatte Wolle mit einem Haken in den Bottich zu ziehen. Er wollte diese Arbeit mit der Hand besorgen und stieg hierzu auf den Rand des Deckels des Bottichs. Der Deckel gab nach, der Färber verbrühte sich tödlich in dem mit heißer Lauge gefüllten Bottich.

Wir haben bereits erörtert, daß die Bedienung der Maschinen in gewerblichen Betrieben einen großen Prozentsatz der Unfälle herbeiführt. Das Inbewegungsetzen der Maschinen, die erforderliche Drehung derselben über den toten Punkt der Kurbel ist mit Gefahren verbunden, wenn das Drehen des Schwungrades mit den Händen geschieht, Gefahren, die vermieden werden, wenn das Schwungrad auf mechanischem Wege in Bewegung gesetzt wird. Beim Oelen der Maschinen, während sie im Gange sind, erfolgen oft schwere Verletzungen. Unzweckmäßige Kleidung des Betriebspersonals veranlaßt zuweilen Unfälle; die Kleidung wird von der Schwungradwelle erfaßt, der Körper des Betreffenden um die Welle geschleudert. Eng anliegende Arbeitskittel, selbsttätige Oelvorrichtungen, vor allem das strikte Verbot, in Bewegung befindliche Maschinen zu schmieren, verhüten zum überwiegenden Teil diese Unfälle. Zuweilen erfordert es der Betrieb, die einzelnen Teile der Maschine während ihres Ganges auf ihre Festigkeit nachzuprüfen.

Diese Verrichtungen sind während des Ganges von Maschinen nach Möglichkeit einzuschränken; auch das Putzen der Maschinen, die sich in Bewegung befinden, ist ganz zu verbieten, ebenso das Kürzen, Nähen und Ausbessern der Riemen in Gang befindlicher Maschinen.

So kam ein Maschinist bei dem Befühlen des Wellenlagers zwischen Kurbel und Lagerbock, eine Quetschung des Armes war die Folge, die die sofortige Amputation erforderlich machte.

Wasserräder, die zur Frostzeit eingefroren sind, bieten Gefahren bei Arbeiten, die darauf gerichtet sind, sie wieder in Bewegung zu bringen. Wenn die Arbeit soweit gediehen ist, daß eine Hälfte des Rades von der dicken Eisschicht befreit ist, so erhält der noch gefrorene Teil das Uebergewicht, das Rad setzt sich in Bewegung und verursacht bedenkliche Verletzungen. Recht gefahrvoll erweist sich auch die Bedienung der Zentrifugen, wie sie z. B. in der Zuckerindustrie im Gebrauch sind. Das In- und Ausserbetriebsetzen der Zentrifugen führt zuweilen tödliche Unfälle herbei.

So erlitt ein Arbeiter, der mit einem Knüppel eine Zentrifuge zum Stillstand bringen wollte, einen so heftigen Stoß von dem Knüppel, der abprallte, gegen die Brust, daß er der erlittenen Verletzung erlag.

Zentrifugen müssen stets mit geeigneten Bremsvorrichtungen versehen sein, das Einfüllen und Entleeren der Trommeln darf erst dann vorgenommen werden, wenn die Zentrifuge zum Stillstand gebracht ist.

Bei den Arbeiten mit Schleifsteinen kommt es vor, daß Schleifscheiben zerspringen und die sie bedienenden Arbeiter verletzen.

Die Holzberufsgenossenschaft hat stets über schwere Unfälle zu berichten, die die Kreissägen verursachen. Auch hier wird das In- und Außerbetriebsetzen oft genug verhängnisvoll.

So verlor ein Arbeiter das linke Bein bei dem Versuche, die Treibriemen der Kreissäge aufzulegen; während er über den Sägetisch ging, geriet er in die Kreissäge, die ihm das linke Bein vollständig vom Rumpf trennte, ein Unfall, der sich nicht in dem Umfange hätte ereignen können, wenn die Schutzhaube über dem Sägebrett vorhanden gewesen wäre.

Die Schutzhaube kann naturgemäß nur einen bestimmten Teil der Säge decken, sodaß Unfälle derart nicht ganz vermieden werden können. Außer den Kreissägen erweisen sich den Arbeitern auch die Maschinen zum Hobeln und Fräsen des Holzes gefährlich, deren Schutzvorrichtungen in gleicher Weise nicht absolut vor Schaden bewahren, da naturgemäß der zum Schaben benutzte Teil des Messers freibleiben muß.

Satiniermaschinen führen in der Papierfabrikation leicht Unfälle herbei. Das Einführen der Pappen usw. ist mit Gefahren verknüpft, die durch Schutzleisten vor den Walzen vermindert werden können.

Die Buchdruckerberufsgenossenschaft weiß von Unfällen zu berichten, die durch Buchdruckerpressen hervorgerufen werden.

So griff eine Anlegerin entgegen der Vorschrift in eine im Gange befindliche Presse, um einen Bogen gerade zu legen; sie geriet mit dem rechten Vorderarm in das Getriebe, eine starke Quetschung desselben war die unvermeidliche Folge, sie ist den Verletzungen erlegen.

Verletzungen geringfügiger Natur entstehen häufig beim Herausziehen des bedruckten Bogens durch das Greiferwerk der Steindruckerschnellpressen.

Eine verhältnismäßig hohe Mortalität weisen die Unfälle auf, die sich in den Betrieben mit Hammer-, Stampf- und Fallwerken ereignen. Das von dem Hammer zu pressende Werkstück wird häufig von den Arbeitern leichtsinnigerweise in seiner Lage verändert, wenn das Hammerwerk bereits im Gange ist. Quetschungen, die den Verlust der Hand, ja des ganzen Armes nach sich ziehen, gehören hier nicht zu den Seltenheiten. Zuweilen mag auch die Schuld die Mitarbeiter treffen, so in einem Falle, in dem der Steuermann des Dampfhammers den Bär fallen ließ, ohne das verabredete Signal des Schmiedes abzuwarten. Schwere Verletzungen, z. B. Schädelbrüche, ereignen sich in diesen Betrieben häufiger dadurch, daß die Werkstücke von der Wucht des Hammers getroffen hochschnellen und so gegen die Köpfe der umstehenden Arbeiter fliegen.

Nicht ungefährlich erweist sich auch der Betrieb mit Dresch- und Futterschneidemaschinen, worüber die Müllereiberufsgenossenschaft berichtet. Abgesehen von den Unfällen, die sich in allen maschinellen Betrieben ereignen, kommen in den Mühlenbetrieben häufig Verletzungen dadurch zustande, daß die Arbeiter mit den Händen bzw. mit den Füßen das Getreide in die Dreschtrommel „nachschieben"; der Verlust des Armes bzw. des Beines ist eine häufige Folge dieser nicht oft genug gerügten Unvorsichtigkeit.

Wir haben bereits an anderer Stelle die Gefahren besprochen, die den Bergmann während der Arbeit in den Schächten bedrohen. Hinzuzufügen ist die gefahrvolle Beförderung der Bergleute in die unterirdischen Arbeitsstätten. Es kommt vor, daß die Fahrkörbe inmitten des Weges stecken bleiben und dann — da das Seil schlaff geworden — in die Tiefe sinken. Ausreichende Fangvorrichtungen (die nicht immer vorhanden sind) könnten diese Unfälle vermeiden. Zuweilen ereignen sich tödliche Unfälle, wenn Arbeiter sich in einen bereits in Bewegung befindlichen Förderkorb stürzen.

So hatte ein Arbeiter, der sich verspätete, gewaltsam die Verschlußtür geöffnet und war in den aufgehenden Korb gesprungen; trotz des sofort gegebenen Haltesignals wurde er gegen die obere Aufsatzvorrichtung gedrückt und getötet. Ein anderer Arbeiter steckte, obwohl ihm bekannt war, daß der Korb sich in Bewegung befand, den Kopf durch das Gitter des Schachtes, um aufwärts zu schauen: der aufgehende Korb spaltete ihm den Schädel.

Nicht gering ist die Zahl der Unfälle, bei denen Arbeiter in der Meinung, das Fördergerüst befinde sich an der Anschlagbühne, in den Bremsschacht stürzten.

Aehnliche Unfälle ereignen sich in Fabriken usw., in denen sich Fahrstühle zur Personen- und Lastenbeförderung finden; besonders das Fehltreten infolge nicht ausreichender Beleuchtung führt schwere, oft tödliche Verletzungen herbei. Durch häufige Revisionen, strenge Anforderungen an das Pflichtgefühl des geprüften Bedienungspersonals läßt sich ein großer Teil der genannten Unfälle vermeiden.

Der Speditionsberufsgenossenschaft werden häufiger Unfälle gemeldet, die durch Zusammenbruch aufgestapelter Warenballen, Hölzer und dergl. entstehen.

So wollte ein Arbeiter sich das Abtragen eines Haufens Schwellen dadurch erleichtern, daß er von der Seite her Schwellen entfernte. Der ganze Haufen stürzte dabei in sich zusammen und begrub den Arbeiter.

Zuweilen kommt es zu schweren tödlichen Unfällen durch Einsturz aufgestapelter Säcke.

In einem Falle hatte der Inhalt eines Sackes sich entleert, dadurch gerieten die übrigen ins Wanken und erdrückten beim Fallen den Arbeiter, der mit ihrer Lagerung beschäftigt war.

Zu den schweren Unglücksfällen rechnen wir die durch Einsturz von Gebäuden, Mauern, Gewölben usw. hervorgerufenen Unfälle. Daß ganze Gebäude einstürzen, die meist noch im Rohbau stehen, ereignet sich glücklicherweise selten — immerhin verzeichnen die A. N. 8 hierdurch veranlaßte Unfälle im Jahre 1890, von denen zwei tödlich verliefen —, dagegen kommen häufig genug Unfälle vor, die durch Einsturz freistehender Mauerwerke hervorgerufen werden (besonders bei Abbruchsarbeiten).

Unfälle durch Herabstürzen sogen. fliegender Gerüste werden jetzt seltener, man errichtet nur noch wenig sogen. Hängegerüste, wenngleich die „festen" Gerüste nicht minder gefährlich sind. Das Ausweichen und Aufkippen von Gerüstbrettern gibt zahlreich Anlaß zu Unfällen. Einsturz von Dachkonstruktionen führt meist recht schwere Verletzungen herbei, besonders gefahrvoll erweisen sich Arbeiten auf Glasdächern.

Eine große Zahl von Betriebsunfällen ereignet sich durch Absturz von Leitern, Treppen usw. Derartige Unfälle haben eine verhältnismäßig hohe Mortalitätsziffer. Von 457 im Jahre 1890 berichteten Unfällen führten 80 = 17,43 pCt. zum Tode. Die Ursache gibt meist ein Fehltritt, Schwindelanfall, Verlieren des Gleichgewichts, Ausgleiten auf schlüpfrigem Boden. Maurer, Maler, Dachdecker, Zimmerer sind es meist, die in Betracht kommen. Den Tod führen oft Verletzungen herbei, die durch Sturz von besonderer Höhe zustande kommen. Gute Beleuchtung der Treppen, die sich in reinlichem Zustande befinden, mindert die Zahl derartiger Unfälle wesentlich herab. Eine bei weitem höhere Sterblichkeit weisen die Unfälle auf, die durch das Herabstürzen von Gerüsten, Balkenlagen und Mauern hervorgerufen werden. Von 616 entschädigungspflichtigen Unfällen derart Verletzter starben 174 gleich 28,25 pCt. Schädelbrüche, Wirbelbrüche, meist mit Kompression des Rückenmarks verbunden, charakterisieren diese Unfälle zu den schwersten Verletzungen.

So verlor ein Maurer am Gesims das Gleichgewicht, er stürzte kopfüber hinab: Schädelbruch und Bruch der Wirbelsäule waren die tödlichen Folgen. Ein Maler lehnte sich, wie die Baugewerksberufsgenossenschaft berichtet, zu weit über die Barriere, um ein Gespräch mitanzuhören, er stürzte über das Geländer und erlitt eine Zerschmetterung des linken Schläfenbeins.

Nicht minder gefährlich als der Sturz aus beträchtlicher Höhe erweisen sich die Unfälle, die durch Sturz in Schächte, Kellerräume zustande kommen, und schließlich kann das Ausgleiten zur ebenen Erde eine tödliche Verletzung herbeiführen, wie der Bericht beweist, nach dem ein Maurer, der Kalk löschen wollte, auf einem nassen Brett ausglitt und rückwärts in den Brunnentrog fiel. Dabei zog er sich eine Rückenmarksverletzung zu, an der er starb.

Die Fuhrwerksberufsgenossenschaft stellt naturgemäß einen hohen Prozentsatz von Unfällen, die durch Ueberfahrenwerden oder dergl. zustande kommen, wenngleich auch andere Berufsgruppen, wie die der Brennerei, Mälzerei, der Brauerei und der Spedition, darunter beträchtlich zu leiden haben. Eine Anzahl der genannten Unfälle kommt dadurch zustande, daß die Kutscher den Wagen begleiten und nun infolge Unachtsamkeit, zuweilen auch Trunkenheit, unter die Räder des eigenen Fuhrwerks geraten. Zuweilen entstehen schwere Verletzungen dadurch, daß bei der Einfahrt in einen Torweg vom Kutscher die Höhe des Torweges unterschätzt wird. Schwere, meist tödliche Schädelverletzungen sind die Folge. Auch kommt es zu schweren Unfällen, wenn die Geschirrführer gegen den Torpfeiler gedrückt werden. Das Scheuwerden der Pferde führt vielfach Unfälle herbei, die meist bedenkliche Verletzungen zeitigen. Anlaß gibt zuweilen ungeschickte Führung, Fehlen einer Bremsvorrichtung auf abschüssigen Chausseen usw. Dem Fall vom Wagen beim Durchgehen der Pferde gesellt sich der Sturz vom Fuhrwerk infolge Schlafens, Trunkenheit, plötzlicher Erkrankung des Geschirrführers.

Ungleich gefährlicher erweist sich der Eisenbahnbetrieb. Der Rangierertod füllt eine ständige Rubrik der Tageszeitungen. Die Unfälle ereignen sich beim Rangieren, Voneinander- und Auseinanderkuppeln von Waggons, beim Ueberschreiten von Geleisen usw. Ein großer Teil der Unfälle ereignet sich auch während der Fahrt. Die

tägliche Beschäftigung stumpft die Vorsicht den Gefahren gegenüber ab.
Das Betreten der Trittbretter während der Fahrt, das Betreten der Platt-
formen, die durch Eis und Schneefall zuweilen sehr schlüpfrig sind,
führt nicht selten lebensgefährliche Unfälle herbei.

Eine besonders hohe Prozentzahl tödlicher Unfälle, nämlich
74,05 pCt. hatte im Berichtsjahr 1890 die Binnenschiffahrt-B.G. zu
verzeichnen. Von 117 tödlichen Unfällen brachten 102 den Tod durch
Ertrinken. Das Beschreiten von Stegen und Gangbrettern, die die
Verbindung der Schiffe mit der Landungsstelle vermitteln, erweist sich
besonders gefährlich. Hier mangelt es recht häufig an ausreichender
Beleuchtung. Weitere Unfälle ereignen sich beim Lösen und Be-
festigen der Fahrzeuge, beim Heranschwenken, Beidrehen, An- und
Abschieben von Fahrzeugen, bei Schiffskollisionen usw.

Besondere Schwierigkeiten bietet die ärztliche Begutachtung der
Unfälle, die durch Ueberanstrengung, Ueberschätzung der eigenen
Körperkraft herbeigeführt werden. Ein Teil dieser Verletzungen besteht in Leistenbrüchen, die in der Anlage bereits vorhanden waren,
daneben kommt es jedoch zuweilen auch zu Apoplexien, Hämoptoe
und dergl. Kennt der Arbeiter das Gewicht der Last — in einzelnen
Maschinenbauanstalten wird solches vermerkt —, dann wird er seltener
eine Arbeit auf sich nehmen, von der er von vornherein weiß, daß er
ihr nicht gewachsen ist. Zuweilen kommt es bei schon bestehender
Bruchanlage infolge übermäßiger Inanspruchnahme der Bauchpresse
zur Incarceration von Hernien, die mehr oder minder schwere Operationen erforderlich machen.

Naturgemäß kann eine kurze Uebersicht nur einen geringen Teil
der möglichen, relativ häufigen Unfallursachen und -folgen wider-
spiegeln. Wer sich im einzelnen dafür interessiert, dem empfehle ich
die ausführlichen Arbeiten von Hartmann, sowie den Besuch der
ständigen Ausstellung für Arbeiterwohlfahrt zu Charlottenburg.

Derartige Zusammenstellungen, wie sie sich u. a. in den Ge-
schäftsberichten der B.G. finden, haben jedoch eine hervorragende Bedeutung: sie geben den Weg an, den die Unfallverhütungsbestrebungen
zu nehmen haben, wenn sie Ersprießliches leisten wollen. Unfälle
werden sich mit den vorzüglichsten Vorschriften nicht aus der Welt
schaffen lassen. Vorschriften scheinen oft nur zu existieren, um nicht
befolgt zu werden. Wenn aber ein Teil der Unfälle, deren Zahl mit
der gesteigerten Entwickelung der Industrie Schritt hält, verhütet wird,
dann ist keine Mühe umsonst, kein Pfennig nutzlos vergeudet.

Literatur zu § 14.

1. Amtliche Nachrichten des R.V.A. Berlin 1885—1911.
2. Hartmann, Unfallverhütung in Industrie und Landwirtschaft. Stuttgart 1903.
3. Derselbe, Unfallverhütung und Arbeitshygiene. Berlin 1904.

§ 15. Aerztliche Begutachtung von Betriebsunfällen.

Die Durchführung der sozialen Fürsorgegesetzgebung ist ohne ärztliche Mitarbeit naturgemäß unmöglich. Für die Unfallgesetzgebung kommt die ärztliche Tätigkeit nach zwei Richtungen in Betracht: einmal in rein ärztlicher Hinsicht, insofern sie die Heilung des Unfallverletzten anstrebt, sodann aber fällt dem Arzte die Begutachtung zu, die den Berufsgenossenschaften bezw. dem richterlichen Ermessen der Versicherungsbehörden Anhaltspunkte für die Beurteilung des einzelnen Falles zu liefern vermag. Wenngleich dem Arzte in der Unfallgesetzgebung keine entscheidende Stimme zukommt, so hängt doch mehr oder weniger ein jedes Urteil von seinem Gutachten ab, so daß die Verantwortung, die der Arzt übernimmt, keine geringe ist. In erhöhtem Maße erwächst daraus dem Arzte die Verpflichtung, in streng objektiver Beurteilung des ihm zugewiesenen Falles sorgsam die Grenzen seiner gutachtlichen Tätigkeit zu wahren, sich nie zu juristischen Deduktionen verleiten zu lassen. Mit Recht warnt bereits Liman den ärztlichen Gutachter den ordentlichen Gerichten gegenüber davor, indem er an die Beschämung erinnert, die in den mehr oder weniger umschriebenen Worten des Richters liegt: „Das verstehst Du nicht, und danach habe ich Dich nicht gefragt." Diese weise Beschränkung auf den rein ärztlichen Standpunkt enthebt uns jedoch durchaus nicht der Verpflichtung, die einschlägigen Gesetze genauestens zu kennen. Der Gutachter muß auch wissen, auf welche Punkte es dem Gesetzgeber ankam; nur so können brauchbare Gutachten zustande kommen, die eine greifbare Unterlage für ein Urteil abgeben. Nicht nur die gesetzlichen Bestimmungen, vor allem auch die Entscheidungen des R. V. A. muß derjenige kennen, der ein zweckentsprechendes Gutachten abgeben will. Alle diese Voraussetzungen erfordern ein spezielles Studium. Die Begutachtung Unfallverletzter ist ein Spezialgebiet geworden. Mit Recht hebt Burkard hervor, daß der Spielraum individueller Auffassung in allen diesen Fragen zu groß ist, als daß auf eine reiche Erfahrung auf diesem speziellen Gebiet verzichtet werden könnte, die eben nur dem Arzte eigen sein kann, der sich dauernd und eingehend mit dieser Materie beschäftigt. Die Tatsache, daß jeder Arzt mit einer Wunde umzugehen gelernt hat, macht die Chirurgen nicht überflüssig. Damit will ich nicht behaupten, daß die Mitarbeit des praktischen Arztes entbehrt werden könne. Im Gegenteil, sie ist dringend nötig und wird in dem Maße, in dem die ärztliche Ausbildung in der Unfallheilkunde eine gründlichere, zweckmäßigere als bisher ist, ungemein segensreich wirken. Daß diese Ausbildung dringend erforderlich ist, ist bereits an anderer Stelle eingehend besprochen. Nur so werden allmählich die „gutachtlichen Seltsamkeiten" spärlicher. Was auf diesem Gebiete geleistet wird, übertrifft die kühnsten Erwartungen, wie Placzek in einer äußerst lesenswerten Arbeit schildern konnte. Besonders das erste Gutachten, das naturgemäß jeder praktische Arzt rite auszustellen in der Lage sein muß, ist von eminenter Bedeutung. Daß der Unfallanzeige eine gutachtliche Aeußerung bisher meist fehlte, war entschieden ein Mangel, der bitter empfunden wurde.

Nach § 1582 ist der behandelnde Arzt zu hören, wenn er nicht bereits ein ausreichendes Gutachten erstattet hat, bevor auf Grund eines ärztlichen Gutachtens die Entschädigung abgelehnt oder nur eine Teilrente gewährt werden soll.

Für die Erteilung des berufungsfähigen Bescheides bedarf die B. G. ferner eines Gutachtens über den Erfolg der Behandlung, den gegenwärtigen Zustand u. s. f. von dem behandelnden Arzt. Diese Gutachten sind zweckmäßig einheitliche Formulargutachten. Derartige Formulare sind für die einzelnen Genossenschaften verschieden, ihren speziellen Zwecken und Wünschen angepaßt. Ein recht brauchbares Formular ist das der Tiefbauberufsgenossenschaft (s. S. 65—67).

Auch der Befund ev. erforderlicher Nachuntersuchungen wird zweckmäßigerweise in einem Formulargutachten wiedergegeben. Ich empfehle gleichfalls das Formular der Tiefbauberufsgenossenschaft, das alle in Betracht kommenden Fragen enthält (s. 68—70).

Während der Behandlung soll der behandelnde Arzt auf Wunsch der B. G. ein Gutachten über den zeitigen Befund abgeben. Der B. G. steht auch das Recht zu, den Verletzten während dieser Behandlung ihrem Vertrauensarzt zur Begutachtung zu überweisen. In einzelnen Fällen wird es sich empfehlen, ein Obergutachten einzufordern von beamteten Aerzten oder von Universitätsprofessoren, Leitern größerer Krankenhäuser usw. Solche Obergutachter macht in Preußen die Aerztekammer dem R. V. A. sowie den ihm untergeordneten Versicherungsbehörden und — mit Hilfe des Oberpräsidenten — den B. G. namhaft (Rundschr. v. 18. 10. 95. Amtl. Nachr. S. 245).

In Bayern bestehen Kollegien von Obergutachtern für die Zwecke der Unfallversicherung, die aus drei Mitgliedern und sechs Ersatzmännern zusammengesetzt sind.

Tiefbau - Berufsgenossenschaft.

No. ....

Es wird gebeten,
in der Antwort
vorstehende No.
anzugeben.

Deutsch-Wilmersdorf b. Berlin, den ....ten .... 191....
Babelsberger Str. 16.
Fernsprechruf Nr. 340.

zu ....

Hierdurch ersuchen wir Sie ergebenst, den in einem bei uns versicherten Betriebe am ..... ten .... verunglückten, seinem Personenstande nach unten näher bezeichneten

welcher sich auf .... Anordnung vorstellen wird,
von Ihnen behandelt wird
bezüglich der angeblich erlittenen Verletzung und seines körperlichen Zustandes gefälligst recht bald — am Entlassungstage — untersuchen und uns hierüber Ihr Gutachten über den objektiven Befund zugehen lassen zu wollen. Wir bitten, insbesondere auch die auf der dritten und vierten Seite dieses Formulars enthaltenen Fragen geneigtest eingehend zu beantworten, sowie **den Gebrauch medizinisch-technischer Ausdrücke und Fremdwörter tunlichst zu vermeiden.**
Falls Sie die Abgabe von Formulargutachten grundsätzlich ablehnen, so bitten wir, bei Ausstellung des freien Gutachtens die in diesem Formulare gestellten Fragen berücksichtigen zu wollen.

Der Vorstand der Tiefbau-Berufsgenossenschaft
Bandke.

	NB. Die Richtigkeit der hier gemachten Angaben wollen Sie durch Befragen der verletzten Personen feststellen bezw. vervollständigen.
1. Vor- und Zuname, Wohnort des Verletzten:	
2. Geburtsort, Geburtstag (Jahr und Monat) desselben:	
3. Familienstand desselben:	
4. Hierher gemeldete Folgen des angeblichen Unfalles:	
5.	*Wir bitten, das Gutachten mit* **kopier-** *fähiger Tinte zu schreiben oder schreiben zu lassen.*

6. Darstellung der Art und der Folgen der Verletzung sowie des körperlichen Zustandes des Verletzten	
a. nach den Angaben des Verletzten:	b. nach dem Untersuchungsbefund des Arztes (**erste** und **letzte** Untersuchung):
6 c) Kurz zusammenfassende Aufzählung derjenigen Unfallsfolgen, welche die Erwerbsbeschränkung verursachen:	

Fragen.	**Antworten.**
7. Befindet oder befand der Verletzte sich in Ihrer Behandlung? Seit wann bzw. während welcher Zeit? Bei welchem Arzt und zu welcher Zeit hat er sich sonst wegen der Unfallsfolgen in Behandlung befunden?	
8. Erstreckt bzw. erstreckte sich die Ihrerseits ausgeführte **Behandlung** des Verletzten nur auf die Folgen obigen Unfalls?	
9. Halten Sie die **Angaben des Verletzten** zu 6 a nach Ihrem Befunde für wahrscheinlich oder nur für möglich oder für unwahrscheinlich? und aus welchem Grunde?	
10. Sind an dem Verletzten schon **vor** dem Unfall vorhanden gewesene Gebrechen durch Sie festgestellt worden bzw. welche? und sind dieselben in ihrem Bestehen oder ihrer weiteren Entwickelung durch die Unfallsfolgen nachweisbar beeinfluſt? bzw. in welcher Weise?	
11. Ist das **Heilverfahren** schon beendet ev. an welchem Tage? oder wie lange wird es noch andauern? **Wenn es noch nicht beendet ist:** welche Mittel erscheinen Ihnen zur Erhöhung der Arbeitsfähigkeit bzw. zur gründlichen Heilung angemessen? In welcher Zeit versprechen dieselben voraussichtlich einen Erfolg?	
12. Wenn sich der Verletzte in einer **Heilanstalt** befindet: soll er in derselben verbleiben? Wenn er **außerhalb** einer solchen zurzeit behandelt wird: empfehlen Sie seine Wiederaufnahme in eine Heilanstalt (**in welche?**), etwa auch zur Nachbehandlung in ein mediko-mechanisches Institut? sofort oder zu welchem späteren Zeitpunkt?	

Fragen.	Antworten.
13. Bis zu welchem Tage war der Verletzte **völlig** arbeits**un**fähig? oder ist er es etwa noch jetzt?	
14. Kann der Verletzte in seiner Wohnung mit häuslichen oder anderen leichteren gewerblichen Arbeiten, als Korbmachen, Strohflechten, Wollezupfen, Zigarrenmachen u. a. m. sich beschäftigen? seit wann? oder Botengänger-, Wächter-, Aufseherdienste verrichten? seit wann? oder leichtere Tagelöhnerarbeiten (landwirtschaftliche) **oder** solche, welche nicht lang andauerndes Gehen und Stehen bedingen, ausführen? seit wann? oder endlich ohne jede Gefahr für sein Leben und seine Gesundheit diejenige Arbeit, bei welcher ihn der Unfall betroffen hat, oder eine ähnliche dauernd verrichten? seit wann? Es kommt nicht darauf an, ob der Verletzte an seinem Wohnort oder auch anderswo Gelegenheit zur Ausübung obiger Arbeiten findet, sondern darauf, ob er körperlich zu deren Verrichtung imstande ist.	
15. Wieviel **Prozent Einbuße an seiner vor dem Unfalle vorhanden gewesenen Arbeitsfähigkeit** hat der Verletzte erlitten?	
16. Steht diese Schädigung mit den Folgen des Unfalls in ursächlichem Zusammenhang? In welchem Prozentsatz wird die zurzeit vorhandene Arbeitsfähigkeit durch die zu 10 erwähnten Gebrechen beeinflußt?	
17. Wird sich die Erwerbsfähigkeit wieder heben? In welchem Grade? In welcher Zeit etwa? Ist Aussicht vorhanden, daß der Verletzte wieder in den Zustand seiner Erwerbsfähigkeit vor dem Unfalle tritt? Wann ist eine erneute ärztliche Untersuchung erforderlich?	
18. Was ist sonst zu bemerken? a. Ist bei dem Verletzten beabsichtigte Täuschung oder Uebertreibung anzunehmen? b. Ist sein Verhalten während des Heilverfahrens demselben nachteilig gewesen? c. Ist außerdem noch Beachtenswertes, welches in vorstehenden Fragen nicht vorgesehen ist, mitzuteilen?	

............................, den   ten .... 191....

Gebühren .... Mk.

Unterschrift

Tiefbau-Berufsgenossenschaft.

Aktenzeichen: ....   **Deutsch-Wilmersdorf** b. Berlin, den   ten .   .191. .

Es wird gebeten, in der Ant-   Babelsberger Str. 16.
wort vorstehendes Zeichen   Fernsprechruf No. 340.
anzugeben.

....

zu ....

Wir ersuchen Sie ergebenst, den am .... ten...

verunglückten ....

....

....

bezüglich der vom Unfall noch jetzt vorhandenen Folgen untersuchen
und unter Benutzung des umstehenden Formulars über den Befund
berichten zu wollen.

**Es liegt uns besonders an der Feststellung, ob und aus
welchem Grunde in den für die letzte Rentenfeststellung maßgebend gewesenen Verhältnissen, wie dieselben in dem unter Beding der Rückgabe beigelegten Gutachten Bl. .... der
unter Beding der Rückgabe beigelegten Unfallakten wiedergegeben
sind, inzwischen eine wesentliche Veränderung eingetreten ist.**

Der Verletzte bezieht eine Rente für .... $\%$ Erwerbsbeschränkung.

Das Ergebnis der neuerdings vorgenommenen Ermittelungen über
Arbeits- und Lohnverhältnisse findet sich Blatt......... .... der Akten.

Der Vorstand der Tiefbau-Berufsgenossenschaft
Bandke.

Wir bitten, das Gutachten mit **kopierfähiger** *Tinte zu schreiben oder*
schreiben zu lassen.

1.	**Darstellung des gegenwärtigen, durch die Verletzung bedingten Zustandes des Verletzten**	
	nach seinen Angaben:	nach dem Untersuchungsbefund des Arztes:
	*) a.	b.

Fragen.	Antworten.
2. Ist in den Verhältnissen, welche für die letzte Rentenfeststellung maßgebend gewesen sind — vergl. anliegendes Gutachten Bl.......... der anliegenden Akten — eine **wesentliche** Veränderung eingetreten und worin besteht dieselbe? Hat der Verletzte sich an die verbliebenen Veränderungen gewöbnt und ist anzunehmen, daß dadurch eine Erhöhung der Erwerbsfähigkeit eingetreten ist? 2a. Welche Unfallsfolgen bestehen demnach zurzeit noch, für welche die unter Ziffer 9 dieses Gutachtens vorgeschlagene Rente gewährt werden soll?	
3. Befindet oder befand der Verletzte sich in Ihrer Behandlung? Seit wann bzw. während welchen Zeitraums? Ist der Verletzte seit der letzten Untersuchung ärztlich behandelt worden? weshalb? von welchem Arzte? in welchen Zeiträumen?	
4. Erstreckt bzw. erstreckte sich die Ihrerseits ausgeführte **Behandlung** des Verletzten nur auf die Folgen obigen Unfalls?	
5. Halten Sie die **Angaben des Verletzten** zu 1a nach Ihrem Befunde für wahrscheinlich oder nur für möglich oder für unwahrscheinlich? und aus welchem Grunde?	
6. Sind an dem Verletzten noch andere Gebrechen durch Sie festgestellt worden? welche? und sind dieselben in ihrem Bestehen oder ihrer weiteren Entwickelung durch die Unfallsfolgen nachweisbar beeinflußt? in welcher Weise?	
7. Ist das **Heilverfahren** schon beendet ev. an welchem Tage? oder wie lange wird es noch andauern? Welche Mittel erscheinen Ihnen zur Erhöhung der Arbeitsfähigkeit bzw. zur gründlichen Heilung angemessen? In welcher Zeit versprechen dieselben voraussichtlich einen Erfolg?	

Fragen.	Antworten.
8. a. Kann sich der Verletzte jetzt in seiner Wohnung mit häuslichen oder anderen leichteren gewerblichen Arbeiten im Sitzen beschäftigen? oder b. Botengänger-, Wächter-, Aufseherdienste verrichten? oder c. leichtere Tagelöhnerarbeiten (landwirtschaftliche) oder solche, welche nicht lang andauerndes Gehen und Stehen bedingen, ausführen? oder d. endlich ohne jede Gefahr für sein Leben und seine Gesundheit diejenige Arbeit, bei welcher ihn der Unfall betroffen hat, oder eine ähnliche dauernd verrichten? **Es kommt nicht darauf an, ob der Verletzte an seinem Wohnort oder auch anderswo Gelegenheit zur Ausübung obiger Arbeiten findet, sondern darauf, ob er körperlich zu deren Verrichtung imstande ist.**	
9. Wieviel Prozent beträgt zurzeit die **durch den Unfall** bedingte Arbeitsunfähigkeit?	
10. a. Ist in dem gegenwärtigen Stande der Unfallsfolgen noch eine Besserung zu erwarten? b. Ist eine dauernd verbleibende Schädigung anzunehmen?	
11. Aus welchen Gründen und in welchem Grade wird die Erwerbsfähigkeit außerdem noch beschränkt?	
12. Ist noch Beachtenswertes, welches in vorstehenden Fragen nicht vorgesehen ist, mitzuteilen? Simulation, Uebertreibung?	

.... , den .... ten .... 191........

Unterschrift

Gebühren: .... Mk.

Obergutachten können naturgemäß keine Formulargutachten sein.

Bereits das Gewerbeunfallversicherungsgesetz vom 30. Juli 1900 brachte eine wesentliche Verbesserung gegenüber den früheren gesetzlichen Bestimmungen, indem es ärztliche Sachverständige zu den s. Z. neuerrichteten Schiedsgerichten zuzog.

Die R. V. O. hat diese bewährte Einrichtung beibehalten.

In dem Kommentar zu diesem Paragraphen der bisherigen Bestimmungen, die in das neue Gesetz wörtlich übernommen sind, betont Graef die Verbesserung, die durch die Einrichtung „ständiger" ärztlicher Gutachter erzielt worden ist, gegenüber der alten Bestimmung, nach der irgendein Sachverständiger im Einzelfalle zugezogen werden konnte. Tatsächlich wohnte den Verhandlungen wenigstens der größeren Schiedsgerichte, wie Graef hervorhebt, auch früher stets ein Sachverständiger bei.

Der Verletzte soll nach Möglichkeit auch von dem ärztlichen Gutachten Kenntnis erhalten. In welchem Umfange das zu geschehen hat, hängt von dem Ermessen des Vorsitzenden ab, eine Einschränkung, die folgendermaßen in den Motiven begründet wird (Graef S. 37):

„In bezug auf ärztliche Zeugnisse ist es jedoch zunächst dem Ermessen des Vorsitzenden überlassen, inwieweit er deren Mitteilung für angezeigt hält. Diese Einschränkung beruht einmal auf Erwägungen der Humanität, die es oft bedenklich erscheinen lassen, einem schwer Verletzten völlig klaren Einblick in seinen bedenklichen Zustand und das ihm noch bevorstehende schwere Leiden oder baldige Lebensende zu gewähren. Sodann aber ist mitbestimmend die wohlbegründete Besorgnis, daß die Aerzte mit der unerläßlichen Offenheit in der Erörterung des Falles sich zurückhalten werden, wenn sie gewärtigen müssen, daß jedes von ihnen gesagte Wort zur Kenntnis des Verletzten gelangen werde. . . . ."

Daß hierin unter Umständen eine wirtschaftliche Gefahr für den Arzt liegt, insbesondere für den Arzt auf dem Lande bzw. in der Kleinstadt, der auf das „Wohlwollen" seiner Nachbarschaft in gewissem Grade angewiesen ist, ist nicht zu leugnen.

Liegen jedoch keine Gründe vor, dem Entschädigungsberechtigten die Mitteilung des ärztlichen Gutachtens zu versagen, so erhält der Entschädigungsberechtigte Kenntnis von dem wesentlichen Inhalt des Befundes, da die Mitteilung desselben zu den Grundlagen gehört, die dem Verletzten bekannt gegeben werden sollen. Schon aus diesem Grunde erscheint die Forderung berechtigt, die Gutachten allgemeinverständlich zu halten.

Bei aller Kürze und Prägnanz müssen sie möglichst erschöpfend

Aufschluß über die Fragen geben, die in Betracht kommen. Behauptungen sollen stets eingehend begründet sein. Jede Voreingenommenheit ist durchaus zu vermeiden. Der Gedankengang sei klar, eindeutig, bestimmt. Die Worte sind hier nicht dazu da, um die Gedanken zu verbergen. Ist es nicht möglich, zu einer endgültigen Auffassung in der Beurteilung eines gegebenen Falles zu gelangen, so ist das offen einzugestehen. Mit einem Gutachten, in dem sich der Gutachter um das Bekennen einer Meinung herumdrückt: „es kann weiß sein, braucht es aber nicht, es kann auch schwarz sein", weiß niemand etwas anzufangen. Glaubt der Gutachter in einer speziellen Frage nicht kompetent genug zu sein, dann soll er sich nicht scheuen, die B.G. zu ersuchen, den Verletzten anderen Gutachtern zu überweisen: ultra posse nemo obligatur!

Falsche Humanität, wie sie sich bei der Gradabschätzung der Erwerbsunfähigkeit einstellen könnte, ist durchaus zu tadeln: sine ira et studio soll das Schlußurteil abgegeben werden, das sich logisch aus der Würdigung des Tatbestandes, des Befundes usw. ergibt.

Weder die Rücksicht auf den Verletzten, noch die Rücksicht auf die B.G. soll das Urteil irgendwie beeinflussen. Aber immerhin ist der Arzt kein Staatsanwalt, und eine humane Anwendung des Versicherungsgesetzes entspricht dem Geiste, der die soziale Fürsorgegesetzgebung durchweht.

Da das Gutachten Laien verständlich sein muß, sollen Fremdwörter nach Möglichkeit vermieden werden, ev. empfiehlt es sich, die Fachausdrücke in Klammern hinzuzufügen. Hiergegen wird oft gesündigt, doch sollte man andererseits nicht so weit gehen und nun unmögliche Verdeutschungen schaffen für Dinge, die auch dem Laien zu ergründen schwer fallen. Es gehört oft ein ordentliches Studium dazu, in den verdeutschten Ausdrücken alte Bekannte wiederzuerkennen, um so mehr, wenn die Verdeutschungen Provinzialismen sind, deren Sinn nur aus dem Zusammenhang zu erraten ist. Daß die Gutachten leserlich geschrieben werden, ist eigentlich etwas Selbstverständliches. Am zweckmäßigsten ist es, die Gutachten in die Schreibmaschine zu diktieren. Erfreulicherweise begegnet man in den Akten jetzt recht häufig der Schreibmaschinenschrift. Wenigstens sollte man eine deutliche Namensunterschrift verlangen können. Die Hieroglyphenschrift ist leider bei den Aerzten noch immer eine beliebte Schreibmethode. Das Studium unleserlich geschriebener Gutachten ist oft mit den größten Schwierigkeiten verknüpft. Zu welchen Konsequenzen unleserliche Bezeichnungen in Gutachten führen, bewies folgender Vorgang. Der Vertrauensarzt einer B.G. hatte in einem kurzen Bericht eine Verletzung des Sprungbeins festgestellt und der Diagnose in Klammern das Wort: „Talus" hinzugefügt; die B.G. hatte „Tabes" herausgelesen und mehrfach Gutachten darüber eingefordert, ob die Tabes Ursache der Verletzung sei.

Noch eine Aeußerlichkeit, die eigentlich kaum erwähnenswert erscheint: das Gutachten soll auf weißen Aktenbogen niedergeschrieben werden, nicht, wie es Becker gelegentlich vorfand, auf farbigen Miniaturbriefbogen! (sic).

Es ist nicht überflüssig, darauf hinzuweisen, daß nichts mit dem Bleistift zu testieren ist. Die lange Lebensdauer der meisten Gutachten in den dicken Aktenbündeln verlangt die Niederschrift mit bester, haltbarer Tinte, wenn ein handschriftliches Gutachten leserlich bleiben soll.

Daß die allgemeinen Angaben, die zur Reglementierung des Falles dienen, genau angegeben werden müssen, um Irrtümer und Verwechslungen zu vermeiden, sollte keiner Erwähnung bedürfen. Der Gedanke, daß es sich bei der Ausstellung eines Gutachtens um eine Urkunde handelt, sollte daran gemahnen, auch in den nichtärztlichen Angaben pedantisch genau zu verfahren. Als Urkunde gilt jedes Gutachten, das der Behörde eingereicht ist. Es steht unter dem Schutze des § 267 ff. des Reichsstrafgesetzbuches.

Die ausführliche Anamnese, die nach Maßgabe des Falles zu erheben ist, soll besonders dann das Vorleben des Unfallverletzten berücksichtigen, wenn der Verdacht eines Zusammenhanges des Unfalls bzw. der Unfallfolgen mit früheren Leiden besteht. Die Anamnese wird sich z. B. auf die Bekundungen der Aerzte beziehen, die den Unfallverletzten zuvor behandelt haben; auch ist es ratsam, in einzelnen Fällen sog. Heimatsberichte einzufordern, wie es im Heere üblich ist. Den Angaben des Patienten über den Fall die aktenmäßige Darstellung hinzuzufügen, empfiehlt sich aus leicht ersichtlichen Gründen. In streng objektiver Weise folgt dann der Bericht über den bisherigen Krankheitsverlauf mit genauer Angabe aller bisher in Anwendung gebrachten Heilverfahren. Es sind sodann die subjektiven Klagen in Betracht zu ziehen, insbesondere ist auch dem Unfallverletzten die Frage vorzulegen, inwieweit er sich selbst in seiner Erwerbsfähigkeit geschädigt glaubt. Wenn man davon absieht, daß aus begreiflichen Motiven der Unfallverletzte das Maß der Herabsetzung seiner Erwerbsfähigkeit nicht zu niedrig einschätzen wird, so gibt die Beantwortung dem Beurteiler in zweifacher Hinsicht Material an die Hand. Einmal wird bei großer Differenz der subjektiven Angaben mit dem objektiven Befund der Verdacht der Simulation, der Uebertreibung wachgerufen, andererseits weist der Patient auf Erscheinungen hin, die ev. jetzt oder später dem ärztlichen Beobachter trotz sorgfältiger Untersuchung unter Umständen entgehen können.

Was die Feststellung der objektiv nachweisbaren Krankheitserscheinungen anlangt, so genügt der Hinweis darauf, daß bei der exakten Beurteilung eines Falles alle Regeln der Schulmedizin zu beachten sind, alle Hilfsmittel, die dem Untersucher zur Verfügung stehen, zur Anwendung gelangen sollen. Inwiefern hierbei gerade die Röntgenuntersuchungen Klarheit verschaffen, werden wir an anderer Stelle eingehend zu besprechen haben. Die Untersuchung soll stets die Gesamtkonstitution des Unfallverletzten berücksichtigen, Organfehler, die bisher nicht entdeckt waren und zuweilen entschieden bereits vor dem Unfall eine Verminderung der Erwerbsfähigkeit hervorgerufen haben, kommen so zur Kenntnis des Gutachters, der nunmehr die Folgen des Unfalles mit anderen Augen betrachtet. Daher empfiehlt es sich, in allen Fällen ein bestimmtes Schema innezuhalten, wie es in den wissenschaftlichen Krankenanstalten allgemein angewandt wird: Aussehen, Muskulatur, Fettpolster, Exantheme, Drüsenschwellungen usw. Dann folgt erst ein spezieller Befund des verletzten Organs, dem eine entsprechend eingehendere Beobachtung zugrunde gelegt wird.

Nur so werden wir zu einem sachlichen Urteil gelangen können, das sich als Fazit der geschilderten Beobachtungen von selbst ergibt, wohlabwägend, ohne Voreingenommenheit, aber fest und bestimmt, unabhängig von irgendwelchen Bedenken, allein vom ärztlichen Gewissen diktiert.

Vorsichtig sei man mit der Annahme „entfernter Möglichkeiten". Damit entfernt sich der Gutachter oft unbewußt mehr von der Wahrheit, als recht und billig ist.

Alle persönlichen Bemerkungen, insbesondere alle tadelnden Aeußerungen über Vorgutachter, deren Ansichten man nicht teilt, sind zu unterlassen. Errare humanum. Je objektiver Befund und Schlußfolgerung sind, je nüchterner der Gesamtbericht ist, um so mehr erweckt er Vertrauen bei denen, die auf Grund der in ihm niedergelegten Sachkunde zu urteilen haben. Scharf, prägnant, bestimmt, abgerundet soll die Begutachtung sein.

Vor allem möchte ich auf einen Fehler aufmerksam machen, in den Anfänger so leicht verfallen: die Weitschweifigkeit. Kein Mensch liest mit Interesse einen 6 Seiten langen Bericht, wenn er weiß, daß all die zu erwartenden Verkündigungen sich auch in 3 Zeilen bequem offenbaren lassen. Es gehört zuweilen eine Engelsgeduld dazu, beim

Durcharbeiten von Akten aus ellenlangen Gutachten den Kern der Sache herauszufinden. Die B.G. bezahlen die Gutachten nach ihrem praktischen bzw. wissenschaftlichen Wert, nicht nach der Zeilenlänge!

Handelt es sich um die genaue Schilderung eines Krankheitsbefundes, so wird der Arzt, der seine ärztlichen Erfahrungen usw. zu Rate zieht, ohne weiteres ein abschließendes Urteil gewinnen, anders, wenn an ihn die Frage der Erwerbsfähigkeit seines Schutzbefohlenen herantritt. Wenngleich von einem Arzte verlangt werden darf, daß er für alle Bedürfnisse dieser Welt praktisches Verständnis besitze, so darf man doch nicht die speziellen Kenntnisse der Vorgänge des Erwerbslebens seiner Klientel voraussetzen, die ihn befähigen, ihre Arbeits- bzw. Erwerbsfähigkeit nach Maßgabe der an sie herantretenden Forderungen genauestens zu beurteilen, allmählich jedoch schärft sich auch hierfür der ärztliche Blick.

Einen sehr verständigen Vorschlag machte s. Z. Lewinski, der leider unbeachtet geblieben ist. Die Gutachter erhalten im allgemeinen von den Entscheidungen, die auf Grund ihrer Gutachten gefällt werden, keinerlei Kenntnis. Und doch wäre für den Arzt die Kritik, die die Entscheidung bietet, nicht nur interessant, sondern auch belehrend. Gibt sie ihm auch kein definitives Urteil — der Richter, der ja an das ärztliche Gutachten nicht gebunden ist, muß nicht gerade stets das Richtige getroffen haben —, so regt sie ihn doch zur Selbstkritik an, und deren bedürfen wir Gutachter in hohem Grade.

In Aerztekreisen, weniger in denen der B. G., wird zuweilen behauptet, die prozentuale Abschätzung gehöre nicht vor das Forum der Aerzte.

v. Herff z. B. lehnt es grundsätzlich ab, über die Erwerbsfähigkeit des Verletzten ein Urteil in Form prozentualer Abschätzung abzugeben. Die B. G. müßten ihre Schlußfolgerungen aus den objektiven Angaben des Gutachters ziehen und so den Prozentsatz feststellen. Das ist m. E. eine erhebliche Verschlechterung der bestehenden Praxis. Wenn an und für sich bei der Beurteilung eines Falles Fehlerquellen nicht auszuschließen sind — die Wagschale schwankt oft nach der einen und der anderen Seite —, so verdoppeln sich die Fehler, die der subjektive Einschlag bei jeder Abschätzung hervorruft, wenn ein zweiter, noch dazu Nichtsachverständiger, der seine persönliche Auffassung dem Gutachten entnimmt, eine Schlußfolgerung aus einer Schlußfolgerung zieht.

Vor allem würde sich dann die Praxis herausbilden, nach vorhandenem Schema für bestimmte Unfallfolgen bestimmte Prozente nach einer geschriebenen oder ungeschriebenen Tabelle zu bestimmen. Das Wesentliche, die spezielle Beurteilung des Falles — und jeder Fall liegt anders —, wäre damit beseitigt.

Die Sachkenntnis der berufsgenossenschaftlichen Organe in bezug auf das Arbeitsgebiet des Verletzten ist zwar für die Beurteilung von großem Vorteil, von größerer Bedeutung ist aber die Sachkenntnis in bezug auf die körperliche und geistige Funktionstüchtigkeit, und die kann schließlich doch nur der Arzt richtig beurteilen.

Zu verwerfen ist auch der Vorschlag Seybolds, der von Grönouw u. a. wiederholt wurde, nur wenige Abstufungen der Erwerbsfähigkeit festzusetzen, z. B. vier Gruppen: teilweise, größtenteils, gänzlich Erwerbsunfähige und fremder Wartung und Hilfe Bedürftige, in ähnlicher Weise, wie sie die militärärztliche Praxis vorschreibt.

Diese Art von „Zonentarifen" vereinfacht unsere Arbeit allerdings ungemein, den Nachteil trügen die Verletzten, die unter den Härten zu leiden hätten, denen alle Fälle ausgesetzt wären, die an der Grenze der einen und der nachfolgenden Stufe ständen. Es entspricht dieser Vorschlag dem Wunsche, das Maß der Verantwortung für die den Richtern übertragene Urteilsfindung zu verringern.

Wir sollen uns bemühen, bei der Beurteilung nach bestem Wissen und Gewissen die gerechteste Schätzung zu treffen. Wenn wir davon überzeugt sind, daß uns das nicht immer gelingt, so tröstet uns der Gedanke, daß es keine menschliche Institution gibt, die fehlerfrei ist.

Nach § 88 G. U. V. G. haben die B. G. das Recht, nach eingetretener Gewöhnung die Rente herabzusetzen. Daß diese Vornahme nur auf Grund eines ärztlichen Gutachtens erfolgen soll, nicht auf Grund der laienhaften Annahme, daß nach einer gewissen Zeit erfahrungsgemäß bei dieser oder jener Verletzungsfolge Gewöhnung eintrete, ist eigentlich selbstverständlich. Ledderhose hat neuerdings davor gewarnt, in dem ärztlichen Gutachten die Größe der Gewöhnung zum Ausdruck zu bringen, das sei Sache der entscheidenden Instanz, denen der fachmännische Rat von Vertrauensmännern zur Verfügung stehe, die mit den Arbeits- und Lohnverhältnissen, die in Betracht kommen, vertraut seien.

Bei der Beurteilung der Anpassungsfähigkeit des Verletzten an Unfallfolgen ist das Alter des Verletzten zu berücksichtigen, ferner die Zeit, die seit dem Unfalltage verflossen, der Grad der Brauchbarkeit des verletzten Organs, die gesteigerte Ausbildung des korrespondierenden Organs infolge stärkerer Inanspruchnahme. Sehr wesentlich ist die Kontrolle, die die Lohnausweise bieten, die vor der

Nachprüfung durch die B. G. amtlich von dem Arbeitgeber einzufordern sind.

Sehr verdienstvoll ist eine kleine Schrift, die der Vorstand der Sektion I der Nordwestlichen Eisen- und Stahl-B. G., Hannover, herausgegeben hat „Die Gewöhnung an Unfallfolgen als Besserung im Sinne des § 88 des G. U. V. G.".

Literatur zu § 15.

1. Bäumler, Ueber die dem Arzt aus der sozialen Gesetzgebung erwachsenden Aufgaben und Pflichten. Z. f. ärztl. Fortbldg. 1908.
2. Becker, Lehrbuch der ärztlichen Sachverständigentätigkeit. Berlin 1909. 6. Aufl.
3. Derselbe, Welches ist die geeignetste Form eines Unfallgutachtens? A. S. Z. 1898.
4. Dittrich, Praktische Anleitung zur Begutachtung der häufigsten Unfallschäden usw. Wien 1901.
5. Engel, Ueber Gutachten auf dem Gebiete der staatlichen Unfall- und Invalidenversicherung. Med. Klinik. 1907.
6. Derselbe, Das Wirken der Schiedsgerichte für Arbeiterversicherung und ihrer Vertrauensärzte. Med. Klinik. 1908.
7. Derselbe, Grundzüge ärztlichen Mitwirkens bei der Ausführung der staatlichen Unfallversicherungsgesetze. Klin. Jahrb. Bd. 21. 1909.
8. v. Herff, Retroflexio und Unfall. A. S. Z. 1898.
9. Junius, Die für den Arzt als Gutachter auf dem Gebiete der Unfallversicherung in Betracht kommenden gesetzlichen Bestimmungen und wichtigen Entscheidungen des R. V. A. Berlin 1906.
10. Kirchberg, Aerztliche Sachverständigentätigkeit. Med. Klinik. 1908.
11. Köhler, Der Arzt als Sachverständiger auf dem Gebiete der Unfallversicherung. Berlin 1901.
12. Derselbe, Die ärztliche Untersuchung des Unfallverletzten. A. S. Z. 1908.
13. Derselbe, Die ärztliche Sachverständigentätigkeit bei den Schiedsgerichten usw. A. S. Z. 1908.
14. Ledderhose, Die ärztliche Untersuchung und Beurteilung der Unfallfolgen. Wiesbaden 1898.
15. Lennhoff, Aufgaben und Stellung des Arztes in der Arbeiterversicherung. Med. Ref. 1908.
16. v. Lewinski, Zur Ausführung des Unfallversicherungsgesetzes. M. f. U. 1894.
17. Placzek, Gutachtliche Seltsamkeiten. Zeitschr. f. Bahn- u. Bahnkassenärzte. 1910.
18. Rumpf, Th., Ueber ärztliche Zeugnisse und Gutachten. Beitr. z. med. Klin. 1909.
19. Derselbe, Vorlesungen über soziale Medizin. Leipzig 1908 u. Z. f. ärztl. Fortbldg. 1906.
20. Schreiben des R. V. A. über den wünschenswerten Inhalt der ärztlichen Gutachten. Ref. Z. f. Med.-Beamte. 1905.
21. Thiem, Die Stellungnahme des Arztes als Gutachter bei der Ausführung der Arbeitergesetze. D. m. W. 1907.

§ 16. Simulation.

Wir müssen die Simulation, die bewußt unwahre Angabe nicht vorhandener Beschwerden, unterscheiden von der Aggravation, dem Uebertreiben vorhandener geringfügiger Beschwerden. Die Simulation kann sich nach zwei Richtungen bewegen: einmal geben die Simulanten Schmerzen bzw. Beschwerden an, d. h. subjektive Symptome, für die keine objektiven Unterlagen zu finden sind, sodann simulieren sie Gebrechen, die nicht existieren, wie Gelenksteifigkeit u. dgl. Schließlich liegt der Betrugsversuch oft darin, daß Angaben über den Hergang des Unfalls bzw. den Zusammenhang des Leidens mit dem Unfall gemacht werden, die den Tatsachen widersprechen. Liersch unterscheidet die absichtliche, böswillige Aggravation von der unbeabsichtigten, gutartigen, von der sich schließlich noch eine dritte Form trennen läßt, die seelisch krankhafte Uebertreibung, die Aggravationsmanie.

Es darf vielleicht vorweg bemerkt werden, daß die Simulation nicht so häufig vorkommt, wie es zunächst den Anschein haben könnte. Gewiß sprechen so manche Umstände mit, die es dem Unfallverletzten nahelegen, Beschwerden zu erheucheln oder wirklich vorhandene zu übertreiben. Die Aussicht, eine größere Rente herauszuschlagen, ein bequemeres Leben zu führen, mag so manch einem Unfallverletzten den Gedanken zu simulieren eingeben. Durchaus vorurteilsfrei müssen wir daher bei der Beurteilung zu Werke gehen und uns vergegenwärtigen, daß es viel schwerer ist, seiner gewissenhaften Ueberzeugung Ausdruck zu geben in einem Falle, in dem wir für die subjektiven Beschwerden keinen objektiven Beweis erbringen können, als in einem Falle, in dem es nur auf die richtige Deutung vorhandener Symptome ankommt. Man kann es Becker glauben, wenn er behauptet, daß diejenigen Aerzte die meisten Simulanten finden, denen es an den erforderlichen Kenntnissen gebricht, für die es dann das „Bequemere ist, einen Untersuchten, für dessen Leiden man kein Verständnis hat, mit der Behauptung, daß er ein Simulant sei, abzufertigen“. „Bis zu einem gewissen Grade“, sagt Thiem, „neigen die Unfallverletzten alle zur Uebertreibung. Wie wir es als etwas Naturgemäßes, Menschliches betrachten, daß ein Angeklagter, wenn er der Wahrheit die Ehre gibt und sein Vergehen auch eingesteht, es doch möglichst entschuldbar und harmlos darzustellen versucht, so finden wir es begreiflich, wenn ein Unfallverletzter bei der Schilderung seiner Leiden etwas lebhafte Farben braucht und in Superlativen spricht.“ Der verständige Arzt wird leicht den positiven Kern herausschälen und vor allem den Grundsatz beherzigen, daß es besser ist, in zehn Fällen Leuten eine Rente zukommen zu lassen, die sie nicht verdienen, als in einem Fall die Verantwortung zu tragen, die darin liegt, einen Berechtigten zu Unrecht abgewiesen zu haben.

Das darf uns natürlich nicht dazu verführen, weniger kritisch als erforderlich vorzugehen. Zeigt man dem zu Untersuchenden bei dem geringsten Versuch, daß man nicht gewillt sei, sich betrügen zu lassen,

und führt man die Uebertreibungen auf das glaubhafte Maß zurück,
so sieht der zu Untersuchende bald sein zweckloses Beginnen ein und
bleibt bei der Wahrheit. Die genaue Beobachtung rein äußerlicher
Vorgänge, wie An- und Auskleiden, Hinsetzen, Aufstehen, Aufnehmen
scheinbar unabsichtlich fallengelassener Gegenstände und dergl. mehr,
läßt bald erkennen, ob man es mit einem Simulanten zu tun hat oder
nicht. Ein Verletzter, der eine Versteifung der Wirbelsäule hat, die
ihn zwingt, die Wirbelsäule während der Aufnahme der Anamnese
unverändert zu fixieren, läßt sich z. B. dabei ertappen, sitzend die
schweren Stiefel mit beiden Händen von den Füßen zu streifen und
dabei die Wirbelsäule in einer Weise zu krümmen, um die ihn ein
Schlangenmensch beneiden könnte. Ein anderer ist nicht imstande, den
Arm bis zur Horizontalen zu erheben, und macht bei zufälliger Berührung seines Kopfes Abwehrbewegungen, die erkennen lassen, daß das
betr. Schultergelenk absolut frei beweglich ist. Ich forderte einen
Verletzten, der behauptete, sein linkes Bein überhaupt nicht gebrauchen
zu können, auf, das rechte stehend im Kniegelenk zu beugen und
in dieser Stellung mehrere Minuten zu verharren, mit der Angabe, sein
rechtes Bein sei ja gesund, könne also leicht die verlangte Aufgabe
lösen. Daß er dabei das angeblich gänzlich unbrauchbare Bein
mehrere Minuten mit dem gesamten Körpergewicht belastete, war ihm im
Augenblick nicht klar geworden. Jeder Untersucher hat im
Laufe der Zeit eine Reihe von Kunstgriffen erprobt, mit denen ihm
die Entlarvung eines Simulanten mehr oder minder schnell gelingt.
Sie aufzuzählen wäre ein müßiges Beginnen. Nur insoweit bestimmte
technische Hilfsmittel, wie in der Augenheilkunde bzw. Ohrenheilkunde,
Anwendung finden, sind sie in den entsprechenden Lehrbüchern nach-
zulesen.

Unterliegt es keinem Zweifel, daß der zu Untersuchende simuliert,
so versuche man Golebiewski's Rat zu befolgen: dem Simulanten
goldene Brücken zum Rückzug zu bauen. Hilft das nicht, so bleibt
nichts anderes übrig, als in das Attest den Vermerk aufzunehmen,
daß Simulation bzw. beabsichtigte Täuschung vorliegt. Den B. G. ist
es dann anheimgestellt, wegen Betruges gegen den Versicherten vorzugehen. Gegen dieses „böswillige Simulantentum" fordert auch
Witzel rücksichtslos strafrechtlich vorzugehen. Daß nicht nur von
Winkelkonsulenten den Simulanten wirksame Unterstützung zuteil
wird, sondern auch von Ortsvorstehern, Pfarrern, Anwälten und last
not least von Aerzten, wie Witzel hervorhebt, ist leider eine Tatsache, die uns in den Unfallakten zuweilen begegnet. Ehrengericht-
liche Bestrafungen von Aerzten, die „humaner", als es sich mit dem

Gewissen vereinbaren ließ, begutachteten, liegen bereits, wenn auch glücklicherweise nur vereinzelt, vor. Fälle, in denen sich die Staatsanwaltschaft mit der Verfolgung der Simulanten beschäftigt, sind mehrfach veröffentlicht. Bestrafungen wegen Betrugsversuches sind mehrfach auch erfolgt. So wurde ein Bergmann mit vier Wochen Gefängnis bestraft, der einen in der Trunkenheit bei nächtlicher Schlägerei erlittenen Bruch des linken Ellenbogens auf einen Betriebsunfall zurückzuführen suchte (Schöffengericht Senftenberg). Ferner ein Schlepper mit 14 Tagen Gefängnis, der beim Tanzen in der Wohnung einen Knöchel brach. Diesen Unfall wollte er sich beim Aufrichten eines gestürzten Wagens zugezogen haben (Schöffengericht Duisburg). Ferner ein Bergmann, der einen alten Leistenbruch als Unfallfolge entschädigt wissen wollte, mit zwei Wochen Gefängnis (Kompaßsamml. 1895. 8), ferner eine Frau, die epileptische Anfälle nach einem Unfall simulierte, mit vier Monaten Gefängnis.

Unter Dissimulation versteht man nach Kaufmann die bewußte Täuschung über den noch bestehenden Grad der Erkrankung, die falsche Angabe der Heilung bzw. der Besserung. Rein praktisch dürfte Dissimulation in diesem Sinne wohl kaum allzuviel Interesse bieten. Feilchenfeld dagegen will unter Dissimulation eine Form der Täuschung verstanden wissen, bei der „die Versicherten stets recht unschuldige Verletzungen als scheinbare Ursache für ihre Beschwerden anführen". Ausführliche Bearbeitung hat die Frage der Simulation usw. in dem Werk Beckers gefunden, an dem sich Stier, Wessely, F. Leppmann und Hartmann beteiligten.

Literatur zu § 16.

1. Becker, Die Simulation von Krankheiten. Leipzig 1908 (in Gemeinschaft mit Stier, Wessely, F. Leppmann und Hartmann).
2. Feilchenfeld, Dissimulation und Substitution. M. f. U. 1902.
3. Derselbe, Leitfaden der ärztlichen Versicherungspraxis. Berlin u. Wien 1903.
4. Heller, Simulationen. Leipzig 1890.
5. Liersch, Uebertreibung und Uebertreibungswahn (Aggravomanie) der Unfallverletzten. M. f. U. 1903.
6. Rumpf, Ueber Krankheitssimulation bzw. Dissimulation und ihre Entlarvung in der inneren Medizin. D. m. W. 1907.
7. Witzel, Unfallverletzung und Wahrheitsliebe. Kompaß. 1893.

§ 17. Gebühren.

Die Gebühren regeln die landesgesetzlichen Bestimmungen nach Maßgabe der Gebührenordnung für Zeugen und Sachverständige vom 20. Mai 1898. In Preußen gilt § 3 des Gesetzes betr. die Gebühren für Medizinalbeamte v. 9. März 1872, wie folgt:

Für alle von Gerichten und anderen Behörden ihnen aufgetragenen Geschäfte haben die Medizinalbeamten (Aerzte) (und auch die nicht beamteten Aerzte) nach folgenden Sätzen zu liquidieren:

1. Für Abwartung eines Termins . . . .   6,— M.
und sofern der Termin über drei Stunden dauert für jede folgende oder angefangeno Stunde . . . .   1,50 „

2. Für Besichtigung eines Leichnams ohne Obduktion (einschl. der Terminsgebühren) .   6,— „

3. Für den Bericht hierüber (zu zwei), falls derselbe nicht sogleich zu Protokoll gegeben wird . . . .   3,— „

4. Für die Besichtigung und Obduktion eines Leichnams (einschl. der Terminsgebühren)   12,— „

5. Für den vollständigen Obduktionsbericht   6,— bis 18,— „

6. Für jedes andere mit wissenschaftlichen Gründen unterstützte, nicht bereits im Termin zu Protokoll gegebene Gutachten, es mag dasselbe den körperlichen oder geistigen Zustand einer Person oder Sache betreffen . . . . 6,— bis 24,— „
Die höheren Sätze sind insbesondere dann zu bewilligen, wenn eine zeitraubende Einsicht der Akten notwendig war oder die Untersuchung die Anwendung des Mikroskops oder anderer Instrumente oder Apparate, deren Handhabung mit besonderen Schwierigkeiten verbunden ist, erforderte.

7. Für die Ausstellung eines Befundscheines ohne nähere gutachtliche Ausführung . .   3,— M.

Die Sätze der Gebührenordnung gelten nicht für Gutachten, die das R. V. A. von Fachautoritäten, Universitätsprofessoren, Leitern größerer Krankenhäuser u. s. f. einfordert.

Kapitel II.
Allgemeiner Teil.

§ 1. Traumatische Wundinfektion.

In der Unfallheilkunde nimmt die Lehre von der Wunde, ihrer Behandlung, ihrem Schicksal das Interesse in außerordentlichem Maße in Anspruch. Ein erheblicher Teil aller Betriebsunfälle schafft Wunden. Von der zweckmäßigen Behandlung der Wunde — besonders von der sachgemäßen Erstbehandlung — hängt das Schicksal des Verletzten ab, meist die Höhe und Dauer der erforderlichen Rente. Das gilt vor allem für die Wunden der Extremitäten, deren normale Funktion für den Arbeiter das Kapital bedeutet, dessen Zinsen ihn ernähren.

Im speziellen Teil finden die Verwundungen, die als Unfallfolgen zu betrachten sind, ihre eingehende Besprechung, hier beschäftigen uns zunächst die Wundinfektionen, soweit sie entschädigungspflichtige Unfallereignisse darstellen.

Wir unterscheiden bekanntlich toxische und bakterielle Wundinfektionen. Sowohl die toxische wie die bakterielle Wundinfektion kann gelegentlich als Betriebsunfall im Sinne des Unfallversicherungsgesetzes gelten. Die Voraussetzung ist dabei, daß das Trauma den bereits im Organismus vorhandenen pathogenen Keimen Gelegenheit zur Entfaltung ihrer Wirksamkeit gibt: nichtvirulente bzw. wenig virulente Keime werden infolge des Traumas virulent bzw. manifest. Das Trauma schafft den locus minoris resistentiae, der die Ansiedelung der Bakterien begünstigt. Als Wundinfektionskrankheiten, die mit einer Verletzung ursächlich in Zusammenhang zu bringen sind, gelten vor allem Zellgewebsentzündungen, allgemein septische Erkrankungen, Erysipel, Osteomyelitis, Rotz, Lyssa, Tetanus u. a. m. Endlich kann die Gefahr der Infektion, die zu der Erkrankung führt, in der Art des Betriebes begründet sein. Auch wenn keine nachweisbare äußere Verletzung stattgefunden hat, können Infektionskeime in den Körper eindringen. Ein Beispiel bietet die Milzbrandinfektion bei Arbeitern, die mit Fellen und dergl. zu tun haben.

Am häufigsten geben Zellgewebsentzündungen, Phlegmonen der Haut, des Unterhautzellgewebes, der Sehnenscheiden, die sich an geringfügige Hautverletzungen, insbesondere der Hände, anschließen, Veranlassung die Frage zu entscheiden, ob ein Unfall im Sinne des Gesetzes vorliegt oder nicht.

Meist werden diese geringfügigen Läsionen, wie sie sich in ungezählten Fällen während der Arbeit ereignen, von dem Verletzten kaum beachtet, erst die nachfolgende Infektion weist auf die stattgehabte Verletzung hin. Es ist dann oft schwer, zu entscheiden, ob die Voraussetzungen des Betriebsunfalls als ursächliches Moment für die Infektion gegeben sind. Es muß einwandsfrei festgestellt werden, daß „bei und infolge der Beschäftigung in dem versicherten Betriebe" die Infektion der Wunde erfolgt ist. (Rec. E. vom 12. II. 98). Es darf sich nicht um die Gefahr des täglichen Lebens handeln, die zur Infektion geführt hat. An sich wird es immerhin das Wahrscheinlichere sein, daß ein Arbeiter, der gar nicht imstande ist, seine Hände vor kleinen Verletzungen zu schützen, die Hautläsionen, die den Eitererregern als Eintrittspforten dienten, im Betriebe erlitten hat, wenn der sichere Beweis auch nicht immer zu führen ist. Ein Unfall im Sinne des Gesetzes setzt ein plötzliches Ereignis voraus. Die Forderung ist gewahrt bei der Annahme, daß das einmalige, zeitlich begrenzte Eindringen von Eitererregern den Anlaß zur Erkrankung gegeben hat. Eine solche Invasion hat stattgefunden, wenn auch der genaue Zeitpunkt des Eindringens der Infektionserreger nach unserer ärztlichen Erfahrung sich nicht genau bestimmen läßt. Unter dieser mangelhaften ärztlichen Beweisführung, unter diesem wissenschaftlichen non liquet darf aber der Verletzte nicht leiden. Es ist daher meines Erachtens falsch, in den Fällen das Vorliegen eines Betriebsunfalles zu verneinen, in denen sich z. B. eine Zellgewebsentzündung im Anschluß an Hautblasen entwickelt hat. Die Infektion, die zur Erkrankung geführt hat, ist immer ein zeitlich begrenzter Vorgang, einmal hat die deletäre Wirkung der Eitererreger begonnen, alle späteren Invasionen haben die Wirkung verstärkt, oder sie sind wirkungslos geblieben. Die erste wirksame Invasion stellt aber das plötzliche Ereignis dar, das die Voraussetzung des Betriebsunfalls bildet.

In vielen Fällen kommt die Frage des ursächlichen Zusammenhangs einer Wundinfektion mit einem Betriebsunfall gar nicht zur Erörterung. Der Arbeiter, der an einer Vereiterung der Achseldrüsen erkrankt, kommt gar nicht auf den Gedanken, einen Zusammenhang seines Leidens mit einer Verletzung anzunehmen, die die Hand zuvor betroffen. Noch häufiger wird der Zusammenhang einer Verletzung des Fußes mit einer Vereiterung der Leistendrüsen verkannt, wie ich in mehreren Fällen zu beobachten Gelegenheit hatte. Die Verletzung im Betriebe (Fall einer eisernen Stange auf den beschuhten Fuß) hatte Abschürfungen der Haut des Fußrückens hervorgerufen, es kam zur Infektion, die zu einer ausgedehnten Lymphadenitis führte. Die ursprüngliche Verletzung ist in diesen Fällen oft bereits verheilt, wenn die sekundären Erscheinungen einsetzen. Die nachträgliche Infektion der im Betriebe acquirierten Wunde schließt die Entschädigungspflicht nicht aus. Es ist durchaus nicht erforderlich, daß die beiden Vorgänge — Verwundung und Infektion — zeitlich innerhalb des Betriebes zusammenfallen (Rek. E. vom 24. IX. 97), wie es auch zum Nachweis eines Betriebsunfalls genügt, wenn die Infektion einer bereits vorhandenen Wunde im Betriebe erfolgt ist.

In der land- und forstwirtschaftlichen Versicherung ist die interessante Frage mehrfach zur Entscheidung gelangt, inwieweit Zellgewebsentzündungen, die durch Insektenstiche verursacht waren, entschädigungspflichtige Unfallereignisse darstellten (Rek. E. v. 29. I. 92, Rek. E. v. 8. X. 94, Rek. E. v. 22. V. 01). Dabei gilt als Voraussetzung für die Anerkennung der Verletzung als Unfallfolge, daß nicht die Gefahr des gemeinen Lebens die Verletzung herbeiführte, daß vielmehr eine besondere Gefahr infolge der Betriebstätigkeit vorlag, d. h., daß die Möglichkeit, von einem giftigen Insekt gestochen zu werden, nach Art und Lage des Betriebes für den Verletzten in erhöhtem Maße zutraf. Ein Arbeiter, der von einer Wespe gestochen wurde, die sich in einem Bierkrug befand, aus dem er während der Arbeitspause trank, wurde mit seinen Ersatzansprüchen abgewiesen (Rek. E. v. 1. V. 03), während ein Maurer, der, am Waldesrand in sumpfiger Gegend beschäftigt, von einer Biene gestochen wurde, mit seinen Entschädigungsforderungen recht behielt. Ein Maurer dagegen, der die gleiche Verletzung während der Tätigkeit auf einem Neubau der Großstadt erlitt, wurde abgewiesen, da es sich hier um einen Unfall des täglichen Lebens handelte, nicht um einen Betriebsunfall.

Die gleichen Voraussetzungen treffen zu bei der Beurteilung allgemeiner Sepsis, des Erysipels, Tetanus, Rotz, Lyssa, Milzbrandinfektion, soweit diese Erkrankungen „bei oder infolge der Beschäftigung in dem versicherten Betriebe" auftreten. Anerkannt wurde die Milzbrandinfektion als „Ursache" in einem Falle, in dem ein Arbeiter in einer Roßhaarspinnerei bei der Bearbeitung von Haaren milzbrandkranker Tiere sich infizierte (Rek.-E. 213 A. N. 1886).

Einer veränderten Sachlage entspricht die Entscheidung, die in den A. N. 1896 Nr. 11 veröffentlicht ist. Es handelt sich um einen

Verletzten, der unabhängig von seiner Unfallerkrankung (Bruch des linken Unterschenkels) im Krankenhause, das er auf Veranlassung der B.G. aufgesucht hatte, ein Erysipel bekam, infolgedessen er erblindete. Hier hat das R.V.A. einen ursächlichen Zusammenhang des Unfalls mit der im Krankenhause erfolgten Infektion angenommen.

Die akute infektiöse Osteomyelitis ist nicht so selten Unfallfolge. Die Auffassung, daß die akute eitrige Osteomyelitis „von selbst“ entstehe, ist dem Laien, und leider auch den Aerzten, wie Engel hervorhebt, nur zu geläufig, so daß häufig dem Verletzten mit Unrecht die Unfallentschädigung verloren geht.

Ullmann hat den experimentellen Beweis erbracht, daß das Trauma von erheblichem Einfluß auf die Entstehung der eitrigen Osteomyelitis ist. Wurde nach der Fraktur oder Kontusion eines Knochens dem Versuchstier intravenös infektiöses Material injiziert, so entstand an der Stelle der Einwirkung des Traumas, das eine Blutung im Knochen veranlaßt hatte, ein osteomyelitischer Herd. Klinische Erfahrungen lehren, daß die verletzte Stelle den locus minoris resistentiae bildet, auf dem die pyogenen Bakterien ihre Wirksamkeit beginnen. Ferner kann ein Trauma Osteomyelitis hervorrufen, indem es einen Knochen trifft, in dessen Mark resorbierte Eitererreger zurückgehalten werden (Lexer), und schließlich kann durch ein Trauma ein bereits abgelaufener osteomyelitischer Prozeß aufs neue angefacht werden.

Unter einem Trauma ist nach Thiem, der sich sehr eingehend mit dieser Frage beschäftigt hat, nicht nur eine Verletzung in gewöhnlichem Sinne, wie Stoß, Schlag oder dergl., zu verstehen, sondern auch eine Ueberanstrengung sowie eine Erkältung. Da Ueberanstrengung und Erkältung recht dehnbare Begriffe sind, so müssen wir mit Thiem die Annahme der Ueberanstrengung auf Fälle beschränken, in denen eine Muskelzerrung den Knochen an zirkumskripter Stelle geschädigt hat, bzw. die Annahme der Erkältung in exzessiven Fällen gelten lassen, z. B. nach einem Sturz ins Wasser oder dergl.

Will man den Zusammenhang einer akuten Osteomyelitis mit einem Trauma bejahen, so muß der Beweis erbracht sein, daß ein erhebliches Trauma genannter Art vorlag, daß der Ort der Einwirkung des Traumas mit dem Sitze der Erkrankung übereinstimme, und daß zwischen dem Unfall und dem Erscheinen der ersten Symptome ein angemessener Zeitraum nicht überschritten wurde. Als solchen nimmt Thiem einen Zeitraum von nicht mehr als 14 Tagen an. Umgekehrt werden naturgemäß diejenigen Fälle nicht mit einem Unfall in Zusammenhang zu bringen sein, in denen sich in kurzer Frist nach dem

Unfall bereits Zeichen vorgeschrittener Osteomyelitis, z. B. Fisteln, zeigen, wie Engel in einem ablehnenden Gutachten demonstrieren konnte.

Anerkannt wurde der Zusammenhang der akuten Osteomyelitis mit einem Trauma in einem Falle, der gleichfalls Engel zur Begutachtung vorlag.

Es handelte sich um einen 24jährigen Packer, den beim Aufladen eines schweren Gegenstandes auf einen Karren ein Schlag gegen das rechte Knie traf. Schmerzen und Schwellung der Gegend des rechten Kniegelenkes veranlaßten nach 2 Tagen seine Ueberführung in ein Krankenhaus. Dort wurde Vereiterung des rechten Kniegelenks, Blutvergiftung, Furunkel an den Backen festgestellt.

Da der Verletzte während des Aufenthaltes im Krankenhause in einer Eingabe an die Landesversicherungsanstalt die Erkrankung nicht in Beziehung zu dem erlittenen Unfall brachte, wies ihn die B.G. mit Ansprüchen ab, die er nach Jahresfrist stellte, nachdem er von ärztlicher Seite auf den Zusammenhang seines Leidens mit dem Unfall aufmerksam gemacht worden war. In dem schiedsgerichtlichen Verfahren wurden die Ansprüche anerkannt, auf Grund der gutachtlichen Aeusserung Engel's:

Das Trauma traf einen jugendlichen Menschen, dessen Knochenwachstum noch nicht abgeschlossen war. Die Eitererreger, deren Präexistenz die traumatische Osteomyelitis zur Voraussetzung hat, waren durch die Furunkel, die vor dem Trauma auftraten, in die Blutbahn gelangt. Der Schlag gegen den Oberschenkel in seinem unteren Ende bzw. den Unterschenkel in seinem oberen Ende genügte, um in unmittelbarem Anschluß an die Verletzung die akuten Erscheinungen der Osteomyelitis zu bewirken.

„Der Fußballspieler, der zufällig gerade einen Furunkel hat und beim Spiel einen „Hufschlag“ gegen seine Tibia bekommt, riskiert im Laufe der nächsten Tage unter stürmischen Erscheinungen an akuter Osteomyelitis tibiae zu erkranken.“ (Lanz).

Grashey hat in einem Obergutachten den Zusammenhang von Actinomycose und Unfall — Hufschlag einer Kuh gegen die linke Kieferseite einer Bauersfrau — bejaht. Der Hufschlag hat eine Läsion der Mundschleimhaut der Bäuerin verursacht und so die Eintrittspforte für den auf den Getreideähren befindlichen Pilz geschaffen, der in dem gequetschten Gewebe günstigen Boden für seine Fortentwicklung fand.

In einer Entscheidung des R.V.A. v. 22. Juni 1906 wurde die Uebertragung der Druse-Krankheit auf einen Inspektor als Betriebsunfall anerkannt.

Besonders schwierig ist die Beurteilung der Wurmkrankheit (Ankylostomyasis) als Unfallfolge. Da es sich in der Regel um eine Berufskrankheit der Berg-, Tunnel- und Ziegeleiarbeiter handelt, die die mehrfache Invasion von Krankheitserregern (Anchylostoma duodenalis) zur Voraussetzung hat, sind die Merkmale des Betriebsunfalls, vor allem die der zeitlichen Begrenzung, nur selten gegeben.

Literatur zu § 1.

1. Engel, H., Osteomyelitis und Betriebsunfall. Med. Klinik. 1908.
2. Gebale, E., Ueber die Aetiologie der akuten spontanen Osteomyelitis und ihren Zusammenhang mit Traumen. I.-D. München 1897.
3. Géronne, Trauma und akute Osteomyelitis. I.-D. Berlin 1897.
4. Grashey, Obergutachten über den ursächlichen Zusammenhang zwischen der Strahlenpilzkrankheit und dem Hufschlag eines Rindes. M. f. U. 1899.
5. Lanz, Trauma und Karzinom. Zentralbl. f. Chir. 1908.
6. Thiem, Handbuch der Unfallerkrankungen. 1910.

§ 2. Akute Infektionskrankheiten traumatischen Ursprungs. Tropenkrankheiten.

Akute Infektionskrankheiten werden gelegentlich zu Traumen aetiologisch in Beziehung gebracht, nicht immer mit der erforderlichen Kritik. Schon frühzeitig kannte man den sog. chirurgischen Scharlach, den Hoffa 1887 eingehend und kritisch besprach. Weitere Beobachtungen liegen vor von Leube, Brunner u. a. Es unterliegt keinem Zweifel, daß von Wunden aus Scharlachinfektionen vermittelt werden, während es durchaus unbewiesen ist, daß auch durch Verletzungen allgemein — Stoß, Schlag oder dgl. — latente Scharlachprozesse wieder zum Aufflackern gebracht werden können.

Nach Bernstein ist für den traumatischen Scharlach charakteristisch:

    1. Ausgang des Scharlachexanthems von der verletzten Stelle,

    2. unmittelbarer Uebergang des Scharlachexanthems auf den übrigen Körper,

    3. Auftreten des Exanthems vor anderen Symptomen.

Nach Davidovitsch, der gleichfalls jüngst einige Fälle von traumatischem Scharlach beobachtet hat, betrifft die Erkrankung meist Erwachsene, die bisher Scharlach nicht durchgemacht haben.

Mitteilungen über den Zusammenhang des akuten Gelenkrheumatismus mit einem voraufgegangenen Trauma verdanken wir C. Müller, Thiem, Seitz, Schulze-Berge, Becker, Maréchaux u. a. Es handelt sich in allen Fällen um Verletzungen, die auf die Einwirkung einer stumpfen Gewalt zurückzuführen waren, wie Kontusionen, Distorsionen, Luxationen. In der Regel beginnt der Prozeß zunächst in den contundierten Gelenken, um dann auch die übrigen Gelenke mehr oder minder in Mitleidenschaft zu ziehen. Die Zeit, die zwischen dem Trauma und dem Ausbruch der akuten Erkrankung liegt, ist in den einwandsfreien Fällen nur kurz bemessen: einige Stunden, höchstens einige Tage.

Wenn die Annahme zu Recht besteht, daß die Polyarthritis rheumatica eine Infektionskrankheit ist, die auf die Wirksamkeit abgeschwächt virulenter pyogener Kokken zurückzuführen ist, so handelt es sich bei der traumatischen Entstehung des akuten Gelenkrheumatismus um genau denselben Vorgang, den wir bei der traumatischen Wundinfektion allgemein, bzw. bei der traumatischen Osteomyelitis beobachten.

Fürbringer und Körte vertreten den Standpunkt, daß der echte akute Gelenkrheumatismus als spezifische Infektionskrankheit nicht durch eine äußere Verletzung veranlaßt werden kann, wohl aber geben sie zu, daß ein Trauma den Ausbruch des Gelenkrheumatismus beschleunigen, ja sogar für die Lokalisation der Erkrankung bestimmend sein kann.

Mehrfache Beobachtungen lassen erkennen, daß das Trauma Veranlassung gab zum Wiederaufflackern alter polyarthritischer Prozesse, und zwar gleichfalls in dem verletzten Gelenk zunächst einsetzend. Fälle derart erfordern eine besonders kritische Betrachtung. Für die Beurteilung der durch ein Trauma wieder angefachten Polyarthritis ist daran festzuhalten, daß das Trauma unter Umständen nur für die traumatisch entstandene Attacke, nicht für alle späteren verantwortlich zu machen ist, daß demnach eine eventuelle Rente nach dem Abklingen des akuten Prozesses wieder in Wegfall kommen kann.

Die Beziehungen des Typhus zum Trauma sind noch recht wenig geklärt. Absolut beweisendes Material liegt bisher nicht vor, allenfalls könnte man mit Rücksicht darauf, daß Typhuskeime noch eine längere Zeit hindurch dem Körper des Erkrankten anhaften, an die Möglichkeit eines Rezidivs infolge eines Traumas denken.

Riedel hat in einem Gutachten den Zusammenhang einer Typhuserkrankung mit einem Unfall anerkannt.

Ein Gasanstaltsarbeiter war in die Trave gefallen, und zwar an einer Stelle, wo die Fäkalien der Gasarbeiter hineingeleitet werden. Er erkrankte zehn Tage nach seiner Rettung am Typhus, dem er kurz darauf erlag.

Ein Zusammenhang der tödlichen Typhuserkrankung mit dem Fall in das Wasser wurde um so eher angenommen, als die Beteiligung der Atmungsorgane (ausgebreitete Lungenentzündung) auf den Infektionsmodus (Eindringen von Typhuswasser in den Mund), der beim Unfall wahrscheinlich war, hinwies.

Anerkannt wurde die Typhuserkrankung als Unfall im Sinne des G. U. V. G. in einer Rek. E. v. 21. XI. 1907 bei einem Bergmann, der das von der Grubenverwaltung gelieferte Wasser bei der Arbeit unter Tage trank.

In ähnlicher Weise wird in einer Rek. E. v. 12. III 1907 eine Choleraerkrankung als Betriebsunfall bei einem Flößer angesehen. Es heißt in der Entscheidung:

Es ist als festgestellt anzunehmen, daß einerseits die Choleraerkrankung, an welcher der Flößer gestorben ist, wahrscheinlich während des Aufenthaltes auf dem Floße am 29. oder am Vormittag des 30. August 1905 durch mittelbare oder unmittelbare Berührung mit dem verseuchten Kanalwasser entstanden ist und daß andererseits eine einmalige Aufnahme der Krankheitserreger in den Körper zum Hervorrufen der tödlichen Krankheit genügt hat, daß also das schädigende Ereignis in einem eng begrenzten Zeitraum eingeschlossen gewesen war und sich somit als ein Unfall im Sinne des § 1 G.U.V.G. darstellt. Der auf dem Floße eingetretene Unfall ist aber dem versicherten Betriebe zuzurechnen, ohne daß es darauf ankommt, ob die gefährliche Berührung mit dem verseuchten Wasser gerade während der eigentlichen Betriebstätigkeit stattgefunden hat. Denn der auf dem Wasser befindliche Flößer scheidet auch während der Arbeitspausen nicht aus dem Betriebe und aus dem Bereich der Gefahren seines Berufes aus. Gegen diese Gefahren ist er daher auch bei der Befriedigung seiner leiblichen Bedürfnisse versichert. Ist S. aber infolge eines bei dem Betriebe erlittenen Unfalls gestorben, so haben die Kläger als seine Hinterbliebenen gem. § 15 G.U.V.G. Anspruch auf Entschädigung.

Was die Beziehungen von Unfällen zu den Tropenkrankheiten anbetrifft, so interessieren uns hier nur die bisher ergangenen höchsten Bescheide. Wissenschaftlich einwandsfreie Beobachtungen liegen z. Z. nicht vor.

Abgesehen von der Malaria, für die Deutschländer einige, nach Stern nicht einwandsfreie Beobachtungen veröffentlichte, hat die Frage der traumatischen Entstehung von Beri-Beri, Gelbfieber, Skorbut mehrfach das R. V. A. beschäftigt. Eine Rek. E. vom 3. VII 1893 lehnt das Entstehen des Gelbfiebers als Unfallfolge ab: „Es können klimatische Erkrankungen für sich allein, d. h. ohne das gleichzeitige Vorhandensein anderweitiger Gesundheitsschädigungen, welche auf den Ausbruch oder den Verlauf der Klimakrankheit von wesentlichem Einfluß sind und ihrerseits mit einem als Unfall sich darstellenden Betriebsvorgange in ursächlichem Zusammenhange stehen, überhaupt nicht in Betracht kommen."

Ueber die Beri-Beri-Erkrankung als Unfallfolge hat sich Nocht in einem Obergutachten geäußert. Er unterscheidet eine infektiöse Form von der durch die Eigenart der Ernährung bedingten und schließlich eine Form, die er als Segelschiff-Beri-Beri bezeichnet; nur die infektiöse Form könne gelegentlich mit einem Unfall in Beziehung gebracht werden. In dem konkreten Falle handelte es sich um die sog. Segelschiff-Beri-Beri, die die Ablehnung rechtfertigte.

Die Erkrankung an Skorbut, eine Folge der Vernichtung des Süß-
wasservorrats, z. B. durch überbrechende Seen, wurde in einer Rek. E.
vom 3. VII. 1893 als Unfallfolge anerkannt, während in einer Entscheidung
vom 3. IV. 1903 Ablehnung erfolgte, da die Erkrankung nicht auf
eine plötzliche schädliche Einwirkung, sondern auf den allmählichen
Einfluß einer unzweckmäßigen Ernährung zurückzuführen sei.

Literatur zu § 2.

1. Becker, Gelenkrheumatismus und Trauma. A. S. Z. 1900.
2. Bernstein, Scharlach und Trauma. A. S. Z. 1908.
3. Davidovitsch, Ueber Scarlatina traumatica. Jahrb. f. Kinderheilk. 1908.
4. Deutschländer, Malaria und Verletzung. A. S. Z. 1899.
5. Fürbringer, Zur Würdigung des traumatischen Ursprungs akuter Infektionskrankheiten. A. S. Z. 1904.
6. Hoffa, Ueber chirurgischen Scharlach. Volkm. Samml. klin. Vortr. 292. 1887.
7. Maréchaux, Gelenkrheumatismus und Trauma. A. S. Z. 1900.
8. Müller, Ueber das Auftreten anscheinend rheumatischer Gelenkerkrankungen
   nach einem Trauma. M. f. U. 1899.
9. Nocht, Obergutachten. Samml. d. R. V. A. Berlin 1909. Bd. II.
10. Riedel, Typhuserkrankung durch Betriebsunfall. A. S. Z. 1896.
11. Schulze-Berge, Gelenkrheumatismus nach Trauma. M. f. U. 1899.
12. Seitz, Traumatischer Gelenkrheumatismus. M. f. U. 1899.
13. Thiem, Ueber Gelenkrheumatismus nach stumpfen Verletzungen. D. Med.-
    Ztg. 1902.
14. Derselbe, Trauma und Gelenkerkrankung. M. f. U. 1899.

§ 3. Vergiftungen als Unfallfolgen.

Zuweilen ist es recht schwierig, Vergiftungen, die auf Unfälle
zurückgeführt werden, von den gewerblichen Vergiftungen zu trennen.
Es muß, will man eine Vergiftung als Unfall im Sinne des Gesetzes
anerkennen, der Nachweis zu erbringen sein, daß eine plötzliche oder
doch zeitlich beschränkte Einwirkung giftiger Stoffe stattgehabt hat.
Die Menge des Giftes ist für die Beurteilung der Schwere der Ver-
giftungsfolgen nicht immer von Belang — ein Faktor, der häufig, wie
Lewin hervorhebt, zuungunsten der Versicherten unberücksichtigt
bleibt —, wohl aber meist dessen Konzentration.

Von Bedeutung ist die individuelle Verschiedenheit, die äußerst
ungleiche Wirkung eines Giftes auf Individuen, die der gleichen Gefahr ausgesetzt sind. So heißt es in einer Entscheidung: „Unerheblich ist . . ., daß die Mitarbeiter ähnliche Wirkungen nicht verspürt
haben, da die gleichen Ursachen auf verschiedene Individuen verschieden einwirken.“ Ein Umstand, der ferner die versicherungsrechtliche Beurteilung der Vergiftungen erschwert, ist die Tatsache,
daß die akute Vergiftung zuweilen keine oder nur unwesentliche
Veränderungen hervorruft, daß späterhin Krankheitserscheinungen auftreten, die zweifellos ursächlich mit der akuten Vergiftung in Zusammenhang zu bringen sind.

Lewin, der sich sehr eingehend mit der Frage der Vergiftungen im Betriebe beschäftigt hat, weist den Giften eine „Ausnahmestellung" unter allen den Körper treffenden Schädlichkeiten zu. Nach ihm stellen die sogenannten chronischen Vergiftungen nichts anderes dar, als die Summation zahlreicher Einzelvergiftungen. Die chronische Vergiftung ruft keine Symptome hervor, die nicht auch der akuten Einzelvergiftung eigen wären. Jede Einzelvergiftung bedeutet folglich nach der Auffassung Lewins einen Unfall für sich, der entschädigungspflichtig ist, soweit er eine wirtschaftlich meßbare Beeinträchtigung der Erwerbsfähigkeit hervorruft.

Diesen Standpunkt teilt das R. V. A. z. Z. nicht. Es verweist z. B. die Phosphornekrose, die Bleivergiftung, die Zinkvergiftung u. a. in das Gebiet der Gewerbekrankheiten und betont die mehr oder minder begrenzte Plötzlichkeit des Eintritts der Schädigung als notwendige Voraussetzung der Anerkennung einer Vergiftung als Betriebsunfall. So wurde das Vorliegen eines Betriebsunfalles angenommen in einem Falle, in dem es sich um die Zerstörung des Lungengewebes durch Einatmen von plötzlich austretenden Chlorgasen handelte (Rek. E. 352 A. N. 1887 S. 147), ferner in einem Falle, in dem das plötzliche Einatmen von „schädlichen Kohlendunst- und Rauchgasen" den Tod herbeiführte (A. N. 1899 S. 383), ferner in Fällen, in denen die Einwirkung von Cyanwasserstoffgas (Rek. vom 9. IV. 97), von Nitrobenzoldämpfen Erkrankungen veranlaßt hatte (zit. nach Hdb. f. U. Bd. 1 S. 71).

Literatur zu § 3.

Lewin, L., Die Grundlagen für die medizinische und rechtliche Beurteilung des Zustandekommens und des Verlaufes von Vergiftungs- und Infektionskrankheiten im Betriebe. Vortrag gehalten am 19. u. 20. Febr. 1907 im R. V. A. A. N. 1907.

§ 4. Trauma und Syphilis.

Stolper hat an einer Reihe eigner und fremder Beobachtungen die Beziehungen zwischen Syphilis und Trauma eingehend besprochen. Er zeigte, daß ein Trauma für die Entstehung der verschiedensten syphilitischen Affektionen am Orte der Einwirkung des Traumas bei alten Syphilitikern verantwortlich gemacht werden kann. So beobachtete Stolper einen Bergmann, der eine Kontusion der linken Schulter erlitten hatte. An der Stelle der Quetschung entwickelte sich ganz allmählich ein Ulcus gummosum, der Deltamuskel war syphilitisch induriert. Von syphilitischen Residuen fanden sich eine linsengroße Delle an der Dorsalseite der Glans penis sowie schmerzlose Leistendrüsen.

Aehnliche Beobachtungen beziehen sich auf Quetschungen des Unterschenkels, an die sich ostitische und periostitische Prozesse anschlossen, deren ausgesprochen syphilitischer Charakter unverkennbar war. Berichte liegen vor von Desprès, Bäumler, Sidney Jones, Jannot u. a. (zit. bei Stolper). Auch Muskelzerrungen sind, wie die Beobachtungen von Bier, Karewski u. a. lehren, imstande, den Ausbruch syphilitischer Muskel- usw. Erkrankungen an der Stelle des Traumas zu veranlassen.

Knochenerkrankungen syphilitischer Natur finden sich bei Luetikern nach einem Trauma, das eine Verletzung des Knochens herbeigeführt hat, wofür Stolper einen besonders charakteristischen Befund (Recidiv am Fußgelenk nach einer Distorsion) mitteilen konnte. Handelt es sich in den zitierten Fällen um alte Syphilitiker, die infolge eines Traumas am Orte der Einwirkung syphilitische Späterscheinungsformen, gummöse Prozesse aufweisen, so gibt es eine weitere Reihe von Beobachtungen, in denen die durch das Trauma gesetzte Durchtrennung der Haut syphilitisch infiziert wurde.

Daß ein Trauma imstande ist, eine Verschlimmerung herbeizuführen, ist ohne weiteres ersichtlich. Lange Zeit bevor man für den Zusammenhang syphilitischer und traumatischer Erkrankungen ein besonderes Interesse hatte, war man sich darüber klar, daß Frakturen der Luetiker weniger günstige Heilungstendenz zeigen, als es der Norm entspricht, wußte man auch, daß eine alte Frakturstelle häufig der Sitz syphilitischer Lokalsymptome wurde, wie auch die gesteigerte Brüchigkeit der Knochen kein Geheimnis war (luetische Spontanfrakturen). Eine Knochenfraktur infolge von Muskelzug bei einer Tätigkeit, die angeblich das betriebsübliche Maß übersteigt, wird bei Luetikern um so eher eintreten, als wir wissen, daß unter Umständen schon die geringfügigsten Bewegungen eine Fraktur herbeiführen können.

Daß andererseits Frakturen bei Luetikern oft sehr schlechte funktionelle Resultate (Pseudarthrosenbildung) geben, erfahren die B.G. recht häufig. Die Rentenansprüche können von den B.G. nicht mit Rücksicht darauf abgelehnt werden, daß die besonderen Verhältnisse, die die Allgemeinerkrankung bewirkte, die Verzögerung der Konsolidation, die Pseudarthrosenbildung usw. der Lues zur Last zu legen seien. Anders, wenn eine spätere syphilitische Infektion an der Frakturstelle Erscheinungen macht. In diesem Falle ist der Unfall als solcher für die Verschlimmerung nicht verantwortlich zu machen. War die Fraktur bereits geheilt und gibt sie nunmehr nur den Boden ab, auf dem die spätere luetische Infektion wirksam wird, so kann man die Fraktur, d. h. den Unfall, für die neue Erkrankung, die Lues, nicht verantwortlich machen.

Stolper hat darauf hingewiesen, daß das Trauma in der Aetiologie der Gelenksyphilis bisher zu wenig Beachtung gefunden habe. Wie weit die Arthropathie tabique hier eine Rolle spielt, ist bei den Wechselbeziehungen von Tabes und Syphilis, Syphilis und Trauma Gegenstand weiterer Forschungen.

Daß auch Schleimbeutel, Sehnen, Sehnenscheiden nach Traumen spezifisch erkranken können, wird von Stolper mit Bestimmtheit angenommen.

Die Stellung, die die Syphilis in der Aetiologie der traumatischen Arteriosklerose, der Tabes, Paralyse usw. einnimmt, ist in den betreffenden Paragraphen eingehend besprochen.

Wenig geklärt sind die Beziehungen des Traumas zu den syphilitischen Affektionen innerer Organe.

Wenn man auch mit Stolper die Möglichkeit zugeben muß, daß die Veränderungen, die akute Traumen z. B. am Herzbeutel bzw. am Herzmuskel veranlassen, gelegentlich syphilitischer Natur sein können, so fehlt es doch bisher an beweiskräftigen Beobachtungen, während die Tatsache, daß selbst geringfügige Traumen auf luetisch erkrankte Teile des Myocards bzw. der Arterien sehr ungünstig einwirken, einwandsfrei beobachtet ist.

Aehnliche Verhältnisse, die noch der Klärung bedürfen, finden wir bei den traumatischen Erkrankungen der Lungen. So glaubt Stolper in einem Falle nach einer Kontusion der Brust das Auftreten einer trockenen zirkumskripten Pleuritis beobachtet zu haben, die er der alten Syphilis des Unfallverletzten zuschrieb.

Bekannter ist die syphilitische Hodenerkrankung nach einem Trauma, das einen Luetiker betroffen.

Einzelne Gutachten, die sich mit dem Zusammenhang von Trauma und Syphilis beschäftigen, sind von Becker, Maréchaux, Dreyer, Cahen in der A.S.Z. veröffentlicht worden.

Daß man bei der Beurteilung traumatischer Syphilis besonders vorsichtig verfahren muß, lehrt die Cahen'sche Beobachtung, die zur Ablehnung der Ansprüche führte.

Im Anschluß an ein Trauma der Genital- und Leistengegend trat ein spezifisches Exanthem auf. Die Annahme, das Trauma habe eine alte Lues wieder aufflackern lassen, wurde durch Lassar widerlegt, der nachwies, daß das Exanthem mit Bestimmtheit von einer frischen Lues herrührt.

Ohne daß ein Trauma voraufging, kann die syphilitische Infektion

als Betriebsunfall gelten in Fällen, wie sie Eysell veröffentlichte.
Es handelte sich um die syphilitische Infektion von Glasbläsern, die
gemeinsam die Pfeife eines syphilitisch erkrankten Mitarbeiters bliesen.

Literatur zu § 4.

1. Cahen, Syphilis und Unfall. A. S. Z. 1902.
2. Dreyer, Syphilis und Trauma. M. f. U. 1899.
3. Maréchaux, Syphilis und Unfallverletzungen. A. S. Z. 1896.
4. Milian, Syphilis et accidents du travail. Le progrès méd. No. 40. 1908.
5. Stern, Trauma und Syphilis. W. kl. Rundsch. 1902.
6. Stolper, Ueber die Beziehungen zwischen Syphilis und Trauma. Leipzig 1902.
   D. Z. f. Chir. 1902. M. f. U. 1905.

§ 5. Trauma und Tuberkulose.

Daß ein Trauma für sich allein nicht imstande ist, eine Tuberkulose zu erzeugen, bedarf keines Beweises. Spricht man von dem
Zusammenhang einer tuberkulösen Erkrankung mit einem Trauma, so
gilt als Voraussetzung, daß das Trauma den Tuberkelbazillen die Gelegenheit gab, ihre Wirksamkeit zu entfalten. Am evidentesten erscheint uns der Zusammenhang der Tuberkulose mit einem Trauma,
wenn wir an die Impftuberkulose denken. Eine Wunde, die von
einer Verletzung herrührt, wird sekundär tuberkulös infiziert: tuber-
kulöses Hautgeschwür, tuberkulöser Abscess, Beschneidungstuberkulose.
Der verletzende Gegenstand infiziert die gesetzte Wunde gleichzeitig.
(Lindemann, Lehmann, Loewenstein u. a.).

Eingehend erforscht ist der Zusammenhang von Trauma und Ge-
lenk- bzw. Knochentuberkulose. Es ist unbestritten, daß für einen
Teil aller Gelenk- und Knochentuberkulosen Verletzungen ätiologisch
verantwortlich gemacht werden dürfen. Eine traumatische Gelenk-
bzw. Knochentuberkulose ohne gleichzeitige Verletzung der Haut kann
auf zwei Wegen zustande kommen. Einmal handelt es sich um eine
Infektion des bis dahin gesunden Organismus, der Tuberkelbazillen
bzw. Sporen beherbergt, auf dem Wege der Blut-, seltener der Lymphbahn, sodann um eine metastatische Infektion. Der Körper besitzt
bereits einen tuberkulösen Herd, von dem aus die Verschleppung infolge des Traumas erfolgt. Der Bluterguß, der sich am Knochen
bzw. im Gelenk infolge der Verletzung (Kontusion, Distorsion)
etabliert, gibt den günstigen Nährboden ab für die verschleppten
Keime, eine Auffassung, die nicht von allen Autoren bedingungslos
anerkannt wird.

Schüller hat sich bereits vor Jahren (1878—1893) experimentell
mit der traumatischen Aetiologie der Knochen- und Gelenktuberkulose
beschäftigt. Er rief durch Einführung tuberkulösen Materials, zer-

riebener Massen tuberkulösen Lungengewebes, tuberkulöser Sputa usw. bei Tieren eine tuberkulöse Allgemeininfektion hervor und brachte den Tieren dann eine Kontusion des Kniegelenks bei. Die Tiere erkrankten allgemein und bekamen eine tuberkulöse Erkrankung des kontundierten Kniegelenks. Krause hat diese Versuche, die vor der Entdeckung des Tuberkelbazillus angestellt waren, mit Reinkulturen von Tuberkelbazillen wiederholt und ist zu den gleichen Resultaten gelangt.

Schüller hat später seine Erfahrungen mit Berücksichtigung der von Krause gewonnenen Resultate, wie folgt, zusammengefaßt:

„Augenscheinlich entsteht um so leichter dann eine tuberkulöse Erkrankung nach dem Trauma, je mehr das Gewebe des betreffenden Organes die Haftung von Tuberkelbazillen an der Verletzungsstelle erleichtert, je weniger leicht und rasch sich infolge der Umschließung des Organs durch feste, unnachgiebige Hüllen Schwellung des Gewebes durch Bluterguß und Entzündung ausgleichen kann — um so seltener aber, je besser die Zirkulationsverhältnisse des betreffenden Organs sind, je rascher der durch die Verletzung bedingte Bluterguß resorbiert, je vollkommener die durch die Gefäßzerreißung und Thrombosierung gesetzte Stauung oder Stromverzögerung im betreffenden Gefäßgebiete (auch Lymphgefäßgebiete) sowie die durch die Gewebszertrennung bewirkte Schwellung wieder aufgehoben wird."

Friedrich, ebenso Lannelongue und Achard sind zu den entgegengesetzten Resultaten gekommen. Es gelang ihnen nicht, in den kontundierten Gelenken Tuberkulose zur Entwicklung zu bringen, dagegen erkrankten die Gelenke, die nicht von dem Trauma betroffen waren.

Honsell, der experimentelle Nachprüfungen vornahm, hält den experimentellen Beweis eines Zusammenhangs von Trauma und Tuberkulose bisher nicht für erbracht, er glaubt nicht, daß sich die Tuberkulose durch ein Trauma an bestimmter Stelle lokalisieren ließe. Dennoch gestattet uns die klinische Beobachtung zweifellos, einen Zusammenhang von Trauma und Gelenktuberkulose anzunehmen. Nach Honsell ist das Trauma nur imstande, eine klinisch latente Tuberkulose manifest werden zu lassen. In diesem Sinne verdient der Hinweis Königs Beachtung, daß die Tuberkulose der Knochen „am leichtesten Menschen befalle, die bereits anderweitig tuberkulös sind".

Nach Hildebrand hat am meisten Wahrscheinlichkeit für sich, daß, während der Verletzte an den Folgen des Traumas erkrankt ist, „ein Stück vom Primärherd sich ablöst und den Verletzungsherd infiziert." Das Trauma kann den Schutzwall, der die Keime zurückhält, zerstören und so zum Wiederaufflackern der bereits vorhandenen, aber latenten tuberkulösen Entzündung führen. (Honsell, Hildebrand, Kaufmann, Thiem).

Ledderhose hat darauf hingewiesen, daß auch gelegentlich umgekehrt die Gelenk- und Knochentuberkulose Anlaß zu einem Trauma geben kann, insofern die Muskelatrophie, ein Zeichen der Erkrankung, Unsicherheit der Bewegungen bedingt, die ev. zu einer Verletzung führt.

Während nach Frakturen und Luxationen wohl niemals das Auftreten einer Tuberkulose beobachtet wurde, entwickeln sich relativ häufig im Anschluß an geringe Traumen (Kontusionen, Distorsionen) tuberkulöse Erkrankungen. So konnte König in seinen klassischen Untersuchungen von 720 selbst beobachteten Fällen von Kniegelenktuberkulose in 20pCt. der Fälle auf die — wenigstens angebliche — traumatische Aetiologie verweisen. Auch Rochs und Coste, die erst jüngst ihre Erfahrungen an Hand eines gut beobachteten Materials veröffentlichten, konnten die Annahme bestätigen, daß es sich nie um eine schwere Verletzung, insbesondere nicht um Frakturen und Luxationen, handelte, an die sich tuberkulöse Gelenkerkrankungen anschlossen. Gerade diese Tatsache erschwert die spätere Beurteilung. Geringfügige Verletzungen, die im Beginn oft kaum beachtet werden, Verletzungen, die die ärztliche Hilfe nicht erfordern, sind es zumeist, die den Anlaß der Erkrankungen bilden. Ist die Erkrankung erst so weit vorgeschritten, daß ärztliche Hilfe nachgesucht wird, dann sind über den Hergang der Verletzung, den Beginn der Erkrankung usw. kaum noch exakte Befunde zu erheben.

Nach Ledderhose ist die Zahl der traumatisch entstandenen Knochen- und Gelenktuberkulosen auf $^1/_5$—$^1/_4$ der Fälle zu schätzen, immer mit der Vorsicht, die sich aus der Ungewißheit über den Befund des erkrankten Knochens, des Gelenkes vor dem Trauma ergibt und die uns nicht gestattet, mit absoluter Sicherheit eine Entscheidung zu treffen, die sich immer nur der größtmöglichen Wahrscheinlichkeit mehr oder minder nähern kann.

Nun verlangt die Beurteilung, die eine Gelenk- und Knochentuberkulose im Gutachten erfährt, ja nicht den strengsten wissenschaftlichen Nachweis des ursächlichen Zusammenhangs. Es genügt ia die Annahme der Wahrscheinlichkeit, der Möglichkeit des Zusammenhanges. Jedoch auch für die gesetzlichen Erfordernisse ist ein Mindestmaß von Einzelheiten nachzuweisen, ohne das wir nicht zur Anerkennung einer traumatisch entstandenen Knochen- usw. Tuberkulose gelangen dürfen. Dahin gehört, daß sich eine fortgesetzte Reihe von Krankheitserscheinungen vom Unfalltage bis zu dem der Feststellung der tuberkulösen Erkrankung bestimmen läßt. Was die Zeit anbelangt,

die zwischen dem Unfall und dem Auftreten der ersten Erscheinungen
der traumatischen Tuberkulose vergeht, so sind im allgemeinen 4 bis
6 Wochen der früheste Termin, während der Ausbruch der Erkrankung
nach Jahresfrist schon berechtigten Zweifeln begegnet in bezug auf
die traumatische Aetiologie. Kaufmann spricht von einem Zeitraum
von einem Jahre nach dem Unfalle, in dem „in sämtlichen Fällen
traumatischer Knochen- und Gelenktuberkulosen von gebildeten und
erfahrenen Aerzten an der Hand der vorliegenden Symptome und des
Verlaufs die Diagnose gestellt werden könne".

Versicherungsrechtlich darf der Nachweis eines etwa vor dem
Unfall bereits vorhandenen latenten tuberkulösen Herdes den Verletzten
nicht von der Wohltat des Gesetzes ausschließen. Es genügt für
die Beweisführung, daß ein Unfall stattgefunden hat und daß sich am
Orte der Verletzung im Anschluß an den Unfall eine tuberkulöse
Knochen- oder Gelenkerkrankung entwickelt hat, bzw. daß ein alter
Herd nach dem Trauma wieder von neuem exzessive Erscheinungen gezeitigt hat. War der Unfall an sich nur geringfügig, bestand bereits
vor dem Unfall eine offenbare tuberkulöse Knochen- und Gelenk-
affektion, so wird es sich darum handeln, festzustellen, ob der Unfall
geeignet war, eine Verschlimmerung herbeizuführen; hier kann im
wesentlichen nur die allgemeine ärztliche Erfahrung entscheiden. Die
Frage post hoc oder propter hoc ist in diesen Fällen oft ungemein
schwierig.

Analog liegen die Verhältnisse bei der traumatischen tuberkulösen
Erkrankung der übrigen Organe, insbesondere der Meningen, des Hirns,
der Hoden, der Mamma, der Lungen, des Herzbeutels, Bauchfells, der
Nieren u. s. f. Die speziellen Besprechungen finden sich in den entsprechenden Kapiteln.

Literatur zu § 5.

1. Friedrich, Experiment. Beitr. zur Kenntnis der chirurgischen Tuberkulose usw.
   D. Z. f. Chir. Bd. 53.
2. Hildebrand, Tuberkulose und Skrofulose. Deutsch. Chirurg. Lief. 13.
3. Honsell, Ueber Trauma und Gelenktuberkulose. Beitr. z. klin. Chir. Bd. 28.
4. Kaufmann, Die traumatische Knochen- und Gelenktuberkulose mit ihren Beziehungen zur Unfallpraxis. M. f. U. 1895.
5. König, Die Tuberkulose der Knochen und Gelenke. Berlin 1884.
6. Lannelongue et Achard, Traumatisme et tuberculose. Rev. de tub. 1899.
7. Pietrzikowski, Ueber die Beziehungen von Unfall und Tuberkulose mit besonderer Berücksichtigung der Gelenk- und Knochentuberkulose. Wien-Leipzig
   1903.
8. Rochs und Coste, Ueber traumatische Gelenk- und Hodentuberkulose. Beitr.
   z. Chir. u. Kriegschir. Festschr. für v. Bergmann. Berlin 1906.
9. Sammlung ärztlicher Obergutachten. Bd. 1. S. 57: Renvers. Bd. II. S. 29:
   Kaposi, Czerny.

§ 6. Trauma und Geschwülste.

Zu der Auffassung, daß chronische Reize für die Bildung von Geschwülsten verantwortlich zu machen seien, hat sich Virchow stets mit Eifer bekannt. Heute ist diese allgemein anerkannte Ansicht kaum mehr Gegenstand ernster Kontroversen. Es lassen sich genügend Beispiele anführen für die Wirkung dauernden Druckes (Lebercarcinom im Anschluß an Schnürleber, Lippencarcinom infolge des dauernden Druckes des Pfeifenmundstücks usw.) sowie überhaupt chronisch entzündlicher Reizung (Magencarcinom auf dem Grunde eines Magengeschwürs, Zungenkrebs infolge chronischer Reizung kariöser Zähne).

Schwieriger ist die Beurteilung, wenn es sich darum handelt, ein einmaliges Trauma — Schlag, Stoß oder dgl. — für die Entstehung einer bösartigen Geschwulst ätiologisch zu verwerten. Eine Reihe namhafter Autoren lehnt a limine jeden Zusammenhang eines Traumas mit einem Tumor ab, andere wollen zwar von der traumatischen Entstehung bösartiger Neubildungen nichts wissen, geben aber den verschlimmernden Einfluß des Traumas ohne weiteres zu, während es nicht wenige Beobachter gibt, die dem Trauma bei der Entstehung und der Entwicklung der Tumoren einen sehr erheblichen Einfluß vindizieren.

Solange wir über die Aetiologie der bösartigen Geschwülste noch keine absolute Gewißheit haben, solange wir grundsätzlich noch nicht entschieden haben, ob es sich bei den bösartigen Neubildungen um parasitäre Erkrankungen oder um Keimanlagen handelt, die durch äußere Einflüsse zum Wachstum angeregt zu Neubildungen bösartiger Natur führen, d. h. um kongenital gebildete versprengte Keime, die bei verminderter Wachstumshemmung bösartig zu wuchern beginnen (Cohnheim'sche Theorie), so lange fehlt uns über die Bedeutung des Traumas für die Entwicklung der Geschwülste ein abschließendes wissenschaftliches Urteil.

Bei der parasitären Theorie wird vorausgesetzt, daß das Trauma den vermuteten spezifischen Parasiten Eingang verschaffe bzw. ihnen für ihre Tätigkeit günstige Lebensbedingungen schaffe.

Geht man von der Cohnheim'schen Theorie aus, so kann man sich den Einfluß des Traumas auf die Geschwulstbildung so vorstellen, daß das Trauma durch die Hyperämie, die es erzeugt, die latente Geschwulstbildung zu größerem Wachstum anregt. Durch die gesteigerte arterielle Blutzufuhr werden die versprengten Zellkeime besser ernährt und gleichzeitig wird die Wachstumshemmung aufgehoben, die unter normalen Bedingungen der Proliferation entgegenarbeitet.

Nach vielen Kontroversen ist man zum Kern der Cohnheim'schen Lehre zurückgekehrt, nur hat man sie erweitert. Ribbert hat darauf hingewiesen, daß nicht nur intrauterine Keimabsprengungen, sondern überhaupt Absprengungen von Zellen oder Zellgruppen im intra- und extrauterinen Leben zur Erklärung bösartiger Zellwucherungen heranzuziehen sind. Nach Ribbert heißt Malignität nicht Erlangung neuer zerstörender Eigenschaften, sondern nichts anderes als die Verdrängung weniger lebhaft wachsender, weil durch den Einfluß des Körpers gehinderter Zellen durch andere, deren Vermehrung nichts im Wege steht.

Ferner könnte man sich vorstellen, daß das Trauma auf bereits veränderte Zellen einwirkt (Zellmetamorphose).

Nach Hansemann erfahren die Zellen zunächst eine Anaplasie, eine Entdifferenzierung. Sie verlieren ihre spezifischen Eigenschaften; nunmehr kann der Reiz wirksam werden, d. h. nunmehr ist der Reiz imstande, die Zellwucherung zu veranlassen.

Unerklärt bleibt immerhin, worauf Ribbert aufmerksam macht, weshalb z. B. der Reiz nur eine bestimmte Zellart, z. B. die Epithelzellen der durch Stoß verletzten Mamma, zur Wucherung veranlaßt, ferner, weshalb nur eine mikroskopisch wahrnehmbare Zellen- oder Keimgruppe zu wuchern beginnt, während die Verletzung einen größeren Bezirk betroffen hat. Mit Ribbert können wir es uns nicht erklären, wie über die normalen Leistungen der Zelle hinaus „die Zelle durch das Trauma ganz neue Qualitäten gewinnen solle".

Gehen wir nun von der Ribbert'schen Erklärung der Malignität aus, so können wir uns zwanglos den Zusammenhang von Trauma und bösartiger Neubildung erklären, wenn wir annehmen, daß das Trauma eine Gewebstrennung herbeiführt; das aus der Umgebung losgelöste Gewebsstück wird entweder ganz zugrunde gehen oder bis auf einen kleinen Abschnitt (Gruppen von Zellen oder einzelne zellige Elemente) erhalten bleiben, deren Ernährung die Hyperämie, die das Trauma veranlaßte, günstig beeinflußt.

Aus diesen traumatisch abgesprengten Keimen, die unabhängig von den Wachstumseinflüssen des Körpers sind, die vielmehr ihre normalen Beziehungen zu dem Organismus verloren haben, kann nach Ribbert die Geschwulstbildung vor sich gehen. Ein Carcinom kann darnach auf traumatischem Wege durch eine Epithelabsprengung und Verlagerung infolge von Zerreißung von Organteilen entstehen.

„Im ganzen wird man sagen müssen, daß eine Abtrennung von Gewebsteilen nur dann einen Tumor zur Folge haben wird, wenn sie ganz allmählich im Verlauf längerer Zeit und so vor sich geht, daß die Ernährung niemals unterbrochen oder auch nur herabgesetzt wird und daß die verlagerten Zellen sich an die geänderten Bedingungen gewöhnen können" (Ribbert). Sodann kann ein Carcinom entstehen allmählich durch einen entzündlichen, traumatisch zustande gekommenen bindegewebigen Wucherungsprozeß, der eine Verlagerung von Epithelzellen bewirkt hat.

Aehnlich liegen die Verhältnisse bei der traumatischen Aetiologie des Sarkoms. Bindegewebszellen, die infolge des Traumas in Regeneration oder Entzündung begriffen sind, trennen sich von dem übrigen Gewebe und beginnen ein selbständiges Wachstum.

Fraglos kann ein Trauma auf abgesprengte Gewebskeime in dem Sinne einwirken, daß aus den Keimen, die aus intra- oder extrauteriner Entwicklungsstörung bzw. infolge von Ueberproduktion entstanden sind, nunmehr ein Tumor sich entwickelt; ohne das Trauma wäre die Keimanlage unverändert geblieben, gerade die Hyperämie wiederum ist es, die der Keimanlage günstigere Ernährungsverhältnisse schafft. Die gesteigerte Nahrungszufuhr, die die traumatische Hyperämie bewirkt, bleibt auch nicht ohne Einfluß auf das Wachstum bereits vorhandener Tumoren. Der Tumor wächst schneller, die Entzündung, die das Trauma hervorruft, lockert gewissermaßen den Boden auf, in dem sich die Tumorelemente schneller als unter normalen Verhältnissen ausbreiten können, ferner kommt die Erweiterung der Saft- und Lymphspalten im entzündlichen Gewebe hinzu, die eine Propagation der Geschwulstzellen begünstigt. (Menne).

Nimmt man grundsätzlich an, daß Tumoren infolge eines Traumas entstehen können, so muß man doch bei der Beurteilung in praxi äußerst vorsichtig verfahren. Wir wissen ja allerdings nicht, wieviel Zeit ein Carcinom z. B. erfordert vom Augenblick der ersten Entwicklung bis zum Erscheinen der ersten deutlichen Symptome, immerhin werden wir nicht an einen Zusammenhang glauben, wenn das Intervall sich über Jahre hinaus erstreckt. Andererseits gebraucht die bösartige Neubildung Zeit zur Entwicklung, ein Tumor, der sehr bald nach dem Trauma evident wird, ist nicht auf die Einwirkung des Traumas zurückzuführen.

Mit Bestimmtheit müssen wir daran festhalten, daß sich der Tumor am Orte der Einwirkung des Traumas entwickle. Gehen wir von dieser Forderung ab, dann begeben wir uns auf das Gebiet reinster Phantasie, und es ist dann schließlich dem guten Willen des Einzelnen überlassen, ob er in dem einen Fall den Zusammenhang annehmen oder ablehnen will.

Für die Praxis dürfte der folgende Standpunkt maßgebend sein: ein Trauma ist nicht imstande, ausschließlich für sich ein Carcinom bzw. Sarkom zu veranlassen, wohl aber ist es imstande, die vorhandene Anlage zur Entwicklung anzuregen, in Entwicklung begriffene Tumoren in ihren Wachstum wesentlich zu fördern.

Ich habe in Versuchen, die ich im Kgl. Institut für Krebsforschung zu Berlin ausführte, den Einfluß nachweisen können, den das Trauma auf die Entwicklung des Rattensarkoms ausübt. Es ergab sich eine auffallende Wachstumsdifferenz der Tumoren der Ratten, die vor der Impfung „traumatisiert" waren, gegenüber den Tumoren der gleichzeitig geimpften Kontrolltiere.

Ich habe die Versuche, wie folgt, angestellt: ich fügte einer Ratte mit einer Quetschzange eine starke Quetschung der Unterbauchgegend zu und impfte nach 24 Stunden in der Gegend der Quetschung.

Nach vier Wochen wurde ein Gipsabdruck des inzwischen entstandenen Tumors angefertigt. Zur Kontrolle wurde eine Ratte an der gleichen Stelle am gleichen Tage mit dem gleichen Material geimpft. Jeder Versuch bezog sich auf 20 traumatisierte und 20 nicht traumatisierte Ratten. Die Ratten, die vor der Impfung eine starke Quetschung der rechten Bauchgegend erfahren hatten, bekamen beträchtlich größere Tumoren als die Kontrolltiere.

Versuch 1 (siehe S. 102 Fig. 1 u. 2) zeigt, daß von den 20 traumatisierten Ratten 13 am Leben blieben. Von diesen 13 bekamen 8 Tumoren von der Größe einer ausgewachsenen Kartoffel, 3 Tumoren waren taubeneigroß, 2 etwas über haselnußgroß. Bei den Kontrolltieren gingen 15 Tumoren an. Davon erreichten 5 Wallnußgröße, 4 Muskatnußgröße, 4 Haselnuß- und 2 Kirschkerngröße. Bei 5 Ratten verlief die Impfung resultatlos.

Versuch 2 (siehe S. 103 Fig. 3 u. 4). 16 Ratten blieben bis zum Abschluß des Versuches am Leben. 8 Tumoren erreichten die Größe ausgewachsener Kartoffeln, 5 Tumoren waren taubeneigroß, 2 haselnußgroß und 1 kirschkerngroß. Der Kontrollversuch ergab in 16 Fällen ein positives Resultat. 2 Tumoren erreichten die Größe einer kleinen Kartoffel, 7 Tumoren waren wallnußgroß, 4 muskatnußgroß, 2 Tumoren haselnuß- und 1 kirschkerngroß.

Das Trauma gab, wie diese Versuche einwandfrei zeigen unter den gleichen Bedingungen und der gleichen Zeit den Anlaß zu kräftigerem Wachstum. Ein Blick auf die Abbildungen zeigt deutlich die beträchtlichen Größenunterschiede. Die Versuche, die noch nicht abgeschlossen sind, werden demnächst zusammenhängend veröffentlicht.

Der Einfluß des Traumas beschränkt sich lediglich auf die Anregung stärkeren Wachstums der Tumoren. „Experimentell ist es jedenfalls niemals gelungen, durch Trauma eine maligne Geschwulst zu

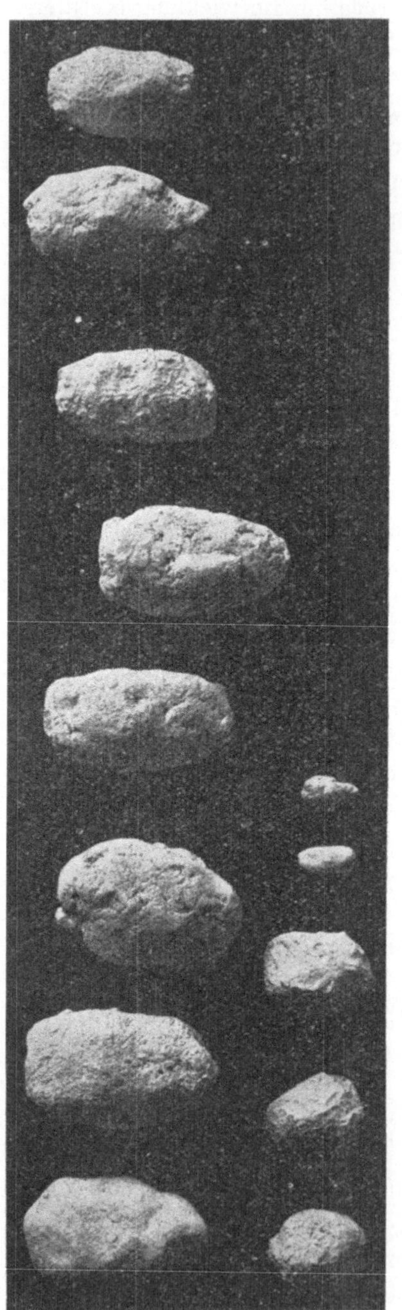

Fig. 1.

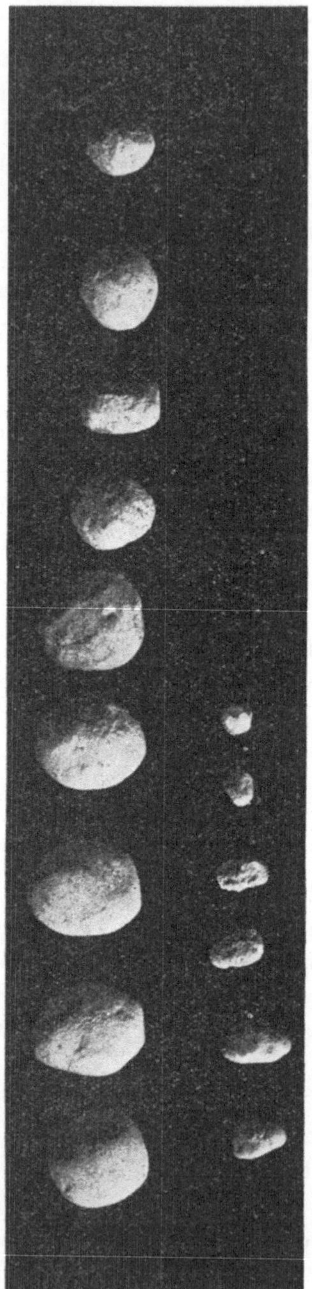

Fig. 2.

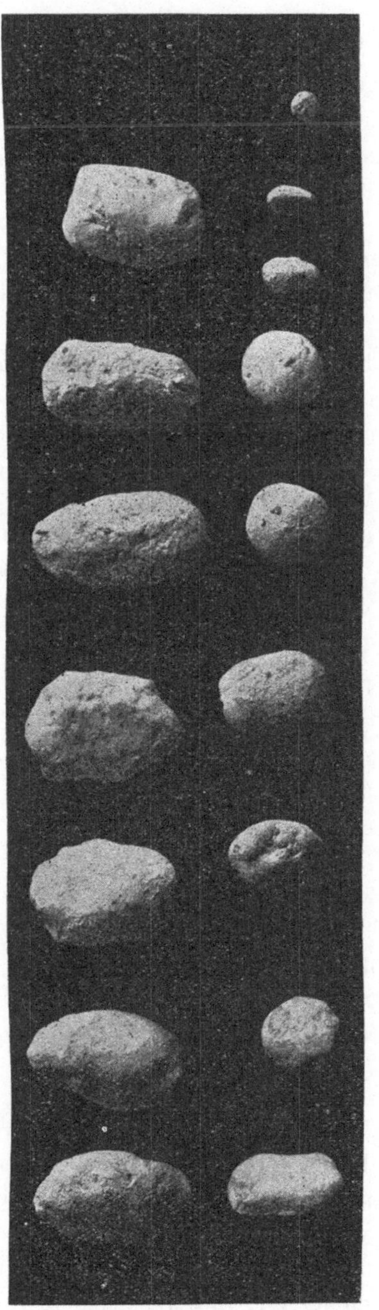

Fig. 3.

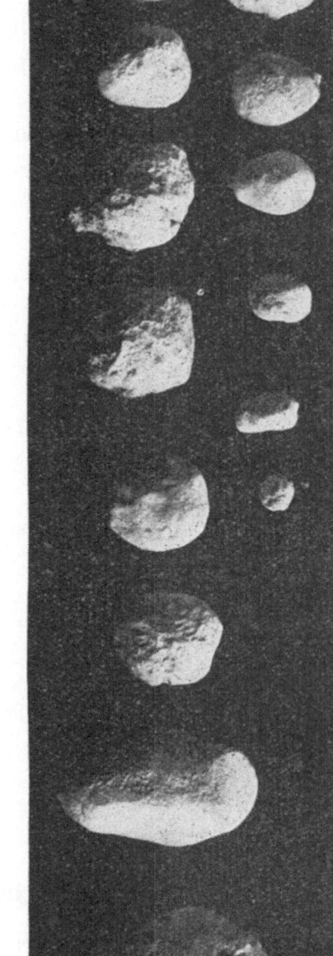

Fig. 4.

erzeugen, und es geschehen täglich hunderttausend von Traumen, ohne daß ein Carcinom oder Sarkom daraus hervorgeht" (v. Hansemann).

Immerhin wird man mit einer beträchtlichen Dosis Skepsis an die Beurteilung aller hierher gehörigen Fälle gehen müssen, nur darf man nicht zu weit in der Kritik gehen, da nach der Spruchpraxis der höchsten Instanz ja schon die begründete Wahrscheinlichkeit eines Zusammenhanges genügt, um dem Versicherten die Rechtswohltaten zu gewähren.

Unter scharfer Lupe hielt bisher wohl noch keine Beobachtung — und es liegen recht zahlreiche Berichte vor — mit absoluter Sicherheit stand.

Dem subjektiven Empfinden ist bei der Beurteilung des Zusammenhanges von Traumen und Geschwülsten ein weiter Spielraum gegeben, nfolgedessen differieren die Prozentzahlen in den Statistiken der einzelnen Autoren recht wesentlich, so fand (zit. nach Menne) Kempf 2,5 pCt., Wurz 2,6 pCt., Machol 2,06 — 2,07 pCt., Wild 3,54 pCt., Lengenick 4,1 pCt., Ruff 4,1 pCt., Liebe 10,8 pCt., Wolff 14,3 pCt., Ziegler 17 pCt., Rabok 19,7 pCt., Löwenthal 44,7 pCt.

Literatur zu § 6.

1. Cohnheim, Allgemeine Pathologie. Berlin 1882.
2. Hansemann, Mikroskopische Diagnostik der bösartigen Geschwülste. Berlin 1902.
3. Lengenick, Ueber den ätiologischen Zusammenhang zwischen Trauma und der Entwicklung der Geschwülste. Beitr. z. klin. Chir. 1899. Bd. 52.
4. Liebe, Beiträge zur Lehre von der traumatischen Entstehung der Sarkome und Enchondrome. I D. Straßburg 1881.
5. Loewenthal, Ueber die traumatische Entstehung der Geschwülste. Arch. f. klin. Chir. Bd. 49.
6. Ribbert, Geschwulstlehre.
7. Derselbe, Inwieweit können Neubildungen auf traumatische Einflüsse zurückgeführt werden? A. S. Z. 1898.
8. Virchow, Die traumatischen Geschwülste. Bd. 1 u. 3.
9. Wolff, Zur Entstehung von Geschwülsten nach traumatischer Einwirkung. Berlin 1874.
10. Ziegler, Ueber die Beziehungen der Traumen zu den malignen Geschwülsten. Münch. med. W. 1895.

§ 7. Traumatischer Diabetes, Gicht.

Claude Bernhard's Piqûre gab den ersten experimentellen Beweis für den ursächlichen Zusammenhang von Trauma und Zuckerausscheidung. Eine Verletzung des verlängerten Marks hat Diabetes, vorübergehend Glykosurie und Polyurie, zuweilen auch Albuminurie zur Folge. Spätere Erfahrungen haben gezeigt, daß auch andere Teile des Zentralnervensystems auf einen traumatischen Reiz hin Zuckerausscheidung veranlassen; ja auch andere Organe, so vor allem Leber und Pancreas, können nach einem Trauma Anlaß zur Zuckerausscheidung geben. In letzter Linie sind es auch die mit einer heftigen Erschütterung des Gesamtkörpers einhergehenden Unfälle, die Zuckerausscheidung zeitigen, ohne daß dabei eine Organverletzung vorhanden zu sein braucht. Zuweilen finden wir gleichzeitig Verletzungen der Wirbelsäule bzw. des Rückenmarks, die für die Zuckerausscheidung ätiologisch verantwortlich zu machen sind (Scheuplein, Gosselin u. a.).

Wir wissen, daß Verletzungen des Gehirns, und zwar nicht nur des Bodens des IV. Ventrikels, Diabetes hervorrufen können. Nach einfachen Gehirnerschütterungen hat Borchard Zuckerausscheidung feststellen können. Recht häufig begegnen wir dem traumatischen Diabetes nach Schädelbrüchen.

Nach Higgins und Ogden kam unter 212 Kopfverletzungen in 9,34 pCt. der Fälle Diabetes zur Beobachtung, der etwa 8 bis 12 Stunden nach der Verletzung auftrat, jedoch bald wieder verschwand. Meist waren gleichzeitig Eiweißausscheidungen vorhanden.

Mit Borchard kann man folgende Gruppen von Zuckerausscheidungen nach Schädelbasisfrakturen unterscheiden:

    1. einfache metatraumatische Glykosurie,
    2. a) metatraumatische alimentäre Glykosurie,
       b) metatraumatischer Diabetes insipidus,
       c) metatraumatischer Diabetes.

Während die drei letztgenannten Gruppen nicht selten den Uebergang in die gewöhnliche chronische Form des Diabetes zeigen, ist das bei der einfachen metatraumatischen Glykosurie nicht der Fall. Die Tatsache, daß neben der Glykosurie Albuminurie (meist Zylinder und rote Blutkörperchen) im Harn gefunden wurde, spricht, wie Borchard hervorhebt, für die Form des renalen Diabetes.

Borchard sah in zwei Fällen von Schädelbasisbrüchen, in denen er ½ Stunde bzw. 7 Stunden nach dem Unfall Zucker im Harn feststellen konnte, den Zucker bereits nach 17½ bzw. 16 Stunden wieder verschwinden.

Diabetes insipidus ist mehrfach nach einem Schädeltrauma beobachtet worden, einen Fall derart konnte vor kurzem Enderin im ärztlichen Verein in Hamburg demonstrieren. Es handelte sich um einen Matrosen, der durch Sturz eine Verletzung des Schädels erlitten hatte. Derartige Fälle sind auch von Kahler, Fischer, Liniger u. a. beschrieben worden.

Bei der Beurteilung des Zusammenhangs des Diabetes mit einem Trauma ergeben sich erhebliche Schwierigkeiten. Einmal wird man im allgemeinen nicht in der Lage sein, mit Sicherheit das Vorhandensein des Zuckers vor dem Trauma ausschließen zu können. Sodann aber vermehren sich die Schwierigkeiten dadurch, daß die traumatische Zuckerausscheidung nicht unmittelbar dem Unfall zu folgen braucht, daß vielmehr selbst Jahre vergehen können bis zum ersten Auftreten der Erscheinungen. Ueber 3—5 Jahre jedoch darf sich der Zeitraum innerhalb der Wahrscheinlichkeitsgrenze nicht erstrecken.

Von Bedeutung ist ferner die Untersuchung aller Organe, die der Diabetes erfahrungsgemäß in Mitleidenschaft zieht. Sind Veränderungen nachweisbar wie Stomatitis, Ekzeme, Furunkulose, Gangrän, Arteriosklerose usw., Erkrankungen, die als Folgeerscheinungen des Diabetes immerhin eine gewisse Zeit zu ihrer Entwicklung erfordern, so widersprechen sie der Annahme des traumatischen Diabetes, wenn sie unmittelbar nach dem Unfall bereits vorhanden sind.

Der Verlauf des traumatischen Diabetes unterscheidet sich im allgemeinen in nichts von dem des gewöhnlichen Diabetes; nur dürfen wir annehmen, daß derjenige Verlauf des Diabetes, der den Vorgängen bei der Piqûre ähnlich ist — schnelles Abklingen aller Erscheinungen — noch am ehesten für eine traumatische Aetiologie spricht.

Das psychische Trauma in der Aetiologie des Diabetes mellitus war bereits unumstritten zur Anerkennung gelangt, bevor man dem physischen Trauma die gleiche Stellung vindizierte. Schreck und Aufregung, die ein Unfall im Gefolge hat, können sehr wohl bei einem dazu Disponierten Diabetes mellitus zum Ausbruch bringen.

Ein nicht seltenes Vorkommen stellt, wie an anderer Stelle erwähnt, die alimentäre Glykosurie dar, die sich bei Unfallhysterikern herausbildet und häufig in echten Diabetes mellitus übergeht, wie Strauß eingehend nachweisen konnte.

Daß Traumen, psychische wie physische, einen ungünstigen Einfluß auf den Verlauf bereits bestehender diabetischer Erscheinungen ausüben, sogar comatöse Zustände herbeiführen können (Spitzer), bedarf keines besonderen Beweises. Es entspricht dies der täglichen ärztlichen Erfahrung. Wieweit ein Trauma bei einem Diabetiker Gangrän herbeiführen kann, ist an anderer Stelle eingehend gewürdigt.

Für die praktische Beurteilung nimmt v. Noorden einen Standpunkt ein, den er, wie folgt, präzisiert: „Traumatischer Ursprung des Diabetes ist anzunehmen, wenn bei einem bis zum Unfall allem Anschein nach gesunden Menschen, dessen Urin nicht untersucht wurde, alsbald nach dem Unfall Abmagerung, Verfall der Kräfte oder andere Begleiterscheinungen des Diabetes sich entwickeln und der Urin Zucker enthält. . . Die Wahrscheinlichkeit traumatischen Ursprungs ist aber nur dann zuzulassen, wenn es sich bei dem Unfall um eine intrakranielle Verletzung oder eine allgemeine schwere physische bzw. psychische Erschütterung handelte."

Gicht und Trauma.

Ein Trauma ist, worauf Minkowski in Nothnagels Handbuch hinweist, imstande, einen Gichtanfall bei einem dazu disponierten Verletzten auszulösen. Die gleiche Auffassung vertritt Epstein in einem Obergutachten, in dem es sich darum handelt, den Einfluß nachzuweisen, den ein Trauma auf die Verschlimmerung einer Veranlagung zur Gicht ausübt. In der Regel erkrankt das verletzte Gelenk zuerst, in seltenen, nicht immer einwandsfrei bewiesenen Fällen wird über die Erkrankung der nicht von Traumen betroffenen Gelenke berichtet. Einen Fall, in dem sich an eine Oberarmverletzung gichtische Ablagerungen in der Umgebung des Schultergelenkes anschlossen, hat Thiem beobachtet.

Literatur zu § 7.

Diabetes.

1. Borchard, Ueber das Auftreten und die Ursache von Glykosurie, Albuminurie usw. nach schweren Schädelverletzungen. M. f. U. 1902.
2. Higgens und Ogden, M. f. U. 1896. Ref.
3. Hirschfeld, Trauma und Diabetes. Vortr. i. Verein f. innere Med. zu Berlin. D. m. W. 1901. Ref.
4. Lennhoff, Ueber die Beziehungen zwischen Unfall und Diabetes mellitus. A. S. Z. 1900.
5. Senator, Die Beziehungen zwischen Unfall und Diabetes. M. f. U. 1900.
6. Spitzer, Coma diabeticum nach Trauma. D. m. W. 1900.
7. Strauß, Ueber die diagnostische Verwertbarkeit des Versuches der alimentären Glykosurie für die Feststellung der traumatischen Neurosen. M. f. U. 1899.

Gicht.

1. Epstein, Obergutachten-Samml. Bd. I. S. 167.
2. Minkowski, Gicht, in Nothnagel's Handbuch.
3. Thiem, Handbuch der Unfallerkrankungen. Stuttgart 1898.

§ 8. Hitzschlag, Wärmeschlag, Sonnenstich, Blitzschlag als Unfallfolgen.

Wir unterscheiden Wärmeschlag, Hitzschlag und Sonnenstich. Alle drei Erkrankungen können gelegentlich als Unfallursachen in Betracht kommen. Der Wärmeschlag erfolgt in engen, überhitzten Räumen. Es ist dabei nicht Voraussetzung, daß das erkrankte Individuum zuvor eine besondere Anstrengung, übermäßige körperliche Arbeit oder dergl., auf sich genommen hat. Der Sonnenstich trifft den ruhenden Körper, wenn Kopf und Nacken direkt den intensivsten Sonnenstrahlen ausgesetzt sind, also in der Regel, wenn die Sonne am höchsten steht. Der Hitzschlag ist die Folge einer Ueberhitzung des ganzen Körpers. Er kommt zustande entweder infolge mangelhafter Wärmeabgabe — die Umgebung nimmt die Wärme nicht auf — oder durch übermäßige Wärmeproduktion. In einer Reihe von Fällen kommen beide Faktoren, verminderte Wärmeabgabe, vermehrte Wärmebildung, in Frage.

An und für sich kann man nicht ohne weiteres einen Hitzschlag als Unfallfolge bezeichnen. Der Hitzschlag stellt im allgemeinen eine Gefahr des gewöhnlichen Lebens dar. Es müssen besondere Umstände hinzukommen und der Nachweis zu führen sein, daß der von dem Hitzschlag Betroffene infolge der Art und des Ortes der Beschäftigung mehr als die üblichen Anstrengungen auf sich zu nehmen hatte, und daß er dabei erhöht der Gefahr des Hitzschlages ausgesetzt gewesen sei. Das Maß der Arbeit muß das betriebsübliche übersteigen, bzw. die Arbeit muß an einem Ort erfolgt sein, der windstill liegt und den Sonnenstrahlen bzw. der Wärmeeinwirkung besonders ausgesetzt ist.

So erhielten die Hinterbliebenen eines an Hitzschlag verstorbenen Maurers, der beim Arbeiten in brennender Hitze den intensivsten Sonnenstrahlen ausgesetzt war, die vom Mauerwerk reflektiert wurden, die Hinterbliebenenrente (Rek. E. 445 A.N. 1887), ferner wurde der Hitzschlag, der einen Kohlenarbeiter traf, der auf dem Kohlenplatz einer Gasanstalt beschäftigt war, als Unfall im Sinne des Gesetzes anerkannt (Rek. E. 556 A.N. 1888).

Es wird sich empfehlen, bei der Beurteilung eines Falles die Hilfe der meteorologischen Beobachtungsstationen in Anspruch zu nehmen. Bemerkt sei, daß selbstverständlich nicht immer eine Trennung von Hitzschlag und Sonnenstich durchzuführen ist, daß gelegentlich beide Erkrankungen zusammentreffen.

Kasuistik:

Fall Nr. 1 (Aktenmaterial): Der Arbeiter J. war am 30. 6., nachm. 4 Uhr, erkrankt. Nach Angabe der Arbeitsgenossen sei er schon mittags wie trunken herumgelaufen und habe über Kopfschmerzen geklagt. Plötzlich brach er zusammen. Der herbeigerufene Arzt fand ihn bewußtlos, nicht atmend, ohne Puls. Das Gesicht war hochgradig schwarz verfärbt, Pupillen reagierten nicht. Die Haut fühlte sich auffallend heiß an und war ganz trocken. In dem Gutachten des erstbehandelnden Arztes wird der Arbeitsplatz als freies Terrain angegeben. Der Verstorbene ist nach Ansicht des Gutachters einer Gefahr erlegen, die er mit seinen sämtlichen Mitarbeitern und „tausenden im Freien befindlichen Menschen am gleichen Tage" teilte.

Darauf lehnte die B.G. ab, das Sch.G. hielt einen Betriebsunfall für vorliegend unter folgender Begründung:

Wenn Sonnenstich oder Hitzschlag als Unfallfolge angesehen werden soll, handelt es sich stets um ganz besonders geartete Fälle, bei denen nicht allein die Hitze, sondern noch irgend ein anderer, aus dem betreffenden Betriebe herzuleitender Umstand mitgewirkt hat, der die Hitze besonders unerträglich werden ließ. Im vorliegenden Fall fehlt ein solcher ursächlicher Zusammenhang keineswegs mit dem Betriebe, denn die Arbeit, die der Verstorbene ausführte, war auf der der Sonnenhitze ausgesetzten Arbeitsstätte für ihn eine besonders anstrengende. Es handelte sich um Akkordarbeit, um Arbeit, bei der also besondere Veranlassung vorlag, möglichst viel zu leisten. Hierzu kommt, daß die den ganzen Tag der Sonnenhitze ausgesetzt gewesene Arbeitsstätte insofern von der Zugluft abgesperrt war, als die Ausschachtung, in der der Verstorbene zu arbeiten hatte, 1½ m tief gewesen ist, die Tiefe jedoch genügte, um den zumeist in gebückter Stellung Arbeitenden von der freien, die Sonnenglut abschwächenden Zugluft einigermaßen abzuschließen. Daß alle diese Tatbestandsmerkmale, insbesondere die ein häufiges Bücken erfordernde ungewohnte Verrichtung, die Gefahr, von einem Hitzschlag getroffen zu werden, für J. nicht unerheblich gesteigert hat, konnte nicht zweifelhaft sein . . . .

Fall Nr. 2 (Rek. E. v. 2. 2. 95): Hitzschlag wird als Unfallfolge angesehen, da Art und Ort der Betriebsarbeit die Wirkung der hohen Temperatur auf den Körper des K. besonders gesteigert haben. Es handelte sich um einen völlig schattenlosen Arbeitsplatz, und die Arbeit (Ausroden von Wurzeln auf abgeholzter Waldfläche) war besonders anstrengend.

Blitzschläge sind Betriebsunfälle, wenn der Verletzte sich innerhalb des Betriebsbereiches im Augenblick des Blitzschlages befand. Die früher strengere Auffassung der obersten Spruchbehörde, nach der besondere Umstände vorgelegen haben mußten, die das Einschlagen des Blitzes gerade an jener Stelle veranlaßten, wurde verlassen, nachdem in einem Gutachten von Prof. Hergesell in Straßburg der Nachweis erbracht wurde, daß die Blitzgefahr an der Stelle, an der der Blitz einschlägt, stets am größten ist, daß also „immer da, wo der Blitz einschlägt, ein den Blitz anziehender, besonderer Tatbestand vorgelegen hat".

Literatur zu § 8.

1. Baehr, F., Ein Beitrag zur Lehre vom Sonnenstich. M. f. U. 1894.
2. Hergesell, Gutachten über die Blitzgefahr. A. N. 1905.
3. Pfahl, Erfahrungen über Verletzungen durch Blitz und Elektrizität. D. m. W. 1908.
4. Thiem, Beitrag zur Lehre von Hitzschlag und Sonnenstich. M. f. U. 1903.

§ 9. Trauma und Alkoholismus.

Da die Frage des eigenen Verschuldens für die Entschädigungspflicht ohne Belang ist, so müssen Betriebsunfälle, die in der Trunkenheit sich ereignen, entschädigt werden. So hatten beispielsweise nach der Unfallstatistik für Land- und Forstwirtschaft für das Jahr 1901 von 56963 Unfallverletzten 94, d. i. 0,17 pCt., den Unfall in der Trunkenheit erlitten, während Oppermann in 965 Fällen 11 mal Trunkenheit als Unfallsursache feststellen konnte. Das R. V. A. hat in seinem Bericht von 1901 statistisch festgestellt, daß bei den Bauhandwerkern die meisten Unfälle sich am Montag ereignen, fraglos, weil der Sonntagsverbrauch an alkoholischen Getränken nicht ohne Einfluß bleibt. Nach Waldschmidt ist nicht das Stadium schwerer Trunkenheit, sondern das des Angeheitertseins prädisponierend für

Unfälle. Dazu kommen die Schädigungen, die der chronische Alkoholismus im Gefolge hat, die Charakterveränderung, die Lässigkeit Gefahren gegenüber, die Unsicherheit und Energielosigkeit.

Die chronische Alkoholintoxikation übt einen ungünstigen Einfluß auf den gesamten Heilverlauf aus. Einmal sind die Heilungsvorgänge als solche erheblich verzögert — Wunden schließen sich langsamer, Knochenbrüche heilen schwerer, — dann aber schaffen die Alkoholdelirien fortgesetzt Störungen, da sich der Delirant unzweckmäßig benimmt, das Heilverfahren direkt stört, Verbände abreißt, sich nicht im Bett halten läßt und dergl. mehr. Alle akuten Erkrankungen, die von seiten des Herzens, der Lungen auftreten, finden in dem Alkoholiker einen geschwächten Organismus, dem jede Widerstandskraft fehlt. Andererseits verschlimmert der Unfall an sich die Krankheitssymptome des chronischen Alkoholismus. Feilchenfeld hat den Alkoholismus geradezu als klassisches Beispiel für die Lehre von der Verschlimmerung innerer Krankheiten durch Unfälle bezeichnet.

Hoffmann hat auf die sog. Potatorenneuralgie hingewiesen, er glaubt, daß in einer Reihe von Fällen nach gut geheilten Traumen bei Potatoren lebhafte Schmerzen in den vom Trauma betroffenen Teilen zurückbleiben, die für Alkoholiker geradezu charakteristisch seien. Dumstrey, der hierüber in der M. f. U. 1896 berichtet, stimmt dem völlig bei und glaubt sogar viele traumatische Neurosen ausschließlich auf Alkoholismus zurückführen zu müssen. Ich glaube vielmehr, daß es sich in all den Fällen, die Dumstrey anführt, um das bekannte Bild der Polyneuritis gehandelt habe, das fraglos der Alkohol verschuldete, das aber mit dem Unfall nur in sehr lockerem Zusammenhang steht.

Mehrfach erwähnt wird in den nächsten Kapiteln der Einfluß eines Traumas, insbesondere eines Kopftraumas, jedoch auch peripherer Verletzungen, auf die Toleranz gegenüber dem Alkohol. Alkoholiker, die erstaunliche Mengen vertragen, werden nach dem Unfall von geringen Quantitäten sinnlos berauscht. Der Alkoholismus befördert nach Krafft-Ebing das Auftreten geistiger Störungen nach Kopftraumen, und zwar infolge der Kopfkongestionen, die die Trinkexzesse herbeiführen. Es ist gar nicht selten, daß unfallverletzte Alkoholiker völlig aus dem Gleichgewicht kommen und nach Exzessen schließlich dauernd der Irrenpflege anheimfallen. E. Müller hat aus der Anstalt Dalldorf hierfür eine Reihe von Belegen beigebracht.

Die B.G. haben daher mit Recht den Kampf gegen den Alkoholmißbrauch aufgenommen. In sehr verständiger Form legt ein Verwaltungsbericht der badischen landwirtschaftlichen B.G. davon Zeugnis ab. Es heißt darin:

„Daß, wie in der Gesamtbevölkerung, so auch im Kreise der Versicherten der reichsgesetzlichen Unfall- usw. Versicherung durch Alkoholmißbrauch die Gesundheit geschädigt wird und die Unfälle und vorzeitige Invalidität herbeigeführt werden, ist eine Tatsache, die, wenn sie auch statistisch nicht einwandfrei bewiesen werden kann, doch aus zahlreichen ärztlichen Gutachten mit Sicherheit hervorgeht. Insbesondere ist der Alkoholmißbrauch von großem Einfluß auf die Häufigkeit der Unfälle. Dies geht neben anderen Ermittelungen aus der Statistik über die Verteilung der Unfälle über die Wochentage hervor. Vielleicht noch bedeutender ist der Einfluß des Alkohols auf die Wirkung der Unfälle. So steigert z. B. der Alkohol die Empfindlichkeit gegen Blutverluste und die Gefahr gewaltsamer Eingriffe in den Körper. Es liegt deshalb zweifellos im Interesse der Berufsgenossenschaften, die auf die Bekämpfung des Alkoholmißbrauchs gerichteten Bestrebungen kräftig zu fördern und zu unterstützen. Dies kann durch eindringliche Belehrung der Versicherten über die Gefahren des Alkoholmißbrauchs, zweckmäßige Unfallverhütungsvorschriften, Heilbehandlung in Trinkerheilstätten usw. geschehen. Auch eine Ausgestaltung der gesetzlichen Vorschriften, welche die Gewährung der Rente in Naturalleistungen an Trinker nicht davon abhängig machen, daß gegen sie nicht ein polizeiliches Wirtshausverbot ausgesprochen wird, dürfte sich empfehlen. Bei der jetzigen Lage der Gesetzgebung war es uns im Berichtsjahre nur möglich, anzuordnen, daß zwei Verletzten die Renten von der Gemeinde in Naturalien gewährt werden. Von einer Bestimmung in den Unfallverhütungsvorschriften, wonach betrunkene Personen bei manchen Verrichtungen nicht beschäftigt werden dürfen, glaubte der Genossenschaftsvorstand vorläufig noch Abstand nehmen und es den Unternehmern landwirtschaftlicher Betriebe überlassen zu können, hier aus eigenem Antriebe durch Belehrung und Verbot einzugreifen und so zur Verminderung der Lasten selbst beizutragen. Sollte sich diese Erwartung nicht erfüllen, so müssen eben die Unfallverhütungsvorschriften im Sinne der Bekämpfung des Alkoholmißbrauchs ausgebaut werden.“

Auch das R. V. A. hat in einem Rundschreiben vom 17. I. 1906 A. N. 1906 S. 507 auf den Wert der Bekämpfung des Alkoholmißbrauchs im Sinne der Unfallverhütung hingewiesen.

Nonne hat auf eine Erscheinung aufmerksam gemacht, die er als Rentenalkoholismus bezeichnet: die Entstehung des Alkoholismus bei Rentenempfängern. Unter den 430 in das Delirantenhaus des Eppendorfer Krankenhauses im Jahre 1905 Aufgenommenen bzw. unter 343 Fällen im Jahre 1906 waren 11 bzw. 9 Unfallverletzte, die erst zu Alkoholikern geworden waren, nachdem sie in den Besitz einer Unfallrente gelangt waren. Die Verletzten hatten ihre Tätigkeit nicht wieder aufgenommen und gehörten durchweg zur Kategorie der schweren Potatoren. Die Rente betrug meist 30—50 pCt., nur in einem Falle handelte es sich um eine Vollrente. Auch Müller führt einige Fälle an, in denen die Beschäftigungslosigkeit infolge des Unfalls zum Trunke und somit zu alkoholischen Seelenstörungen führte.

Geisteskrankheiten, die bei Alkoholikern zum Ausbruch kommen, wie Delirium tremens, die Korsacowsche Psychose, die Alkoholparanoia u. s. f., werden oft erst durch ein Trauma zur Entwicklung gebracht. Der Unfall wirkt also hier verschlimmernd auf einen bereits bestehenden bzw. in der Entwicklung begriffenen Krankheitszustand.

Kasuistik:

Fall Nr. 1 (Aktenmaterial): Beim Sielbau fiel dem K. im Jahre 1898 ein Balken auf den Kopf. Nach 8 Monaten plötzlicher Ausbruch einer Geistesstörung auf alkoholischer Basis. In dem Gutachten (Leppmann) heißt es:

„Mit den Vorgutachtern stimme ich darin vollkommen überein, daß eine alkoholische Geistesstörung, wie sie bei K. ohne Zweifel besteht, durch einen Unfall ausgelöst werden kann. Das bereits im hohen Grade durch den Alkohol angegriffene Gehirn hört manchmal erst dann auf, seine Arbeit richtig zu tun, wenn es noch durch eine Verletzung aus dem Gleichgewicht gebracht ist. Da nun aber die meisten Alkoholiker ihre Geistesstörungen ohne einen Unfall bekommen, so müssen wir in jedem Falle streng prüfen, ob auch bestimmte Bedingungen erfüllt sind, an die sich erfahrungsgemäß die Annahme eines wesentlichen Einflusses des Unfalles auf die geistige Erkrankung knüpft.

Dieser Bedingungen kennen wir drei, welche einander gegenseitig ersetzen bzw. ergänzen können. Entweder muß der Unfall so ernst gewesen sein, daß eine Nachwirkung über Jahre hinaus erklärlich ist (z. B. beim Schädelbruch), oder die geistige Erkrankung muß dem Unfall so rasch gefolgt sein, daß der Zusammenhang augenfällig ist, oder dem Unfall muß ein erhebliches Nervenleiden gefolgt sein, wie es erfahrungsgemäß nicht selten unter Fortwirkung des Alkoholmißbrauches ausartet.

Der Unfall ist, da keine der Bedingungen zutrifft, mit Wahrscheinlichkeit nicht als mitwirkende Ursache für die zurzeit bestehende Geistesstörung anzusehen." Der Auffassung schliessen sich Sch. G. und R.V.A. an.

Fall Nr. 2 (Aktenmaterial): E. war damit beschäftigt, aus einem Kellergewölbe Schutt herauszuschaffen, als sich das Gewölbe um 60 cm senkte: Alkoholneuritis. Das Sch. G. lehnte ab: bereits vor dem Unfall bestand eine Schwächung des Nervensystems infolge Alkoholmißbrauchs. Das Gericht hat die Ueberzeugung gewonnen, daß auch ohne den Unfall früher oder später der Ausbruch allgemeiner Nervenentzündung erfolgt wäre, und daher der Unfall höchstens als Gelegenheitsursache anzusehen sei für den Ausbruch der Erkrankung, so daß also Unfallfolgen nicht vorliegen. Dem schließt sich das R.V.A. an.

Fall Nr. 3 (Rek. E. v. 8. VI. 1898): Maurer F. ist gestorben infolge eines Blutergusses unter die harte Hirnhaut, bedingt durch eine Erkrankung der Hirngefäße. Diese Erkrankung war hervorgerufen durch Alkoholmißbrauch in Verbindung mit den Folgen einer Kopfverletzung durch Unfall. Wie der Alkoholismus den Boden geschaffen hat, auf dem infolge des Unfalls zunächst die Geisteskrankheit zur Entwicklung gelangte, so ist die Kopfverletzung ihrerseits die Ursache gewesen, daß der Alkoholmißbrauch seine verderblichen Wirkungen ausübte.

Endlich gibt es eine Reihe von Fällen, in denen Kopfverletzungen den Anlaß zu Alkoholexzessen geben, es stellt sich bei zuvor nüchternen Menschen eine zügellose unbezähmbare Neigung zum Alkoholgenuß ein, mit den bekannten Symptomen chronischer Alkoholvergiftung, Delirien, Eifersuchtswahn, sittlicher Verwahrlosung u. s. f. (Traumatische Dipsomanie s. Kap. III).

Literatur zu § 9.

1. Dumstrey, Ueber Kontusionspneumonie und traumatische Potatorenneurose. M. f. U. 1896.
2. Feilchenfeld, Alkoholismus und Trauma. M. f. U. 1907.
3. Hoffmann, Vortrag in der Leipz. med. Ges. v. 30. Juni 1896.
4. Müller, E., Ueber die gegenseitigen Beziehungen von Alkoholmißbrauch und Unfall als Ursachen geistiger Erkrankung. Arch. f. Unfallheilk. Bd. III. 1901.
5. Nonne, Ueber den Einfluß der Unfallgesetzgebung auf den Ablauf von Unfallneurosen. M. f. U. 1906.
6. Waldschmidt, Zusammenstellung der Vorschriften zur Bekämpfung der Trunkenheit aus den Unfallverhütungsvorschriften der Deutschen Berufsgenossenschaften. Der Alkoholismus. Ref. M. f. U. 1905.

§ 10. **Selbstmord als Unfallfolge.**

Esquirol hat den Selbstmord als eine besondere Form des Irreseins bezeichnet, und Gaupp konnte in neuester Zeit an 124 mißglückten Selbstmördern 123 mal den Einfluß eines krankhaften Seelenzustandes nachweisen. Er unterscheidet Ursachen und Motive zum Selbstmord. Die Ursache ist in dem krankhaften Hirnzustand zu suchen, die Motive sind die Gründe, die zum Selbstmord treiben, die dem Täter zum Bewußtsein kommen. Soweit nun ein Unfall imstande ist, eine pathologische Veränderung des Gehirns herbeizuführen, ist er für einen Selbstmord verantwortlich zu machen.

Auch die Motive zur Tat können Unfallfolgen darstellen: die Sorge um die Existenz, die Angst vor ev. notwendig werdenden operativen Eingriffen u. dgl. m. Will man einen Zusammenhang lediglich von Selbstmordmotiven mit einem vorangegangenen Trauma konstruieren, so muß der Unfall an sich die Gemütsveränderung verschuldet haben, die den Verletzten zum Selbstmord trieb. Die krankhafte Willensunfreiheit des Selbstmörders muß ihre Ursache mittelbar oder unmittelbar in dem Betriebsunfall finden. Es ist nicht erforderlich, daß diese Willensunfreiheit in jedem Falle auf eine Geistestörung zurückzuführen ist, auch äußere Umstände, die der Unfall verschuldet, können einen derartigen Grad der Verzweiflung hervorrufen, daß die freie Willensbestimmung ausgeschlossen ist. Dagegen kann ein Selbstmord einfach aus dem Gefühl des Lebensüberdrusses heraus bei einem Menschen, der bereits vor dem Unfall zur Melancholie neigte, nicht als Folge eines Betriebsunfalles angesehen werden. In diesem Sinne hat die oberste Spruchbehörde sich in einer Entscheidung vom 9. X. 1907 geäußert, in der es heißt (nach einer Veröffentlichung von Buschmann in der Med. Klin. 1908):

„Es mag zugegeben werden, daß im Zusammenhang mit dem erlittenen Unfall Besorgnisse rege geworden sind, die seinen Gemütszustand wesentlich ungünstig beeinflußt haben. Die Sorge um seine Gesundheit, die Befürchtung, daß er seine volle Arbeitsfähigkeit nicht wiedererlangen könnte, das Verlangen der Beklagten, daß er sich einem neuen Heilverfahren in einer mediko-mechanischen Anstalt unterziehe, wodurch die Sorge um seine Familie noch gesteigert wurde, alle diese Umstände mögen auf seinen Seelenzustand einen nachteiligen Einfluß ausgeübt haben. Sie mußten bei ihm um so stärker wirken, als er — wie feststeht — von jeher zur Schwermut und zu düsterer Lebensauffassung hinneigte. Ein willensstärkerer Mann hätte bei ruhiger Ueberlegung die in ihm aufgetauchten Befürchtungen, insbesondere die Furcht vor einer Operation, die gar nicht beabsichtigt war und zu der er nicht hätte gezwungen werden können, mit Leichtigkeit überwunden. Wenn dies dem T. nicht gelungen ist, so hat es an demjenigen Maße von Willensstärke gefehlt, das von jedem im Leben stehenden Manne gefordert werden muß. Der Zustand seelischer Niedergeschlagenheit findet dann seine Ursache nicht mehr in dem Unfalle, sondern in dem Mangel moralischer Fähigkeiten. Ein Selbstmord, in diesem Zustand aus dem Gefühl des Lebensüberdrusses begangen, kann dann nicht mehr auf den Unfall als Ursache zurückgeführt werden.“

Es liegt in diesem Erkenntnis fraglos eine gewisse Härte, insofern ein Mangel moralischer Fähigkeiten, der einen Selbstmord verschuldet, bereits der Ausdruck pathologisch veränderter Psyche ist. Es ist ja selbstverständlich, daß ein jedes Trauma in psychischer Beziehung ungemein verschieden auf die Verletzten einwirkt, und daß es auch an einem Maßstabe gebricht für die normale Willensstärke, die man bei jedem im Leben stehenden Manne voraussetzen muß.

Auf einen anderen Standpunkt hat sich das R. V. A. in einem Urteil aus jüngster Zeit gestellt.

Es handelte sich um einen Mann, der vor fast 20 Jahren eine leichte Gehirnerschütterung und eine Quetschung des Rückenmarks erlitten hatte. Im Anschluß an diese Verletzung entwickelte sich eine ausgesprochene traumatische Neurose, für die er die Vollrente erhielt. Die erneute Festsetzung der Rente auf 30 pCt. rief in dem Manne, der sich bereits in den Gedanken eingelebt hatte, zeitlebens von der Vollrente leben zu können, eine derartige Erregung hervor, daß er, beeinflußt durch die Stimmung, die ein übermäßiger Alkoholgenuß in ihm hervorrief, zum Revolver griff und sich eine Verletzung des Großhirns (mit den Folgeerscheinungen einer Lähmung der linksseitigen Extremitäten) beibrachte. Aus dem Gutachten Windscheid's (Med. Klinik. 1909), das der Entscheidung zugrunde liegt, hebe ich die Schlußfolgerung hervor: Der Selbstmordversuch des K. ist in einem Zustande augenblicklicher geistiger Störung, in dem Zustande der Unzurechnungsfähigkeit begangen worden. Diese Unzurechnungsfähigkeit ist keinesfalls unmittelbar auf den Unfall zurückzuführen, einen mittelbaren Zusammenhang anzuerkennen, stößt ärztlich auf schwere Bedenken. Trotzdem hat das R.V.A. den Selbstmordversuch als Unfallfolge anerkannt. In der Entscheidung des R.V.A. heißt es:

„Bei dieser Sachlage kann nicht die Rede davon sein, daß der Selbstmordversuch eine unmittelbare Folge des durch den Unfall herbeigeführten Zustandes des Verletzten gewesen ist. Der Selbstmordversuch ist vielmehr, wie bereits oben gesagt, lediglich das Ergebnis einer augenblicklichen starken seelischen Erregung, in die der Verletzte durch die seiner Ansicht nach nicht gerechtfertigte Kürzung seiner Unfallrente unter dem Einfluß eines übermäßigen Alkoholgenusses versetzt worden ist. Andererseits läßt aber die Tat einen Schluß auf den Grad der verminderten Willenskraft des Verletzten zu. Sie läßt erkennen, daß er ein durch langjähriges untätiges Leben verweichlichter, energieloser und nervenschwacher Mensch ist, dem fast jedes Selbstvertrauen fehlt, und der geneigt ist, seiner jeweiligen Stimmung ohne weiteres nachzugeben. Die in dem Zustande des Verletzten seit der letzten Rentenfeststellung zweifellos eingetretene Besserung darf daher bei dem hohen Grade der noch vorhandenen Nervosität nicht zu hoch veranschlagt werden. Das Sch. G. ist jedenfalls zu weit gegangen, indem es die Besserung auf 70 pCt. bewertet hat. Das R.V.A. ist unter Berücksichtigung aller oben erwähnten Umstände der Ansicht, daß die Besserung höchstens $33^{1}/_{3}$ pCt. beträgt, und hat deshalb die dem Verletzten vom 1. Januar 1905 ab zu gewährende verminderte Unfallentschädigung auf $66^{2}/_{3}$ pCt. der Vollrente festgesetzt.“

Verneint hat das Sch. G. (Arbeiter-Versicherung 1899, 7) in einem Falle den Zusammenhang von Unfall und Selbstmord, in dem die ständig zunehmenden Schmerzen und die mit der Nahrungsaufnahme verbundenen Beschwerden den Grund zum Selbstmord abgaben. Es heißt in dem Erkenntnis:

„Die Annahme, daß diese Schmerzen und Beschwerden einen nicht unwesentlichen Einfluß auf den Entschluß des H. ausgeübt haben, findet auch in den bisher ermittelten Umständen eine gewisse Unterlage, genügt jedoch nicht, um den erhobenen Entschädigungsanspruch zu begründen. Denn wenn der Verletzte nicht die zur Ertragung der Unfallsfolgen erforderliche Standhaftigkeit und Selbstüberwindung besitzt und deshalb Hand an sich legt, so bildet der Unfall mit seinen Folgen zwar die äußere Veranlassung, nicht aber die Ursache des Selbstmordes, welcher vielmehr auf die eigene freie Willensmeinung des Verletzten zurückzuführen ist.

Begeht jedoch ein Unfallverletzter in einem Zustande der Unzurechnungsfähigkeit, d. h. in einem Zustande, der die freie Willensbestimmung ausschließt, einen Selbstmord, so bildet der Unfall mit seinen Folgen nicht den äußeren Anlaß, sondern die Ursache des Selbstmords (vgl. Rek. E. 606, Amtl. Nachr. 1888, S. 328)."

Dem entspricht eine Entscheidung des R. V. A. (Sammlung von Obergutachten Bd. 1 S. 73), die sich auf ein Obergutachten von Prof. Meyer, Königsberg, stützt. Der Verletzte bot nach dem Trauma — Sturz von einer Trittleiter, wobei er mit dem Hinterkopf auf den Steinboden schlug — die Kennzeichen des „traumatischen Irreseins" und erschoß sich in geistiger Umnachtung. Das R. V. A. hat den Zusammenhang zwischen dem Unfall und der geistigen Störung bejaht und angenommen, daß in diesem Zustand der Selbstmord verübt sei, daher sprach es den Hinterbliebenen die gesetzliche Entschädigung zu.

In mehreren Entscheidungen des R. V. A. ist hervorgehoben, daß der Selbstmord im allgemeinen ein bewußtes Wollen zur Voraussetzung hat, und daß dieses bewußte Wollen die Zurechnungsfähigkeit des Handelnden verlangt. Fehlt diese, so wird die Tat zwar im gewöhnlichen Leben als Selbstmord bezeichnet, sie ist es aber nicht im Sinne des U. V. G.

Kasuistik:

Fall Nr. 1 (Aktenmaterial): Es handelt sich um einen 43 jährigen Schiffer, der während seiner Betriebstätigkeit bei der Fahrt auf der Havel durch das infolge stürmischen Wetters plötzlich umschlagende Steuer im Genick getroffen und kopfüber ins Wasser geschleudert worden war. Er rettete sich durch Schwimmen und setzte seine Betriebsarbeit zwar fort, es trat aber seit diesem Unfall eine erhebliche Veränderung seines körperlichen und geistigen Zustandes ein. Er klagte seitdem beständig über Schmerzen im Genick, Hinterkopf und Brust und über Schwindelanfälle, wurde unfähig, seine Arbeit zu verrichten, so daß sein Arbeitgeber einen Ersatzarbeiter annehmen mußte. Beim Versuche, zu karren, fiel er kraftlos hin, sprach, während er sonst redselig gewesen, gar nicht mehr, gab auf Fragen keine Antwort, saß teilnahmslos in niedergedrückter Stimmung da. Er versuchte Aufnahme im Krankenhaus zu finden, wurde jedoch abgewiesen, da seine Papiere nicht in Ordnung waren. Wenige Stunden später wurde er in der Havel aufgefischt, ins Krankenhaus gebracht und verstarb dort an Herzlähmung nach 2 Stunden.

Das R.V.A. hat den Hinterbliebenen die Rente zugesprochen in der Ueberzeugung, daß der Verstorbene Selbstmord verübt hat, und zwar infolge geistiger Gestörtheit im Zustand der Unzurechnungsfähigkeit, und daß dieser Zustand in ursächlichem Zusammenhang mit dem Unfall steht. Der Verstorbene, der bis dahin körperlich und geistig gesund gewesen war, war nach der Schilderung der Zeugen seit dem Unfall ein körperlich und seelisch gebrochener Mensch und zeigte deutliche Spuren von geistiger Störung und schwerer Gemütsdepression. Dieser Zustand wurde durch die Abweisung im Krankenhause gesteigert und führte zu einer geistigen Umnachtung, in der er den Selbstmord verübt hat.

Fall Nr. 2 (Aktenmaterial): F. hat einen Betriebsunfall erlitten; doppelter Bruch des rechten Unterschenkels, Rückenmarksquetschung (Hämatomyelie?). Er bezog dafür eine Rente von 80 pCt. 5 Jahre nach dem Unfall hat F. seine Frau ermordet und sich selbst das Leben genommen. Das R. V. A. hat den Selbstmord als Unfallfolge anerkannt unter folgender Begründung:

„Die Tat kann sehr wohl aus Gründen persönlicher Natur verübt sein, wie denn z. B. eine Reihe von Umständen auf ein unglückliches Familienleben hinweisen . . . . es kann nicht für erwiesen gelten, daß der Selbstmord durch eine wirkliche Geisteskrankheit, die die freie Willensbestimmung völlig ausschloß und die durch den Unfall hervorgerufen war, verursacht worden ist. Jedoch stimmen alle Gutachter darin überein, daß zum mindesten eine ganze Reihe von depressiven Gemütserregungen, die als Unfallfolgen anzusehen sind, insbesondere die hochgradige stete Beklommenheit, die trostlose Aussicht auf die Unheilbarkeit seines Leidens und die immerwährende Arbeitsunfähigkeit vor der Tat auf die Reifung des Entschlusses eingewirkt haben, namentlich, wenn man seine geistige Minderwertigkeit bedenkt. Es handelt sich also bei dem Selbstmord nicht bloß um eine Tat, die in der Eigenart des Charakters des Verstorbenen ihre Ursache hat, sondern die Beweggründe der Tat sind im wesentlichen in dem durch den Unfall geschaffenen Zustand des F. und dessen Einwirkung auf seine Gemütsverfassung zu suchen, also als unmittelbare Unfallfolgen anzusehen.

Soll der Nachweis geführt werden, daß eine Geistesstörung, die den Selbstmord veranlaßte, Unfallfolge war, so muß sich erweisen lassen, daß entweder die geistige Störung unmittelbar nach dem Trauma — in der Regel nach einem Schädeltrauma — auftrat, oder daß wenigstens im Anschluß an das Trauma eine Aenderung der Gemütsverfassung sich bemerkbar machte, wie sie eingehend im Kap. III geschildert ist.

Nicht selten wird der Unfall die geistige Störung, die in der Anlage vorhanden war und des Anstoßes harrte, zur Reife bringen, und so mittelbar den Selbstmord verursachen.

Literatur zu § 10.

1. Buschmann, Ein Selbstmord aus dem Gefühl des Lebensüberdrusses heraus kann nicht mehr als Folge eines Betriebsunfalls angesehen werden. Med. Klinik. 1908.
2. Windscheid, Selbstmord als Unfallfolge verneint. Med. Klinik. 1908.

Kapitel III.
Verletzungen des Kopfes und Halses.

§ 1. Statistik.

Nach den Statistiken, die das R. V. A. in den Jahren 1890 und 1893 veröffentlichte, betrug die Anzahl der Verletzungen des Kopfes und Halses 1078 (1016) (ausgenommen die Augenverletzungen) = 6,75 (5,10) pCt. der Gesamtunfälle, die zur Entschädigung gelangten. Davon wurden durch Maschinen verletzt 206 (35) = 4,81 (1,26) pCt. der gesamten entschädigungspflichtigen Unfälle. In Betracht kamen Motore, Transmissionen, Arbeitsmaschinen, Fahrstühle, Aufzüge, Kräne, Hebezeuge. Anderweitige Verletzungen durch Dampfkessel, Fall von der Leiter, Eisenbahnbetrieb u. dgl. ereigneten sich in 872 (981) Fällen = 7,46 (5,73) pCt. Der Tod trat ein in 691 (580) Fällen = 23,38 (25,94) pCt. Die Erwerbsunfähigkeit dauerte länger als sechs Monate in 166 (25) Fällen = 5,87 (3,65) pCt., soweit es die völlige Erwerbsunfähigkeit betrifft. In 158 (219) Fällen, die eine längere Erwerbsunfähigkeit als sechs Monate beanspruchten, war die Erwerbsunfähigkeit nur teilweise vorhanden = 1,94 (2,41) pCt. Eine Erwerbsunfähigkeit von mehr als 13 Wochen bis zu sechs Monaten war durch Kopf- und Halsverletzungen 63 (192) mal bedingt = 3,06 (2,43) pCt.

An diesen Unfällen sind am meisten beteiligt die Baugewerksberufsgenossenschaften mit 314 Fällen, nächstdem die Knappschaftsberufsgenossenschaft mit 280 Fällen.

Unter den Verletzungen des Kopfes und Halses waren in der Statistik von 1890 468 Knochenbrüche zu verzeichnen, meist Schädelbrüche, sowie 30 Frakturen der Gesichtsknochen. Genickbruch war 81 mal angegeben, 3 mal hatte der Unfall den Verlust des ganzen Kopfes herbeigeführt. Die Mehrzahl der Unfälle bestand in Quetschungen durch herabfallende Gegenstände, Fall auf den Kopf u. dgl.

Die Unfallstatistik für das Jahr 1897 zählt 2500 Verletzungen von Kopf und Hals (ausgenommen die Augenverletzungen), sie betrafen 5,44 pCt. aller verletzten und getöteten Personen.

Die meisten Kopf- und Halsverletzungen hat auch hier wieder die Gruppe der Baugewerke zu verzeichnen, nämlich 772 = 7,46 pCt.

In der gewerblichen Unfallstatistik für das Jahr 1907 wird über 4461 Verletzungen von Kopf und Hals (ausgenommen Augenverletzungen) berichtet = 7,18 pCt. aller Verletzungen.

Das größte Kontingent stellten wiederum die Baugewerksberufsgenossenschaften, so die Sächsische Baugewerks-B.G. mit 11,48 pCt.

§ 2. Weichteilverletzungen des Schädels.

Stumpfe Gewalt führt Quetschungen der Weichteile herbei. Wir unterscheiden Weichteilquetschungen mit Hautdurchtrennungen und Quetschungen ohne Wunden. Meist handelt es sich um die Bildung von Lappenwunden. Durch Zug an den Haaren kommt es gelegentlich zu Skalpierungen der Kopfhaut, insbesondere ereignen sich in Betrieben, in denen weibliche Arbeitskräfte in der Nähe von Transmissionen arbeiten, totale Skalpierungen, bei denen der in die Transmission verwickelte Zopf die gesamte Kopfhaut abreißt. Die Zerreißung erfolgt in der Regel zwischen Galea und Periost.

So berichtete jüngst Eichmeyer in der Medizinischen Gesellschaft zu Chemnitz über 3 geheilte Fälle von Skalpierung, die Arbeiterinnen betrafen, die mit den Haaren sich in eine rotierende Transmissionswelle bzw. in die Welle einer Häckselmaschine verfangen hatten. Bei der einen Patientin war die ganze Kopfhaut mit der Stirnhaut und den Augenbrauen abgerissen, sowie zwei Drittel der linken Ohrmuschel, bei der anderen war die Kopfschwarte in toto abgelöst, bei der dritten stand die Kopfschwarte am Nacken mit einem Stiel in Verbindung mit der Nackenhaut. Ueber einen ähnlichen Fall berichtete Heinecke in der Medizinischen Gesellschaft zu Leipzig bei einer 22jährigen Fabrikarbeiterin, die mit ihren Haaren in eine langsam rotierende Transmissionswelle geraten war. Von der Stirn und der Schädeldecke war die Haut heruntergerissen. Petrén berichtete vor kurzem über zwei Fälle von Skalpierungen. In dem einen Fall war zugleich das Periost auf der ganzen verletzten Stelle vollständig abgerissen.

Wenn wir von den Transmissionsgefahren absehen, so sind es am häufigsten die Hochbaubetriebe, in denen sich die Unfälle ereignen, die Kopfquetschungen im Gefolge haben. Herabfallende Steine, Balken, Verschüttungen, Zusammensturz von Baubuden und dgl. finden sich als Ursachen in den Unfallanzeigen angegeben.

Bei den Schnitt-, Hieb- und Stichverletzungen der Kopfhaut ist

vor allem die Gefahr der Blutungen zu beachten, die oft beträchtliche
Dimensionen annehmen.

Wichtig für die spätere Beurteilung solcher Verletzungen ist es,
zu beachten, daß im Anschluß an Hautwunden, deren Narben mit
dem Schädel fest verwachsen sind, sich oft im Verlauf von Jahren
nach dem Unfall erst Folgeerscheinungen entwickeln; dahin gehören
Neuralgieen, epileptische Anfälle, Reflexepilepsieen, Psychosen. Zuweilen tritt dann nach Entfernung der Ursache — der Exzision der
Narbe, der Entfernung eines Fremdkörpers — Heilung ein.

Unmittelbar an die Verletzungen schließen sich diejenigen nervösen Störungen an, die durch die Verletzung der Nerven verursacht
werden, die die behaarte Kopfhaut mit sensiblen Zweigen versehen,
so die Durchtrennung des N. occipitalis major und minor, des N.
auricularis magnus: Abstumpfung bzw. Verschwinden des Gefühls in
dem von den verletzten Nervenzweigen versorgten Gebiet.

Stumpfe Gewalt führt oft eine mehr oder minder ausgedehnte Zerreißung des Bindegewebes und der Gefäße herbei, ohne die Haut zu
durchtrennen. Es entsteht eine sog. Beule; es bildet sich ein Blutextravasat, das je nach seiner Lage subkutan, subaponeurotisch oder
subperiostal zu nennen ist. Ist ein größeres arterielles Gefäß getroffen,
so kommt es zur Bildung einer pulsierenden Beule. Nicht selten
täuscht ein knochenharter Wall, der den Bluterguß infolge der
ödematösen Schwellung ringförmig umgibt, dem Untersucher, der in
die Mitte der Beule mit dem tastenden Finger eindringt, eine Fraktur
vor. Der harte Rand wird für Knochen gehalten, die Delle für das
deprimierte Bruchstück.

Zu erwähnen sind noch die von Gosselin und Marks beobachteten subaponeurotischen Blutergüsse, die längere Zeit nach einem
Trauma auftreten, deren Entstehen auf eine rarefizierende Ostitis zurückzuführen ist.

Im allgemeinen werden die Blutergüsse, die oberflächlichen wie
die tiefen, ohne weiteres resorbiert. Kommt es zur Eiterung, so geschieht die Infektion von der gequetschten, der Nekrose anheim-
fallenden Haut aus, die sie deckt, in seltenen Fällen von einem
anderen Eiterherde im Körper auf dem Wege der Blutbahn.

Während die Prognose der einfachen Quetschwunden ebenfalls
eine gute ist, treten zuweilen zu den tiefen Verletzungen, die die
Galea und das Periost betroffen haben, diffuse Phlegmonen hinzu, die
das Periost zerstören, zu Knochennekrosen führen und nun auf die
Dura übergehend die Bildung von Thrombosen begünstigen, die zu
Hirnabszessen führen. Auch die Emissarien können den Eitererregern

den Weg in das Schädelinnere weisen. Während die Abszesse meist durch Staphylokokken veranlaßt werden, finden sich Streptokokken als Erreger der phlegmonösen Entzündungen.

Mit Recht gilt als gefürchtetste Komplikation aller Weichteilverletzungen des Kopfes das Erysipel. Unter plötzlicher hoher Temperatursteigerung, Röte, Schwellung der Lymphdrüsen im Nacken und hinter dem Ohr treten Delirien auf.

Nicht selten finden die Streptokokken auf dem Wege der Lymphgefäße und der Venen Eingang in das Schädelinnere, es kommt zur eitrigen Meningitis, die den Exitus herbeiführt.

Die Weichteilverletzungen des Schädels heilen, wenn es sich nicht um ausgedehnte Lappenwunden handelt, bereits innerhalb der ersten 13 Wochen, so daß sie im allgemeinen nicht zu entschädigen sind. Selbst die Durchtrennung der Nerven der Kopfhaut, die mit sofortiger Lähmung auf die Verletzung reagieren, hinterläßt keinen bleibenden Schaden. Nach einiger Zeit — zuweilen freilich erst spät — kehrt die volle Funktion in den verletzten Nerven zurück, soweit die Funktion nicht bereits von den benachbarten Nervengebieten übernommen ist. Von einer Behinderung der Erwerbsfähigkeit ist dabei überhaupt nicht die Rede. Dagegen bleiben nach Kopferysipelen häufig jahrelang Beschwerden zurück, wie Kopfschmerzen, Blutandrang zum Kopfe, so daß hierdurch, wenn auch nicht sehr erhebliche, Störungen der Arbeitsfähigkeit auftreten, die die Gewährung einer 10proz. Rente rechtfertigen. Auch die von den Narben bei Witterungswechsel ausgehenden intensiven Schmerzen können unter Umständen bei der Rentenfestsetzung Berücksichtigung verlangen. Skalpierungen, die nicht das Leben gefährden, erfordern eine längere Heilungsfrist, sie hinterlassen oft Narben, die entstellend wirken, wiewohl die Narben der behaarten Kopfhaut weniger stören als die des Gesichtes. Die Störungen, die nicht selten von Narben des Schädels ausgehen, wie Neuralgieen, epileptische Anfälle, Psychosen u. s. f., werden gesondert besprochen.

Literatur zu § 2.

1. v. Bergmann, Kopfverletzungen. Deutsche Chirurgie. (Auch für die folgenden Paragraphen.)
2. D. Balàs, Fall von vollkommener Skalpierung. Hildebrandt, Jahresber. 1907.
3. Eichmeyer, Sitzungsbericht d. Med. Ges. z. Chemnitz. M. m. W. 1908.
4. Gerok, Ueber Skalpierungen. Bruns' Beitr. z. klin. Chir. Bd. 9.
5. Petrén, G., Fälle von Skalpierung. Beitr. z. klin. Chir. Bd. 61. 1909.

§ 3. Brüche der Schädeldecke.

Die Brüche des Schädelgewölbes sind meist direkte, selten indirekte Brüche.

Die Schädelwände sind elastisch, eine Gewalt, die den Schädel von zwei Polen, z. B. in sagittaler Richtung, komprimiert, verkürzt den sagittalen Durchmesser und verlängert den dazu senkrechten. Eine Fraktur kommt zustande, wenn der Elastizitätskoeffizient überschritten wird. Darauf beruht die Auffassung, die v. Wahl begründet hat, daß die meisten Schädelbrüche Biegungs- und Berstungsbrüche sind.

Betrachten wir zunächst die Hiebverletzung des Schädels. Ein scharfer, schneidender Gegenstand trifft mit hinreichender Gewalt den Schädel, es resultiert nach Durchtrennung der Weichteile eine Knochenwunde, die sich über die Schnittlinie hinaus verbreitet, in dem Augenblicke jedoch, in dem die trennende Gewalt aufhört, klafft auch der Spalt nicht mehr, es entsteht das Bild der Fissur.

Aehnliche Wirkungen rufen Stichverletzungen hervor, nur ist hier stets die Gefahr des Abbrechens des verletzenden Instrumentes zu beachten, das Eindringen der Spitze in das Gehirn mit den Folgeerscheinungen der infizierenden Verletzung.

Zirkumskript, aber in größerem Umfange verletzend, wirken Gegenstände, wie Steine, Knüttel und dergl., die in heftiger Bewegung — Fall oder Wurf — den Schädel treffen. Sie schlagen aus dem Schädel ein Loch heraus, dessen Umfang den aufeinander prallenden Flächen entspricht. Wird ein Stück herausgebrochen, das in das Schädelinnere getrieben wird, so spricht man von einer Depressionsfraktur. Dabei kann es sich um ein einzelnes Knochenstück von runder, ovaler, eckiger Form handeln oder um zahlreiche, regellos durcheinander geschobene Splitter.

Brüche, die von einem Punkt aus nach den verschiedensten Richtungen ausstrahlen, die etwa das Bild einer mit der Faust eingeschlagenen Fensterscheibe wiedergeben, werden als Sternbrüche bezeichnet.

Ungleich verhalten sich den eindringenden Gewalten gegenüber die äußere und die innere Tafel. Die Tabula interna wird in der Regel mehr gebrochen als die externa.

Die Diagnose der Schädelbrüche bietet um so größere Schwierigkeiten, je einfacher die Fraktur ist. Die gewöhnlichen Bruchzeichen, Dislokation, abnorme Beweglichkeit, Krepitation werden kaum je nachzuweisen sein. Der tastende Finger begegnet einer ganzen Reihe von Irrtumsmöglichkeiten. Erhebliche Frakturen mit den konsekutiven Erscheinungen des Hirndrucks bzw. der Hirnverletzung führen leicht zur richtigen Diagnose. Im übrigen aber bleiben, wie v. Bergmann hervorhebt, die meisten Schädelfrakturen unerkannt.

Die Prognose der Brüche des Schädelgewölbes wird durch den Eintritt von zwei Komplikationen zu einer ernsten. Einmal handelt es sich um die gleichzeitige Verletzung des Schädelinhalts, sodann um Infektionen im Anschluß an komplizierte Frakturen.

Auch bei normalem Heilverlauf findet keine lebhafte Callusbildung statt, wie bei den Extremitätenbrüchen, in erster Linie, weil die Fragmente gegeneinander unverschiebbar sind. Eine überschüssige Callusbildung wird nie beobachtet. Während die meisten Frakturen in 2—4 Monaten heilen, findet sich zuweilen noch nach Jahresfrist eine Lücke, die die Bruchstelle kennzeichnet. Störungen der Callusbildung sind, wie bei allen Frakturen, in erster Linie durch die Interposition von Fremdkörpern, insbesondere Weichteilen, bedingt.

Bei komplizierten Frakturen — selten bei nicht komplizierten — liegt die Gefahr der Infektion nahe: in der Diploe entwickelt sich ein eitriger Prozeß, der auf die Sinus übergreift, zur Thrombose der Gehirnsinus führt und häufig unter den Erscheinungen der akuten eitrigen Meningitis zum Tode führt.

Das Vorhandensein von deprimierten Knochenstücken ist zuweilen Ursache später auftretender Epilepsie. Nach v. Bergmann ist jedoch nicht immer die Depression für die Entstehung der Rindenepilepsie verantwortlich zu machen, die Läsion der Hirnrinde führt auch, ohne daß die sie deckende Knochenpartie einbricht, zur Bildung einer derben Narbe, die die Epilepsie auslöst.

§ 4. Schädelbasisbrüche.

Schädelbasisbrüche sind in der Regel Fissuren, die im allgemeinen einen beträchtlichen Umfang annehmen. Die mittlere Schädelgrube ist am meisten gefährdet. Für den Verlauf der Fissuren gibt es keine Regel, am häufigsten sind die Fissuren, die im sagittalen Durchmesser verlaufen und zuweilen sich bis in die Orbita hineinerstrecken. In der mittleren Schädelgrube entspricht die Fissur meist dem Verlauf der Felsenbeinpyramide, jedoch finden sich auch Fissuren, die quer über die Sella turcica hinweg verlaufen, während in der hinteren Schädelgrube der Verlauf durch das Foramen magnum beeinflußt wird, von dem die Fissuren meist radiär ausstrahlen.

Recht selten sind direkte Brüche, indirekte bilden die Regel.

Die indirekten Brüche sind entweder Impressions- oder Biegungs- und Berstungsbrüche. Impressionsbrüche treten auf beim Fall von der Höhe in vertikaler Stellung des Körpers, wenn der Scheitel zuerst gegen den Boden prellt, Sturz von Gerüsten, von der Treppe (im Rausch) u. dgl.; der gleiche Mechanismus tritt in Aktion bei einer senkrecht von oben wirkenden Kraft, die die Basis auf die Halswirbelsäule treibt, desgl. beim Fall auf das Gesäß und auf die Füße, ein Vorgang, den Hoffa treffend vergleicht mit einem Hammer, den man durch Aufstossen des Stiels auf eine feste Unterlage fest einkeilt.

Die meisten Basisbrüche sind jedoch keine Impressionsbrüche, sondern Biegungs- und Berstungsbrüche. Es sind zahlreiche Theorien zur Erklärung des Verletzungsmodus herangezogen worden. Erwähnt sei nur die Theorie des Contrecoup, der Irradiation. von Bruhns und Messerer haben eine Eigenschaft des Schädels zur Erklärung herangezogen, die Elastizität, indem sie davon ausgingen, daß der Schädel einer Hohlkugel entspricht. Die Elastizität des Schädels ist ungleich verteilt, sie ist bedeutender am Schädeldach, geringer an der Basis. Die Grenze der Elastizität wird daher an der Basis früher überschritten als am Schädeldach. Die indirekten Brüche sind somit Berstungsbrüche.

Was die Symptome der Basisbrüche anbelangt, so lassen uns hier die allgemeinen Frakturzeichen, wie Krepitation, lokaler Bruchschmerz, abnorme Beweglichkeit, naturgemäß im Stich.

Dafür haben wir aber hinreichend sog. rationelle Symptome, die die Diagnose sichern. Hierzu gehören in erster Linie die Zeichen der Suggilation, die meist unmittelbar nach der Verletzung in die Erscheinung treten. Suggilationen an den Augenlidern und unter der Conjunctiva bulbi deuten auf Fissuren der Orbita, Blutungen unter der Rachenschleimhaut auf Fissuren der Pars basilaris des Hinterhauptbeins, endlich Suggilationen in der Gegend der Proc. mastoid. auf Fissuren des Schläfenbeins und des Warzenfortsatzes, während im Nacken die Suggilationen auf Fissuren der hinteren Schädelgrube aufmerksam machen. Am charakteristischsten ist der Befund der Ohrblutung als Zeichen für die komplizierte Basisfraktur, die das Mittelohr betroffen und das Trommelfell zerrissen hat. Blutungen aus der Rachenhöhle, der Nase deuten auf Frakturen des Keilbeinkörpers bzw. der horizontalen Siebbeinplatte. Zuweilen läßt sich der Ausfluß einer hellen klaren Flüssigkeit aus dem Ohr als Erguß von Liquor cerebrospinalis ansprechen, ja selbst Gehirnsubstanz dringt nach Basisfrakturen gelegentlich in den äußeren Gehörgang ein.

Die Zeichen einer Hirnverletzung sind bei Schädelbasisbrüchen häufiger als die einfacher Gehirnerschütterungen. Meist finden sich bei der Sektion ausgedehnte Quetschungsherde, Blutungen im Gehirn oder auf der Rinde. Naturgemäß sind auch häufig die Hirnnerven verletzt.

Die genaue Kenntnis des Verlaufs und der Funktion der einzelnen Hirnnerven gestattet spezielle Schlüsse auf die Lage der Fraktur, wenn Ausfallserscheinungen — sofort infolge von Zerreißungen der betr. Nerven oder allmählich infolge von Kompression durch einen Bluterguß — auftreten. Besonders gefährdet sind der Facialis, der Acusticus, Trigeminus, Opticus.

Von weiteren Komplikationen der Schädelbrüche kommen noch in Betracht gleichzeitige Verletzungen der venösen Sinus, des Sinus longitudinalis und des Sinus transversus, ferner Verletzungen der Carotis interna im Canalis caroticus, die den Exophthalmus pulsans herbeiführen (Sattler).

Was die Prognose der Schädelbasisbrüche anbelangt, so ist sie nicht so schlecht, wie sie gemeinhin angenommen wird. Nach König bleibt die Mehrzahl der Verletzten am Leben.

Bruns hat die Erfahrungen v. Bergmanns und Wagners an einem sehr umfangreichen statistischen Material bestätigen können, wonach die meisten Schädelverletzten, die den zweiten Tag überleben, mit dem Leben davon kommen. Die häufigste Todesursache bildet die Gehirnverletzung, insbesondere die Läsion des Kleinhirns, der Medulla oblongata, des IV. Ventrikels, des Pons. Graf hat auf Veranlassung König's eine Reihe von Basisfrakturen zusammengestellt, 90 an der Zahl, die in der Kgl. Charité zur Beobachtung gelangten. Davon starben 28 Verletzte = 31 pCt., davon gingen 26 infolge der Verletzung des Gehirns zugrunde, 3 starben an Meningitis. König hält die Gefahr des Eintritts der Basilarmeningitis für nicht sehr groß, wiewohl ja im allgemeinen jeder Basisbruch ein komplizierter ist.

Die Nachuntersuchung von 48 Verletzten hat ergeben, daß 34 über Kopfschmerzen klagten, davon 10 über besonders heftige Kopfschmerzen, die es den Verletzten unmöglich machten, ihre gewohnte Tätigkeit aufzunehmen. 17 Kranke zeigten als Nachwirkung der Basisbrüche Erscheinungen schwerer Gedächtnisschwäche mit mehr oder minder erheblicher Demenz, 15 Verletzte waren äußerst reizbar, 20 zeigten Symptome der Schwerhörigkeit.

Stirnhöhlenwandfrakturen entsprechen den Frakturen des Schädeldaches mit den bekannten Shockerscheinungen, der ev. auftretenden Commotio cerebri. Kopfschmerzen an genau lokalisierter Stelle, Bluterguß in die Conjunctiva, Blutungen aus der Nase, Hautemphysem, das in seiner Ausdehnung zur Protusion des Bulbus führen kann, vervollständigen das Symptomenbild.

Brüche des Schädels führen gleichfalls wegen der Folgekrankheiten zu Entschädigungen, wiewohl eine ganze Reihe von Schädelbrüchen ausheilt, ohne eine Minderung der Erwerbsfähigkeit hervorzurufen. In letzter Instanz bleibt der Grad der Entschädigung abhängig von dem Umfang der gleichzeitigen Gehirnverletzung. Allgemeine Störungen, die eine Folge der mit der Fraktur verbundenen Gehirnerschütterung darstellen, wie Kopfschmerzen, Schwindelgefühl werden im Beginn mit 20—30 pCt. abzuschätzen zu sein; bleibt nach der Gehirnerschütterung eine nervöse Reizbarkeit, Gedächtnisschwäche (posttraumatische Veränderung [Ziehen]) zurück, die zeitweise die Arbeitskraft lahmlegt, so wird man den Prozentsatz auf 40—50 pCt. zu bemessen haben, der sich auf 60—75 pCt. erhöht, wenn Anzeichen offenbaren Schwachsinns der Gehirnerschütterung folgen. In Fällen, in denen Schädeldefekte zurückbleiben, sind Nichtärzte im allgemeinen mehr geneigt, eine höhere Rente festzusetzen, als es den tatsächlichen Verhältnissen entspricht. Ein Schädeldefekt, der ja zuweilen auch aus therapeutischen Gründen angelegt wird, bildet an und für sich keinen Grund zur Beeinträchtigung der Erwerbsfähigkeit, wenn nicht Begleiterscheinungen, wie Schwindel beim Bücken und dgl. den Verletzten ständig an den erlittenen Unfall gemahnen. Bei Defekten, die beim Bücken das Gehirn prolabieren lassen, wird man mit Rücksicht auf die große Gefahr, die ein erneuter Unfall dem ungeschützten Hirnteil bringt, eine wesentlich höhere Rente festsetzen können, die mit 75 pCt. im allgemeinen zu Recht bemessen sein dürfte. Es ist dabei zu bedenken, daß ein Arbeiter, der einer steten Lebensgefahr bei einer Verletzung des Kopfes ausgesetzt ist, außerordentlich vorsichtig in der Wahl seiner Tätigkeit sein muß, wie mehrfach in diesbezüglichen Entscheidungen des R. V. A. hervorgehoben wird.

Die Folgen gleichzeitiger Hirnverletzungen sind in den folgenden Paragraphen eingehend besprochen.

Nicht selten wird, besonders nach Basisbrüchen, infolge einer peripheren Acusticusverletzung Schwerhörigkeit zurückbleiben, die je nach ihrem Grade in der Rentenfestsetzung zu beurteilen ist.

Dahin führt auch die Verletzung des Labyrinths, die ferner Gleichgewichtsstörungen bedingt. Gleichgewichtsstörungen erheblicher Art hindern die Erwerbsfähigkeit vollkommen, sind die Störungen geringer, so schließen sie doch die Verletzten von einer Anzahl gewöhnlicher gewerblicher Verrichtungen aus, wie Leitersteigen u. dgl. Wird der Acusticus zerrissen, so ist Taubheit auf der verletzten Seite unausbleibliche Folge, Zerreißung des Opticus führt zur unheilbaren Erblindung, Augenmuskellähmungen können störende Doppelbilder erzeugen und so das Ausschalten der Sehkraft des einen Auges erfordern, ein Zustand, der dem Verlust des einen Auges gleichkommt.

Auch der Facialis wird gelegentlich bei Schädelbasisbrüchen verletzt, die Entstellung, die seine Lähmung hervorruft, wird mit 20—25 pCt. zu entschädigen sein, um so mehr, als sie häufig eine bleibende Schädigung darstellt und durch mangelnden Lidschluß (Conjunctivitis, Keratitis) lästig wird.

Kasuistik:

Fall Nr. 1 (Aktenmaterial): Herabstürzen von einer Brücke in Höhe von 25 m. Bruch der Schädelbasis, speziell des Felsenbeines, Gehirnerschütterung. Bewußtlosigkeit 14 Tage. Schwindel, Unsicherheit beim Auftreten. Schwerhörigkeit, Kopfschmerz, Parese des rechten Beins. Gang schwerfällig, rechtes Bein wird nachgeschleppt, Gesichtsausdruck blöde, verzögerte Antworten. Rechtes Trommelfell perforiert. 66²/₃ pCt.

Fall Nr. 2 (Aktenmaterial): Schwerer komplizierter Bruch der linken Schädelhälfte, die in größerer Ausdehnung zersplittert und gegen das Gehirn eingedrückt ist. Operative Entfernung der deprimierten Knochenstücke. Bei der Nachuntersuchung wird festgestellt, daß sich noch ein Loch auf der linken Schädelseite, durch welches man das Gehirn pulsieren sieht, befindet. Keine Kopfschmerzen, Lähmungs- oder Reizerscheinungen. Schwindelgefühl nach rasch ausgeführten Rumpfbewegungen. 20 pCt., die das Sch. G. auf 40 pCt. erhöht, und zwar mit Rücksicht auf das Loch im Schädel.

Fall Nr. 3 (Aktenmaterial): Ein eisernes Rad fiel dem H. auf den Kopf. Komplizierter Schädelbruch, ¹/₂ cm lange klaffende Wunde am Hinterhaupt. Breite Bruchstelle des rechten Scheitelbeins, Depression von 2—3 cm Tiefe. Narbe ist auf dem rechten Scheitelbein frei verschieblich. Unter der Narbe hat der Knochen zwar eine feste tiefe Rinne, doch ist überall fester Knochen vorhanden. Beim Druck auf die Narbe starke Schmerzen. Schwindel beim Bücken und schwereren Arbeiten. Beide Trommelfelle durchlöchert, aus beiden Ohren entleert sich geringer Eiter. 60 pCt.

Literatur zu § 3—4.

1. Borchard, Ueber einige seltene Folgezustände nach Schädelbasisfrakturen. D. Z. f. Chir. Bd. 66.
2. Bruhns, Die chirurgischen Krankheiten und Verletzungen des Gehirns und seiner Umhüllungen. 1854.
3. Bruns, Der Schädelverletzte und seine Schicksale. Bruns' Beitr. z. klin. Chir. Bd. 38. 1903.
4. Graf, Ueber die Prognose der Schädelbasisbrüche. D. Z. f. Chir. Bd. 68.
5. Hoffa, Frakturen und Luxationen. Stuttgart 1904. (Auch für die folgenden Paragraphen.)
6. König, Lehrbuch der Chirurgie. Berlin 1905.
7. Messerer, Experimentelle Untersuchungen über Schädelbrüche. München 1884.
8. Derselbe, Experimentelle Untersuchungen über Elastizität und Festigkeit der menschlichen Knochen. Stuttgart 1886.
9. E. v. Wahl, Ueber Frakturen der Schädelbasis. Volkmann's Samml. klin. Vortr. No. 228. 1883.

§ 5. Verletzungen des Gesichts.

Brandwunden im Gesicht sind wegen der entstellenden Narben, die sie hinterlassen, sehr gefürchtet. Abgesehen davon sind Narben

an den Nasenlöchern, den Augenlidern und am Munde der Funktion
äußerst hinderlich. Offene Brandwunden bieten nicht selten Infektions-
erregern Eintritt.

Neben den Gefahren der Verbrennung durch offene Flammen,
Dampf, Explosivstoffe und dgl. sind in den gewerblichen Betrieben
Verätzungen des Gesichts durch Säuren und Alkalien alltägliche Er-
eignisse.

Einwirkende stumpfe Gewalt veranlaßt Kontusionen des Gesichts
und verursacht in dem einen Falle geringfügige Hautabschürfungen, in
dem anderen entstellende Blutergüsse, besonders an den Lidern und
Wangen, die nacheinander sämtliche Regenbogenfarben annehmen.
Beträchtliche Oedeme treten in der Regel bei allen Kontusionen des
Gesichts auf.

Schwere Quetschungen, die ganze Teile des Gesichts, Weichteile und Knochen, zertrümmern, ereignen sich nicht selten in
maschinellen Betrieben wegen der exponierten Lage des Gesichts.
Herumfliegende Glas- und Eisensplitter rufen ähnliche Verletzungen
hervor wie schneidende Instrumente. Von oberflächlichen Schnittwunden bis zu ausgedehnten Lappenwunden finden sich alle Uebergänge. Entstellend wirken vor allem Verletzungen, die den N. facialis
mitbetroffen haben, infolge der Muskellähmungen, die sie bedingen.
Durchtrennungen der Parotis bzw. ihrer Ausführungsgänge führen zu
Speichelfisteln.

Gering entstellende Narben des Gesichtes werden im allgemeinen,
besonders bei Männern, nicht entschädigt. Bei Frauen wird man unter
Umständen auf die erschwerte Heiratsmöglichkeit Rücksicht nehmen
müssen. Umfangreiche entstellende Narben des Gesichtes erschweren
es dem Verletzten außerordentlich, geeignete Arbeitsgelegenheit
zu finden, ein Faktor, der im allgemeinen mit 25 pCt. bei der Abschätzung der Erwerbsfähigkeit zu bewerten ist. In Fällen, in denen
entstellende Narben einen Ekel erregenden Anblick gewähren, wird
man über diese Schätzung weit hinausgehen müssen, ev. mit Renten bis
zu 75 pCt. In einer Reihe von Fällen, besonders nach schweren
Pulverexplosionen, sind auch dauernde Vollrenten angebracht. Zu den
entstellenden Verletzungen gehören auch, wie erwähnt, die Facialislähmungen. Die Entstellung als solche muß aber auch eine Schädigung der Erwerbsfähigkeit bedingen, ein Schönheitsfehler allein erfordert noch keine Entschädigung.

Von Interesse ist hierbei eine Entscheidung des R. V. A vom
8. I. 02.

Es handelte sich um einen Verlader, der durch einen Betriebs-

unfall eine Verletzung der Nase erlitten hatte.   Wegen der hierdurch
bedingten Atmungserschwerung erhielt er 10 pCt. Rente.   Eine Erhöhung der Rente lehnte das R. V. A. mit folgender Begründung ab:

„Weder bei der Tätigkeit als Verlader noch bei einer dieser ähnlichen oder
den sonstigen Fähigkeiten des Klägers entsprechenden anderen Tätigkeit kommen
Schönheit und Gleichmäßigkeit der Gesichtszüge irgendwie in Betracht, und es ist
auch nicht anzunehmen, daß die Einknickung des Nasensattels, die das Gesicht
des Klägers allerdings etwas in seiner Regelmäßigkeit beeinträchtigt, aber keineswegs entstellt, ihn in der Auffindung von Arbeitsgelegenheit in nennenswerter Weise
behindern sollte.   Denn jeder Betriebsunternehmer legt bei der Wahl des Arbeit-
nehmers wohl auf seine körperliche Gesundheit, nicht aber auf sein mehr oder
weniger gutes Aussehen Gewicht.“

In einem anderen Falle, in dem es sich um ausgedehnte Brandnarben des Gesichtes handelte, entschied das R. V. A. in entgegen-
gesetztem Sinne, indem es ausführte:

„. . . . es wurde die Angabe des Verletzten berücksichtigt, daß nicht selten
von Arbeitgebern und Mitarbeitern seine Brandwunden irrtümlicherweise für Haut-
schwindsucht oder eine andere ansteckende Hautkrankheit gehalten wurden und daß
solche falsche Ansichten ihn auch in Zukunft noch erheblich in seinem Fortkommen hindern werden.“

Kasuistik:

Fall Nr. 1 (Aktenmaterial):   Aetherexplosion.   Ausgedehnte Verbrennungen
an den Extremitäten und im Gesicht.   Beide Ohren sind durch Brandnarben in
sehr entstellender Weise verkrüppelt.   Die ganze Kinnpartie ist von flächenartigen
Hautnarben eingenommen.   Auf beiden Wangen besteht Narbenwucherung (Keloidbildung).   Am linken inneren Augenwinkel besteht eine Ausstülpung der Bindehaut infolge von Schrumpfung der hier zusammenstoßenden Lidränder.   25 pCt.,
soweit die Entstellung in Betracht kommt, im übrigen wegen der gleichzeitigen
Extremitätenverletzung $66^2/_3$ pCt.

Fall Nr. 2 (Aktenmaterial):   Pulverexplosion.   Verbrennungen im Gesicht, an
der behaarten Kopfhaut, am Halse, Rücken, linken Vorderarm.   Fieberdelirien.   Tod.

Fall Nr. 3 (Aktenmaterial):   Beim Umfüllen von Pulver aus einem größeren
Gefäß in ein kleineres Pulverblech Explosion.   Rötung, Blasenbildung und Ver-
kohlung im ganzen Gesicht und am Hals bis zur Kopfhaargrenze.   Ausgedehnte
Narben, die außerordentlich entstellend wirken.   Die Narben in der rechten Unter-
kiefergegend üben infolge des Zuges eine derartige Spannung aus, daß eine vollkommene Drehung des Kopfes nach links nicht möglich ist.   100 pCt. Nachuntersuchung nach 10 Jahren ergibt keine Aenderung im Befund.

Fall Nr. 4 (Aktenmaterial):   Dem Pferdebahnstallmann wurde beim Aus-
schirren die Nasenspitze von einem Pferde abgebissen.   Der Defekt wurde aus der
Stirnhaut durch eine Nasenplastik ergänzt.   Wegen der größeren Empfänglichkeit
für Frostbeschwerden an der Nase und wegen Behinderung bei Aufsuchung und Erlangung von Arbeitsgelegenheit 10 pCt.

§ 6. Brüche der Gesichtsknochen.

Die Knochen des Nasengerüstes (d. h. Nasenbein, Nasenfortsatz,
Oberkiefer, Stirnbein, Lamina perpendic. des Siebbeins, Tränenbeine,
Vomer und Muschel) frakturieren fast immer nur auf direkte Gewalt-
einwirkung hin.   Meist handelt es sich um Splitterbrüche, bei denen die
Schleimhaut der Nase in der Regel an mehreren Stellen einreißt.   Die Brüche
finden nicht selten ihre Fortsetzung in der Schädelbasis, auch kommt

es zuweilen infolge der Verletzung der Tränenwege zu Tränenträufeln bzw. zur Bildung von Tränensackfisteln. Periostitische bzw. perichondritische Prozesse schließen sich oft den Splitterfrakturen an, die zur Knochennekrose führen. Zu fürchten sind dann die bleibenden Entstellungen, sowie die lästige Ozaena traumatica. Als weitere Folge von Nasenbrüchen ist der Schiefstand des Septums nicht selten zu verzeichnen, der eine Behinderung der Atmung mit sich bringt.

Jochbeinbrüche sind trotz der exponierten Lage nicht allzu häufig, sie sind meist Splitterbrüche und setzen eine erhebliche Gewalteinwirkung voraus.

Oberkieferbrüche lassen Quer- und Längsbrüche des Alveolarfortsatzes und des Oberkieferkörpers unterscheiden. Die häufigen Nervenverletzungen, die gleichzeitig erfolgen, führen zu langdauernden, äußerst schmerzhaften Neuralgieen. Eine ungünstige Prognose zeigen jedoch nur die Fälle gleichzeitiger Gehirn- und Schädelverletzungen.

Unterkieferbrüche sind die häufigsten Frakturen der Gesichtsknochen. Direkte Gewalt ist in der Regel die Ursache der Fraktur. Jedoch auch indirekte Gewalt, die eine Vermehrung der Krümmung herbeiführt, veranlaßt die Fraktur. Die verschiedenen Teile des Unterkiefers können für sich frakturieren, so der Körper, die aufsteigenden Aeste, der Alveolarfortsatz, die Gelenkfortsätze (Rißfrakturen durch Kontraktur des M. temporalis).

Luxationen des Unterkiefers auf traumatischer Basis kommen nicht allzu häufig zur Beobachtung. Die Luxation des Unterkiefers kann nach vorn und hinten erfolgen, ein- und doppelseitig sein.

Brüche der Gesichtsknochen stören im allgemeinen seltener die Erwerbsfähigkeit, zuweilen können Brüche des knöchernen Nasengerüstes durch Behinderung der Atmung infolge schiefer Verheilung — Schiefstand des Septums, Verengerung des Naseneingangs — die Arbeitsfähigkeit mindern, doch wird man hier selten Gelegenheit haben, einen höheren Grad als 10 pCt. in Anrechnung zu bringen. Verlust des Geruches wird kaum je zu entschädigen sein. In einem konkreten Fall hat das R. V. A. eine Rente aus dieser Veranlassung abgelehnt. Anders die Verletzungen des Jochbeins, die gelegentlich mit Verletzungen von Zweigen des Trigeminus verbunden sind — insbesondere der Nn. infraorbitales —, die zu quälenden, die Arbeit äusserst behindernden Nervenschmerzen (Tic douloureux) Anlaß geben und daher wohl auch Renten von 15—20 pCt. erfordern.

Brüche des Oberkiefers können zuweilen, vom Standpunkt entstellender Schädigung aus betrachtet, eine Rente bis zu 20 pCt. rechtfertigen. Nach schlecht verheilten Unterkieferbrüchen, die den Kauakt beeinträchtigen bzw. unmöglich machen, erfordert die Unbequemlichkeit veränderter Nahrungsaufnahme — ev. nur flüssiger Speisen — mit den sekundären Verdauungsstörungen einen Rentensatz bis zu 20 pCt. Ist die Unterkieferfraktur unter Pseudarthrosenbildung verheilt, so werden die erwähnten Beschwerden eine Steigerung erfahren, die bis zu 33 $^1/_3$ pCt. Rente erfordert. Die Luxation des Unterkiefers wird kaum einmal nachteilige Folgen aufweisen, die zu entschädigen wären.

Ebenso wird ein Verlust von Zähnen nach Beschaffung eines künstlichen Ersatzes keine erhebliche Beeinträchtigung der Erwerbsfähigkeit bedingen, wenn er nicht nachgewiesenermaßen infolge von Mängeln des Kauaktes die Magentätigkeit erheblich ungünstig beeinflußt.

Daß die Unbequemlichkeiten, die das Tragen eines Gebisses mit sich bringt, keine entschädigungspflichtigen Unfallfolgen darstellen, ist erst neuerdings durch Entscheidung des R. V. A. vom 15. V. 1909 rechtskräftig festgestellt.

Kasuistik:

Fall Nr. 1 (Aktenmaterial): Beim Zusammenkuppeln von Loren fiel L. einen Damm herunter. Verstauchung der linken Hand, Bruch des Nasenbeins. Verengerung der rechten Nasenhöhle. Behinderung der Atmung.

Die Nase ist schief, das knöcherne Nasendach verbogen und verbreitert. Die Nasenscheidewand steht schief nach rechts, die Nasenflügel hängen herab, so daß beim Einziehen der Luft die Nasenflügel sich an die Nasenscheidewand anlegen und den Naseneingang verschließen. 10 pCt.

Fall Nr. 2 (Aktenmaterial): Störung des Geruchsinns beeinträchtigt nicht die Erwerbsfähigkeit eines Malers.

Schädelbruch, Gehirnerschütterung. Für die Folgen dieses Unfalls zuletzt Rente von 33$^1/_3$ pCt. Nach einem Jahre fordert der Verletzte mit der Angabe, infolge des Unfalls sein Geruchsvermögen verloren zu haben, die B. G. auf, die Rente zu erhöhen oder ein neues Heilverfahren einzuleiten. R. V. A. lehnt ab. Die Erwerbsfähigkeit ist nicht beeinträchtigt; wenn auch bei fehlendem Geruchsinn Verwechselungen der Farben usw. möglich sind, so ist doch Gelegenheit gegeben, sich nach Flaschen, Etiketten usw. zu informieren. Der Verlust der Geruchsfähigkeit bedeutet keine Verschlimmerung im Sinne des § 88 des U.V.G.

§ 7. Gehirnerschütterung, Commotio cerebri.

Die Gehirnerschütterung, Commotio cerebri, findet anatomisch ihre Begründung in der mikroskopisch feststellbaren Läsion kleinster Teile der Hirnmasse. Der den Schädel treffende Stoß pflanzt sich auf das Schädelinnere fort und führt dort die mikroskopischen Veränderungen der Hirnsubstanz in einem ausgedehnten Gebiet herbei, Veränderungen, die sich als Gewebsquetschungen darstellen.

Zahlreich sind die Bemühungen, anatomisch greifbare Veränderungen nachzuweisen. Rokitansky sprach von capillaren Apoplexien. Koch und Filehne sind der Meinung, daß alle Gehirnzentren in der gleichen Weise wie das vasomotorische Zentrum direkt mechanisch beeinträchtigt sind. Zuweilen finden sich in späteren Befunden zirkumskripte Atrophieen, Narben- oder Cystenbildungen als Ausdruck voraufgegangener lokaler Schädigungen. Virchow fand bei der Sektion solcher Verletzter, die längere Zeit nach einem Kopftrauma verstarben, Verkalkungen zahlreicher Ganglienzellen und Ganglienfortsätze.

Nach Kocher kommt es in den Fällen, in denen das Gehirn eine Erschütterung erfährt, zu akuten Zirkulationsstörungen, infolge deren die Gehirnfunktion sistiert wird; ist die Zirkulation wieder normal, so stellt sich auch die Funktion wieder ein. „Was über bloße Zirkulationsstörung hinaus ist, dürfen wir nicht länger als molekulare oder funktionelle Schädigung der Nervensubstanz ansprechen; diese Worte besagten uns gar nichts, sondern stets handelt es sich um materielle makro- oder mikroskopisch erkennbare Läsionen der Nervensubstanz in Form von Dehnung oder Zerrung, Druck und Zertrümmerung von Zellen und Fasern und Zerreißung kleiner und kleinster Gefäße und Blutaustritt." (Kocher).

Zwei Regionen sind es, die geschädigt werden: die Großhirnrinde und die Medulla oblongata. Dem entspricht die tiefe Bewußtseinsstörung, die im Vordergrunde des Symptomenkomplexes steht, sowie die auffallende Beeinträchtigung der Herz- und Atmungstätigkeit. Das Bewußtsein ist sofort aufgehoben, das Gesicht äußerst blaß, die Pupillen reaktionslos. Auf Reize reagiert der Verletzte überhaupt nicht oder aber äußerst langsam. Charakteristisch ist das anfängliche Erbrechen. Der Puls ist langsam, leer, oberflächlich. Die Atemzüge sind ab und zu von einem schweren Seufzer unterbrochen. Der Patient läßt Stuhl und Harn unter sich, oder er retiniert Stuhl und Harn.

Der lethargische Zustand geht entweder momentan vorüber, es folgt ein Zustand der Erregung, oder aber der Zustand verschlimmert sich. Der Puls wird immer kleiner und jagender, es erfolgt der Tod.

Ist der Verletzte aus der Lethargie erwacht, so hat er in der Regel alle Vorgänge, die sich auf den Unfall beziehen, völlig vergessen, es ist absolute Unbesinnlichkeit eingetreten, ein Zustand, der als Amnésie rétrograde von Bouillard und Gussenbauer eingehend geschildert wurde.

Als Folge überstandener Gehirnerschütterung treffen wir gelegentlich Diabetes an, während der Urin oft unmittelbar nach dem Eintritt der Gehirnerschütterung außer Zucker auch Eiweiß aufweist (Borchard).

Im allgemeinen ist die Gehirnerschütterung, die nicht von einer

Schädelfraktur begleitet ist, schwerer als die Erschütterung mit Fraktur. Die Gewalt, die den Bruch herbeigeführt hat, war bereits abgeschwächt, als sie das Hirn traf.

Während in einer Reihe von Fällen keine erheblichen Störungen zurückbleiben, werden zuweilen psychische Veränderungen im Anschluß an Gehirnerschütterungen beobachtet, die jede Erwerbsfähigkeit ausschließen. Zuweilen sind es nur die allgemeinen Erscheinungen, wie Schwäche, Zittern der Hände, Schwindel, Blutandrang, Ohrensausen, Neigung zu Ohnmachten, die die Verletzten an die erlittene Erschütterung des Gehirns erinnern, gelegentlich schließen sich jedoch all die Symptome an, die wir als Folgeerscheinungen der Hirnverletzungen überhaupt kennen lernen werden. Dahin gehören Gedächtnisschwäche, besonders für die Dinge der Gegenwart, verringerte Merkfähigkeit für Namen und Zahlen, leichte geistige Ermüdbarkeit, Reizbarkeit, ausgesprochene Neuralgieen sowie schwere psychische Veränderungen, heiter-zornige Affektlage, gesteigertes Selbstbewußtsein, Größenideen in unmittelbarem Anschluß an das Erwachen aus dem mehrere Tage während Coma.

Kalberlah hat die unter dem Bilde der Korsakow'schen Psychose bekannte Geistesstörung geradezu als akute Kommotionspsychose bezeichnet, und E. Meyer sowie Heilbronner, Reichardt u. a. beobachteten mehrere Fälle, die diese Auffassung bestätigen.

Eine Reihe von Beobachtungen ergab jedoch, daß der Korsakow'sche Symptomenkomplex für die Form der Psychose nach Gehirnerschütterung nicht charakteristisch sei, daß vielmehr auch andere Formen akuter Psychosen nach einer Commotio cerebri auftreten können (Sommer, Windscheid u. a.).

Auf die Zunahme der Erscheinungen der Arteriosklerose nach Gehirnerschütterungen wurde erst jüngst wieder die Aufmerksamkeit gelenkt (Apelt). Nach Kopfverletzungen überhaupt beobachtet man, auch bei jüngeren Individuen, frühzeitiges Auftreten von Gefäßerkrankungen. Entsprechend der Schwere und dem Umfang dieser Nacherscheinungen kommen Renten bis zu 70 pCt. und darüber zur Anwendung.

Wechselmann beobachtete in einem Falle von Commotio cerebri eine Alopecie, die er auf das Trauma direkt zurückführte. Eine ähnliche Beobachtung konnte Hirschfeld veröffentlichen.

Kasuistik:

Fall Nr. 1 (Aktenmaterial): Ein Treibriemen riß und traf den die Maschine bedienenden L. mit dem Ende, das eine Schraube enthielt, gegen Kopf und Oberkörper. Gehirnerschütterung, Bewußtlosigkeit, die 4 Wochen anhielt. Nach dem

Erwachen vollkommen unorientiert. Außer der Gehirnerschütterung Bruch des Unterkiefers in der Gegend des linken Eckzahns. Linker Schlüsselbeinbruch. Schwindel. Rasche geistige Ermüdbarkeit, geistig beschränkt im Gegensatz zu der guten Auffassungsgabe, die vor dem Unfall bestand. $66^2/_3$ pCt.

Fall Nr. 2 (Aktenmaterial): Ein Stein fiel dem A. auf den Kopf; 6 cm lange Quetschwunde, Gehirnerschütterung. Im unmittelbaren Anschluß an die Verletzung Kopfschmerzen, Schmerzen im rechten Arm und Bein. Schwindel beim Bücken, beim Besteigen von Leitern. Schlaflosigkeit, Gedächtnisschwäche. $33^1/_3$ pCt.

Fall Nr. 3 (Aktenmaterial): Schwere Gehirnerschütterung. Kopfschmerz, Schwindel, Benommenheit, Unklarheit der geistigen Tätigkeit, Gedankengang träge, Erinnerungsvermögen unvollkommen. 75 pCt.

Fall Nr. 4 (Aktenmaterial): Ein im Bahngeleise stehender Mitarbeiter wird von der Schnellzugslokomotive erfaßt, zur Seite und gerade gegen S. geschleudert, der dadurch die steile 8 m hohe Böschung herabfiel. Gehirnerschütterung, Schädelbruch (Bruch der Schädelbasis), Verletzung der beiden oberen Halswirbel. Störungen psychogener Natur, Depressionszustand, Kopfschmerzen, Willenlosigkeit, versagt bei geringfügigen geistigen Anstrengungen. 75 pCt.

Literatur zu § 7.

1. Bouillard, Essay sur les amnésies. Gazette des hôpitaux. 1892.
2. Gussenbauer, W. klin. W. 1894.
3. Heilbronner, Ueber Geistesstörungen im unmittelbaren Anschluß an Gehirnerschütterungen. M. m. W. 1905.
4. Hirschfeld, H., Ueber einen Fall von Alopecia areata. M. f. U. 1907.
5. Kalberlah, Ueber akute Kommotionspsychose, zugleich ein Beitrag zur Aetiologie des Korsakow'schen Symptomenkomplexes. Arch. f. Psych. 38.
6. Kocher, Hirnerschütterung etc. Nothnagel's Spez. Path. u. Ther. Bd. IX.
7. Meyer, Korsakow'scher Symptomenkomplex nach Gehirnerschütterung. Neur. Zentralbl. 1904.
8. Reichardt, Ueber akute Geistesstörungen nach Gehirnerschütterungen. Z. f. Psych. 61.
9. Sommer, Zur Kenntnis der akuten traumatischen Psychosen. M. f. Psych. 22. 1907.
10. Wechselmann, Ueber traumatische Alopecia. D. m. W. 1908.

§ 8. Hirndruck, Compressio cerebri.

Raumbeschränkung erzeugt Hirndruck durch Kompression der Gefäße. Die mangelhafte Blutzufuhr ruft innerhalb des Gehirns Ernährungsstörungen hervor. Der häufigste Anlaß, der Hirndruck herbeiführt, ist die Blutung aus der zerrissenen Arteria meningea media. Die Hirnarterien verlaufen in den mit Cerebrospinalflüssigkeit gefüllten Lymphräumen. Steigerung des Blutdrucks erhöht die Spannung in den Arterien und in der Cerebrospinalflüssigkeit. Von hier aus wird der Druck fortgeleitet auf die Venen, die im subarachnoidealen Raum verlaufen. Die Cerebrospinalflüssigkeit hat die Möglichkeit, bei Drucksteigerungen nach dem subarachnoidealen Raum des Rückenmarks zu entweichen. Ist der Abfluß behindert, so wird die Spannung in der Cerebrospinalflüssigkeit vermehrt, die Arterien werden komprimiert, leer gequetscht und dadurch die Ernährung und die physiologische Funktion des Gehirns beeinträchtigt.

Das Hirn hat nur in geringem Grade die Möglichkeit, dem raumbehindernden Blutextravasat auszuweichen. Sehr bald wird durch das andrängende Kleinhirn und die Medulla oblongata der Ausweg, den das Foramen magnum bietet, versperrt. Da nun auch, wie bereits erwähnt, die Möglichkeit der Raumschaffung durch Verdrängen der Cerebrospinalflüssigkeit und des venösen Blutes bald ihre Grenzen findet, so beherrscht nunmehr die venöse Stase das Bild mit den bedrohlichen Erscheinungen, die die darniederliegende Ernährung des Gehirns zeitigt. Das Vaguszentrum und das vasomotorische Zentrum sind am meisten in Mitleidenschaft gezogen und reagieren auf die Schädigung mit Reizungs- und Depressionserscheinungen. Die Reizungserscheinungen treten nicht unmittelbar nach der Verletzung auf. Mit der Steigerung des Hirndrucks, der allmählichen Verdrängung des Hirns mehren sich die Symptome, die zunächst in der Rötung des Gesichts, der Pupillenenge, der Lichtempfindlichkeit, der beständigen Unruhe bestehen. Der Puls ist verlangsamt (40 und weniger in der Minute), hart, die Atmung ist vertieft. Der Eintritt der Stauungspapille macht die Diagnose des Hirndrucks zur Gewißheit.

Das folgende Stadium, das der Depression, kehrt die Verhältnisse um, der Erregung folgt die Ruhe, die in das Stadium des Comas übergeht, der Puls wird lebhafter, die Atmung unregelmäßiger, oberflächlicher.

Beschränkt sich der Hirndruck auf eine bestimmte Stelle, so resultieren begrenzte Paresen bzw. Paralysen oder Konvulsionen, sog. Herdsymptome. Contralaterale Hemiparesen oder Hemiplegieen auf Grund supraduraler Hämatome entstehen durch Druck auf psychomotorische Zentren.

Wir hatten bereits erwähnt, daß der Hirndruck am häufigsten durch einen Bluterguß veranlaßt wird, der nach Zerreißung der Arteria meningea media auftritt, nächstdem spielt die Fraktur des Schädels mit Impression eine beträchtliche Rolle. Immerhin wird es nur in den wenigsten Fällen möglich sein, mit Sicherheit die Impression als die einzige Ursache des Hirndrucks zu eruieren, es sei denn, die Erscheinungen des Hirndrucks setzen sofort im Augenblick des Traumas ein. Hat die Impression den Hirndruck veranlaßt, so findet in allen Fällen bald ein Ausgleich statt, das Gehirn gewöhnt sich an den Druck, die Cerebrospinalflüssigkeit kann nach dem subarachnoidealen Raum des Rückenmarks entweichen, die Kompression der Gefäße ist behoben.

Im Gegensatz hierzu findet kein Ausgleich statt, wenn Blutungen den Hirndruck hervorrufen. Das Blut ergießt sich meist zwischen Dura mater und Knochen, d. h. es löst die Dura in mehr oder minder großem Umfange vom Knochen ab. Entsprechend der allmählich stattfindenden Blutansammlung stellen sich auch die Symptome allmählich ein, der Verletzte kann unter Umständen nach der Verletzung seine Arbeit fortsetzen und erst nach Stunden — in einigen Beobachtungen sogar nach Tagen — unter den Erscheinungen des Hirndrucks erkranken. Das ist für die spätere Begutachtung von Wichtigkeit. Zuweilen bestehen anfangs nur die Erscheinungen der Gehirnerschütterung, die vorübergehen. Nach einem Intervall mit freiem Bewußtsein treten nunmehr Hirndruckerscheinungen auf mit allmählicher Steigerung der Symptome. Die Prognose ist in diesen Fällen sehr ungünstig.

Soweit der Hirndruck Lähmungen bzw. Konvulsionen, die verbleiben, veranlaßt, wird eine der Ausdehnung der Erscheinungen entsprechende Rentenfestsetzung zu erfolgen haben, deren Höhe sich nicht generell schätzen läßt. Spätere Folgeerscheinungen sind, wie bei allen Kopfverletzungen, dumpfer Kopfschmerz, Schwindel, Gedächtnisschwäche, Unfallfolgen, die nach Maßgabe ihrer Schwere die Erwerbsfähigkeit einschränken bzw. gänzlich aufheben.

Kasuistik:

Fall Nr. 1 (Aktenmaterial): Falltür, welche durch einen Stab mangelhaft gestützt war, fiel B. auf den Kopf. B. stürzt bewußtlos zusammen. Die Kopfverletzung bestand in einer großen Lappenwunde auf der linken Hinterhauptfläche. Die Kopfschwarte war daselbst etwa von dem Punkte, welcher dem Hinterhauptstachel entspricht, nach abwärts und alsdann bogenförmig, die Konvexität des Bogens nach unten gerichtet, nach dem linken Ohr verlaufend durchtrennt.

Nach Emporheben dieser Kopfschwarte wurde die Schuppe des Hinterhauptknochens sichtbar, welche fast in der ganzen Ausdehnung des mittleren Drittels, und zwar in der linken Hälfte, eingedrückt war. Das Bewußtsein des B. kam im Laufe des Tages der Verletzung zwar vorübergehend zurück, verlor sich aber in den nächsten Tagen wieder von neuem. Gleichzeitig stellten sich Zähneknirschen, Erbrechen und Pulsverlangsamung ein, Erscheinungen von Hirndruck. Operation.

Der eingedrückte Schädelknochen wurde nach Aufmeißelung gehoben und mehrere Knochensplitter entfernt. Hirndruck schwindet sofort. Eitrige Mittelohrentzündung rechts, Narbe gut verheilt. Knochendefekt von der Größe, daß man den Finger hineinlegen kann. Schwindelanfälle beim Bücken. Schwerhörigkeit. Täglicher andauernder Kopfschmerz. Schlafsucht. 50 pCt.

§ 9. Hirnquetschung, Contusio cerebri.

Quetschwunden des Gehirns werden durch Depressionen verursacht, die zum Teil sogleich wieder behoben werden, oder durch Fremdkörper, Knochensplitter usw., die in die Schädelhöhle eindringen. Der Grad der Zerstörung ist äußerst verschieden, von kleinen, kaum sichtbaren, durch punktförmige Extravasate gekennzeichneten Läsionen bis zur völligen Zermalmung ganzer Hirnteile finden sich sämtliche Uebergänge.

Ohne gleichzeitige Infektion kann eine Ausheilung unter Narbenbildung stattfinden. In einer Reihe von Fällen wird die verletzte Stelle Zentrum eines Erweichungsherdes, der allmählich fortschreitet.

Tritt die gequetschte Hirnmasse durch die Lücke der Fraktur aus dem Schädelinnern heraus, so resultiert ein Prolapsus cerebri, eine Folge der im Schädelinnern vorhandenen Drucksteigerung.

Hat stumpfe Gewalt den Schädel getroffen, so kann das Gehirn eine Quetschung erfahren, ohne daß eine Fraktur des Schädels eintritt, und zwar sowohl an der Stelle der Verletzung als auch durch sog. Contrecoupwirkungen an dem der Einwirkungsstelle entgegengesetzten Pol. Das Hirn, dem die heftige Bewegung des betroffenen Schädelteils mitgeteilt wird, wird an der Stelle zertrümmert, die seine Bewegung hemmt. Das anatomische Bild verletzter Hirnteile ist das der roten Erweichung. Bleibt ein solcher Erweichungsherd, der sich oft über die ursprünglichen Grenzen ausdehnt, bland, so erfolgt Resorption, für die das Auftreten der sog. Plaques jaunes später charakteristisch ist, ein Fremdkörper jedoch, selbst ein nicht infizierter, kann progrediente Erweichung veranlassen. Ausheilung kann erfolgen unter Bildung von Narben oder Cysten.

Die Symptome der Hirnverletzung sind streng lokalisiert, abhängig von der Funktion der verletzten Hirnpartie, sog. Herdsymptome. Die genaue Kenntnis der Topographie der Hirnzentren vermittelt die Feststellung des Ortes der Quetschung nach den Ausfallserscheinungen.

Den grundlegenden Arbeiten von Fritsch und Hitzig verdanken wir unsere Kenntnisse von der Lokalisation der Hirnrinde, deren „psychomotorische Centren" in erster Reihe den Verletzungen ausgesetzt sind.

Bei der Besprechung des überaus schwierigen Gebietes der Gehirnlokalisation folgen wir den Darstellungen Krönleins, der sich auf die Arbeiten von v. Monacow stützt.

Danach unterscheiden wir:

a) Motorische Region: die beiden Zentralwindungen, den Lob. paracentralis, das Operculum und den Fuß der dritten Stirnwindung.

Die motorische Region läßt unterscheiden:

1. die Beinregion: oberes Viertel der beiden Zentralwindungen,
2. die Armregion: in den mittleren zwei Vierteln,
3. die Kopfregion: im unteren Viertel.

Was die Quetschungen und Hirnwunden innerhalb dieser Region anbelangt, so sind nach Krönlein Verletzungen, die nur die Rinde betreffen, sehr selten. In der Regel ist auch das Mark verletzt. Sind beide Zentralwindungen vollkommen zerstört, so resultiert stets eine komplete und totale dauernde Hemiplegie auf der gekreuzten Seite, oft begleitet von Störungen des Muskelsinns und des stereoskopischen Sinnes. Sind die Zentralwindungen nur teilweise zerstört, so ergeben sich Monoplegieen mit Monospasmen, und zwar entweder Lähmungen eines Körperteils (reine M.) oder zweier Körperteile (assoziierte M.), z. B. Arm und Bein oder Arm und Kopf, jedoch nicht Bein und Kopf, da zwischen Bein- und Kopfzentrum das Armzentrum liegt.

Facialislähmungen können nie isoliert vorkommen, nur in Assoziation mit brachialer bzw. lingualer Monoplegie.

> b) Parietalwindungen. Hierher gehört: der Lobulus parietal. super. und der Lobulus parietal. inf., der seinerseits in den Gyr. supramarg. und in den Gyr. angular. zerfällt. Zerstörungen in dieser Region vernichten den Muskelsinn.
>
> c) Occipitalwindungen: Gyr. occipital. sup. med. und inf., Cuneus, Lob. ling. und Gyr. descendens.

Verletzungen im Gebiet der Occipitalwindungen haben in erster Linie Hemianopsie zur Folge, d. h. Fehlen der Hälfte des Gesichtsfeldes beider Augen, und zwar stets das Fehlen der temporalen Hälfte auf dem einen und der nasalen auf dem anderen Auge.

> d) Frontalwindungen: Gyr. front. sup. med. und inferior. Verletzungen dieser Region haben kaum Motilitätsstörungen im Gefolge, dahingegen eine psychische Beeinträchtigung, die von Jastrowitz als Witzelsucht (Moria) bezeichnet wurde.
>
> e) Sprachregion: alle Windungen, die die Fossa Sylvii begrenzen: die hintere Hälfte der dritten Stirnwindung (Broca'sche Windung), die ganze Insel, die erste Temporalwindung, die Rinde der ganzen Fissura Sylvii bis zum Gyr. supramargin. (v. Monacow).

Verletzungen dieser Region führen zur Aphasie, und zwar der Rechtshänder bei Läsion der linken Hemisphäre (Broca'sche Windung). Linkshänder verhalten sich umgekehrt. Bei Verletzung der dritten (linken) Stirnwindung tritt motorische Aphasie (Worttaubheit) auf, zuweilen vergesellschaftet mit Agraphie. Bei Zerstörung der (linken) 1. Temporalwindung sensorische Aphasie, zuweilen verbunden mit Alexie. Motorische und sensorische Aphasie bilden die totale Aphasie bei gleichzeitiger Verletzung beider Gebiete.

f) Innere Kapsel: Läsionen führen vollständige Hemiplegie mit Hemianästhesie, Hemianopsie oder unvollständige Hemiplegieen mit besonderer Beteiligung einzelner Faserzüge wie Facialis- und Hypoglossuslähmung herbei.

g) Streifenhügel und Linsenkern: unbestimmte Symptome.

h) Sehhügel: Hemianopsie bei gleichzeitiger Läsion von Pulvinar und äußerem Kniehöcker (v. Monacow).

i) Pedunculus, Regio subthalmica, Haubenregion.

„Ueber speziell die Regio subthalmica betreffende Herdsymptome wissen wir so gut wie nichts“ (v. Monacow). Läsion der Haubenregion ist charakterisiert durch „das Zusammenfallen einer gleichseitigen Oculomotoriusparese mit einer gekreuzten Empfindungsstörung (Hemiataxie) oder Bewegungs- und Empfindungsstörungen in den Extremitäten (alternierende Hemiparese)“ (v. Monacow).

Pedunculusläsionen sind charakterisiert durch:

1. eine komplete Hemiplegie auf der gegenüberliegenden Seite mit Beteiligung des Facialis und Hypoglossus und
2. eine partielle Oculomotoriuslähmung auf derselben Seite, wo der Herd liegt (v. Monacow).

k) Vierhügel: Störung der Pupillenreaktion, Störung in den Augenbewegungen, Ataxie.

l) Pons: sog. Brückensymptome: „alternierende und andere zusammengesetzte Lähmungen, wie z. B. linksseitige Hemiplegie der Extremitäten mit leichter Beteiligung des linken Facialis und der Zunge sowie eine rechtsseitige Facialislähmung; ferner die konjugierte Lähmung der Seitwärtswender der Augen.

m) Kleinhirnläsionenen haben Cerebellarataxie zur Folge: der taumelnde Gang (Betrunkenengang), ferner Schwindel.

n) Medulla oblongata: größere Verletzungen führen entsprechend der Bedeutung der Medulla als Sitz des Zentrums für Herz und Respiration zum Tode, geringere rufen bulbäre Symptome hervor: Extremitätenlähmungen, sowohl Hemiplegieen wie Paraplegieen, sowie Folgen, die sich an die Verletzung der Nervi glossopharyngei, Vagi, Accessorii und Hypoglossi anschließen, die als Anästhesie, Dysphagie, Aphonie, Singultus zu bezeichnen sind.

Zerstörung des Bodens des vierten Ventrikels führt Diabetes mellitus, insipidus sowie Albuminurie herbei.

Erst in jüngster Zeit hat man wieder den feineren pathologisch-anatomischen Veränderungen, die sich nach Kopftraumen einstellen, erhöhtes Interesse entgegengebracht. Während die Ergebnisse der Untersuchungen der Veränderungen der Ganglienzellen noch zu schwankende sind, um absolute Anerkennung zu beanspruchen, sind übereinstimmend von Friedmann, Kronthal, Köppen, Dinkler, Joshikawa u. a. gewisse Gefäßveränderungen des Gehirns nach Kopftraumen beobachtet worden, wie capillare Vermehrung der Gefäße, Blutpigmentanhäufung in den Gefäßscheiden, Verdickung der Wandung, Strukturlosigkeit der Capillarwände, Höhlenbildung in der Hirnsubstanz, Rundzelleninfiltration um die Gefäßwände herum.

Hirnverletzungen geben nicht selten Anlaß zur Bildung von Abszessen des Gehirns.

Soweit Hirnverletzungen bleibende Lähmungen zur Folge haben, wird bei der Festsetzung der Rente Umfang und Grad des Funktionsausfalles zu berücksichtigen sein, es ist dabei die volle Gebrauchsunfähigkeit einer Extremität deren Verlust gleichzusetzen. In dem Maße, in dem noch ein Rest funktioneller Brauchbarkeit verblieben ist, kann die Rente entsprechend herabgesetzt werden, so z. B. wenn die linke Hand noch mit Hilfe der rechten bei gelähmter Extremität zum Halten von Gegenständen benutzt werden kann.

Allerdings ist dabei zu berücksichtigen, daß nach Hirnverletzungen der Allgemeinzustand in erster Linie für die Rentenbemessung maßgebend ist. Die Folgeerscheinungen, die das Gesamtbefinden nach einer Hirnverletzung beeinträchtigen, werden in der Regel bereits hohe Renten erfordern.

Dahin gehören die epileptischen Anfälle, die nach Verletzungen des Gehirns, nach Quetschungen, die Narben der Hirnoberfläche hinterlassen, auftreten, ferner die psychischen Veränderungen, insbesondere der Intelligenz (Sachs und Freund), die wir später eingehend würdigen werden. Die geringe Toleranz der Verletzten gegenüber dem Alkohol ist an anderer Stelle eingehend besprochen.

Die Aphasie (nach Kopftraumen handelt es sich meist um motorische) stellt in jedem Falle eine wesentliche Beeinträchtigung der Erwerbsfähigkeit dar. Das Unvermögen, sich den Mitarbeitern verständlich zu machen, erhöht die Gefahr der Betriebsarbeit in beträchtlichem Maße. Im allgemeinen bildet sich die Aphasie nach Kopftraumen sehr bald zurück. Bumm fand völlige Rückbildung im Mittel nach $1\frac{1}{2}$—2 Monaten, nur in einem Falle bestand die Sprachstörung in geringem Maße noch nach sechs Jahren.

Literatur zu § 9.

1. **Hirschfeld,** Zur Symptomatologie und Pathologie der traumatischen Hirnverletzungen. I. D. Würzburg 1908.
2. **Hirschner,** Ueber 2 Fälle von traumatischer motorischer Aphasie. D. Z. f. Chir. Bd. 94.
3. **Krönlein,** Verletzungen und Erkrankungen der Weichteile und der Knochen des Schädels im Handb. f. prakt. Chir. 1903. Stuttgart.
4. v. **Monacow,** C., Gehirnpathologie. Wien 1905.
5. **Oppenheim,** Lehrbuch der Nervenkrankheiten. 5. Aufl. Berlin 1908.
6. **Volland,** Kasuistischer Beitrag zu den traumatischen Rindendefekten der Stirn- und Zentralwindungen. Arch. f. Psych. Bd. XLIV.
7. **Yoshikawa,** Ueber feinere Veränderungen im Gehirn nach Kopftrauma. Allgemeine Zeitschr. f. Psych. Bd. ·65. 1908.

§ 10. Hirnblutung, Haemorrhagia cerebri.

Hirnblutungen infolge von Schädelverletzungen treten am häufigsten nach Zerreißung der Arteria meningea media auf; selten sind es cerebrale Blutungen. Die Blutung erfolgt nach einem Kopftrauma aus den zuvor völlig intakten Gefäßen. Nach Oppenheim haben die traumatischen cerebralen Blutungen ihren Sitz meist in den peripheren Bezirken des Gehirns, im Cortex oder im subcortikalen Mark. Die Blutung kann an der Stelle der Verletzung kortikal bzw. subkortikal oder auf der entgegengesetzten Hirnhälfte erfolgen, nämlich an der Stelle, an der das Hirn in der Bewegung, die ihm der Stoß verlieh, aufgehalten wurde. Die epiduralen Blutungen entstehen meist durch Zerreißung der Arteria meningea, die subduralen aus dem Venenplexus der Pia mater. Direkte Verletzungen des Schädels bilden nicht immer die notwendige Voraussetzung (v. Bergmann, Ledderhose), die Schädelknochen können in ihrer Kontinuität erhalten sein, subarachnoideale Blutergüsse dagegen setzen in der Regel schwere Schädelverletzungen voraus. Die Erscheinungen unmittelbar nach der Verletzung gleichen denen der Gehirnerschütterung. Sehr bald jedoch stellt sich das Bewußtsein wieder her. Nach einem kurzen Intervall wird der Verletzte wieder bewußtlos. Der Somnolenz folgt das Coma. Puls und Atmung werden auffallend verlangsamt, halbseitige Krämpfe, Hemiplegieen stellen sich ein, der Verlauf ist in der Regel ein letaler. Kommt es zur Heilung, so bleiben meist schwere Herdsymptome zurück.

Abgesehen von den Blutungen aus der Arteria meningea media kommt es gelegentlich nach Kopfverletzungen zu zahlreichen herdförmigen Hämorrhagieen innerhalb der Gehirnsubstanz für sich oder in Gemeinschaft mit dem meningealen Bluterguß. Derartige Blutungen finden sich zumeist in der Gegend des 4. Ventrikels und des Aquaeductus Sylvii sowie in der Rinde. Sie treten als sog. traumatische

Spätapoplexien auf (Hémiplégie traumatique tardive, Martials), oft tage- bzw. wochenlang nach dem Unfall. Duret und Bollinger haben auf dieses Krankheitsbild aufmerksam gemacht. Der Kontusionsherd, in den hinein die Blutung erfolgt, befindet sich in der Regel in dem Zustand der gelben Erweichung. Der Druck von außen, der normalerweise auf den Gefäßen lastet, fällt in dem Erweichungsherd fort; die Folge davon ist die Drucksteigerung innerhalb der Gefäße, und eine Folge hiervon wiederum ist die Dehnung und Verdünnung innerhalb der Gefässwandung, die an sich bereits durch das Trauma alteriert ist. Bollinger erklärt die pathologischen Veränderungen durch die Verdrängung des Liquor cerebrospinalis infolge der Schädelkompression aus den Seitenventrikeln in den 4. Ventrikel, ein Vorgang, der direkt zu Gefäßzerreißungen und Gewebszertrümmerung führe.

Die Bollinger'sche Theorie der traumatischen Spätapoplexie ist nicht ohne Widerspruch geblieben. Langerhans hat sie „nichts als eine geistreiche Hypothese" genannt. Stadelmann hat hervorgehoben, daß bei der Annahme einer traumatischen Spätapoplexie zum mindesten der exakte Beweis geliefert werden müßte, daß der Verletzte nicht aus sonst bekannten Gründen Apoplektiker sei. Langerhans hält die vorausgehende Erweichung nicht für erforderlich und in den meisten veröffentlichten Fällen auch nicht für bewiesen. Oppenheim glaubt, an dem Krankheitsbild der traumatischen Spätapoplexie festhalten zu sollen. Jedenfalls ist bei der Annahme eines Zusammenhanges einer sog. Spätapoplexie mit einem Unfall größte Vorsicht geboten, will man sich nicht durch eine spontane Hirnblutung täuschen lassen. Wollen wir in einem konkreten Fall diesen Zusammenhang bejahen, so müssen folgende Kriterien gegeben sein, die Israel an den Schluß seiner Ausführungen setzt:

1. Der Tod muß unter den Erscheinungen des Schlaganfalls eingetreten sein,

2. er muß einige Zeit nach der Verletzung erfolgt sein,

3. es muß nicht eine Summe kleinerer Blutungen, sondern eine oder mehrere große Blutungen, welche imstande sind, einen Schlaganfall zu bewirken, bei der Leichenöffnung gefunden werden.

Als Ursache einer Hirnblutung kommen, abgesehen von Schädelverletzungen, für unsere Betrachtung noch eine Reihe anderer Schädlichkeiten in Betracht, so z. B. heftige Muskelbewegungen, forcierte Exspirationsbewegungen und dergl. m., und zwar kann es, wenn auch

sehr selten, bei intakter Gefäßwand infolge eines sehr lebhaften Blut-
andranges zum Bersten eines Hirngefäßes kommen.

Im allgemeinen wird es sich dabei nur um Personen handeln,
die für Apoplexieen prädisponiert sind, um alte Leute, Alkoholiker,
Luetiker, Nephritiker u. s. f. Der Apoplexie geht in diesen Fällen
eine Gefäßerkrankung der Hirnarterien voraus — Atheromatose,
Endarteriitis —, die Steigerung des Blutdrucks infolge eines Traumas
im weitesten Sinne des Wortes bringt die Gefäße zur Berstung
(Hémiplégie traumatique simple, Martials), oder es handelt sich um
eine Embolie, bei der das Trauma den Anlaß zur Fortspülung vorhandenen embolischen Materials gegeben hat. Immerhin ist das der
seltenere Fall.

Eine geringfügige Veranlassung genügt zuweilen, die brüchigen
Gefäße zur Zerreißung zu bringen. Als Trauma gilt da bereits
Bücken, Heben u. dergl. mehr. Da ein solches Ereignis bei den dazu Disponierten mit einem gewissen Grad von Wahrscheinlichkeit
früher oder später einmal eintritt, so besteht nur dann eine Entschädigungspflicht, wenn sich nachweisen läßt, daß das Trauma als
auslösendes Moment zu betrachten ist, bzw. daß das Trauma die bestehende Brüchigkeit der Gefäßwände verschlimmert hat.

Weber hat in einem jüngst veröffentlichten Gutachten die interessante Frage beantwortet, ob ein Schlaganfall, der sieben Jahre nach
einem ersten Schlaganfall auftrat und zum Tode führte, gleichfalls
wie der erste Schlaganfall auf einen Unfall, der seinerzeit als aus-
lösendes Moment galt, zurückzuführen sei. Nach dem Gutachten des
behandelnden Arztes bestand ein solcher Zusammenhang: ein Teil des
Gehirns sei durch den ersten Schlaganfall vernichtet; das beim zweiten
Anfall ins Gehirn tretende Blut, das, wie gewöhnlich, aus demselben
Gefäßgebiet käme, habe seinen Weg direkter zu den lebenswichtigen
Organen gefunden; auch sei anzunehmen, daß ein einmal gerissenes
Gefäß dem Blutdruck zum zweiten Male leichter nachgäbe. Dieser
Auffassung tritt Weber entgegen: das geplatzte Blutgefäß
wird — falls Heilung eintritt, wie hier — organisiert, in einen
derben Strang verwandelt, der überhaupt kein Blut enthält. Auch
kleinere Blutungen in der Nachbarschaft können nur im Anschluß an
die große Blutung mehr minder unmittelbar erfolgen. Nach mehr als
6 Jahren ist der Blutdruck in der Nachbarschaft nicht stärker als
normal. Auch sei es durch die alte Blutung nicht zu einer bleibenden
Erweichung des befallenen Hirngebietes gekommen, im Gegenteil entwickle sich an der Stelle der zerstörten Gehirnsubstanz derbes, festes

Narbengewebe, das einer erneuten Blutung außerordentlichen Widerstand entgegensetze, oder aber es entstehe eine Cyste, die gleichfalls widerstandsfähig sei. Vielmehr sei der zweite Schlaganfall ausschließlich veranlaßt durch den fortschreitenden Verkalkungsprozess
der Gefäße. Der Tod stehe mit dem Unfall nicht im Zusammenhang.
Den Ausführungen folgten das Sch.G. und R.V.A. und versagten die
Hinterbliebenenrente.

In einem Obergutachten Fürbringer's ist der Zusammenhang
eines Schlaganfalles mit einem Trauma bejaht. Er führt darin
u. a. aus:

„Daß Sch., als ihn der erste Schlaganfall betroffen, an Arterienverhärtung
gelitten habe, muß mit Rücksicht auf die große Häufigkeit dieser Grundlage von
Gehirnblutungen und die ausgesprochene Seltenheit des Vorkommens der letzteren
bei gesunder Arterienwand vorausgesetzt werden . . . . Als eine der vornehmsten
mitwaltenden Ursachen gilt die Inanspruchnahme der Bauchpresse mit stärkerer
Stauung im Gefäßsystem. Dieses Moment ist hier zweifellos gegeben: Sch. hat eine
schwere Last gehoben und sich unzählige Male gebückt. Gerade das häufige, desgleichen zu Blutdrucksteigerungen im Kopf Anlaß gebende Bücken wird von den
meisten Autoren als Gelegenheitsmoment für Hirnblutungen bei Verhärtung des
Arteriensystems beschuldigt.“

Das R.V.A. hat sich diesen Ausführungen angeschlossen, als Ursache des
Schlaganfalles die von dem Kläger an dem Tage, an welchem er davon betroffen
wurde, verrichtete Arbeit angesehen und weiterhin angenommen, daß die schädigende Wirkung der Arbeit noch als ein „Unfall“ im Sinne des § 1 des U.V.G.
anzusehen sei, da sie sich nach Lage der Sache in einen Zeitraum von höchstens
2—3 Stunden zusammengedrängt habe (zu vergl. Hdb. d. U. Anm. 34 Abs. 2 zu
§ 1 des U.V.G.).

Schwieriger lagen die Verhältnisse in einem Falle, der Wernicke
zur Abgabe eines Obergutachtens vorlag. Zwischen dem Schlaganfall
und dem Trauma, das in einer Kontusion des Kopfes bestand, lag
ein Zeitraum von $^3/_4$ Jahren. Wernicke wies nach, daß der zweite Anfall
durch Gefäßverstopfung bedingt war, während der erste Anfall eine
Herderkrankung in der rechten Hälfte des Pons oder der oberen
Hälfte der Medulla oblongata von sehr beschränkter Ausdehnung
hervorgerufen hatte. Ein Zusammenhang beider Anfälle war daher
abzulehnen.

Häufig wird es sich für die Rentenfestsetzung darum handeln,
eine spontane Blutung von der traumatischen abzugrenzen.

Benda hatte in einem Obergutachten die Frage zu entscheiden,
ob ein Schlaganfall, der zum Tode führte, ein spontaner oder traumatischer gewesen sei. Er hielt in dem betr. Falle die Hirnblutung
für eine spontane und führte in seinem Gutachten aus:

Die wesentlichen Eigentümlichkeiten des Krankheitsverlaufs bestanden also
in einer schnellen anfänglichen Entwicklung einer schweren allgemeinen Störung
der Hirntätigkeit, dann einem Nachlaß und fast völliger Hebung der Hirnstörungen
während zweier oder dreier Tage, endlich einer neuen, sich schnell verschlimmernden
Herderkrankung des linken Schläfenlappens und Tod durch Hirnlähmung.

Es fragt sich, wie dieser Krankheitsverlauf mit der Annahme einer traumatischen Ursache zu vereinigen ist. Daß die klinischen Symptome (ebenso wie der spätere Leichenbefund) auf einen Erkrankungsherd nicht der von dem fraglichen Insult betroffenen rechten, sondern auf einen solchen der entgegengesetzten Seite wiesen, ist von Herrn Dr. Bo. bereits in durchaus zutreffender Weise beleuchtet worden. Es stimmt in der Tat mit den ärztlichen Erfahrungen sehr wohl überein, daß bei Verletzungen des Schädels durch Schlag oder Stoß die schwersten Veränderungen des Gehirns häufig nicht an der unmittelbar betroffenen Stelle, sondern an der gerade entgegengesetzten Stelle liegen. Diese Erfahrung wird, wie mir scheint mit Unrecht, durch den sog. Contrecoup erklärt; die Tatsache ist aber unbezweifelbar . . . . Die Blutung muß, wenn sie durch das Trauma, also hier durch das Hinfallen, bewirkt war, im Augenblicke der Gewalteinwirkung erfolgt sein . . . . Im allgemeinen pflegen bei einem Trauma des Gehirns die Krankheitserscheinungen im ersten Augenblicke am stärksten zu sein, weil hier zu den durch das Trauma bewirkten gröberen Verletzungen noch die meist unsichtbare „molekulare“ Zerstörung, die wir als Gehirnerschütterung bezeichnen, hinzukommt. Es pflegen daher, wenn der Insult nicht tödlich war, die Erscheinungen in regelmäßigem Fortschritte besser zu werden. Eine neue Verschlechterung könnte nur eintreten, wenn eine Gehirn- oder Hirnhautentzündung oder Gehirnwassersucht hinzutritt. Gegen beide Annahmen sprechen die stark ausgesprochenen Herdsymptome der Hirnerkrankung.

Seiffer hat in einem Gutachten den Zusammenhang eines Unfalls mit einem Schlaganfall bejaht. Es handelte sich um einen Dachdecker, auf den ein Arbeitsgenosse aus einer Höhe von 5—7 m von einer Leiter herabfiel. Der Unfall hatte eine allgemeine Erschütterung des Körpers zur Folge, erst einige Zeit darauf traten Schwindelanfälle auf, dann — nach zwei Monaten — apoplektische Anfälle mit nachbleibender Hemiplegie. Die gewöhnlichen Ursachen lagen nicht vor, Alkoholismus, Syphilis, Belastung usw.

Auch in einem zweiten Fall hat Seiffer einen Kausalnexus angenommen. Einem 55 jährigen Tischlermeister flog ein Eisenstück von einer Drehbank gegen die linke Schläfe. Zerreißung der Schläfenarterien. Nach acht Monaten Apoplexie. Cerebrale Hemiplegie (Herd in der inneren Kapsel der linken Hirnhemisphäre). Für den Zusammenhang spricht — wenn auch nicht mit Sicherheit — der linksseitige Sitz des Krankheitsherdes und die linksseitige erhebliche Kopfverletzung. Im Intervall Kopfschmerzen, Schwindelanfälle, Sprachstörungen. 75 pCt.

Eine interessante Beobachtung verdanken wir auch Franck.

Ist man zur Anerkennung einer Apoplexie als Unfallfolge gelangt, so wird, wenn der Verletzte den apoplektischen Anfall übersteht, solange als irgend möglich die Vollrente zu gewähren sein. In Fällen, in denen die Lähmungen zurückgehen, wird sich, wenn keine Sprachstörungen bzw. psychischen Veränderungen vorliegen, ein geringer Grad der Erwerbsfähigkeit wieder einstellen. Mit Rücksicht auf die Schonung, die sich die Apoplektiker auferlegen müssen, um einem neuen Anfall vorzubeugen, wird die Rente selbst dann noch eine recht erhebliche sein. Die Renten schwanken im allgemeinen zwischen 50 und 75 pCt.

Einige Fälle, die zur Ablehnung der Hinterbliebenenansprüche führten, hat jüngst Engel beschrieben.

Kasuistik:

Fall Nr. 1 (Aktenmaterial): Fall mit dem Kopf gegen einen Ofenvorsatz, Gehirnblutung in der rechten Schädelhälfte, Lähmung des linken Armes und Beines. Vollrente. Nach dem Tode, der $3\frac{1}{2}$ Jahre später eintrat, lehnte jedoch die B.G. die Hinterbliebenenrente ab, da nach dem Gutachten Windscheid's der Tod nur eine natürliche Folge der allmählich weiter fortschreitenden Gefäßverkalkung des Verletzten gewesen sei. Demgegenüber vertrat das Sch. den Standpunkt nach eingeforderten Obergutachten, der Unfall sei als ein wesentlich mithelfendes Moment schuld an dem erfolgten Tode, eine Auffassung, der das R.V.A. beitrat.

Fall Nr. 2 (Aktenmaterial): N. ist plötzlich bei der Arbeit niedergefallen. Tod nach 3 Tagen unter den Erscheinungen der Hirnblutung. R.V.A. lehnte die Hinterbliebenenrente ab. Der Tod des N. sei nicht durch einen Betriebsunfall verursacht worden, sondern durch einen ohne ursächlichen Zusammenhang mit der Betriebsarbeit erfolgten Bluterguß in die linke Hirnhemisphäre. Dieser Erguß ist, wie das Sektionsprotokoll ergibt, durch Berstung einer Schlagader in der linken Hirnhälfte erfolgt, und zwar unter dem Einfluß von Störungen der Blutzirkulation, welche durch eine Erkrankung der Nieren und Veränderungen am Herzmuskel hervorgerufen waren und nicht erst infolge des Unfalls entstanden sind.

Literatur zu § 10.

1. Aronheim, Fall von traumatischer Spätblutung. M. f. U. 1903.
2. Benda, Obergutachten über die Frage, ob traumatische oder spontane Gehirnblutung. A. N. 1902.
3. Bruns, Ein Fall von Spätapoplexie nach Trauma. D. m. W. 1901.
4. Bollinger, Ueber traumatische Spätapoplexie. Internat. Beitrag z. wiss. Med. Virchow-Festschrift. 1899.
5. Duret, Etudes expérimentales et cliniques sur les traumatismes cérébraux. Paris 1878.
6. Engel, H., Unfall und Gehirnblutung, ursächlicher Zusammenhang abgelehnt. Med. Klinik. 1911.
7. Franck, Erwin, Tod durch Spätapoplexie als entschädigungspflichtige Unfallfolge anerkannt. M. m. W. 1909.
8. Fürbringer, Obergutachten über Betriebsarbeit und Schlaganfall. A. N. 1898.
9. Israel, O., Zur Frage der Spätapoplexie. Vierteljahrsschr. f. gerichtl. Med. 1903. Bd. 26.
10. Langerhans, Die traumatische Spätapoplexie. Berlin 1903. A. Hirschfeld.
11. Seiffer, Ueber organische Nervenkrankheiten nach Unfällen. Charité-Annalen. 1903.
12. Seydel, Ein Fall von traumatischer Spätapoplexie. A. S. Z. 1902.
13. Stadelmann, Ueber Späterkrankungen des Gehirns nach Schädeltraumen. D. m. W. 1903.
14. Wernicke, Obergutachten über Unfall und Schlaganfall. A. N. 1898.

§ 11. Verletzungen der Hirnhäute.

Risse der Dura bei subkutaner Schädelfraktur sind nicht seltene Unfallfolgen. Brun fand sie unter 165 Sezierten 18 mal, bei offenen Schädelverletzungen 39 mal.

Verletzungen der Hirnhäute können ausheilen, ohne daß sie besondere Symptome zeitigen, kommt es jedoch zu entzündlichen Prozessen, so beherrschen die Meningen das klinische Bild. Die Meningitis ist die gefürchtetste Komplikation der Schädelverletzung.

Die Pachymeningitis externa, häufiger die Pachymeningitis interna haemorrhagica und das Hämatom der Dura mater werden nach Schädeltraumen beobachtet. Schädelverletzungen bilden nicht immer die notwendigen Voraussetzungen (v. Bergmann, Ledderhose u. a.), es genügt zuweilen die Einwirkung einer stumpfen Gewalt, die den Schädel getroffen hat.

Knochensplitter, Fremdkörper u. dgl. können die Hirnhaut reizen, ferner Knochenneubildungen, die nach einer Quetschung in der Dura sich entwickeln.

Van Vleuten hat sich eingehend mit der traumatischen Entstehung der Pachymeningitis haemorrhagica interna beschäftigt. Nach ihm ist die Pachymeningitis traumatica mit der spontanen nicht identisch; die Blutung in den Subduralraum und die darauffolgende Organisation schaffe Membranen, die denen der spontanen Pachymeningitis haemorrhagica makroskopisch analog seien. Es handelt sich um nicht progressive, mit Narbenbildung ausheilende Prozesse.

Ruge hat jüngst eine interessante Beobachtung veröffentlicht:

Straßenarbeiter fiel mit dem Kopf gegen die eiserne Innenwand eines Schiffsrumpfes. Bewußtlosigkeit, Kopfschmerzen, Schwindelgefühl, Benommenheit. 8 Wochen nach dem Unfall verschlimmerten sich die Kopfschmerzen, die besonders links auf der Höhe des Scheitelbeins lokalisiert wurden. Anfälle von Bewußtseinsstörungen, zeitweise Aussetzen der Atmung von Cheine-Stokes'schem Typus. Verengte, starre Pupillen. Unregelmäßiger, stark verlangsamter Puls. Tod 67 Tage nach dem Unfall.

Autopsie: Etwa 5 cm von der Mittellinie über dem linken Scheitelbein findet sich eine etwa $2^3/_4$ cm lange Narbe, die mit der Kopfschwarte über dem Knochen verschieblich ist. Die linke Hälfte der Dura ist enorm verdickt und stark blutig imbibiert. Die Innenfläche der Dura zeigt rechts eine größere Anzahl $1/_2$—3 cm großer, nicht abwischbarer, doch mit der Pinzette als bluthaltige Membranen abziehbarer, bis 1 mm prominenter Flecke.

Die ganze Innenfläche der Dura mater ist von fingerdicken schwärzlichen Blutmassen, die z. T. geronnen, z. T. noch flüssig sind, unterlagert. Sie sind eingelagert zwischen die Durainnenfläche einerseits und eine harte, membranöse, durchscheinende Haut andererseits, die an den Rändern des Blutergusses in die Dura übergeht und sich so als ein infolge der Blutung neugebildeter Teil der Dura ausweist. Die linke Großhirnhemisphäre zeigt eine dem Hämatom entsprechende Deformierung, im übrigen sind die Windungen der Großhirnhemisphären nach rechts über die Mittellinie hinübergedrängt. Diagnose: Schubweise entstandenes Hämatom der Dura mater, ausgehend von einer traumatischen Pachymeningitis haemorrhagica.

Das Trauma kann eine akute seröse Leptomeningitis oder eine Meningitis purulenta herbeiführen. In dem einen Falle handelt es sich um eine ödematöse Durchtränkung des Piagewebes und des Subarachnoidealraumes, im zweiten Falle findet sich ein rein eitriges oder ein eitrig-seröses bzw. eitrig-fibrinöses Exsudat, das die weichen

Häute durchsetzt. Bezeichnend für den pathologischen Befund bei traumatischer Meningitis sind Blutungen, die sich in den Häuten und in der Rindensubstanz nachweisen lassen.

Der Eintritt eitriger Meningitis ist davon abhängig, daß infektiöses Material an die Meningen gelangt; das ist am einfachsten möglich bei offener Durchtrennung von Haut, Schädelknochen und Hirnhaut, d. h. bei komplizierten Frakturen. Bei Basisfrakturen vermitteln Ohr, Nase und Rachenhöhle die Kommunikation nach außen. Komplizierter ist der Weg, den die Infektionserreger nehmen, wenn sie ohne direkten Zugang mit dem Bindegewebe, das einen in das Schädelinnere führenden Nerven umgibt, eindringen (N. opticus, facialis). Ein anderer Weg ist die Blutbahn, die zu den Meningen führt, von einer Osteomyelitis, einer eitrigen Periostitis aus, die sich an irgendeiner Stelle des Körpers etabliert hat, nachdem das Trauma in den Meningen einen locus minoris resistentiae geschaffen hat, wie überhaupt im Blute kreisende Bakterien nach Kopfverletzungen, die keine Wunden herbeigeführt haben, Meningitiden veranlassen können (Ehrenroth).

Als Entzündungserreger kommen nach Macewen vorwiegend in Betracht der Streptococcus pyogen. und der Staphylococcus pyogen. aureus.

Uebereinstimmend findet sich die Angabe, die Meningitis sei häufiger bei Basisfrakturen, insbesondere wenn das Siebbein verletzt ist, als bei Konvexfrakturen.

Die traumatische Meningitis läßt klinisch zwei Stadien erkennen: das der Reizung und das der Lähmung.

Als auffallendstes Symptom des Reizstadiums gilt die Jaktation, die sich bis zur Tobsucht steigert. Vervollständigt wird das Bild durch Muskelkrämpfe. Erbrechen tritt auf, der Puls ist äußerst hart, das Gesicht fieberhaft gerötet. Das zweite Stadium, das der Lähmung, entwickelt sich ganz allmählich aus dem der Reizung. Zirkumskripte Lähmung ist vor allem ein Symptom der Konvexmeningitis, während die Meningitis der Basis mehr diffuse Lähmungen im Gefolge hat, oft begleitet von dem Symptom der Nackenstarre, einem Kennzeichen der beginnenden Spinalmeningitis, die sich im Anschluß an die Basilarmeningitis entwickelt.

Es gibt eine Reihe von Beobachtungen, in denen im Zusammenhang mit einem Trauma, jedoch nach einem längeren Zeitraum, die Erscheinungen einer Meningitis auftreten, wenn von einer Infektion einer äußeren Wunde nicht mehr gesprochen werden kann, die sog. traumatische Spätmeningitis. Die Sektion solcher Fälle ergibt dann meist den Befund von Basisfrakturen, die stets komplizierte sind, da

10*

die gleichzeitigen Schleimhautrisse der Nasenhöhle, der Nebenhöhlen usw. stets Mikroorganismen beherbergen, die ·in das Schädelinnere einwandern und nun die Meningen infizieren. Auch kann auf dem Umwege einer Meningealblutung eine Spätmeningitis zustande kommen.

Tuberkulöse Meningitiden können traumatischer Natur sein. Ein Trauma schafft in den Meningen einen locus minoris resistentiae und damit den Boden, der den Bakterien zur Niederlassung günstig ist. Die Infektion erfolgt auf hämatogenem Wege.

Die Beobachtung Cohn's verdient besondere Beachtung. Es handelte sich um einen Knaben, der mit älterer Bronchialdrüsentuberkulose behaftet war. Der Knabe zog sich beim Sturz einen Bruch der Tabula vitrea des Stirnbeins zu und erkrankte 14 Tage nach dem Unfall an ausgesprochener tuberkulöser Meningitis, die die Sektion bestätigte.

Ein Kopftrauma kann auch einen Hydrocephalus (Quincke) veranlassen. Nach K. Mendel handelt es sich in diesen Fällen lediglich um eine stärkere Exsudation in den bereits vorhandenen, bis dahin latent verlaufenen Hydrocephalus hinein.

Auch die Influenzameningitis ist in einzelnen Fällen nach einem Trauma beobachtet worden (Huismann, C. S. Freund u. a.).

Hirnhautverletzungen, die zur Ausheilung gelangen, haben eine Reihe von Beschwerden zur Folge, wie bohrende Kopfschmerzen, Schwindelerscheinungen und dergl., zuweilen auch epileptische Anfälle; nicht selten ist der Uebergang in chronisch entzündliche Prozesse.

Renten von 40—50 pCt., ev. auch höhere, entsprechend der Schwere der verbleibenden Beeinträchtigung der Arbeitsfähigkeit, gelangen im allgemeinen zur Anwendung. Mit Rücksicht auf die Schonung, die derart Verletzte unbedingt beanspruchen dürfen, empfiehlt es sich, in der Rentenabschätzung über die Norm hinauszugehen.

Literatur zu § 11.

1. Ammerschläger, Ueber Meningitis traumat. tuberc. I. D. München 1898.
2. Cohn, S., Meningitis tuberc. traumat. A. S. Z. 1907.
3. Curschmann, H., Ueber posttraumatische Meningitis. D. med. W. 1904.
4. Fränkel, Zur Aetiologie der sekundären Infektion bei Verletzungen der Schädelbasis. W. klin. W. 1890.
5. Freund, C., Meningitis spinal. post trauma. M. f. U. 1894.
6. Fujisawa, Ein Fall von Spätmeningitis nach Schädelverletzung. M. med. W. 1901.
7. Graf, Ein Fall von Spätmeningitis nach komplizierter Schädelfraktur usw. Charité-Annalen. 1903.
8. Haebler, Abgekapseltes Hämatom der harten Hirnhaut, Folge eines Unfalls. A. S. Z. 1899.
9. Hagen, Traumatisches Hämatom unter der harten Hirnhaut. M. med. W. 1904.

10. Hilbert, Ueber traumatische Meningitis tuberculosa. Berl. kl. W. 1891.
11. Huismann, Meningitis basil. traumat. D. med. W. 1899.
12. Liniger, Meningitis post trauma. M. f. U. 1906.
13. Levy, E., Ueber metastatische Meningitis nach Verletzungen. Bruns Beitr. z. klin Chir. Bd. 23.
14. Ruge, Med. Klin. 1909.
15. v. Salis, Beziehungen der Tuberkulose des Hirns und seiner Häute zu Schädeltraumen. I. D. Bern 1888.
16. Schäffer, Ueber traumatische Hirnhauttuberkulose und deren Begutachtung. M. f. U. 1899.
17. van Vleuten, Ueber Pachymeningitis haemorrhagica int. traumat. I. D. Bonn 1898.
18. Wagner, Die Behandlung der komplizierten Schädelfrakturen. Volkmann's Samml. klin. Vortr. 271/272.
19. Waibel, Meningitis tubercul. traumatischer Natur oder nicht? M. med. W. 1899.

§ 12. Traumatische Hirnabszesse.

Es ist klinisch und experimentell sichergestellt, daß es akute nicht eitrige Encephalitiden nach Traumen gibt.

Wir unterscheiden akute und chronische traumatische Hirnabszesse.

Bei den akuten traumatischen Hirnabszessen gelangen die Bakterien direkt durch offene Wunden in die Hirnmasse hinein; einfache Weichteilwunden bilden häufig die Eintrittspforte. Meist geht der Hirnverletzung ein komplizierter Bruch mit Depression vorauf. Mit dem eindringenden Knochenstück gelangen die Eitererreger in die verletzte Hirnsubstanz. Jedoch auch bei den Basisfrakturen, die ja fast alle, wie erwähnt, komplizierte sind, da in der Regel Schleimhautverletzungen benachbarter Schädelhöhlen die Kommunikation mit der Außenwelt vermitteln, ist den Eitererregern, die sich in allen Höhlen des Gesichtsschädels finden, der Weg zu dem traumatischen Herd des Gehirns gebahnt, während die einfache Schädelkontusion nie zum Hirnabszess führt (v. Bergmann). Es kommt zur eitrigen Entzündung. Hat der Eiter Gelegenheit, sich zu entleeren, etwa durch die offene Wunde, so ist Heilung möglich, ist das aber nicht der Fall, so bildet sich ein regulärer Wundabszess, der auf die Meningen übergehend zur eitrigen Leptomeningitis führt. Die Hirnhautentzündung beherrscht dann das Krankheitsbild. Bleibt die Abszessbildung auf die geschädigte Hirnpartie beschränkt, so treten die Zeichen der Zerstörung, die der Abszess bedingt, in Form von Ausfallserscheinungen, Reiz- und Lähmungssymptomen, erst später — etwa 10 Tage nach der Verletzung — in die Erscheinung.

Der akute traumatische Hirnabszess betrifft im allgemeinen ausschließlich die Rinde. Man spricht daher bei akuten Hirnabszessen gemeinhin von Rindenabszessen.

Intensiver Kopfschmerz, Fieber, Benommenheit, Erbrechen, Kon-

vulsionen treten auf, Herdsymptome stellen sich ein, und unter den
Erscheinungen tiefen Comas erfolgt der tödliche Ausgang.

Anders die chronisch verlaufenden Hirnabszesse, die außer der
Rindensubstanz auch die Marksubstanz zerstören. Sie entstehen aus
akuten Abszessen, bei denen günstige Verhältnisse es verhinderten,
daß die Meningen in Mitleidenschaft gezogen wurden. Die Hirnhaut
bildet frühzeitig an der Stelle der Eiterung einen festen Abschluß.
Auch Fremdkörper, Splitter und dergl., die in das Gehirn eingedrungen
sind, bilden den Anlaß zur Entwicklung chronischer Hirnabszesse.
Schließlich können durch Uebergreifen von Eiterungen, die traumatische
Ostitiden bzw. Osteomyelitiden unterhalten, auf den Sinus durch
Thrombosenbildung Hirnabszesse entstehen.

Die Abszessherde, die von einer starken Abszessmembran ein-
gekapselt sind, vergrößern sich allmählich, ohne Erscheinungen zu
machen. Es ist für die chronischen Hirnabszesse geradezu charakteristisch, daß nach den ersten Krankheitszeichen, die unmittelbar der
Verletzung folgen, ein Stadium absoluten Wohlbefindens eintritt, bis
schließlich das Krankheitsbild in seiner ganzen Schwere manifest
wird, nachdem der Abszess sich allmählich ausgedehnt und die Hirnoberfläche oder einen der Ventrikel erreicht hat. Während des Latenz-
stadiums findet man allerdings zuweilen psychische Veränderungen,
vor allem abnorme Reizbarkeit, Erregbarkeit. Die Patienten klagen
über Kopfdruck, Schwindel usw. Mit dem Wachsen des Abszesses
treten meist Herdsymptome auf, auch Temperaturerhöhungen werden
beobachtet. Zuweilen begegnet man subnormalen Temperaturen.
Aeußerst charakteristisch ist die Verlangsamung der Pulsfrequenz, die
auf 30 Schläge in der Minute heruntergehen kann.

Hat der Abszeß die Hirnoberfläche erreicht, bzw. ist er in einen
Ventrikel durchgebrochen, so ist der tödliche Ausgang meist unver-
meidlich. Für die Begutachtung ist es von wesentlicher Bedeutung,
daß die Abszesse nach sehr geraumer Zeit, oft erst nach Jahren, die
ersten Symptome zeigen, oft so, daß die Ursache, das Kopftrauma,
von dem Verletzten und seiner Umgebung bereits vergessen
ist. Die ersten Anzeichen sind Fieberbewegungen, denen sich als besonders charakteristische Zeichen die Herdsymptome zugesellen.
v. Bergmann faßt die Erscheinungen, die auf einen Hirnabszess hinweisen, in die folgenden Worte zusammen:

„Wo spät, nach abendlichen Fiebererscheinungen, Kopfschmerzen
und konvulsivischen Anfällen sich einseitige Lähmungen an der der
Wunde entgegengesetzten Körperhälfte einstellen, ist das Vorhandensein eines Hirnabszesses wahrscheinlich."

Differentialdiagnostisch kommt zuweilen die traumatische Neurose in Betracht. Hier können die Symptome des Kopfschmerzes, des Schwindels, der Benommenheit ein Bild liefern, das dem des Hirnabszesses gleicht, meist führen jedoch die Herdsymptome, die Beobachtung der Fieberkurve und des Pulsverlaufes die Entscheidung herbei.

Wichtig ist der Hinweis auf die otitischen Hirnabszesse, die gelegentlich einmal für traumatische gehalten werden können. Eine genaue Untersuchung des Gehörorgans weist auf die richtige Diagnose.

Kasuistik:

Fall Nr. 1 (nach K. Mendel): Einem bis dahin völlig gesunden Arbeiter fällt ein großes Stück Ton gegen die rechte Schulter; der Getroffene fällt rücklings hin. Verletzung des Hinterkopfes. Verrenkung des rechten Schultergelenkes. In der Folgezeit häufiges Erbrechen, benommenes Sensorium. Einengung des Gesichtsfeldes nach rechts, Kopfschmerzen, Schwäche des rechten Armes, anfallsweise auftretendes taubes Gefühl, das von der rechten Hand nach dem Ellenbogen, der Schulter und dem Hinterkopf hinaufsteigt, Erbrechen.

Von seiten des Augenhintergrundes, der Ohren, des Geruchs und des Geschmacks nichts Abnormes.

3 Jahre nach dem Unfall unter Zunahme der Bewußtseinstrübung und Konvulsionen Exitus.

Mit Wahrscheinlichkeit: Hirnabszeß in ursächlichem Zusammenhang mit der Verletzung am Hinterkopf.

Literatur zu § 12.

1. Jones, Gehirnabszeß nach Schädelverletzung. Brit. med. journ. 1. 6. 1901.
2. Moritz, Ueber die durch Einwirkung äußerer Gewalt auf den Schädel entstehenden Verletzungen und Erkrankungen des Gehirns und seiner Häute. Viertelj. f. gerichtl. Med. 1892.
3. Monlonguet, Hirnabszeß nach Verletzung. A. S. Z. 1898.
4. Schuster, Trauma und Hirnabszeß. A. S. Z. 1909.
5. Westphal, Ueber Gehirnabszesse. Arch. f. Psych. XXXIII.

§ 13. Traumatische Epilepsie.

In der Aetiologie der Epilepsie spielt das Trauma durchaus keine untergeordnete Rolle.

Nach Kräpelins Beobachtungen ging in 2—5 pCt. der Fälle der Epilepsie ein Schädeltrauma vorauf, nach Wildemuts Statistik in 3,8 pCt. der Fälle. Nach Ziehen folgen in 10 pCt. der Fälle den Schädeltraumen epileptische Anfälle.

Brown-Séquard hat bereits im Jahre 1850 den experimentellen Beweis geliefert für den Zusammenhang von Trauma und Epilepsie, indem er bei Versuchstieren, denen er Verletzungen der Medulla, des Rückenmarks und der peripheren Nerven beibrachte, Epilepsie hervorrief. Nach ihm hat Westphal durch Schläge, die er gegen den Kopf des Versuchstieres ausführte, eine epileptogene Zone hervorgerufen, die einige Zeit später in die Erscheinung trat.

Die Versuche sind dann mehrfach modifiziert und nachgeprüft worden. Generell ist man sich jedoch darüber klar geworden, daß die an Tierexperimenten gewonnenen Erfahrungen sich nicht ohne weiteres auf den Menschen übertragen lassen (Westphal, Binswanger, Mendel).

K. Mendel hat in einer jüngst erschienenen Arbeit in klarer, prägnanter Weise die traumatische Epilepsie klinisch in 5 Gruppen eingeteilt, und zwar in:

1. Epileptische Anfälle, welche nach einem Trauma auftreten, das eine Hirnverletzung hervorgerufen hat.
2. Epileptische Anfälle, veranlaßt durch eine Infektion oder Intoxikation; hier ist das Trauma nur auslösendes Moment.
3. Reflexepilepsie nach Trauma.
4. Hysteroepilepsie nach Trauma.
5. Genuine Epilepsie nach Trauma.

ad 1. Was die traumatische Epilepsie nach Verletzungen der Hirnrinde betrifft, so gehen unsere Erfahrungen zurück auf die Beobachtung Jacksons. Jackson hat uns gelehrt, daß nach Verletzungen der Hirnrinde, und zwar des sog. kortikalen Krampfzentrums, d. h. des oberen Abschnittes der Parietalregion, epileptische Krämpfe auf der der verletzten Seite gegenüberliegenden Körperhälfte ausgelöst werden. Es handelt sich nicht immer um die ganze Seite; die Krämpfe betreffen zuweilen nur die eine Extremität oder einen Teil derselben. Den Anfällen folgen Paresen. Im Anschluß an die Jackson'sche Rindenepilepsie kann sich dann eine allgemeine Form der Epilepsie entwickeln.

Vor etwa einem Jahrzehnt begeisterte man sich für eine operative Therapie der Jacksonschen Epilepsie, und in der Tat fand man in einer Reihe von Fällen einen Nachlaß der Anfälle. Jedoch nach einer Pause von mehreren Monaten traten häufig die Anfälle wieder auf. Man hat diese vorübergehenden Erfolge auf die „Lüftung" zurückgeführt, die das Gehirn durch den operativen Eingriff erfährt, andererseits hat v. Bergmann auf die bekannte Erscheinung hingewiesen, daß jede Verwundung, auch eine solche, die nicht den Schädel betrifft, auffallenderweise die Anfälle hemmt. Immerhin wird man bei Schädelfrakturen mit Depressionen, Knochensplittern, Blutextravasaten zum Trepan greifen und zuweilen den Erfolg erzielen, die Anfälle gänzlich zu beseitigen; bei alten Narben, alten Knochenveränderungen wird man nicht allzu optimistische Erwartungen hegen dürfen.

Tillmann hat jüngst darauf aufmerksam gemacht, daß nach Läsionen der motorischen Region am schnellsten epileptische Krämpfe auftreten, wenn die verletzte Hirnrinde mit der Pia verwachsen ist, während bei Verletzungen des Hirns, die nicht die Zentralregion betreffen, ferner in den Fällen, in denen Verwachsungen zwischen Pia und Dura bestehen, die Anfälle sich sehr spät, oft erst nach Jahren einstellen.

Jolly hat zwei interessante Beobachtungen mitgeteilt, die hierher gehören.

Kasuistik:

Fall 1. In dem einen Falle handelte es sich um einen 47jährigen Maschinisten, der kopfüber stockwerkhoch auf einen eisernen Gegenstand fiel und dabei zwei Kopfwunden davontrug. 14 Tage nach dem Unfall traten die ersten epileptischen Anfälle auf, denen Zustände von Bewußtlosigkeit und Verwirrtheit folgten. Eine schmerzhafte Narbe der Kopfhaut blieb zurück.

Patient entschloß sich zur Operation. Der Schädel wurde zweimal trepaniert, an der Innenseite des einen herausgenommenen Schädelstückes fanden sich Knochenwucherungen, von denen die Anfälle angeblich ausgingen. Unmittelbar nach der zweiten Trepanation stellte sich eine totale Lähmung der linken Seite ein, die dem Grade nach wechselnd bestehen blieb. Den Lähmungen gesellten sich Krampferscheinungen hinzu, die in der Streckmuskulatur der großen Zehe begannen und dann die Muskulatur des Unterschenkels und des Oberschenkels befielen. Patient ist dann noch einmal operiert worden, diesmal mit dem Erfolg, daß die Lähmung fast vollkommen verschwand, auch die Zehenkrämpfe blieben aus, Anfälle traten in den ersten Monaten nicht mehr auf; dann aber stellten sie sich wieder in alter Schwere ein, zu den halbseitigen Anfällen gesellten sich schwere allgemeine epileptische Anfälle mit voller Bewußtlosigkeit und allgemeinen Krämpfen.

Fall 2. Der zweite Fall betraf einen 32jährigen Xylographen, bei dem sich nach einer Kopfverletzung durch einen Säbelhieb Lähmung des rechten Armes und Verminderung der Sensibilität desselben sowie Sprachstörungen einstellten. Die Erscheinungen gingen zurück. Nunmehr aber traten häufig Krampfanfälle auf, die regelmäßig vom rechten Arm ausgingen. Die vorgenommene Operation ließ erkennen, daß an einer Stelle der eingedrückte Knochen stark verdickt war, daß mehrere Knochensplitter sich in die Dura eingebohrt und zwischen die Gehirnwindungen gelegt hatten. Der Fall kam später zur Sektion, die encephalitische Veränderungen in der linken motorischen Region ergab.

ad 2. In diese Gruppe reiht K. Mendel diejenigen Fälle von Alkoholepilepsie, Syphilisepilepsie usw. ein, bei denen die epileptischen Anfälle nur des auslösenden Momentes harrten, das im Trauma gegeben ist. Wir wissen, daß die Intoxikation bzw. Infektion die Disposition zur Epilepsie abgibt.

Unter dem Einflusse des übermäßigen Alkoholgenusses hat das Gehirn diejenigen Veränderungen erfahren, die Nothnagel als „epileptische Veränderung" bezeichnet hat; es bedarf nur eines Anlasses, um die vorhandene Reizbarkeit manifest werden zu lassen, und dazu ist ein Trauma an sich sehr geeignet.

ad 3. Die dritte Gruppe umfaßt die Reflexepilepsie nach Traumen. Narben, die sich in der Nähe eines Nervenstammes — meist betrifft es den Nervus ischiadicus — befinden oder feste Verwachsungen mit dem Periost aufweisen, ermöglichen es, einen typischen epileptischen Anfall auszulösen, wenn ein Druck auf sie ausgeübt wird. Umschnürt man die Narbe oberhalb der Extremität, so gelingt es unter Umständen, den Anfall zu coupieren. Entfernt man die Narbe, so verhindert man in einer Reihe von Fällen die Wiederkehr eines epileptischen Anfalles, jedoch nur dann, wenn die Veränderungen, welche das Gehirn infolge der Erkrankung erfahren hat, noch keine dauernden geworden sind; ein neuropathisch belastetes Gehirn wird schneller in den irreparablen Zustand geraten, als das zuvor gesunde Gehirn.

ad 4. Was die vierte Gruppe, die der traumatischen Hysteroepilepsie, anbetrifft, so sind hierher diejenigen Fälle zu zählen, die entweder auf der Grenze zwischen Hysterie und Epilepsie stehen oder Mischformen beider Erkrankungen darstellen; zu der bereits bestehenden Epilepsie ist als neue Krankheitsform die durch den Unfall bedingte Hysterie hinzugetreten, so daß nun außer epileptischen auch hysterische Anfälle auftreten.

ad 5. Von hervorragender Bedeutung ist die Beantwortung der Frage, ob ein Trauma an sich imstande sei, eine genuine Epilepsie hervorzurufen, und zwar als einzige Ursache ohne Rücksicht auf die Faktoren, die wir sonst ätiologisch verantwortlich machen: Heredität, Alkoholismus, Blutsverwandtschaft der Eltern u. s. f. Während Windscheid bedingungslos die traumatische genuine Epilepsie anerkennt, auch Binswanger und Jolly die Frage in positivem Sinne beantworten, beschränkt E. Mendel die Fälle rein traumatischer Epilepsie auf ein Minimum; das Trauma ist nach ihm „meist nur Gelegenheitsursache für das latente Leiden", oder es erzeugt erst die Prädisposition, auf Grund deren sich später die Epilepsie entwickelt. Im Gegensatz zu den genannten Autoren lehnt Strümpell die Möglichkeit der Entwicklung einer genuinen Epilepsie ausschließlich infolge eines Traumas, insbesondere ohne angeborene Veranlagung, a limine ab. Nach Kurt Mendel gibt es Fälle, in denen das Trauma die einzige Ursache der Epilepsie ist. Es kann „durch das Zwischenglied einer chronischen Meningitis oder eines anderen das Gehirn treffenden und seine Reizbarkeit dauernd steigernden Reizes die Epilepsie hervorgerufen haben". Fehlt aber dieses Zwischenglied, so sei „die Annahme einer gewissen abnormen Veranlagung des Gehirns ein Postulat, ohne welches wir vorläufig noch nicht auskommen, dessen wir zur Erklärung des überaus seltenen Vorkommens von Fällen rein traumatischer Epilepsie im Vergleiche zu der Häufigkeit der Schädelverletzungen bedürfen".

Die Kräpelin'sche Schule bezeichnet bekanntlich die Dipsomanie

— auch ohne irgendwelche epileptische oder epileptoide Symptome — als Erscheinungsform echter Epilepsie. Pelz konnte über einen Fall von traumatischer Dipsomanie berichten.

Ein 48jähriger Eisenbahnarbeiter wurde beim Wagenkuppeln überfahren. Er trug eine Zersplitterung des rechten Fußes davon, der amputiert werden mußte. Er erhielt eine Rente von 75 pCt. Es traten allmählich die Erscheinungen der traumatischen Neurose auf, Kopf- und Rückenschmerzen, Alkoholintoleranz usw. Allmählich tritt folgendes Krankheitsbild auf: der Mann, der weder Epileptiker noch Alkoholiker ist, fühlt alle 6—8 Monate einen Drang zu Alkoholexzessen. Einige Tage vor dem Beginn dieser psychischen Veränderung wird er reizbar und jähzornig, dann läuft er in die Kneipen, nachdem er sich auf jede erdenkliche Weise Geld verschafft hat, und betrinkt sich mit Schnaps, bis er sinnlos betrunken im Rinnstein liegt. In diesem Zustande ist er tobsüchtig, zerschlägt alles, was ihm in die Hände kommt, wird aggressiv gegenüber Frau und Kindern und trägt sich mit den heftigsten Eifersuchtsideen. Nach 2—3 Tagen schwindet dieser Zustand, er ist still und traurig und wird plötzlich wieder klar. Jedes Erinnerungsvermögen an den Anfall fehlt. Dieses Krankheitsbild weicht in einzelnen Punkten von dem der gewöhnlichen Dipsomanie ab; besonders auffallend ist die Abweichung in bezug auf die Eifersuchtswahnideen. Der Eifersuchtswahn entsteht im Beginn des Anfalls und verschwindet mit dem Abklingen der Erscheinungen; er ist akut, nicht chronisch, wie der der Alkoholiker.

Daß gelegentlich epileptische Anfälle geschickt simuliert werden, ist jedem Gutachter aus eigener Erfahrung bekannt.

Einen sehr interessanten Fall veröffentlichte Leubuscher. Es handelte sich um einen Mann, der 26 Jahre lang epileptische Anfälle simuliert hatte, um während der Schulzeit Nachsicht und im späteren Leben Straffreiheit zu erlangen. Der Mann führte auf Wunsch in der Berliner Gesellschaft für Psychiatrie in äußerst geschickter Weise kurzdauernde klonische, dann tonische Krämpfe aus; auf Nadelstiche reagierte er nicht, es fehlte auch nicht der charakteristische Schaum vor dem Munde.

Darüber herrscht jedoch kein Meinungsstreit, daß das Trauma eine vorhandene epileptische Anlage evident machen, ev. eine vorhandene genuine Epilepsie in bezug auf Häufigkeit und Schwere der Anfälle verschlimmern kann. Erforderlich für die Beurteilung des ev. Zusammenhangs ist die Berücksichtigung der Zeit, die zwischen dem Trauma und dem ersten Anfall vergeht, ferner der Nachweis, daß nicht bereits dem Trauma ein epileptischer Anfall voraufging. Treten die Anfälle nach längerer Zeit als nach einem Jahre auf, wird man zu einer Ablehnung der Frage nach dem Zusammenhang kommen. Es ist jedoch hervorzuheben, daß ein Unfall, selbst eine Kopfverletzung, ganz ohne Einfluß auf eine bereits vorhandene Epilepsie sein kann, daß sich eine Epilepsie bessert trotz eines Unfalls.

Eine große Reihe von Entscheidungen des R.V.A. beschäftigt sich mit der Beurteilung der Epilepsie. Das Rekursgericht verlangt für den sicheren Nachweis einer entschädigungspflichtigen Epilepsieerkrankung einmal, daß der Verletzte vor dem Unfall keinen epileptischen Anfall durchgemacht hat, daß tatsächlich ein Unfall im Sinne des Gesetzes stattgefunden hat, und daß ein zeitlicher Zusammenhang festgestellt ist. Naturgemäß muß der Anfall von einem Arzt einwandsfrei beobachtet sein.

Epileptiker, die während des Betriebes einen Anfall bekommen, werden für die Folgen des Anfalls entschädigt, wenn „die Verletzungen durch die besonderen Gefahren des Betriebes verursacht oder beeinflußt sind".

Die Beurteilung der Erwerbsbeschränkung, die die Epilepsie bedingt, hängt ab von der Häufigkeit, der Schwere der Anfälle und ihren Nacherscheinungen. Im allgemeinen wird bei der Abschätzung des Grades zu berücksichtigen sein, daß der Epileptiker schwerer Arbeitsgelegenheit findet, daß der Arbeitgeber, der ihn beschäftigt hat, ohne zuvor von der krankhaften Veranlagung Kenntnis zu haben, ihn unter Umständen so bald wie möglich durch einen gesunden Arbeiter ersetzt; abgesehen von den Störungen, die ein Anfall in dem gewerblichen Betriebe hervorruft, veranlaßt die häufige Unterbrechung der Arbeit seitens des Erkrankten den Arbeitgeber, auf die Mitarbeit eines Epileptikers zu verzichten. Dazu kommt, daß sich nur eine geringe Anzahl von Betrieben für die Tätigkeit eines Epileptikers eignet, wie die Landwirtschaft, die Hausindustrie und dergl.

Eine Rentenfestsetzung von $33^1/_3$ pCt. dürfte für einen Epileptiker mäßigen Grades nicht zu hoch bemessen sein, während höhere Prozentsätze von 50—75 pCt. den häufiger von Anfällen Heimgesuchten entschädigen. Kehren die Anfälle täglich wieder, ev. mehrere Male am Tage, so besteht völlige Erwerbsunfähigkeit.

Die Begleiterscheinungen der Epilepsie, insbesondere die Intellektstörungen, rechtfertigen an sich höhere Rentensätze, wenn nicht gar die Vollrente.

Kasuistik:

Fall Nr. 1 (Rek. E. v. 16. XI. 1895): Die in einer lithographischen Anstalt beschäftigte Arbeiterin H. trat, als sie eine Treppe, die zur Druckerei führte, hinabging, in eine Kleisterschüssel, die sich auf der Treppe befand. Sie erschrak heftig, zitterte, wurde vorübergehend bewußtlos. Es traten nunmehr hysteroepileptische Krämpfe auf, die zuerst mit 100, dann mit 75 und zuletzt, da die Anfälle seltener auftraten, mit 50 pCt. entschädigt werden mußten.

Fall Nr. 2 (Aktenmaterial): Fall 3 m tief auf den Kopf. Quetschwunde heilt mit vertiefter Narbe. Die Narbe anfangs äußerst druckempfindlich, deutlich mit dem eingedrückten Knochen verwachsen. Kopfschmerzen, Schwindel, Veränderung der Psyche, beantwortet die einfachsten Fragen nicht, blöde.

Anfall: transitorischer Dämmerungszustand, bewußtlos, Augen geschlossen. Der ganze Körper vibriert. Pupillen- und Sehnenreflexe erhalten. Nach $^1/_2$ Stunde kehrt das Bewußtsein wieder, und der Verletzte verfällt in einen tiefen Schlaf. 50 pCt.

Fall Nr. 3 (Windscheid): Es handelt sich um einen 32jährigen Heizer, der dadurch einen Unfall erlitt, daß ihm die Tür einer Lokomotive an die linke Brust fiel. Die Anfangsdiagnose lautete: Reizung des Rippenfells. Zur Feststellung seiner Rentenansprüche wurde er dem Hermannhause zu Stötteritz bei Leipzig überwiesen. Dort wurden vier typische epileptische Anfälle ärztlich beobachtet. Wenngleich nicht mit absoluter Sicherheit die genuine Epilepsie ausschließlich auf den Anfall zurückzuführen sei, könne die Möglichkeit nicht geleugnet werden, daß die Brustkontusion den Anlaß zum Ausbruch der Epilepsie abgegeben habe; vielleicht bestünden an der verletzten Brusthälfte doch irgendwo Narben, die einen Reiz auf das Gehirn ausüben. Von nervösen Symptomen konnten festgestellt werden: Zungenzittern, Erhöhung der Kniescheiben-, Sehnen- und Fußsohlenreflexe, Verminderung der Reflexe an den Bindehäuten und am Gaumen, Händezittern.

Literatur zu § 13.

1. Bähr, Unfall und Epilepsie. M. f. U. 1900.
2. Binswanger, Die Epilepsie. Nothnagel's Spez. Pathol. u. Ther. 12. 1. Teil. 1899.
3. Jolly, Ueber traumatische Epilepsie und ihre Behandlung. Charité-Annal. XX.
4. Leubuscher, Fall von simulierter Epilepsie. Neurol. Zentralbl. 1905.
5. Mendel, E., Epilepsie und Trauma. A. S. Z. 1901.
6. Mendel, K., Unfall in der Aetiologie der Nervenkrankheiten. Berlin 1908.
7. Seeligmüller, Klinische Beiträge zur Reflexepilepsie. Festschr. Nietleben. 1897.
8. Wagner, T., Ueber Trauma, Epilepsie und Geistesstörung. Jahrb. f. Psych. VIII. 1889.
9. Westphal, C., Ueber künstliche Erzeugung von Epilepsie bei Meerschweinchen. Berl. klin. Wochenschr. 1871.

§ 14. Traumatisches Irresein.

Ein Kopftrauma ist nicht selten Ursache schwerer psychischer Veränderungen, die wir unter dem Begriff des traumatischen Irreseins zusammenfassen.

Nach Stolper wurden von 981 Kopfverletzten 12 = 1,2 pCt. geistesgestört. Davon waren 138 Fälle schwere Brüche des Schädeldaches bzw. der Basis, unter diesen 138 fanden sich 11 traumatische Psychosen = 8 pCt., eine Zahl, die sich mit v. Bergmann's Beobachtungen deckt.

Der Grad der psychischen Alteration, die sich an eine Kopfverletzung anschließt, steht häufig in keinem Verhältnis zu der Schwere des voraufgegangenen Traumas.

Krafft-Ebing unterscheidet 3 Typen: die Geistesstörung mit der Tendenz der Verblödung entwickelt sich unmittelbar im Anschluß an das Trauma, oder aber sie bildet sich nach einem mehr minder charakteristischen Prodromalstadium in Form progressiver Paralyse, oder aber endlich das Trauma schafft nur die Disposition, den Boden, auf dem sich später aus anderen Ursachen die Geisteskrankheit entwickelt.

Im Gegensatz zu den Spätformen ist eine akute traumatische Psychose relativ selten Unfallfolge. Sie schließt sich unmittelbar an

eine Gehirnerschütterung an, sie setzt weder eine umfangreiche Hirnblutung oder Quetschung des Gehirns noch eine Schädelfraktur voraus.

Nach Oppenheim entwickeln sich zuweilen nach geringfügigen
Kopfverletzungen psychische Störungen, die sich scharf von dem
Krankheitsbild der Hysterie trennen lassen, vor allem durch objek-
tive Symptome, wie Pupillenstarre, Sehnervenatrophie usw. Auch
Kräpelin beobachtete nach Kopftraumen als objektive Zeichen orga-
nischer Veränderungen des Gehirns Pupillenstarre, ungleiche Inner-
vation der Gesichtshälften, Zittern der Zunge, der Mundmuskulatur,
Abweichen der Zunge, Erhöhung der Sehnenreflexe.

Fraglos rufen schwere Kopfverletzungen irreparable Veränderungen
in den Rindenzellen hervor, auch ohne daß grob-anatomisch nachweisbare Verletzungen des Hirns voraufgingen, wie sie durch Knochen-
eindrücke, Knochensplitter, Blutungen veranlaßt werden.

Was die Form der posttraumatischen Psychosen anbetrifft, so
handelt es sich hier nicht um ein einheitliches Krankheitsbild, vielmehr können eine Reihe klinisch genau abgegrenzter Störungen nach
einem Trauma in die Erscheinung treten: Melancholie, Paranoia,
Paralyse usw. Das gewöhnliche Bild der Psychose nach schweren
Kopfverletzungen ist folgendes:

Der Verletzte hat eine Gehirnerschütterung erlitten, es besteht völlige Bewußtlosigkeit; Tage sind darüber vergangen, die Bewußtlosigkeit will nicht weichen, ganz allmählich kommt das Bewußtsein wieder, jedoch nicht im vollen Umfange. Der Verletzte ist verwirrt, der Denkprozeß ist verlangsamt, er hat das Empfinden über
Ort und Zeit verloren. Vom Unfall weiß er gar nichts mehr,
er besinnt sich nicht auf die Zeit, die dem Unfall unmittelbar
voraufging. Die Charakteränderung geht ganz allmählich vor sich.
Der Verletzte, der vorher Anteil genommen hat an dem, was in seiner
Umgebung vorgeht, verliert das Interesse, wird gleichgültig, leicht er-
regbar. Die Reizbarkeit steigert sich, bis plötzlich das mehr oder
minder ausgesprochene Bild der Psychose manifest wird. Der geringste Widerspruch in seiner Umgebung reizt ihn maßlos, der zuvor
friedfertigste Mensch wird jähzornig, neigt zu Gewalttätigkeiten, die
sich zu ausgesprochenen Tobsuchtsanfällen steigern. Die Widerstandsfähigkeit, insbesondere dem Alkohol gegenüber, ist unendlich
gering. Die Klagen des Verletzten beziehen sich im allgemeinen auf
den Kopf, andauernde Kopfschmerzen quälen ihn, er fühlt sich be-
nommen, der Kopf sei wie von Schrauben zusammengepreßt und
dergl. mehr. Dazu gesellen sich Schwindelanfälle, Klagen über fort-

gesetztes Ohrensausen, Ohnmachten treten auf, und in einer Reihe von
Fällen kommt es zu ausgesprochenen epileptischen Anfällen.

Während diese epileptischen Anfälle meist bereits kurze Zeit nach
dem Trauma in die Erscheinung treten, stellt sich die psychische
Umwandlung des Verletzten oft erst spät ein. Nach Jahren entwickelt sich allmählich das Krankheitsbild in Form des Schwachsinns
bzw. der Dementia paralytica. Nur selten geht die Entwicklung ausgeprägten Blödsinns mit dem Uebergang in paralytische Zustände in
kürzester Zeitfolge vor sich.

Gelegentlich schließt sich eine traumatische Psychose, wenn auch
selten, an Unfälle an, die nicht den Kopf betreffen. Zuweilen müssen
wir lediglich auf die psychische Einwirkung eines Shocks rekurrieren.
Es ist naturgemäß, daß diese Fälle kritischer zu betrachten sind.

Ferner sind es oft die wirtschaftlichen Folgen des Unfalls, Sorge
um die Existenz, der Rentenkampf usw., die den Ausbruch der
Geisteskrankheit in letzter Instanz bedingen.

Andererseits ist zu beachten, daß gerade diese Fälle oft zu Unrecht als Simulationen aufgefaßt werden. Die Beobachtungen, die von
seiten der B.G. angestellt werden, um die Verdachtsmomente zu
sichern, sind unter Umständen von recht schädlichem Einfluß auf den
psychischen Zustand der Verletzten (Henneberg).

Insofern die Epilepsie traumatischen Ursprungs ist, läßt sich das
epileptische Irresein, das sich an eine traumatische Epilepsie anschließt, gleichfalls als eine traumatische Form der Psychose charakterisieren.

So berichtet Kräpelin von einem Patienten, der 4 Jahre nach
einem beim Militär erlittenen Hufschlag gegen die Stirn die ersten
epileptischen Anfälle bekam. Im Anschluß daran entwickelten sich
die Erscheinungen des epileptischen Irreseins.

Aeußerst schwierig gestaltet sich die Begutachtung der Fälle, in
denen nach einer Reihe von Jahren nach dem Trauma eine Paralyse einsetzt, für die die Kopfverletzung verantwortlich gemacht
werden soll. Treten nach jahrelangem Prodromalstadium Zeichen
progressiven Irreseins auf, so ist in jedem Falle daran zu erinnern,
daß die reine Paralyse nach heutiger Auffassung als Nachkrankheit
der Syphilis gilt, daß der Einfluß des Traumas nur ein den Ausbruch der Erkrankung beschleunigender sein kann. Oft wird auch
das Trauma nur die Aufmerksamkeit auf die Symptome der beginnenden Paralyse lenken, für die die Verletzung in keiner Weise
verantwortlich gemacht werden darf, abgesehen davon, daß beginnende

Paralytiker sehr leicht Unfällen ausgesetzt sind. Es mag dahingestellt bleiben, ob man von einer rein traumatischen Form der Paralyse sprechen darf; die Sektionsbefunde der Paralyse — mit und ohne Trauma — stimmen völlig überein, hat doch erst jüngst Schulze-Bonn darauf hingewiesen, daß die Wassermann'sche Reaktion bei der progressiven Paralyse stets positiv ausfällt, daß demnach ein Trauma allein nie für die Entstehung der Paralyse verantwortlich sei.

E. Mendel gibt die Möglichkeit zu, unter Tausenden von Fällen einmal eine rein traumatische Paralyse finden zu können; das Trauma würde ein vollkommen intaktes Gehirn treffen und imstande sein, die anatomischen Veränderungen der progressiven Paralyse hervorzurufen. Im Gegensatz hierzu ist die Zahl derer nicht klein, die die Möglichkeit strikte ablehnen (Sachs und Freund, Hirschl u. a. m.), während die meisten Autoren die Möglichkeit des Zusammenhanges zugeben, im allgemeinen dem Trauma aber nur die Rolle des auslösenden Momentes zugestehen (Ziehen, Windscheid, Oppenheim). Die gleiche Auffassung vertreten Seiffer, Thiele, Tröger u. a. Es wird also im wesentlichen Personen betreffen, die hereditär belastet oder infolge einer syphilitischen Infektion für die Erkrankung prädisponiert sind. Nach K. Mendel gibt es bisher noch keine Beobachtung eines sicheren Falles von rein traumatischer progressiver Paralyse.

Immerhin wird man auch hier voraussetzen müssen, daß das Trauma erheblicher Art war, daß der Ausbruch der Paralyse zeitlich mit dem Unfall im Zusammenhang stehe, also nicht später als $1^1/_2$—2 Jahre post Trauma erfolge und nicht früher, als 1 bis 2 Monate. Wenn das die Regel ist, so steht damit nicht, worauf Weber aufmerksam macht, die gelegentliche Beobachtung im Widerspruch, daß bereits unmittelbar nach dem Unfall paralytische Symptome sich bemerkbar machen, wie Pupillenstarre, Sprachstörungen usw. bei Unfallverletzten, deren Nervensystem durch voraufgegangene Syphilisintoxikation widerstandsunfähig geworden ist.

Die Verletzung selbst wird in der Regel den Schädel, bzw. das Gehirn in erheblicher Schwere betroffen oder aber, wenn das rein psychische Moment im Vordergrund der Erscheinungen steht, einen beträchtlichen Shock herbeigeführt haben. Als Ausnahme dürfte der Fall gelten, der Goldscheider zur Begutachtung vorlag, in dem der Zusammenhang zwischen einer peripheren Verletzung und einer Paralyse bejaht wird. Es handelte sich um eine Quetschung der Kniescheibe; eine fortgeleitete Erkrankung der Hinterstränge bildete nach der Auffassung Goldscheiders den Uebergang zur Gehirn-erkrankung.

Treffen die erwähnten Voraussetzungen zu, so kann man aus praktischen Erwägungen heraus den Unfall für den Ausbruch der progressiven Paralyse verantwortlich machen, ohne Rücksicht darauf, ob andere Momente, vor allem eine syphilitische Infektion, den Ausbruch begünstigt bzw. den Boden vorbereitet haben.

Sicherlich schafft übrigens auch das Trauma die Prädisposition, so daß die Erkrankung, wenn andere schädliche Agentien hinzukommen, zum Ausbruch gelangt.

Eulenburg hat in einem Obergutachten, das das R. V. A. einer Entscheidung zugrunde gelegt hat, das Entstehen einer Dementia paralytica infolge einer Schädigung durch Uebergang von Elektrizität auf den Körper für höchst wahrscheinlich erklärt.

Auch Jellinec verfügt, wie aus einer brieflichen Mitteilung an Eulenburg hervorgeht, über 2 Beobachtungen, in denen sich Paralysen auf elektrische Unfälle zurückführen ließen.

Die Folgen werden, wie Jellinec an anderer Stelle hervorhebt, erst längere Zeit nach der Einwirkung bemerkbar.

Ob es sich hierbei um echte Formen von progressiver Paralyse handelt, die ausschließlich in einem „elektrischen" Trauma ihre Begründung finden, muß zweifelhaft bleiben.

Fraglos ist der verschlimmernde Einfluß auf eine bereits bestehende Paralyse; das Trauma vermag einen bis dahin anscheinend gesunden, wenigstens arbeitsfähigen Mann erwerbsunfähig zu machen. Will man die Verschlimmerung einer Paralyse ausschließlich auf einen Unfall zurückführen, so muß man, abgesehen von dem erforderlichen zeitlichen Zusammenhang, alle anderen Momente ausschließen können, die sonst bekannterweise zur Verschlimmerung der Paralyse beitragen. Vor allem ist Vorsicht geboten bei der foudroyant verlaufenden Paralyse, die in wenigen Wochen nach dem Unfall zum Tode führt. In diesen Fällen ergibt die Sektion oft Befunde, die sicher lange Zeit vor dem Unfall bereits bestanden. Auch darf man bei der Beurteilung nicht außer acht lassen, daß die Paralyse an sich oft die Tendenz hat, plötzlich fortzuschreiten.

Wir kennen ferner ein Krankheitsbild, das sich an Kopftraumen anschließt, eine Erkrankung, die der echten progressiven Paralyse äußerst ähnlich sieht, pathologisch-anatomisch aber von ihr wohl zu differenzieren ist. Köppen hat diese Erkrankung als Dementia post-traumatica bezeichnet. Es unterscheidet sich die Dementia posttraumatica von der echten progressiven Paralyse einmal durch das Fehlen der Pupillensymptome und anderer für die Paralyse charakteristischer Lähmungen, sodann dadurch, daß in psychischer Beziehung die schweren Intelligenzstörungen sowie die moralischen Defekte fehlen.

Die wichtigsten Ergebnisse stellt Köppen in folgenden Schlußsätzen zusammen:

1. „Bei Gewalteinwirkungen auf den Schädel sind kleine Verletzungen an der Basis der Stirnlappen, an der Spitze der Schläfenlappen sowie auch am Hinterhauptlappen überaus häufig. Sie finden sich auch dann, wenn der Schädel nicht verletzt ist. Man findet an den Stellen der Zertrümmerung eine blutige Infiltration des Gewebes und alle Stadien einer Encephalitis. Aus solchen Zertrümmerungsherden entwickeln sich später Narben und Defekte mit narbiger Umgebung.

2. Die Symptome plötzlicher Gehirnreizung und die Erscheinungen einer allgemeinen psychischen Degeneration können sich entwickeln auch nach Kopfverletzungen, die zunächst keine erheblichen Erscheinungen gezeigt haben und namentlich keine Bewußtseinsstörung zur Folge hatten. Symptome unmittelbar nach dem Trauma fehlen auch in Fällen, wo es zu materiellem Zerfall der Gehirnsubstanz gekommen ist.

3. Das Gehirn kann auch bei einem Unfall verletzt werden, bei dem es zu einem direkten Aufschlagen des Kopfes nicht gekommen, sondern nur ein Fall auf die Füße, die Knie oder das Gesäß erfolgt ist.

4. . . . . . Für schwere Demenzen nach Trauma findet sich zuweilen kein anderer Befund als der von Narben in der Hirnrinde, so daß angenommen werden muß, daß von ihnen aus ein beständiger Reiz ausgeht, der die regelrechte Ernährung und Blutversorgung des Gehirns schädigt.“

Bei der Beurteilung von Geistesstörungen, die nach einem Unfall in die Erscheinung treten, ist auf das allergenaueste die Vorgeschichte zu berücksichtigen. Insbesondere sind alle hereditären Verhältnisse eingehend zu prüfen, es ist aufs sorgfältigste zu eruieren, ob und welche Erkrankungen der Verletzte zuvor durchgemacht, vor allem, ob eine syphilitische Infektion vorangegangen ist. Es ist ferner genau auch auf körperliche und geistige Abnormitäten zu achten, die wir bei nichttraumatischen Geistesstörungen anzutreffen pflegen. Zuweilen führt die genauere ärztliche Beobachtung anläßlich des Unfalls überhaupt erst zur Erkenntnis der bereits jahrelang bestehenden Geistesstörung. Auch sind alle Momente zu berücksichtigen, die ev. sonst ätiologisch in Betracht kommen könnten, und nur, wenn uns alle Anhaltspunkte im Stiche lassen, können wir — immer noch mit einer guten Dosis Skepsis — an die Möglichkeit denken, eine rein traumatische Form der Psychose vor uns zu haben. In vielen Fällen wird das Trauma nur das auslösende Moment sein, der Tropfen, der den Becher zum Ueberlaufen bringt. Hereditäre Verhältnisse, Alkoholmißbrauch, syphilitische Infektion, Existenzsorgen und dergl. mehr können bereits den Boden geschaffen haben; den Anlaß zum Ausbruch der Erkrankung gibt das Trauma. Von Bedeutung ist auch das Alter des Unfallverletzten. Die Pubertätsjahre sind besonders gefährdet, ebenso das Greisenalter. Die Gefäßveränderungen, die das Alter mit sich bringt, verringern die Widerstandsfähigkeit gegenüber dem Trauma. Es ist naturgemäß in solchen Fällen sehr schwer, zu sagen, die Erscheinungen wären ohne Trauma erst später, vielleicht gar nicht evident geworden, doch genügt zur Beurteilung rein praktisch, daß ein gewisser Grad von Wahrscheinlichkeit vorliegt, der einen Zusammenhang von Trauma und Psychose erklärt.

Sehr häufig wird es sich darum handeln, festzustellen, ob das Trauma eine bereits vorhandene Psychose verschlimmert habe. Der Verletzte hat trotz seiner Geistesstörung — die an sich nur geringe Erscheinungen macht — Arbeit verrichtet. Nach dem Unfall sind die Störungen derart gesteigerte, daß sie jede Erwerbsfähigkeit ausschließen. Der Unfall hat also hier die bestehende Erkrankung wesentlich verschlimmert.

Zuweilen wird die Möglichkeit nicht von der Hand zu weisen sein, daß die Psychose den Anlaß zu dem Unfall gegeben hat.

Mit Stolper müssen wir im allgemeinen annehmen, daß in der Regel nur ein minderwertiges Gehirn nach einer Kopfverletzung zu geistigen Störungen neigt. Man wird nach Sammlung zahlreicher Erfahrungen wohl zu der Ueberzeugung kommen, daß ein bis dahin durchaus rüstiges Gehirn durch eine geringfügige Kopfverletzung in seinen seelischen Funktionen so leicht nicht gestört werden kann.

Kasuistik:

Fall Nr. 1. (Aktenmaterial): Sturz von einer Rüstung auf eine Brücke, dann tiefer in einen Morast auf die rechte Kopfseite. Bewußtlosigkeit. Schmerzhafte Narbe. Wechselnde Stimmung, Angst infolge von Sinnestäuschungen, Gesichts- und Gehörshalluzinationen, ungleiche Pupillen, seelische Hemmung. 60 pCt.

Nach einem Jahre Verschlimmerung: das ausgesprochene Bild der Dementia posttraumatica. 75 pCt.

Fall Nr. 2. (Seiffer): Glitt auf einem Balken aus und schlug sich dabei mit einem Bohrer auf den Hinterkopf. Kopfschmerzen, Dröhnen im Kopf. Nach

14 Tagen sonderbares Benehmen. Sprachstörungen, gesteigerte Erregbarkeit. Paralyse. Tod.

Gegen den Zusammenhang von Unfall und Paralyse spricht: eine schwere ernste Schädigung des Gehirns lag nicht vor, der Verletzte zeigte schon 14 Tage nach dem Unfall ausgesprochene Symptome der Paralyse; ferner das Sektionsresultat: Gehirnschwund und Ependymgranulationen, die sich nicht in 14 Tagen bilden.

Fall Nr. 3. (Aktenmaterial): M. hat sich am 11. IX. 1902 aus Versehen selbst mit dem Hammer während der Arbeit auf den Kopf geschlagen. Am 20. X. 1902 stellte der behandelnde Arzt die Diagnose der progressiven Paralyse (rechtsseitige Gesichtsschwäche, Sprachstörung, Ungleichheit der Pupillen, Steigerung des linken Patellarreflexes, Größenideen). Krankenhausaufnahme. Patient befindet sich im Januar bereits im vorgeschrittenen Stadium der Verblödung. Die Erkrankung liegt mindestens 1 Jahr zurück, da nach Angaben der Ehefrau zu der Zeit bereits Krämpfe (paralytische Krampfanfälle) aufgetreten seien. Der Unfall stellt eine Folgeerscheinung der Krankheit dar. Das Sch. G. weist die Ansprüche der Ehefrau des Verletzten ab, das R. V. A. schließt sich dem Urteil an. Es seien bereits 5 bis 6 Wochen nach der übrigens leichten Verletzung die sicheren Anzeichen einer schon vorgeschrittenen Gehirnerweichung festgestellt worden. Der Schluß, daß beim Kläger zur Zeit des Unfalls krankhafte Störungen des Gehirns bereits im vorgeschrittenen Stadium sich befanden, ist gerechtfertigt. Die weitere Entwicklung dieser Krankheit entspricht dem gewöhnlichen Verlauf eines derartigen Krankheitsbildes. Danach liegt lediglich eine durch den Unfall nicht weiter ungünstig beeinflußte allmähliche Verschlimmerung der schon vorher beim Kläger vorhandenen Krankheit vor. Eine solche Verschlimmerung kann aber nicht als Folge eines Betriebsunfalls im Sinne des G. U. V. G. angesehen werden.

Fall Nr. 4. (Aktenmaterial): Fall von einer Treppe. Schwerer komplizierter Bruch des rechten Oberschenkels. Stirnbein zeigt eine 2 cm lange Quetschwunde. Druckempfindlichkeit des Hinterhauptknochens und des Dornfortsatzes des 2. Halswirbels. Nach einigen Wochen tritt eine Veränderung im Wesen auf, P. wird stiller, gleichgültiger, grübelt viel über seinen Zustand, klagt über alle möglichen Beschwerden. Halluzinationen. Er wird aufgeregt, ängstlich, versucht aus dem Fenster zu springen. Zustände schwerer Verwirrtheit treten auf, schwere Depression, Verweigerung der Nahrungsaufnahme: Paranoia hallucinatoria und persecutoria.

Zusammenhang mit dem Unfall als auslösendem Moment bejaht. Die Schwere der Verletzung, der erhebliche Blutverlust, das wochenlang andauernde Fieber, die monatelange Bettruhe, die Furcht, ein Bein einbüßen zu müssen, und die Sorge um die Familie haben, die vorhandene Disposition vorausgesetzt, die Geisteskrankheit zum Ausbruch gebracht.

Literatur zu § 14.

1. Edel, M., Schwefelkohlenstoffdelirium und Kopftrauma (akute Vergiftung). A. S. Z. 1900.
2. Eulenburg, Ueber Nerven- und Geisteskrankheiten nach elektrischen Unfällen. Berl. klin. W. 1905.
3. Derselbe, Obergutachten betr. die Entstehung einer progressiven Irrenparalyse durch einen sog. „elektrischen Unfall". A. N. 1904. Jahrg. XX.
4. Goldscheider, Obergutachten betr. den ursächlichen Zusammenhang zwischen Gehirnerweichung und einem Betriebsunfall, bei dem nur ein Bein verletzt wurde. A. N. 1901.
5. Derselbe, Paralyse und Betriebsunfall. M. f. U. 1902.
6. Hasche-Klünder, Ueber atypisch verlaufende Psychosen nach Unfall. Arch. f. Psych. Bd. 44.
7. Heilbronner, Ueber Geistesstörungen im unmittelbaren Anschluß an Hirnerschütterung. M. m. W. Bd. 52.
8. Henneberg, Zur Kenntnis psychischer Störungen bei Unfallkranken. Charité-Annal. 1899.
9. Hirschl, Die Aetiologie der progressiven Paralyse. Jahrb. f. Psych. Bd. 14.
10. Jellinek, Elektropathologie. Stuttgart 1903.

11. **Kalberlah**, Ueber akute Kommotionspsychose, zugleich ein Beitrag zur Aetiologie des Korsakow'schen Symptomenkomplexes. Arch. f. Psych. Bd. 38.
12. **Kölpin**, Die psychischen Störungen nach Kopftrauma. Volkmann's Samml. klin. Vortr. Nr. 418.
13. **Derselbe**, Trauma und Paralyse. Allgem. Zeitschr. f. Psych. 1906.
14. **Köppen**, Ueber Erkrankung des Gehirns nach Trauma. Arch. f. Psych. Bd. 33.
15. **Krafft-Ebing**, Ueber die durch Gehirnerschütterung und Kopfverletzungen hervorgerufenen psychischen Krankheiten. Erlangen 1868.
16. **Mendel, E.**, Trauma als ätiologisches Moment der progressiven Paralyse. Neurol. Zentralbl. 1904.
17. **Mendel, K.**, Unfall in der Aetiologie der Nervenkrankheiten. Berlin 1908.
18. **Meschede**, Paralytische Geistesstörung nach Trauma. Allg. Zeitschr. f. Psych. Bd. 55.
19. **Meyer**, Trauma und progressive Paralyse. D. m. W. 1905.
20. **Derselbe**, Die pathologische Anatomie der Paralyse in ihrer Bedeutung für die forensische und Unfallpraxis. A. S. Z. 1907.
21. **Müller, E.**, Ueber die gegenseitigen Beziehungen von Alkoholmißbrauch und Unfall als Ursachen geistiger Erkrankung. Arch. f. Unfallheilk. 1901. Bd. 3.
22. **Sachs und Freund**, Die Erkrankungen des Nervensystems nach Unfällen. Berlin 1899.
23. **Schwarz**, Ueber zerebrale Zustände nach Traumen. St. Petersburger med. Wochenschr. 1907.
24. **Seiffer**, Ueber organische Nervenkrankheiten nach Unfällen. Charité-Annalen. 1903.
25. **Schlager**, Die infolge von Gehirnerschütterung sich entwickelnden psychischen Störungen. Zeitschr. d. Gesellsch. f. Aerzte in Wien. 1857.
26. **Sommer**, Zur Kenntnis der akuten traumatischen Psychosen. Monatsbl. f. Psych. u. Nervenheilk. 1907.
27. **Stolper, P.**, Die Geistesstörungen infolge von Kopfverletzungen. Viertelj. f. ger. Med. 1897.
28. **Tröger**, Die durch Kopfverletzungen entstehenden Geistesstörungen. Friedreich'sche Blätter. Jahrg. 52 u. 53.
29. **Weber, L. W.**, Posttraumatische Psychosen. D. m. W. 1905.
30. **Derselbe**, Die akute Verschlimmerung von Geistesstörungen im Gefolge von Unfällen. 4. Intern. Kongr. f. Vers.-Med. Berlin 1906.
31. **Werner**, Ueber die Geisteskrankheiten nach Kopfverletzungen. Viertelj. f. ger. Med. 3. Folge. 23. Suppl.-Heft.
32. **Windscheid**, Der Arzt als Begutachter. Jena 1905.
33. **Ziehen**, Paralyse und Trauma. Neurol. Zentralbl. 1904.

§ 15. Hirngeschwülste und Trauma.

Die Aetiologie der Hirntumoren ist an sich dunkel, allein so viel scheint sichergestellt, daß Traumen, die den Kopf betreffen, nicht ohne Einfluß auf die Entwicklung der Hirngeschwülste sind. Eine interessante Statistik verdanken wir Adler. Er fand unter 1086 Fällen von Hirntumoren 96 traumatische, d. s. 8,8 pCt.

Die gliomatösen und sarkomatösen Tumoren scheinen in erster Linie nach Traumen sich zu entwickeln.

Sicher ist, daß ein Unfall verschlimmernd auf eine bereits vorhandene Hirngeschwulst einwirken kann, daß er sie gewissermaßen erweckt, die Symptome vermehrt, das Wachstum anregt. Die Sektion läßt häufig nach voraufgegangenem Trauma frische Blutungen in das Gliagewebe hinein erkennen.

Wollen wir einen Zusammenhang von Trauma und Tumor als bestehend annehmen, so müssen wir voraussetzen, daß keinerlei Anzeichen von beginnendem Hirntumor vor dem Unfall vorhanden waren, daß z. B. das prägnanteste Symptom, das des Kopfschmerzes, des Schwindels, absolut fehlte. Das allein genügt jedoch nicht; es kann bereits vor dem Unfall ein Hirntumor vorhanden sein, ohne daß er irgendwelche Erscheinungen macht. In diesem Sinne äußert sich Goldscheider in einem Obergutachten:

> „Im Einzelfalle kann es zum Beweise des ursächlichen Zusammenhanges nicht genügen, daß vor dem Unfalle keine Kopfschmerzen bestanden und solche nach dem Unfalle begonnen haben. Denn eine Hirngeschwulst wächst sehr langsam, und da sich die Umgebung dem allmählich zunehmenden Drucke anpaßt, so fehlen eine Zeitlang die Beschwerden: die Geschwulst ist latent. Wird nun durch irgend eine Beeinflussung eine, wenn auch geringe, Veränderung dieser Druckanpassung herbeigeführt, z. B. eine gewisse Verschiebung der Teilchen durch Erschütterung oder eine stärkere Blutfüllung u. dergl., oder wird die Empfindlichkeit der Nerven gesteigert, z. B. durch eine psychische Erregung, so wird der bis dahin unter der Schwelle des Bewußtseins sich haltende Druck empfunden, und damit wird die Reihe der Krankheitssymptome eröffnet, welche nunmehr mit zunehmendem Wachstum der Geschwulst sich immer mehr steigern. Es wäre aber verfehlt, hieraus den Schluß zu ziehen, daß die stattgehabte Einwirkung die Geschwulst hervorgerufen hat."

Ferner muß ein gewisser zeitlicher Zusammenhang gegeben sein. Ergibt die Sektion z. B., wie in einem Falle, der Goldscheider zur Beurteilung vorlag, ein Gliom von der Größe eines Hühnereies, und liegt der Unfall, auf den die Entstehung des Tumors zurückgeführt wird, nur $1^1/_4$ Jahr zurück, so ist damit bereits der Beweis gegeben, daß ein Kausalnexus nicht vorhanden ist, denn eine derartige Geschwulst bedarf einer längeren Zeit zur Ausbildung in der erwähnten Größe. Als charakteristische Zeichen stattgehabter traumatischer Verschlimmerung kommen die Symptome zunehmenden Hirndrucks im engsten zeitlichen Zusammenhang in Betracht: bis zur Unerträglichkeit vermehrte Kopfschmerzen, Erbrechen, Benommenheit, Pulsverlangsamung u. dergl. m.

Der Unfall an sich muss erheblicher Art sein, im allgemeinen den Schädel direkt getroffen haben. Auch muss die Annahme gerechtfertigt erscheinen, daß das Gehirn von dem Trauma mehr oder minder erheblich geschädigt wurde. Es ist nicht immer zu erwarten, daß sich der Tumor genau an der Stelle der einwirkenden Gewalt entwickelt habe; ist das der Fall, so erhöht dieser Umstand die Wahrscheinlichkeit des ursächlichen Zusammenhanges. Jedenfalls kommen periphere Verletzungen für die Aetiologie von vornherein nicht in Betracht.

Es ist auch daran zu denken, daß die Erscheinungen des bereits vorhandenen Hirntumors, Schwindel, Sehstörungen, einen Unfall veranlassen können. Jedenfalls ist in der Anamnese sehr eingehend darauf zu achten.

Immerhin ist es nicht selten, daß sich im Anschluß an ein Kopftrauma die unbestimmten Tumorerscheinungen entwickeln, daß die Erscheinungen im Laufe weniger Monate auf den Sitz des Tumors genau hinweisen, und daß die Sektion in etwa Jahresfrist die Diagnose auf eine bösartige Geschwulst an der Stelle des Traumas bestätigt.

Kasuistik:

Fall Nr. 1. (Nach einem Gutachten von Fr. Schulze, Med. Klin. 1909): Steinbrucharbeiter erkrankt 10 Jahre nach einem Unfall (beim Abräumen in einem Kalksteinbruch fiel er einige Meter tief. Bewußtlosigkeit. Blutung aus Mund und Nase) mit Erbrechen, Schwindelanfällen, Schmerzen im Hinterkopf. Gedächtnisschwäche, Herabsetzung des Gehörs- und der Sehkraft. Die Diagnose eines Hirntumors wird durch die Sektion — er ging 2 Jahre nach Beginn der Erkrankung zugrunde — bestätigt: Gliom in der mittleren Partie der rechten Seitenkammer. Der Zusammenhang wird abgelehnt mit Rücksicht auf den langen zeitlichen Intervall. Auch von einer Verschlimmerung durch den Unfall kann keine Rede sein, der Tumor wäre in diesem Falle schneller gewachsen.

Fall Nr. 2 (Frank): Expedient erlitt am 27. IV. 1906 einen Unfall. Tod am 31. VII. 1906. Der Unfall ereignete sich in der Weise, daß der Expedient seinen Kopf gegen eine eiserne Kranwage stieß. Im Anschluß an diesen Unfall Verlust des Bewußtseins, Lähmung beider Beine, der Blase und des Mastdarms. Sprachstörung. Diagnose: Hirngeschwulst.

Sektion: Geschwulst des linken Stirnlappens. Ursächlicher Zusammenhang zwischen Unfall und Entstehung der Geschwulst besteht nicht. Der Unfall hat das schon bestehende Leiden hochgradig verschlimmert und seinen Verlauf beschleunigt.

Der Vertrauensarzt des Sch. G. Dr. Engel gibt sein Urteil dahin ab:

Bei dem heutigen Stande der Wissenschaft kann nicht mit Sicherheit gesagt werden, ob ein Unfall das unmittelbare Entstehen einer Geschwulst herbeiführen kann. So viel steht aber nach klinischer Erfahrung fest, daß Verletzungen, die in der Nähe des Sitzes der Erkrankung eingreifen, bereits bestehende noch kleine Geschwülste zu rapidem Wachstum anfachen und damit eine beträchtliche Verschlimmerung und Beschleunigung des verheerenden Prozesses bewirken. Im vorliegenden Falle ist diese rapide Verschlimmerung im unverkennbaren Zusammenhang mit dem Unfall eingetreten, denn bereits am 4. V. setzte der Verletzte die Arbeit aus, während er in der kurzen Zwischenzeit dauernd über Kopfschmerzen geklagt hatte. Am 7. V. wurden psychische und Sprach-Störungen, am 28. V. bereits das typische Bild einer Hirngeschwulst, Stauungspapille, festgestellt. Mag man den Keim der Geschwulst in das Jahr 1903 zurückverlegen, so lehrt ebenfalls die klinische Erfahrung, dass selbst bösartige Geschwülste kein kontinuierliches Wachstum zeigen, sondern daß ein zeitweiliger Stillstand in der Entwickelung zu beobachten ist. Hier hat sich mindestens die weitere Entwicklung der Geschwulst an die Verletzung angeschlossen: die Verletzung hat also mindestens den Charakter einer Gelegenheitsursache bezüglich der Weiterentwicklung der Geschwulst und damit den am 31. VII. erfolgten Tod des Expedienten zur Folge.

Literatur zu § 15.

1. Adler, Ueber das Auftreten von Hirngeschwülsten nach Kopfverletzungen. Arch. f. Unf. Bd. 2.
2. Carrara, M., Ein mit Exitus letalis nach Kopfverletzungen beendeter Fall von Hirntumor (Neurogliom). Vierteljahrsschr. f. ger. Med. 1896.
3. Dinkler, Ueber Hirntumor nach Trauma. M. f. U. 1901.
4. Flechsig, Obergutachten über den Zusammenhang zwischen einer Kleinhirngeschwulst und den Einwirkungen von zweimaligem sehr starken Kurzschluss.

5.　Glasow, Ein Fall von Tumor cerebri in seiner Beziehung zur Unfallversicherungspraxis. A. S. Z. 1908.
6.　Goldscheider, Hirntumor nach Unfall. Obergutachten. A. N. 1904.
7.　Laehr, M., Gehirntumoren nach Hirnverletzungen. Charité-Ann. XXIII.
8.　Lifmann, Ein Fall von Hirntumor nach Trauma. Berl. klin. Woch. 1904.
9.　Oppenheim, Die Geschwülste des Gehirns. Wien. 1902.

§ 16. Verletzungen des Halses.

Verbrennungen und Verätzungen des Halses sind nicht selten Folgen von Betriebsunfällen. Narben des Halses wirken nicht nur sehr entstellend, sie behindern auch, wenn sie eine gewisse Ausdehnung besitzen, außerordentlich die normale Bewegungsfreiheit des Kopfes.

Recht selten veranlaßt ein Betriebsunfall eine Fraktur des Zungenbeins, meist handelt es sich gleichzeitig um schwere Allgemeinverletzungen, die Fraktur des Zungenbeins ist dann nur ein Nebenbefund. Relativ häufig frakturieren die Knorpel des Kehlkopfs, nach König am meisten der Schild- und Ringknorpel, selten die Gießbeckenknorpel. Die Prognose ist stets überaus ernst, die meisten Frakturen verlaufen tödlich. Nicht viel besser ist die Prognose der Verletzungen der Trachea, die seltener beobachtet werden.

Stich-, Hieb- und Schnittwunden des Halses werden verhängnisvoll durch die Verletzungen der großen Gefässe, Karotiden, Subklavia und der Vertebralis, die oft genug den Verblutungstod herbeiführen. Auf Einzelheiten einzugehen, müssen wir uns im Rahmen dieses Lehrbuches versagen.

Von Nervenverletzungen am Halse kommen in Betracht die Verletzungen des Plexus brachialis, seltener die des Vagus, Phrenikus, Sympathikus; auch hier müssen wir auf Einzelheiten verzichten.

Stich- und Schnittwunden des Kehlkopfes sowie die der Luftröhre führen vorübergehend Stenosenerscheinungen herbei, dazu kommt die Gefahr der Verletzung der Stimmbänder. Nach erfolgter Heilung bleiben oft dauernde Verengerungen des Kehlkopfes bzw. der Trachea zurück, zuweilen sind bleibende Fisteln die Folgen der Verletzung, die einen störenden Einfluss auf die Stimmbildung ausüben.

Verletzungen der Speiseröhre führen gelegentlich durch den Austritt von Speisen in die Umgebung zur Bildung ausgedehnter Phlegmonen. Ist die Trachea gleichzeitig verletzt, so besteht die Gefahr, dass Speiseteile in die Trachea hinabfließen.

Verletzung der Nervi recurrentes ruft Stimmlosigkeit hervor. Inwieweit durch Heiserkeit, Stimmlosigkeit bzw. durch den Verlust des Sprachvermögens die Erwerbsfähigkeit beschränkt wird, ist nur individuell zu entscheiden; die Möglichkeit der Verständigung mit den

Mitarbeitern bildet in vielen Berufszweigen einen wichtigen Faktor, das Unvermögen kann unter Umständen für den Verletzten eine Erhöhung der Berufsgefahr bedingen, sofern er nicht imstande ist, in Gefahr durch Zuruf seine Mitarbeiter zur Abwendung der Gefahr aufzufordern.

Beschränkungen in der Exkursionsfähigkeit des Kopfes bedingen gleichfalls unter Umständen vermehrte berufliche Gefährdung, insofern der Verletzte nicht imstande ist, durch Wendung des Kopfes einer herannahenden Gefahr rechtzeitig zuvorzukommen bzw. ihr auszuweichen.

Nach Müller ist der Verlust der Sprache völliger Taubheit gleichzuachten. Müller hält 50 pCt. für angemessen.

Literatur zu § 16.

Müller, Beiträge zu den Unfallverletzungen des Kehlkopfes. I.-D. Leipzig 1906.

Kapitel IV.
Verletzungen des Auges.

§ 1. Statistik.

Die gewerblichen Unfallstatistiken für die Jahre 1887 und 1897 ergeben folgende Daten. Von 15 970 aller Verletzten waren 209 Versicherte, bei denen es sich um Augenverletzungen durch Verbrühung und Verätzung usw. handelte; über 705 Unfälle wird berichtet, die Augenverletzungen durch Wunden und Fremdkörper herbeiführten.

Die Unfälle der ersten Gruppe waren, wie es in der Statistik heißt, in der überwiegenden Zahl (185 mal) durch „feuergefährliche, heisse und ätzende Stoffe", die der zweiten Gruppe am meisten (518 mal) „durch Handwerkszeug und einfache Geräte" veranlaßt. Die landwirtschaftliche Unfallstatistik von 1891 weist unter 19 918 Verletzungen 806 Augenverletzungen auf, von denen 20 als chemische, 786 als mechanische bezeichnet werden, 13 Verletzungen wurden durch „Feuer, heisse, ätzende und giftige Stoffe", 271 durch „Handwerkszeug und landwirtschaftliche Geräte" herbeigeführt.

Was die einzelnen B. G. betrifft, so weisen die meisten gewerblichen Augenverletzungen die Eisen- und Stahl-B. G. auf, sie erreichen die höchsten Ziffern mit 88 chemischen Augenverletzungen, Verbrennungen, Verbrühungen und Verätzungen und mit 261 mechanischen Verletzungen des Auges (Fremdkörper, Wunden). Es folgt in der ersten Gruppe (chemische Augenverletzungen) die Baugewerks-B. G. mit 60 Verletzungen, fraglos wegen der Gefahr, die den Augen beim Bereiten des Mörtels droht, in der zweiten Gruppe (Fremdkörper usw.) die Knappschafts-B. G. wegen der Kohlenstaubgefahr in den Bergwerken mit rund 100 Verletzungen.

Was den Ausgang der Augenverletzungen anbetrifft, so war von 209 Verbrennungen und Verbrühungen in 64 Fällen Verlust der Sehkraft auf einem oder auf beiden Augen zu verzeichnen, in mehreren Fällen erfolgte Infektion, die den Verlust des Auges zur Folge hatte.

Von 705 Augenverletzten, die durch Fremdkörper, Wunden usw. geschädigt waren, hatten 243 den Verlust eines Auges, 2 den Verlust beider Augen zu beklagen. In der ersten Gruppe (Verbrennungen) führten 27 Unfälle völlige Erwerbsunfähigkeit herbei, 165 veranlaßten teilweise Erwerbsunfähigkeit, 17 Unfälle eine vorübergehende. In der zweiten Gruppe (Fremdkörper usw.) trat in einem Falle der Tod ein, in 52 Fällen volle Erwerbsunfähigkeit, in 607 Fällen teilweise Erwerbsunfähigkeit, nur in 45 Fällen vorübergehende.

Augenverletzungen verzeichnet die Unfallstatistik für das Jahr 1907 3 677, d. h. 4,93 pCt. aller Verletzungen. Die Höchstzahl wies die Knappschafts-B. G. mit 561 Fällen auf, sodann die Steinbruchs-B. G. mit 263 Fällen.

§ 2. Beurteilung der Erwerbsbeschränkungen nach Augen= verletzungen.

Zehender hat es als erster unternommen, die optische Erwerbsbeschädigung auf mathematischem Wege zu berechnen, indem er beim Verlust eines Auges und dem vollen Sehvermögen des anderen nach dem Muster des arithmetischen Mittels die übrig gebliebene Sehkraft mit $^2/_3$ der normalen berechnete, eine Formel, die sich als mathematisch falsch erwiesen hat. Nach ihm hat Groenouw eine Formel aufgestellt, indem er von dem arithmetischen Mittel der zentralen Sehschärfen beider Augen ausgeht, dem besseren Auge (Se) den m-fachen Wert des schlechten (se) vindiziert und den Wert des Gesichtsfeldes mit P der Formel einfügt, so daß sich folgende Gleichung ergibt:

$$E = \frac{m \cdot Se + se}{m + 1} \cdot P.$$

Magnus hat auch hier den mathematischen Fehler nachgewiesen, der sich aus der Tatsache ergibt, daß eine Gleichung nicht 2 Unbekannte (E und m) besitzen darf.

Magnus greift in seinen Deduktionen auf den Begriff der normalen Erwerbsfähigkeit zurück, wie er in einer Rekursentscheidung vom 26. XI. 1887 festgelegt ist. Danach setzt sich die normale Erwerbsfähigkeit zusammen aus 3 Faktoren:

1. der völligen Funktionsfähigkeit der Körperorgane,

2. der Vorbildung, d. h. den erworbenen technischen Fertigkeiten bzw. Kenntnissen,

3. der Konkurrenzfähigkeit.

Magnus setzt für diese drei Größen die Zeichen F, V und K und faßt K als Wurzelwert auf, er kommt so zu der Formel

$$E = F \cdot V \cdot \sqrt[x]{K}.$$

Der Exponent x ist gleich der Schwere der optischen Beschädigung.

So anerkennenswert die exakte Feststellung der Einbusse der Erwerbsfähigkeit an sich ist, so wenig praktischen Wert besitzt sie. Wir können ja stets nur allgemeine Schätzungen vornehmen, wir sind unmöglich in der Lage, alle Faktoren zu berücksichtigen, die die Unfallfolgen für den einen schwerer, den anderen weniger schwer erscheinen lassen. Auf dem Standpunkt steht auch das R.V.A., wie es ausdrücklich in mehreren Erkenntnissen betont (A.N. 1897. S. 257 u. a.).

Im einzelnen ist aus den Magnus'schen Ausführungen noch folgendes hervorzuheben. Der Verlust eines Auges darf nicht einen einheitlichen Wert für alle Berufszweige haben. Von Interesse ist in der Magnus'schen Abhandlung die Forderung, das R.V.A. solle durch Umfrage bei den verschiedenen B.G. für die betreffenden Betriebe optische Klassen ermitteln und hierfür feste Normen aufstellen. Er selbst gibt eine brauchbare Einteilung in zwei Gruppen, von denen die eine die B.G. mit den höheren optisch-erwerblichen Ansprüchen, die zweite die B.G. mit den geringeren optisch-erwerblichen Ansprüchen umfasst.

Bei den Berufsarten der Gruppe I. ist nach Magnus erwerbliche Erblindung des beschädigten Auges anzunehmen bei einem Rest der Sehschärfe von 0,15, bei Gruppe II, wenn nur mehr 0,05 vorhanden ist.

Heddaeus hält auf Grund seiner Berechnungen 25 pCt. für den Verlust eines Auges für ausreichend, während Groenouw wie Magnus einen Spielraum von 20—30 pCt. fordern, ohne einen prinzipiellen Unterschied für den Verlust des rechten bzw. linken Auges anzuerkennen. Die durch den Verlust des Auges bedingte Entstellung findet in dieser Rentenfestsetzung bereits ihre volle Berücksichtigung. Eine Reduktion der Rente kann nach einem Jahre bereits eintreten. Von Bedeutung ist es ferner, festzustellen, ob die Erblindung des einen Auges infolge des Unfalls, plötzlich oder allmählich eintritt. „Der allmählich erfolgende Verfall des Sehvermögens eines Auges gestattet dem Betreffenden, sich ganz allmählich in die optischen Konsequenzen der Einäugigkeit einzuleben" (Magnus). Der plötzlich auf einem Auge Erblindende wird höher entschädigt werden müssen. Magnus glaubt auf Grund seines grossen Materials keinen Anhaltspunkt dafür gefunden zu haben, daß Einäugige besonders gefährdet seien, durch Verletzungen ihr einziges Auge zu verlieren, so daß man die Auffassung Zehender's, der Einäugige schwebe „Zeit seines Lebens in einer doppelt so großen Erblindungsgefahr" wie der Zweiäugige, nicht teilen könne.

Der Grad der Erwerbsbeschränkung bei einseitigem Verlust der Linse und völliger Unversehrtheit des anderen Auges wäre nach Magnus in folgender Weise zu berechnen: das linsenlose Auge besitzt einen anderen Brechzustand als das gesunde, es ist stark hypermetropisch, das periphersische Sehen ist zwar normal, die zentrale Sehschärfe aber, selbst wenn sie $^1/_2$ und mehr beträgt, ist wegen der Refraktionsverschiedenheiten erwerblich nicht zu verwenden; daher beurteilt Magnus ein aphakisches Auge wie ein Auge, dessen zentrale Sehschärfe hochgradig beschränkt ist, und zwar bis auf 0,15 bei Berufsarten der Gruppe I und bis auf 0,05 bei Berufsarten der Gruppe II.

Magnus spricht sich mit aller Entschiedenheit gegen eine Erhöhung der Rente aus, die die Möglichkeit des Eintritts sympathischer Augenentzündung berücksichtigt. Die Rente sei keine Versicherung Gefahren gegenüber, die eintreten können, sie solle ja nur die effektive Einbuße an Erwerbsfähigkeit ersetzen. Das R.V.A. steht im wesentlichen auf dem gleichen Standpunkt, indem es für den Fall des Eintritts einer sympathischen Erkrankung dem Verletzten anheim gibt, Schritte zur erneuten Rentenfestsetzung zu tun.

Das R.V.A. hat seinen Standpunkt in der Beurteilung von Augenschäden in zahlreichen Erkenntnissen niedergelegt, die eine gewisse Norm geschaffen haben. Zunächst die Begriffsbestimmung der für das Erwerbsleben erforderlichen Sehschärfe, die in den folgenden Entscheidungen normiert ist.

Kasuistik:

Fall Nr. 1. Rek.E. vom 4. XII. 1895. Die Tatsache, daß der Kläger auf dem verletzten Auge nach Ausgleich der geringen Kurzsichtigkeit durch ein geeignetes Brillenglas nur eine Sehschärfe von $^2/_3$ der normalen hat, ist unerheblich, denn die normale Sehschärfe, welche überhaupt selten vorhanden ist, ist erfahrungsgemäß nicht Voraussetzung voller Arbeits- und Erwerbsfähigkeit, erst wenn die Sehschärfe auf weniger als die Hälfte der normalen sinkt, tritt eine Beschränkung der Arbeits- und Erwerbsfähigkeit ein.

Fall Nr. 2. Rek.E. vom 12. XII. 1891. Das Schiedsgericht irrt in der Annahme, daß ein Auge, welches $^1/_2$ der normalen Sehschärfe besitzt, als halb erblindet zu bezeichnen ist. Die normale Sehschärfe wird auch von Menschen mit völlig gesunden Augen nur selten erreicht, und jemand, der im Besitz der $^1/_2$ normalen Sehschärfe ist, vermag damit noch alle Arbeiten des gewöhnlichen Lebens in zureichender Weise zu verrichten.

Handelt es sich um den Verlust eines Auges, so wird streng unterschieden zwischen gewerblichen Unfallverletzten und solchen, die der land- und forstwirtschaftlichen Versicherung zugehören. So wird z. B. der Verlust eines Auges bei landwirtschaftlichen Unfallverletzten regelmässig nicht höher als mit 25 pCt. bewertet (Rek.E. v. 18. 1. 1900). Bei den gewerblichen Unfallverletzten wird genau differenziert. Handelt es sich um einen Facharbeiter, so wird der Verlust eines Auges mit $33^1/_3$ pCt. entschädigt, während 25 pCt. für angemessen erachtet wird, wenn es sich um einen Arbeiter gewöhnlicher Art handelt, der „zur Arbeit vorzugsweise seiner Muskelkraft bedarf und dem deshalb das Fehlen eines Auges nicht wesentlich in der Erzielung des vollen Arbeitslohnes hinderlich sein kann" (Rek.E. v. 4. XII. 1888). In zahlreichen Entscheidungen hat das R.V.A. festgelegt, welcher Arbeiter als qualifizierter zu gelten hat. Die Schätzung kann unter Umständen eine wesentlich höhere sein, wenn zur Ausübung des Berufes ein besonderes Maß von Geschicklichkeit erforderlich war, das mit dem Verlust der Sehkraft illusorisch geworden ist; so kamen bei einem Brikettschleifer, einer Weberin an mechanischen Webstühlen 40 pCt. in Anwendung.

In jedem Falle führt der Verlust eines Auges eine schwere Schädigung herbei; abgesehen von der Einbuße des binokularen Sehens, dem Verlust an zentraler Sehschärfe, der Schonungsbedürftigkeit des anderen Auges, der Beeinträchtigung des Gesichtsfeldes, der Entstellung kommt, rein wirschaftlich betrachtet, die Beschränkung der Konkurrenzfähigkeit in Betracht, die sich für einen Einäugigen im Wettbewerb mit gleichqualifizierten Zweiäugigen beim Arbeitsangebot ergibt. Eine Reihe von Betrieben kann grundsätzlich keine Einäugigen anstellen, so z. B. die Steindruckindustrie, die Feinmechanik, die chemische Industrie usw., jedoch selbst in den Betrieben, in denen Einäugige beschäftigt werden können, werden sie bei dem großen Angebot intakter Arbeitskräfte schwer Arbeit finden. Ein jeder Betriebsunternehmer ist nicht gewillt, die Rücksicht zu nehmen, die der Einäugige, der das erhaltene Auge zu schonen hat, beanspruchen muß, ganz abgesehen davon, dass rein menschlich oft die Abneigung und das Vorurteil Einäugigen gegenüber das Arbeitsangebot erschwert. Fraglos arbeitet der Einäugige im allgemeinen langsamer, vorsichtiger; dazu kommt noch, wie in einer Rek.E. v. 13. VI. 1892 mit Recht hervorgehoben wird, daß eine so schwere Verletzung, wie es der Verlust eines Auges in jedem Falle ist, oft genug die Arbeitsausdauer und die Arbeitsfreudigkeit erheblich herabsetzt.

Die Gefahr, in der ein Einäugiger schwebt, durch den Verlust des einen Auges völlig zu erblinden, wird in den Erkenntnissen des R.V.A. durchaus berücksichtigt, in allen hierher gehörigen Entscheidungen wird die Höhe der Rente damit gerechtfertigt, daß ein Einäugiger das erhaltene eine Auge besonders vor Gefahren durch ständige erhöhte Vorsicht zu schützen habe (Rek.E. v. 9. V. 1890, 13. VI. 1890).

Der Zustand des erhaltenen Auges kommt bei der Festsetzung der Rente in erster Linie in Betracht.

Ich führe einige hierher gehörige Entscheidungen an.

Kasuistik:

Fall Nr. 1. Rek.E. v. 27. VI. 1889. Verlust der Sehkraft des linken Auges. Erhöhung der Rente von $33^1/_3$ pCt. auf 40 pCt. Der Verlust des linken Auges hat einen Arbeiter getroffen, dessen rechtes Auge zuvor häufig an Hornhautentzündung erkrankt war, zur Zeit des Unfalles noch reizbar und entzündlich ist. Er ist deshalb durch den Verlust des linken Auges schwerer geschädigt, als ein anderer Arbeiter es wäre, der sich eines gesunden rechten Auges erfreute.

Fall Nr. 2. Rek.E. v. 24. IV. 1890. 50 pCt. bei Erblindung des linken Auges, da das rechte in hohem Grade kurzsichtig ist.

Fall Nr. 3. Rek.E. v. 21. XII. 1893. Ein Arbeiter, der auf dem linken Auge fast völlig erblindet war, erlitt eine Verletzung durch Eindringen eines Sägespanes ins rechte Auge, wodurch die Sehschärfe um ein geringes Maß herabgesetzt wurde. 75 pCt. mit Rücksicht darauf, daß das linke Auge völlig erblindet ist.

Fall Nr. 4. Rek.E. v. 21. I. 1890. 75 pCt. bei Verlust eines Auges, da die Sehkraft auf dem zweiten Auge fast erloschen. Wie ein Einäugiger durch den Verlust des einen Auges ebenso betroffen wird, wie ein Unverletzter, der beide Augen zugleich verliert, so muß auch dem auf einem Auge fast Erblindeten der Verlust des anderen gesunden Auges die Erwerbsfähigkeit fast völlig entziehen.

Fall Nr. 5. Rek.E. v. 1. V. 1897. Eine Spule traf das linke Auge, wodurch eine Netzhautablösung und infolgedessen Erblindung eintrat. 60 pCt. aus folgendem Grunde: das linke Auge ist erblindet, während rechts erhebliche Kurzsichtigkeit ($1/_6$ des Normalen) besteht. Ist dieser Mangel auch vom Unfall unabhängig, so beeinflußt er doch in gewissem Zusammenhange mit den Unfallfolgen die Erwerbsfähigkeit der Klägerin, welche mit Rücksicht auf die Beschaffenheit ihres rechten Auges durch die Unfallfolgen weit härter geschädigt wird, als wenn ihr rechtes Auge unversehrt wäre.

Fall Nr. 6. (Aktenmaterial). Verlust eines Auges, das andere Auge ist an veraltetem chronischen Bindehautkatarrh und eitrigem Thränensackleiden erkrankt. 50 pCt. Erwerbseinbuße. Nach dem Gutachten ist auf dem verletzten rechten Auge (Steinsplitter) nicht nur das Sehvermögen fast gänzlich aufgehoben, sondern es besteht dort außerdem ein chronischer Bindehautkatarrh. Auf dem linken Auge ist gleichfalls ein chronischer Bindehautkatarrh und ferner eine eitrige Tränensackentzündung vorhanden. Wenngleich sich die Erkrankung des linken Auges schon vordem unabhängig von dem Unfall entwickelt hat, so ist doch bei der Abmessung der Unfallfolgen auch auf sie eine gewisse Rücksicht zu nehmen, weil die Erkrankung des rechten Auges den Kläger dann in geringerem Grade hindern würde, wenn sein linkes Auge gesund wäre (zu vergl. Hdb. d. U.V. 167. Anm. 37).

Erkrankt das erhaltene Auge später, so bleibt die weitere Herabsetzung des Sehvermögens bei der Beurteilung der vorhandenen Unfallfolgen außer Betracht, wie in einer Entscheidung aus jüngster Zeit hervorgehoben wird.

Kasuistik:

Fall Nr. 1. Rek.E. v. 4. II. 1908. Bei der Festsetzung der Entschädigung für den Verlust eines Auges ist die Beschaffenheit des unverletzten, aber vom Altersstar befallenen Auges nur in dem Zustande zu berücksichtigen, in welchem es sich zur Zeit des Unfalls befand. Die spätere Verschlimmerung dieses Zustandes ist keine Veränderung der Unfallfolgen und muß daher bei späteren Neufestsetzungen der Unfallrente außer Betracht bleiben (zu vergl. Rek.E. 1955. A. N. d. R.V.A. 1902 S. 560). Zur Zeit des Unfalls aber war der Star auf dem linken Auge erst im Entstehen begriffen und betrug das Sehvermögen $^4/_{10}$ der normalen Sehkraft. Bei einem derartig beschaffenen unverletzten Auge kann die Einbuße an Erwerbsfähigkeit infolge des Verlustes des anderen Auges, der für einen gewöhnlichen Arbeiter an sich nur eine Erwerbsunfähigkeit von 25 pCt. bedeutet, nicht höher als auf 35 pCt. der völligen Erwerbsunfähigkeit bemessen werden. Der Verletzte kann bei solchem Zustande der Augen jede gröbere Arbeit bequem verrichten.

Die Rente kann unter der Norm bleiben, wenn das verletzte Auge bereits vor dem Unfall minderwertig war.

Die Rente kann gemindert werden, wenn „Anhaltspunkte dafür vorliegen, daß der Verletzte sich an den Gebrauch des einen Auges gewöhnt hat, mit Abschätzungen von Entfernungen sicherer geworden ist und nicht mehr nötig hat, sich bezüglich des verbliebenen Auges eine so sorgfältige Schonung aufzuerlegen, wie anfangs" (Rek.E. v. 26. X. 1888). Der Rest des Sehvermögens auf dem verletzten Auge kann für den Sehakt hinderlich sein und so eine höhere Rente bedingen, als der Verlust des gesamten Sehvermögens.

Kasuistik:

Fall Nr. 1. Rek.E. v. 13. XI. 1896. Das R. V. A. würde 30 pCt. für ausreichend erachten, wenn es sich nur um den Verlust des rechten Auges handelte. Nach dem Verlust ist aber der Rest von Sehschärfe des rechten Auges hinderlich, der Verletzte sieht neben dem durch das linke Auge gewonnenen Bild von dem rechten Auge aus noch einen großen Schatten, das klare Bild des linken Auges kann mit dem verschwommenen Bild vom rechten Auge aus nicht zu einem einzigen Bilde verschmolzen werden. Es ist Sache der Uebung, das zum Sehakt unbrauchbare Bild des minderwertigen Auges vom Sehakt auszuschließen. Bis diese Uebung erlangt ist, 40 pCt.

Für völlige Erblindung ist die Hilflosenrente zu gewähren, wie in einer Rek.E. v. 11. III. 1902 zum Ausdruck kommt.

Kasuistik:

Fall Nr. 1. Rek.E. v. 11. III. 1902. Ein Erblindeter ist als hilflos im Sinne des § 9 des G.U.V.G. anzusehen. Der Kläger hat durch Betriebsunfall das rechte Auge verloren, während das linke zurzeit infolge sog. sympathischer Erkrankung so gut wie erblindet ist. Solange eine wesentliche Besserung in dem Zustand des linken Auges nicht eintritt, ist der Kläger hinsichtlich der Entschädigung einem Blinden gleich zu behandeln. Ein Blinder ist zu den meisten Verrichtungen der gewöhnlichen Lebenshaltung aus eigener Kraft nicht imstande, da die Tätigkeit der Menschen fast regelmässig Anforderungen an das Augenlicht stellt, er ist daher im Sinne des Gesetzes hilflos. Die Wartung eines Hilflosen ist bald mehr, bald weniger von der Arbeitskraft einer fremden Person abhängig. Das Gesetz läßt für die Erhöhung der Rente einen Spielraum von $33^1/_3$ pCt. des Jahresarbeitsverdienstes. Ein Blinder bedarf entsprechend der Rek.E. v. 1. VI. 1901 einer beständigen Hilfe. Daß die erforderliche Hilfeleistung die Arbeitskraft einer fremden Person nicht in vollem Maße in Anspruch nimmt, steht dem nicht entgegen. Es handelt sich vielmehr nach dieser Richtung hin lediglich um die Frage des Maßes der Hilflosigkeit, zu der auch die vorgenannte Rek. E. Raum läßt.

Die Gewährung eines künstlichen Auges wird im allgemeinen stets von der Berufsgenossenschaft zugestanden, eine Verpflichtung hierzu besteht aber nicht; sie bedingt jedoch keine die Rentenherabsetzung rechtfertigende wesentliche Steigerung der Erwerbsfähigkeit (Rek.E. v. 6. II. 1905). Dahingegen ist der Verletzte, dessen erblindeter Bulbus in normaler Form und Größe nach der Verletzung erhalten bleibt, im Vorteil gegenüber dem Träger eines Glasauges, ein Faktor, der in der Rentenfestsetzung zu berücksichtigen ist, wie in der Rek.E. v. 20. IV. 1896 hervorgehoben wird.

Kasuistik:

Fall Nr. 1. Rek.E. v. 20. IV. 1896. Verletzung des linken Auges, Entzündung des inneren Auges, völlige Erblindung. Der phthisische Bulbus ist in seiner Form und nahezu in seiner Größe erhalten, nicht druckempfindlich, reizlos; auf dem anderen Auge normale Sehschärfe. 25 pCt. Der gänzliche Verlust eines Auges wird mit $33^{1}/_{3}$ pCt. abgeschätzt. Es wäre ungerechtfertigt, die Einbuße der Sehkraft allein mit Verbleib des Augapfels in normaler Form und Erscheinung in der Augenhöhle mit dem gleichen Satz der Erwerbseinbuße anzurechnen wie bei dem Verluste des Augapfels mit Rücksicht auf die Unannehmlichkeiten bzw. Schädlichkeiten, die eine leere Augenhöhle selbst beim Tragen eines künstlichen Auges in Form der meist vorhandenen Reiz- und Entzündungszustände der Lidbindehaut sowie der gestörten Tränenabfuhr mit sich bringt. Auch kosmetisch ist der Verletzte denen gegenüber, die den gänzlichen Verlust eines Auges zu beklagen haben, im Vorteil.

Ist der Verletzte gezwungen, infolge des Unfalls eine Brille zu tragen, so liegt darin eine Beeinträchtigung seiner Erwerbsfähigkeit, wie in zwei Erkenntnissen betont wird.

Kasuistik:

Fall Nr. 1. Rek.E. v. 30. X. 1899. Die Notwendigkeit, bei der Arbeit eine Brille zu tragen, schädigt den Kläger sowohl in seinem bisherigen Gewerbe als Schmied, als auch auf dem Arbeitsmarkt im allgemeinen, indem eine Brille bei gewissen Arbeiten überhaupt nicht und im übrigen je nach der Temperatur an der Arbeitsstätte nicht zweckmäßig gebraucht werden kann. 20 pCt.

Fall Nr. 2. Rek.E. v. 16. XI. 1897. Hornhauttrübung infolge 3 mm langer Narbe nach Verletzung durch einen Eisensplitter. Die Notwendigkeit, bei der Arbeit ein Glas zu tragen, stellt für den Kläger, der als Schlosser oft rußige Gegenstände zu bearbeiten hat und infolgedessen genötigt sein wird, die bei der Arbeit oft schmutzig und trübe gewordene Brille zu reinigen und damit Zeit zu versäumen, eine Verminderung der Erwerbsfähigkeit von 10 pCt. dar.

Literatur zu § 2.

1. Fischer, Ph., Zur Frage der Gewöhnung an die Einäugigkeit und deren Bewertung in der Unfallheilkunde. M. f. U. 1907.
2. Groenouw, Anleitung zur Berechnung der Erwerbsfähigkeit bei Sehstörungen. Wiesbaden 1896.
3. Heddaeus, Noch ein Vorschlag zur Schätzung der Erwerbsunfähigkeit bei Augenverletzungen. Klin. Monatsbl. f. Augenheilkde. Jahrg. XXXIII.
4. Magnus, Leitfaden zur Begutachtung und Berechnung von Unfallbeschädigung der Augen. Breslau 1894.

5. Derselbe, Die Erwerbsbeschädigung bei Verlust eines Auges. A. S. Z. 1897.
6. Derselbe, Die Einäugigkeit. Breslau 1895.
7. v. Zehender, Ueber den zahlenmäßigen Ausdruck der Erwerbsunfähigkeit
gegenüber den Unfallversicherungsgesellschaften. Zehenders Monatsbl. 1889.

§ 3. Wundverletzungen.

Hieb- und Stichverletzungen, die die Weichteile der Augenhöhlenränder betreffen, unterscheiden sich nicht von den Verletzungen, die wir allgemein als Gesichtsverletzungen kennen gelernt haben. Von Bedeutung sind dabei die gleichzeitigen Verletzungen der Tränenorgane — Tränensack, Tränennasenkanal usw. — sowie der Nerven und Muskeln. Es kann die Verletzung auf die Weichteile beschränkt bleiben.

Die Verletzungen können jedoch auch den darunter gelegenen Knochen betreffen. Ist die Knochenverletzung eine perforierende, so ist sie in der Regel durch eine Verletzung des Schädelinhalts kompliziert. Dringt der verletzende Gegenstand in die Orbita, so kann dabei der Bulbus verschont bleiben, da er die Möglichkeit hat, auszuweichen. In einer Reihe von Fällen kommt es jedoch trotzdem zu einer Verletzung des Bulbus (meist zur Skleralruptur mit der Folge der Atrophie), gelegentlich auch zu einer Luxation bzw. Avulsion des Bulbus. Der Sehnerv ist infolge seiner versteckten Lage diesen Verletzungen gegenüber relativ gut geschützt, wird er verletzt, so erfolgt Erblindung.

Gefährlich wird die Verletzung, wenn sie von einer Infektion begleitet ist, dann kommt es leicht zu einer Orbitalphlegmone, einer Meningitis usw.

Werden die Augenmuskeln von einer Hieb- oder Stichverletzung betroffen, so treten Motilitätsstörungen auf: Doppelbilder, wenn die Verletzung einen Augenmuskel allein betroffen, erhebliche Bewegungsbeschränkung des Bulbus, wenn mehrere Muskeln bzw. Nerven gleichzeitig durchtrennt sind. Die Verletzung trifft besonders häufig den Levator palpebrae sup. und den Rectus internus.

Lähmungen der Augenmuskelnerven werden gelegentlich gleichzeitig mit Verletzungen des Opticus an der Eintrittsstelle in die Orbita beobachtet, wir sprechen dann von einem orbitalen Sitz der Verletzung; der Nerv kann jedoch auch innerhalb der Schädelhöhle getroffen werden, dann handelt es sich um eine basale Läsion — meist im Gefolge von Basisfrakturen —, und endlich können die Hirnzentren, die für die Innervation der Augenmuskeln in Betracht kommen, lädiert werden, wir haben es alsdann mit einer cerebralen Läsion zu tun.

Die Lider können in ihrer ganzen Dicke — Haut, Muskeln, Tarsus, Bindehaut — oder in ihren einzelnen Teilen durchtrennt werden. Die Wundränder klaffen meist, es treten ausgiebige Sugillationen und Schwellungen auf. Im allgemeinen heilen die Lidwunden, wenn sie sich in der Richtung mit der des M. orbicularis decken, glatt.

Schlecht verheilte Wunden der Lider, wie sie bei Verletzungen vorkommen, die die Lider senkrecht zum Verlauf des M. orbicularis treffen, führen leicht zum Coloboma traumaticum; wenn es sich um das obere Lid handelt, tritt Ptosis ein, wenn es das untere Lid betrifft, kommt es zum Tränenträufeln über die Wange, wodurch Ekzeme hervorgerufen werden.

Durchtrennung des M. levator palpebrae hat naturgemäß Ptosis traumatica zur Folge. Weitere Folgen der Lidverletzungen sind Ectropium, Entropium, Trichiasis, Lagophthalmus.

Hieb- und Stichwunden der Bindehaut sind an sich ohne Bedeutung, sie sind durch beträchtliche Sugillationen gekennzeichnet, meist mit tiefergehenden Verletzungen des Bulbus gepaart.

Die einfachsten und häufigsten Verletzungen der Hornhaut sind die Erosionen, oberflächliche Epithelabschürfungen, die im gewerblichen Leben durch alle möglichen Gegenstände hervorgerufen werden und in der Regel ohne Besonderheiten ungemein rasch ausheilen. Zuweilen kommt es jedoch im Anschluß an die Erosion zur Bildung von Hornhautgeschwüren, die mit Narben ausheilen. In einer Reihe von Fällen stellt sich eine sogenannte rezidivierende Erosion ein (Fuchs), nach Tagen oder Wochen ist das ursprüngliche, längst verschwundene Krankheitsbild wieder da, der neugebildete epitheliale Ueberzug zeigt „Risse, wie der angeworfene Mörtel an einer schadhaften Stelle einer Mauer" (Praun).

Nicht perforierende Wunden der Hornhaut sind selten; der Form nach handelt es sich meist um Lappenwunden, es kommt zu einer Abstoßung der Wundränder und zur Ueberhäutung (Keratitis traumatica): häufiger führen Hieb-, Stich- und Schnittverletzungen Perforationen der Hornhaut herbei, meist ist Linse und Iris gleichzeitig verletzt. Das vordere Kammerwasser fließt aus. Die Heilung erfolgt nach Bildung einer Narbe, die die vordere Kammer wieder verschließt.

Zuweilen entsteht im Anschluß an eine perforierende Verletzung der Hornhaut ein Hornhautstaphylom, ferner eine Hornhautfistel; auch entwickelt sich nicht selten hochgradiger irregulärer Astigmatismus (Laqueur), der eine Herabsetzung des Sehvermögens bedingt.

Einfache Skleralwunden sind sehr selten, perforierende meist nur in Gemeinschaft mit Verletzungen der darunter befindlichen Gewebe, zuweilen kommt es zum Prolaps der Iris und des Ciliarkörpers, auch kann als Komplikation ein Skleralstaphylom in die Erscheinung treten.

Offene Iriswunden haben Hornhautperforationen zur Voraussetzung. Irisvorfall, vordere und hintere Synechien sind häufige Folgen. Aderhautwunden sind in geringem Umfange ungefährlich. Größere Verletzungen führen zu Blutergüssen in das Bulbusinnere oder zum Prolaps des Glaskörpers. Fließt der Glaskörper aus, so ist das Auge verloren.

Wird die Linse verletzt, so kommt es zur Bildung eines Wundstars, Cataracta traumatica, eine weitere Folge der Verletzung sind Lageveränderungen der Linse. Hieb- bzw. Stichverletzungen eröffnen die Linsenkapsel und führen so zum direkten Wundstar, nachdem sie die Hornhaut bzw. die Lederhaut perforiert haben. Die Iris kann dabei mitverletzt sein oder aber, wenn die Verletzung gerade von vorn die Linse trifft, unversehrt bleiben. Die Linsenwunde dokumentiert sich durch die Trübung, die abhängig ist von der Form und der Größe des verletzenden Gegenstandes. Die Aufsaugung der Linse nimmt $\frac{1}{2}$ bis 1 Jahr in Anspruch, sie bleibt meist — besonders im höheren Alter — unvollkommen. Kompliziert wird die Verletzung durch die Bildung hinterer Synechien. Zuweilen erfolgt durch zirkuläre Verwachsung der Iris mit der Linse ein völliger Abschluß der hinteren Kammer von der vorderen mit der Gefahr der Drucksteigerung.

Hat eine Durchtrennung der Zonula stattgefunden, so kann es zum Prolaps des Glaskörpers in die vordere Augenkammer bzw. bei einer Perforation zum Austritt des Glaskörpers vor das Auge kommen. Den durch die Verletzung der Zonula hervorgerufenen veränderten Zugverhältnissen entspricht das Auftreten von Linsenastigmatismus.

Wird der Glaskörper bei einer Hieb- und Stichverletzung getroffen, so kommt es zur zirkumskripten Trübung und Blutung im Glaskörper, die an sich bedeutungslos ist. Schwerwiegender sind die Folgen, wenn es dem Glaskörper möglich ist, zu entweichen, je nach Lage der Wunde in die vordere Kammer bzw. vor das Auge. Trübung und Schrumpfung des Glaskörpers führt zur Netzhautabhebung und damit zur Bulbusatrophie.

Netzhautwunden haben Blutungen aus Aderhaut- und Netzhautgefäßen zur Folge, aus den Netzhautgefäßen ergießt sich Blut in das Netzhautparenchym, es entsteht eine Netzhauttrübung, die je nach ihrer Lage zur Maculagegend eine mehr oder minder erhebliche

Schädigung darstellt. Findet ein Vorfall der Netzhaut statt, so kommt es zur Schrumpfung des Auges bzw., wenn es sich um eine infizierte Wunde handelt, zur akuten Panophthalmie.

Verletzungen des Sehnerven im intracraniellen Teil stellen schwere, in der Regel irreparable Schädigungen dar. Ist der rechte Tractus verletzt bzw. komprimiert durch Blutungen, Knochenfragmente usw., so erfolgt linksseitige Hemianopsie; ist der linke verletzt, rechtsseitige Hemianopsie, beiderseitige Amaurose ist die Folge der vollständigen Durchtrennung des Chiasmas. Ist das Chiasma nur teilweise verletzt, so tritt Amblyopie bzw. bitemporale Hemianopsie auf, wenn das Chiasma in der Mittellinie durchtrennt ist. Verletzung des Sehnervenstammes hat einseitige Erblindung, nicht vollkommene Durchtrennung einseitige Amblyopie zur Folge.

Bei den Verletzungen des Sehnerven im Canalis opticus handelt es sich, abgesehen von Schußverletzungen, meist um Schädelbasisbrüche mit Fortsetzung des Bruchspaltes in das Orbitaldach.

Verletzungen des Sehnerven in der Orbita zwischen Foramen opticum und Bulbus können direkt durch Hieb oder Stich erfolgen oder indirekt durch Knochensplitter, auch kann der Sehnerv wie ein über seine Elastizitätsgrenze beanspruchtes Band zerreißen, eine Nervennaht hält die Erblindung nicht fern, eine teilweise Zerreißung des Sehnerven, die anfangs noch einen Rest des Sehvermögens erhält, führt meist zur Atrophie.

Isolierte Verletzungen der Sehnervenscheibe sind, wenn auch selten, gelegentlich beobachtet; sie können zur Verschleierung der Papille führen.

Literatur zu § 3.

1. Laqueur, Arch. f. Ophthalm. Bd. 30.
2. Praun. Die Verletzungen des Auges. Wiesbaden 1899.
3. Wagenmann. Verletzungen des Auges mit Berücksichtigung der Unfallversicherung. Graefe-Saemisch. 1908. 11. Aufl.

§ 4. Fremdkörper.

Im gewerblichen Leben sind es vor allem abspringende Metallteile, die als Fremdkörper das Auge gefährden, z. B. Eisen-, Kupfer-, Zinn- oder Holzsplitter, Glas, Porzellan, ferner Instrumente, die mit der Spitze eindringen und bei Extraktionsversuchen abbrechen. Nächstdem kommen Steinsplitter häufig als Ursachen in Betracht.

Fremdkörper, die in die Orbita hineingelangen, dringen in der Regel am inneren Augenwinkel in die Tiefe, ohne den Bulbus zu verletzen. Es erfolgt eine mehr oder minder erhebliche Blutung in der Tiefe der Orbita, die gemeinsam mit der Schwellung, die die akut einsetzende Entzündung des orbitalen Fett- und Bindegewebes bedingt, zu einem Exophthalmus führt. Infolgedessen treten Bewegungsbeschränkungen des Bulbus, ferner Doppelbilder auf, hinzu kommt die Schädigung der Sehnerven durch die Kompression.

Durchbohrt der Fremdkörper die Orbita, so beherrschen die meningealen bzw. die zentralen Erscheinungen das Krankheitsbild. Für den Verlauf kommt alles darauf an, ob der Fremdkörper bland ist oder nicht; ist das nicht der Fall, so kommt es zur Bildung einer Orbitalphlegmone. Auch Tetanus wird gerade bei Fremdkörpern, die in die Orbita dringen, nicht selten beobachtet.

Geringe Erscheinungen machen die Fremdkörper in den Lidern; meist handelt es sich dabei um körnige Partikel, Pulverkörnchen usw., die gegen das Gesicht geschleudert wurden.

Ebenso häufig wie harmlos sind Fremdkörper in der Conjunctiva, die eine akute oder chronische Conjunctivitis traumatica hervorrufen.

Fremdkörper in der Lederhaut sind nicht allzu häufig, ihre Spannung erschwert das Eindringen von Fremdkörpern, sie prallen in der Regel ab (Praun). Die eingedrungenen Fremdkörper zerreißen die Conjunctiva und setzen sich in der Sklera fest, nicht ohne eine zirkumskripte Skleralblutung zu veranlassen. Meist entspricht der Sitz des Fremdkörpers der Lidspalte; infolge des natürlichen Liderschutzes bleiben die bedeckten Partieen frei.

Um so häufiger finden sich Fremdkörper in der Hornhaut, entsprechend der relativ ungeschützten Lage. Sie können der Oberfläche aufliegen, in das Parenchym eindringen oder eine Perforation der Cornea bewirken. Charakterisiert sind sie durch äußerste Schmerzen, Lichtscheu, Tränenfluß, ferner durch Orbicularkrampf, Symptome, zu denen sich die Zeichen der pericornealen Injektion gesellen. Die Fremdkörper selbst sind meist gut sichtbar, insbesondere, wenn sie eine helle Farbe besitzen, für die die dunkle Pupille einen geeigneten Hintergrund abgibt. Um Eisensplitter, die, in Eisenoxydoxydul umgewandelt, als sog. Hammerschlag die Cornea treffen, bildet sich ein sog. Rosthof, um den herum sich Leukocyten lagern (Infiltrationsring), die die Elimination des Fremdkörpers bewirken.

Nicht selten verursachen Fremdkörper in der Hornhaut Keratitis traumatica oder ein Ulcus corneae, auch die Bildung eines Ulcus corneae serpens ist nach Fremdkörperverletzung beobachtet worden. Kommt es zur Einheilung eines Fremdkörpers, so veranlassen die Trübungen, die ihn umgeben, Sehstörungen. Auch eine Iritis kann sich im Anschluß an diese Verletzungen der Cornea entwickeln.

Fremdkörper in der Regenbogenhaut, in der vorderen und in der hinteren Kammer haben meist eine Perforation der Cornea, selten der Sklera zur Voraussetzung. Der Häufigkeit nach kommt die Iris an erster Stelle in Betracht, dann die vordere Kammer, selten die hintere. Fremdkörper auf der Iris führen zur Blutung, die meist die vordere Kammer ausfüllt. Abgesehen von der fraglichen Keimfreiheit des Fremdkörpers kommt seine chemische Beschaffenheit in Frage.

Während Gold, Silber und Glas nur wenig Schaden anrichten, rufen Steinsplitter in der Iris und in der vorderen Augenkammer häufiger Entzündungen und Eiterbildungen hervor, da die Infektionskeime infolge der breiteren Wundfläche leichter eindringen. Holzsplitter verhalten sich ähnlich. Eisensplitter in der vorderen Kammer machen keine erheblichen Erscheinungen, stärkere Entzündung bewirken Eisenteilchen auf der Iris, die sich durch Iritis, Trübung des Kammerwassers, selbst Eiterung kennzeichnet. Sehr selten, aber immerhin beobachtet ist der Ausgang in Iridocyclitis mit nachfolgender Atrophie des Bulbus. Es ist zu beachten, daß Eisen rein chemisch imstande ist, Eiterungen hervorzurufen. In viel höherem Grade ist das beim Kupfer der Fall; hier bilden sich eminent schnell Eiterungen. Eitrige Iritis, Cyclitis ist die unmittelbare Folge der Verletzung. Wiewohl die Eiterung spontan zurückgeht, tritt unaufhaltsam Erblindung ein.

Fremdkörper im Strahlenkörper führen eine traumatische Cyclitis herbei mit folgender Iritis. An die Iridocyclitis schließt sich dann die Bulbusatrophie an. Fremdkörper in der Aderhaut gehören zu den Seltenheiten, sie führen gleichfalls zur Bulbusatrophie.

Im Gegensatz hierzu verhält sich die Linse Fremdkörpern gegenüber höchst indifferent, soweit sie nicht infiziert sind. Selbst Kupfer ruft in der Linse keinerlei Eiterung hervor (Leber). Nur die Kapselverletzung reagiert mit einer Trübung, wenn Fremdkörper in die Linse hineingelangen. Anders natürlich, wenn mit der Verletzung oder im Anschluß daran eine Infektion stattgefunden hat, dann kommt es zur Iritis bzw. Iridocyclitis.

Das entgegengesetzte Verhalten zeigt der Glaskörper Fremdkörpern gegenüber.

Eisen ruft im Glaskörper stets heftige Entzündung hervor. Haben die Eisensplitter in den Glaskörperraum Keime hineingebracht, so entwickelt sich rapid ein Abszeß, fast immer geht das Auge zu Grunde. Die gleichen deletären Folgen hat die Anwesenheit von Kupfer im Glaskörper, während die Verhältnisse bei den übrigen

Fremdkörpern, die keine chemische Wirkung ausüben, wie Glas, Holz und Stein etwas günstiger liegen.

Im allgemeinen bleiben die Fremdkörper nicht im Gewebe schweben, sie senken sich und verletzen die Augenhäute. Es kommt zur Trübung und Blutung im Glaskörper, während die betroffene Partie der Netzhaut blutig imbibiert erscheint. Zuweilen gelingt es, wenn es sich um eine Zerreißung der Netz- und Aderhaut handelt, die abgelösten Wundränder flottierend zu beobachten. Der Ausgang der Verletzung ist der Verlust des Sehvermögens.

Die Netzhaut wird von den Fremdkörpern im Glaskörper gefährdet, sei es, daß sie sich im Glaskörper senken und so die Netzhaut lädieren, sei es, daß sie an der hinteren Bulbuswand abprallen und nunmehr eine Zerreißung der Netzhaut bewirken. Die Netzhaut trübt sich an der Stelle der Läsion, die Macula bekommt ein gesprenkeltes Aussehen (Haab). Während blande Eisensplitter in der Netzhaut ohne Sehstörungen vertragen werden können, unterhalten Kupfersplitter in der Netzhaut überaus lebhafte Eiterungen, jedoch auch Eisensplitter in der Netzhaut können zur Netzhautablösung, wiederholter Entzündung, Erblindung durch Netzhautdegeneration führen. Im übrigen aber besitzt die Netzhaut Fremdkörpern gegenüber eine erhebliche Toleranz.

Fremdkörper im Sehnerven sind gelegentlich beobachtet worden, es sind Eisen-, Glas-, Kupferhütchenteile, die den Nerven mehr oder minder verletzen. Auch in der Sehnervenscheibe findet man zuweilen Fremdkörper.

<h3 style="text-align:center">Literatur zu § 4.</h3>

Leber, Die Entstehung und die Wirkung der entzündungserregenden Schädlichlichkeiten. Leipzig 1891.

§ 5. Verbrennungen und Verätzungen.

Verbrennungen und Verätzungen werden im gewerblichen Leben hervorgerufen durch offene Flammen, Dämpfe metallischer Körper in erhitztem Zustand, durch chemisch wirkende Stoffe, Sonnenlicht, elektrisches Licht, Blitz usw.

Die Verbrennungen und Verätzungen der Lider entsprechen den gleichen Verletzungen der Gesichtshaut überhaupt. Narben wirken hier besonders entstellend. Dazu kommen Verwachsungen, die Störungen durch ev. Verengerung der Lidspalte verursachen, die Zerstörung der Tränenorgane mit ihren Folgeerscheinungen u. dergl. m. Gleichzeitig treten meist Verbrennungen der Conjunctiva auf, die sich durch die Bildung grauweißer Plaques kennzeichnen. Auch hier veranlassen

Narbenbildungen unangenehme funktionelle Störungen, wie Entropium, Lagophthalmus, Trichiasis und Aehnliches mehr.

Meist gesellen sich zu den Verbrennungen der Conjunctiva solche der Cornea. Hier finden sich von den einfachsten Epithelverbrennungen, die als weiße Streifen oder Flecken auf der Hornhaut sichtbar werden, bis zu den schwersten Verbrennungen, bei denen die Hornhaut weiße Farbe annimmt und völlig unempfindlich wird, alle Uebergänge. Besonders gefährlich sind die Verätzungen mit ungelöschtem Kalk, die drei Grade unterscheiden lassen: die Opacitas nebulosa, vitrea und porcellanica.

Unter Bildung eines Hornhautgeschwürs bereitet sich die Heilung vor, wenn sie nicht durch gleichzeitige Infektion, die zur Panophthalmie führen kann, verhindert wird.

Zur Panophthalmie kommt es relativ oft nach Verbrennungen, die eine Perforation der Sklera herbeigeführt haben.

§ 6. Verletzungen durch stumpfe Gewalt.

Trifft eine stumpfe Gewalt, Fall, Stoß oder Schlag die Orbita, so kann es, wenn die Gewaltwirkung ausreicht, zur Fraktur der knöchernen Orbitalwände kommen, die mit einer reichlichen Blutung einhergeht. Jedoch auch ohne eine Fraktur kann ein erheblicher Bluterguß in das Orbitalfett- und Bindegewebe hinein stattfinden infolge von Zerreißungen von Kapillargefäßen im Orbitalfett. Dazu kommt in der Regel eine Sugillation des Lides und der Bindehaut, ferner treten Sugillationen der Weichteile der Orbitalränder auf, denen ein sehr beträchtliches Oedem folgt. Die Weichteile selbst können dabei Zeichen starker Quetschung aufweisen.

Die orbitale Blutung bewirkt die Erscheinungen des Exophthalmus mit den Folgen der Bewegungsbeschränkung des Auges, Doppelbilder treten auf, das Sehvermögen ist infolge der Kompression des Sehnerven durch den orbitalen Bluterguß herabgesetzt. Mit der Resorption des Ergusses gehen die Erscheinungen zurück. Gelegentlich kommt es zur Infektion des Blutextravasats, insbesondere bei gleichzeitiger Fraktur der Nebenhöhlen der Nase, der Stirn- bzw. Keilbeinhöhlen.

Sehr interessant und seit den ältesten Zeiten Gegenstand lebhafter Kontroversen ist die Tatsache der Erblindung oder Verminderung der Sehschärfe infolge eines Stoßes, Schlages oder Falles auf die Stirn: die Supraorbitalamaurose und die Supraorbitalamblyopie, die auf Verletzungen des Sehnerven bzw. des Gehirns oder des Bulbus zurückzuführen sind. Meist sind es Basisfrakturen, die den Sehnerven ge-

schädigt, zuweilen traumatische Meningitiden usw., die den Erscheinungen
zugrunde liegen. In den seltensten Fällen handelt es sich dabei um die
sogenannte Reflexamaurose infolge von Verletzungen sensibler Aeste
des Trigeminus (Leber).

Stumpfe Gewalt kann die Augenmuskeln primär und sekundär
schädigen und ihre Funktion aufheben, auch die Augenmuskelnerven sind
zuweilen stumpfen Verletzungen ausgesetzt. Die Lähmungen sind Folgen
der Zerreißungen bzw. der Kompression durch Blutextravasate, Knochensplitter usw. Die Tränenorgane beantworten einen Stoß oder Schlag
mit akuter Schwellung und Entzündung, zuweilen eitriger bei gleichzeitig erfolgter Infektion.

Kontusionen des Bulbus können durch zahlreiche Ursachen herbeigeführt werden: dahin gehören Schlag, Stoß, Fall, Wurf, Anprall
fester Gegenstände, die sich in mehr oder minder lebhafter Bewegung
befinden, in dem Moment, in dem sie den Bulbus treffen. An sich
ist der Bulbus durch seine Lage vortrefflich geschützt, insbesondere
schützt gegen Verletzungen, die von oben den Bulbus bedrohen, der
stark hervorspringende Arcus superciliaris, ferner der starkknochige
Margo supraorbitalis. Medial bildet die Nasenwand einen hinreichenden
Schutzwall. Außen und unten allerdings ist der Bulbus eindringender
stumpfer Gewalt gegenüber leichter ausgesetzt. Ferner gestatten die
Raumverhältnisse dem Bulbus der stumpfen Gewalteinwirkung innerhalb der Orbita auszuweichen. Das Fettpolster, in das der Bulbus
gebettet ist, vermag die Kraft der eindringenden Gewalt erheblich
abzuschwächen.

Entsprechend den physikalischen Verhältnissen — der Bulbus
stellt einen mit Flüssigkeit gefüllten inkompressiblen Ball dar — wird
es, sobald der Elastizitätskoefficient überschritten ist, zur Berstung
kommen müssen. Von der Berstung bleibt der Bulbus in der Regel
verschont, wenn die Richtung der eindringenden Gewalt eine sagittale
ist; dabei wird der Bulbus direkt in die Orbitalhöhle, d. h. in das
Fettpolster, hineingedrückt, das wie ein Wasserkissen wirkt, indem
es die Gewaltwirkung abschwächt.

Ist die Richtung der eindringenden Gewalt keine sagittale, wirkt
sie vielmehr tangential, so hat das Fettpolster seine schützende Kraft
verloren, es kommt zur Berstung des Augapfels, und zwar entweder
zu einer Chorioidealruptur, d. h. einem Riß der Aderhaut und Netzhaut oder zu einer Skleralruptur. Wir unterscheiden direkte und
indirekte Rupturen. Der Vorgang der direkten ist äußerst einfach.
„der Fremdkörper wirkt" — wie Müller sich ausdrückt — „so
plötzlich ein, daß der Bulbus keine Zeit hat, auszuweichen. Die

Stelle der Bulbuskapsel, welche von dem Fremdkörper getroffen wird, wird mit solcher Schnelligkeit gegen den Bulbusinhalt getrieben, daß sie berstet, wie die Kopfhaut unter der Wirkung eines gegen den Schädel geführten Stockhiebes."

Nach v. Michel entsteht die sogenannte Chorioidealruptur bei der Einwirkung von spitzen Körpern. Der Bulbus macht eine Drehung, die Bewegung wird plötzlich sistiert durch den Sehnerven, der Bulbus rollt zurück und bei dem plötzlichen Ruck reißt die Aderhaut ein, ein Vorgang, dem oft Sehnervenatrophie oder Netzhautablösung folgt.

Die Skleralruptur hat in der Regel eine stärkere Gewalteinwirkung zur Voraussetzung (Verletzung mit Tierhörnern, Fall auf einen hartkantigen Gegenstand, Faustschlag). v. Michel schildert den Mechanismus wie folgt:

„Der Augapfel wird in die innere Augenhöhle gepreßt und, während der Druck im Augeninnern steigt, nimmt der Augapfel in seinem von dem anprallenden fremden Körper nicht getroffenen Teile die Form einer Kugel an, wobei der Sklero-Cornealrand gezerrt wird. Entspricht diese Stelle gerade dem Umbiegungsring, der durch den eindrückenden fremden Körper entsteht, so platzt hier der Augapfel".

Im einzelnen verhalten sich die verschiedenen Teile wie folgt: die Hornhaut reagiert auf Stoß oder Schlag, der den Bulbus trifft, mit einer Erosion bzw. mit einer zirkumskripten Trübung, in seltenen Fällen kommt es zur Berstung der Hornhaut, häufiger rupturiert die Sklera, deren Mechanik wir soeben besprochen. Hinzuzufügen ist noch die Tatsache, daß sich nicht selten an der Stelle der Narbe ein Skleralstaphylom entwickelt.

Die Iris selbst reagiert auf die Einwirkung stumpfer Gewalt mit einer Blutung aus den Irisgefäßen; es kommt ev. zu einer Blutung in die vordere Kammer hinein (Hyphaema). Eine Ablösung der Iris vom Ciliarkörper (Dialyse der Iris) begleitet meist die Kontusion des Bulbus.

Eine Irideremie, d. h. eine vollständige Loslösung der Iris entsteht bei Einwirkung stumpfer Gewalt in der Gegend des Irisansatzes, in seltenen Fällen wird nach einer Kontusion des Augapfels eine Retroflexion der Iris beobachtet, etwas häufiger gelangen Sphincterrisse nach Verletzungen durch stumpfe Gewalt zur Kenntnis, die sich zur völligen Durchtrennung der Iris — Rhexis iridis — steigern können. Kontusionen des Bulbus führen auch gelegentlich zu Dehiscenzen der Iris zwischen Papillarrand und Ciliaransatz, ferner finden sich Einrisse des Pigmentblattes der Iris (traumatisches Pigmentkolobom). Kreisförmige vordere Synechien, Mydriasis und Miosis traumatica werden als Folgen schwerer Kontusionen des Bulbus beobachtet. Eine besondere Form der Reaktion auf eine Verletzung durch stumpfe Gewalt ist die Cyclitis traumatica, bei der die Gefahr der Miterkrankung der Iris, der Ausgang in Iridocyclitis mit nachfolgender Bulbusatrophie die Prognose trübt.

Als weitere Folge der Verletzungen des Strahlenkörpers tritt gelegentlich Accommodationskrampf bzw. Accommodationslähmung auf.

Zirkumskripte Blutungen in der Aderhaut, sowie Blutungen zwischen Aderhaut und Lederhaut bzw. zwischen Aderhaut und Netzhaut sind die gewöhnlichen Schädigungen der Aderhaut bei einer Kontusion des Bulbus, auch kann es zur blutigen Abhebung der Aderhaut in seltenen Fällen kommen. Bei Einwirkung einer stumpfen Gewalt kann gelegentlich die Aderhaut zerreißen, insbesondere bei sagittaler Richtung der Kraftwirkung. Nicht selten reißt dann die Netzhaut gleichzeitig ein.

Die Verletzung, die eine Kontusion der Linse herbeiführt, ergibt das Bild der Cataracta traumatica indirecta, es kommt zum Kapselriß mit Linsentrübung und allmählicher Resorption der aus der Kapsel hervortretenden Linsenmassen, oder die Kapsel bleibt intakt, die Wirkung beschränkt sich auf eine Linsentrübung. Von dem Umfang der event. sich bildenden Kapselnarbe, der Ausdehnung der Linsentrübung, der event. Resorption hängt zum größten Teil die Prognose ab.

Die Wirkung der Bulbuskontusion auf die Zonula Zinnii ist die folgende: zerreißt ein erheblicher Teil der Zonula, ohne daß die Lage der Linse sich ändert, so kommt es infolge der nunmehr fehlenden Zugwirkung zur Aufhebung der Accommodationsfähigkeit, es entsteht Myopie, Fernpunkt und Nahepunkt differieren nicht mehr. Hat sich die Linse infolge eines Einrisses der Zonula Zinnii aus ihrer Lage entfernt, ist sie subluxiert, so beginnt sie, von der bisherigen Fixation befreit, zu schlottern. Die Stellungsveränderung ruft Myopie und Astigmatismus hervor. Da nur ein Teil der auf die Netzhaut treffenden Strahlen die Linse zu passieren hat, so kommt es zu monoculären Doppelbildern. Linsentrübung, Drucksteigerung, Iridocyclitis sind die Komplikationen dieser Verletzung. Ist die Zonula total abgerissen, so kommt es zur Luxation der Linse, die in die vordere Kammer, vollständig oder unvollständig, in den Glaskörperraum erfolgen kann, ja es kann sogenanntes Wandern der Linse eintreten. Auch hier sind Drucksteigerung, Iridocyclitis die vor allem gefürchteten Komplikationen. Ist die Sklera und die Cornea zerrissen, so kann die Linse vor das Auge luxieren (traumatische Aphakie).

Glaskörperblutungen, meist von recht erheblichem Umfang, treten sowohl bei Kontusionen des Bulbus, wie bei Rupturen in die Erscheinung.

Die Netzhaut kann durch stumpfe Gewalteinwirkung die folgenden Veränderungen erleiden: es kann zu zirkumskripten Blutungen, zu Einrissen in die Netzhaut und zur Netzhautablösung kommen.

Ferner ist für diese Verletzungen durch stumpfe Gewalt charakteristisch die sogenannte Berlinsche Trübung und die Haabsche Maculaveränderung. Berlin hat den Nachweis erbracht, daß der Begriff der Commotio retinae, der als Krankheitsbezeichnung in allen Fällen angewandt wurde, in denen nach Verletzungen durch stumpfe Gewalt eine plötzliche Herabsetzung des Sehvermögens eintrat, lediglich ein Sammelbegriff ist. Er erbrachte den Beweis, daß die plötzliche Herabsetzung des Sehvermögens nach Schädelverletzungen auf eine „primäre oder sekundäre Läsion des Sehnerven oder seiner Wurzeln zurückzuführen sei."

Berlin faßt die Netzhauttrübungen, die nach schweren Kontusionen auftreten, als traumatische Netzhautödeme auf, die durch Blutungen zwischen Sklera und Chorioidea bedingt sind. Nach Hirschberg handelt es sich dabei um eine reflektorische Kontraktion der Gefäße in der Gegend der Kontusionsstelle, die dadurch erfolgende „Anämie hat dann für gewisse Zeit eine größere Permeabilität zur Folge", kurzum, es kommt nach einer heftigen Kontusion zur zirkumskripten Trübung der Netzhaut an der Stelle der Verletzung und an der Macula lutea, entsprechend ihrer erhöhten Empfindlichkeit.

Die Trübung ist als graue bzw. milchweiße Färbung deutlich sichtbar, die sich im Laufe weniger Stunden auf der Netzhaut ausbreitet, um nach einigen Tagen wieder zu verschwinden.

Die Haabsche Erkrankung der Retina und Macula lutea nach Kontusionen stellt eine bleibende Schädigung der Macula dar, die in einer Reihe von Fällen der Berlin'schen Trübung — besonders nach Kontusionen — folgt und eine dauernde Herabsetzung der centralen Sehschärfe bedingt. Die Macula zeigt dabei einen roten Fleck mit anfangs feiner Tüpfelung, allmählich erfolgt Pigmentierung, der völlige Atrophie schließlich folgt. Die Kenntnis dieses Krankheitsbildes ist um so wichtiger, als Siegfried nicht mit Unrecht darauf hinweist, „daß wohl schon mancher Verletzte, der über dauernde Herabsetzung der Sehschärfe klagte, als Simulant erklärt wurde, weil die geringfügigen Veränderungen der traumatischen Maculaerkrankungen dem Beobachter entgingen und somit die Ursache der Sehstörungen nicht klargestellt wurde".

Anhang.

Den Exophthalmus traumaticus haben wir bereits kennen gelernt als Folgeerscheinung des Blutergusses in der Orbita nach Kontusionen. Ferner kann der Bulbus durch Knochenfragmente aus seiner orbitalen Lage verdrängt werden, und schließlich kann eine Ruptur der Carotis interna im Sinus cavernosus zu den Erscheinungen des pulsierenden Exophthalmus führen, der sich allmählich nach einem Trauma herausbildet, mit dem Verlust des Sehvermögens endet und gelegentlich durch Blutungen aus Nase und Orbita zum Tode führt.

Der Enophthalmus traumaticus, der als Enophthalmus trophoneuroticus bezeichnet wird, entsteht durch Schwund des orbitalen Fett- und Bindegewebes infolge von Nervenläsionen nach Einwirkung einer stumpfen Gewalt, die die Orbita bzw. den Schädel getroffen hat.

Daß gelegentlich der Bulbus luxieren kann und daß er sich völlig aus der Orbita entfernen kann (Avulsion) nach Zerreißung aller Muskeln, der Bindehaut und der Sehnerven, ist bereits an anderer Stelle erwähnt.

Literatur zu § 6.

1. Berlin, Klin. Mon. f. Augenheilk. 1873.
2. Hirschberg, Centralbl. f. prakt. Augenheilk. 1887.
3. v. Michel, Klinischer Leitfaden der Augenheilkunde. Wiesbaden 1897.
4. Müller, Ueber Ruptur der Corneo-Scleralkapsel durch stumpfe Verletzung. Wien 1895.
5. Siegfried, Beiträge z. Augenheilk. Bd. XXII.

§ 7. Sympathische Ophthalmie.

Nicht selten erkrankt nach Verletzung des einen Auges das zweite, unverletzte. Es sind zahlreiche Hypothesen zur Erklärung dieses Vorganges herbeigezogen, die Kontroversen sind bis in die neueste Zeit hinein geführt und noch nicht zu einem befriedigenden Abschluß gelangt.

Es ist hier nicht der Ort, auf die einzelnen Theorieen und ihre mehr oder minder beweiskräftigen Begründungen einzugehen, nur soviel sei erwähnt, daß z. Z. die Migrationstheorie, d. h. die Vorstellung, daß Infektionskeime von dem einen Auge auf das andere auf der Bahn des Sehnerven übergehen (Leber, Deutschmann), gegenüber der Ciliarnerventheorie, nach der es sich um eine Reflexneurose im Gebiete der Ciliarnerven handelt, an Anhängern verloren hat. Nach Bach, der diese Theorie in jüngster Zeit zu stützen sucht, „geht von dem ersterkrankten Auge der Reiz centripetal durch die Ciliarnerven zum Ganglion ciliare, von da besonders durch dessen Radix sympathica zum Plexus caroticus des Nerv. sympathicus derselben

Seite, hierauf durch den Circulus arteriosus Willisii zum selben Geflechte des Sympathicus der anderen Seite und nun centrifugal wieder zum Ganglion ciliare, von da durch die Ciliarnerven zum sympathisierenden Auge. Die Ueberleitung des Reizes kann demnach direkt durch vasodilatatorische, sympathische Fasern des Nervus trigeminus erfolgen, sowie indirekt durch Reflex von den sensiblen Fasern des Nervus trigeminus aus stattfinden, indem der Reiz in der Medulla oblongata von einer Seite auf die andere irradiiert."

Schmidt-Rimpler bekennt sich zur Ciliarnerventheorie. Er geht von der Auffassung aus: die Ciliarnerven des verletzten Auges werden gereizt, es kommt zu einer Störung in der Blutcirkulation und Ernährung und diese Störung schafft den Boden für die sympathische Entzündung des anderen Auges, ein zweites Moment, gewissermaßen das auslösende, z. B. ein Trauma, bringt die Entzündung zur Entwicklung.

Schließlich hat man eine Theorie, die sog. Intoxikationstheorie aufgestellt, die die Erklärung dafür abgibt, daß trotz vorhandener Disposition und trotzdem ein „auslösendes Moment" vorhanden ist, die Bildung der sympathischen Ophthalmie zuweilen unterbleibt. Es fehlt in diesen Fällen die Infektion; da es bisher nicht gelungen ist, die Infektionserreger nachzuweisen, nimmt man an, daß es sich um die Wirkung bakterieller Stoffwechselprodukte handelt.

Es handelt sich bei der sympathischen Ophthalmie in der Regel um Iridocyclitis traumatica des einen Auges, das zweite erkrankt nicht vor 3 Wochen, meist nach 1—2 Monaten. Nach v. Michel fallen 90 pCt. aller sympathischen Ophthalmieen auf die ersten 3 Jahre nach der Verletzung, es kann jedoch die sympathische Ophthalmie noch nach Jahrzehnten der Verletzung folgen.

Die einzelnen klinischen Formen, in denen die sympathische Ophthalmie auftritt, werden als Iridocyclitis plastica, Chorioiditis serosa und Neuroretinitis sympathica unterschieden. Ihre spezielle Beschreibung muß den Lehrbüchern der Ophthalmologie vorbehalten bleiben.

Literatur zu § 7.

1. Bach, Arch. f. Ophthalm. Bd. 42.
2. Deutschmann, Ueber die Ophthalmia migratoria. Hamburg 1889.
3. Derselbe, Arch. f. Ophthalm. Bd. 28, 29, 30, 31.
4. Leber, Arch. f. Ophthalm. Bd. 27.
5. v. Michel, Klinischer Leitfaden der Augenheilkunde. Wiesbaden 1897.
6. Schmidt-Rimpler, Arch. f. Ophthalm. Bd. 38.

§ 8. Geschwulstbildung.

Geschwülste sind gelegentlich nach Traumen, insbesondere nach der Einwirkung stumpfer Gewalt, doch auch nach anderen Verletzungen beobachtet worden. So berichtet Raab über das immerhin seltene Auftreten eines Sarkoms der Iris angeblich nach einer Fremdkörperverletzung, während einwandfrei traumatische Aderhautsarkome gelegentlich beobachtet worden sind (Fuchs, Leber, Krahnstoever). Eine besondere Beachtung findet das Auftreten der sog. Granuloma iridis traumatica nach Verletzungen (Knapp, Hirschberg, de Wecker).

In bekannter Analogie leisten Verletzungen tuberkulösen Erkrankungen Vorschub, sie schaffen auch hier den locus minoris resistentiae (Treitel).

Literatur zu § 8.

1. Treitel. Berl. klin. Wochenschr. 1885.
2. de Wecker, Graefe-Saemisch. Bd. IV zit. nach Praun.

§ 9. Kasuistik.

1. Bindehaut.

Fall Nr. 1. (Aktenmaterial): Fremdkörperverletzung des linken Auges, Lichtscheu, erhebliche Schwellung der Bindehaut beider Lider. Hornhautgeschwüre. Einige Zeit später erkrankte auch das rechte Auge in der gleichen Weise. Auf der Hornhaut des linken Auges befindet sich eine linsenkorngroße centrale ganz weiße Hornhauttrübung. Die ganze äußere Hälfte der linken Hornhaut mit mehr oder minder dichten Trübungen bedeckt, stark herabgesetztes Sehvermögen. Körnerbildung in der Bindehaut, Sehvermögen etwas kleiner als $1/10$ des normalen. Granulöse Bindehautentzündung beider Augen und Hornhautgeschwüre des linken Auges infolge der Verletzung. Die Erkrankung der Bindehaut ist schon vor dem Unfall vorhanden gewesen. Der Unfall hat die Erkrankung ungünstig beeinflußt. 75 pCt.

2. Hornhaut.

Fall Nr. 2. (Aktenmaterial): Beim Steinzerschlagen flog ein Stück gegen das rechte Auge. Hornhautgeschwüre, deren Ränder im Fortschreiten begriffen sind (Ulcus corneae serpens). Sehvermögen $1/4$ des normalen; Aufnahme in die Augenklinik verweigert. Größere Ausbreitung der Hornhautgeschwüre (Hypopyon). Sehvermögen bis auf Fingerzählen vermindert. Heilung. Hornhautfleck, der die Pupille fast verdeckt. Sehvermögen $1/3$. 10 pCt.

Fall Nr. 3. (Aktenmaterial): Steinsplitter gegen das rechte Auge. Ulcus corneae serpens. 20 pCt.

Fall Nr. 4. (Aktenmaterial): Beim Steinschlagen flog ein Splitter in das rechte Auge; beide Augen litten an alter chronischer Granulose der Bindehaut. Die Hornhäute zeigen aber keinerlei granulöse Affektion weder älteren noch frischeren Datums. Das linke Auge ist sonst völlig normal und hat eine Sehschärfe von $5/7$ bis $5/6$ der normalen.

Das rechte Auge zeigt starke Entzündungserscheinungen, herrührend von einem central gelegenen tiefgreifenden runden Hornhautgeschwür, das eitrig belegt ist und eine Ausdehnung von 3 mm im Durchmesser hat. Auf dem Boden der Vorderkammer liegt eine ca. 2 mm hohe Eiterschicht. Nachuntersuchung. Das linke Auge zeigt ein Hornhautgeschwür, das rechte Auge ist reizlos. In der Mitte der Hornhaut liegt eine abgeschliffene grauweißliche Narbe von 2,5 mm Durchmesser. Sehschärfe in der Ferne — $3/10$. In der Nähe aber liest das Auge nur ganz großen Druck. 20 pCt.

Fall Nr. 5. (Aktenmaterial): Steinsplitter. Verwundung der rechten Hornhaut. Im Centrum trichterförmiger Defekt 1 mm tief, 3 mm im Durchmesser, 2 mm große Trübung der Hornhaut. Sehschärfe auf ¹/₁₀ der normalen herabgesetzt. 20 pCt.

3. Astigmatismus.

Fall Nr. 1. Rek. E. v. 13. X. 1888. Für den Verlust des rechten Auges 50 pCt. mit Rücksicht auf den Astigmatismus des erhaltenen Auges, der durch passende Brille ¹/₃ der Sehschärfe, ohne eine solche aber ¹/₉—¹/₆ der normalen Sehschärfe besitzt.

4. Iris.

Fall Nr. 1. (Aktenmaterial): Schlacke flog in das rechte Auge, dieses stark gerötet. Die Hornhaut in eine undurchsichtige gelbe Eitermasse verwandelt. Durchbruch der Regenbogenhaut Entfernung des erblindeten Augapfels. Das linke Auge hat volle Sehschärfe. 25 pCt.

5. Linse.

Fall Nr. 1. Rek. E. v. 24. VIII. 1889. Glasmacher. Verletzung des linken Auges. Komplizierter Wundstar. Verlust des Schvermögens bis auf ¹/₂₀ des normalen. 50 pCt., weil der Verletzte nicht mehr imstande ist, als Glasmacher zu arbeiten, zum wenigsten muß er vernünftigerweise diesen Beruf, welcher auch das rechte Auge äußerst gefährdet, aufgeben.

Fall Nr. 2. Rek. E. v. 23. X. 1905. Verletzung des linken Auges durch einen Nagel, Verlust der Linse. Mit einem Starglas ⁵/₅,₇ des normalen. 20 pCt. Auf dem verletzten Auge ist immerhin ein nicht unerhebliches Sehvermögen noch vorhanden.

Fall Nr. 3. (Aktenmaterial): Steinstück flog gegen das rechte Auge, eine vertikal verlaufende Wunde in der Hornhaut, die sich z. T. in die Lederhaut hinein fortsetzt. Die vordere Augenkammer aufgehoben, die Linse stark getrübt (Wundstar). Die Sehkraft bis auf Wahrnehmung von Lichtempfindung erloschen. Wunde vernarbt, Regenbogenhaut mit dem Linsenrest und der Hornhautwunde verwachsen. Eine vordere Augenkammer existiert nicht mehr (Iridektomie). 40 pCt. als Uebergangsrente, die auf 30 pCt. herabgesetzt wurde. nachdem völlige Reizlosigkeit eingetreten war. Rechtes Auge: Unterlid nach außen gedreht, besonders in der Gegend des Tränenpunktes. Schleimhaut der Lider und des Augapfels stark gerötet. Der Bindehautsack des Unterlides mit einer eitrig getrübten Tränenflüssigkeit, welche auch einen Teil des Pupillargebietes der Hornhaut deckt, angefüllt. Centraler, runder, scharf umschriebener Hornhautfleck von ca. 2 mm Durchmesser. Der Tränensack erweitert und stark mit Eiter gefüllt. Sehschärfe ⁴/₁₀.

Fall Nr. 4. (Aktenmaterial): Steinschläger. Rechtes Auge beim Steinklopfen trotz Schutzbrille durch einen Fremdkörper verletzt. Centrales Hornhautgeschwür mit Eiter in der Vorderkammer. Verwachsung der Regenbogenhaut mit der Linsenkapsel. Fingerzählen bis 1 m nach 2 Monaten mit dem rechten Auge. Sehschärfe ⁵/₂₅, mit dem linken Auge ⁵/₅ bei alter unbedeutender linearer Hornhautnarbe. 2 Jahre später flog wieder ein Steinsplitter gegen das rechte Auge. Es besteht außer der alten centralen Hornhautnarbe Trübung der Linse, Staroperation. Heilung mit Hinterlassung eines Nachstars. Im rechten Auge Lichtschein mit Projektion. Das linke Auge hat Sehschärfe ⁵/₇₅. 33¹/₃ pCt.

Fall Nr. 5. (Aktenmaterial): Beim Verdichten einer Muffe sprang von dem Meißel ein Eisensplitter ab, der dem p. K. ins linke Auge flog. Cataracta traumatica. Wiewohl die Höhe der nach wohlgeglückter Staroperation mit runder Pupille sich ausbildenden Sehschärfe auf dem linken Auge z. Z. nicht festzustellen ist, so wird bei normaler Sehschärfe des rechten Auges für den Verlust des ferneren gemeinschaftlichen Sehaktes 20 pCt. zugebilligt.

Fall Nr. 6. Rek. E. v. 10. XI. 1903. Verletzung des linken Auges. Wundstar. 50 pCt. Nachdem der reife Wundstar operativ entfernt worden ist 20 pCt.

6. Glaskörper.

Fall Nr. 1. (Aktenmaterial): Ein Stück Schlacke sprang beim Steinklopfen gegen das rechte Auge und verletzte dasselbe, trotzdem eine Drahtbrille getragen wurde.

Starke Entzündung des rechten Auges, die Regenbogenhaut mit der Linse größtenteils verwachsen, aus dem Glaskörper kam ein weißer Reflex, der Augenhintergrund mit dem Augenspiegel nicht erkennbar. Da die Magnetnadel anzeigte, daß Eisen im Auge war, wurde dasselbe mittels des Magneten aus dem Glaskörper entfernt. Es war ein ziemlich großer zackiger Splitter, der durch die Hornhaut, welche eine feine Narbe zeigte, in das Auge gedrungen war. Trotz der Entfernung fortschreitende Entzündung. Entfernung des geschrumpften Augapfels zur Verhütung einer Entzündung des anderen Auges. Das linke Auge, Sehschärfe $5/7$, ist bis auf eine ältere feine Hornhautnarbe und einzelne Trübungen in der Linse (beginnender Altersstar) gesund. Der Verletzte kann alle Arbeiten eines Einäugigen verrichten, da die Sehschärfe des linken Auge $5/7$ als ausreichend für Tagelöhnerarbeiten zu betrachten ist. $33^1/_3$ pCt.

7. Amaurose nach Kopftrauma.

Fall Nr. 1. Rek. E. v. 4. I. 1900. Ein großer Stein fiel von der Rutschbahn auf den Kopf eines Arbeiters, wodurch die Erblindung seines einzigen noch erhaltenen linken Auges herbeigeführt wurde. Im unmittelbaren Anschluß an den Unfall hat sich eine Netzhautablösung des linken Auges eingestellt, die am folgenden Tage zur Erblindung führte infolge der Erschütterung des Schädels.

8. Bulbusrupturen.

Fall Nr. 1. (Aktenmaterial): Ein eiserner Greifer flog gegen das linke Auge und führte sofortige Erblindung des linken Auges herbei. Die Untersuchung ergab eine bogenförmige bis auf den Knochen reichende Hautwunde an der linken Wange. Die Augenlider sind blutunterlaufen; der Augapfel zeigt eine $1^1/_2$ cm lange klaffende Wunde der Lederhaut; in derselben liegt Netzhaut, Aderhaut und Glaskörper; die Wunde selbst ist zackig und liegt, von oben innen nach unten außen verlaufend, am inneren Hornhautrande. Die vordere Kammer ist voll Blut. Der Augapfel ist zusammengefallen, weich; das Sehvermögen ist erloschen. $33^1/_3$ pCt.

Fall Nr. 2. (Aktenmaterial): Losgesprengter Steinsplitter flog in das rechte Auge. Riß durch dasselbe, welcher die Sklera und die Cornea spaltete. Das Kammerwasser sowie die Glaskörperflüssigkeit waren ausgeflossen, so daß der Augapfel gänzlich kollabiert war. Enukleation. Bindehaut vernäht. Künstliches Auge. $33^1/_3$ pCt.

Fall Nr. 3. (Aktenmaterial). Ein Steinsplitter flog gegen das rechte Auge, der Augapfel war in einer Länge von ca. 15 mm schräg im Bogen von oben nach unten außen aufgerissen. Die Wunde klaffte stark, in derselben lagen durcheinander abgerissene Regenbogenhaut und vorgequollener Glaskörper; alles mit Blut durchtränkt. Die Masse wurde herauspräpariert, die Wunde gereinigt und vernäht. Heilungsverlauf gut.

Befund: das rechte Auge ist ohne stärkere entzündliche Erscheinungen. Von oben nach unten außen zieht eine feste weiße Narbe, die mitten durch den oberen äußeren Hornhautquadranten zieht und unten weit in die Lederhaut hineinreicht. Die vordere Augenkammer ist normal tief; die Regenbogenhaut ist oben in großer Ausdehnung abgerissen und hängt wie ein breites horizontales Band vor der Pupille. In der Linse finden sich eine Menge feiner Trübungen. Der Glaskörper ist derart getrübt, daß es nicht möglich ist, mit dem Augenspiegel in das Innere des Auges zu sehen. Sehvermögen bis auf Erkennen von Fingern aufgehoben. Das linke Auge ist ohne entzündliche Erscheinungen. In der Linse sieht man feine streifenförmige Trübungen; beginnender Altersstar. Das Sehvermögen beträgt $4/_{10}$. Es handelt sich um ausgedehnte Zerstörungen des äußeren und inneren Auges mit fast vollkommener Vernichtung des Sehvermögens. Der beginnende Altersstar auf dem linken Auge ist in keinen ursächlichen Zusammenhang mit dem Unfall zu bringen. 25 pCt., da das rechte Auge einem erblindeten gleich zu achten ist.

9. Netzhaut.

Fall Nr. 1. (Aktenmaterial): Netzhautblutung infolge angestrengten Blasens eines Glasbläsers bei großer Hitze als Unfall anerkannt.

Fall Nr. 2. (Aktenmaterial): Bei dem Versuche, ein 7 Centner schweres Faß aufzuladen, erfuhr der Patient eine heftige Erschütterung und bemerkte plötz-

lich einen Schatten, Unruhe und Funkensprühen im linken Auge. Netzhautablösung. Es ist nicht von der Hand zu weisen, daß die plötzliche Erschütterung, die der Patient beim Zurückrollen des 7 Centner schweren Fasses erlitt,
völlig genügend war, um die schon erkrankte Netzhaut zum Reißen und zur Ablösung zu bringen. 50 pCt.

Anhang.

Augenleiden werden nicht selten simuliert. Es gibt jedoch kaum
ein Gebiet, auf dem die Unfallheilkunde so bewährte Methoden zur
Entlarvung Simulierender vorfand, als in der Augenheilkunde.

Auf die näheren Erörterungen einzugehen, müssen wir uns im
Rahmen dieses Lehrbuches versagen. Eingehende Angaben finden sich
in den Arbeiten von Frölich, Nieden, Wick, v. Ammon, Burchardt u. a.

Literatur zu § 9.

1. v. Ammon, Der Nachweis der Simulation einseitiger Blindheit. D. milit.
Ztg. 1908.
2. Burchardt, Prakt. Diagnostik der Simulation usw. Berlin 1895.
3. Frölich, Vortäuschung von Krankheiten. Leipzig 1895.
4. Nieden, Ueber die Simulation von Augenleiden und die Mittel ihrer Entdeckung. Festschr. d. Aerztl. Ver. Reg.-Bez. Arnswalde.
5. Wick, Ueber Simulation von Blindheit und Schwachsichtigkeit und deren Entlarvung. 2. Aufl. bes. v. Roth. Berlin 1907.

Kapitel V.
Verletzungen des Ohres.

§ 1. Statistik.

Roepke fand in der Gewerbeunfallstatistik für 1901 unter 45 971 Betriebsunfällen 57 = 1,24 pM. Ohrenverletzungen. Im einzelnen verteilen sich dieselben auf die Betriebe, wie folgt:

	Unfallverletzte	Ohrverletzte
1. Bergbau	5 670	24
2. Stahl- u. Eisenindustrie	6 873	4
3. Chemische Industrie	1 007	3
4. Gas- u. Wasserwerke	179	3
5. Textilindustrie	2 394	4
6. Papier- u. Buchdruckerei-Industrie . . .	1 115	2
7. Leder- u. Bekleidungs-Industrie	587	1
8. Holzbearbeitungs-Industrie	2 868	4
9. Baugewerbe	10 394	4
10. Speditions- u. Kellereigewerbe	2 668	1
11. Binnenschiffahrt	527	1
12. Seeschiffahrt	397	3
13. Marine- u. Heeresverwaltung	276	1
14. Eisenbahn-, Post- u. Telegraphen-Verwaltung	2 287	2
15. Oeffentliche Baubetriebe	450	2

§ 2. Beurteilung der durch Ohrenverletzungen bedingten Erwerbsbeschränkungen.

Verletzungen der Ohrmuschel bedingen nur insofern eine Erwerbsbeschränkung, als sie unter Umständen äußerst häßliche Entstellungen des Gesichts herbeiführen, die dem Verletzten bei dem Angebot auf dem Arbeitsmarkt hinderlich sein können; mit 10—20 pCt. ist die Einbuße an Erwerbsfähigkeit hinreichend geschätzt. Eine wesentliche Beeinträchtigung der Hörfähigkeit findet selbst dann nicht statt, wenn die Ohrmuschel in toto verloren gegangen ist. Prothesen bieten nur einen geringen Ersatz, sie werden im allgemeinen von den B.G. trotz der nicht unbeträchtlichen Kosten den Verletzten zugebilligt.

Strikturen und Atresieen, wie sie nach Verbrennungen und Verätzungen des Gehörgangs auftreten, beeinträchtigen dagegen die Hörfähigkeit erheblich.

In weit stärkerem Maße führt jede Verletzung des Trommelfells zur Herabsetzung des Hörvermögens, allerdings stellt sich meist nach kürzerer oder längerer Zeit die Hörfähigkeit wieder ein, wenn auch nicht im vollen Umfange. Gefährlicher sind die Verletzungen der Paukenhöhle, einmal wegen der gleichzeitigen Verletzung der Gehörknöchelchen, sodann wegen der Gefahr der Otitis mit ihren Folgezuständen. Am gravierendsten sind die Schädigungen des Labyrinthes, des Nervenstammes und der centralen Bahnen, die mit schweren irreparabelen Hörstörungen verbunden sind.

Verletzungen des Ohres können nach zwei Richtungen hin die Erwerbsfähigkeit beeinträchtigen: einmal durch Verminderung der Hörfähigkeit, sodann durch die Nebenerscheinungen, wie Gleichgewichtsstörungen, Schwindel, Ohrensausen, Kopfschmerzen u. dergl. mehr.

Gehörstörungen lassen sich nicht nach einem Schema beurteilen. Im Allgemeinen wird man die Dignität des Gehörorgans nach den einzelnen Berufsarten mit Zwaardemacker richtig beurteilen. Danach erfordert der Beruf eines Gärtners, Typographen, Korbmachers keine spezielle Hörfähigkeit, der des Schuhmachers, Webers, Schneiders, Zigarrenmachers stellt nur geringe Anforderungen an die Hörfähigkeit, für Lehrer, Kommis, Krankenpfleger z. B. ist eine Hörschärfe von mindestens 4 m erforderlich, während Aerzte, Ingenieure, Telephonisten Flüstersprache auf 7 m Entfernung verstehen müssen.

Wenn wir von der Ertaubung zunächst absehen, findet die Beurteilung der Schwerhörigkeit nach folgenden Gesichtspunkten statt:

Ist die Hörfähigkeit infolge eines Unfalles auf einem Ohre nicht wesentlich herabgesetzt, so ist kein meßbarer Grad der Erwerbsbeschränkung vorhanden, eine Rente demnach nicht zu gewähren; selbst wenn auf beiden Ohren die Hörfähigkeit vermindert ist, ist noch nicht ohne Weiteres eine Rente gerechtfertigt. Diese Auffassung teilt auch das R.V.A., das in einer Rekursentscheidung vom 24. II. 1893 folgendes ausführt:

Der Bergmann W. behauptet, im Betriebe ein Ohrleiden erlitten zu haben, indem bei den Sprengarbeiten in einer einzigen halben Stunde etwa 2 Centner Pulver verschossen worden seien, und dieses übermäßige Schießen seine Schwerhörigkeit verursacht habe. Sein Anspruch wird abgelehnt mit folgender Begründung: Das R.V.A. glaubte dem Rekurse schon aus dem Grunde den Erfolg versagen zu müssen, weil eine Verminderung der Erwerbsfähigkeit des Klägers infolge des Unfalls nicht eingetreten ist. Beide Sachverständigen vertreten die Meinung, daß die Erwerbsfähigkeit eines Arbeiters von der Art des Klägers durch die Herabsetzung der Hörschärfe auf einem Ohre bei unversehrter Hörfähigkeit des andern nicht beeinträchtigt ist, daß die Schwerhörigkeit des linken Ohres gewissermaßen durch die Funktion des rechten Ohres ausgeglichen werde, zumal es sich nicht

um Taubheit, sondern um Gehörschwäche handelt. In zahlreichen industriellen
Gewerben, z. B. im Dampfhammerbetriebe, in Kesselschmieden usw. leidet erfahrungsgemäß ein großer Teil der Arbeiter an Schwerhörigkeit, ohne dadurch eine Beeinträchtigung in der Erwerbsfähigkeit zu erfahren. Ein solcher Fehler erscheint
ungeeignet, die Leistungsfähigkeit eines gewöhnlichen Massenarbeiters in meßbarem
Grade zu beeinflussen, wird also auch den wirtschaftlichen Wert seiner Arbeit im
allgemeinen nicht vermindern.

Immerhin kann gelegentlich eine, wenn auch unerhebliche Herabsetzung der Hörfähigkeit auf beiden Ohren eine Rente von 10 pCt.
rechtfertigen.

Ist die einseitige Schwerhörigkeit erheblich, ist der Verletzte,
insbesondere infolgedessen nicht in der Lage, Geräusche (z. B. Sicher-
heitssignale usw.), die von der Seite des erkrankten Ohres ihn erreichen müssten, zu vernehmen, so kann eine Rente von 10 pCt. gerechtfertigt sein, die zu erhöhen wäre, wenn besondere Verhältnisse
es erfordern. Die Besonderheit kann in der Art des Berufes gegeben sein.

Kasuistik:

Fall Nr. 1. Rek. E. v. 23. III. 1900. Ein Malergeselle erlitt durch einen
Betriebsunfall eine Verletzung der Wange und des rechten Ohres. Die B. G. lehnte
die erhobenen Entschädigungsansprüche mit der Begründung ab, daß die vorhandene
und auf den Unfall zurückzuführende Schwerhörigkeit des rechten Ohres keinen
nachteiligen Einfluß auf die Erwerbstätigkeit ausübe. Das R. V. A. erkennt die Entschädigungsansprüche an unter folgender Begründung:
Bei der Frage, ob die einseitige Schwerhörigkeit einen nachteiligen Einfluß
auf die Erwerbsfähigkeit des Klägers ausübt, kommt es nicht darauf an, ob der
von dem Verletzten ausgeübte Beruf gutes Hörvermögen verlangt, sondern in
welchem Grade ein derartiges Leiden die Erwerbsfähigkeit eines Arbeiters im allgemeinen beeinträchtigt. Die Ansprüche des Arbeitsmarktes sind maßgebend.
Danach war eine Beeinträchtigung anzunehmen. Denn wenn auch zugegeben
werden muß, daß in zahlreichen Berufen Arbeiter durch Schwerhörigkeit in ihrer
Arbeitsfähigkeit in der Regel kaum nennenswert beeinträchtigt werden, so gibt es
doch auch zahlreiche Berufszweige, in denen gutes Hören unbedingt verlangt wird.
Dahin gehören vornehmlich solche Tätigkeiten, bei denen neben den anderen
Sinnesorganen, insbesondere den Augen, das Ohr dazu beiträgt, daß Gefahren, die
der Beruf für den ihn Ausübenden wie für andere mit sich bringt, rechtzeitig
erkannt werden, so namentlich diejenigen Beschäftigungen, die im Verkehrsleben
außerhalb fester Betriebswerkstätten verrichtet werden. Nicht minder gehören
hierher diejenigen Betriebe, in denen, wie in Bergwerken, Steinbrüchen und
dergl., Hörzeichen den Arbeitern bekannt gegeben werden. In allen diesen
Berufen kann eine nicht im Besitze des vollkommenen Hörvermögens befindliche
Person gar keine oder nur beschränkte Verwendung finden und insofern ist ihr
Feld zur Betätigung der sonst vorhandenen Kräfte und Fähigkeiten beschränkt.
Hierbei macht es auch keinen wesentlichen Unterschied, ob die Beeinträchtigung
des Hörvermögens auf beiden Ohren oder in einseitiger, dafür aber um so erheb-
licherer Herabminderung besteht. Die hierdurch bedingte Beschränkung des Arbeits-
feldes ist allerdings nicht allzu groß, denn eine Anzahl Berufsarten stehen dem so
Geschädigten offen, immerhin erscheint sie erheblich genug, um als ein wirtschaftlich
fühlbarer Ausfall im Erwerbsleben empfunden zu werden und deshalb unter gewöhnlichen Verhältnissen eine etwa auf 10 pCt. zu bewertende Einbuße an Erwerbsfähigkeit zu verursachen.

Ist die Schwerhörigkeit auf beiden Ohren in stärkerem Maße
vorhanden, so werden Renten von 20—50 pCt. zuzubilligen sein.

Schwartz empfiehlt bei einer Hörweite für laute Sprache auf dem besseren Ohre:

$$
\begin{aligned}
\text{bis } 1 \text{ m} &\quad\ldots\ldots\quad 25 \text{ pCt.}\\
1\!-\!5 \text{ m} &\quad\ldots\ldots\quad 22 \text{ „}\\
5\!-\!10 \text{ m} &\quad\ldots\ldots\quad 11 \text{ „}\\
10\!-\!20 \text{ m} &\quad\ldots\ldots\quad 5 \text{ „}
\end{aligned}
$$

Abgesehen davon, daß das R.V.A. Sätze unter 10 pCt. nicht anerkennt, ist es nicht empfehlenswert, in der Abschätzung, die ja immer nur eine ungefähre, keine absolute ist, von den üblichen Schätzungen abzuweichen, es kämen demnach zweckmäßig für Hörweite bis zu

$$
\begin{aligned}
1 \text{ m} &\quad\ldots\ldots\quad 25 \text{ pCt.}\\
1\!-\!5 \text{ m} &\quad\ldots\ldots\quad 20 \text{ „}\\
5\!-\!10 \text{ m} &\quad\ldots\ldots\quad 10 \text{ „}
\end{aligned}
$$

in Betracht, während die darüber hinausgehenden Werte unberücksichtigt bleiben.

Die Einbuße an Erwerbsfähigkeit bei einseitiger Taubheit wird nach Passow mit 20 pCt. zu berechnen sein. Doppelseitige Taubheit will Roepke mit 40 pCt. entschädigt wissen, während Passow darüber hinaus 50—60 pCt. für erforderlich hält, und zwar die Mindestsätze für Berufszweige wie die der Schneider, Gärtner, Buchbinder u. dergl., die Maximalsätze für die der Musiker, Eisenbahnbeamten, Bergwerksarbeiter und ähnliche.

Ohreiterungen, die wiederholte ärztliche Behandlungen erfordern, rechtfertigen im allgemeinen Renten von 10—20 pCt. Die Verletzten, die an sich durch die Minderung der Hörfähigkeit geschädigt sind, sind gezwungen, sich zu schonen, zuweilen sogar ihren Beruf zu wechseln, z. B. Schiffer, Landarbeiter, die beruflich unter klimatischen Einflüssen zu leiden haben.

Für die Schädigungen, die durch Begleiterscheinungen von Ohrenerkrankungen hervorgerufen werden, lassen sich auch nur annähernd richtige allgemeine Angaben nicht machen.

Nähere Angaben über die Funktionsprüfungen des Ohres gehören nicht in den Rahmen dieses Lehrbuches. Die Methoden zur Entlarvung von Simulanten fanden eingehende Bearbeitung in dem Buche von Becker u. a.

Literatur zu § 2.

1. Passow, Die Verletzungen der Gehörorgane. Wiesbaden 1905. Mit ausführlichen Literaturangaben.
2. Roepke, Die Unfallverletzungen des Gehörorgans und die prozentuale Abschätzung der durch sie herbeigeführten Einbuße an Erwerbsfähigkeit im Sinne des Unfallversicherungsgesetzes. Verh. d. deutsch. otolog. Ges. 1902. Jena.

3. **Schwartz**, Die Abschätzung des Erwerbsfähigkeitsverlustes, welcher durch Verletzung der Gehörorgane herbeigeführt ist, im Sinne des Unfallgesetzes. M. f. U. 1894.

4. **Zwaardemacker**, Beruf und Hörschärfe. Niederl. Ges. f. Hals-, Nasen- u. Ohrenheilkunde s. M. f. Ohrenh. 1900. Bd. 34.

§ 3. Verletzungen des Gehörorgans.

Verletzungen der Ohrmuschel sind nicht selten; abgesehen von den häufigen Erosionen kommen Hieb-, Stich- und Rißwunden in Betracht, auch Bißwunden werden gelegentlich beobachtet. Gefürchtet ist der Eintritt des Erysipels, das sich an infizierte Wunden anschließt. Die exponierte Lage der Ohrmuscheln bedingt die relative Häufigkeit der Verätzungen und Verbrennungen, in deren Verlauf es zu Perichondritiden kommt, die leicht zu häßlichen Entstellungen nach der Heilung Anlaß geben. Auch Brüche des Ohrknorpels werden gelegentlich beobachtet.

Das Erfrieren der Ohrmuschel wird zuweilen als Betriebsunfall aufzufassen und demnach zu entschädigen sein. Auch hier kann die Entstellung allein, die die Folge der Nekrose ist, die Entschädigung rechtfertigen.

Der Abriß der gesamten Ohrmuschel ist nicht selten Begleiterscheinung schwerer Kopfverletzungen.

Während man früher ganz allgemein annahm, das Othämatom sei eine spezifische Erkrankung Irrer, insbesondere der Paralytiker, wies Gudden mit aller Entschiedenheit auf den traumatischen Ursprung des Othämatoms hin, ja er behauptete sogar — nicht ohne lebhaften Widerspruch seitens der Irrenärzte — an der Statistik der Othämatome den Geist erkennen zu können, der in der Leitung einer Irrenanstalt herrsche. Fraglos hängt die Abnahme der Othämatome in Irrenanstalten und Kasernen mit der Abnahme der Mißhandlungen zusammen, worauf Passow aufmerksam macht, d. h. sie spricht für die traumatische Entstehung der Othämatome. Nach der Auffassung Passow's ist das Othämatom „eine durch einmalige oder wiederholte Verletzung entstandene Ansammlung blutiger oder seröser Flüssigkeit in den Weichteilen der Ohrmuscheln."

Verletzungen des äußeren Gehörgangs entstehen meist durch Instrumente, durch Fremdkörper, die in das Ohr hineingetrieben werden. Sie haben im allgemeinen eine gute Heilungstendenz. Gelegentlich kommen auch hier Verbrennungen und Verätzungen vor durch siedende oder ätzende Flüssigkeiten, glühende Schlacke u. dergl., die meist mit mehr oder minder erheblichen Strikturen bzw. Atresieen ausheilen, nicht selten auch das Trommelfell empfindlich in Mitleidenschaft ziehen (Schwartze). Der knöcherne Teil des Gehörgangs frakturiert in seltenen Fällen nach erheblicher Gewalteinwirkung, sowohl indirekter — Stoß gegen den Unterkiefer — als auch direkter.

Rupturen des Trommelfells sind gleichfalls auf direkte und indirekte Gewalteinwirkungen zurückzuführen. Detonationen, Schlag gegen das Ohr sind die häufigsten Ursachen. In den land- und forstwirtschaftlichen Betrieben sind die direkten Verletzungen des Trommelfells — durch Getreidehalme, Baumzweige oder dergl. — recht häufig; dabei steht im Vordergrunde die Gefahr der Infektion des Mittelohrs, besonders wenn etwa Fremdkörper zurückgeblieben sind.

Indirekte Verletzungen des Trommelfells entstehen infolge beträchtlicher plötzlich eintretender Schwankungen des Luftdrucks im äußeren Gehörgang bzw. innerhalb der Paukenhöhle (Detonationen bei Explosionen), jedoch auch schwere Erschütterungen des Kopfes führen Rupturen des Trommelfells herbei. Hierher gehören auch die Trommelfellläsionen, die wir als Symptome der Caissonkrankheit kennen lernen werden.

Daß Schädelbasisfrakturen und Brüche des äußeren Gehörganges oft Trommelfellrupturen im Gefolge haben, ist ohne Weiteres ersichtlich, weniger einleuchtend ist der Entstehungsmechanismus nach Kopftraumen, die von keiner Fraktur begleitet sind. Die fortgepflanzte Erschütterung gibt nach Passow die Erklärung hierfür ab.

Die Paukenhöhle kann auf direktem und indirektem Wege verletzt werden: auf direktem durch spitze Gegenstände, die das Trommelfell durchbohren und so in die Paukenhöhle gelangen, auf indirektem nach heftiger Gewalteinwirkung, wie Stoß, Schlag auf den Kopf, nach Erschütterungen des Körpers. Es kommt dabei zur Bildung mehr oder minder ausgedehnter Ecchymosen, es kann jedoch auch zu einer größeren Blutung innerhalb der Paukenhöhle kommen, zu einem Hämatotympanon, bei dem die Gefahr der Vereiterung, besonders bei gleichzeitiger Trommelfellruptur, besteht. Ist die verletzte Schleimhaut der Paukenhöhle infiziert, so folgt der Verletzung eine seröse bzw. eitrige Otitis, deren Ausgang in Caries, Mastoiditis, Hirnabsceß usw. zu fürchten ist. Daß ein Trauma die schlummernden Keime einer tuberkulösen Otitis wachrufen kann, entspricht den Erfahrungen, die wir in der Pathologie der tuberkulösen Erkrankungen ständig wiederfinden.

Die Gehörknöchelchen sind naturgemäß bei jedem Angriff auf die Paukenhöhle ernstlich gefährdet, insbesondere der Hammer. Die Knöchelchen erfahren je nach der Art der einwirkenden Gewalt eine Fraktur oder eine Luxation. Beschrieben sind Fälle, in denen eine

Fraktur bzw. Luxation des Hammergriffs Verletzungsfolge war, ferner Trennungen des Amboß-Steigbügelgelenkes, Verletzungen des Steigbügels, der Chorda tympani, des Plexus tympanicus, des Nervus facialis. Eine seltenere Verletzung stellt die Perforation des Tegmen tympani dar.

Zahlreich sind die Verletzungen durch Fremdkörper, zahlreicher die Verletzungen durch ärztliche Mißgriffe bei der Extraktion von Fremdkörpern.

Sehr selten gelangen Verletzungen der Tube zur Begutachtung; sie treten den schweren gleichzeitigen Verletzungen des Gesichts bzw. des Schädels gegenüber völlig in den Hintergrund.

Verletzungen des Warzenfortsatzes gehen meist mit Erschütterungen des Labyrinths einher, sie sind demnach wegen der schweren Hörstörungen gefürchtet. Verletzungen der lufthaltigen Zellen führen leicht zu Emphysem am Warzenfortsatz. Auf die Folgen der Facialisverletzung bei Frakturen des Processus mastoideus sei hingewiesen.

Was das äußerst wichtige Kapitel der Verletzungen des schallempfindenden Apparates anbelangt, so sei hier auf das eingehende Studium in der Fachliteratur verwiesen. Hier können nur allgemeine Bemerkungen Platz finden.

Wir unterscheiden Labyrinthverletzungen, Verletzungen des Nervenstammes und der centralen Bahnen. Die Labyrinthverletzungen, Labyrinthknochenbrüche, Labyrinthblutungen bzw. Labyrintherschütterungen können direkte und indirekte sein. Die direkten Verletzungen finden ihren Weg meist durch das ovale Fenster, sie rufen Schwindel, Erbrechen, Ohrensausen, einseitige Taubheit hervor, zuweilen auch Abfluß von Liquor cerebrospinalis. Indirekte Verletzungen erfolgen durch Stoß, Schlag oder dergl. auf den Kopf (Schädelbasisfrakturen), Luftdruckschwankungen, durch einmalige und wiederholte übermäßig laute Geräusche (professionelle Labyrintherkrankung), und zwar je nach der Art der schädigenden Einwirkung ein- oder doppelseitig. Ist das Gehörorgan bereits geschwächt, so genügen verhältnismäßig geringe Insulte.

Die Symptome der Labyrinthverletzungen teilt Passow ein in drei Gruppen:

1. Symptome, die von dem Nervus cochlearis und seiner Endausbreitung ausgelöst werden. Hierher gehören: Schwerhörigkeit, Taubheit, Falschhören, Empfindlichkeit gegen Schall (Hyperaesthesia acustica), subjektive Geräusche.

2. Symptome von seiten des Nervus vestibularis und seiner Endigungen. Diese sind Schwindelerscheinungen, Gleichgewichtsstörungen, Nystagmus.

3. Nicht vom Gehörorgan direkt ausgelöste Symptome: Krankheitserscheinungen, die durch gleichzeitige Läsion der anderen Teile des Gehörorganes und des Felsenbeines (Ohrblutungen, Abfluß von Liquor cerebrospinalis) oder durch Läsionen des Labyrinthes (Bewußtlosigkeit, Kopfschmerz, Uebelkeit und Erbrechen) bedingt sind; ferner Erscheinungen von seiten des Nervensystems (Nervenlähmungen, trophoneurotische und vasomotorische Störungen, Reflexerscheinungen, Hysterie und Neurasthenie).

Ist der Stamm des Nervus acusticus verletzt, eine häufige Komplikation von Schädelbrüchen, so ist unwiderruflich die Hörfähigkeit aufgehoben.

Es ist noch hervorzuheben, daß die Otosklerose nicht einem Unfall ihre Entstehung verdanken kann, daß aber ein Unfall verschlimmernd auf die bereits vorhandene Otosklerose einwirken kann.

§ 4. Kasuistik.

Fall Nr. 1. Rek. E. v. 25. X. 1895. Dachdeckerlehrling infolge Betriebsunfalles auf einem Ohre schwerhörig. 15 pCt. mit der Begründung: der Annahme der Aerzte DDr. S. und G., daß die Herabsetzung der Hörschärfe des rechten Ohres des Klägers die Arbeitsfähigkeit nicht beeinträchtige, hat das R. V. A. sich nicht anschließen können. Wenn auch der Kläger mäßig laut gesprochene Worte rechts hören kann und durch den bestehenden Mangel in seinem augenblicklichen Berufe als Dachdecker nur in geringem Maße beeinträchtigt sein wird, so läßt sich doch nicht verkennen, daß eine Schwerhörigkeit des rechten Ohres, welche zur Folge hat, daß der Kläger das Ticken einer Taschenuhr nur auf die ganz geringe Entfernung von 2 cm — statt 60 cm links — hört, für die allgemeine Erwerbsfähigkeit des Klägers nicht einflußlos sein kann, zumal der Kläger erst 15 Jahre alt ist und noch in Lehrlingsstellung sich befindet, in welcher ihm die rechtsseitige Schwerhörigkeit notwendig beim Fortschreiten seiner Ausbildung hinderlich sein muß.

Fall Nr. 2. (Aktenmaterial): Beim Schwingen eines Hammers brach P. plötzlich zusammen; angeblich sei Blut dabei aus dem linken Ohr geflossen. Fortwährendes Ohrensausen, Schwindelgefühl. Perforation des Trommelfells, eitrige Absonderung aus dem linken Ohr. Linkes Trommelfell durchsetzt mit weißen strahligen Trübungen, im inneren Teil eine dunkle Narbe. Hörfähigkeit für die Luftleitung ist auf dem linken Ohr in geringem Grade herabgesetzt, auch die Knochenleitung bei Prüfung durch Stimmgabel. Es kann sich nur um eine indirekte Ruptur gehandelt haben, da direkte Gewalt ausgeschlossen werden kann. Nun ist es freilich an sich wenig wahrscheinlich, daß jemand durch Schwingen eines schweren Hammers eine so starke Erschütterung seines eigenen Kopfinhaltes hervorzurufen vermag, wie sie nötig ist, um ein normales Trommelfell zu sprengen, sodaß die Annahme gerechtfertigt erscheint, daß das Trommelfell bereits zuvor krankhaft verändert war. Für die Ruptur spricht das Gefühl des Verletzten im Augenblick des Unfalls, als ob etwas im Kopfe springe, der Krach im Kopf, die Blutung aus dem Ohr, die Ohnmacht, die Benommenheit und Schwerhörigkeit. 15 pCt.

Fall Nr. 3. Rek. E. v. 11. V. 1900. Dem Ackerer W. geriet beim Korneinfahren in die Scheune ein Strohhalm in das linke Ohr und verletzte das Trommelfell Schwerhörigkeit, 10 pCt. für hochgradige Herabsetzung des Hörvermögens auf dem linken Ohr, bei bestehender geringer Schwerhörigkeit auf dem rechten Ohr. Von großer Bedeutung sei diese Verminderung der Erwerbsfähigkeit nicht, zumal es bei einer Anzahl von Berufsarten auf ein unversehrtes Hörvermögen nicht wesentlich ankomme.

Fall Nr. 4. (Aktenmaterial): Kopfverletzung. Quetschung zwischen zwei Rollwagen. Am linken Scheitelbein eine klaffende 5 cm breite Wunde mit Durchtrennung der Haut und Muskelschicht, zerfetzten Wundrändern, am rechten Ohr eine den Korpel durchtrennende von vorn nach hinten verlaufende Wunde. Eiterherd in der rechten Ohrmuschel. Nach 5 Monaten Schmerzen, Schwerhörigkeit, Sausen auf dem linken Ohr, rechts normales Trommelfell, links starke diffuse Rötung, besonders des hinteren oberen Quadranten, Druckempfindlichkeit des Warzenteils. Hörweite für Flüstersprache rechts 9 m und mehr, links 20 cm: akute katarrhalische Mittelohrentzündung. 4 Wochen später Ausfluß aus dem linken Ohr, Gehörgang voll dünnflüssigen Eiters, Trommelfell stark gerötet und geschwollen. Perforation des Trommelfells von der Größe eines Hanfkorns. Flüstersprache 5 cm. Tuberkelbacillen im Eiter nicht nachweisbar. Das verhältnismäßig schmerzlose Eintreten der Erkrankung, die lange Dauer, sowie der ganze Verlauf, namentlich das Ausbleiben des Verschlusses der Oeffnung, welche im Gegenteil sogar Neigung hat, sich zu vergrößern, und die dünnflüssige Eiterung machen es wahrscheinlich, daß es sich um eine tuberkulöse Mittelohrentzündung handelt, die durch den Unfall zu rascherem Fortschreiten gebracht worden ist. 20 pCt.

Fall Nr. 5. Rek. E. v. 19. V. 1888. Der Bergmann N. verlor infolge einer Dynamitexplosion das Gehör auf dem einen Ohre ganz, auf dem anderen zum Teil. 40 pCt.

Fall Nr. 6. Rek. E. v. 30. IV. 1898. Bei dem Versuch, Wasser zum Tränken des Viehes aus dem Bach zu schöpfen, fiel Kläger vom Stege mit den Füßen in das Wasser und will unmittelbar darauf das Gehör vollständig verloren haben. 15 pCt. Die plötzliche Einwirkung des eiskalten Wassers auf die Füße des Klägers haben einen unmittelbar schädigenden Einfluß auf das zur Erkrankung bereits geneigte Gehör ausgeübt. Die unvorhergesehene Abkühlung der Füße führte zu einer Blutkongestion zum Kopfe, die eine Erkrankung des Nervenapparates des inneren Ohres hervorgerufen hat. (Nach Passow handelt es sich in diesem Falle mit Wahrscheinlichkeit um Hysterie.)

Fall Nr. 7. Rek. E. v. 1. VII. 1903. Der infolge eines älteren Ohrleidens bereits schwerhörige 32 jährige Walzwerkmeister B. erhob mit der Behauptung Anspruch auf Unfallentschädigung, daß er bei einer besonders geräuschvollen Arbeit (Bearbeitung eines fehlerhaften Blechstückes) das Gehör völlig verloren habe. Die Untersuchung ergibt: beide Trommelfelle zeigen keine Veränderungen; beide Ohrtrompeten lassen Luft nur schwer durch. Es handelt sich mit Wahrscheinlichkeit um eine Labyrintherschütterung, die durch starke Schalleinwirkung verursacht plötzlich Ertaubung hervorgerufen hat. Die Erfahrung lehrt, daß Leute, die lange intensiven Geräuschen ausgesetzt sind, häufig an einer Form von Schwerhörigkeit leiden, die durch eine Kombination von Erkrankungen des Mittelohres und des Labyrinthes bedingt sind, Derartige Formen von Schwerhörigkeit zeigen in der Regel einen schleichenden Verlauf, plötzliche Verschlimmerungen treten zuweilen nach einer intensiven Schalleinwirkung auf. 50 pCt.

Fall Nr. 8. (Aktenmaterial): Ein Holzbalken fiel auf den rechten Scheitel; seit der Zeit will P. schwerhörig sein. Trommelfell beiderseits normal. Rechts Flüstersprache nur dicht am Ohr, laute Sprache auf 20 cm Entfernung. Rinne negativ. Links Flüstersprache 30 cm. Knochenleitung mäßig abgeschwächt, Luftleitung stark verkürzt, Tube und Mittelohr frei. Kombinierte Erkrankung der Gehörorgane, welche einerseits in einer Steifigkeit des Gehörknöchelchenapparates besteht, andrerseits in einer Schädigung des Ohrlabyrinthes. Diese Form der Erkrankung kommt vielfach als Gewerbekrankheit bei Schlossern vor, jedoch ist auch eine starke Erschütterung des Kopfes im Stande, einen solchen Zustand zu erzeugen. 20 pCt.

Kapitel VI.

Verletzungen der oberen Extremität.

§ 1. Statistik.

Nach den Statistiken, die das R.V.A. in den Jahren 1890 (gewerbliche) und 1893 (forst- und landwirtschaftliche) veröffentlichte, betrug die Anzahl der Verletzungen der Arme 5150 (6324) = 32,25 pCt. (31,75 pCt.) der Gesamtunfälle, die zur Entschädigung gelangten. Davon wurden durch Maschinen verletzt 3042 (2116) = 70,96 pCt. (76,03 pCt), und zwar durch Motore, Transmissionen, Arbeitsmaschinen und dergl. Anderweitige Verletzungen durch Fuhrwerk, Dampfkessel, Einsturz, Handwerkszeug und dergleichen ereigneten sich in 2108 (4208) Fällen = 18,04 pCt. (24,56 pCt.)

Der Tod trat ein in 101 (86) Fällen = 3,42 pCt. (3,85 pCt). Die Erwerbsunfähigkeit dauerte länger als 6 Monate in 470 (97) Fällen = 16,63 pCt. (14,16 pCt.), soweit es die völlige Erwerbsunfähigkeit betrifft; in 4099 (3664) Fällen = 50,44 pCt. (40,23 pCt.), die eine längere Erwerbsunfähigkeit als 6 Monate verursachten, war die Erwerbsunfähigkeit nur teilweise vorhanden. Eine Erwerbsunfähigkeit von mehr als 13 Wochen bis zu 6 Monaten war durch Armverletzungen 480 (2477) mal bedingt = 23,29 pCt. (31,4 pCt).

An diesen Unfällen sind am meisten beteiligt die Hannoversche landwirtschaftliche B.G. mit 487 Fällen, von den gewerblichen B.G. die Eisen- und Stahl-B.G. mit 856 Fällen.

Die Unfallstatistik für das Jahr 1897 zählte 17283 Armverletzungen überhaupt, davon verliefen tödlich 116. Die Verletzungen des rechten Arms sind in geringem Grade häufiger, als die des linken (8905 : 8378). Der Verlust des ganzen Arms war in 113 Fällen zu beklagen, der des Vorderarms in 93 Fällen, der Hand in 85 Fällen. Zahlreich war der Verlust von Fingern oder Fingergliedern: nicht weniger als 4435 Fälle kamen zum Bericht. Knochenbrüche der oberen Extremität wurden in der Zahl von 3124 gemeldet, 425 Fälle betrafen den Oberarm, 1399 den Vorderarm und 1207 die Hand bzw. die Finger.

Zahlreich waren die Verstauchungen und Verrenkungen, nämlich insgesamt 1121 Fälle, 518 des Schultergelenks, 126 des Ellenbogengelenks, 477 des Handgelenks bzw. der Fingergelenke. 3415 Wunden der oberen Extremität und 4897 Quetschungen sind ferner verzeichnet.

Erheblich höhere Ziffern liefert die Statistik für das Jahr 1907. Es kamen zum Bericht 32397 Armverletzungen, von denen 160 tödlich verliefen. Auch hier ist der rechte Arm etwas mehr beteiligt als der linke (16473 : 15924). In 140 Fällen handelte es sich um den Verlust des ganzen Arms, in 118 Fällen um den des Vorderarms, in 137 Fällen um den der Hand und 8012 mal handelt es sich um den Verlust von Fingern oder Fingergliedern. Die 6756 Knochenbrüche verteilen sich auf die einzelnen Regionen wie folgt: 706 Oberarmbrüche, 2673 Vorderarmbrüche, 3178 Brüche der Hand- oder Fingerknochen. Von den 1882 Verstauchungen und Verrenkungen betrafen 779 das Schultergelenk, 210 das Ellenbogengelenk, 846 das Handgelenk bzw. die Fingergelenke. Die Zahl von 7314 Wunden und 8038 Quetschungen vervollständigt den statistischen Ueberblick.

§ 2. Verletzungen des Schlüsselbeins.

Schlüsselbeinbrüche sind die häufigsten Brüche. Nach Schreiber betragen sie 14—16 pCt., nach Hoffa 16 pCt., nach Malgaigne 10 pCt., nach Bardenheuer 13 pCt. aller Frakturen. Wir finden alle Formen: einseitige, doppelseitige, komplete, inkomplete, einfache, mehrfache Knickungs-Torsionsbrüche, Querbrüche, Schrägbrüche, Splitterbrüche usw. Naturgemäß kann die Clavicula an jeder Stelle brechen, an der Epiphyse wie an der Diaphyse. Erfahrungsgemäß dient jedoch als häufigster Sitz der Fraktur die Grenze zwischen mittlerem und äußerem Drittel der Diaphyse. Das ist die schwächste Stelle, die am häufigsten dann bricht, wenn beim Fall auf die vorgestreckte Hand, bei fixiertem Ellenbogen- und Schultergelenk, der Stoß auf die Clavicula übertragen und eine Vermehrung der S förmigen Krümmung bewirkt wird. Zuweilen kommt auch eine Fraktur bei forcierter Elevation durch Muskelzug zustande, z. B. beim Heben schwerer Lasten, ferner nach König auffallend häufig beim Häckselschneiden, endlich durch Schlag auf die Schulter. Selten finden sich Frakturen am Sitz direkter Gewalteinwirkungen und dann meist im äußeren Drittel. Gleichzeitige Verletzungen der Nachbarorgane, Plexus, Pleura, Lunge sind relativ selten.

Für die Diagnose kommen in Betracht die Dislokation, die Verkürzung infolge der Verschiebung der Bruchenden, der Nachweis abnormer Beweglichkeit und die Krepitation. Nebenbei ist oft Schwellung an der Bruchstelle vorhanden, die Verletzten halten den Kopf nach der kranken Seite geneigt, sie sind nicht imstande, infolge lebhafter Schmerzen den Arm der kranken Seite senkrecht zu erheben.

Was die Heilungsdauer anbelangt, so wird in den chirurgischen Lehrbüchern meist eine solche von 4—5 Wochen für Erwachsene angegeben. C. Kaufmann berechnete den Durchschnitt der Heilungsdauer in 730 Fällen auf 47 Tage nach der österreichischen Unfallstatistik von 1897—1901. Im allgemeinen gilt die Prognose der Schlüsselbeinbrüche als eine durchaus günstige. Sie heilen oft genug auch ohne Behandlung. Immerhin kommen Störungen der Heilung vor, besonders bei erheblicher Dislokation der Bruchenden. Eine deforme Heilung bleibt meist ohne Einfluß auf die Funktion, ja selbst Pseudarthrosen sind nicht immer funktionsstörend, während die selten beobachteten knöchernen Vereinigungen der Clavicula mit dem Processus coracoideus bzw. mit einer Rippe wohl imstande sind, erhebliche Störungen der Funktion — Bewegungsbeschränkung im Schultergelenk, eventuell vollständige Aufhebung der Beweglichkeit — herbeizuführen. Verzögerung der funktionellen Heilung ist zuweilen in erheblichem Muskelschwund des übermäßig lange und unzweckmäßig fixierten Schultergelenks zu finden. Die gleichen Ursachen führen häufig eine Versteifung des Schultergelenkes infolge von Kapsel- und Bänderschrumpfung herbei. Den Eintritt voller Erwerbsfähigkeit verzögern zuweilen Plexusneuralgieen bzw. Lähmungen, die durch den Druck von neugebildetem Knochen bei disloziert geheilten Fragmenten hervorgerufen werden. Auch Knochensplitter können Lähmung des Plexus brachialis herbeiführen. In seltenen Fällen kann durch massenhafte Callusbildung ein Druck auf die Gefäße ausgeübt werden, der eine Stauung verursacht, die sich durch starke Schwellung des Arms bemerkbar macht.

Abgesehen von den besonderen Störungen des Heilverlaufs bleibt auch in den normal verlaufenden Fällen für einige Zeit noch eine Schwäche, sowie eine geringe Schmerzhaftigkeit zurück, die vorübergehend eine Rente von 10 pCt. rechtfertigt. Die Komplikationen bedingen höhere Rentensätze, vor allem die Plexusverletzungen, die Renten von 30—50 pCt. erfordern.

Luxationen der Clavicula, vollständige, wie unvollständige, sind seltene Verletzungen. Wir unterscheiden solche des acromialen und des sternalen Endes. Die des acromialen Endes sind die häufigeren. Die acromiale Luxation kann erfolgen nach oben, nach unten und nach rückwärts. Die Luxation nach oben ist relativ am häufigsten beobachtet.

Die Luxation der sternalen Portion erfolgt gleichfalls nach drei

Richtungen, nach vorn, hinten und oben. Als Gelegenheitsursachen kommen in Betracht Stoß, Schlag, Ueberfahrenwerden. Zu erwähnen wäre noch das seltene Vorkommen von Doppelluxationen der Clavicula, die in etwa 10 Fällen bisher beschrieben worden sind (C. Kaufmann u. a.).

Nach Bähr kommt es gelegentlich zu einer sogenannten traumatischen Diastase nach unvollständiger Trennung des Bandapparates zwischen Clavicula und Acromion. Abduzierende Bewegungen können von den Betroffenen nicht ausgeführt werden.

Die Funktion läßt sich meist wieder völlig herstellen selbst in den Fällen, in denen die Einrenkung nicht vollständig gelingt. Die häufig begleitenden atrophischen Störungen, die eine erhebliche Herabsetzung der Bewegungsfähigkeit des Arms, insbesondere der Elevation bewirken, sind mit 25—50 pCt. für den rechten, mit 20—40 pCt. für den linken Arm zu entschädigen.

Literatur zu § 2.

1. Ab der Halden, Beiträge zur Kenntnis der Verletzungen der oberen Extremitäten hinsichtlich ihrer Folgen für die Erwerbsfähigkeit. I.-D. Zürich 1902.
2. Bardenheuer, Die Krankheiten der oberen Extremität. Deutsche Chirurgie. Lief. 63 a.
3. Hoffa, Frakturen und Luxationen. 4. Aufl. Stuttgart 1904.
4. C. Kaufmann, Die Doppelluxation des Schlüsselbeins. Deutsche Zeitschr. f. Chir. Bd. 28.
5. Schreiber, Erkrankungen und Verletzungen der Schulter und des Oberarms im Handb. der prakt. Chirurgie. 1903.

§ 3. Verletzungen des Schulterblattes.

Frakturen der Scapula sind an sich seltene Verletzungen, sie betragen nach Gurlt etwas mehr als 1 pCt. aller Frakturen.

Wir unterscheiden klinisch die des Körpers, des oberen und unteren Winkels einschließlich der Spina und die der Fortsätze, Acromion, Processus coracoideus, des Halses.

Naturgemäß kombinieren sich oft mehrere Verletzungsarten.

Die Frakturen des Körpers können die verschiedensten Formen aufweisen: Längsbruch, Querbruch, Stern- und Splitterbruchformen. Als Ursachen der Verletzungen finden wir angegeben: Ueberfahrenwerden, Stoß und Schlag von hinten. Schreiber macht darauf aufmerksam, daß gelegentlich in Steinbrüchen bei Sprengungen durch aufschlagende Steinmassen Frakturen des Körpers der Scapula zustande kommen. Zuweilen kommt es auch zu isolierten Frakturen des oberen und unteren Winkels des Schulterblattes, denen die gleichen Ursachen zugrunde liegen. Die Symptome bestehen in lokalisiertem Schmerz,

der abnormen Beweglichkeit, der Krepitation und den Konturver-
änderungen.

Seltene Verletzungen stellen die Frakturen des Gelenkteils der
Scapula dar, die durch Hyperabduktion bei Fall auf die Schulter zustande kommen. Häufiger ist die Fractura colli chirurgici, d. h. Abriß des Gelenkteils mit dem Processus coracoideus, die meist durch
direkte Gewalt, Fall auf die Schulter, Ueberfahrenwerden, Stoß gegen
eine Mauer und dergleichen, selten durch Muskelzug entsteht. Die
Symptome dieser Fraktur sind folgende: Hervorstehen des Acromions
bei abgeflachter Schulter, Verlängerung des Arms, Abduktionsstellung
des Oberarms wie bei Humerusluxation, Druckschmerz in der Achselhöhle an der Stelle der Fraktur, Krepitation.

Frakturen des Acromions und der Spina sind relativ häufige
Verletzungen, die meist durch direkte Gewalt, Fall auf die Schulter,
Schlag auf die Schulter, entstehen. Hervorstechendes Symptom: Druckschmerz bei Berührung des Acromions, Krepitation. Sehr selten
wiederum sind die Frakturen des Processus coracoideus, die meist
mit Verletzungen benachbarter Knochen, der Scapula, Clavicula, oder
mit einer Luxatio humeri vergesellschaftet sind. Krepitation, lokaler
Bruchschmerz, abnorme Beweglichkeit weisen — falls nicht ein erheblicher Bluterguß besteht, der die Palpation erschwert — auf die
Verletzung hin.

Im allgemeinen ist die Prognose günstig. Behinderungen des
Heilverlaufes sind auf übermäßige Calluswucherung, selten auf Pseudarthrosenbildung zurückzuführen, besonders nach isolierter Fraktur
des Acromions. Hier kann unter Umständen die Funktion des
Arms derart behindert sein, daß ein Erheben des Arms über die
Horizontale unmöglich wird und dadurch eine Rente von 30 pCt.
für den rechten, 20 pCt. für den linken Arm erforderlich wird. Ist
völlige Ankylose des Schultergelenks eingetreten, so kommen Renten
von 50—60 pCt., je nachdem es sich um links- bzw. rechtsseitige
Versteifungen handelt, in Frage.

Das Schulterblattknarren, auch Scapularkrachen genannt, wurde
zuerst im Jahre 1873 von Galvagni in den Wiener med. Jahrb. beschrieben. Es besteht in einem auffallend lauten krachenden Geräusch,
das bei jeder Bewegung der Scapula bemerkbar wird. Am deutlichsten tritt es in die Erscheinung, wenn man dem Patienten aufgibt,
abwechselnd das Schulterblatt zu heben und zu senken. In einigen
Fällen glaubt man das Geräusch durch die Reibung erklären zu
können, die durch einen accessorischen Schleimbeutel unterhalb der
Scapula erzeugt wird. In anderen Fällen wird es durch Knochen-

vorsprünge an der Innenfläche der Scapula erzeugt, die gegen die Rippen reiben. Zuweilen läßt es sich auf die Abmagerung der Schultermuskulatur zurückführen. Eine Erwerbsbeschränkung wird durch die Erscheinung nicht herbeigeführt, wiewohl erfahrungsgemäß die Verletzten, durch das auffallende Symptom des lauten Krachens beunruhigt, zur Aggravation neigen. Ich begutachtete einen Mann, der sich für voll erwerbsunfähig hielt, weil er angeblich bei jeder Bewegung der Schulter sie zu brechen fürchtete. Einen Zusammenhang mit einem angeblich den Erscheinungen voraufgegangenen Trauma konnte ich nicht feststellen.

Literatur zu § 3.

1. Galvagni, E., Ueber das Scapularkrachen. Wiener med. Jahrbücher 1873.
2. Küttner, Ueber das Scapularkrachen. D. m. W. 1904.
3. Lotheissen, Ueber das Scapularkrachen. Med. Klin. 1908.

§ 4. Weichteilverletzungen der Schultergegend.

Hautabreißungen in der Schultergegend sind häufige Betriebsunfälle. Defekte, die nicht in zweckmäßiger Weise durch Ueberpflanzungen gedeckt werden, führen leicht Kontrakturen herbei, die langwierige medico-mechanische Nachbehandlungen erfordern. Der Rentensatz richtet sich nach dem Grade der verbleibenden Funktionsstörung.

Subcutane Rupturen des M. deltoideus sind von Sédillot, Arloing u. a. beschrieben worden. Sie werden meist durch indirekte Gewalt, Heben schwerer Lasten, Fässerrollen und dergl., veranlaßt. Die Patienten erklären übereinstimmend, plötzlich einen Riß in der Schultermuskulatur verspürt zu haben. Eine fühlbare Lücke sichert bei kompleten Rupturen die Diagnose. Oft handelt es sich nur um Einrisse in die Muskulatur, die durch lokalisierte Schmerzhaftigkeit, besonders bei Bewegungen des Arms, und durch die Erscheinung der Sugillation charakterisiert sind.

Luxation der langen Bicepssehne ist äußerst selten beobachtet, von einigen Autoren wird die Möglichkeit eines solchen Vorkommens überhaupt bestritten.

Tilmann hat auf eine traumatische Erkrankung des M. cucullaris hingewiesen, die oft jahrelange Beschwerden verursacht. Er unterscheidet 3 Krankheitsformen, und zwar:

1. Ausfall oder Schwächung des ganzen Muskels,
2. der adduktorischen Portion,
3. der elevatorischen Portion.

Nach einem Stoß oder Schlag, der den Cucullaris direkt getroffen,

sind meist nur einzelne Teile des Muskels gequetscht, so daß nicht
der ganze Muskel seine Funktion einstellt, sondern nur die betroffenen
Partieen. Besonders oft findet sich ausgesprochener Schmerz in der
Gegend der Ansatzstelle des M. deltoideus, den Tilmann geradezu
charakteristisch für Verletzungen des Cucullaris nennt, ein Schmerz,
der sich durch die Zerrung eines Nerven erklären läßt, dessen
Schmerzpunkt in der Gegend des Deltoidansatzes zu suchen ist; jedoch
auch der ganze Arm erweist sich als schmerzhaft, auch die Schulter
bis hinauf in die Gegend des Ohres ist schmerzempfindlich. Charakteristisch für die Schwäche des Cucullaris ist ferner die Stellung des
Schulterblattes, das eine Drehung um die sagittale Achse ausführt.
Erheben des Armes über die Horizontale ist nicht möglich, gleichfalls
können schwere Arbeiten, Heben, Ziehen usw., nicht vollbracht werden.
Trifft das Trauma den Muskel indirekt, z. B. wenn die Verletzten
einen Gegenstand mit nach vorn gestrecktem Arm festzuhalten suchen,
der sich ruckweise ihnen zu entziehen sucht, so klagen die Verletzten
nicht über einen lokalisierten Schmerz, es resultieren vielmehr All-
gemeinbeschwerden, Schwäche im Arm, Lähmungsgefühl usw. Eine
Schädigung der adduktorischen Portion des Cucullaris kennzeichnet
sich durch die Unfähigkeit, den Arm seitlich zu erheben, durch geringen Hochstand und vermehrten Abstand des Schulterblattes von
der Mittellinie, durch Abheben des medialen Schulterblattrandes vom
Thorax bei Erheben des Armes; eine Schädigung der elevatorischen
Portion des Cucullaris infolge direkter Gewalteinwirkung als auch
durch Zug am herabhängenden Arm (Tragen eines schweren Gegenstandes) ruft nur Schmerzen hervor, während die Funktion des Arms
unwesentlich beeinflußt ist.

Schleimbeutelverletzungen der Schulter.

Durch chronische Reizung entsteht eine oft zu beobachtende
chronische Entzündung des oberhalb des Acromions gelegenen Schleimbeutels bei Leuten, die gewerbsmäßig Lasten auf der Schulter zu
tragen pflegen. Infolge eines Traumas kann eine akut eitrige Entzündung des Schleimbeutels entstehen. Auch in den übrigen Schleimbeuteln der Schultergegend, der Bursa subdeltoidea, subacromialis und
subcoracoidea, kommt es infolge eines Traumas leicht akut zur Entzündung, zuweilen fortgeleitet von einer traumatischen Entzündung
des Schultergelenks.

Waibel schlägt für die Störungen der Funktion infolge von
Schleimbeutelerkrankungen der Schulter eine Rente von 15—33$\frac{1}{3}$ pCt.

14*

vor; mit 10—20 pCt. Rente dürfte jedoch im allgemeinen die Funktionsbehinderung ausreichend entschädigt sein.

Literatur zu § 4.

Tilmann, Ueber traumatische Schädigungen des M. cucullaris und ihre
Diagnose. M. f. U. 1900.

§ 5. Verletzungen des Plexus brachialis.

Wird der Plexus brachialis gequetscht, z. B. gegen die erste Rippe
bzw. gegen den Oberarmkopf, ein Vorgang der u. a. bei Schulterluxationen nicht selten beobachtet wird, sowohl infolge der
Luxation als auch infolge von Einrenkungsversuchen, ferner bei
Frakturen der Clavicula, wenn das Fragment gegen den Plexus
gedrängt wird, beim Fall auf die vorgestreckte Hand u. a. m., so
kommt es zur Lähmung in dem von ihm versorgten Muskelgebiet.
Im Anschluß an die Quetschung entwickelt sich — zuweilen erst
spät — eine Neuritis, die äußerste Schmerzen auslöst. In einigen
Fällen kommt es sogar zu ausgesprochenen Cervicobrachialneuralgieen.

Eine Plexuslähmung kann auch gelegentlich durch den Druck
des neugebildeten Callus, z. B. bei einer Fractura colli scapulae, entstehen. Abgesehen von der Nervenquetschung kann eine Läsion des
Plexus durch Hieb, Stich oder Knochenfragmente erfolgen, d. h. es
kann eine Trennung der Kontinuität stattfinden, die die Nervennaht
erforderlich macht. Die Schäden, die nach Plexusläsionen verbleiben, sind einmal Motilitätsstörungen —sie betreffen entweder eine
bestimmte Muskelgruppe oder den Arm in seiner Gesamtheit —,
sodann Sensibilitätsstörungen — Anästhesieen, Hyperästhesieen und
Neuralgieen — sowie trophische Störungen — Muskelatrophieen
(Glanzfinger).

Unter Erb'scher Lähmung verstehen wir die Läsion des Musculo-
cutaneus, Axillaris und eines Teils des Radialis mit der Wirkung
der Lähmung des M. coraco-brachialis, Biceps, Brachialis internus,
Deltoideus und Supinator longus.

Was die Verletzung der Nerven im einzelnen anbetrifft, so ist
die Verletzung des N. musculocutaneus mit Lähmung des M. biceps
und des M. brachialis internus nicht häufig, während die Lähmung des
vom N. axillaris versorgten Deltoideus keine seltene Unfallfolge bildet,
sowohl nach direkten Verletzungen wie im Verlauf von entzündlichen
Prozessen des Schultergelenks. Ist der Deltoideus gelähmt, so geschieht die Entfernung des Armes vom Rumpfe mit Hilfe der Drehung
des Schulterblatts in beschränkten Grenzen; auch nach vorn ist eine
geringe Erhebung des Arms möglich. Zuweilen folgt der Lähmung

eine Erschlaffung der Schultergelenkkapsel, da der Arm seiner Schwere folgend abwärts sinkt, mit der Gefahr der Bildung eines ausgesprochenen Schlottergelenks.

Nach Sachs und Freund kann die völlige Lähmung des M. deltoideus, wenn nicht der M. supraspinatus für ihn eintritt, eine Einbuße der Erwerbsfähigkeit von rechts $^1/_3$—$^1/_2$, links $^1/_4$—$^1/_3$ zur Folge haben, während eine isolierte Verletzung des N. thoracicus longus mit Lähmung der M. serratus anticus nach Waibel die Erwerbsfähigkeit um $^1/_4$—$^1/_2$ beschränkt. Schließlich schätzt Waibel die Folgen der Verletzung der Nn. pectorales anteriores und der Nn. suprascapulares mit 10—20 pCt. ab.

Ist der ganze Plexus verletzt, ist demnach die gesamte Extremität gelähmt, so ist die gleiche Rente zu gewähren, die bei völligem Verlust des Arms in Betracht käme, sofern eine Besserung des Zustandes ausgeschlossen erscheint.

In einer Reihe von Fällen beobachten wir nach Traumen der Schultergegend den Eintritt lokaler Hysterie, die der Begutachtung oft erhebliche Schwierigkeiten bietet. W. Seiffer verdanken wir einige interessante Mitteilungen.

Kasuistik:

Fall Nr. 1. (Aktenmaterial): D. wurde in gebückter Haltung in einer 8 m tiefen Baugrube von 2 herabfallenden Balkenstücken in der rechten Schulter- und Rückengegend getroffen.

Aufnahmebefund: Der rechte Arm wird im Ellenbogengelenk halb gebeugt gehalten und gestützt. Im Schultergelenk ist jede aktive Beweglichkeit so gut wie aufgehoben, passiv ist der Arm nach vorn und nach der Seite nur bis etwa 45° vom Rumpf zu entfernen, alsdann sollen erhebliche Schmerzen im Schultergelenk auftreten. Veränderungen an den knöchernen Teilen der Schulter sind nicht vorhanden.

Ellenbogengelenk, Hand- und Fingergelenk passiv frei, aktiv nur wenig beweglich, Handdruck gering.

Muskelschwund (Schultermuskulatur und Deltamuskel).

Die Haut des ganzen rechten Armes erweist sich für Berührung und Nadelstiche, ebenso wie für elektrische Reize von herabgesetzter Empfindlichkeit: Traumatische Hysterie: 80 pCt.

Literatur zu § 5.

1. Thiem, M. f. U. 1900.
2. Brodmann, D. Z. f. N. 15, 16.
3. Sachs und Freund, Die Erkrankungen des Nervensystems nach Unfällen. Berlin 1899.
4. Seiffer, W., B. klin. W. 1900.

§ 6. Verletzungen der Gefäße der Schultergegend.

Verletzungen der Gefäße der Schultergegend kommen, abgesehen von den Hieb- und Stichverletzungen, gelegentlich bei direkten Quetschungen, z. B. bei schwerer Kompression der Schulter in-

folge Ueberfahrens, zustande. Ferner kommt es zu Gefäßzerreißungen, wenn der Arm gewaltsam nach hinten und oben
gezerrt wird, z. B. bei Transmissionsverletzungen. Auch können
Knochenbrüche in der Nähe der Gefässe durch Splitterung Gefäßzerreißung bewirken. Körte hat besonders auf die Zerreißung der
Gefäße bei Schulterluxationen aufmerksam gemacht, die dadurch zustande kommen, daß der Kopf des Humerus bei der Luxation die
Gefäße überdehnt und so direkt zerreißt; häufiger ereignet sich diese
Art der Verletzung bei Repositionsversuchen, besonders alter Luxationen. Meist kommt es zu Continuitätstrennungen, gelegentlich beschränkt sich die Gewaltwirkung auf Intima und Media, so daß die
Adventitia intakt bleibt. Der mehr oder minder reichliche Bluterguß ruft
eine Kompression des Plexus hervor, der Parästhesieen bzw. Neuralgieen des Arms und der Hand im Gefolge hat.

Traumatische Aneurysmen der Achselhöhle entstehen zuweilen
durch Einriß der Gefäße und späterer Dehnung der Narbe durch
Blutdrucksteigerung, zuweilen auch dadurch, daß bei unverletzter
Adventitia eine Erweiterung derselben stattfindet an einer Stelle, an
der sie dem Innendruck nachgibt.

Literatur zu § 6.

W. Körte, Ueber Gefäßverletzungen bei Verrenkungen des Oberarms. Arch. für
 klin. Chir. Bd. 37.

§ 7. Kontusionen und Distorsionen der Schulter.

Die Behandlung der Kontusionen und Distorsionen der Schulter
verlangt ganz besondere Sorgfalt. Nichts beweist deutlicher den
Nutzen möglichst frühzeitiger Uebernahme des Heilverfahrens durch
die B.G., als das traurige Kapitel von den Folgen einfacher Kontusionen und Distorsionen der Schulter; nur allzuoft werden unwieder-
bringliche Schädigungen durch unzweckmäßige Nachbehandlung scheinbar so einfacher Verletzungen herbeigeführt: wenn irgendwo, so bewirkt
hier übertriebene Schonung bzw. Ruhigstellung des Gelenks, zu der
der Unfallverletzte im Hinblick auf die zu erwartende Rente neigt,
Versteifung des Gelenks infolge Schrumpfung der Kapseltaschen, Verkürzung der Adductoren, Verklebung des subdeltoiden Schleimbeutels.
Daher die ungünstigen Resultate einfacher Schulterquetschungen, wie
sie Dittmer beschreibt, der in einer Statistik von 28 Fällen von
Kontusionen der Schulter nur 5 als geheilt bezeichnen konnte, die eine
Behandlungsdauer von 9,4 Monaten beanspruchten. Bei den Unge-
heilten blieb nach 13 Monaten im Durchschnitt eine Erwerbsunfähigkeit
von 21,4 pCt. zurück.

Hat die Kontusion einen Erguß zur Folge gehabt, so wird sich eine Ruhigstellung für wenige Tage nicht vermeiden lassen. Sehr frühzeitig wird aber mit Massage, medico-mechanischen Uebungen zu beginnen sein, damit die so leicht einsetzende Atrophie des M. deltoideus bzw. des Cucullaris vermieden. wird. Auch nach geringfügigen Schulterkontusionen klagen die Verletzten noch lange Zeit über Schmerzen bei ausgiebigen Bewegungen, über leichte Ermüdbarkeit im Arm. Nach ausreichender medico-mechanischer Behandlung bleibt meist noch vorübergehend eine Beeinträchtigung der Erwerbsfähigkeit von 10—20 pCt. zurück. Frühzeitige Wiederaufnahme der gewohnten Tätigkeit ermöglicht am schnellsten den Fortfall der Rente.

Die gleichen Erwägungen treffen bei den Distorsionen zu. Auch hier treten im Anfang Bewegungsbeschränkungen im Schultergelenk auf infolge der Entzündung, die mehr oder minder erheblich die Distorsion begleitet. Auch hier ist mit aller Energie, wie angedeutet, der beginnenden Atrophie der Muskulatur des Schultergürtels vorzubeugen. Die Schmerzen, die für längere Zeit eine Arbeitsbehinderung schaffen, rechtfertigen meist eine Rente von 20—30 pCt., die sich jedoch nach einigen Monaten in der Regel auf die Hälfte reduzieren läßt.

Insbesondere im Anschluß an Kontusionen und Distorsionen, seltener an Luxationen und Frakturen der Schulter sieht man die Gelenktuberkulose manifest werden.

Duplay hat im Jahre 1872 auf eine Erkrankung hingewiesen, die sich als eine Folgeerscheinung der Kontusion bzw. Distorsion des Schultergelenks charakterisieren läßt, eine Erkrankung, die er als Periarthritis humeroscapularis bezeichnete. Vor ihm hatte bereits Jarjavay als den eigentlichen Sitz der Erkrankung die Schleimbeutel bezeichnet, die sich in der Schultergegend finden, vor allem die Bursa subdeltoidea und die Bursa subacromialis, die häufig miteinander kommunizieren. Von deutschen Autoren haben sich vor allem Vogt, Colley, von französischen, außer Duplay, Pierre, Charvot u. a. m. mit dieser Erkrankung beschäftigt.

Das Krankheitsbild ist etwa folgendes: ein Mann erleidet einen Unfall, der eine Quetschung bzw. Verstauchung der Schulter zur Folge hat. Der Arm wird ruhiggestellt. Die Versuche, den Arm wieder zu gebrauchen, belehren den Betroffenen bald, daß die Schulter nicht gebrauchsfähig ist. Allmählich stellen sich heftige Schmerzen ein, die in den Oberarm ausstrahlen. Die Schmerzen steigern sich, rauben den Nachtschlaf, und nun ergibt die Untersuchung eine auffallende Muskelabnahme der gesamten Schultermuskulatur, besonders des

Deltoideus, des Supra- und Infrascapularis, infolgedessen erscheint die Schultergegend abgeflacht, die Knochen treten stärker hervor. Die vorsichtige Betastung des Schultergelenks führt zu einzelnen äußerst schmerzhaften Punkten. Besonders druckempfindlich erweist sich die Gegend unter dem Acromion, dem Processus coracoideus, sowie die Ansatzstelle des Musculus deltoideus. Die Bewegungen des Arms sind eingeschränkt; während bei herabhängendem Arm Pendel- und Rotationsbewegungen ausgeführt werden können, ist der Patient nicht imstande, den Arm der erkrankten Seite über die Horizontale zu abduzieren, bei der möglichen Erhebung des Arms wird die Scapula mitbewegt. Die wenigen pathologisch-anatomischen Befunde lassen erkennen, daß es sich um fibröse Veränderungen der Bursa subacromialis und der Bursa subdeltoidea handelt. Die derben fibrösen Stränge führen zuweilen zur Einschnürung der Stämme des Plexus brachialis, die mit neuritischen Erscheinungen darauf reagieren.

Literatur zu § 7.

1. Dittmer, Ueber Schulterverletzungen mit Bezug auf das Unfallversicherungsgesetz. Arch. f. Unf. 1896.
2. Duplay, De la périarthrite scap-humérale et des raideurs de l'épaule, qui en sont la conséquence. 1872. 2.
3. Vogt, Deutsche Chir. Lief. 64.
4. Colley, Periarthritis humeroscapularis. Deutsche Zeitschr. f. Chir. Bd. 33.

§ 8. Luxationen des Schultergelenks.

Schulterluxationen sind die häufigsten Verrenkungen, wie die Statistiken ergeben. So fand Gurlt 52,4 pCt., Krönlein 51,7 pCt. Bardenheuer 54 pCt.

Die Luxationen finden statt nach vorn oder nach hinten. Nach oben ist der Kopf durch den festen Wall, den das Acromion und der Proc. coracoideus mit dem Lig. coraco-acromiale bilden, am Ausweichen gehindert. Nach unten auszuweichen, hindert der lange Kopf des Triceps, der die Gelenkkapsel verstärkt.

In der überwiegenden Zahl der Fälle weicht der Kopf nach vorn aus, es entsteht das typische Bild

der Luxatio anterior bzw. praeglenoidalis,

die wir wiederum einteilen in

a) Luxatio humeri subcoracoidea, bei der der Kopf nach vorn innen abgewichen ist und sich unter dem Processus coracoideus befindet. Die Luxation kommt zustande durch direkte Gewalteinwirkung, Stoß oder Schlag auf die Schulter, oder — und das ist der häufigere Modus — auf indirektem Wege durch Fall auf die zum Schutz nach hinten gestreckte Hand. Dabei kommt es zur Hyperabduktion, das Tuberculum majus stemmt sich gegen den oberen Pfannenrand, das Collum chirurgicum gegen das Acromion, und nun durchbohrt der Kopf die vordere untere Kapselwand und tritt heraus. Bei der senkrechten Haltung des Arms stellt sich nunmehr der Kopf direkt unter den Processus coracoideus, oder aber er findet an dem lateralen Rand der Scapula unterhalb der Gelenkfläche genügende Unterstützung, es kommt zur

b) Luxatio axillaris, nämlich dann, wenn dem Emporgleiten des senkrecht gestellten Humeruskopfes die vordere obere Kapselwand einen Widerstand bereitet. Senkt sich der Arm nicht, dann kommt es zu der äußerst seltenen Form der Luxatio axillaris erecta.

Die Symptome der Luxatio humeri praeglenoidalis sind äußerst typische und bieten wohl selten der Diagnose Schwierigkeiten: Neigung des Kopfes nach der luxierten Schulter, Abduktionsstellung des verlängerten Armes, scharfes Hervortreten des Acromions. Unter dem Acromion dringt der tastende Finger in die leere Pfanne hinein. Die Achse des Oberarms ist nach innen verlagert, sie weist auf die Mohrenheim'sche Grube, dort fühlt man den Kopf mehr oder minder deutlich in der fehlerhaften Stellung, denn der abduzierte Oberarm ist federnd fixiert, er kann nicht an den Thorax herangebracht werden.

Die Luxatio humeri retroglenoidalis sive posterior tritt sehr selten ein. So fand Krönlein von 207 Fällen nur einen, Finckh (von Bruns) von 201 Fällen fünf retroglenoidale Luxationen. Der Kopf steht entweder mehr nach hinten oben: Luxatio subacromialis, oder nach unten in der Fossa infraspinata: Luxatio infraspinata. Der Entstehungsmodus ist entweder direkte Gewalt — Stoß von vorn oder Fall auf die vorgestreckte Hand — oder indirekte Gewalt, selten Muskelzug (im epileptischen Anfall). Fall auf den vorgestreckten Ellenbogen bewirkt die Luxatio infraspinata.

Veraltete Schulterluxationen kommen überaus häufig vor. Sie sind die Folge der Nachlässigkeit der Patienten, die sich mit Hausmitteln begnügen, Salben, warmen oder kalten Umschlägen, zum Teil auch mangelhafter Diagnosenstellung bzw. mangelhafter Technik.

Das anatomische Bild der veralteten Humerusluxation ist charakterisiert durch eine feste Bindegewebskapsel um den Kopf, durch Knorpelüberzug, Knochenwucherungen an Stellen abgerissener Muskelansätze, Usur durch Druck des Pfannenrandes. Die alte Pfanne verödet, es bildet sich durch Reizung des Periosts an der Druckstelle der Scapula eine neue Pfanne. Ueber der leeren Pfanne verengt sich die Kapsel. Es kommt zur nutritiven Verkürzung der verlagerten Muskeln. Das Endresultat ist: Ankylose oder günstigenfalls Nearthrose, wenn frühzeitig Bewegungsversuche mit dem luxierten Arm vorgenommen wurden. (Pitha: Eine nicht eingerenkte Humerusluxation ist eine bleibende traurige Verkrüppelung der Extremität und bedingt Erwerbsunfähigkeit der auf Händearbeit angewiesenen Patienten.) Hier sind Renten von 40—60 pCt. angebracht, je nach dem Grade des erhaltenen Restes der Gebrauchsfähigkeit des Arms.

Rückfällige Luxation nennt man eine solche, bei der der Kopf unmittelbar nach der Einrenkung wieder zurückgeht, sie wird herbeigeführt durch unvorsichtige Abduktionsbewegungen oder durch Muskellähmungen.

Habituelle Schulterluxation nennt man eine solche, bei der ohne erhebliche Veranlassung, durch alltäglich ausgeführte Bewegungen die Luxation eintritt. Derartige Fälle bieten der Beurteilung in bezug auf die Erwerbsschädigung oft genug reichliche Schwierigkeiten, sie finden ihre Begründung in der abnormen Erweiterung und Erschlaffung der Kapsel. Habituelle Schulterluxationen rechtfertigen häufig den Verdacht auf Syringomyelie.

Während die meisten Verrenkungen der Schulter nach erfolgter Reposition und geeigneter Nachbehandlung quoad functionem ein günstiges Resultat ergeben, so, daß allenfalls die vorübergehende Schwäche der ruhiggestellten bzw. geschonten Armmuskulatur eine Uebergangsrente von 10—15 pCt. erfordert, gibt es eine Reihe von Störungen im Heilverlauf, die trotz sorgfältiger Behandlung erhebliche Beschränkungen in der Erwerbsfähigkeit bedingen. Dahin gehören die bedeutende Atrophie der gesamten Muskulatur des Schultergürtels, besonders nach Plexuslähmungen, ferner die Folgen einer gleichzeitigen traumatischen Entzündung des Schultergelenks, des Blutergusses im Gelenk, mit dem möglichen Ausgang in Versteifung. Auch kann sich ein Schlottergelenk entwickeln. Nicht selten verzögern Knochenabsprengungen den Heilverlauf.

In einzelnen Fällen beobachteten wir im Anschluß an eine gut eingerenkte Schulterluxation das Auftreten einer Arthritis deformans. Die Nervenverletzungen bringen motorische, sensible, trophoneurotische Störungen mit sich. Alle diese Komplikationen bedingen höhere Renten, die je nach dem Grade der Funktionsbehinderung 20—66 $\frac{2}{3}$ pCt. betragen.

Habituelle Schultergelenksluxationen, die durch einen Unfall herbeigeführt werden, rechtfertigen, wenn sie die rechte Schulter betreffen, in der Regel eine Rente von $33^1/_3$ pCt., wenn sie die linke Schulter betreffen, eine Rente von 15 pCt.

Literatur zu § 8.

1. Schrader, Ueber habituelle Schultergelenksluxationen infolge von Syringomyelie. Brun's Beitr. Bd. 23.
2. Stolper, Syringomyelie. Gelenkerkrankung, Trauma. A. S. Z. 1902.

§ 9. Traumatische Omarthritis, Kontrakturen, Ankylosen.

Die akute seröse Omarthritis entwickelt sich zuweilen im Anschluß an ein Trauma nach einer Distorsion, Kontusion, Fraktur oder Luxation mit und ohne Bluterguß. Besonders häufig geben Distorsionen Anlaß zur Entstehung akut seröser Entzündungen, jedoch ist der Erguß in diesen Fällen nie sehr erheblich. Die gequetschten Teile der Kapsel erfahren entzündliche Veränderungen in Form von Hyperämie, sekundärer Neubildung und Wucherung. Die zum Teil durch die Schmerzhaftigkeit bedingte mangelhafte Beweglichkeit der Schulter verführt zur Ruhigstellung, die mit allen Mitteln zu bekämpfen ist. Insbesondere werden instinktiv alle Rotationsbewegungen eingestellt, da sie besonders schmerzhaft sind, sodann auch alle abduzierenden Bewegungen, da sie die entzündeten Kapselteile an der inneren Gelenkseite dehnen. Vorübergehende Gelenksteifigkeit der Schulter ist bereits nach ruhigstellenden Verbänden von nur kurzer Dauer vorhanden, recht häufig haben wir es in der Unfallpraxis mit den nächst höheren Graden, der Kontraktur, zu tun, die entweder ihre Ursachen innerhalb des Gelenks (primäre Kontrakturen) oder außerhalb desselben (sekundäre Kontrakturen) findet. Die primären Kontrakturen sind die Folgen entzündlicher Verwachsungen, die nur die Gelenkkapsel oder gleichzeitig die Knochenenden betreffen (entzündliche Gelenkverödung), die sekundären finden ihre Ursache in Schrumpfungsprozessen der fibrösen Gelenkkapsel beziehungsweise der umgebenden Muskeln bei zunächst intakter Gelenkhöhle. Doch auch hier kommt es allmählich zur Gelenkverödung (atrophische Gelenkverödung). Je nach dem Füllungsgrad des Gelenks bei exsudativer Gelenkentzündung kommt es zu mehr oder minder engen Berührungen und Verklebungen einander gegenüberliegender Gelenkflächen. Ist der Flüssigkeitserguß nur gering, so finden zahlreiche Verklebungen der Synovialmembranen statt, die unmittelbar miteinander verschmelzen oder aber durch fibröse Stränge, die sich aus dem Exsudat niederschlagen, miteinander fest verbunden werden, um so fester, je mehr im Verlauf durch Organisation die fibrinösen Massen sich in ein starres festes Narbengewebe umwandeln. Nach Ablauf eitriger Entzündungen finden sich dann auch Knorpelzerstörungen. Gefäße und Granulationsgewebe der erkrankten Synovialis dringen in ihn ein und zerstören ihn. Als eine weitere Folge stellt sich dann die knöcherne Vereinigung der vom Knorpel entblößten Knochenenden dar. Aengstlich vermeidet der Verletzte jede Bewegung; das Endresultat ist die vollendete Ankylose in Adduktionsstellung.

Trauma als Ursache tuberkulöser Omarthritis.

Trifft ein Trauma ein bereits tuberkulös erkranktes Gelenk, so kann es eine Verschlimmerung der tuberkulösen Erkrankung herbeiführen, eine latente Tuberkulose manifest werden lassen. Es wird im allgemeinen nicht ganz einwandsfrei der Nachweis bereits vor dem Trauma vorhandener Caries sicca, die sich durch Atrophie der Schultermuskulatur, Atrophie des Caput humeri kundgibt, zu erbringen sein, doch entspricht eine Verschlimmerung des tuberkulösen Schultergelenks infolge eines Traumas den Erfahrungen, die wir auch bei tuberkulösen Erkrankungen anderer Organe kennen gelernt haben. Es kommt dabei auf den Nachweis an, daß das Trauma eine wesentlich mitwirkende Ursache der Verschlimmerung darstellt, daß die tuberkulöse Erkrankung ohne das Trauma einen anderen, gemäßigteren Verlauf genommen hätte. Gelegentlich schafft das Trauma in dem bis dahin gesunden Schultergelenk erst den locus minoris resistentiae, den geeigneten Boden für die Ansiedelung der Tuberkelbacillen. Für die Beurteilung im speziellen Fall ist von Bedeutung, daß die Tuberkulose naturgemäß zu ihrer Entwicklung Zeit erfordert. Eine Tuberkulose des Schultergelenks, die bereits unmittelbar nach dem Unfall unverkennbare Symptome aufweist, kann naturgemäß nicht auf das Trauma zurückgeführt werden, da sie zu ihrer Manifestation immerhin mindestens eine größere Reihe von Wochen bzw. Monaten erfordert. Will man zur Anerkennung eines ursächlichen Zusammenhanges gelangen, so muß vorausgesetzt werden, daß vom Tage des Unfalls an ununterbrochen Krankheitserscheinungen vorhanden waren, die sich zwanglos in den Symptomenkomplex beginnender Gelenktuberkulose einfügen lassen.

Kasuistik:

Fall Nr. 1. Rek.E. v. 26. XI. 1887. Der 47jährige Bandwirker D. fiel von einer Bank herab und zog sich eine Quetschung der rechten Schulter zu. Im Anschluß daran stellte sich eine Entzündung des Schultergelenks ein, deren tuberkulöser Charakter bald evident wurde.

Volle Rente seitens des R.V.A.:

Tatsache ist, daß der Kläger einen Unfall erlitten hat im Betriebe und daß infolge hiervon seine Erwerbsfähigkeit aufgehoben wurde. Allerdings hat die für einen normalen Menschen geringfügige Verletzung für den Verletzten aus dem Grunde besonders schlimme Folgen gehabt, weil derselbe schon vorher krankhaft veranlagt war. Es genügt aber, dass der Unfall eine von mehreren mitwirkenden Ursachen ist und als solcher wesentlich ins Gewicht fiel.

Eitrige Gelenkentzündungen der Schulter schließen sich zuweilen an Verletzungen an, die eine Eröffnung des Gelenks herbeiführen, wie offene Splitterbrüche u. dergl.

Die Stichverletzungen des Schultergelenks haben an sich nichts Charakteristisches. Die Stellung der Schulter im Augenblick der Verletzung ist von wesentlicher Bedeutung. Oft führt erst eine später auftretende Entzündung des Gelenks zur Diagnose der traumatischen Eröffnung desselben. Nicht selten bleiben schwere Bewegungsstörungen zurück, insbesondere nach eitrigen Ergüssen, die langdauernde Behandlung erfordern und je nach dem Resultat der Behandlung eine Rente von 30—50 pCt. rechtfertigen.

Im Anschluß an ein Trauma entwickelt sich nicht selten eine Arthritis deformans, worauf bereits Volkmann aufmerksam machte, insbesondere nach Frakturen, die das Gelenk betreffen, jedoch auch nach einfachen Distorsionen bzw. Kontusionen des Schultergelenks. Der Zusammenhang der destruierenden Gelenkerkrankung mit dem voraufgegangenen Trauma ergibt sich aus der Erwägung, daß der Sitz der Erkrankung übereinstimmt mit dem Ort der traumatischen Einwirkung, daß ferner die Arthritis in einem Lebensalter auftritt, in dem die nichttraumatische Form sonst nicht vorkommt, sodann daß die Destruktion in einer Zeit vor sich geht, in der die gewöhnliche Form der Arthritis deformans keinerlei Erscheinungen macht. Nach Sudek scheinen bei der traumatischen Form im Gegensatz zu der nichttraumatischen die progressiven Veränderungen die regressiven zu überwiegen. Im allgemeinen wird die Arthritis deformans traumatica häufiger diagnostiziert, als es den tatsächlichen Verhältnissen entspricht. Es wird sich nie exakt nachweisen lassen, ob nicht die Schulter bereits vor der Einwirkung des Traumas den Beginn der Erkrankung zeigte. Auch ist die Abgrenzung rheumatischen Erkrankungen gegenüber oft recht schwer.

Was die Beurteilung der nach Schultergelenkentzündung verbleibenden Schädigungen anbelangt, so sind folgende Gesichtspunkte maßgebend:

Ein Arm, der bis zur Horizontalen erhoben werden kann, bedingt nach Thiem eine Erwerbsbeschränkung von rechts 25 pCt., links 22 pCt. Ist völlige Ankylose eingetreten, so erscheint eine Rente von 60 pCt. bzw. 50 pCt. angemessen. Da die Greiffähigkeit der Hand erhalten ist, kann man die Erwerbsbeschränkung infolge völlig versteifter Schultergelenke nicht derjenigen infolge des Verlustes des ganzen Arms gleichsetzen. Nach Haag käme für die Behinderung des Arms, der nur bis zur Horizontalen gehoben werden kann, rechts eine Rente von 30 pCt., links eine solche von 20 pCt. in Betracht, während völlige Versteifung der Schulter nach Haag rechts mit 50 pCt., links mit 40 pCt. ausreichend entschädigt ist. Ist die Beschränkung nur in geringem Grade vorhanden, fehlen z. B. etwa 20 bis 30⁰ an der vollen Erhebung oder ist die Bewegung nur nach hinten behindert, so genügen meist 10 pCt., die nach der Gewöhnung bald in Fortfall kommen können.

Literatur zu § 9.

1. König, Die Tuberkulose der Knochen und Gelenke. Berlin 1884.
2. Schuchardt, Krankheiten der Knochen und Gelenke. Deutsche Chirurgie. Lief. 38.
3. Sudek, Der Arzt als Begutachter auf dem Gebiete der Unfall- und Invalidenversicherung. 2. Abt. Jena 1906.

§ 10. Weichteilverletzungen des Oberarms.

Der Oberarm ist naturgemäß bei der manuellen Bedienung von Maschinen usw. sehr leicht Verletzungen ausgesetzt. Nicht selten erleidet er Kontusionen, die mit mehr oder minder erheblichen Blutextravasaten einhergehen. Schwere Verletzungen stellen die recht häufig beobachteten Hautabreißungen größeren Umfangs dar, die durch Transmissionsriemen verursacht werden. Erhebliche Zerstörungen der Haut sind gefürchtet, da sie Kontrakturen im Gefolge haben, die die Gebrauchsfähigkeit des Oberarms unter Umständen sehr beeinträchtigen. Kontrakturen sind häufig Folgen ausgedehnter Verätzungen und Verbrennungen.

Wunden des Oberarms werden vielfach durch Rückstoß von Balancierstangen u. a. verursacht, die entsprechend der Heftigkeit der eindringenden Gewalt nur die Haut und das subcutane Gewebe oder aber auch die daruntergelegenen Weichteile, Muskeln, Nerven, Gefäße, betreffen. Die Durchtrennung kann den Muskel in seinem ganzen Umfang treffen oder aber nur einige Muskelbündel nach Durchtrennung der zugehörigen Fascie. Ist nur die Fascie verletzt, so kommt es leicht zu sogenannten Muskelhernien. Durch die Fascienöffnung schlüpft ein Teil des Muskelbauches, der sich als prall elastischer Tumor im Zustand der Muskelkontraktion dokumentiert, der aber bei schlaffem Muskel verschwindet. Der tastende Finger nimmt mehr oder minder deutlich die Ränder der zerrissenen Fascie wahr.

Sind Sehnen durchtrennt, so ist die Vereinigung durch die Naht erforderlich, da sich die durchtrennten Teile voneinander entfernen und den Muskel funktionsuntüchtig machen.

Infizierte Wunden des Oberarms, insbesondere Bißwunden, sind häufig in den Berichten der Fuhrwerks- bzw. landwirtschaftlichen B.G. vermerkt. Die tiefeingezogenen Narben, mit denen die Phlegmonen des Oberarms zur Ausheilung gelangen, beschränken zuweilen die Gebrauchsfähigkeit des Armes erheblich, auch finden wir hier nicht selten starke Keloidbildung, die langdauernde Renten bis zu $33\,^{1}/_{3}$ pCt. und darüber erfordert.

Zu fest angelegte Verbände führen sogenannte ischämische Muskelkontrakturen herbei mit den Folgen bindegewebiger Degeneration.

Rotierende Walzen, wie sie in mechanischen Spinnereien Verwendung finden, können das Muskelparenchym so schädigen, daß die Muskulatur wie zu einem Brei zerquetscht wird.

Totale Abreißung des Oberarms durch Maschinengewalt wird gelegentlich beobachtet.

Verletzungen der Gefäße des Oberarms, vor allem der Arteria brachialis, nach Schnittwunden bei gleichzeitiger Verletzung von Muskeln und Nerven finden sich häufig bei gewerblichen Verletzungen.

Zuweilen reißen die Gefäßhäute bis auf die Adventitia ein, infolgedessen entsteht ein Aneurysma.

Ist auch die Vene verletzt, so kommt es leicht zur Bildung eines Aneurysma arterioso-venosum. Selten findet die Zerreißung subcutan statt.

Traumatische Muskelosteome finden sich nicht selten im M. brachialis internus, besonders nach Luxationen des Ellenbogengelenks nach hinten. Muskelosteome werden auch infolge eines Stoßes, ferner beim Bajonettieren zuweilen an dieser Stelle beobachtet (Bajonettierknochen), in ähnlicher Weise, wie das Schultern des Gewehres im M. deltoideus Ossifikationen veranlaßt. Die gemeinsame pathologisch-anatomische Grundlage bilden Einrisse in das Muskelgewebe infolge der Zerrung des Muskels. Die Ossifikation ist meist eine begrenzte, in sehr seltenen Fällen erstreckt sich der Prozeß auf den gesamten Muskel. In jedem Falle behindert das Osteom mehr oder minder die Bewegungen. In exzessiven Fällen kann es zur Ankylosierung des Ellenbogengelenks kommen.

Es ist noch unentschieden, ob es sich um Knochenwucherungen handelt, die ihren Ausgang vom verletzten Periost nehmen, oder um Prozesse, die von den bindegewebigen Bestandteilen des Muskels selbst ausgehen auf Grund vorhandener Disposition.

Literatur zu § 10.

1. Sudek, Der Arzt als Begutachter auf dem Gebiete der Unfall- und Invalidenversicherung. 2. Abt. Jena 1906.
2. Herzog, Ueber traumatische Gangrän durch Ruptur der inneren Arterienhäute. Beitr. z. klin. Chir. Bd. 23.
3. Adelmann, Arch. f. klin. Chir. Bd. 37.
4. Pagenstecher, Ueber Sehnen- und Muskelrisse am M. biceps brachii. Berl. klin. W. 1895. M. m. W. 1900.
5. Hahn, Zwei Fälle subcutaner Zerreißung des M. biceps. M. klin. W. 1904.
6. Blasius, Doppelseitiger Abriß einer Sehne des zweiköpfigen Oberarmmuskels. M. f. U. 1895.

§ 11. Verletzungen der Nerven des Oberarms.

Verletzungen der Nerven des Oberarms sind entsprechend der oberflächlichen Lage keineswegs seltene Ereignisse. Sie entstehen z. B., wenn der Oberarm gegen scharfkantiges Metall fällt bzw. gegen Glasscherben. Sodann können auch spitze Knochenfragmente Nervenverletzungen herbeiführen. Stumpfe Gewalten, besonders Maschinenverletzungen, führen gleichfalls zu schweren Schädigungen der Nerven. Desgleichen können Einrenkungsmanöver Nervenläsionen veranlassen infolge von Ueberdehnung, und schließlich können die Nerven des Oberarms infolge von Druck, z. B. durch hypertrophischen Callus, gequetscht werden. Die Verletzung der Nerven hat Lähmung in dem von ihnen versorgten Gebiet zur Folge, ferner werden Neuralgieen, trophische Störungen (Temperaturstörungen, Aenderungen der Schweißsekretion, Pemphiguseruptionen u. dergl.) nach Nervenläsionen des Oberarms beobachtet. Der Eintritt epileptischer Anfälle nach peripheren Nervenläsionen ist im Kapitel III eingehend besprochen. Im einzelnen verhalten sich die Nervenverletzungen, wie folgt:

Der Ulnaris wird am Oberarm selten verletzt infolge seiner geschützten Lage, exponierter ist er schon an der Stelle, an der er über den Condylus internus humeri hinwegzieht. So wird er isoliert häufiger bei der Fractura supracondylica verletzt. Am Unterarm ist er sehr leicht Verletzungen ausgesetzt, bei Brüchen der Ulna, bei Hieb- und Stichwunden des Unterarms.

Die Verletzung des Ulnaris hat Lähmung zur Folge im Gebiet der von ihm versorgten Muskeln, und zwar des Flexor carpi ulnaris, des Flexor digitorum profundus (für die drei letzten Finger), des Adductor pollicis, der Muskeln des Kleinfingerballens, der Interossei und der letzten beiden Lumbricales. Die Beugung der Hand geschieht demnach nur unter Radialabduction, es fehlt die Flexion der Endphalangen der 3 letzten Finger. Soweit der Ausfall der Interossei und der Lumbricales in Betracht kommt, fehlt die Möglichkeit, die

Grundphalangen vollständig zu beugen sowie die Mittel- und Endphalangen zu strecken, das führt zu dem Bilde der Greifenklaue. Der Daumen kann nicht adduziert werden. Das Spreizungs- und Adduktionsvermögen der Finger ist erheblich beeinträchtigt.

Sehr treffend vergleichen Sachs und Freund die verbleibende Gebrauchsfähigkeit der Hand mit der eines Hakens, in den etwas eingehängt werden kann, etwa mit der des Henkels eines Tragkorbes. Der Arbeitswert der Hand ist nach Eintritt der Klauenstellung so gut wie aufgehoben. Bei einer Verletzung des Nerven am Oberarm kommt außerdem noch die Ulnarflexion der Hand in Fortfall. Dazu kommt die Inaktivitätsatrophie der gelähmten Muskeln; auch trophische und vasomotorische Störungen stellen sich ein.

Lähmungen des N. medianus sind seltener. Infolge seiner günstigen Lage ist der N. medianus nicht häufig Verletzungen ausgesetzt. Wird er am Oberarm verletzt, so resultieren Lähmungen der Pronatoren der Flexores carpi sowie des Flexor digitorum subliminis und profundus (soweit sie nicht vom Ulnaris versorgt werden), des Opponens pollicis, des Flexor pollicis longus und brevis, des Abductor brevis und der ersten beiden Lumbricales.

Die Hand erfährt demnach bei der Beugung eine ulnare Ablenkung, die Beugungsfähigkeit in den ersten Interphalangealgelenken ist so gut wie aufgehoben, die Beugung der Endphalangen ist nur in den beiden ersten Fingern möglich, der Daumen kann nicht opponiert werden, auch fehlt die Beugefähigkeit der Endphalangen (Affenhand). Die Fähigkeit, Gegenstände mit den Fingerspitzen zu fassen, ist verloren gegangen. Auch hier gesellen sich den motorischen und sensiblen Störungen trophische und vasomotorische hinzu. Waibel schätzt die funktionelle Störung infolge der Lähmung des N. medianus auf mindestens $\frac{1}{5}$ der Norm.

Die Verletzung des Radialis ist die häufigste Nervenläsion. Der N. radialis ist in seinem Verlauf dem Humerus am nächsten, er ist daher bei Humerusfrakturen am meisten gefährdet; in der Ellenbeuge liegt er außerordentlich oberflächlich, er ist demnach sehr leicht Drucklähmungen ausgesetzt, während ihm am Unterarm die Nähe des Radius bei Frakturen gefährlich wird, abgesehen von allen Verletzungen, die den Unterarm infolge seiner exponierten Lage bei der Arbeit so häufig treffen.

Auch kann eine heftige Muskelaktion des M. triceps, worauf besonders Gerulanos aufmerksam gemacht hat, eine Lähmung des N. radialis erzeugen. Ist der Nerv lädiert an einer Stelle, an der er bereits die Tricepsäste abgegeben, so findet eine Lähmung statt in dem Gebiete der Supinatoren, der Extensores carpi, des Extensor digitorum communis mit Indicator und Extensor digiti minimi, der Extensores und des Abductor longus pollicis. Die Hand befindet sich in der charakteristischen Beugestellung im Handgelenk. Auch die Finger befinden sich in den Metacarpophalangealgelenken in Beugestellung. Aktive Streckung der Hand und der Grundphalangen ist unmöglich, hingegen ist die Spreizung und Adduktion der Finger unbehindert. Der Daumen kann nicht abduziert und hyperextendiert werden. Der Händedruck ist abgeschwächt.

Die übrigen Ausfallserscheinungen ergeben sich aus den Funktionen der versorgten Muskeln ohne weiteres, wie die Beeinträchtigung der Beugung des Unterarms bei Lähmung des Supinator longus u. s. f., der Streckfähigkeit bei Lähmung des Triceps. Die begleitenden Sensibilitätsstörungen sind nur geringfügige, trophische bzw. vasomotorische Störungen kommen kaum vor.

Nach Sachs und Freund verliert die Hand bei völliger Lähmung des Radialis etwa die Hälfte ihres normalen Arbeitswertes. Nach Thiem hat die komplete Radialislähmung eine Einbuße der Erwerbsfähigkeit von 50 pCt. rechts und 45 pCt. links zur Folge. Sind alle 3 Nerven gelähmt, so scheidet der Arm für die Funktion aus, die Einbuße ist dem Verlust des Arms gleich zu achten.

Literatur zu § 11.

1. Blencke, Ueber Lähmungen des Nervus radialis nach Oberarmfraktur und über die Behandlung derselben durch Operation. M. f. U. 1903.
2. Sachs und Freund, Die Erkrankungen des Nervensystems nach Unfällen. Berlin 1899.

§ 12. Frakturen des Oberarms.

Die Brüche des Humeruskopfes sind an sich seltene Verletzungen, gelegentlich finden sie sich bei schweren Brüchen benachbarter Regionen; nicht viel häufiger kommen isolierte Brüche des anatomischen Halses vor, Brüche, die nicht immer ausschließlich intrakapsulär verlaufen. Liegt der abgebrochene Kopf intrakapsulär, so kann es zur völligen Drehung des Kopfes in der Gelenkkapsel kommen. Beobachtet wird auch eine Einkeilung des frakturierten Kopfes zwischen die Tubercula. Direkte Gewalt wird meist als Entstehungsursache angegeben.

Was die Brüche der Tubercula anbelangt, so unterscheiden wir quer und längs verlaufende Brüche. Sie sind isoliert nur selten beobachtet, häufiger finden sie sich bei Humerusluxationen als Nebenbefund. Die Symptome bestehen in Verbreiterung der Schulter infolge der Dislokation, Krepitation, Beschränkung der Abduktion bis zur Horizontalen. Die aktive Auswärtsrollung ist aufgehoben bei Brüchen des Tuberculum majus. Umgekehrt findet eine Beeinträchtigung der Einwärtsdrehung statt bei Absprengung des Tuberculum minus.

Brüche der Epiphysenlinie sind besonders im 2. Lebensjahrzehnt nicht selten, während der Humerus der Erwachsenen eher luxiert als bricht. Der Bruchschmerz, die abnorme Beweglichkeit in der Nähe des Gelenks, die Schwellung der Gelenkgegend, der Stillstand des Kopfes bei den Drehbewegungen des Oberarms deuten auf die Verletzung hin.

Die Fractura colli chirurgici verläuft zwischen den Tuberculis, der Insertion des Pectoralis major und Latissimus dorsi. Direkte Gewalt, Stoß oder Schlag auf die Schultergegend, veranlaßt sie, selten Muskelzug. Die Brüche sind meist extrakapsulär. Die Symptome bestehen, abgesehen vom Schmerz, in der typischen Einknickung der Schultergegend etwa am Ansatz des Deltoideus. Die Achse des Oberarms fällt nach innen und vorn vor das Gelenk. Der Arm erscheint verkürzt. Krepitation und abnorme Beweglichkeit vervollständigen das Bild. Gelegentlich kommt es auch hier zur Einkeilung.

Die Prognose ist ungünstig in all den Fällen, in denen der Kopf in toto von der Diaphyse getrennt ist. An und für sich trübt sehr häufig die Prognose die gleichzeitige Gelenkentzündung, die konsekutive Schrumpfung der Kapsel und Bänder, die nicht selten eintretende knöcherne Versteifung, begünstigt durch die enorme Callusbildung, die starke Dislokation, die Muskelatrophie, die der erforderlichen langdauernden Ruhigstellung folgt. Günstiger liegen die Verhältnisse bei den Brüchen der Tubercula sowie des chirurgischen Halses, wiewohl auch hier die Ankylose zu fürchten ist.

Nicht selten wird der losgetrennte Kopf nekrotisch, so daß die Resektion erforderlich wird, zu der auch der Eintritt eitriger Gelenkentzündung zwingt.

Das funktionelle Resultat ist nach diesen Komplikationen ein höchst mangelhaftes, so daß Renten bis 50 pCt. und darüber erforderlich werden. Selbst nach glattem Heilverlauf, der in der Regel 6—8 Wochen in Anspruch nimmt, sind Renten für längere Zeit in der Höhe von 15—30 pCt. angebracht je nach dem Grade der verbliebenen Behinderung im Gebrauch des Arms.

Die Frakturen des Humerusschaftes, komplizierte und nicht komplizierte, sind häufige Verletzungen, sie betragen nach Bruns 5,3 pCt. aller Knochenbrüche.

Ihre häufigste Entstehungsursache ist direkte Gewalteinwirkung, Fall eines schweren Gegenstandes gegen den Oberarmschaft, Ueberfahrenwerden, ferner Fall auf die vorgestreckte Hand, auf den Ellenbogen oft genug auch Muskelzug. Infraktionen werden meist nur im jugendlichen Alter beobachtet. In der Regel handelt es sich um Schrägbrüche mit der Verlaufsrichtung von schräg oben nach unten vorn oder hinten. Im allgemeinen gelangen Querbrüche nur selten zur Beobachtung, noch seltener Längsbrüche. Verschiebungen der Bruchenden sind hier ungemein häufig und in allen möglichen Formen, seitlich mit mehr oder minder erheblicher Winkelbildung, beobachtet.

In den chirurgischen Lehrbüchern findet sich die Heilungsdauer mit 4—6 Wochen angegeben. Muskelinterposition ist häufig die Ursache verzögerter Heilung; es kommt zur Pseudarthrosenbildung, die fast immer eine beträchtliche Herabsetzung der Erwerbsfähigkeit bedingt. Aus der Bruns'schen Statistik geht hervor, daß der Oberarm die größte Zahl der mit Pseudarthrosenbildung geheilten Frakturen aufweist. Als Ursache findet sich außer der erwähnten Weichteilinterposition größere Entfernung der Frakturenden voneinander, die nicht zu selten ist, da sich bei herabhängendem Arm das untere Frakturende erheblich vom oberen entfernt. Ferner kommen hinzu als Komplikationen Muskelanspießung, Splitternekrose, Radialisverletzungen. Nicht so selten gelangen erhebliche Deformationen zur Nachbehandlung. Abgesehen von der häufigen Winkelstellung der Fragmente, finden sich seitlich aneinander verschobene Bruchenden, die naturgemäß eine mehr oder minder wesentliche Verkürzung des Oberarmschaftes bedingen.

Die funktionellen Störungen, die nach Humerusschaftfrakturen zurückbleiben, sind je nach dem Grade mit 10—40 pCt. zu entschädigen, insbesondere kann die relativ häufige Pseudarthrosenbildung eine dauernde Herabsetzung im Gebrauch des verletzten Arms bedingen. Die gleichen Folgen zeitigt eine Schädigung des N. radialis, die, soweit sie durch Knochenneubildung bewirkt wird, sich mit zunehmender Resorption der Callusmassen verringert. Ist der Nerv in Callusmassen eingebettet, so führt nur ein operatives Vorgehen zum Ziel.

Die Frakturen des distalen Gelenkendes des Humerus weisen folgende Einzelheiten auf.

Eine der häufigsten Ursachen der Fractura supracondylica ist die gewaltsame Hyperextension, die beim Fall auf die Hand des gestreckten abduzierten Arms eintritt. Es kommt dabei zu abnorm starker Spannung des vorderen Teils der Kapsel des Ellenbogengelenks. Reißt die Kapsel ein, so kommt eine Luxation des Vorderarms nach hinten zustande, erweist sie sich stärker als der Knochen, so bricht sie den unteren Humerusabschnitt mit seinen Gelenkfortsätzen nach hinten ab. Maschinen-, insbesondere Schwungradverletzungen führen recht häufig die supracondyläre Fraktur herbei durch gewaltsame Hyperextension und Rotation. Als Flexionsfraktur hat Kocher die Fractura supracondylica bezeichnet, wenn sie durch direkte Gewalt, Stoß oder Schlag, hervorgerufen wird, der von der Ulna her den Gelenkteil nach vorn abstößt.

Die Symptome der Fraktur bestehen vor allem in der durch die Dislokation der Fragmente bedingten sichtbaren winkligen Einknickung. Daraus resultiert die auffallende Verkürzung des verletzten Arms (die Dislokation läßt sich im Gegensatz zur Luxation bei der Fraktur nicht ausgleichen). Ferner ist wichtig der palpatorische Nachweis des oberen Fragments in der Ellenbeuge, die Krepitation, die Beschränkung der Beugebewegungen bei leicht ausführbaren Hyperextensionsversuchen, sodann der typische Bruchschmerz am Ort der Fraktur.

Schwerere Gewalteinwirkungen sind es zumeist, die die Fraktura supracondylo-intercondylica, T- oder Y-förmige Fraktur, bedingen, Fall aus beträchtlicher Höhe, besonders heftiger Stoß oder Schlag gegen das Ellenbogengelenk. Die Auffassung über die Aetiologie und den Mechanismus dieser Bruchform ist noch nicht geklärt. Nach Madelung soll es sich im wesentlichen um eine Art Einkeilung des Olecranon in den Gelenkteil des Humerus handeln. Nach Kocher sind es stets 2 Brüche, die sich kombinieren, nämlich der Bruch des äußeren und der des inneren Condylus. Die Symptome bestehen in der starken Schwellung durch den Bluterguß, der Schmerzhaftigkeit, der Bewegungsstörung sowie in der Möglichkeit, beide Condylen gegeneinander zu verschieben. Komplizierte T-Frakturen bzw. Y-Frakturen sind relativ häufig.

Frakturen des Condylus lateralis humeri sind verhältnismäßig häufige Verletzungen. Direkte Gewalt, Stoß oder Schlag, der den lateralen Condylus direkt trifft, führt die Fraktur herbei. Auch Fall auf den Ellenbogen kann die Absprengung des äußeren Condylus verursachen. Häufiger jedoch ist folgender Verletzungsmodus: der Fall mit ausgestrecktem Arm auf die Hand. Der Stoß wird auf den Radius und dann auf den Ellenbogen fortgeleitet. Kocher hat ferner nachgewiesen, daß ein Stoß gegen das Olecranon bei einem Fall auf den abduzierten Arm den Abriß des lateralen Condylus veranlassen kann, wie auch direkt ein Schlag, der die untere Gelenkfläche des Humerus trifft, die Fraktur herbeiführt. Die Symptome der Verletzung bestehen in der Schwellung der Ellenbeuge, dem Hämarthros, dem Druckschmerz bei der Palpation des abgebrochenen Condylus, der Krepitation. Wichtig ist die Prüfung der abnormen Beweglichkeit:

die physiologische Cubitusvalgusstellung läßt sich leicht durch die abnorm ermöglichte Adduktion des Vorderarms in eine Cubitusvarusstellung überführen.

Frakturen des Epicondylus internus sive medialis sind sehr häufige Verletzungen des Ellenbogengelenks. Sie betreffen im allgemeinen mehr jugendliche Personen, etwa im 2. Lebensjahrzehnt (traumatische Epiphysentrennung). Die Fraktur ist immer extrakapsulär. Sie entsteht gelegentlich durch direkte Gewalt, Stoß, Schlag oder Quetschung bzw. Fall auf die innere Seite des Arms. Häufiger durch indirekte Gewalt, durch Fall auf die Hohlhand des abduziert gehaltenen Armes. Die vermehrte Abduktion begünstigt das Abreißen des Epicondylus medialis durch das überaus gespannte Ligamentum laterale internum. Jedoch nicht nur die Abduktion des Vorderarms, auch die Hyperextension wirkt in diesem Sinne. Bekanntlich führt die Hyperextension leicht zur Luxation des Vorderarms nach hinten, so dass wir nicht selten beide Verletzungen, die Fraktur und die Luxation, vereint finden. Auch bei einer Luxation des Vorderarms nach der Seite findet sich häufig ein Abriß des Epicondylus internus. Die Gewalt, die das Ligamentum laterale zu zerreißen droht, erweist sich zur Bandzerreißung zu schwach, ist aber imstande, den Knochenvorsprung vom Humerus zu trennen. Das Bruchfragment wird entweder nach hinten zum Olecranon oder nach vorn verschoben, selten bleibt die Dislokation aus.

Abgesehen von dem lebhaften Bruchschmerz, der genau lokalisiert bei der Berührung des Epicondylus auftritt, macht sich ein besonders lebhafter Schmerz bei den sonst schmerzlosen Beugungs- und Streckungsversuchen geltend, sobald diese Bewegungen exzessive sind, infolge der Spannung des Ligamentum laterale. Abnorme Beweglichkeit und Krepitation vervollständigen das Symptomenbild.

Frakturen des Epicondylus lateralis humeri sind relativ selten und treten meist nur vor der Verknöcherung der Epiphysenlinien auf, sodaß sie als traumatische Epiphysenlösungen in der Regel zu bezeichnen sind. Direkte Verletzungen, Stoß, Schlag auf die Außenfläche des Ellenbogengelenks, bewirken die Fraktur. Geringe Verletzungen der Epicondylen, kleinere Absprengungen werden etwas häufiger beobachtet. Wir finden die Absprengung des lateralen Epicondylus fast stets im Gefolge einer Luxation nach hinten.

Frakturen des Condylus medialis humeri sind seltene Frakturen. Direkte Gewalt, Stoß oder Schlag auf die Innenseite des Ellenbogens, bewirkt den Abriß des inneren Condylus. Die umschriebene Schmerzhaftigkeit, die Schwellung an der Innenseite des Gelenks, die Krepitation, die abnorme Beweglichkeit des Vorderarms, der über die normalen Grenzen hinaus abduziert und hyperextendiert werden kann, weist auf die Verletzung hin.

Die Fractura diacondylica, die in der Regel eine Epiphysentrennung darstellt, ist für unsere Betrachtung von geringer Bedeutung, da sie naturgemäß nur das kindliche Alter betrifft. Soweit sie im erwerbsfähigen Alter auftritt, handelt es sich um meist durch direkte Gewalt bewirkte Absprengung der Trochlea und Eminentia capitata, in der Regel begleitet von einer Fraktur des Olecranon. Das wesentliche Kennzeichen ist die Aufhebung der Extension, während die Pro- und Supination sowie die Flexion nur wenig behindert sind.

Die Brüche des unteren Humerusendes bzw. des Gelenkendes des Humerus führen sehr häufig zu Kontrakturen bzw. Ankylosen im Ellenbogengelenk. Komplizierte Frakturen, die zu eitrigen Entzündungen führen, gelangen meist mit Versteifung zur Ausheilung. Zuweilen ist die Ankylose die Folge der narbigen Retraktion, die von der Gelenkkapsel ausgeht nach Atrophie der das Gelenk umgebenden Muskeln, Sehnen und Bänder. Die Funktionsstörung wird ferner dadurch hervorgerufen, daß die Heilung der Fragmente in Winkelstellung erfolgt (Cubitusvalgus- bzw. Cubitusvarusstellung), ferner hemmt nicht selten übermäßige Callusbildung die Bewegungen.

Weitere Folgen sind die Inaktivitätsatrophie der Muskulatur, die sich auf die gesamte Armmuskulatur erstreckt, ferner Störungen der Motilität, Sensibilität sowie Störungen trophoneurotischer Natur, soweit gleichzeitig Nervenverletzungen in Betracht kommen.

§ 13. Traumatische Osteomyelitis des Oberarms.

Ein Trauma, Schlag, Stoß, Fall, Quetschung, genügt, um eine Osteomyelitis des Oberarmes hervorzurufen, wenn eitererregende Bakterien (Staphylokokken, Streptokokken usw.) im Blute vorhanden sind. Als Voraussetzung für die traumatische Form der Osteomyelitis ist zu fordern: die Uebereinstimmung des Ortes der Einwirkung mit dem Sitz der Erkrankung, in unserem Falle muß demnach auch der Oberarm von dem Trauma betroffen sein, ferner muß das Trauma seiner Art nach hinreichend gewesen sein, und zuletzt muß ein zeitlicher Zusammenhang einwandsfrei nachweisbar sein. Nach Thiem dürfen zwischen dem Unfallereignis und dem Beginn der Erkrankung nicht mehr als 14 Tage verflossen sein. Siehe Kapitel II, § 1.

§ 14. Weichteilverletzungen der Ellenbogengegend.

Außerordentlich häufig ist die Haut des Ellenbogens beim unvorsichtigen Hantieren mit Transmissionen, Werkzeugen usw. ausgedehnten Verletzungen ausgesetzt. Hautabreißungen, Verbrennungen, Quetschungen der Ellenbogengegend sind in den großen gewerblichen Betrieben alltägliche Verletzungen. Narbenkontrakturen, wie sie nach größeren Defekten auftreten, sind bei der Arbeit recht hinderlich und erfordern meist langdauernde Renten von 10—25 pCt., die in einzelnen Fällen, in denen z. B. erhebliche funktionelle Störungen des Gelenks bestehen, auf $33\frac{1}{3}$ pCt. und mehr zu erhöhen sind. Ich beobachtete einen Fall, in dem eine dermatogene Kontraktur der Ellenbeuge zur völligen Ankylose geführt hatte.

§ 15. Kontusionen und Distorsionen des Ellenbogengelenks.

Kontusionen und Distorsionen des Ellenbogengelenks werden im allgemeinen durch ein direktes Trauma (Fall, Stoß, Schlag) bewirkt. Oft handelt es sich dabei gleichzeitig um Absprengungen der Knochenvorsprünge, Epicondylen, der Condylen oder des Olecranon. Sie sind praktisch nicht immer leicht von geringfügigen Fissuren zu unterscheiden. Stärkere Kontusionen gehen mit Blutergüssen in das kontundierte Ellenbogengelenk, mit periartikulären Weichteilschwellungen einher. Die Bewegungen im Gelenk sind meist frei, wenn auch mit mehr oder minder erheblichen Schmerzen verbunden. Auch hier ist auf die Gefahr der Ruhigstellung zu verweisen, die, längere Zeit hindurch fortgesetzt, leicht Versteifungen herbeiführt. Meist finden sich nach Kontusionen Blutergüsse in den Schleimbeuteln des Olecranon, die zu traumatischen Entzündungen event. eitrigen Anlaß geben (Bursitis olecrani traumatica).

Unter Distorsion des Ellenbogengelenks versteht man eine Schädigung der Kapsel und Bandapparate des Gelenks. Die gleichen Gewalten, die eine Luxation herbeiführen, sind imstande, eine Distorsion zu bewirken (Fall auf die Hand bzw. den Ellenbogen). Da die häufigste Luxation die nach hinten ist, Luxatio antibrachii posterior, so ist dementsprechend die häufigste Form der Distorsion die durch Hyperextension bewirkte Zerreißung der vorderen Kapselwand. Auch hier beobachen wir Bluterguß in das Gelenk hinein, Weichteilschwellung, selten abnorme Beweglichkeit. Trotz gut durchgeführter medicomechanischer Behandlung bleibt meist noch für einige Zeit eine Behinderung der Beweglichkeit zurück, die eine Rente von 10—$33\frac{1}{3}$ pCt. rechtfertigt.

Nach Distorsionen, Kontusionen, wie nach Frakturen und Luxationen kommt es oft im Ellenbogengelenk zu akuten serösen Ergüssen.

Die entzündlichen Prozesse im Ellenbogengelenk, die sich im Anschluß an Traumen entwickeln, entsprechen den gleichen Erkrankungen im Schultergelenk. Der Bluterguß, der in das Gelenk erfolgt, die Reizung durch die Bruchfragmente führt zur Synovitis, die alle Stadien, die die Gelenkentzündung charakterisiert, seröse, fibrinöse, eitrige, aufweisen kann. Die chronische Form ist hier seltener als im Kniegelenk. Das Ellenbogengelenk zeigt eher die Erscheinungen adhäsiver Entzündungen, die zu Kontrakturen bzw. zur Ankylosierung führen. Gelenkeröffnende Verletzungen z. B. komplizierte Gelenkfrakturen führen gelegentlich eiternde Entzündungen herbei.

Kontrakturen im Bereiche des Ellenbogens und des Vorderarms werden als dermatogene nach Verbrennungen der Haut, als neurogene und ankylogene in der üblichen Form unterschieden. Nach dem Grade der verbleibenden Bewegungsstörungen kommen Renten von 10—30 pCt. in Betracht, die in einzelnen Fällen erheblich überschritten werden müssen.

Arthritis deformans nach Traumen, die das Ellenbogengelenk betroffen, sind besonders häufig nach Gelenkfrakturen beobachtet. Im übrigen treffen die gleichen Verhältnisse zu, die bei der Arthritis deformans des Schultergelenks (s. S. 221) besprochen sind. Auch für die traumatische Form der Ellenbogengelenkstuberkulose gilt das Gleiche (s. S. 220).

Kasuistik:

Fall Nr. 1. Rek. E. v. 3. V. 1907. Handlungsgehilfe K. erlitt eine Quetschung des rechten Ellenbogens mit Knochenabsplitterung. Anfangs 35 pCt., nach 2 Jahren 10 pCt. Es handelt sich um eine durch den Unfall bedingte chronische deformierende Entzündung des rechten Ellenbogengelenks, die 20—25 pCt. Rente nach Ansicht zweier Sachverständiger rechtfertigt. Unter Berücksichtigung dieser Gutachten hat das R.V.A. bei Beurteilung des vorliegenden Unfalls und seiner Folgen ein entscheidendes Gewicht auch darauf gelegt, daß der Kläger als Handlungsgehilfe mehr geistige als körperliche Funktionen zu verrichten hat und daher auf die rohe körperliche Kraft nicht in dem Maße angewiesen ist wie ein Arbeiter, der im wesentlichen mit körperlichen Arbeitsverrichtungen befaßt ist. Daher ist der Kläger infolge der Verletzung des rechten Arms nicht in dem Grade in seiner Erwerbsfähigkeit beeinträchtigt wie jener. Von diesem Gesichtspunkte aus erscheint die Schätzung der infolge der Bewegungsbeschränkung des rechten Unterarms noch bestehenden Beeinträchtigung der Erwerbsfähigkeit des Klägers auf 20—25 pCt. zu hoch. Das R.V.A. hat vielmehr entsprechend der Würdigung und Schätzung des Geh. Medizinalrats Dr. K. die Ueberzeugung gewonnen, daß der Kläger als Handlungsgehilfe infolge des Unfalls vom 18. VIII. 1904 nach eingetretener wesentlicher Besserung in seiner Erwerbsfähigkeit nur um 10 pCt. beeinträchtigt ist. Bei dieser Beurteilung kommt es nicht darauf an, was der Kläger verdient hätte, wenn er den Unfall nicht erlitten hätte, sondern vielmehr darauf, welche Arbeiten er nach seinen gesamten Fähigkeiten und Kenntnissen auf dem für ihn in Betracht

kommenden Arbeitsmarkt noch leisten und was er damit verdienen kann. Dem
Rekurse war daher der Erfolg zu versagen.

§ 16. Luxationen des Ellenbogengelenks.

Die Luxation beider Vorderarmknochen nach hinten ist eine sehr
häufige Unfallfolge. Sie kommt im allgemeinen durch den gleichen
Mechanismus zustande, der einer Fractura supracondylica zugrunde
liegt, bzw. durch indirekte Gewalt infolge Hyperextension beim Fall
auf die Hand des vorgestreckten Armes. Das Olecranon stemmt sich
mit aller Gewalt gegen die Fossa olecrani humeri. Es kommt zu
einer überaus starken Spannung der vorderen Kapselwand, dieselbe
reißt ein, und nun wird der Humerus mit seinem distalen Ende durch
den Kapselriß hindurch über das Olecranon hinübergehebelt, während
der Vorderarm an der hinteren Seite des Oberarms entlang aufwärts
gleitet.

Im Beginne erleichtert das Fehlen der Schwellung die Diagnosenstellung, die Tricepssehne markiert sich scharf an der hinteren Seite
des Oberarms, eine Einsenkung findet sich zu beiden Seiten. Deutlich
abzutasten sind die cubitalen Gelenkenden der Ulna und des Radius,
besonders die tellerartige Vertiefung des Radiusköpfchens tritt markant
hervor. Das Ellenbogengelenk weist im antero-posterioren Durchmesser
eine beträchtliche Verbreiterung auf, der ganze Arm erscheint verkürzt, aktive und passive Bewegungen sind nur in sehr geringem Umfange ausführbar, ein federnder Widerstand verbietet ausgiebige Bewegungen. Irreponible Luxationen des Vorderarms nach hinten werden
gelegentlich beobachtet.

Die Luxation beider Vorderarmknochen nach vorn kommt durch
direkte Gewalt zustande beim Fall auf den in Beugestellung gehaltenen
Ellenbogen; erleichtert wird der Eintritt der Luxation durch Abbruch
des Olecranon.

Luxationen beider Vorderarmknochen nach der Seite, meist unvollkommen, sind relativ selten, sie kommen im erwerbsfähigen Alter
kaum zur Beobachtung. Es kann sich entweder um eine Verschiebung
nach außen handeln, so daß die Ulna mit der vom Radiusköpfchen
verlassenen Eminentia capitata artikuliert, während das Radiusköpfchen
den Zusammenhang mit dem Gelenkfortsatz des Humerus verliert,
oder es verschiebt sich der Vorderarm nach innen, der Radius tritt
mit der Trochlea in Verbindung, während die Ulna frei steht.

Divergierende Luxationen der Vorderarmknochen sind selten beobachtet worden. Es handelt sich um Fälle, bei denen beispielsweise
die Ulna nach vorn, der Radius nach hinten luxiert oder umgekehrt.

Pitha hat diesen Vorgang treffend eine Einkeilung des Humerus genannt. Naturgemäß haben derartige divergierende Luxationen beträchtliche Bänderzerreißungen zur Voraussetzung.

In ähnlicher Weise kann gelegentlich die Ulna nach innen, der Radius nach außen luxieren.

Das Radiusköpfchen kann nach 3 Richtungen luxieren, nach vorn auf die Eminentia capitata, nach hinten neben das Olecranon, nach außen neben den Epicondylus externus. Von diesen 3 Möglichkeiten beansprucht nur eine, nämlich die nach vorn, praktische Berücksichtigung. Sie tritt in der Regel durch Hyperextension, also z. B. beim Fall auf die Hand bei gestrecktem Arm auf, selten durch Fall auf den Ellenbogen selbst, wobei die Gewalt das Radiusköpfchen direkt trifft.

Die Symptome erschöpfen sich mit dem Auffinden des Radiusköpfchens an ungewöhnlicher Stelle, der Begrenzung der Beugefähigkeit.

Von einer sichtbaren Verkürzung des Vorderarms ist nur in den Fällen die Rede, in denen die Luxation von einer Fraktur der Ulna im oberen Drittel begleitet ist.

Die Luxation nach hinten, die gleichfalls gelegentlich durch Fall auf den vorgestreckten Arm entsteht, ist nur selten beobachtet, noch spärlichere Beobachtungen liegen vor über die isolierte Luxation des Radius nach außen.

Isolierte Luxation der Ulna ist ein seltenes Ereignis. Interesse hat nur die Luxation nach hinten nach Zerreißung des Ligamentum laterale und des Ligamentum annulare.

Stoß oder Fall auf den Ulnarrand der Hand führt die Luxation herbei.

Die Symptome bestehen in Verkürzung der ulnaren Seite des Vorderarms, der gebeugt und proniert steht. Beugung über einen rechten Winkel und vollkommene Streckung können nicht ausgeführt werden.

Luxationen des Ellenbogengelenks bieten nach gelungener Reposition gute Heilresultate, so dass sie oft noch innerhalb der ersten 13 Wochen ohne Funktionsstörung zur Ausheilung gelangen, wiewohl auch gelegentlich einmal von jeglicher Komplikation freie Fälle ankylosieren. Recht ungünstige Aussichten bieten quoad restitutionem die durch Frakturen, besonders intraartikuläre, komplizierten Ellenbogengelenksluxationen, insbesondere diejenigen Fälle, in denen die Reposition mißlang, Fälle, in denen z. B. der Vorderarm in Streckstellung im Ellenbogengelenk ankylosiert. Weitere Komplikationen ergeben sich aus der gleichzeitigen Verletzung von Gefäßen und Nerven mit der Gefahr der Gangrän, der Eröffnung des Gelenks, der Luxation des Nervus ulnaris, der Muskelatrophie des M. brachialis internus, des Biceps, Triceps u. a. Am häufigsten kommt es jedoch, wie erwähnt, zur Ankylosierung des Ellenbogengelenks, wenn die Luxation durch eine intraartikuläre Fraktur kompliziert ist.

Ist eine Ankylose eingetreten, so kommt es auf die Stellung des Oberarmes zum Unterarm an. Am brauchbarsten ist der rechtwinklig gebeugte Vorderarm in supinierter Stellung, die trotz der meist gleichzeitig vorhandenen Behinderung im Schultergelenk eine Reihe von Verrichtungen gestattet, die bei einiger Uebung und Gewöhnung für die Erwerbsfähigkeit von Nutzen sind, während die Ankylose in pronierter Stellung nur sehr ungünstige Verhältnisse schafft. Nach Waibel ist bei kompleter Ankylose im stumpfen Winkel rechts 60 pCt., links 50 pCt., im rechten Winkel rechts 40 pCt., links 30 pCt. Rente gerechtfertigt.

Literatur zu § 16.

Weber, Ueber die operative Behandlung veralteter Ellenbogengelenksluxationen. D. Z. f. Chir. Bd. 64.

§ 17. Weichteilverletzungen des Vorderarms.

Mit der Hand teilt der Vorderarm die erhöhte Gefahr der Verletzung, die aus seiner exponierten Lage resultiert. Verbrennungen, Verbrühungen des Vorderarms verheilen unter ausgedehnter Narbenbildung. Ich beobachtete nach einer Verbrühung des Vorderarms durch heißen Teer umfangreiche Keloidbildung, die eine Rente von 25 pCt. erforderte.

Flächennarben des Vorderarms können zuweilen auch der Funktion des Ellenbogen- bzw. Handgelenks hinderlich sein und dadurch zu dauernden Renten Anlaß geben.

Verletzungen durch Glasscherben, abspringende Metallstücke usw. finden sich recht häufig in den Unfallanzeigen angegeben.

Besonders schwere Verletzungen des Vorderarms kommen durch die Kreissäge, durch Zahnräder zustande. Dabei handelt es sich in der Regel nicht nur um Weichteilverletzungen, sondern gleichzeitig um Zerstörungen der Knochen. Sind die Muskeln und Sehnen durchtrennt, so ist das Schicksal des verletzten Arms von der kunstgerechten Vereinigung der voneinander gewichenen Muskelbäuche bzw. Sehnenstümpfe abhängig.

Phlegmonen des Vorderarms schließen sich häufig diesen Verletzungen an.

Schwere Maschinenverletzungen des Vorderarms, Quetschungen

zwischen Walzen und Puffern, Transmissionen und dergl. gehören nicht zu den Seltenheiten in industriellen Betrieben.

Bekannt sind die umfangreichen Hautabreißungen infolge von Transmissionsverletzungen, bei denen die Hautbedeckung des Vorderarms wie eine Manschette die entblößten Weichteile umgibt.

Die Verletzungen der Armnerven werden an anderer Stelle eingehend besprochen. Radial- und Ulnararterie werden bei Vorderarmverletzungen selten geschont, Aneurysmenbildung ist gelegentlich beobachtet, auch Phlebarteriektasieen sah man nach Verletzungen des Vorderarms entstehen (Krause u. a).

§ 18. Brüche der Vorderarmknochen.

Die Fraktur des Processus coronoideus der Ulna wird nicht oft beobachtet. Die Fraktur tritt meist mit einer Luxation des Vorderarms nach hinten auf. Sie kommt in der Regel zustande durch indirekte Gewalt, Fall auf die Ulnarseite der Hand bei mässig gebeugtem Arm (Lotzbeck). Das charakteristische Symptom ist in der Zunahme des antero-posterioren Durchmessers der Ellenbeuge zu suchen.

Die Fragmentenden heilen meist knöchern zusammen, gelegentlich unter Bildung einer Pseudarthrose, zuweilen kommt es jedoch auch zur Ankylose des Ellenbogengelenks.

Frakturen des Olecranon sind nicht allzu selten. Sie betragen nach Hoffa 1,2 pCt. aller Frakturen. Bei rechtwinklig gebeugtem Arm ist das Olecranon bei direkter Gewalteinwirkung durch Stoß oder Schlag besonders gefährdet. Eine seltenere Verletzungsart ist die durch Hyperextension beim Fall auf die Hand, während die Fraktur durch Muskelzug (Kontraktion des Triceps) relativ häufig beobachtet wird. Symptome der Fraktur bieten der Diagnose kaum Schwierigkeiten. Funktionell fällt das Unvermögen aktiver Streckung auf, während der Bluterguß, die Schwellung und die Krepitation den Befund ergänzen. Der kontrahierte Triceps sorgt in der Regel für stärkere Dislokation. Infolgedessen ist die Vereinigung der Bruchenden meist keine knöcherne, sondern eine fibröse. Will man also die Pseudarthrosenbildung verhindern, so ist man zur Knochennaht gezwungen. Besteht nur eine fibröse Verbindung zwischen den Fragmenten, so leidet darunter der Triceps, dessen Muskelkraft nicht ausreichend auf das untere Fragment wirken kann. Fernerhin beeinträchtigt den Heilerfolg die Funktionsstörung, die sich aus der gleichzeitigen Entzündung des Ellenbogengelenks ergibt, die nicht selten zur Ankylosierung des Gelenkes führt. Auch Arthritis deformans ist zuweilen, worauf schon Volkmann hingewiesen, nach Frakturen des Olecranon beobachtet.

Die Fraktur des Radiusköpfchens ist eine intraartikuläre Fraktur. Sie entsteht durch indirekte Gewalt beim Fall auf die Hand, wenn der Vorderarm sich in Flexions- und Pronationsstellung befindet, oft so, daß ein Stück des Köpfchens wie durch einen Meißelschlag aus seinem Zusammenhang gerissen erscheint (Meißelfraktur). Gelegentlich beobachtet man Fissuren des Köpfchens.

Die Symptome sind entsprechend der intraartikulären Fraktur vor allem in dem beträchtlichen Hämarthros zu suchen, ferner in der Krepitation, dem lebhaften Schmerz, der nur unvollkommenen Mitbewegung des Köpfchens bei Pro- und Supinationsbewegungen des Vorderarms.

Häufig findet sich gleichzeitig eine Luxation des Vorderarms nach hinten oder eine Fraktur des Condylus lateralis.

Nicht so selten tritt infolge gleichzeitiger Verletzung des tiefen Astes des N. radialis eine Parese in dem vom Radialis versorgten Muskelgebiet auf.

Im Anschluß hieran einige Bemerkungen zur Fractura colli radii, die, an sich äußerst selten, durch direkte Gewalt, weniger durch indirekte hervorgerufen wird und gelegentlich im Zusammenhang mit der Luxatio ulnae posterior und Fractura processus coronoidei beobachtet wird. Da es sich um eine intraartikuläre Fraktur handelt, so ergibt der Bluterguß im Gelenk, die konsekutive Entzündung des Gelenkes keine günstige Prognose. Dazu kommt, daß das frakturierte Radiusköpfchen wie ein Fremdkörper wirkt. Ankylosierung des Gelenks ist eine häufige Folge der Verletzung.

Frakturen der Vorderarmknochen in der Diaphyse sind ungemein häufige Verletzungen. Meist ist direkte Gewalt, die den Vorderarm trifft, als Ursache der Fraktur anzusehen. Selten kommt eine Vorderarmfraktur in der Diaphyse indirekt durch Fall auf die Hand zustande. Es handelt sich in der Regel um eine Querfraktur, zuweilen mit so geringer Dislokation, daß die Vermutung einer Infraktion gerechtfertigt erscheint, die jedoch in der Tat viel seltener eintritt, als man gemeinhin annimmt. Die Symptome bestehen im Nachweis des lokalen Bruchschmerzes, der Schwellung, der abnormen Beweglichkeit, der Krepitation. In vielen Fällen läßt sich die Dislokation ohne Schwierigkeit nachweisen. Die Knickung, die der Vorderarm entsprechend der Richtung der verletzenden Gewalt von außen bzw. von innen erfährt, ist unverkennbar. Bemerkenswert ist, daß der Radius meist in der Mitte, die Ulna im unteren Drittel bricht. Bei einer gleichzeitigen

Fraktur beider Vorderarmknochen verläuft jedoch die Bruchlinie fast immer in gleicher Höhe.

Verkürzung des Vorderarms infolge disloziert verheilter Bruchenden, Störungen in der Pro- und Supination durch starke Callusbildung, Pseudarthrosenbildung, insbesondere nach unzweckmäßiger Behandlung, sind häufige Unfallfolgen. Sie beeinträchtigen die Funktion des Vorderarms, des Ellenbogen- und Handgelenks in außerordentlichem Maße. Die Rotationsbehinderung liegt nicht ausschließlich in den deformiert geheilten Knochen, sondern auch in den Weichteilen (Verkürzung der Pronatoren und des Ligamentum interosseum). Wenn irgendwo, so ist hier frühzeitige gymnastische Behandlung indiziert, die dem Eintritt der Retraktion vorbeugt. Unzweckmäßig angelegte Kontentivverbände richten hier außerordentlich oft Schaden an, nicht nur die knöcherne Vereinigung nicht zusammengehöriger Fragmente (Kreuzung der 4 Fragmente), sondern auch die bereits erwähnte ischämische Muskelatrophie ist oft genug auf mangelhafte Verbandtechnik zurückzuführen. Auch sind erhebliche Versteifungen des Ellenbogen- und Handgelenks nicht seltene Folgen. Diese fehlerhaften therapeutischen Maßnahmen können den Arm unter Umständen dauernd gebrauchsunfähig machen, zum mindesten ihn in seinem Erwerbswert so weit herabsetzen, daß Renten von 50 pCt. und darüber erforderlich sind. Im allgemeinen bleibt nach guter Verheilung der Bruchenden meist noch für mehr oder minder lange Zeit eine erhebliche Schwäche des verletzten Arms zurück, die je nach dem Grade mit 10—25 pCt. Rente zu entschädigen ist. Frühzeitige Aufnahme der vollen Armtätigkeit stellt am schnellsten die volle Funktionsfähigkeit wieder her.

Die isolierte Fraktur der Ulna ist im oberen Drittel meist vereint mit einer Luxation des Radiusköpfchens. In der Regel kommt sie durch direkte Gewalteinwirkungen zustande, Sturz von der Leiter, von einer Treppe. Bei dem Versuch des Verletzten, den frakturierten Arm durch die vorgestreckte Hand beim Fall zu stützen, tritt die Luxation des Radiusköpfchens ein. Der Verlauf der Bruchlinie ist meist schräg, meist ist das obere Drittel in seiner Lage verändert, während der übrige Teil der Ulna seine Lage beibehält.

Die oberflächliche Lage der Ulna läßt unschwer den Sitz der Fraktur erkennen, auf den auch der lokale Bruchschmerz hinweist. Gelingt es, das obere Drittel der Ulna gegen den übrigen Schaft zu verschieben, so tritt auch das Symptom der Krepitation in Erscheinung, während der Funktionsausfall, die Behinderung der Supination, die Aufhebung der Fähigkeit, den Vorderarm über einen rechten Winkel hinaus zu beugen, charakteristisch genug die Diagnose vermittelt.

Dazu kommt noch die infolge der Dislokation vorhandene Verkürzung des Vorderarms, die kuglige Prominenz des luxierten Radiusköpfchens in der Ellenbeuge. Die nicht allzu seltene gleichzeitige Verletzung des Nervus radialis findet ihren Ausdruck in der Extensorenlähmung.

Isolierte Frakturen der Ulna im mittleren und unteren Drittel sind im ganzen seltener. Sie werden als sogenannte Parierfrakturen bezeichnet. Die Ulna schützt bei erhobenem Arm den Kopf gegen andringende Gewalt und wird bei den Abwehrbewegungen frakturiert. Selten wird sie durch indirekte Gewalt, Fall auf die Hand, gebrochen. Die Prognose ist im allgemeinen nicht schlecht. Die Luxation des Radiusköpfchens jedoch, die häufig die Ulnarfraktur begleitet, verzögert den Heilverlauf und verschlechtert die Prognose bezüglich der vollen Wiederherstellung der Funktion, da sie leicht zur Ankylosierung des Ellenbogengelenks führt. Selbst in günstigeren Fällen bleiben infolge der Muskelatrophie, event. difform geheilter Fraktur sehr oft Störungen zurück, die Renten von 20—40 pCt. erfordern.

Isolierte Frakturen der Radiusdiaphyse sind im ganzen seltene Verletzungen. Sowohl direkte wie indirekte Gewalt rufen sie hervor. Die Bruchlinie verläuft meist quer. Ihre Lage oberhalb oder unterhalb des Pronator teres ist bestimmend für die Stellung der Fragmente zueinander. Oberhalb des Pronator teres ist die Verschiebung der Bruchenden eine erheblich größere. Die Symptome sind durchaus charakteristisch: Druckschmerz, Schwellung, Krepitation, Dislokation, abnorme Beweglichkeit bei dem Versuch passiver Pro- und Supination, die aktiv nicht ausgeführt werden kann.

Hinderlich ist für die spätere Funktion die Beschränkung der Rotation, die oft für längere Zeit zurückbleibt.

Radiusbrüche am unteren Ende, am sogenannten klassischen Ort, sind ungemein häufige Verletzungen. Nach Hoffa sind 10 pCt. aller Brüche Radiusfrakturen. Wenn wir von den Fissuren absehen, so finden wir typische Brüche des Radius meist 1—2 cm oberhalb der distalen Gelenkfläche, in der Regel quer verlaufend, etwa an der Grenze von Diaphyse und Epiphyse, die sich bei jüngeren Personen streng an die Epiphysenlinie halten. In einer Reihe von Fällen beobachten wir auch einen schrägen Verlauf der Bruchlinie. Die genaueren Untersuchungen, insbesondere die Röntgenbefunde, die der Arbeit von Oberst und Kahleyß zugrunde liegen, haben gezeigt, daß es sich bei der typischen Radiusfraktur um alle möglichen Formen handeln kann. Charakteristisch ist die Verschiebung des Bruchstückes nach der dorsalen und radialen Seite.

Die häufigste Ursache der typischen Radiusfraktur ist der Fall auf die dorsal flektiert gehaltene Hohlhand. Das Lig. carpi volare profundum, ein äußerst festes Band, wird dabei überaus gespannt und reißt, da es selbst standhält, den distalen Gelenkteil des Radius ab. (Kombinierte Riß- und Abknickungsfraktur [Hoffa].) Dazu kommt noch die Wirkung der oberen Reihe der Handwurzelknochen, die sich gegen den Dorsalvorsprung des unteren Radiusabschnittes anstemmen (Baehr). Die Symptome bestehen oft nur im lokalen Bruchschmerz, in der sicht- und fühlbaren Anschwellung am Orte der Fraktur und der typischen Dislokation: das untere Fragment ist dorsalwärts verschoben, das obere volarwärts (Fourchettestellung, Radial-Adduktionsstellung). Hat eine starke Radialverschiebung der Hand stattgefunden, so sprechen wir von einer Bajonettstellung (Radialinflektion). Krepitation fehlt meist, da es sich in der Regel um eingekeilte Brüche handelt. Nicht selten begleitet die typische Radiusfraktur eine Fraktur des Processus styloideus ulnae, gelegentlich wohl auch eine Fraktur des Os naviculare (Bardenheuer).

Von Komplikationen, die den normalen Heilverlauf verzögern, ist an erster Stelle die Deformität zu nennen, die meist nur vorübergehend besteht, zuweilen jedoch auch dauernd verbleibt, besonders im vorgerückten Alter. Sodann folgt der Fraktur fast stets eine mehr oder minder erhebliche Entzündung des Handgelenks, die bei älteren Leuten infolge der stärkeren Splitterung des senil-atrophischen Knochens stets lebhafter ist als bei jugendlichen. Dem entspricht es auch, daß die Neigung zur Ankylosierung bei jugendlichen Individuen viel geringer ist als bei älteren, bei denen nicht selten dieser Ausgang der Radiusfraktur zu verzeichnen ist. Im allgemeinen ist die Calluswucherung eine sehr beträchtliche, sie bildet in jedem Falle eine wesentliche Funktionsbehinderung.

Als weitere Ursachen der Funktionsstörung kommen hinzu die Verwachsungen entzündeter Sehnenscheiden mit den Sehnen, Atrophie der über Gebühr ruhig gestellten Muskeln, Verkürzung der Gelenkbänder und gelegentlich wohl auch der ischämische Muskelschwund. Ist die Radiusfraktur verheilt, so bleibt für längere Zeit noch die Deformität (radiale Verschiebung der Hand) bestehen, auch ist noch eine Verdickung des Handgelenks vorhanden. Meist bestehen noch erhebliche Differenzen in der Muskulatur gegenüber der Muskulatur der gesunden Seite, die rohe Kraft ist dementsprechend noch vermindert. Der Faustschluß bereitet Schwierigkeiten.

In normal verlaufenden Fällen wird für $\frac{1}{4}$—$\frac{1}{2}$ Jahr nach der Beendigung des Heilverfahrens noch eine Rente von 10—20 pCt. zu

gewähren sein. Sind erhebliche Störungen verblieben, z. B. eine Ankylose des Handgelenks, so sind Rentensätze von 50—60 pCt. angemessen.

Kasuistik:

Fall Nr. 1. (Aktenmaterial): Ein schwerer Sandbehälter stürzte auf den
linken Arm. L. verspürte sofort heftige Schmerzen im Arm und konnte den Arm
nicht bewegen. Bruch des linken Vorderarms.

Aufnahmebefund: Etwa handbreit oberhalb des linken Handgelenks ist der
Vorderarm abnorm beweglich, dabei fühlt man deutliches Knochenreiben. Auf
dem Röntgenbild erkennt man einen Bruch beider Vorderarmknochen, die Speiche
ist etwas höher als die Elle gebrochen, an der Speiche verläuft die Bruchlinie
quer, an der Elle etwas schräg, an letzterer sind die Bruchenden etwas verschoben.

Entlassungsbefund: Vorderarmbruch fest verheilt, und zwar die Speiche in
gerader Stellung, die Elle mit geringer Verschiebung der Bruchenden. Bruchstelle
noch etwas druckempfindlich, Weichteile in dieser Gegend leicht teigig. Beugung
und Streckung im Ellenbogengelenk normal, Drehung nach außen und innen aber
noch um die Hälfte eingeschränkt. Auch die Beugung und Streckung im Handgelenk ist noch etwas behindert, Faustbildung dagegen nicht beeinträchtigt. Die
Muskulatur des ganzen Armes ist noch ziemlich erheblich abgemagert und schlaff.
Umfang in der Mitte des Oberarms rechts $29\,^1/_2$ cm, links $26\,^1/_2$ cm. An der
dicksten Stelle des Vorderarms rechts $28\,^1/_2$ cm, links 27 cm. 25 pCt.

Fall Nr. 2 (Aktenmaterial). Fall auf die rechte Hand, Bruch des unteren
Endes des Radius. Heilung in guter Stellung. Verdickung durch Callusbildung
um $1\,^1/_2$ cm. 20 pCt. Nach 1 Jahr Aufhebung der Rente, weil Gewöhnung eingetreten ist. Dagegen Berufung an das Sch. G., die abgewiesen wird. Danach ist
die Gebrauchsfähigkeit der verletzten Hand infolge von Gewöhnung und Uebung
wieder normal geworden. Das Sch. G. hat sich durch den Augenschein von der
Richtigkeit dieser Feststellung überzeugt. An der verletzten Hand war bisher
schon, abgesehen von einer bedeutungslosen Verdickung des unteren Endes vom
Radius des rechten Arms, nichts Krankhaftes mehr wahrzunehmen. Es wurde von
dem früheren Gutachter lediglich noch eine Schwäche der Hand angenommen. Daß
diese aber, nachdem inzwischen mehr als 9 Monate seit der letzten Rentenfestsetzung
verflossen sind, nunmehr beseitigt ist, muß nach dem Aussehen der Hand, welche
reichliche Arbeitsschwielen aufweist, ohne weiteres angenommen werden. Rekurs
beim R.V.A. mit dem Erfolg einer Gewährung einer 10 proz. Rente. Nachuntersuchung $3\,^1/_4$ Jahre nach dem Unfall. Das untere Gelenkende der rechten Speiche
erscheint etwas verdickt, so daß der Handumfang um $^1/_2$—$^3/_4$ cm verbreitert ist.
Bei Bewegungsversuchen des Handgelenks setzt B. in übertriebener Weise Muskel-
widerstand entgegen. Die Beweglichkeit desselben ist indessen gut, nur die Ab-
wärtsbeugung der Hand ist in geringfügiger Weise behindert. Gelenkreiben ist
nicht vorhanden. Finger sämtlich gut beweglich. Handschluß vollkommen. Armmuskulatur gleich straff wie rechts anzufühlen. Unterarmumfänge gleich. Oberarm
$^1/_2$ cm weniger messend, was indessen bei einem Linkshänder nicht als krankhaft
angesehen werden kann. B. übertreibt seine Beschwerden. Das Vorhandensein
der vom R.V.A. noch angenommenen Schwäche der Hand und der hierdurch bedingten Behinderung des Handschlusses ist heute, nachdem $3\,^1/_4$ Jahre seit der
Verletzung verflossen ist, nicht mehr anzunehmen. Das Bestehen größerer Beschwerden müßte sich naturgemäß auch durch eine nachweisbare Muskelschwäche
kundgeben, die aber nicht vorhanden ist. Genügende Angewöhnung ist gleichfalls
erfolgt. Die geringfügige noch bestehende Beweglichkeitsbehinderung des Handgelenks ist so minimal, daß ein abschätzbarer Grad der Erwerbsverminderung hierdurch nicht mehr bedingt sein kann. Der Verletzte ruft wiederum die Entscheidung
des Sch. G. an, die Berufung wird zurückgewiesen.

Fall Nr. 3. (Aktenmaterial): Bruch der linken Speiche im unteren Drittel
mit starker Verschiebung der Bruchenden. Heilung in guter Stellung. Bewegungen
im linken Handgelenk sind noch in mäßigem Grade beschränkt. 25 pCt. Medico-
mechanische Nachbehandlung. Am Schluß derselben folgender Befund: Der
Knochenbruch des linken Unterarms dicht oberhalb des Handgelenks ist fest verheilt mit geringer Verschiebung des vorderen Fragments nach der Streckseite und

der Daumenseite hin. Das Handgelenk ist noch etwas geschwollen, der Umfang beträgt links 18,1, rechts 17,3 cm. Die Beweglichkeit des Handgelenks ist noch etwas geringer als rechts. Die aktive Beugung und Streckung beträgt 45°, rechts 60°. Die Drehbewegungen im Unterarm sind frei, ebenso die Beweglichkeit der Finger. Die Muskulatur des linken Arms zeigt noch eine geringe Umfangsdifferenz zur unverletzten rechten Seite, der Umfang beträgt links 25,9, rechts 27,0 cm, am Oberarm links 26,5, rechts 27,8 cm. An dem Kraftmesser drückt H. mit der linken Hand 65 kg, mit der rechten 120 kg. 20 pCt.

Nachuntersuchung nach 1 Jahr: Die Enden des Knochenbruchs sind an einer leichten Verdickung der Speiche und an einer geringen seitlichen Verschiebung der fest verheilten Bruchstelle eben noch zu erkennen. Das linke Handgelenk zeigt noch eine leichte Verdickung, der Umfang beträgt links 17,8, rechts 17,1 cm. Die Beweglichkeit des Handgelenks ist nicht mehr wesentlich beschränkt, sondern annähernd die gleiche wie rechts. Die Drehbewegungen im Unterarm sind frei, ebenso sämtliche Fingerbewegungen. Die Muskulatur des linken Arms zeigt normales Verhalten. Der Umfang beträgt im Unterarm links 26, rechts 26,1 cm. An dem Kraftmesser drückt H. mit der linken Hand 125 kg, mit der rechten 100 kg. Der vorstehende objektive Befund zeigt, daß eine wesentliche, für die Erwerbsfähigkeit in Betracht kommende Veränderung oder Funktionsstörung nicht mehr besteht und daß seit der letzten Untersuchung eine wesentliche Besserung des Zustandes, namentlich was die Kraftleistung der linken Hand und des linken Armes betrifft, eingetreten ist. 0 pCt.

Fall Nr. 4. (Aktenmaterial): M. stürzt bei Bahndammarbeiten über einen Draht nach vorn, will sich mit den Händen dabei stützen und zieht sich dabei einen Bruch des rechten Unterarms zu. Heilung ohne Dislokation. Nach 6 Monaten 30 pCt., da noch Verdickung am Proc. styl. radii, und geringe Bewegungsbeschränkung im Handgelenk. Nach einem Jahre 0 pCt. Dagegen Berufung, die verworfen wird. Rekurs. R.V.A. hebt die Entscheidung des Sch.G. auf und gewährt 20 pCt. auf Grund folgenden Gutachtens: Eine Abmagerung des rechten Arms liegt nicht vor, über die Knöchel des Handgelenks gemessen beträgt der Umfang rechts 16,5, links 16 cm, an der dicksten Stelle des Unterarms rechts 25, links 24 cm. Die Bruchstelle an der Armspindel ist nicht mehr als solche zu fühlen. Es hat sich aber in der Sehne des langen Daumenstreckers, dort, wo sie sich über den Armspindelfortsatz zieht, eine kleine Verdickung entwickelt; verschiebt man die Sehne etwas nach der Seite, so tritt starker Schmerz auf. Der rechte Daumen wird etwas gekrümmt gehalten, streckt man denselben passiv, so tritt an der erwähnten Stelle in der Sehne des langen Daumenstreckers eine Spannung ein, auch die übrigen Finger werden aktiv nicht vollständig gestreckt. Die Steifigkeit in dem Grundgelenk des rechten Daumens ist auf diese Störung zurückzuführen. Bei der am 13. Juli vorgenommenen Untersuchung war von dieser Störung nichts vorhanden, weswegen angenommen werden durfte, daß eine Wiederherstellung ohne jegliche bleibende Störung erfolgt sei. Die Entstehung derselben kann daher nur darauf zurückgeführt werden, daß der Verletzte seiner wiederhergestellten Hand bei den Bahnarbeiten, bei denen ein kräftiges Zufassen mit der Hand erforderlich ist, zu viel zugetraut hat; daß er stark gearbeitet hat, dafür sprechen die starken Schwielen an der Hand. Beim festen Zufassen hat sich nun mit der Zeit ein ziehender Schmerz eingestellt, welcher sich nach dem Unterarme hinauf erstreckt und eine Ermüdung nach längerer Arbeit hervorruft. Eine Arbeitsbeeinträchtigung von 20 pCt. ist daher noch vorhanden.

Fall Nr. 5. (Aktenmaterial): Querbruch beider Vorderarmknochen links, in der Mitte mit starker Dislokation. Der Aufnahmebefund war folgender: Der linke Vorderarm war in der Mitte gebrochen, eine knöcherne Vereinigung war weder an der Bruchstelle des Radius noch an derjenigen der Ulna eingetreten. Während die Bruchstückenden des Radius in Verbindung miteinander standen, bestand, wie die Röntgenuntersuchung zeigte, zwischen dem in Pronation stehenden peripheren Bruchstück der Ulna und dem in Supination stehenden zentralen Bruchstück derselben eine weite Diastase. Das Handgelenk war etwas versteift, das Ellenbogengelenk dagegen frei beweglich. Da eine knöcherne Konsolidation unter den geschilderten Verhältnissen nicht mehr zu erwarten war, wurden die Bruchstücke der Ulna operativ frei gelegt und einerseits durch einen in die Markhöhle des

Knochens eingelegten Elfenbeinstift und andererseits durch eine darunter gelegte Drahtnadel vereinigt. Bei ungestörtem Wundverlauf erfolgte hierauf eine knöcherne Vereinigung an der Bruchstelle, welche allerdings erst gegen Ende August eine völlig feste war.

Der jetzige Befund ist folgender: Der Vorderarmbruch ist fast ohne Deformität geheilt, nur der Radius zeigt eine völlig unbedeutende volarwärts konvexe Krümmung. Als Folge des operativen Eingriffes besteht eine an der ulnaren Seite des Vorderarms verlaufende 11 cm lange lineäre feste Narbe. Die Rollbewegungen des Vorderarms sind noch etwas erschwert, und die Bewegungsexkursion im Handgelenk ist nur halb so groß wie diejenige im rechten Handgelenk. Die Vorderarmmuskulatur ist deutlich abgemagert, so daß der linke Vorderarm 2,5 cm weniger im Umfang mißt als der rechte. Der Handschluß ist nicht behindert, die dynamometrische Kraft beträgt 2 kg, gegen 34 kg rechts. Nachuntersuchung nach 4 Monaten. 20 pCt.

Literatur zu § 18.

1. B a e h r , Die typischen Radiusfrakturen und ihre Entstehung. Centralbl. f. Chir. 1894.
2. B a r d e n h e u e r , Die Krankheiten der oberen Extremität. Deutsche Chirurgie. Lief. 63 a.
3. K a h l e y ß , Beitrag zur Kenntnis der Frakturen am unteren Ende des Radius. D. Z. f. Chir. Bd. 45.
4. K ö n i g , Lehrbuch der speziellen Chirurgie. 1900.

§ 19. Kontusion und Distorsion des Handgelenks.

Es gibt kaum eine Diagnose, die häufiger zu Unrecht gestellt wird, als die der Handverstauchung; ja sogar Radiusfrakturen mit ausgesprochener Dislokation werden wochenlang als Handverstauchungen behandelt! Gerade die Kontrolle, die uns das Röntgenogramm liefert, hat gezeigt, daß eine Reihe wichtigster Veränderungen im Gebiete der Handwurzelknochen vorkommt, für die wir bisher die Sammelbezeichnung „Handverstauchung" gebrauchten. Für die Diagnose „Distorsion" werden wir heute mit Sicherheit den Nachweis verlangen, daß weder eine Fraktur noch eine Luxation vorliegt im Gebiet des distalen Endes des Vorderarms bzw. der Handwurzelknochen, daß demnach lediglich eine Zerrung des Bandapparats mit event. Einrissen vorhanden ist. Um Distorsionen handelt es sich in all den Fällen, in denen wir geringe Knorpelabsplitterungen, Sehnenzerrungen, Sehneneinrisse voraussetzen, die mit mehr oder minder erheblichen Blutergüssen im Handgelenk einhergehen. Ursachen für die im gewerblichen Leben nicht selten vorkommenden Distorsionen sind fast in allen Berufszweigen gegeben, jede heftige übermäßige Bewegung im Sinne der Pro- und Supination, Beugung und Streckung, radiale und ulnare Seitenbewegung kann gelegentlich Anlaß zu einer Distorsion geben. Ursache einer Kontusion der Hand ist meist direkte Gewalt, Fall eines Gegenstandes auf den Handrücken, Schlag eines Balanciers gegen die Hand. Die Symptome der Distorsion bzw. der Kontusion, die oft gemeinsam in die Erscheinung treten, sind mannigfach; in der Regel gibt es eine Reihe von Schmerzpunkten, die direkt den Läsionen entsprechen, etwa den Einrißstellen des Bandapparates usw., den Sehnenscheiden, in denen sich als Folge der Verletzung Entzündungsvorgänge oder Ergüsse entwickeln können, daneben finden sich mehr oder minder erhebliche Gelenkergüsse.

Im allgemeinen zeigen die Kontusionen und Distorsionen eine gute Heilungstendenz. Dennoch ist in einer Reihe von Fällen vorübergehend eine Rente von 10—20 pCt. am Platz. Fälle, die längere Zeit eine Rente erfordern, erwecken stets den Verdacht der verkannten Fraktur bzw. der durch den Unfall manifest gewordenen Gelenktuberkulose.

§ 20. Frakturen der Handwurzelknochen, Luxationen, Ankylosen.

Frakturen der Handwurzelknochen sind in letzter Zeit, seit wir in dem Röntgenbild eine wertvolle Unterstützung haben, häufiger diagnostiziert worden. Sie setzen im allgemeinen stets eine schwere direkte oder indirekte Gewalt voraus, die in der Regel auch gleichzeitig erhebliche Weichteilverletzungen hervorruft. Die Symptome sind nicht allzu charakteristisch. Druckschmerz im bluterfüllten Handgelenk, Bewegungsbeschränkung, Krepitation ist nur in den seltensten Fällen nachzuweisen.

Findet eine Zerstörung mehrerer Handwurzelknochen statt, so erfolgt die Heilung mit Ankylosierung des Handgelenks, die rechts mit 40 pCt., links mit 30 pCt. Rente abzuschätzen ist.

Luxationen im Handgelenk sind nur in sehr geringem Umfange bekannt. Die Hand kann gegen den Unterarm nach der dorsalen wie nach der volaren Seite luxieren, auch Luxationen der ersten Reihe der Carpalknochen gegen die zweite Reihe sind beobachtet worden, sogenannte Luxationes intercarpales.

Mißlingt die Reposition, so ist die Funktion des Handgelenks derart behindert, daß Renten von 15—30 pCt. zur Entschädigung bewilligt werden müssen.

Die isolierte Luxation der Ulna im Bereiche des Handgelenkes wird außerordentlich selten beobachtet, noch seltener ist die isolierte Luxation des Radius, die nach Friedrich meist eine übersehene Radiusfraktur darstellt.

Isolierte Luxationen einzelner Handwurzelknochen werden neuerdings auch häufiger mit Hilfe der Röntgenstrahlen diagnostiziert. Zuvor wurden sie meist als Distorsion, Kontusion, Radiusfraktur gedeutet.

Komplizierte Verletzungen im Bereiche des Handgelenks finden wir als Folge von Maschinenverletzungen nicht allzu selten, besonders wenn die Hand in Transmissionen, Kreissägen gerät. Je nach der Schwere der Verletzung bleiben mehr oder minder umfangreiche Funktionsstörungen zurück. Die Steifheit im Handgelenk führt die Gefahr der Versteifung der Finger herbei. Größere Narben über dem Handgelenk setzen die Bewegungsfähigkeit des Gelenks wesentlich herab. Ist das Handgelenk versteift, die Fingerbeweglichkeit erhalten, so ist die Hand zu den gewöhnlichen Arbeitsverrichtungen immer noch recht brauchbar, von dem Grade der konsekutiven Fingerversteifung, der Atrophie der Handmuskulatur hängt es ab, in welchem Maße die Hand infolge der Versteifung des Handgelenks die Gebrauchsfähigkeit eingebüßt hat. Die Stellung der versteiften Hand ist nicht ohne Einfluß auf die Funktion, leichte Dorsalflexion macht die Hand brauchbarer als die Streckstellung, während die Volarflexion funktionell die schlechtesten Resultate gibt. Ist das Handgelenk vollkommen ankylosiert, so ist nach Thiem die Hand um $\frac{1}{3}$ für die Arbeit entwertet.

Verletzungen und Eiterungen der Sehnenscheiden führen nicht selten zur eitrigen Infektion des Handgelenks, die meist ankylotisch zur Ausheilung gelangt. Die Ankylose des Handgelenks macht an sich noch nicht die Hand absolut unbrauchbar. Ist die Hand dorsalflektiert, sind die Sehnen nicht verwachsen, so ist die Hand bis zu einem gewissen Grade noch brauchbar, meist ist das aber nach eitrigen Entzündungen des Handgelenks nicht mehr der Fall: die Sehnen und Sehnenscheiden sind miteinander verwachsen, infolgedessen stellen sich Kontrakturen ein, die Muskulatur ist atrophisch, die Hand hat ihren Wert für die Erwerbstätigkeit eingebüßt.

§ 21. Weichteilverletzungen der Hand.

Als charakteristisches Zeichen unserer modernen Kulturepoche kann die Verdrängung der Handarbeit durch maschinelle Kräfte gelten. Die kompliziertesten Arbeiten verrichtet die sinnreich konstruierte Maschine mit einer Präzision, die der Menschenhand unmöglich ist. Die Bedienung dieser Maschinen gestaltet sich mit jeder neuen Erfindung einfacher, und doch nimmt die Gefahr, die die gewerbliche Tätigkeit für die Menschenhand in sich birgt, nicht ab, sondern zu. Die maschinelle Handhabung stellt keine Anforderungen an die besondere Geschicklichkeit des Arbeiters, es finden daher auch minder geschickte, weniger geübte Arbeitskräfte Verwendung. Darin liegt bereits eine erhöhte Gefahr. Die täglich gleichmäßige, rein mechanische Beschäftigung, die Bedienung ein und derselben Maschine setzt die Furcht vor der Gefahr herab, steigert die Leichtfertigkeit. Allen diesen Gefahren des maschinellen Betriebes ist die Hand in erster Linie ausgesetzt, vor allem die rechte Hand. Dem Arbeiter bedeutet die Hand ein Kapital, das ihm Zinsen trägt, jede, auch die kleinste Störung bedeutet vorübergehende oder dauernde Erwerbsbeeinträchtigung. Daher ist bei der Behandlung Handverletzter höchstes Gebot, so konservativ wie möglich zu verfahren, auch die geringste Förderung, die die Funktion durch Erhaltung eines Teils des Greiforgans erfährt, ist von Bedeutung.

Die einzelnen Komponenten des Greiforgans differieren in ihrer Dignität für die Erwerbsfähigkeit. Der Daumen nimmt die erste Stelle ein, er allein macht die komplizierten Verrichtungen möglich, deren die menschliche Hand fähig ist. Sein Verlust bzw. die Beeinträchtigung seiner Funktion ist daher um vieles höher zu bewerten, als die gleiche Minderung der Integrität eines anderen Fingers.

Zuweilen ist es nicht der gänzliche Verlust eines Gliedes, der die relativ stärkste Funktionsminderung bewirkt; ein Glied, das in irgend einer Stellung versteift ist, kann der Gesamtfunktion viel größere Hindernisse bereiten, seine Entfernung allein die Funktion der Hand verbessern.

Infolge der exponierten Stellung der Hand kommt es sehr häufig zu starken Quetschungen der Weichteile des Handrückens, des Handtellers, der Finger durch auffallende Gegenstände, wie Steine, Balken, Träger usw. Von der geringfügigen Quetschung bis zur totalen Zermalmung finden sich Handverletzungen in allen Abstufungen.

Denken wir an das Bild, das sich unseren Augen bietet bei der Versorgung einer komplizierten Handverletzung, etwa nachdem die Hand in eine Kreissäge geraten ist. Gelenke sind eröffnet, größere Blutgefäße harren der Unterbindung, Sehnen ihrer Wiedervereinigung. Es ist ungeheuer schwierig, im Augenblicke die Entscheidung zu treffen, welche Teile zu erhalten sind, wieweit man, ohne eine allgemeine Sepsis fürchten zu müssen, gequetschte Teile ihrer natürlichen Demarkation überlassen kann. Gerade die Hand bietet relativ günstige Verhältnisse, zum Teil wegen des leichten Abflusses von Sekreten, der leichten Zugänglichkeit u. s. f.

Die Gefahren, die der Hand im gewerblichen Leben drohen, sind äußerst mannigfaltig. Die Berührung mit den verschiedensten Dingen, mit Säuren, Laugen, Metall, Holz, Schmutz usw., führt nur zu leicht eine Läsion der Haut herbei, die, mag sie noch so geringfügig sein, als Eintrittspforte schwerer Infektionen verhängnisvoll werden kann. Allerdings ist die Haut der Hand, insbesondere die des Arbeiters, hart genug, um vielfachen Insulten gegenüber gewappnet zu sein.

Chemische, mechanische und thermische Reize führen leicht Ekzeme der Haut herbei, die Schrunden im Gefolge haben, die leicht infizierbar sind. Die Entscheidungen, inwieweit Lymphangitiden, die auf eine solche Infektionsquelle zurückzuführen sind, als Betriebsunfälle zu betrachten sind, verdienen besonderes Interesse.

Wir müssen von der Voraussetzung ausgehen, daß jedes Panaritium als traumatische Entzündung zu betrachten ist. Das Trauma kann an sich geringfügig sein, so daß es sich schwer oder gar nicht nachweisen läßt. Wir wissen, daß es keiner spezifischen Erreger bedarf, daß gelegentlich diese und jene Bakterien im entzündlichen Exsudat angetroffen werden, das oft genug von der Beschäftigung des Verletzten herrührend Partikelchen von Holz, Leder, Glas oder dergl. mehr aufweist.

Die Gefahr des sucutanen Panaritiums ist bedingt durch die anatomische Anordnung des subcutanen Bindegewebes, die nur eine geringe Verschieblichkeit der Volarhaut gestattet, die Verbreitung der Entzündung zwar hemmt, jedoch infolge des hohen intracutanen Druckes die Neigung bestärkt, die Umgebung, Sehnenscheiden, Periost, Gelenk, schwer und oft unwiderruflich zu schädigen, indem sie zur Nekrotisierung der betroffenen Teile führt.

Sehr häufig im gewerblichen Leben kommt es zur Bildung sog. subungualer und parungualer Panaritien, die durch geringfügige Verletzungen des Nagels und des Nagelfalzes herbeigeführt werden. Die nicht seltenen Sehnenscheidenpanaritien werden gefährlich durch die rasche Verbreitung und sind insofern für unsere Betrachtungen von besonderer Bedeutung, als die nekrotisierten Sehnenscheiden irreparabele Funktionsstörungen zeitigen. Ist einmal die Sehne verloren gegangen, so resultiert die Kontrakturstellung des Fingers, die in ihrer ausgesprochenen Form oft genug die nachträgliche Amputation erforderlich macht.

Wird von vornherein der Knochen selbst infiziert, etwa durch Eindringen spitzer verunreinigter Instrumente, so entsteht das Bild des ostalen Panaritiums, das sich durch besondere Schmerzhaftigkeit und vor allem durch einen sehr langsamen Heilverlauf auszeichnet. Oft vergehen Monate bis zur Abstoßung des Knochensequesters, worauf die Heilung dann endlich eintritt.

Es erübrigt sich, im Rahmen dieses Lehrbuches auf das Wesen der Wundinfektion einzugehen. Für unsere Betrachtungen kommt in

erster Linie in Frage, wieweit Wundinfektionen auf Betriebsunfälle
ursächlich zurückgeführt werden können (s. S. 82 ff.).

Kasuistik:

Fall Nr. 1. (Aktenmaterial): Quetschung der rechten Hand durch Puffer,
Zermalmung der rechten Hand. 14 Tage nach der Verletzung Wundstarrkrampf.
Tod. Zusammenhang mit dem Unfall anerkannt.

Fall Nr. 2. (Aktenmaterial): Der Verletzte erhielt bei Schachtarbeiten eine
Verwundung des rechten Handrückens in der Nähe des Mittelfingergrundgelenks durch
die Schaufel eines Mitarbeiters, eine Verletzung, die anfangs unscheinbar war, dann aber
bald zur Schwellung der ganzen Hand Veranlassung gab. Aufnahmebefund: 1 cm lange,
vernachlässigte, eiternde Wunde, Schwellung des Handrückens, des ganzen Vorderarms, Rötung desselben, Lymphangitis. Entlassungsbefund: 15 cm lange Inzisions-
narbe, druckempfindlich, Beugung behindert, bei Faustschluß bleiben Mittel- und
Ringfinger $1/2$ cm von der Hohlhand entfernt. 15 pCt. Nachuntersuchung nach
1 Jahr ergibt: Narbe reaktionslos, rechte Hand zeigt schwielige Haut, Muskulatur
beider Arme gleich gut entwickelt. 0 pCt.

Fall Nr. 3. (Aktenmaterial): W. hatte mit etwa 20 anderen Arbeitern ein
Seekabel aus dem Kabelschiff in einen daneben liegenden Leichter zu schaffen.
Die Arbeit ging in der Weise vor sich, daß in Abständen je 2 Arbeiter Aufstellung
nahmen, die abwechselnd das Kabel erfaßten und weiter zogen. Das Kabel war
mit einer weißen Masse überzogen, die, wenn sie feucht wurde, eine schmierige
Form annahm. Es stellten sich bei W. an der rechten Hand zwei, an der linken
eine Blutblase ein, die auf Druck empfindlich schmerzten, trotzdem arbeitete er
weiter. Die Blasen öffneten sich, es trat Schwellung ein. Es entwickelten
sich an der Stelle der Blasen Panaritien. Es entleerten sich große Mengen Eiter.
Die Panaritien der linken Hand heilten ab, während die Entzündung in der Sehnen-
scheide des rechten Mittelfingers weiterkroch. Die oberflächliche Sehne war zerstört, infolgedessen waren die beiden ersten Glieder des rechten Mittelfingers steif.
Die B. G. lehnt ab. Das Leiden sei während der Betriebsarbeit, aber nicht plötzlich entstanden. Eine einmalige Einwirkung von kurzer, bestimmter Dauer läge
nicht vor, dagegen Berufung beim Sch. G., das eine Rente von 15 pCt. mit folgender
Begründung gewährt:

Nach den vom Sch. G. angestellten Ermittelungen besteht die Umhüllung der
Kabel aus grober Leinwand, welche mit einer teerigen Masse imprägniert und mit
einer Kalkmilchlösung bestrichen ist. Wenn auch beim Kläger die Blutschwielen
am 24. IV. 1903 allmählich entstanden sind und auf ein plötzliches Ereignis, wie
es zum Begriffe des Unfalls gehört, nicht zurückgeführt werden können, so ist
doch nach der Rechtsprechung des R. V. A. die Annahme eines Betriebsunfalles
schon dann geboten, wenn einer der zum Zustandekommen der Infektion erforderlichen
Vorgänge, die Eröffnung der Eingangspforte oder die Einführung der Bakterien, in
der Betriebstätigkeit seine Ursache hat. Im vorliegenden Fall besteht unter Berücksichtigung der Art der Arbeit am fraglichen Tage ein hoher Grad von Wahrscheinlichkeit, daß die blutunterlaufenen Blasen aufgegangen sind und in die offenen
Stellen Kalk, welcher sich an der Oberfläche des Kabels befindet, eingedrungen
ist. Das Eindringen der Eitererreger hat sich in einem verhältnismäßig kurzen
Zeitraum abgespielt und ist aus diesem Grunde als Unfallsereignis zu betrachten,
welches die Beklagte zu entschädigen hat.

Fall Nr. 4. (Aktenmaterial): Beim Einholen eines Drahtseiles im Bagger-
nachen beschäftigt, zog S. sich eine Verletzung am Daumen der linken Hand zu.
Enorme Schwellung der linken Hand und des Vorderarms mit starker Rötung. Aus
einer kleinen Wunde am linken Daumen quoll Eiter. Hohe Temperatur. Die
Sehnen von Eiter umspült, glanzlos, frei im Eiter liegend. Auch das Handgelenk
ist befallen. Beugesehnen der Hand als brandige Massen entfernt, ebenso Sequester
aus dem Handgelenk. Finger stehen alle in fast gestreckter Stellung, nur Mittel-
und Endglieder leicht gebeugt Die mittleren 3 Finger haben keine Beugesehnen
mehr, sie können aus ihrer Stellung nur passiv etwas bewegt werden, da auch die
Strecksehnen noch nicht aus ihren Verwachsungen gelöst sind. Der Daumen und
der kleine Finger können nur sehr wenig bewegt werden. Muskulatur des Arms

stark abgemagert. 100 pCt. Nachuntersuchung nach 4 Jahren. Der Befund hat
sich nicht geändert. Die linke Hand ist total unbrauchbar geblieben, die Finger
stehen durch den Verlust der Beugesehnen krallenförmig, zum Teil übereinander
gelagert in den Grundgelenken in halber Beugestellung, in den übrigen Gelenken
in Streckstellung und können nur minimal bewegt werden, dabei ist die Haut ver-
dünnt, sämtliche Finger sind verschmälert. Das Handgelenk ist vollkommen versteift. Er kann die Arbeiten verrichten, die beim Verlust der linken Hand möglich sind. 60 pCt.

   Fall Nr. 5 (Aktenmaterial): Der Arbeiter W. will sich am 3. IX. 1903 im
Betriebe des Ingenieurs M. in B. beim Herausschlagen von Steifen aus Rohrgräben
den rechten Mittelfinger verletzt haben. Die hierüber vernommenen Zeugen sagen
übereinstimmend aus, daß sie im Herbst 1903 mit dem Kläger zusammen als Rohrleger gearbeitet und eines Tages wahrgenommen hätten, daß der rechte Mittelfinger
des Klägers geschwollen sei. Der Arzt, den Kläger einige Zeit nachher aufsuchte,
stellte Zellgewebsentzündung fest. Schließlich wurde der verletzte Finger ganz
entfernt und Kläger im Januar 1904 mit geheilter Hand entlassen. Von einer Verletzung oder einem Unfall hat Kläger weder dem Arzt noch dem Arbeitgeber
gegenüber etwas geäußert. Der Rentenanspruch des W. wurde durch Bescheid der
Beklagten vom Nov. 1904 mit der Begründung zurückgewiesen, daß die Zellgewebsentzündung des rechten Mittelfingers nicht auf einen Betriebsunfall zurückzuführen
sei. Entscheidung des Sch. G.: Zellgewebsentzündungen entstehen durch Verletzung
der Haut und Eindringen von schädlichen Stoffen in das Blut durch die verletzte
Stelle. Es ist anzunehmen, daß Kläger schon einen oder mehrere Tage, bevor sich
bei ihm die Entzündung durch Schwellung des Fingers bemerkbar machte, die
Wunde mit nachfolgender Blutvergiftung erhalten hat, ohne daß er hiervon etwas
spürte. Daraus erklären sich auch seine ersten Mutmaßungen, er habe keinen
Unfall erlitten. Die Beschäftigung des Klägers in der Unfallzeit brachte es indessen mit sich, daß dabei kleinere, unmerkliche Hautverletzungen entstehen und
dann Fremdkörper in das Blut eindringen konnten. In der Erwägung, daß Kläger
bei weitem den größten Teil des Tages bei seiner Arbeit zubrachte, hält es das
Sch. G. für sehr wahrscheinlich, daß sich Kläger die Fingerverletzung und weitere
Entzündung im Betriebe zugezogen habe, und deshalb einen Betriebsunfall für vorliegend. Dagegen Rekurs. Das R. V. A. hat auf Grund der Zeugenaussagen
gleichfalls für erwiesen angesehen, daß der Kläger am 3. IX. 1903 bei der Arbeit
sich eine Verletzung des rechten Mittelfingers zugezogen hat, welche die Eingangspforte für den Infektionserreger gebildet und dadurch den Ausbruch der Zellgewebsentzündung an dem beschädigten Finger in der Folgezeit hervorgerufen hat. Die
vom Sch. G. festgesetzte Rente ist seitens der Beklagten der Höhe nach nicht be-
mängelt worden und erscheint auch angemessen. Dem Rekurse war daher der
Erfolg zu versagen.

Erfrieren der Hände, Brandwunden.

   Eine Reihe von Entscheidungen des R. V. A. beschäftigt sich
mit der Frage, inwiefern Erfrieren der Hände ursächlich auf einen
Betriebsunfall zurückgeführt werden kann. Voraussetzung dabei ist
die plötzliche Entstehung, d. h. der Nachweis, daß ein körper-
schädigendes Ereignis vorlag, das in kurzer Zeit, höchstens innerhalb weniger Stunden, den Prozeß des Erfrierens veranlaßte. Es
müßten demnach, abgesehen von dem Nachweis der Gelegenheit, sich
Anhaltspunkte dafür ergeben, daß an dem Unfalltage besonders strenge
Kälte geherrscht hat.

   Das R. V. A. nimmt in diesen Fällen Bezug auf die Veröffentlichungen im Reichsanzeiger über die Witterungsverhältnisse des
Unfalltages.

Kasuistik:

Fall Nr. 1. Rek.E. v. 16. V. 1892. Arbeiter hatte beim Schienenlegen die Hand erfroren. Unfall anerkannt: Das Erfrieren der Finger ist in einem verhältnismäßig kurzen Zeitraum erfolgt, der einige Minuten, höchstens vielleicht einige Stunden, jedenfalls aber nicht mehr als die Dauer einer Arbeitsschicht umfaßt hat. Die Tätigkeit des Klägers bestand in der Vornahme solcher Verrichtungen, welche ein Erfrieren besonders begünstigen, es herrschte zurzeit — 18° C.

Fall Nr. 2. Rek.E. v. 2. XII. 1895. Malerlehrling, Erfrieren beider Hände. Unfall anerkannt: Ein Frostschaden der vorliegenden Art, d. h. das völlige Abfrieren eines Gliedes, entsteht nicht durch eine allmähliche Erkältung, sondern plötzlich oder doch wenigstens in sehr kurzer Zeit durch die Einwirkung eines besonderen schädlichen Ereignisses; das Endergebnis, die Verstümmelung, kann nur durch die Einwirkung ganz besonders grimmiger Kälte entstanden sein. Läßt sich also nachweisen, daß unmittelbar, bevor jenes Ereignis eintrat, bevor die Finger gefühllos wurden und abstarben, Kläger im Betriebe einer besonders starken Kälteeinwirkung ausgesetzt gewesen ist, so muß auch für dargetan erachtet werden, daß seine Verletzung durch einen Betriebsunfall herbeigeführt worden ist.

Nach dem Umfange, in dem sich die bleibenden Folgen bemerkbar machen, ist die Rente zu bemessen. In einer Reihe von Fällen, in denen ausgedehnte Zerstörungen zurückbleiben, wird die Einbuße an Erwerbsfähigkeit dem völligen Verlust der Hand gleichkommen, in anderen Fällen wird es sich um den Verlust einzelner Teile der Hand handeln, z. B. der Finger.

Ausgedehnte Funktionsbehinderungen hinterlassen Brandwunden der Hände, nicht selten mit der ausgesprochenen Tendenz zur Keloidbildung. Das Aufplatzen der zarten Narben infolge von Witterungseinflüssen, ungeschickten Bewegungen usw., veranlaßt den Verletzten, nach abgeschlossenem Heilverfahren immer von neuem die ärztliche Versorgung durch die B.G. in Anspruch zu nehmen. Es ist weniger die Funktionsbehinderung, die langdauernde Renten erfordert, als die Schonung, die der Verletzte sich auferlegen muß, um das Wiederaufplatzen der Narben zu verhindern. Renten von 10—15 pCt. sind in diesen Fällen oft Jahre hindurch zu gewähren.

Kasuistik:

Fall Nr. 1. (Aktenmaterial): Rißwunde des linken Handrückens durch Schlag vom Hebel einer zurückschlagenden Kurbel. Breitklaffende Wunde des Handrückens, die vom Gelenk zwischen der 3. Grundphalanx des 3. Mittelhandknochens bis zur Handwurzel reicht. In der Tiefe ist die zerrissene oberflächliche Fascie und ein Teil der Sehne des gemeinschaftlichen Fingerstreckers bloßgelegt. Heilung nach 1 Monat durch festes Narbengewebe. Faustschluß unvollkommen. Am meisten bleiben Zeige- und Mittelfinger zurück. 10 pCt. als Uebergangsrente. Nachuntersuchung nach 1 Jahr. Narbe auf dem linken Handrücken ist nicht schmerzhaft, mit den Strecksehnen nicht verwachsen. Die Strecksehne des linken Zeigefingers leicht verdickt. Zeige- und Mittelfinger bei Faustbildung 2 cm von der Handfläche entfernt. Händedruck links schwächer als rechts. Weiter 10 pCt. Untersuchung nach 1 Jahr. Die Spitze des linken Zeigefingers bleibt bei Faustschluß 1 cm, die des Ringfingers $\frac{1}{2}$ cm vom Handteller entfernt. 10 proz. Rente wird belassen. Nachuntersuchung nach 1 Jahr. Bei abgelenkter Aufmerksamkeit wird die linke Hand gut zur Faust geballt, sonst aber wird versucht, ein Zurückbleiben des linken Zeige- und Mittelfingers um $1\frac{1}{2}$ bis 2 cm vorzutäuschen. Aufhebung der Rente.

Fall Nr. 2. (Aktenmaterial): Pufferquetschung der rechten Hand beim Zusammenkuppeln von 2 Wagen. Die Weichteile der Hohlhand vielfach in großer Ausdehnung zerrissen, desgleichen die Haut des Handrückens. Daumenballen abgelöst, das Gelenk zwischen Mittelhandknochen des Daumens und Handwurzel breit eröffnet. Knochen und Sehnen intakt. Vernäht, gute Vernarbung. Am Daumen besteht infolge Narbenzuges an der Beugeseite eine mäßige Kontrakturstellung im Grundgelenk. Streckung und Spreizung sind etwas gehemmt, die Einschlagefähigkeit nicht völlig normal. Armmuskulatur nicht meßbar verschieden gegenüber der nicht verletzten Seite, aber auffallend schlaff. 15 pCt. Nachuntersuchung nach 1 Jahr. Die den Daumenballen umfassende Narbe hat an Festigkeit nicht nachgegeben, man fühlt, wie sie die ganze Muskulatur des Daumenballens durchsetzt und den Mittelhandknochen des Daumens in leichter Beuge- bzw. Adduktionsstellung fixiert. 15 pCt. bleibt. Nachuntersuchung nach 2 Jahren. Beim Einschlagen des rechten Daumens bleibt dessen Spitze fast 3 cm vom Handteller entfernt. Aktiv läßt sich das Daumengelenk rechts nur um 45°, links um 90° beugen. Abmagerung der Handmuskulatur, mangelhafte Schwielenbildung. 15 pCt. Rente bleibt. Nachuntersuchung nach 1 Jahr. Befund unverändert.

Entzündungen der Fingergelenke nach Verletzungen heilen zuweilen ohne Funktionsstörungen aus, selbst wenn eitrige Entzündungen vorliegen, zumeist kommt es jedoch zur Zerstörung der Knorpelflächen, knöchernen Vereinigung der gegenüberliegenden Gelenkenden und Versteifung der Finger. Nicht nur breite Eröffnungen des Gelenks, auch geringe Stichverletzungen mit Nadeln usw. führen eine solche eitrige Gelenkentzündung mit dem Ausgang in völlige Versteifung herbei. Ein ankylosiertes Fingergelenk, besonders ein in Streckstellung versteiftes, bildet stets ein erhebliches Hindernis für die Funktion, um so mehr, als auch in der Regel die benachbarten Finger allmählich versteifen.

Die Ruhigstellung in fixierenden Verbänden, insbesondere in Gipsverbänden, führt auch bei der Hand und den Fingern gelegentlich zu Kontrakturen. Entzündliche Kontrakturen schließen sich zuweilen den verschiedenen entzündlichen Prozessen an; je nach der voraufgehenden Störung kann es sich um dermatogene, desmogene, myogene und arthrogene Kontrakturen handeln.

Besonders gefürchtet sind die Narbenkontrakturen nach Verbrennungen der Hände, sie bieten quoad functionem sehr ungünstige Resultate. Nach König ist die dorsale Kontrakturstellung funktionsstörender als die Flexionskontraktur, in beiden Fällen verliert die Hand wesentlich an Kraft und Geschicklichkeit.

Die Dupuytren'sche Kontraktur ist auf chronische Traumen vielfach zurückgeführt worden, ein einmaliges Trauma ist für die Entstehung der Erkrankung der Palmaraponeurose nur sehr selten verantwortlich zu machen. In einem Falle, der dem R.V.A. zur Entscheidung vorlag, wurde der Zusammenhang einer Dupuytrenschen Kontraktur mit einer Schulterverletzung als Unfallfolge abgelehnt.

§ 22. Frakturen und Luxationen der Mittelhandknochen und Fingerglieder.

Brüche der Mittelhandknochen und Phalangen sind selten, wenngleich auch hier die bessere Erkenntnis durch die Röntgenographie die Zahl der zur Beobachtung gelangenden Fälle erheblich vermehrt. Sie entstehen durch direkte oder indirekte Gewalt. Mehrfach beobachtet sind sie bei Führern von elektrischen Bahnen (Zurückschlagen der Kurbel gegen die Hand). Die Bruchlinie verläuft meist schräg. Lokaler Bruchschmerz, abnorme Beweglichkeit, Funktionsstörung, gelegentlich auch Krepitation führen zur Diagnose. Dislokation, übermäßige Callusbildung, Muskelatrophie (Interossei) beeinträchtigen für längere Zeit die Funktion. Betrifft die Fraktur das Metacarpalköpfchen, so resultiert unter Umständen eine Versteifung des Grundgelenks, die wiederum eine Kontrakturstellung des Fingers mit Versteifung in den übrigen Fingergelenken zur Folge hat. Je nach der Störung, die nach der anatomischen Heilung verbleibt, erfolgt entsprechend der Dignität des Fingers die Rentenfestsetzung; die Berechnung nimmt ihren Ausgang von der Höhe des Schadens, den der Verlust des betreffenden Fingers darstellen würde.

Luxation der Metacarpen und Phalangen.

Luxationen im Metacarpocarpalgelenk sind sehr seltene Verletzungen. Häufiger werden solche im Metacarpophalangealgelenk beobachtet. Die Luxation des Daumens kommt relativ häufig vor; nach Gurlt beträgt sie 4,9 pCt. aller Luxationen, nach Malgaigne 3 pCt. Sie kommt zustande durch einen heftigen Stoß gegen den Daumen von der Hohlhandseite her, der den Daumen in Hyperextension bringt, gelegentlich auch durch extreme Dorsalflexion bei Fall auf die Volarfläche des Daumens. Man unterscheidet komplete und inkomplete Formen (Bajonettstellung). Nicht selten bleiben Gelenkversteifungen bzw. Kontrakturen zurück, die entsprechend dem Funktionsausfall mit 10—20 pCt. Rente abzuschätzen sind.

Glanzhaut.

Ledderhose hat darauf hingewiesen, daß nach Fingerverletzungen, die eine längere Zeit zur Heilung erfordern, eigentümliche Veränderungen der Haut auftreten, die er als Glanzhaut bezeichnet hat. Schon vor ihm hatte Paget nach Kontusionen usw. Aehnliches beobachtet und auf periphere Lähmungen zurückgeführt. Ledderhose unterscheidet 3 Arten von Glanzhaut, eine atrophische, eine hypertrophische und eine sklerotische Form. Die häufigste Form ist die atrophische, die sich besonders nach langandauernden Verbänden als Inaktivitätsatrophie entwickelt. Die blasse, mattrosa gefärbte, in Falten abhebbare verdünnte Haut fühlt sich kühl an, die Finger laufen spitz zu, sind sichtbar atrophisch.

Die hypertrophische bzw. sklerotische Glanzhaut zeigt im Gegensatz zu der atrophischen derbe Infiltration, rosa bis blaurote Färbung der glänzenden, verdünnten, straffen Haut, die sich nicht in Falten abheben läßt und sich kühl anfühlt. Die Ursache derselben sieht Ledderhose in chronisch-entzündlichen hypertrophischen Prozessen der Haut mit ausgesprochener Endarteriitis, die in dem langsamen Heilverlauf ungenügend bedeckter Fingeramputationsstümpfe auftreten; auch übermäßig lange fortgeführte Fixation führt diese Zustände herbei. Die ungenügenden Zirkulationsverhältnisse, die mit der hypertrophischen und sklerotischen Glanzhaut einhergehen, bedingen die cyanotische Hautfarbe, das Kältegefühl und die Schmerzempfindung. Die Gefäßkompression im Gefolge fester Narben oder infolge langdauernden entzündlichen Oedems bei Panaritien usw. führt die hypertrophische sklerotische Glanzhaut herbei. Die durch Hautspannung bedingte Bewegungsbeschränkung führt oft zu Gelenksteifigkeiten der von der Glanzhaut befallenen Finger.

Trauma als Ursache akuter Knochenatrophie.

Sudeck gebührt in erster Linie das Verdienst, auf eine Erkrankung hingewiesen zu haben, deren Erkenntnis wir der verbesserten Technik der Röntgenologie verdanken, der akuten Knochenatrophie, die nach Entzündungen und Verletzungen des Knochens auftritt und in einer Resorption des Knochengewebes ihren pathologisch-anatomischen Ausdruck findet. Sie wird vor allem nach Frakturen, Distorsionen, Kontusionen usw. beobachtet, jedoch auch nach Weichteilverletzungen, und zwar nicht nur in dem Gebiet der ursprünglichen Verletzung, sondern auf- oder absteigend in dem entsprechenden Skelettabschnitt, bei Erwachsenen in Form der sogenannten konzentrischen Atrophie, die sich im Röntgenbild durch starke diffuse oder fleckige Aufhellung zu erkennen gibt. Reflektorische Muskelatrophie, Erscheinungen von seiten der Haut und der Unterhaut, wie harte Oedeme, Cyanose, Hypertrichose, Riffelung der Nägel, Rissigkeit, vervollständigen das Symptomenbild.

Auf eine Folge der Handverletzungen wurde in jüngster Zeit

die Aufmerksamkeit gelenkt, das sogenannte traumatische Oedem des Handrückens.

Zuerst beobachtete Vulliet, später Borchard das Auftreten eines sehr hartnäckigen, oft Jahre verbleibenden Oedems nach geringen Verletzungen des Handrückens, Stoß, Schlag, wohl auch hastiger Dorsalflexion. Charakteristisch ist auch hier die Atrophie der Handknochen; die anatomische Grundlage bildet die durch den Austritt von Flüssigkeit bedingte Quellung und Verdickung des Bindegewebes (Fibrinausscheidung), die eine beträchtliche Erschwerung der Fingerbewegungen veranlaßt. Fälle der Art sind später auch von Leppmann, Grünbaum, Reiske u. a. veröffentlicht worden, ohne daß man bisher zu einer Klärung des Krankheitsbildes gelangte. Nach Borchard lassen sich die Veränderungen auf eine Alteration der kleinen Gefäße und Lymphbahnen zurückführen.

Nach Waibel kann man den Schaden, der sich aus der Versteifung eines Fingers im Grundgelenk bei intaktem übrigen Verhalten ergibt, auf $2/_3$ des Gesamtverlustes des Fingers veranschlagen, während Ankylose des Mittelgelenks den Finger funktionell unbrauchbar macht. Die Störung, die ein völlig versteifter Finger hervorruft, ist größer als der Ausfall der Funktion durch den Verlust des Fingers, hingegen wird durch die Versteifung des Endgelenks nur bei qualifizierten Arbeitern, die auf eine besondere Feinheit des Empfindens der Fingerspitze angewiesen sind, ein wirtschaftlich meßbarer Schaden hervorgerufen, der mit 10 pCt. Rente zu entschädigen ist. Die Kontrakturen der Finger wirken, abgesehen von sehr hohen Graden, in denen die Fingerspitzen sich in die Hohlhand bohren, insofern weniger funktionsstörend, als die Hand zuweilen trotz der Kontraktur ihrer Aufgabe als Greiforgan noch in ausgedehntem Maße gerecht werden kann.

Kasuistik:

Fall Nr. 1 (Aktenmaterial): Komplizierter Knochenbruch des linken Ringfingers und Quetschwunde der linken Hand.

L. war damit beschäftigt, einen Zementbrunnenring zu transportieren, dieser entglitt seinen Händen, dabei erlitt er die Verletzung. Die ärztliche Untersuchung ergibt folgenden Befund: An der Beugeseite des 2., 3. und 4. Fingers der linken Hand Quetschwunde, querlaufend, in der Gegend der 1. Fingergelenke. Komplizierter Bruch der Mittelphalanx des 4. Fingers. Heilung, starke Callusbildung. Im ersten Gelenk kann der Finger aktiv und passiv bis zum rechten Winkel gebeugt werden. Im Endgelenk aktive Beugung unmöglich, passive nur gering. Beim Faustschluß bleibt die Spitze des 4. Fingers ca. 3,5 cm, die des 3. Fingers 1 cm von der Hohlhandfläche entfernt. Faustschluß erfolgt nicht mit voller Kraft. Muskulatur fühlt sich schlaff an. Linkshänder.

Der Gutachter schlägt 30 pCt. vor, da für den Verletzten als Linkshänder die linke Hand für die Arbeit die wichtigere ist. Eine Nachuntersuchung nach 6 Monaten ergibt den Befund: Der Ringfinger der linken Hand weist auf der Beuge-

und Streckseite kleine feste, reizlose, druckempfindliche Narben auf. Ebenso beschaffen sind die Narben an den anderen Fingern. Der Ringfinger ist verdickt in der Gegend des Mittelgelenks, dieses kann selbsttätig nicht über den rechten Winkel gebeugt werden, der Nagel des Ringfingers bleibt beim Faustschlusse 2 1/2 cm vom Handteller entfernt. Die Hände zeugen von Arbeit. 10 pCt. Nach weiteren 6 Monaten ist der Befund der folgende: Die Spitze des Ringfingers bleibt bei der Faustbildung 2 cm von der Hohlhandfläche entfernt. Beide Hände zeigen starke Schwielenbildung, die früher vorhanden gewesene Bewegungsbeschränkung im Mittelgelenk des 4. Fingers ist gänzlich gewichen. 0 pCt.

Fall Nr. 2. (Aktenmaterial): Quetschung des Daumens der linken Hand bei einem Fehlgriff zwischen den Gestellen zweier Feldbauwagen. Durch die erste ärztliche Untersuchung wird festgestellt, daß es sich um einen Bruch der Grundphalanx des Daumens handelt sowie um eine Weichteilverletzung an der Streck- und Beugeseite des Daumens. Bei der Nachuntersuchung nach 3 Monaten wird eine Rente von 15 pCt. noch für erforderlich gehalten, da die Beweglichkeit noch nicht wieder vollkommen hergestellt ist. Nach einem halben Jahre wird die Rente eingestellt.

Fall Nr. 3. (Aktenmaterial): Verletzung des rechten Daumens. Patient fiel beim Fortbewegen eines Steines, er stützte sich beim Fall auf die rechte Hand und zog sich eine Verrenkung des Daumens zu. Bei der ersten Untersuchung stand der Daumen in typischer Verrenkungsstellung. Auf starken Druck gelang die Reposition. Nach einigen Tagen Reluxation. Patient hat sich dann den Verband selbst entfernt. Nachuntersuchung: Der Daumen ist nach der Hohlhand gezogen, aktiv und passiv schwerer als normal beweglich. Auf dem Rücken der Hand ist das Ende der aus ihrer Lage verdrängten Grundphalanx deutlich zu fühlen. 10 pCt. Gewöhnungsrente. Nachuntersuchung nach 1 1/2 Jahren: Die Verrenkung besteht fort. Die Beweglichkeit des Daumens im Carpometacarpalgelenk ist nach jeder Richtung hin beeinträchtigt, besonders nach der Hohlhand zu. Der Daumen kann nur bis auf 2 cm der Hohlhand genähert werden. Rente belassen. Nachuntersuchung nach 1 Jahr: Im objektiven Befund ist keine Aenderung eingetreten, da jedoch die Muskulatur des rechten Arms sich der linken gegenüber gleich kräftig erweist, so wird die Rente aufgehoben.

Fall No. 4. (Aktenmaterial): Beim Steintransport rutschte ein Stein von der Tragbahre und fiel auf die linke Hand. Bruch des 2. Mittelhandknochens. Nach 1/2 Jahre wird auf der Rückseite der linken Hand über dem 2. Mittelhandknochen eine erbsengroße, verschiebliche Narbe festgestellt. Der darunter gelegene 2. Mittelhandknochen ist in der Mitte ein klein wenig verdickt. Röntgenuntersuchung ergibt, daß ein Bruch nicht vorliegt. Die fühlbare Verdickung wird auf eine Anlagerung des Knochens infolge einer Knochenhautentzündung zurückgeführt. 10 pCt. als Schonungs- und Uebergangsrente. Nach 3/4 Jahr 2. Mittelhandknochen noch leicht verdickt. Keinerlei Bewegungsbeschränkung. Entziehung der Rente.

Fall Nr. 5. (Aktenmaterial): Quetschung durch eine Schiene, die von einem Bahnwagen heruntergenommen wurde. Vom Mittel- und Ringfinger der rechten Hand fehlt die Kuppe des Nagelgliedes und der größte Teil des Nagels. Am Kleinfinger ist die untere Nagelhälfte verkrüppelt. Mittel- und Ringfingermuskulatur atrophiert, Mittel- und Ringfinger stehen im 2. Gelenk etwas gebeugt, krallenförmig, können wohl voll gestreckt, jedoch weder aktiv noch passiv voll zur Faust gebeugt werden. Auch der unverletzte Zeigefinger kann nur wenig gebeugt werden. Medico-mechanische Behandlung. Nach 4 wöchiger Behandlung ist die Beweglichkeit der Finger der rechten Hand vollkommen wiederhergestellt, so daß Faustbildung ohne weiteres gelingt. 20 pCt. als Uebergangsrente. Nachuntersuchung nach 1 Jahr ergibt noch keine Aenderung im Befund, daher wird die Rente belassen.

Fall Nr. 6. (Aktenmaterial): Verletzung des 3. und 4. Fingers der linken Hand. Beim Aufladen einer Schiene auf einen Eisenbahnwagen schlug das Schienenende zurück und gegen den 3. und 4. Finger der linken Hand. Das Mittelgelenk des linken Ring- und Mittelfingers ist durch Knochenneubildung verdickt, als Folge eines Knochenbruches des 2. Gliedes dicht an der Basis. Die Spitze des Mittelfingers bleibt jedoch 1 cm beim Faustschluß von der Hohlhand entfernt. 20 pCt. Uebergangsrente. Nach 6 Monaten: Die Rente wird auf 10 pCt. herabgesetzt mit der Begründung: Wenngleich die beiden verletzten Finger noch eine geringe Beweglichkeitsbeschränkung zurückbehalten haben, so läßt doch die Derbheit der Haut an ihrer Greifseite wie an der ganzen Hand, desgleichen die Kraft der Armmuskulatur erkennen, daß die Hand zur Arbeit ausgiebig verwendet wird. Es ist daher Gewöhnung an den Zustand anzunehmen, zumal gegen den letzten Befund eine Zunahme des Vorderarmumfanges um $1/2$ cm stattgefunden hat. Darauf stellte die B. G. die Rente ein. Dagegen Berufung, das Sch. G. beläßt es bei 10 pCt. Berufung an das R. V. A. Das R. V. A. hat allerdings so weit den Standpunkt der B. G. geteilt, als es ebenfalls angenommen hat, daß die durch den Unfall vom 18. VIII. 1903 bedingte Erwerbsunfähigkeit des Klägers nur noch geringfügig ist. Da indes die beiden gehörten Aerzte, ebenso wie das Sch. G. auf Grund seines Augenscheins, zu der Annahme gelangt sind, daß der Kläger wegen der teilweisen Steifheit des linken Mittel- und Ringfingers noch um 10 pCt. geschädigt wird, so hat das Rekursgericht den Ausführungen der Rekursschrift keinen genügenden Anlaß zu entnehmen vermocht, dem Schiedsgericht entgegenzutreten.

Fall Nr. 7. (Aktenmaterial): Bruch des 5. Mittelhandknochens der rechten Hand durch Sturz vom Rad bei einer Radfahrt im Auftrag des Arbeitgebers. Rechte Hand stark geschwollen, 5. Mittelhandknochen in der Nähe des Fingergelenks mit Verschiebung gebrochen. Verstauchung des Handgelenks. Heilung mit Dislokation. 40 pCt. Nachuntersuchung nach $1/2$ Jahr: Haselnußgroßer Callus an der Bruchstelle. Faustschluß vorhanden. Geringe Behinderung der Streckfähigkeit des kleinen Fingers. Taubes Gefühl im kleinen Finger. 10 pCt. Nachuntersuchung nach 1 Jahr ergibt die völlige Erwerbsfähigkeit, so daß die Rente aufgehoben wird.

Fall Nr. 8. (Aktenmaterial): Quetschung des Mittelfingers der linken Hand durch Zurückprallen einer Schwelle, die auf den Bordrand eines Eisenbahnwagens gelegt werden sollte. Das Röntgenbild ergibt Schrägfraktur der ersten Phalanx des Mittelfingers. 20 pCt. Rente. Fortfall der Rente nach 4 Monaten.

Fall Nr. 9. (Aktenmaterial): Quetschung dreier Finger der linken Hand. Komplizierter Bruch des 4. Fingers der rechten Hand. M. wurde beim Ueberschreiten eines Rangiergeleises von einem Wagen erfaßt, zu Boden geschleudert, wobei er mit den Händen auf die Schienen fiel, so daß der über ihn hinweglaufende Wagen beide Hände überfuhr. Befund: Es fanden sich zwei bis auf den Knochen reichende klaffende Wunden. Der 4. und 5. Finger der linken Hand sind im Grundglied, der 3. Finger im 1. Fingergelenk, der 4. Finger der rechten Hand im 2. Fingergelenk abgetrennt. Entfernung des 4. und 5. Fingers. Amputation des 3. Fingers im Grundglied. Exartikulation des 4. Fingers der rechten Hand im 1. Fingergelenk. Heilungsverlauf normal.

Nachuntersuchung. Linke Hand: Der 4. und 5. Finger fehlt vollständig. Der 3. Finger ist etwa in der Mitte amputiert. Quer über die Köpfe des 4. und 5. Mittelhandknochens verläuft eine $5^{1}/_{2}$ cm lange Narbe fast frei beweglich. Ueber den Stumpf des Ringfingers verläuft eine $2^{3}/_{4}$ cm lange Narbe. Der Stumpf ist nur mäßig gepolstert.

Rechte Hand: Der Ringfinger ist im 1. Fingergelenk exartikuliert, der Stumpf ist nur mäßig gepolstert. Der deckende Lappen ist von oben genommen. Die quer über den Stumpf verlaufende $2^{1}/_{4}$ cm lange Narbe ist beweglich, nicht schmerzempfindlich.

60 pCt. Rente zur Schonung und Gewöhnung. Nachuntersuchung nach 6 Monaten: Die Rente wird auf 40 pCt. herabgesetzt. Berufung an das Sch. G. wird abgewiesen.

Literatur zu § 22.

1. Borchard, Ueber traumatisches Oedem des Handrückens. M. f. U. 1903.
2. Grünbaum, Ueber das „harte traumatische Oedem des Handrückens". D. m. W. 1903.
3. Ledderhose, Ueber Folgen und Behandlung von Fingerverletzungen. Volkmann's Samml. klin. Vortr. No. 121. 1895.
4. Leppmann, Zur Kenntnis der sog. harten traumatischen Oedeme. A. S. Z. 1903.
5. Reiske, Ueber das harte traumatische Oedem des Handrückens. A. S. Z. 1904.

§ 23. Verlust beider Arme. Verlust eines Armes.

Handelt es sich um den Verlust beider Arme, so ist der Rente für die völlige Erwerbsunfähigkeit die Hilflosenrente hinzuzufügen. Voraussetzung ist dabei, daß der Verletzte ohne ständige fremde Wartung und Pflege nicht auskommen kann. Daß die Hilflosenrente nur gewährt wird, wenn der Verletzte in der Tat „hilflos" ist, beweist eine Entscheidung, in der das R. V. A. die Hilflosenrente versagte, wiewohl die Verletzung den glatten Verlust des rechten Arms und eine beträchtliche Verstümmelung des linken zur Folge hatte.

Kasuistik:

Fall Nr. 1. Rek. E. vom 16. VII. 1901. Lehrling wird beim Auflegen eines Riemens auf eine Transmissionswelle vom Riemen erfaßt und mehrmals herumgeschleudert. Verletzungen beider Arme und des Fußes. Amputation des rechten Armes, der linke wird nach der Operation unbrauchbar. Das Schiedsgericht erachtet den Verletzten als Hilflosen im Sinne des § 9, Abs. 3 des G. U. V. G. und spricht ihm eine Rente von 100 pCt. zu; dem schließt sich das R. V. A. nicht an und beläßt es bei der Vollrente:

Der Verletzte ist nicht hilflos im Sinne des § 9, Abs. 3 des G. U. V. G. Die Bestimmung besagt, daß einem erwerbsunfähigen Verletzten, welcher derart hilflos ist, daß er ohne fremde Wartung und Pflege nicht bestehen kann, für die Dauer dieser Hilflosigkeit die Rente bis zu 100 pCt. des Jahresarbeitsverdienstes erhöht werden kann. Wollte man diese Bestimmung so auslegen, daß die Rentenerhöhung jedem zustehe, der auf die Unterstützung anderer Personen in gewissen Beziehungen und zu gewissen Zeiten angewiesen ist, so würde der vom Gesetze deutlich gemachte Unterschied zwischen vollständig Erwerbsunfähigen und solchen, die sowohl erwerbsunfähig sind als auch ohne fremde Wartung und Pflege nicht bestehen können, gänzlich beseitigt werden. Denn wohl bei jedem, der durch einen Betriebsunfall so schwer betroffen ist, daß er völlig erwerbsunfähig wurde, wird in gewissem Umfange eine Unterstützung durch andere erforderlich sein. Es muß deshalb angenommen werden, daß das Gesetz in § 9, Abs. 3 nicht diese nur teilweise Unterstützung durch fremde Personen meint, sondern mit dem Ausdrucke „ohne fremde Wartung und Pflege nicht bestehen kann", denjenigen hohen Grad der Gebrechlichkeit und Hilflosigkeit bezeichnet, bei welchem der Verletzte fast in jeder Lage und zu jeder Zeit der fortwährenden Unterstützung durch eine andere Person nicht entbehren kann. Dieser hohe Grad der Hilflosigkeit liegt beim Kläger nicht vor. Derselbe ist noch in der Lage, sich auf den Füssen frei zu bewegen, sich Türen zu öffnen und also andere ähnliche geringfügige Funktionen auszuüben. Er ist auf fremde Wartung und Pflege nicht dauernd und in jeder Beziehung, sondern nur beim An- und Auskleiden angewiesen.

Das R. V. A. schätzt in seiner ständigen Spruchpraxis den Verlust des rechten Armes auf 60, 70 oder 75 pCt., in letzter Zeit durchschnittlich auf $66^2/_3$ pCt. In einer Reihe von Erkenntnissen warnt das R. V. A. vor der schematischen Anwendung dieser Rentensätze. Naturgemäß ist an erster Stelle zu berücksichtigen, ob es sich um den rechten oder den linken Arm handelt. Der Verlust des rechten Arms bedingt fraglos die höhere Erwerbsbeschränkung. Die umgekehrten Verhältnisse treffen ceteris paribus für Linkshänder zu.

Kasuistik:

Fall Nr. 1. Rek. E. v. 10. I. 1888. Die Rente von 75 pCt. für den Verlust des linken Armes ist angemessen, weil der Verlust des linken Armes auch bei Linkshändern nicht völlige Erwerbsunfähigkeit zur Folge hat.

Die hohen Prozentsätze für den Verlust eines Armes werden gerechtfertigt durch die Voraussetzung, daß der Verletzte mit dem Verlust des Arms des wichtigsten Werkzeugs beraubt ist, das seine Erwerbstätigkeit erfordert. Der Verletzte, dem eine Rente in der genannten Höhe für den Ausfall der Armtätigkeit zugesprochen wird, muß beruflich auf die intakt erhaltene Gebrauchsfähigkeit des Armes unbedingt angewiesen sein. Ist das nicht der Fall, so genügen geringere Rentensätze, wie in einer Entscheidung vom 5. I. 1904 zum Ausdruck kommt. Es heißt darin:

Kasuistik:

Fall Nr. 1. Rek. E. v. 5. I. 1904. Kläger ist als Unternehmer nur unerheblich in seiner Erwerbsfähigkeit geschädigt, aber erheblich als Arbeiter in seinem eigenen Betriebe. Es unterliegt keinem Zweifel, daß der Kläger infolge der durch Lähmung und Schwäche herabgesetzten Gebrauchsfähigkeit seines rechten Armes nicht imstande ist, die Steinsetzerarbeiten, die durchweg schwerer Natur sind und die uneingeschränkte Gebrauchsfähigkeit beider Arme bedingen, zu verrichten, wie er es früher nach seiner Behauptung getan hat. Der Kläger ist als Betriebsunternehmer nicht gezwungen, seinen Erwerb nur durch seiner Hände Arbeit zu suchen. Er kann in seinem Betriebe auch nicht-mechanische Arbeiten verrichten, zu denen keine besonderen körperlichen Anstrengungen notwendig sind. Es unterliegt also keinem Bedenken, daß der Kläger als Unternehmer durch die Folgen seines Unfalls in seiner Unternehmertätigkeit nur unerheblich beeinträchtigt ist. Bei der doppelten Tätigkeit als Unternehmer und Arbeiter ist es nicht gerechtfertigt, den Kläger für die Folgen des Unfalls in dem Maße zu entschädigen, wie es der Fall wäre, wenn ein unselbständiger Arbeiter von demselben Unfall getroffen worden wäre. Sch. G. billigt 40 pCt.

Fall Nr. 2. Rek. E. v. 6. X. 1888. Dem Vorarbeiter N., welcher infolge eines Betriebsunfalls eine Verletzung der rechten Hand erlitten hatte, war von der Genossenschaft eine Rente von 50 pCt. zugesprochen. Die hiergegen mit dem Antrage auf Gewährung einer Rente von 70 pCt. eingelegten Rechtsmittel der Berufung und des Rekurses sind vom Schiedsgericht wie vom R. V. A. zurückgewiesen mit folgender Begründung:

Wenn Kläger lediglich auf körperliche Arbeit angewiesen wäre, so würde er, weil er seinen rechten Arm und die rechte Hand bei der Arbeit nicht gebrauchen kann, zu etwa drei Vierteilen erwerbsunfähig zu erachten und nur imstande sein, mit dem linken Arm und der linken Hand noch ein Viertel seines früheren Arbeitsverdienstes zu erwerben. Der Kläger ist aber nicht lediglich ein Handarbeiter; er eignet sich dazu, andere Arbeiter zu beaufsichtigen und anzuweisen.

Im allgemeinen gehen die Entscheidungen von der Voraussetzung aus, daß der Verletzte, der den Verlust des rechten Armes zu beklagen hat, noch $^1/_4$ seiner früheren Erwerbsfähigkeit besitzt, insbesondere, wenn es sich um einen jüngeren Menschen handelt, der im Besitze des linken Armes und gesunder Beine ist. Eine höhere Rentenfestsetzung erfordert eine besondere Begründung, wie sie sich ergibt aus dem höheren Alter, sonstiger körperlicher bzw. geistiger Hinfälligkeit, so daß dem Verletzten Berufsarten verschlossen bleiben, in denen Einarmige unter gewöhnlichen Voraussetzungen Beschäftigung finden. Ist der linke Arm verloren gegangen, so sind $^4/_{10}$ des früheren Verdienstes von dem Verletzten selbst durch Erwerbstätigkeit aufzubringen, wie Aufseher-, Portier-, Botenstellungen und dergl. Bei der Rentenfestsetzung ist nur die Erwerbsfähigkeit, nicht die Erwerbsgelegenheit zu berücksichtigen, worauf gerade in diesbezüglichen Entscheidungen nachdrücklichst verwiesen wird.

Kasuistik:

Fall Nr. 1. Rek.E. v. 11. I. 1889. Wenn es auch im allgemeinen richtig ist, daß durch den Verlust oder die Gebrauchsunfähigkeit des linken Armes die Erwerbsfähigkeit eines sonst gesunden Arbeiters um nicht mehr als 60 pCt. beeinträchtigt sein wird, so kommt im vorliegenden Fall doch in Betracht, daß der Kläger, ein 64 jähriger Mann von schlechtem Ernährungszustande und schwächlicher Konstitution, durch die Gebrauchsunfähigkeit des linken Armes erheblich schwerer betroffen ist als ein sonst rüstiger Arbeiter. 75 pCt.

Fall Nr. 2. Rek.E. v. 3. VIII. 1889. Wenngleich der Kläger den ihm verbliebenen Stumpf des linken Armes nicht mehr gebrauchen kann, muß doch mit Rücksicht auf sein jugendliches Alter angenommen werden, daß sein gesunder rechter Arm und seine übrigen Gliedmaßen ihn noch in den Stand setzen, durch Arbeiten, welche ohne den linken Arm ausgeführt werden können, wenn auch nicht die Hälfte, so doch $^4/_{10}$ seines früheren Lohnes zu verdienen.

Fall Nr. 3. Rek.E. v. 5. XII. 1904. Mit Rücksicht darauf, daß der Kläger den linken Arm fast ganz verloren hat und daß der geringe ihm verbliebene Stumpf nicht geeignet ist, den anderen Arm zu unterstützen, mit Rücksicht aber andererseits darauf, daß der Kläger erst 32 Jahre alt ist, einen gesunden rechten Arm, 2 gesunde Beine und sonst gesunde Organe hat, daß er mithin noch vielfach, z. B. als Pförtner, Aufseher, Botengänger, verwendbar ist, wird 60 statt 70 pCt. für angemessen erachtet.

Fall Nr. 4. Rek.E. vom 22. XII. 1887. Das R.V.A. hat es bei einer Rente von 75 pCt. für den Verlust des rechten Armes belassen, wiewohl der linke Arm — außer Zusammenhang mit dem Unfall — geschwächt ist, da bei den für den Kläger überhaupt noch in Betracht kommenden Beschäftigungen z. B. Botendiensten, Wächterposten usw., eine besondere Leistungsfähigkeit des linken Armes hinsichtlich der Kraftäußerung nicht in Frage kommen kann.

Fall Nr. 5. Rek.E. v. 23. XII. 1887. Der Verlust oder — was dem gleichsteht — die völlige Gebrauchsunfähigkeit eines Armes mindert die Erwerbsfähigkeit eines Handarbeiters in der Regel mehr als um die Hälfte, denn beide Arme des menschlichen Körpers sind bei dem überwiegenden Teil ihrer Tätigkeit derartig auf ein Zusammenwirken angewiesen, daß der Mangel des einen Arms dem Verunglückten ein weites Gebiet der Arbeitstätigkeit überhaupt verschließt. Aber auch bei denjenigen Diensten, welche sich mit Hilfe eines einzigen Armes verrichten lassen, wird der Mangel des andern stets überaus störend empfunden werden. Wenn es daher auch richtig ist, daß der Verletzte als Portier, Bote oder dergl. noch verwendet werden könnte, so ist doch zu berücksichtigen, daß diese Beschäftigungen im allgemeinen minder lohnbringend sind, und daß ferner ein Einarmiger auch in Stellungen der genannten Art weit schwerer und unter ungünstigen Bedingungen Unterkommen findet, als ein im Vollbesitz seiner Glieder befindlicher Mann.

Trifft ein zweiter Unfall einen bereits infolge eines Unfalls verletzten Arm, so ist davon auszugehen, daß der zweite Unfall für den Verletzten deshalb besonders empfindlich ist, weil die schon be-

schränkte Gebrauchsfähigkeit des rechten Arms noch mehr herabgesetzt wird.

Kasuistik:

Fall Nr. 1. Rek.E. v. 8. III. 1889. Wenn der Beklagten auch zugegeben
wird, daß das R.V.A. bei Verlust des rechten Arms nur eine Rente von 75 pCt. bewilligt hat, so ist doch im vorliegenden Fall in Betracht zu ziehen, daß Kläger
nicht nur den rechten Arm, sondern einen Teil des rechten Schlüsselbeins verloren
hat. Dadurch ist naturgemäß die Erwerbsfähigkeit des Klägers in einem höheren
Grade gemindert, als wenn derselbe nur den Verlust des Arms davongetragen
hätte. Denn das Fehlen des halben Schlüsselbeins bedingt eine Schwächung der
ganzen rechten Brustseite und macht den Verletzten unfähig, schwerere Arbeiten,
welche die Anwendung aller Brustorgane erfordern, zu verrichten.

Fall Nr. 2. Rek.E. v. 3. VII. 1888. Vorarbeiter S. wurde von einem Eisenbahnwagen überfahren; es wurde ihm infolge der erlittenen Verletzung der rechte
Arm abgenommen. Die Rente von 75 pCt. wurde auf 100 pCt. erhöht, weil die Schätzung
als zutreffend anerkannt werden könnte, wenn der Verletzte die Geschicklichkeit
zu Arbeiten besäße, durch welche er einen Teil seines Lebensunterhaltes sich zu
verdienen in der Lage wäre, eine Annahme, die im vorliegenden Falle als ausgeschlossen zu erachten sei.

Fall Nr. 3. Rek.E. v. 19. IX. 1887. B. leidet an einer chronischen Entzündung der rechten Schulter, infolge deren er zu aktiven Bewegungen seines
Arms absolut unfähig ist. 75 pCt., da die vollständige Unbeweglichkeit des
rechten Armes dem Verluste desselben völlig gleich zu achten ist.

Wenn auch im allgemeinen bei der Beurteilung eines Armes der
glatte Verlust dem Zustand völliger Unbrauchbarkeit gleichzusetzen
ist, so wird dennoch in einzelnen Fällen die Möglichkeit, den vorhandenen, wenn auch gebrauchsunfähigen Arm zur Unterstützung des
gesunden Arms heranzuziehen, bei der Rentenfestsetzung zu bewerten sein.

Kasuistik:

Fall Nr. 1. Rek.E. v. 9. X. 1888. Die Erhöhung der Rente von 60 pCt. auf
70 pCt. wird abgelehnt, weil der Kläger, wenn auch die Gebrauchsfähigkeit seines
rechten Armes nahezu aufgehoben ist, immerhin den Arm selbst noch besitzt und
denselben noch in geringem Grade zur Unterstützung des linken Armes oder der
linken Hand verwenden kann.

Was die Beschaffung eines künstlichen Armes anbetrifft, so gibt
darüber eine Entscheidung vom 4. VII. 1903 eine eingehende Erklärung.

Kasuistik:

Fall Nr. 1. Rek.E. v. 4. VII. 1903. Der Tischler V. erlitt einen Betriebsunfall, eine Verstümmelung des rechten Armes, infolgedessen eine Amputation im
oberen Drittel des rechten Oberarms nötig war. Die B.G. gewährte eine Rente
von 75 pCt., lehnte aber die Beschaffung eines künstlichen Arms ab, das R.V.A.
verurteilte die B.G. zur Beschaffung eines künstlichen Armes und zur Zahlung
von 85 pCt. Gründe:
Der verletzte Arm ist im oberen Drittel amputiert worden. Guter Verlauf
der Heilung, Beweglichkeit etwas beschränkt. Die Rente von 75 pCt. scheint unter
den Verhältnissen zur Gewöhnung etwas gering. Was den künstlichen Arm betrifft,
dessen Lieferung der Kläger verlangt, so können die Gründe zur Ablehnung dieses
Anspruches nicht für stichhaltig erachtet werden. Die B.G. ist verpflichtet, dem
Verletzten zur Sicherung des Heilerfolges und zur Erleichterung der Unfallsfolgen

Hilfsmittel zu gewähren. Dahin gehören auch künstliche Gliedmaßen. Wenn nun die Vorinstanzen die Gewährung des künstlichen Armes deshalb abgelehnt haben, weil er zur Erleichterung der Unfallsfolgen zwar nützlich, aber nicht, wie das Gesetz verlange, erforderlich sei, so ist dem nicht beizutreten. Der künstliche Arm ist geeignet, das Fortkommen des Klägers zu fördern und seine Erwerbsfähigkeit zu erhöhen, da er durch Ausfüllung des Rockärmels der äußeren Erscheinung das Krüppelhafte nimmt, und da er bei dem Vorhandensein eines Teils des Oberarms auch zu gewissen Verrichtungen dienen kann. Wenn aber dieser Erfolg nicht auf anderem Wege erreicht werden kann, so ist der künstliche Arm im Sinne des Gesetzes zur Erleichterung der Unfallsfolgen erforderlich. Das R.V.A. hat die B.G. zur Beschaffung des künstlichen Armes verurteilt.

§ 24. Verlust eines Vorderarms.

Der Verlust des Vorderarms betrifft die Verletzten nicht weniger hart wie diejenigen, welche den Verlust des ganzen Arms zu beklagen haben. Immerhin rechtfertigen sich etwas niedrigere Rentensätze durch die Erwägungen, daß sich an dem erhaltenen Oberarm bzw. dem längeren Armstumpf leichter eine geeignete Prothese anbringen läßt, ferner daß die Entstellung relativ geringer ist. Indessen wird allgemein der Unterschied vergessen und eine Rente von $66^2/_3$—75 pCt. für den Verlust des rechten Vorderarms, 60—70 pCt. für den des linken Vorderarms in Anwendung gebracht. Auch hier wird auf das Gesamtbefinden des Verletzten Rücksicht genommen, hohes Alter, körperlicher und geistiger Verfall des Verletzten läßt eine höhere Rente billig erscheinen.

Kasuistik:

Fall Nr. 1. Rek.E. v. 23. IX. 1887. Maschinenführer K. erlitt durch einen Betriebsunfall eine Zermalmung der rechten Hand, welche die Amputation des rechten Vorderarms erforderlich machte. Selbst der gänzliche Verlust des rechten Arms kann nur unter ganz besonderen Umständen, welche hier nicht vorliegen, den Anspruch auf Unfallsrente für völlige Erwerbsunfähigkeit rechtfertigen. Kläger kann, wenn auch für seinen bisherigen Beruf nicht mehr tauglich, doch noch den Rest seiner Arbeitskraft in anderer Tätigkeit entsprechend verwerten. Kann der Kläger auch als gänzlich erwerbsunfähig nicht betrachtet werden, so ist doch eine Erhöhung der Rente von 75 auf 80 pCt. bei seinen vorgerückten Jahren gerechtfertigt.

Fall Nr. 2. Rek.E. v. 24. IX. 1887. Müllergeselle R. hat infolge eines Betriebsunfalles den rechten Vorderarm verloren. 60 pCt. Rente. Rek.E. erhöht die Rente auf 90 pCt. mit folgender Begründung: Verlust des rechten Vorderarms und hohes Alter erschweren dem R. die Auffindung eines geeigneten Erwerbs derartig, daß für ihn die Aussicht auf lohnende Arbeit fast ausgeschlossen erscheint. Aus diesem Grunde ist wegen völliger Erwerbsunfähigkeit eine Entschädigung von 90 pCt. als angemessen erachtet.

Auch von einem anderen Gesichtspunkte aus läßt sich ein höherer Prozentsatz rechtfertigen, wenn es sich nämlich um weibliche Verletzte handelt.

Kasuistik:

Fall Nr. 1. Rek.E. v. 7. X. 1903. Das Dienstmädchen K. hat bei einem Betriebsunfall eine Zerquetschung des linken Unterarms erlitten, welche die Amputation des Armes bis zur Hälfte des Unterarms erforderte. Das R. V. A. bewilligte 75 pCt. mit folgender Begründung:

Klägerin ist durch Verlust des linken Vorderarms in höherem Grade geschädigt als im Durchschnitt ein männlicher Arbeiter. Sie kann höchstens noch Botengänge und ähnliche leichte Arbeiten verrichten, die aber so gering vergütet werden, daß sie höchstens 25 pCt. des vollen Erwerbes verdienen kann. Es erscheint daher angemessen, der Klägerin eine Rente von 75 pCt. zuzusprechen.

§ 25. Verlust einer Hand.

Der Verlust der rechten Hand wird mit 50—75 pCt. entschädigt, und zwar gilt als gewöhnliche Rente 50—60 pCt., als Rente für Grob- und Tagesarbeiter $66^2/_3$—75 pCt., während bei Arbeitern, die nicht gänzlich auf ihrer Hände Arbeit angewiesen sind, die Mindestsätze in Anwendung zu bringen sind. Der Verlust der linken Hand ist mit 50—60 pCt. zu entschädigen. Bei Linkshändern gilt naturgemäß der Verlust der linken Hand als der schwerwiegendere.

Die gleiche höhere Bewertung erfährt der Verlust der rechten Hand weiblicher Personen.

Kasuistik:

Fall Nr. 1. Rek. E. v. 31. X. 1889. Verlust der linken Hand. 50 pCt. Der Kläger ist vermöge seiner praktischen Aus- und Durchbildung als Monteur und vermöge seiner sonstigen Fähigkeiten nicht lediglich auf Handarbeit oder sonstige in der Ausübung der rohen Körperkraft aufgehende Tätigkeit angewiesen, sondern noch zur Beaufsichtigung, Anstellung und Anleitung der seinem bisherigen Berufe angehörigen Arbeiter befähigt, wie dies auch schon daraus hervorgeht, daß er gegenwärtig eine ähnliche Stelle als Materialienverwalter bekleidet. Erwägt man ferner, daß Kläger erst 30 Jahre alt und sonst ein gesunder, kräftiger Mann ist, und daß die Verletzung die linke Hand betrifft, welche für die Erwerbsfähigkeit eines Mannes nicht die Bedeutung wie die rechte Hand hat, so ist mit dem Sch. G. anzunehmen, daß der Erwerbsverminderung des Klägers durch Gewährung einer Rente von 50 pCt. der Rente für völlige Erwerbsunfähigkeit hinreichend Rechnung getragen und Kläger sehr wohl noch in der Lage ist, sich 50 pCt. seines früheren Lohnes dazu zu verdienen.

Fall Nr. 2. Rek. E. v. 17. V. 1889. 75 pCt. für den Verlust der rechten Hand: Der Kläger ist gewöhnlicher Arbeiter (Fuhrmann) und als solcher durch den Verlust der rechten Hand besonders schwer geschädigt, da er nicht in der Lage ist, Verrichtungen zu übernehmen, welche, wie Aufseherdienste, eine Bewertung der beruflichen Fertigkeiten und Erfahrungen ohne deren praktische Betätigung gestatten. Auch ist derselbe nach seiner Vorbildung außerstande, die linke Hand für feinere Arbeit zu gebrauchen, während die Arbeit gewöhnlicher Tagearbeiter mit der linken Hand allein nur in sehr beschränktem Maße ausführbar ist.

Fall Nr. 3. Rek. E. v. 5. X. 1888. Dem Arbeiter Br., welcher im Betriebe den Verlust der linken Hand erlitten hatte, war außer der Gewährung einer künstlichen Hand eine Rente von 50 pCt. zugesprochen. Auf die von dem Kläger eingelegte Berufung hatte das Sch. G. die Rente auf $66^2/_3$ pCt. mit der Begründung erhöht, daß bei dem Verletzten, der gezwungen sei, sich für einen neuen Beruf auszubilden, nicht von vornherein der Grad seiner Erwerbsfähigkeit so hoch geschätzt werden könnte, wie es bei Voraussetzung der Möglichkeit einer völligen Ausnutzung seiner verminderten Körperkräfte geschehen sein würde. Auf den hiergegen von der B. G. eingelegten Rekurs hat das R. V. A. die gewährte Rente von $66^2/_3$ pCt. zwar als reichlich, jedoch nach Lage der Sache als nicht unangemessen erachtet und der B. G. anheimgestellt, bei eintretender Veränderung der Verhältnisse, die insbesondere auch durch die Möglichkeit und Art des Gebrauchs

einer künstlichen Hand bewirkt werden könne, eine anderweite Feststellung herbeizuführen.

Fall Nr. 4. Rek.E. v. 12. X. 1898. Verlust der linken Hand. 75 pCt.
Klägerin ist durch den Verlust der linken Hand für ihre bisherige Tätigkeit als
Arbeiterin in einer Pappfabrik jedenfalls völlig unbrauchbar geworden, und es kann
sich nur darum handeln, ob und wieweit sie den ihr verbliebenen Teil von Arbeitsfähigkeit zu einem Erwerbe verwerten kann. In dieser Beziehung ist zu erwägen,
daß ihr der ganze Kreis von Arbeiten, aus denen Frauen gewöhnlich einen Erwerb
ziehen, verschlossen ist. Sie kann nicht durch häusliche Dienstleistungen, durch
gewerbliche Handarbeit oder selbst durch Feldarbeit ein Einkommen erzielen: ja
sie ist sogar, was die Pflege ihres eigenen Körpers anbetrifft, z. B. beim Haar-
flechten, auf fremde Hilfeleistung angewiesen. Es ist ihr ferner auch, was allerdings für die Erwerbsfähigkeit nur nebensächlich ins Gewicht fällt, die Aussicht
auf eine Verehelichung verkümmert. Zu den Arbeiten, mit welchen sich ähnlich
verstümmelte Männer unter Umständen noch einen bedeutenden Teil ihres früheren
Einkommens erwerben können, wie Aufseher-, Kolportage-, Botendiensten, ist sie ebenfalls als Frau weniger brauchbar. Berücksichtigt man ferner, daß die Klägerin,
die seit ihrer Jugend in die Fabrik gegangen, in bezug auf ihren Bildungsstand
nicht so weit entwickelt ist, daß sie ihren Erwerb durch eine geistige Tätigkeit
finden könnte, so ist die ihrem Betrage nach sehr niedrige 75 proz. Rente nach
Lage der besonderen Umstände für angemessen zu erachten.

Fall Nr. 5. Rek.E. v. 22. XI. 1887. Stickerin, Verletzung der rechten Hand.
66 2/3 pCt. Das R.V.A. ist der Ansicht, daß die der Verletzung anhaftende Entstellung, weil sie das Auffinden von Arbeiten, besonders weiblichen Arbeiten, erschwert, in Betracht zu ziehen ist, unter Berücksichtigung des Umstandes, daß eine
Verletzung bei weiblichen Arbeitern schwerer wiegt als bei männlichen.

Fall Nr. 6. Rek.E. v. 22. XI. 1887. Plätterin. Verlust der linken Hand.
60 pCt. Das R.V.A. ist der Ansicht, daß die Gebrauchsunfähigkeit einer Hand
bei Frauen in der Regel ein höheres Maß von Erwerbsunfähigkeit herbeiführt als
bei Männern; denn die Männer haben außer der Geschicklichkeit der Hände auch
ihre höhere größere Muskelkraft einzusetzen, welche sich zu manchen Arbeitsleistungen verwerten läßt. Auch ist die durch den Unfall herbeigeführte Entstellung der Hand bei Bemessung des Grades der Erwerbsfähigkeit zu berücksichtigen.

Bis zum Eintritt relativer Gewöhnung an den Verlust werden
höhere Renten bis zur Vollrente gewährt. Eine solche Gewöhnung
tritt in der Regel in einem Zeitraum von $^1/_2$—2 Jahren ein und rechtfertigt dann die Herabsetzung der Rente auf die Normalsätze.

Kasuistik:

Fall Nr. 1. Rek.E. v. 28. V. 1888. Die Erfahrung lehrt, daß ein Arbeiter,
welcher ein wichtiges Glied verloren hat, in der ersten Zeit nach Beendigung
des Heilverfahrens meistens noch nicht imstande ist, die ihm gebliebenen gesunden
Gliedmaßen in geeigneter Weise zur Arbeit zu verwenden; vielmehr wird es in der
Regel hierzu einer längeren Uebung bedürfen. Es würde nun gerade den Interessen
der Arbeiter selbst zuwiderlaufen, wenn man in dem Ablauf dieser Zeit bzw.
Uebergangsperiode nicht eine wesentliche Veränderung der für die Feststellung der
Entschädigung maßgebend gewesenen Verhältnisse im Sinne des § 65 des U.V.G.
erblicken wollte; denn die B.G. würden dann gezwungen sein, von vornherein ohne
Berücksichtigung jener Uebergangsperiode die Rente nach demjenigen Grade der
Erwerbsunfähigkeit zu bemessen, welcher nach den Umständen der Verletzung als
bleibender angenommen werden muß. Im vorliegenden Falle muß schon in der
Beschaffung der künstlichen Hand an sich eine wesentliche Veränderung gefunden werden, da unzweifelhaft der mit der künstlichen Hand versehene
Arbeiter leichter wieder Beschäftigung erhalten wird als derjenige, der statt
dessen nur den verstümmelten Arm zur Schau trägt. Außerdem war aber
die Beklagte auch wohlberechtigt, anzunehmen, daß mit der Beschaffung der
künstlichen Hand der Kläger die für seine fernere Erwerbsfähigkeit erforderliche

Uebung seiner ihm gebliebenen gesunden Gliedmaßen erlangt habe und die Rente daher auf den Betrag, welche dem durch die Verletzung auf die Dauer herbeigeführten Grade der Erwerbsminderung entspricht, herabgesetzt werden könne. Wie aber das Sch.G. bereits zutreffend ausgeführt hat, muß Kläger als wohlimstande erachtet werden, mit seiner gesunden linken Hand bei der Unversehrtheit aller anderen Glieder — außer dem rechten Arm — sich für die Folge noch den 4. Teil seines früheren Verdienstes zu verschaffen. Die dem Kläger zu gewährende Rente war daher auf den Betrag von 75 pCt. der Rente für völlige Erwerbsunfähigkeit herabzumindern.

Fall Nr. 2. Rek.E. v. 4. XI. 1905. Der Beklagten ist zuzugeben, daß der Zeitraum von mehr als $2^1/_2$ Jahren, der seit dem Abschluß des Heilverfahrens verflossen ist, genügt, um in ausreichendem Maße Gewöhnung an die durch den Verlust einer Hand bedingten veränderten Verhältnisse eintreten zu lassen, insbesondere gelingt es erfahrungsgemäß den Verletzten bei gutem Willen, innerhalb eines derartigen Zeitraums allmählich die Geschicklichkeit und Kraft der linken Hand so zu steigern, daß sie die normalerweise der rechten Hand zukommenden Verrichtungen übernimmt. Der Beklagten kann daher die Berechtigung zur Herabsetzung der Rente nicht bestritten werden, selbst wenn im objektiven Befunde eine Aenderung wesentlicher Art nicht eingetreten sein sollte. Der Kläger, der nur den Verlust der Hand und eines geringfügigen Stückes des Unterarms zu beklagen hat, ist zweifellos in wirtschaftlicher Beziehung besser daran, als wenn ihm der ganze Arm fehlte. Denn er kann sehr wohl mit dem erhaltenen Arm, der im Ellbogengelenk frei beweglich ist, geeignete leichtere Gegenstände aufheben, mit dem Ellbogen tragen oder durch Anpressen an den Oberkörper festhalten, also bei einer Reihe von Verrichtungen die Tätigkeit des linken Armes nicht unwesentlich mit dem rechten unterstützen. $66^2/_3$ pCt.

In dieser Zeit ist meist auch eine Atrophie des Stumpfes eingetreten, die jedoch keine Verschlimmerung darstellt, die die erwähnte Herabsetzung verbieten würde.

Kasuistik:

Fall Nr. 1. Rek.E. v. 25. II. 1898. Maschinenarbeiter E. bezog für den Verlust der rechten Hand eine Rente von $66^2/_3$ pCt. Er beanspruchte Erhöhung, weil der verletzte Arm schwächer geworden sei und diese Schwäche ihn nötige, sich tagelang von der Arbeit fernzuhalten. R.V.A. lehnt ab: Die erhöhte Schmerzhaftigkeit des Stumpfes und die zunehmende Abmagerung des verletzten Arms sowie die Schwäche sind bereits bei der ersten Rentenfestsetzung ausreichend gewürdigt, da gerade mit Rücksicht auf diese sich notwendig einstellenden Folgen des Verlustes der rechten Hand die Rente auf $66^2/_3$ pCt. bemessen sei.

Höhere Entschädigungen, als es der Norm entspricht, kommen auch bei Personen zur Anwendung, die im übrigen körperliche Fehler besitzen, die den Verlust der Hand besonders fühlbar machen, wie Schwerhörigkeit oder dergl.

Kasuistik:

Fall Nr. 1. Rek.E. v. 15. II. 1888. Verlust der rechten Hand. Rente von 60 auf 75 pCt. erhöht mit Rücksicht auf die vorhandene Beschränkung des Hörvermögens: Ein gewöhnlicher Arbeiter, der für seinen Lebensunterhalt wesentlich auf die völlige Unversehrtheit aller Gliedmaßen angewiesen ist, wird nach dem Verluste bzw. der dem Verluste nahezu gleichkommenden völligen Verkrüppelung des für die Arbeit wichtigsten Gliedes, nämlich der Hand, nur noch zu ganz leichten Arbeiten, wie Botengängen usw., fähig sein. Erfahrungsgemäß finden aber Personen, deren Sinnesorgane beeinträchtigt sind, auch für derartige Arbeiten nur mit besonderer Schwierigkeit Beschäftigung.

In einzelnen Fällen gestattet die Gewöhnung sogar, mit der Rente unter die Normalgrenze herabzugehen.

Kasuistik:

Fall Nr. 1. Rek.E. v. 22. IV. 1890. Für den Verlust der linken Hand war, nachdem ein künstliches Glied mit beweglichen Fingern geliefert war, eine Rente von 40 pCt. bewilligt. Der hiergegen eingelegte Rekurs wird zurückgewiesen mit folgender Begründung:

Die vernommenen beiden Aerzte würdigen den Wert des künstlichen Gliedes nicht gebührend. Dasselbe ist im vorliegenden Falle nicht ein bloßes Dekorationsstück, sondern es hat für den Kläger als Schreiber eine wesentliche Bedeutung, da die künstliche Hand zu denjenigen Verrichtungen, welchen die linke Hand beim Schreiben dient, insbesondere zum Festhalten des Papiers, wohlgeeignet ist.

Fall Nr. 2. Rek.E. v. 16. V. 1890. Dem Mühlknappen H., welcher im Betriebe den Verlust der linken Hand davongetragen hatte, war, nachdem er auf Kosten der Genossenschaft als Schreiber ausgebildet war, eine Rente von 40 pCt. zugebilligt worden. Der Rekurs wurde mit folgender Begründung verworfen: Die Erhöhung wird abgelehnt, der jugendliche Mann ist sehr wohl imstande, nach seiner auf Kosten der Genossenschaft erfolgten Ausbildung 60 pCt. seines früheren Jahresarbeitsverdienstes zu verdienen.

§ 26. Verlust einzelner Finger.

1. Daumen.

In der Dignität der Finger nimmt der Daumen die erste Stelle ein. Der Verlust des Daumens schädigt die Hand wesentlich in ihrer Funktion als Greiforgan. Verlust des rechten Daumens wird mit 25 bis 30 pCt. dauernd entschädigt, der des linken Daumens mit 20 bis 25 pCt. Anfangs sind wesentlich höhere Renten erforderlich, da die Hand, ihres wichtigsten Teiles beraubt, nur höchst unvollkommen zu arbeiten vermag. Das trifft besonders zu bei qualifizierten Arbeitern. Fehlt nur das Nagelglied, so genügt die Hälfte des Satzes, der für den Verlust des ganzen Daumens in Frage kommt, bei Grobarbeitern kann bereits nach einigen Jahren die Rente überhaupt in Wegfall kommen, während qualifizierte Arbeiter dauernd mit 10 pCt. zu entschädigen sind.

Kasuistik:

Fall Nr. 1. Rek.E. v. 4. III. 1897. Stellmachergeselle. Verlust des ersten Gliedes des rechten Daumens. 15 pCt.

Fall Nr. 2. Rek.E. v. 7. I. 1893. Verlust des ersten Gliedes des rechten Daumens. Minderjähriger Vorarbeiter. 20 pCt. im Hinblick auf die bei dem jugendlichen Alter des Klägers vorhandene Anpassungsfähigkeit.

Fall Nr. 3. Rek.E. v. 17. V. 1900. Techniker. Verlust des Nagelgliedes des linken Daumens. 15 pCt. Einstellung der Rente nach 6 Jahren. R.V.A. stellt die Rente wieder her. Wenn auch der Verlust eines Fingergliedes nach der Rechtsprechung des R.V.A. zur Annahme einer dauernden Beschränkung der Erwerbsfähigkeit in der Regel nicht berechtigt, so gilt dieser Grundsatz im allgemeinen doch nur für die übrigen Finger außer dem Daumen, die nach ihrer Stellung zur Hand sich in ihrer Tätigkeit gegenseitig ersetzen können. Bei dem Daumen, der durch seine Gegenüberstellung eine besondere Tätigkeit zu verrichten hat, bestehen andere Verhältnisse. Es ist wohl glaubhaft, daß der Verletzte verschiedene Arbeiten, z. B. das Führen der Reisschiene und des Winkels beim Zeichnen, oder das Halten und Führen eines Meißels, Verrichtungen, zu denen er die linke Hand gebraucht, infolge der Verstümmelung nur unbeholfen machen kann.

Fall Nr. 4. Rek. E. v. 3. II. 1900. Maurer. Verlust des Endgliedes des linken Daumens. 15 pCt. Nach 7 Jahren Aufhebung der Rente. R.V.A.: Zwar ist die Amputationswunde am linken Daumen gut verheilt und mit einer festen widerstandsfähigen Narbe bedeckt, der Daumenstumpf selbst frei beweglich, trotzdem hat das R.V.A. nicht anerkennen können, daß der Verlust des Endgliedes des linken Daumens eine meßbare Einbuße des Klägers an Erwerbsfähigkeit nicht mehr bedinge, sondern die Ueberzeugung gewonnen, daß der Kläger sowohl als Maurer beim Erfassen der Steine, wie auch als Steinhauer beim Festhalten des Meißels durch die Verkürzung dieses wichtigsten Fingers in nennenswertem Maße behindert ist.

Fall Nr. 5. Rek. E. v. 28. I. 1902. Kreissäger. Verlust des Endgliedes des rechten Daumens. 20 pCt., nach 2 Jahren Herabsetzung auf 10 pCt. R.V.A.: Die Herabsetzung auf 10 pCt. ist zu früh erfolgt, da die Gewöhnung an den Verlust des 1. Gliedes des rechten Daumens naturgemäß nur allmählich fortschreiten kann.

Fall Nr. 6. Rek. E. v. 1. VII. 1902. Nietmeister. Verlust des Nagelgliedes des rechten Daumens. 10 pCt. Nach 3 Jahren Aufhebung der Rente, vom R.V.A. abgelehnt: Zwar ist der Stumpf des rechten Daumens gut abgehärtet, auch ist eine gewisse Gewöhnung eingetreten, immerhin ist der Verlust des Nagelgliedes des rechten Daumens störend und hindert den Kläger in nicht unerheblicher Weise bei feineren Arbeiten.

Fall Nr. 7. Rek. E. v. 5. 10. 1905. Arbeiter. Verlust des Nagelgliedes des rechten Daumens. Unzweifelhaft ist nach 10 Jahren Gewöhnung eingetreten. Der glatte Verlust des rechten Daumennagelgliedes bedingt nur unter besonderen Verhältnissen noch nach eingetretener Gewöhnung eine Minderung der Erwerbsfähigkeit. Solche Verhältnisse liegen hier nicht vor. Der Kläger ist nicht gelernter Arbeiter.

Fall Nr. 8. Rek. E. v. 25. VI. 1907. Verlust des Endgliedes des linken Daumens nach völliger Gewöhnung 14 Jahre nach dem Unfall ist kein meßbarer Schaden. Die volle Gewöhnung ist daraus zu schließen, daß der Daumenstumpf eine harte Kuppe besitzt, demnach zur regelmäßigen Arbeit verwendet wird. Nur wenn besondere Verhältnisse vorliegen, kann der glatte Verlust des ersten Gliedes des linken Daumens nach vollständiger Gewöhnung eine Schmälerung der Erwerbsfähigkeit bedingen.

Fall Nr. 9. Rek. E. v. 1. X. 1891. Dreher. Verlust des rechten Daumens. 25 pCt.

Fall Nr. 10. Rek. E. v. 13. V. 1889. Hutfabrikarbeiter. Verlust des linken Daumens. 40 pCt. Minderung nach erfolgter Gewöhnung auf 20 pCt. R.V.A.: Das Fehlen des Daumens und der dadurch bedingte Verlust der Zangenwirkung der linken Hand bleibt auch ohne das Fortbestehen von Schmerzen ein so wesentlicher Defekt, daß die Gebrauchsfähigkeit der Hand eine erheblich eingeschränkte ist.

Ist die Narbe, die den Stumpf bedeckt, nicht druckempfindlich, so ist die Oppositionsfähigkeit des erhaltenen Daumenrestes von wesentlicher Bedeutung bei allen Arbeiten, die das Festhalten leichterer Werkzeuge, wie Federhalter, Messer, Meißel und dergleichen erfordern.

Es ist oft erstaunlich zu beobachten, wie schnell insbesondere jugendliche Verletzte den Stumpf des Daumens nutzbringend verwerten lernen.

Nur in seltenen Fällen werden dauernd hohe Renten, die die Sätze erreichen, die beim Handverlust üblich sind, gewährt.

Kasuistik:

Fall Nr. 1. Rek.E. v. 24. IX. 1897. Maschinenarbeiter. Verlust des rechten Daumens, nachdem er bereits 12 Jahre zuvor den linken infolge eines Betriebsunfalls verloren hatte.

$66\,^2/_3$ pCt.: Der frühere Verlust des linken Daumens hatte für den Kläger eine größere Beeinträchtigung der Erwerbsfähigkeit nicht zur Folge gehabt, der durch den neuen Unfall herbeigeführte Verlust auch des rechten Daumens hat aber die Erwerbsfähigkeit des Klägers ganz erheblich beeinträchtigt. Während er mit der unverletzten rechten Hand noch alle wesentlichen Verrichtungen der Maschinenarbeit ausführen und ihm dabei die verstümmelte linke Hand wichtige Hilfsdienste leisten konnte, ist er nunmehr mit den der Daumen beraubten beiden Händen nicht mehr befähigt, größere und schwerere Gegenstände mit der für die Maschinenarbeit erforderlichen Sicherheit zu handhaben.

2. Zeigefinger.

Der Verlust des Zeigefingers macht sich dadurch für den Verletzten empfindlich bemerkbar, daß das Gefühl der Zeigefingerspitze bei feineren Arbeiten nicht wohl entbehrt werden kann. Die Arbeit geht langsamer vonstatten. Allmählich übernimmt der Mittelfinger die Funktion des verlorenen Zeigefingers. Durchschnittlich wird der Verlust des ganzen Fingers mit 15—20 pCt. entschädigt, nach erfolgter Gewöhnung mit einer Dauerrente von 10 pCt., bei weiblichen Verletzten mit 15 pCt. Rechts und links wird nicht besonders berücksichtigt.

Der glatte Verlust des ersten Gliedes bleibt bei nicht qualifizierten Arbeitern unentschädigt, selbst bei weiblichen Verletzten.

Kasuistik:

Fall Nr. 1. Rek.E. v. 21. X. 1901. Schlosserlehrling. Verlust des Zeigefingers der linken Hand. 15 pCt., weil er infolge der Schmerzhaftigkeit und der Schwäche im linken Arm mehr in seiner Erwerbsfähigkeit beeinträchtigt, als dies beim Verlust des Fingers anzunehmen ist.

Fall Nr. 2. Rek.E. v. 2. III. 1899. Arbeiter, Verlust des rechten Zeigefingers. 15 pCt. R.V.A.: zumal bei der Anpassungsfähigkeit eines so jungen Menschen ausreichend.

Fall Nr. 3. Rek.E. v. 22. VI. 1893. Bergarbeiter. Verlust des 1. Gliedes des Zeigefingers. 0 pCt. Verletzter ist in der vollen Gebrauchsfähigkeit des Fingers als Bergmann nicht behindert.

Fall Nr. 4. Rek.E. v. 21. V. 1897. Schreiner. Verlust des Nagelgliedes des rechten Zeigefingers. R.V.A.: 0 pCt. Der Verlust des Nagelgliedes des rechten Zeigefingers bedingt keine nennenswerte Beschränkung der Arbeits- und Erwerbsfähigkeit. Tatsächlich verursacht der Verlust namentlich in der ersten Zeit wohl gewisse Unbequemlichkeiten, diese Störungen sind indessen so unbedeutend, daß sie eine nennenswerte Verminderung der Erwerbsfähigkeit, die in einer Rente einen Ausgleich finden könnte, nicht bedingen.

Fall Nr. 5. Rek.E. v. 23. VI. 1899. Arbeiterin. Verlust des Endgliedes des rechten Zeigefingers. 10 pCt., nach 1 Jahr 0 pCt. Es ist nicht ersichtlich, wie das Fehlen des Fingergliedes die Klägerin in solchen Arbeiten, die nicht gerade besondere Fingergewandtheit verlangen, irgendwie erheblich behindern sollte. Auch von einer Entstellung sei keine Rede.

Sind $1\,^1/_2$ Glieder des Zeigefingers verloren, so wird der Verlust an der rechten Hand im allgemeinen mit 10—15 pCt., der Defekt der linken Hand nur selten mit der gleichen Dauerrente entschädigt.

Kasuistik:

Fall Nr. 1. Rek.E. v. 11. XII. 1902. Brauer, Verlust von $1\frac{1}{2}$ Gliedern des rechten Zeigefingers. 10 pCt. Sch.G.: 20 pCt., während das R.V.A. es bei 10 pCt. beläßt:
Es handelt sich um einen Arbeiter, bei dem in erster Linie nicht die Geschicklichkeit und unversehrte Beschaffenheit der einzelnen Finger, sondern die Kraft der Hand bei seinen Arbeiten ins Gewicht fällt. Die Herabsetzung der rohen Kraft der Hand ist aber bei dem erwähnten Verlust eine so geringfügige, daß eine Rente von 10 pCt. angemessen erscheint.

Fall Nr. 2. Rek.E. v. 14. VII. 1900. Arbeiterin. Verlust von anderthalb Gliedern des rechten Zeigefingers. 10 pCt. Nach einem Jahre Aufhebung. R.V.A. stellt die Rente wieder her: Eine Arbeiterin ist durch das Fehlen von anderthalb Gliedern am rechten Zeigefinger, mag auch eine gewisse Gewöhnung an den Zustand eingetreten sein, doch in ihrer Erwerbsfähigkeit noch in einem Grade von 10 pCt. beeinträchtigt, da die Verkürzung des rechten Zeigefingers die Arbeitsfähigkeit einer weiblichen Person, insbesondere hinsichtlich weiblicher Handarbeiten, beschränkt.

Fall Nr. 3. Rek.E. v. 21. IX. 1900. Schleifer. Verlust von $1\frac{1}{2}$ Gliedern des rechten Zeigefingers. 20 pCt. Nach 2 Jahren 10 pCt. R.V.A. 15 pCt. Das Fehlen des halben rechten Zeigefingers erschwert dem Kläger die Arbeit als Schleifer in recht erheblichem Maße.

Der Verlust der beiden ersten Glieder des Zeigefingers erfordert eine Rente von 10—15 pCt., soweit die rechte Hand in Betracht kommt, der gleiche Verlust der linken Hand bleibt nach erfolgter Gewöhnung meist unentschädigt.

Kasuistik:

Fall Nr. 1. Rek.E. v. 9. X. 1896. Fabrikarbeiter. Verlust der beiden ersten Glieder des Zeigefingers der rechten Hand. 15 pCt. mit Rücksicht auf die Wichtigkeit des in Verlust geratenen Gliedes für die Gebrauchsfähigkeit der rechten Hand.

Fall Nr. 2. Rek.E. v. 10. I. 1903. Bremser. Bruch des linken Zeigefingers, Quetschungen am 4. Finger. Erstes und zweites Glied des Zeigefingers mußten entfernt werden. 15 pCt. Rente wurde nach 6 Monaten aufgehoben, weil keine Erwerbsbeschränkung mehr vorhanden. Sch.G. erkennt eine Teilrente von 10 pCt. zu, weil der Stumpf des Zeigefingers beim Handschluß etwas über das Grundglied des benachbarten Fingers hinausrage, bei der Arbeit hinderlich werde und eine besondere Schonung der Hand erforderlich mache. R.V.A.: Der Aufhebungsbescheid wurde wiederhergestellt. Gründe: wenn auch nach den übereinstimmenden und bedenkenfreien ärztlichen Gutachten kein Zweifel daran bestehen konnte, daß eine wesentliche Besserung in dem Zustande des verletzten Zeigefingers, dessen beide ersten Glieder fehlen, eingetreten ist, da die Narbe völlig geschlossen, nicht mehr druckempfindlich und auch die Beweglichkeit des Fingerstumpfs jetzt wieder völlig normal ist, so fragte sich doch, ob die vom Sch.G. getroffene Entscheidung, daß der Stumpf beim Handschluß etwas über das Grundglied des benachbarten Fingers hinausragt und dadurch ein Hindernis bei der Arbeit bildet, tatsächlich zutrifft.

Fall Nr. 3. Rek.E. v. 9. IV. 1900. Maschinenarbeiter. Verlust zweier Glieder des rechten Zeigefingers. 10 pCt.

Fall Nr. 4. Rek.E. v. 14. VII. 1900. Arbeiter. Verlust zweier Glieder des rechten Zeigefingers. 25 pCt. Nach $1\frac{1}{2}$ Jahren 10 pCt. R.V.A.: Durch die Verstümmlung des Zeigefingers wird Kläger bei feineren Arbeiten immer noch erheblich gestört.

3. Mittelfinger.

Der Verlust des Mittelfingers ist in jedem Falle dauernd zu entschädigen. Die Rente beträgt 10—20 pCt. (links bzw. rechts). „Das Fehlen des ganzen Fingers beeinträchtigt die volle Gebrauchs- und Leistungsfähigkeit einer Hand durchweg in einem Maße, daß durch Gewöhnung und Anpassung die Brauchbarkeit derselben wohl gesteigert, der Mangel aber kaum je so gänzlich ausgeglichen werden kann, daß auf Grund des § 65 (jetzt der § 88) die Entziehung der Rente gerechtfertigt wäre" (Entscheidung N. 1060. A. N. 1891).

Kasuistik:

Fall Nr. 1. Rek.E. v. 23. I. 02. Arbeiter. Verlust der rechten Mittelfingers. 20 pC., nach 2 Jahren 10 pCt.

Fall Nr. 2. Rek.E. v. 12. IX. 1900. Arbeiter. Verlust des linken Mittelfingers. 10 pCt. Nach 10 Jahren Aufhebung. R.V.A.: Die Rente ist weiter zu gewähren. Der Kläger kann infolge der Verstümmelung der linken Hand nicht alle Arbeiten ausführen.

Das Nagelglied des Mittelfingers ist für die Funktion der Hand nicht von so wesentlicher Bedeutung, daß sein glatter Verlust zu einer Entschädigung führt. Die früher üblichen 5 proz. Renten werden mit Recht nicht mehr gewährt.

Kasuistik:

Fall Nr. 1. Rek.E. v. 17. X. 1900. Maschinenmeister. Verlust des größten Teils des Nagelgliedes des linken Mittelfingers. 5 pCt. Nach 9 Jahren Aufhebung der Rente. Vom R.V.A. bestätigt. Der Kläger hat sich sicher in der langen Zeit seit dem Unfall an das Fehlen des Nagelgliedes gewöhnt und kann die linke Hand ebenso gebrauchen wie die rechte. Sollte er selbst — wie er angibt — nicht alle Arbeiten vornehmen können, so kann doch diese Behinderung nur so unbedeutend sein, daß sie keine Verminderung seiner Erwerbsfähigkeit darstellt.

Fall Nr. 2. Rek.E. v. 8. XI. 1900. Tischler. Verlust des ersten Gliedes des linken Mittelfingers. 5 pCt. Nach 14 Jahren Aufhebung, die das R.V.A. bestätigt, der Kläger muß im Laufe der Zeit die Hand wie eine unverletzte zu gebrauchen suchen und durch Anpassung und Gewöhnung gelernt haben.

Sind 1½ Glieder des Mittelfingers verloren, so kann unter Umständen eine bleibende Entschädigung von 10 pCt. bei qualifizierten Arbeitern gerechtfertigt erscheinen.

Kasuistik:

Fall Nr. 1. Rek.E. v. 21. V. 1892. Verlust der Hälfte des rechten Mittelfingers. 10 pCt., während B.G. und Sch.G. die Entschädigungsansprüche zurückweisen, da eine Minderung der Erwerbsfähigkeit durch den Unfall nicht herbeigeführt sei. R.V.A.: Mit Unrecht nehmen die Vorinstanzen an, daß Kläger durch den Unfall in seiner Erwerbsfähigkeit nicht beeinträchtigt sei. Zwar hat das R.V.A. wiederholt anerkannt, daß bei einfachen Arbeitern der Verlust eines Gliedes oder eines Gliedteiles eines für die Arbeit wenig in Betracht kommenden Fingers eine Einbuße an Erwerbsfähigkeit nicht verursacht. Allein im vorliegenden Falle handelt es sich nicht um den Verlust eines Fingergliedes, sondern eines halben Fingers der rechten Hand. Es ist ohne weiteres klar, daß hierdurch auch die Kraft und die Gebrauchsfähigkeit der rechten Hand herabgesetzt ist.

Der Verlust des Nagel- und Mittelgliedes des Mittelfingers der rechten Hand qualifizierter Arbeiter erfordert eine Dauerrente von 10 pCt.

Kasuistik:

Fall Nr. 1. Rek.E. v. 3. I. 1900. Steinschleifer, Verlust des Nagel- und Mittelgliedes des rechten Mittelfingers, 10 pCt. Nach 3 Jahren Aufhebung der Rente. R.V.A.: Kläger ist als Steinschleifer in einer Papierverarbeitungsfabrik ein sogenannter qualifizierter Arbeiter und als solcher durch den Verlust von zwei Gliedern des rechten Mittelfingers mehr geschädigt als ein gewöhnlicher Arbeiter, bei dem es beim Hantieren mit Werkzeugen hauptsächlich auf die grobe Kraft der Hand und des Armes ankommt. Mit Rücksicht darauf weiter 10 pCt.

Handelt es sich um Grobarbeiter, so kann die Rente nach glatter Verheilung und Gewöhnung in Fortfall kommen.

Kasuistik:

Fall Nr. 1. Rek.E. v. 5. II. 1903. Verlust zweier Glieder des rechten Mittelfingers. 10 pCt. Nach 5 Jahren Aufhebung der Rente, da die Spitze des um 2 Glieder verkürzten Mittelfingers der rechten Hand nicht mehr druckempfindlich ist. Da Bewegungsstörungen in den Gelenken nicht mehr bestehen, ist anzunehmen, daß sich die völlige Gewöhnung an den Zustand vollzogen hat, trotz der hier und da noch auftretenden Beschwerden.

Fall Nr. 2. Rek.E. v. 8. IV. 1903. Verlust zweier Glieder des rechten Mittelfingers: $7^1/_2$ pCt. Aufhebung der Rente nach 9 Jahren. Der verletzte Finger fühlt sich derb an, ist zur Arbeit benutzt. Durch Uebung ist Gewöhnung an den jetzigen Zustand eingetreten, um so mehr als der Kläger in einem Sägewerk als Brettschneider arbeitet, im wesentlichen mit groben Arbeiten befaßt ist, bei denen er in besonderem Grade auf die Geschicklichkeit und Unversehrtheit aller Finger nicht angewiesen ist. Hiernach lag keine Veranlassung vor, der Vorinstanz entgegenzutreten.

Fall Nr. 3. Rek.E. v. 11. V. 1896. Fraiser. Verlust zweier Glieder des rechten Mittelfingers. Der Stumpf verheilte in wenigen Wochen gut. B.G. und Sch.G. lehnen Rente ab, R.V.A. tritt der Auffassung bei: das Fehlen der zwei ersten Glieder des rechten Mittelfingers bilden für die Ausübung der Arbeit kein Hindernis.

Fall Nr. 4. Rek.E. v. 20. VI. 1896. Minderjähriger Arbeiter. Verlust zweier Glieder des rechten Mittelfingers keine Beeinträchtigung der Erwerbsfähigkeit.

4. Ringfinger.

Der glatte Verlust des Ringfingers bedingt keine Entschädigung, sobald Gewöhnung eingetreten ist, nur qualifizierte und weibliche Verletzte haben, wenn es sich um den Verlust des rechten Ringfingers handelt, Anspruch auf eine 10 proz. Dauerrente.

Kasuistik:

Fall Nr. 1. Rek.E. v. 7. XI. 1892. Reisender. Verlust des linken Ringfingers. Das Sch.G. billigt 10 pCt. zu, gegen diese Entscheidung Rekurs. Der Verletzte ist als Reisender durch den Verlust des rechten Ringfingers nicht in seiner Erwerbsfähigkeit beschränkt. R.V.A. billigt 10 pCt. Der Verletzte ist in seinem Berufe durch den Fingerverlust im Schreiben behindert.

Fall Nr. 2. Rek.E. v. 25. 6. 1900. Eisendreher. Verlust des linken Ringfingers. 15 pCt. Nach 6 Jahren Aufhebung. R.V.A.: Entziehung der Rente ist gerechtfertigt. Glatter Verlust des Ringfingers nach $6^1/_2$ Jahren bei ausgezeichneter Verfassung des Stumpfes.

Fall Nr. 3. Rek.E. v. 6. XI. 1901. Schlosserlehrling. Verlust des linken Ringfingers, 7½ pCt. R.V.A.: Die bei Witterungswechsel vom Kläger behaupteten Schmerzen in der Amputationsnarbe und eine angebliche Verminderung der Geschicklichkeit der verletzten Hand können, wenn sie bestehen, eine Erhöhung dieser Rente nicht bedingen, da Nachteile dieser Art im vorliegenden Falle gerade es sind, welche die Gewährung einer Unfallrente überhaupt zu rechtfertigen geeignet erscheinen. Ihr Fehlen würde nach der Sachlage den Ausschluß jeder Rente begründen.

Der Verlust des Nagelgliedes wird im allgemeinen nach glatter Verheilung nicht entschädigt.

Kasuistik:

Fall Nr. 1. Rek.E. v. 20. IX. 1897. Bergmann. Verlust des Endgliedes des rechten Ringfingers 15 pCt., nach 6 Monaten 0 pCt. R.V.A.: Der Kläger behauptet nicht eine Verminderung seiner Erwerbsfähigkeit. Er glaubt jedoch eine Entschädigung schon deshalb beanspruchen zu dürfen, weil „das Gesetz jedes verlorene Glied nach Gebühr bezahle". Diese Auffassung ist irrig. Denn nur insoweit, als mit dem Verlust eines Gliedes eine Verminderung der Erwerbsfähigkeit verbunden ist, gewährt das Gesetz dem Verletzten eine Entschädigung.

Sind Nagel- und Mittelglied verloren, so wird bei qualifizierten und weiblichen Arbeitern der Verlust mit 10 pCt. Dauerrente ausgeglichen, während der glatte Verlust zweier Glieder des Ringfingers bei Grobarbeitern nicht entschädigt wird.

Kasuistik:

Fall Nr. 1. Rek.E. v. 23. I. 1899. Spinnerin. Verlust des Nagelgliedes und eines Teiles des Mittelgliedes des linken Ringfingers. 25 pCt. Nach 2 Jahren Einstellung der Rente. R.V.A.: 10 pCt. Weibliche Personen sind in der Regel auf die Unversehrtheit und ungehinderte Brauchbarkeit ihrer Finger besonders angewiesen, namentlich als Spinnerinnen. Bei weiblichen Personen kommt ferner in Betracht, daß eine, wenn auch nur geringe Entstellung geeignet ist, ihnen bei ihrem Fortkommen hinderlich zu sein.

Fall Nr. 2. Rek.E. v. 23. II. 1903. Schreiner. Verlust des End- und Mittelgliedes des linken Ringfingers. 10 pCt. Nach 16 Jahren Aufhebung der Rente. R.V.A.: Die Angabe des Verletzten, er könne zwar an der Fraismaschine arbeiten, fühle sich aber dabei sehr unsicher und schwebe deshalb in erheblich größerer Gefahr der Verletzung als ein Arbeiter mit normaler linker Hand, ist glaubhaft, weil in der Tat ein Arbeiter mit einer des größten Teils des Ringfingers beraubten linken Hand die in Rede stehende Arbeit, bei voller Sicherheit nicht ausführen kann. Der bezeichnete Fingerdefekt ist an sich ein solcher, welcher einen qualifizierten Arbeiter von der Art des Verletzten im Verhältnis zu anderen Arbeitern, die eine ganz unverstümmelte linke Hand haben, auf dem allgemeinen Arbeitsmarkt fraglos in Nachteil setzt, so daß 10 pCt. gerechtfertigt sind.

Fall Nr. 3. Rek.E. v. 2. XI. 1896. Arbeiter. Verlust des End- und Mittelgliedes des linken Ringfingers. 0 pCt. 3½ Monate nach dem Unfall war der Stumpf reichlich mit Haut und Fettpolster bedeckt, nicht druckempfindlich. Hohlhandfläche schwielig. R.V.A.: Es kann nicht zugegeben werden, daß der Kläger für seinen Beruf als Bauarbeiter lediglich durch den Verlust zweier Glieder des linken 4. Fingers nennenswert in der Leistungsfähigkeit beschränkt sei.

Fall Nr. 4. Rek.E. v. 9. I. 1899. Bergarbeiter. Verlust zweier Glieder des rechten Ringfingers allein gibt keinen Anspruch auf Rente, der Kläger als Bergmann bedarf keiner besonderen Fingerfertigkeit, er ist daher durch den Verlust nicht nennenswert in seiner Erwerbsfähigkeit beschränkt.

Fall Nr. 5. Rek.E. v. 16. VI. 1899. Minderjähriger Tüncher. Verlust von 2 Gliedern des rechten Ringfingers. 0 pCt. Der Fingerstumpf ist frei beweglich, gegen Druck unempfindlich, so daß er alle Arbeiten, wie früher, verrichten kann.

5. Kleinfinger.

Der Verlust des Kleinfingers wird verschieden beurteilt, je nachdem der Kleinfingerballen erhalten geblieben ist oder nicht. Ist bei
qualifizierten Arbeitern und Grobarbeitern, die eine gewisse Kraft beruflich anzuwenden haben, der kleine Finger verloren, so wird 10 pCt.
Rente dauernd gewährt.

Kasuistik:

Fall Nr. 1. Rek. E. v. 5. I. 1899. Maschinenarbeiter. Verlust des linken
Kleinfingers. Keine Rente. Dem Kläger ist von dem verletzten kleinen Finger
nebst einem 2 cm langen gut überhäuteten Stumpf noch der für die Leistungsfähigkeit so wichtige Ballen erhalten geblieben. Hiernach kann die Verletzung
seiner Hand nicht für eine Verstümmelung von solcher Erheblichkeit erachtet
werden, daß sie ihn auf dem allgemeinen Arbeitsmarkt in der Erwerbsfähigkeit
nennenswert beschränkt.

Fall Nr. 2. Rek. E. v. 4. III. 1903. Tischler. Verlust des linken Kleinfingers
bis auf die Hälfte des Grundglieds. Anfangs 10 pCt., nach 5 Jahren 0 pCt. R. V. A.:
die Rente ist mit Recht aufgehoben. Die Narbe ist nicht mit dem Stumpf verwachsen, sondern frei und ohne Schmerzen verschieblich. Daß der Fingerstumpf
beim Hobeln oder sonst in seinem Beruf als Tischler noch hinderlich sei, ist nicht
anzunehmen. Eine gewisse Unbequemlichkeit ist aber keine nennenswerte wirtschaftliche Schädigung.

Fall Nr. 3. Rek. E. v. 28. V. 1900. Tischler. Verlust des rechten Kleinfingers. 20 pCt. Nach 4 Jahren Aufhebung der Rente. R. V. A.: Der in Betracht
kommende Verlust des rechten Kleinfingers bedeutet an sich bei einem Tischler
keine erhebliche Beschränkung der Erwerbsfähigkeit, höchstens eine Unbequemlichkeit.

Fall Nr. 4. Rek. E. v. 15. I. 1897. Zimmermann. Verlust des linken Kleinfingers. 0 pCt. B. G. lehnt die Rente ab, die Narbe ist glatt, auf der Grundfläche
verschiebbar. R. V. A.: 10 pCt.

Bei geringfügigen Verletzungen kann sich die Sachlage allerdings manchmal
so gestalten, daß die Gewährung einer Entschädigung wegen der Unerheblichkeit
der durch die Verletzung herbeigeführten Beeinträchtigung der Arbeits- und Erwerbsfähigkeit abzulehnen sei. Im allgemeinen aber ist das R. V. A. immer davon
ausgegangen, daß die Beeinträchtigung der Unversehrtheit der hauptsächlichsten
Gliedmaßen, namentlich der Hände, insbesondere bei solchen Arbeitern, deren
Berufsarbeit eine das Maß der gewöhnlichen Handarbeit überschreitende Geschicklichkeit erfordert, auch eine Beeinträchtigung der Erwerbsfähigkeit in sich schließe,
für die infolgedessen eine Rentenfeststellung gefunden werden muß.

Fall Nr. 5. Rek. E. v. 8. II. 1897. Tagelöhner. Verlust des linken Kleinfingers. R. V. A.: 10 pCt. Dem Sch. G. ist zwar darin beizutreten, daß der bloße
Verlust des kleinen Fingers der linken Hand für einen gewöhnlichen Arbeiter eine
besonders hohe Beeinträchtigung der Erwerbsfähigkeit nicht zur Folge hat. Andererseits aber wird doch der Verlust eines ganzen Fingers immer eine nicht ganz unerhebliche Schwächung in der Gebrauchsfähigkeit der Hand bewirken und für die
Verrichtung gewisser Arbeiten hinderlich sein, so daß dem Verletzten ein Anspruch
auf Entschädigung nicht wird abgesprochen werden können.

Fall Nr. 6. Rek. E. v. 14. VII. 1897. Leichtmatrose. Verlust des rechten
Kleinfingers. Anfangs 10 pCt., nach $2^{1}/_{2}$ Jahren 0 pCt. R. V. A.: 10 pCt.

Die Renteneinstellung ist zu Unrecht erfolgt. Allerdings können unter Umständen ganz geringe Fehler in der körperlichen Unversehrtheit, namentlich geringfügige und ein Glied betreffende Fingerverletzungen durch Gewöhnung ausgeglichen
werden und dann für die Erwerbsfähigkeit des Versicherten ohne Belang sein.
Das Fehlen eines ganzen Fingers beeinträchtigt aber jedenfalls die volle Leistungsfähigkeit einer Hand durchweg in einem Maße, daß durch Gewöhnung und Anpassung die Brauchbarkeit derselben wohl gesteigert, der Mangel aber wohl kaum
so ausgeglichen werden kann, daß die Entziehung der Rente gerechtfertigt wäre.
Hierzu kommt, daß die Verletzung geeignet ist, den Kläger bei aller Gewöhnung

der verletzten Hand dem Verdacht auszusetzen, daß seine Arbeitsfähigkeit beschränkt sei, so daß er unter Umständen Gefahr läuft, hinter unverletzten Arbeitern zurückzustehen.

Fall Nr. 7. Rek.E. v. 13. VII. 1896. Fleischergeselle. Verlust des rechten Kleinfingers. Entziehung der Rente vom R.V.A. nicht gebilligt.

Dem Kläger fehlt fast der ganze kleine Finger (1½ Glieder) der rechten Hand. Wie in der Rek.E. 1060 (Amtliche Nachrichten des R.V.A., 1891, S. 277) ausgeführt ist, hat aber der Verlust eines kleinen Fingers regelmäßig eine Beeinträchtigung der Erwerbsfähigkeit zur Folge, welche durch Gewöhnung fast niemals ausgeglichen wird. Im vorliegenden Falle kommt hinzu, daß der Kläger das Fleischerhandwerk erlernt hat und in der Ausübung dieses Gewerbes unzweifelhaft behindert wird, wenn er, wie ärztlicherseits festgestellt ist, das Messer nicht mehr mit voller Kraft festhalten kann. Wenn auch im allgemeinen bei Schätzung des Grades der Erwerbsfähigkeit die dem Verletzten sich auf dem ganzen Arbeitsmarkt bietenden Arbeitsgelegenheiten in Betracht gezogen werden müssen, so kann doch andererseits nicht verlangt werden, daß der Verletzte wegen einer so geringen Körperbeschädigung wie hier sein Gewerbe aufgibt und ein anderes Handwerk erlernt. Danach muß angenommen werden, daß der Kläger auch jetzt noch in Höhe von 10 pCt. erwerbsunfähig ist. Die Einstellung der Rente seitens der Beklagten konnte somit nicht für gerechtfertigt erachtet werden.

Der glatte Verlust des Nagelgliedes wird nicht dauernd entschädigt, ebensowenig der Defekt von Nagel- und Mittelglied.

Kasuistik:

Fall Nr. 1. Rek.E. v. 9. XI. 1892. Minderjähriger Arbeiter. Verlust der beiden Endglieder des Kleinfingers. 0 pCt., weil eine Beeinträchtigung durch die Verletzung nicht vorliegt.

Fall Nr. 2. Rek.E. v. 10. I. 1900. Platzarbeiter. Verlust der beiden letzten Glieder des Kleinfingers der rechten Hand. B.G. versagt die Rente. Der Auffassung tritt das R.V.A. bei. Nicht jede Verletzung der körperlichen Unversehrheit gibt dem Versicherten Anspruch auf Unfallrente, selbst dann nicht, wenn infolge der Verletzung gewisse Unbequemlichkeiten bei der Verrichtung der Arbeiten sich einstellen. Auf eine Rente hat nur Anspruch, wer in seiner Erwerbsfähigkeit in einem solchen Grade beeinträchtigt ist, daß die Beeinträchtigung im wirtschaftlichen Leben als ein meßbarer Schaden in Betracht kommt. Die Folgen des Unfalls bestehen in dem glatten Verlust zweier Glieder des rechten Kleinfingers, dadurch ist die Arbeitsfähigkeit nicht beschränkt, es entfällt damit der Anspruch auf Unfallrente.

Fall Nr. 3. Rek.E. v. 9. VII. 1900. Tischlergeselle. Verlust der beiden ersten Glieder des rechten Kleinfingers. Der glatte Verlust bedingt keine Minderung der Erwerbsfähigkeit. 0 pCt.

Fall Nr. 4. Rek.E. v. 14. VII. 1900. Maschinenschreiner. Verlust des Nagelgliedes und Steifigkeit des ersten Gelenks. 10 pCt. Nach 1 Jahre Einstellung der Rente. R.V.A. bestätigt: Es liegt lediglich der Verlust des 1. Gliedes des linken Kleinfingers vor und eine Steifigkeit des 1. Gelenks dieses Fingers, welche Umstände verursachen, daß die Spitze des Stumpfes beim Faustschluß 2 cm von der Hohlhand entfernt bleibt. Bei gutem Willen ist der Kläger zweifellos imstande, in seinem Beruf wie auf dem ganzen Arbeitsmarkt ausreichende Beschäftigung zu finden.

§ 27. Verlust von 2 Fingern.

Der Verlust des Daumens und des Zeigefingers stellt in jedem Falle eine sehr erhebliche Einschränkung der Erwerbsfähigkeit dar. Renten von 50 selbst 60 pCt. sind nicht zu hoch bemessen. Ist Gewöhnung eingetreten, so gelangen geringere Sätze zur Anwendung.

Kasuistik:

Fall Nr. 1. Rek.E. v. 15. X. 1892. Werkführer. Verlust des rechten Daumens und des Endgliedes des Zeigefingers. 50 pCt.

Fall Nr. 2. Rek.E. v. 24. IX. 1887. Tischlermeister. Verlust des Daumens bis zur Mitte des Mittelhandknochens und der beiden Endglieder des Zeigefingers der linken Hand. 50 pCt. Das Sch.G. hat die Rente auf 75 pCt. erhöht, da die Gebrauchsfähigkeit der linken Hand auf ein Minimum vermindert worden sei, der Kreis der Arbeiten, die er noch verrichten könne, sei nur ein sehr beschränkter, und derartig beschädigte Arbeiter fänden nur schwer Beschäftigung. Die B.G. beantragt die Herabsetzung der Rente auf 50 pCt., da der Verletzte nur einen Teil der linken Hand verloren habe und mit seiner rechten Hand durch schriftliche Arbeiten die Hälfte seines früheren Verdienstes erwerben könne. Herabsetzung der Rente auf 60 pCt., da der Verletzte durch den Verlust der linken Hand für seinen früheren Beruf unbrauchbar geworden ist und mit Rücksicht auf seine Kenntnisse kaum imstande sein wird, sich mittelst Gebrauchs der rechten Hand allein genügend fortzuhelfen.

Fall Nr. 3. Rek.E. v. 9. III. 1889. Werkführer. Verlust des Daumens und der zwei vorderen Glieder des Zeigefingers der rechten Hand. 40 pCt.

Der Verlust des Zeige- und Mittelfingers wird nicht bleibend entschädigt, wenn es sich nur um die Nagelglieder der linken Hand handelt und um nicht qualifizierte Arbeiter. Treffen diese Voraussetzungen nicht zu, so sind dauernde Renten geboten, im allgemeinen genügen 10 pCt.

Sind Nagel- und Mittelglieder verloren, so sind Renten von 10 bis 25 pCt. bei jugendlichen Verletzten, 25—50 pCt. für ältere Verletzte, denen die Elastizität fehlt, sich schnell in den ungewohnten Verhältnissen zurecht zu finden, angebracht.

Kasuistik:

Fall Nr. 1. Rek.E. v. 30. XI. 1900. Heizer. Verlust der Nagelglieder des Zeige- und Mittelfingers der linken Hand bei einem Linkshänder. 10 pCt. R.V.A.: Auch wenn die Behauptung des Klägers zutreffend ist, daß die linke stets die Gebrauchshand für alle Arbeiten, nicht nur für das Kohlenschaufeln, gewesen ist, so ist damit sein Anspruch auf dauernde Gewährung der Rente von 20 pCt. der Vollrente nicht begründet. Denn der Unfall hat den völligen Verlust des Nagelgliedes am 2. und am Mittelfinger der linken Hand zur Folge gehabt und sind diese beiden Finger hierdurch des feineren Tastgefühls größtenteils verlustig gegangen. Diese Unfallsfolgen sind indes nicht so erheblicher Art, um auch unter der Voraussetzung, daß der Kläger Linkshänder ist, dauernd 20 pCt. zu rechtfertigen.

Fall Nr. 2. Rek.E. v. 20. X. 1894. Arbeiter. Verlust des Zeige- und Mittelfingers der rechten Hand. 30 pCt. Der Kläger ist zu allen Arbeiten unfähig, welche eine mit Kraftanstrengung verbundene Beugung aller Finger der rechten Hand erfordern. Vor allem zum Heben schwerer Säcke. Es ist dabei besonders in Betracht zu ziehen, daß der Kläger gewöhnlicher Tagearbeiter und daher auf die rohe Kraft seiner Hände wesentlich angewiesen ist.

Fall Nr. 3. Rek.E. v. 18. I. 1889. Bergmann. Verlust der beiden vorderen Glieder des Zeige- und Mittelfingers der linken Hand. 33 1/3 pCt.

Fall Nr. 4. Rek.E. v. 25. VI. 1888. Bergmann. Verlust des Zeige- und Mittelfingers der linken Hand. 30 pCt.

Fall Nr. 5. Rek.E. v. 26. XI. 1887. Stiftmaschinensteller. Verlust des Zeige- und Mittelfingers der rechten Hand. 33 1/3 pCt. R.V.A.: Die dem Verletzten als gewöhnlichem Handarbeiter ohne besondere Kunstfertigkeit durch die erlittene Verletzung der rechten Hand erwachsene Verminderung der Erwerbsfähigkeit ist nicht höher als zu 1/3 anzuschlagen.

Verlust der Nagelglieder des rechten Mittel- und Ringfingers wird für die rechte Hand dauernd mit 10—15 pCt. entschädigt, während der gleiche Verlust der linken Hand, wenn nicht besondere Anforderungen an die Fingergeschicklichkeit gestellt werden, nach der vollendeten Heilung unentschädigt bleibt.

Kasuistik:

Fall Nr. 1. Rek. E. v. 18. X. 1895. Holzarbeiter. Verlust der beiden vorderen Glieder des rechten Mittel- und Ringfingers. 20 pCt. R.V.A. hat die Rente gebilligt, da die Stümpfe dieser beiden Finger fest vernarbt sind, mit den übrigen Fingern zur Faust geschlagen werden können und dem Kläger die beiden wichtigsten Finger, der Daumen und der Zeigefinger, verbleiben.

Fall Nr. 2. Rek. E. v. 13. I. 1888. Arbeiterin. Verlust des Mittel- und halben Ringfingers der rechten Hand. $33^1/_3$ pCt. In Berücksichtigung, daß die Verletzten, wie alle weiblichen Arbeiter, des Gebrauchs ihrer rechten Hand zu ihrem Lebensunterhalt in besonderem Grade bedürfen.

Fall Nr. 3. Rek. E. v. 31. I. 1895. Minderjähriger Arbeiter. Verlust des Mittel- und Ringfingers der rechten Hand. $33^1/_3$ pCt.

Fall Nr. 4. Rek. E. v. 3. XI. 1894. Tischlergeselle. Verlust des Endgliedes des Mittel- und Ringfingers. 20 pCt.

Der Verlust zweier Glieder des Mittel- und Ringfingers der rechten Hand wird mit 20—30 pCt., der der linken Hand mit 10 bis 15 pCt. Rente ausgeglichen.

Ring- und Kleinfingerverlust erfordert eine $20—33^1/_3$ proz. Rente, sind nur Teile verloren, genügen 10—15 pCt.

Kasuistik:

Fall Nr. 1. Rek. E. v. 24. X. 1905. Rangierer. Verlust des rechten 4. und 5. Fingers, einschließlich des Mittelhandknochens. Nach Gewährung einer künstlichen Hand wurde die Teilrente von $66^2/_3$ auf 40 pCt. herabgesetzt. R.V.A.: Die Rente ist ausreichend, um so mehr, als das R.V.A. eine nicht sehr viel höhere Rente in der Regel für ausreichend hält, um den völligen Verlust der rechten Hand zu entschädigen.

Die Nagelglieder zweier nicht nebeneinander geordneter Finger, wie Ring- und Zeigefinger, Zeige- und Kleinfinger, werden mit 10 bis 15 pCt. geschätzt, sind beide Finger verloren, so kommen Renten von 20 pCt. bei Grobarbeitern und von $33^1/_3$ pCt. bei qualifizierten Arbeitern zur Anwendung.

Kasuistik:

Fall Nr. 1. Rek. E. v. 23. III. 1897. Schreiner. Verlust der beiden Endglieder des rechten Zeige- und Ringfingers. $33^1/_3$ pCt. Nach 9 Jahren Herabsetzung der Rente auf 20 pCt. Die wesentliche Beeinträchtigung der für einen Handarbeiter wichtigsten beiden Finger verdient Berücksichtigung.

Fall Nr. 2. Rek. E. v. 26. XI. 1887. Schnittarbeiter. Verlust des Zeige- und Kleinfingers der rechten Hand. Unmöglichkeit, die Hand zur Faust zu schließen. 50 pCt.

Fall Nr. 3. Rek. E. v. 22. XII. 1887. Arbeiterin. Verlust von 2 Fingern der rechten Hand. 45 pCt.

§ 28. Verlust von 3, 4 und 5 Fingern.

Der Verlust von 3 Fingern nähert sich in seiner Bedeutung für die Beeinträchtigung der Erwerbsfähigkeit dem Verlust der Hand. Am schlimmsten betroffen sind die Verletzten, die den Verlust der drei ersten Finger zu beklagen haben, weniger verstümmelnd wirkt der Verlust der drei mittleren Finger, am geringsten der Verlust der drei letzten Finger. Teilverluste, die die drei ersten Finger betreffen, werden mit 25—33^1/$_3$ pCt. geschätzt, je nachdem es sich um Grobarbeiter oder um qualifizierte Arbeiter handelt. Fehlen die drei ersten Finger ganz, so sind für den Verlust der rechten Finger Renten von 50—66^2/$_3$ pCt., der linken 40—50 pCt. angezeigt.

Fehlen die drei mittleren Finger, so kommen Renten von 45 bis 66^2/$_3$ pCt. (rechtsseitig) und 30—50 pCt. (linksseitig) in Betracht.

Der Verlust der drei letzten Finger ist mit 30—50 pCt. hinreichend entschädigt, für Teilverluste kommen 25—30 pCt. in Betracht.

In gleichen Grenzen bewegen sich die Renten für die Verluste von Fingern, die nicht nebeneinander liegen.

Verluste von 4 Fingern werden nicht nur wegen der überaus großen Beschränkung der Arbeitsfähigkeit, sondern auch wegen der Entstellung der Hand mit hohen Renten entschädigt. 60—75 pCt. Renten sind die gewöhnlichen Schätzungen, die nach erfolgter Gewöhnung und Anpassung bleibend auf 40—50 pCt. herabgesetzt werden, wenn der Daumen der allein noch vorhandene Finger ist und eine künstliche Hand dem Daumen Stützpunkte zur Opposition bietet.

Sind sämtliche Finger verloren, so wird der Verlust gleich dem der Hand geschätzt, da mit dem Stumpf des Handtellers und Handrückens keine nennenswerte Arbeit geleistet werden kann.

Kasuistik:

Fall Nr. 1. Rek. E. v. 4. II. 1888. Bergmann. Verlust der drei letzten Finger der rechten Hand. 60 pCt. Eine Erhöhung auf 75 pCt. wird abgelehnt, da dem Kläger Daumen und Zeigefinger, mithin die für die Arbeit wichtigsten Finger erhalten geblieben sind.

Fall Nr. 2. Rek. E. v. 10. XII. 1892. Müller. Verlust von 3 Fingern der linken Hand. 50 pCt.

Fall Nr. 3. Rek. E. v. 15. XI. 1901. Heizer. Verlust der 3 letzten Finger. 75 pCt. Ein schwereres Arbeiten mit der Hand ist kaum möglich, doch ist noch immer ein Greifen und Festhalten, wenngleich in beschränktem Maße, möglich, auch kann die Hand zur Unterstützung der anderen wohl gebraucht werden. R. V. A. 50 pCt., nachdem 2 Jahre nach der Verletzung verflossen sind.

Fall Nr. 4. Rek. E. v. 17. II. 1905. Dienstknecht. Verlust des 2., 3., 4. und 5. Fingers der rechten Hand. 65 pCt. Künstliche Hand.

Die B. G. glaubte nach Gewöhnung an die künstliche Hand die Rente auf 50 pCt. herabsetzen zu können. Das R. V. A. führte aus: Das Sch. G. ist der Ansicht, daß die B. G. aus der Erfüllung einer nach § 8, Abs. 1, Ziff. 1 L. U. V. G. ihr obliegenden Leistung nicht die Berechtigung ableiten könne, die erzielte Erleichterung in den Unfallfolgen zu einer Herabsetzung der Rente zu benutzen. Das entspricht nicht der Absicht des Gesetzes. Nach § 8 usw. sind dem Verletzten „die zur Erleichterung der Folgen der Verletzung erforderlichen Hilfsmittel zu gewähren". Nach dem früheren Recht waren die BG. zu solchen Leistungen nicht verpflichtet, sie gewährten sie aber meist freiwillig, weil unter Umständen dadurch eine Minderung der Rente gerechtfertigt wurde. Letzterer Gesichtspunkt kommt natürlich auch jetzt noch in Betracht. Wenn die Anschaffung eines künstlichen Gliedes den Erfolg hat, daß nicht nur die Folgen der Verletzung erleichtert werden, sondern auch die Erwerbsfähigkeit des Verletzten erhöht wird, so tritt eine wesentliche Aenderung in den Verhältnissen ein, die zur Minderung der Rente berechtigt, denn der Verletzte hat nur Anspruch auf die Rente, die dem jeweiligen Maße der durch den Unfall herbeigeführten Erwerbsbeschränkung entspricht.

Fall Nr. 5. Rek.E. v. 26. XI. 1898. Blechschachtelausstanzer. Verlust des 2., 3. und 4. Fingers der rechten Hand. 66²/₃ pCt. Mit den unversehrt gebliebenen Fingern, Daumen und Kleinfinger, können Gegenstände nur sehr mangelhaft umklammert und gehalten werden. Die Stümpfe der übrigen Finger sind noch sehr druckempfindlich.

Fall Nr. 6. Rek.E. v. 5. VII. 1892. Maschinenarbeiter. Verlust der vier Finger der linken Hand mit Ausnahme des Daumens. Ursprünglich 75 pCt., später auf 60 pCt. herabgemindert. R.V.A. 60 pCt.

Fall Nr. 7. Rek.E. v. 14. VII. 1888. Maschinenhausarbeiter. Verlust sämtlicher Finger mit Ausnahme des Daumens. 66²/₃ pCt.

Fall Nr. 8. Rek.E. v. 28. II. 1895. Schriftführer. Verlust sämtlicher Finger mit Ausnahme des Daumens. 60 pCt. Von einer vollständigen Gebrauchsunfähigkeit der verletzten Hand kann nicht die Rede sein, und die Möglichkeit, mit dem intakten Arm und dem Stumpf der rechten Hand, an der sich der Daumen befindet, kleine Gegenstände zu fassen und festzuhalten, ist immerhin' noch gegeben.

Fall Nr. 9. Rek.E. v. 14. I. 1888. Arbeiter. Verlust der 4 Finger mit Ausnahme des Daumens der rechten Hand. 66²/₃ pCt. Das R.V.A. hat erwogen, daß der Verletzte, da nicht bloß der Daumen, sondern auch die ganze Handfläche unverletzt ist, ungleich besser daran sei als derjenige, der die ganze rechte Hand verloren habe.

.Fall Nr. 10. Rek.E. v. 30. I. 1888. Arbeiterin. Verlust der 4 Finger mit Ausnahme des Daumens. 72 pCt. mit Rücksicht darauf, daß es sich um eine weibliche Verletzte handelt.

Fall Nr. 11. Rek. E. v. 28. XI. 1902. Arbeiter. Verlust aller Finger mit Ausnahme des Daumens. 60 pCt.

Fall Nr. 12. Rek.E. v. 30. V. 1900. Arbeiter. Verlust des ganzen Mittelfingers, des Daumens, des Zeigefingers der rechten Hand. 60 pCt.

Fall Nr. 13. Rek.E. v. 31. V. 1898. Fabrikarbeiter. Verlust von Zeige- und Mittelfinger sowie des Daumens der rechten Hand. Zunächst 75 pCt., nach 1 Jahr 50 pCt.

Fall Nr. 14. Rek.E. v. 23. XI. 1903. Arbeiter. Verlust sämtlicher Finger der rechten Hand mit Ausnahme des Daumens. Ursprünglich 70 pCt, nach 3 Jahren 50 pCt. Das R.V.A. führte aus:

Selbst wenn die Kraft und die Bewegungsfähigkeit der Hand sich so weit gebessert haben sollte, daß dadurch dem Kläger ein besserer Gebrauch der Hand und also eine Steigerung seiner Arbeitsleistungen ermöglicht worden wäre, so hat dadurch eine Vermehrung dessen, was das Gesetz unter Erwerbsfähigkeit versteht, nicht stattgefunden. Denn das verletzte Glied ist in einer so erheblichen und auffälligen Weise entstellt worden, daß es kaum irgendwelche Aehnlichkeit mit einer Hand aufweist. Ein solcher Anblick aber muß nicht nur jedem Arbeitgeber, bei welchem der Kläger Arbeit nachsucht, sofort bemerkbar werden, sondern muß ihm auch stets die berechtigte Vorstellung gewärtig halten, daß ein derart verletzter Arbeiter nicht nur für seine eigene Person Gefahr läuft, leicht wieder verletzt zu werden, sondern auch unter Umständen eine Gefahr für den Gang des Betriebes bilden wird.

Fall Nr. 15. Rek.E. v. 4. V. 1893. Bodenmeister. Verlust aller Finger der rechten Hand mit Ausnahme des Daumens. 60 pCt., da Daumen und Handteller vorhanden und Kläger nicht qualifizierter Arbeiter ist.

———————

Kapitel VII.
Verletzungen der Brust.

§ 1. Statistik.

Nach der Unfallstatistik für die Jahre 1887 (gewerbliche) und 1891 (land- und forstwirtschaftliche Versicherung) betrug die Zahl der Verletzungen der Brust und der Rippen (die gesondert aufgeführt werden) 236 (229) und 190 (365), d. i. 1,48 pCt. (1,15 pCt.) + 1,19 pCt. (1,83 pCt.) aller Verletzten. Die meisten Brustverletzungen, nämlich 48 (81), wurden durch Fuhrwerk hervorgerufen (Ueberfahren und dergl.), die meisten Rippenverletzungen, nämlich 62 (87) durch Fall von Leitern, Treppen, aus Luken usw. Der Tod trat in 140 (108) Fällen ein, d. i. 4,74 pCt. (4,83 pCt.) nach Brustverletzungen, in 55 (50) Fällen, d. i. 1,86 pCt. (2,24 pCt.) nach Rippenverletzungen. Länger als 6 Monate dauerte die Erwerbsunfähigkeit, und zwar völlige in 33 (10) bzw. 45 (8) Fällen, d. i. 1,17 pCt. (1,46 pCt.) bzw. 1,59 pCt. (1,17 pCt.), teilweise in 42 (47) bzw. 59 (135) Fällen, d. i. 0,52 pCt. (0,52 pCt.) bzw. 0,73 pCt. (1,48′ pCt.). Eine Erwerbsunfähigkeit von mehr als 13 Wochen bis zu 6 Monaten war in 21 (64) bzw. 31 (172) Fällen, d. i. 1,02 pCt. (0,81 pCt.) bzw. 1,50 pCt. (2,18 pCt.) vorhanden.

Die Unfallstatistik für das Jahr 1897 verzeichnet 670 Verletzungen der Brust und 476 Verletzungen der Rippen, d. s. 1,46 pCt. bzw. 1,03 pCt. Die Statistik für das Jahr 1907 berichtet von 1028 Verletzungen der Brust und von 986 Verletzungen der Rippen, d. s. 1,34 pCt. bzw. 0,76 pCt. aller Verletzungen.

§ 2. Beurteilung der Erwerbsbeschränkungen nach Verletzungen der Brust.

Die Abschätzungen des Grades der Erwerbsbeschränkungen nach Verletzungen der Brust lassen sich nur sehr schwer in bestimmte Schemata einreihen, es wird in den meisten Fällen mehr darauf ankommen, zu entscheiden, ob ein Unfall den Anlaß zu einer Verletzung gegeben hat, bzw. ob die Erkrankung eine traumatische oder eine gewerbliche ist. In vielen hierher gehörigen Fällen wird gerade diese letzte Entscheidung außerordentlich schwer sein.

Verbrennungen und Verletzungen der Brustwand werden nur vorübergehend die Erwerbsfähigkeit beschränken; lediglich wenn Schmerzen in den Narben oder Narbenzerrungen bei Verwachsungen mit der darunter gelegenen Muskulatur an den Unfall gemahnen, werden Renten von 10—15 pCt. für einige Zeit zu gewähren sein.

Intercostalneuralgieen dagegen sind recht störende Unfallfolgen; Rentensätze bis zu $33\frac{1}{3}$ pCt. sind nicht selten erforderlich, im allgemeinen jedoch wird man mit erheblich niedrigeren Sätzen, 15 bis 20 pCt. auskommen.

Die Rippenbrüche zeigen gute Heiltendenz, sie werden selten Anlaß zu erheblichen Erwerbsbeschränkungen geben. Selbst wenn lange Zeit ein beträchtlicher Callus sich erhält, wird man, entgegen den Anschauungen des Verletzten, der sich, solange ein Callus sicht- und fühlbar bleibt, für invalide hält, keinen Anlaß zur Gewährung einer Rente finden. Anders, wenn die Rippenbrüche mit irgendwelchen Nebenverletzungen die normale Funktion des Thorax beeinträchtigen, dann wird der Grad der dadurch hervorgerufenen Beeinträchtigung zuweilen recht erheblich sein.

Frakturen des Brustbeins setzen meist schwere Verletzungen des Thorax bzw. seines Inhalts voraus, von deren Folgen es dann im gegebenen Fall abhängt, welche Rente am Platze ist.

Lungenhernien sind für den Verletzten bei der Arbeit außerordentlich störend. Renten von $33\frac{1}{3}$, 40, ja 50 pCt. wurden in den zur Beobachtung gelangten Fällen als angemessen erachtet.

Pleuraschwarten als Folgen überstandener traumatischer Pleuritis setzen die Arbeitsfähigkeit vorübergehend erheblich herab, mit der Zeit jedoch verringern sich die Beschwerden, so daß Renten von 15 bis 20 pCt., allerdings auf recht lange Dauer, genügen. Bei den Lungenentzündungen, kommt es für den Gutachter in erster Linie darauf an, festzustellen, ob die Pneumonie in der Tat in ursächlichem Zusammenhang mit dem Unfall steht. Sehr häufig wird die Entscheidung der höchsten Instanz herbeigerufen, wenn die Lungenentzündung den Tod eines Versicherten herbeigeführt hat, der in mehr oder minder geraumer Zeit zuvor einen Unfall erlitten hat. Im § 10 dieses Kapitels ist auf Grund zahlreicher Entscheidungen des R.V.A. die herrschende Auffassung wiedergegeben. Es ist besonders interessant, unter welchen Voraussetzugen, von der Kontusionspneumonie abgesehen, genuine Lungenentzündungen als entschädigungspflichtige Unfallfolgen zu betrachten sind. Nach geheilten Pneumonieen gelangen im allgemeinen die gleichen Sätze zur Anwendung, die nach abgelaufener Pleuritis in Frage kommen. In den meisten Fällen handelt es sich auch hier um die gleichen Beschwerden, Seitenstechen, Kurzatmigkeit, Herzklopfen und dergl., Beschwerden, die die Pleuraschwarten veranlassen. Zuweilen wird eine abgelaufene Lungenentzündung stärkere Beschwerden hinterlassen. Dann wird selbstverständlich ein hoher Prozentsatz erforderlich sein, 40—50, auch 60 pCt., z. B. wenn eine Neigung zu häufigen Katarrhen den Aufenthalt in staubigen Betriebsräumen unmöglich macht.

Die Lungentuberkulose, die als Unfallfolge anerkannt ist, gleichgiltig, ob sie den Unfall veranlaßt, offenbart oder verschlimmert hat, erfordert naturgemäß hohe Rentensätze, je nach dem Stande des Allgemeinbefindens, oft genug die Vollrente, wenn jede Tätigkeit von selbst sich verbietet.

Bei einem traumatischen Lungencarcinom wird es sich nur darum handeln, festzustellen, ob ein Zusammenhang mit einem voraufgegangenen Unfall wahrscheinlich ist oder nicht.

Entzündungen des Pericards pflegen nach Ablauf der akuten Erscheinungen erhebliche Störungen zu hinterlassen, wie Atemnot, Seitenstechen, unregelmäßige Herzaktion. Eine Erwerbsbeschränkung von 50 pCt. ist in der Mehrzahl der Fälle wohl angebracht. Dennoch gibt es eine Reihe von Fällen, in denen dieser Prozentsatz entschieden zu hoch beziffert ist, Fälle, in denen 20—25 pCt. eine ausreichende Schätzung darstellen. Herzrupturen geben nur Anlaß zur Erörterung, ob der Unfall die Ruptur herbeigeführt hat. Inwieweit wir berechtigt sind, von einer traumatischen Form der Endocarditis zu sprechen, ist später eingehend erörtert. Soweit die Annahme einer traumatischen Entstehungsart die Wahrscheinlichkeit für sich hat, werden ihre Folgen zu entschädigen sein. In einzelnen bekannten Gutachten ist ein recht erheblicher Rentensatz vorgeschlagen und seitens der B.G. bewilligt worden. Klappenfehler infolge von Zerreißungen sind nach Maßgabe der Beschwerden, die sie verursachen, dauernd zu entschädigen. In gleicher Weise ist bei traumatischen Herzmuskelerkrankungen zu verfahren. Herzneurosen als Teilerscheinung der traumatischen Neurosen verlangen bei der Beurteilung äußerste Vorsicht. Für sie gilt das bei der Beurteilung der traumatischen Neurosen Gesagte. Die Rentenhöhe wird in diesen Fällen, wenn tatsächliche Beschwerden vorhanden sind, etwa 40—50 pCt. betragen. Sie ist in erster Linie abhängig von dem Allgemeinbefinden. Der verschlimmernde Einfluß von Unfällen auf bereits bestehende Herzkrank-

heiten bedingt für die B.G. die Entschädigungspflicht; der Grad der
Beschwerden gibt den individuellen Maßstab für die Höhe der erforderlichen Rente, die sich naturgemäß nicht annähernd allgemein bestimmen
läßt. Traumatische Aneurysmen setzen die Erwerbsfähigkeit beträchtlich herab, wenn nicht die Vollrente, so ist immerhin ein sehr
hoher Rentensatz am Platze.

Wenn irgendwo, so lassen sich hier kaum Anhaltspunkte für
die Beurteilung bzw. die Abschätzung gewinnen, die sich von Fall
zu Fall individuell zu gestalten hat. Es gibt Herzkranke, die die
schwersten Arbeiten verrichten können, und dann wieder solche, denen
die geringste Anstrengung die gefährlichste Kompensationsstörung
bringt.

§ 3. Brustquetschung.

Zwei Begriffe sind streng voneinander zu scheiden: Contusio
thoracis und Commotio thoracis. Unter einer Kontusion der Brust
verstehen wir diejenige nachweisbare Verletzung der Brustwand bzw.
der Brustorgane, die durch Einwirkung einer heftigen stumpfen Gewalt
auf den Thorax hervorgerufen wird. Von einer Commotio thoracis
sprechen wir in den relativ selteneren Fällen, in denen eine Erschütterung des Brustkorbes stattgefunden hat, ohne eine nachweisbare
Veränderung der Wandung oder des Inhaltes zu hinterlassen.

Der größte Teil der Brustquetschungen unterliegt nicht der gutachtlichen Beurteilung. In der Mehrzahl der Fälle sind die Erscheinungen so harmlose, daß die Betroffenen ohne weiteres ihre Arbeit
fortsetzen. Begeben sie sich aber in ärztliche Behandlung, so sind nach
Ablauf der 13 wöchigen Karenzzeit längst alle Beschwerden geschwunden,
wenn nicht böser Wille, Hoffnung auf Rente und dergl. mehr zu un-
motivierten Klagen Anlaß bietet. Durch Einwirkung einer stumpfen
Gewalt kann jedoch auch eine schwere Schädigung der Brustwand
und der Brustorgane herbeigeführt werden, ja es können gelegentlich
Brustfell, Herzbeutel, Lunge, Herz und Zwerchfell in ausgedehntem
Maße verletzt sein, während die Brustwand selbst keine oder kaum
nennenswerte Verletzungen aufweist. Schwere Kontusionen der Brustwand sind häufige Unfallfolgen in den Betrieben der Eisenbahn
(Quetschung zwischen zwei Puffern), Bergwerken (Verschüttetwerden),
vor allem in der Bau- und Holzindustrie, während nach Schindler
beispielsweise die Eisen- und Stahlindustrie weit weniger unter den
Folgen schwerer Brustkontusionen zu leiden hat.

Unter dem Bilde eines schweren Collapses kann eine Brusterschütterung tödlich verlaufen, wenngleich, wie erwähnt, in der überwiegenden

Zahl der Fälle gerade hier nur geringwertige, rasch vorübergehende Erscheinungen auftreten. Reubold, Nélaton u. a. haben Fälle von Brusterschütterungen beobachtet, in denen der Tod unmittelbar der Erschütterung folgte, ohne daß die Sektion einen wesentlichen Befund als Todesursache ergab.

Groß führt eine Beobachtung aus dem Altonaer Krankenhause an, die einen Hafenarbeiter betraf, der nach einem Falle von immerhin beträchtlicher Höhe mit der Brust gegen den Bordrand einer Lastschute unter den Zeichen schwerer Benommenheit in das Krankenhaus gebracht wurde. Als charakteristischen Befund der stattgehabten Erschütterung des Brustkorbes fand sich: Irregularität des Pulses, kaum sicht- und hörbare Atmung, Cyanose, Pupillenenge und -trägheit, ohne irgendeine nachweisbare äußere Verletzung.

Wie haben wir uns den plötzlichen Tod als unmittelbare Folge einer Brusterschütterung zu erklären? Man hat dafür die Einwirkung der Erschütterung auf den Vagus, die Herzganglien und die sympathischen Ganglien des Bauches verantwortlich gemacht. Riedinger und vor ihm Meola haben experimentelle Nachweise zu erbringen versucht. Nach Riedinger beruht die Erschütterung auf einer Zirkulationsstörung im Zentralnervengebiet, die in erster Linie abhängig ist von einem Herzstillstand infolge intrathorakaler Vagusreizung, in zweiter Linie und später von anhaltender Verminderung des Tonus peripherer Gefäßgebiete. Reineboth hat in einer experimentellen Arbeit den Einfluß der Erschütterung des Brustkorbes auf die Gefäße der Pleura und Lunge studiert und ist dabei zu folgenden Resultaten gelangt: die Blutdruckerniedrigung, die bei Erschütterungen des Brustkorbes beobachtet wird, kommt dadurch zustande, daß das Blut in geringerer Menge dem linken Ventrikel zugeführt wird, da es sich infolge der Gefäßlähmung in den Lungen ansammelt. Reizung der Pleura, die er nach Freilegung des Brustfells mit der Sondenberührung hervorrief, bewirkte lebhafte Injektion der Blutgefäße, die nach 50—60 Sekunden verschwand. Schläge gegen die eine Hälfte der Brustwand bewirkten eine bläuliche Färbung der Lunge, Gefäßinjektion, tiefrote Färbung der Schnittfläche, im Gegensatz zur blaßgelben Färbung des nichtbetroffenen Lungenabschnittes, der blaßrötlichgelbe Schnittflächenfärbung aufwies. Während man im allgemeinen annimmt, daß eine Zerreißung von Gefäßen, die zur Hämoptoe führt, stets durch direkte Gewalteinwirkung zustande kommt, weist Reineboth darauf hin, daß gelegentlich auch die Gefäßlähmung, die der Erschütterung folgt, bzw. die der Erweiterung folgende Gefäßkontraktion zum Bersten der Blutgefäße führen kann. Auf die nach Thoraxkompressionen auftretenden Stauungsblutungen des Kopfes und Halses haben Braun und später Perthes („Druckstauung") die Aufmerksamkeit gelenkt.

Literatur zu § 3.

1. Braun, Ueber ausgedehnte Blutextravasate am Kopf und Hals usw. D. Z. f. Chir. Bd. 51.
2. Groß, Erfahrungen über Pleura- und Lungenchirurgie. Bruns' Beiträge z. klin. Chir. Bd. 24.
3. Meola, La commozione toracica. Giorn. inter. d. sc. med. 1879.
4. Perthes, Ueber Druckstauung. D. Z. f. klin. Chir. Bd. 55.
5. Reineboth, Der Einfluß der Erschütterung des Brustkorbes auf die Gefäße der Pleura und Lunge usw. M. m. W. 1898.
6. Reubold, Bemerkungen über die Quetschung der Eingeweide von Brust- und Bauchhöhle. Friedrichs Blätter f. ger. Med. 1890.
7. Riedinger, Ueber Brusterschütterung. Leipzig 1882. Festschr. z. Feier d. 300jährigen Bestchens d. Universität Würzburg.
8. Schindler, Die Quetschungen des Brustkorbes und ihre Wirkungen auf die Lungen mit besonderer Berücksichtigung der Begutachtung Unfallverletzter.

§ 4. Hämoptoe.

Die Hämoptoe ist eines der wichtigsten Symptome traumatischer Lungenkrankheiten. Hämoptoe in unmittelbarer Folge einer Brustkontusion lenkt den Verdacht zunächst auf eine stattgehabte Zerreißung der Lunge. Stellt sie sich im späteren Verlauf der Unfallerkrankung ein, so ist an eine Kontusionspneumonie, an den Beginn einer traumatischen Phthise zu denken. Doch sind auch die übrigen Ursachen der Hämoptoe in Betracht zu ziehen, wie Stauung im kleinen Kreislauf, hämorrhagischer Infarkt, Aortenaneurysma u. a. m. Daß gelegentlich Lungenblutungen durch Ueberanstrengungen zustande kommen, ist für die Unfallbegutachtung von wesentlicher Bedeutung.

Thiem hat in einem Gutachten darauf besonders hingewiesen.

Es handelte sich um einen 54jährigen Weber, den ein Webekamm von 2 $^1/_2$ Zentner Schwere durch sein Gewicht zu Boden zog, als er einem Arbeitsgenossen, dem die Last zu schwer wurde, beisprang. 10 Minuten nach dem Unfall stellte sich reichlicher Bluthusten ein, der sich in den folgenden 5 Tagen ständig wiederholte, nach 4 Wochen noch einmal auftrat und, wenn auch in geringerem Grade, sich in den folgenden 8 Tagen zeigte. Thiem konnte 4 $^1/_2$ Monate nach dem Unfall keine Anzeichen von Tuberkulose feststellen, dagegen ergab der Befund Zeichen ausgesprochener Gefäßverkalkung.

Auf Einrisse in den krankhaft veränderten Lungengefäßen führt Thiem die Blutungen zurück, die durch die Druckerhöhung in den Lungengefäßen im Moment übergroßer Anstrengung bei Stimmritzenverschluß zustande kommen. Solche pathologischen Veränderungen finden wir, abgesehen von der Arteriosklerose, bei der Tuberkulose, Lues u. a. m. Hier ist unter Umständen schon eine geringe Blutdruckschwankung hinreichend, um eine Gefäßzerreißung zu veranlassen.

Die Hämoptoe als ein Symptom der traumatischen Lungentuberkulose, der Kontusionspneumonie usw. wird uns in den folgenden Abschnitten beschäftigen. Von Interesse sind die Beobachtungen traumatisch-hysterischer Hämoptoe bei Unfallkranken, deren Kenntnis wir Wagner, Charcot, v. Strümpell verdanken.

In dem Falle v. Strümpell's handelte es sich um einen 34 jährigen Eisenformer, der angeblich seit dem 3. Tage nach dem Unfall (Kontusion der linken Brustseite) Blut aushustete. Die genaue Beobachtung des Mannes, der fortgesetzt hüstelte, von vornherein einen nervösen Eindruck machte, ließ die Herkunft der „andauernden Hämoptoe" bald erkennen. Die Untersuchung des Kehlkopfes sowie der Befund der Lungen ergaben durchaus normale Verhältnisse, der blutige Auswurf, der der Mund- und Rachenhöhle entstammte, zeigte hellrosa Färbung, er bestand größtenteils aus Schleim mit verschwindend geringen eitrigen Beimengungen sowie Nahrungsresten (Semmelstückchen). Mikroskopisch fanden sich gänzlich vereinzelte rote und weiße Blutkörperchen, zahlreiche Pflasterepithelien, Leptothrixfäden, keine Tuberkelbazillen.

Der hysterische Husten ist das Primäre, die hysterische Hämoptoe das Sekundäre. Die krankhafte Vorstellung, dem Unfall sei ein schweres Lungenleiden gefolgt, ruft den Hustenreiz hervor, den der Kranke schließlich nicht mehr unterdrücken kann.

Streng zu scheiden von der hysterischen ist die simulierte Hämoptoe. Bluthusten als ein Symptom von Lungenerkrankungen ist zu bekannt, als daß er nicht einmal zu mehr oder minder geschickten Vortäuschungen angewendet werden sollte. Es sei ein charakteristischer Fall mitgeteilt, mit dem sich das R.V.A. zu beschäftigen hatte.

Kasuistik:

Fall Nr. 1. Rek.E. v. 17. XI. 1893. Ein Arbeiter erlitt eine Quetschung der rechten Brusthälfte, von der er sich angeblich nicht mehr erholen kann. Jede Bewegung verursacht Bluthusten. Die objektive Untersuchung ergibt normalen Lungenbefund. Er wird jedoch mit seinen Ansprüchen von der B.G. wie vom Sch.G. zurückgewiesen. Das R.V.A. hat den Rekurs aus folgenden Gründen verworfen:

Auf Grund des eingehenden Obergutachtens, das sich auf eine lange und sorgfältige Beobachtung des Klägers in der Kgl. Charité in Berlin gründet, ist das R.V.A. zu der Ueberzeugung gelangt, daß die objektiv von dem Zeugen festgestellten und beobachteten Blutentleerungen des Klägers in künstlicher Weise erzeugt worden sind. Was die durch psychische Stimmung herbeigeführte Beeinträchtigung der Erwerbsfähigkeit anbelangt, so kann diese nicht auf Rechnung des Betriebsunfalls gesetzt werden, denn durch die fortgesetzte erwiesene Simulation hat der Kläger selbst die Feststellung unmöglich gemacht, ob seine seelischen Verstimmungen eine Folge des Unfalls oder seiner eigenen Simulation sind.

Daß auch gelegentlich an ungewöhnlichere Ursachen für eine Hämoptoe zu denken ist, hat Partsch hervorgehoben, der bei intaktem Lungenbefund die Blutung aus einem luetischen Geschwür der Nasenscheidewand herleiten konnte.

Literatur zu § 4.

1. Partsch, Begutachtung von Unfallverletzten. Breslau 1894.
2. v. Strümpell, Ueber hysterische Hämoptoe, insbesondere bei Unfallkranken, M. f. U. 1897.
4. Thiem, Hirn- und Lungenblutungen in ihren Beziehungen zu Ueberanstrengungen, durch 2 Gutachten erläutert. M. f. U. 1897.

§ 5. Verletzungen der Brustwand.

Ausgedehnte Verbrennungen und Verätzungen der Brustwand werden nicht selten beobachtet, besonders in Betrieben, in denen es üblich ist, während der Arbeit den Oberkörper unbekleidet zu lassen (Heizer u. dgl.).

Stich- und Schnittwunden des Thorax kommen gelegentlich durch auffallende Glasscheiben, abspringende scharfkantige Instrumente usw. zustande. Soweit sie sich als nicht penetrierende Verletzungen erweisen, beanspruchen sie kaum ein Interesse. Sie gehen meist in kurzer Frist in Heilung über, wenn nicht etwa Komplikationen, wie Verletzung der Arteria mammaria interna, Arteria intercostalis, besondere Verhältnisse schaffen. Näheres darüber findet sich in der Arbeit von Voß. Zu erwähnen wäre noch das gelegentliche Auftreten von Emphysem, das bei Verletzungen im Bereich der Achselhöhle zuweilen beobachtet wird (Aronsohn-Gevelsberg).

Intercostalneuralgieen, die gleichfalls traumatischen Ursprungs sein können, bieten differentialdiagnostisch (bestimmte, den Nervenaustrittsstellen entsprechende Druckpunkte) kaum Schwierigkeiten. Es kann nicht oft genug betont werden, daß die Diagnose Intercostalneuralgie durchaus bestimmte Kriterien voraussetzt und nicht allgemein zur Aushilfe dienen kann, wenn über Brustschmerzen, vor allem nach Rippenbrüchen, geklagt wird, bei denen ein objektiver Befund nicht zu erheben ist.

Frakturen und Luxationen der Rippen.

Frakturen der Rippen sind keine seltenen Unfallfolgen. Etwa 15—17 pCt. aller zur Beobachtung gelangenden Brüche sind Rippenbrüche, wie die zahlreichen Statistiken der verschiedensten Autoren erweisen. Seltener sind die Frakturen des Brustbeins, die die Einwirkung besonders schwerer Gewalten voraussetzen, wie Quetschung zwischen zwei Puffern und dergleichen mehr. Bei der günstigen Prognose der Rippenfraktur ist die Heilung meist eingetreten, wenn die Karenzzeit noch nicht beendet ist. Von 53 Rippenbrüchen, die Schindler beobachtete, gaben nur 3 Anlaß, die Entschädigungsfrage zu erörtern.

Es entstehen Rippenbrüche meist durch direkte Gewalt gegen die vordere Brustwand, gelegentlich auch durch indirekte, wenn der Brustkorb eine seitliche Kompression erfährt. Endlich kommt eine Reihe von Brüchen durch Muskelzug zustande (Gurlt, Baer, Stetter, Schindler, Riedinger, Nancrede u. a.). Riedinger sah bei einem jungen Mann, der sich mit rückwärts geschleuderten Händen auf den Boden gestützt hatte, eine Fraktur der 5. linken Rippe am Uebergang in den knorpligen Teil, die er sich durch übermäßige Anspannung des M. pectoralis minor entstanden denkt. Schindler beobachtete einen Fall von Rippenbruch durch Muskelzug, den sich ein Arbeiter zugezogen hatte, als er beim Reinigen von Fässern ausrutschte und dem Fall vorbeugen wollte.

Rippenbrüche geben zuweilen zu Verletzungen der Pleura und der Lunge Anlaß. Durch Anspießung der Fragmente kann es zu einem Hämo- und Pneumothorax kommen. Die häufigsten Folgen von Rippenbrüchen sind trockene Brustfellentzündungen, die im allgemeinen durchaus gutartig verlaufen. Disloziert geheilte Rippenfrakturen können gelegentlich die Entstehung von Lungenhernien begünstigen. Pseudarthrosenbildung nach Rippenfrakturen ist selten.

Gurlt hat auf das Vorkommen von Frakturen der Rippenknorpel aufmerksam gemacht, die lange Zeit unbeachtet blieben.

Die Frakturen des Brustbeins, die gelegentlich beobachtet werden, können außer durch direkte Gewalt auch durch Zug zustande kommen: durch Ueberstreckung der Wirbelsäule können die am Brustbein oben und unten ansetzenden Muskeln so enorm angespannt werden, daß sie imstande sind, das Brustbein zu zerreißen.

Luxationen der Rippen gehören zu den seltenen Beobachtungen. Nach Riedinger wird noch am häufigsten die 4. Rippe im chondrosternalen Gelenk luxiert gefunden. Auch in den Costovertebralgelenken sind Luxationen beobachtet, wie es denn gelegentlich wohl auch einmal zur Luxation der Rippenknorpel untereinander kommt.

Mediastinale Erkrankungen sind sehr selten Unfallfolgen. Traumatisch-entzündliche Prozesse sind hier vereinzelt beschrieben worden (Hoffmann, Jander, v. Saar u. a.). Die Abscesse entstehen nach einem Trauma, das den Brustkorb trifft — perforierende oder stumpfe Gewalteinwirkung —, meist durch Vermittlung eines retrosternalen sekundär vereiterten Blutergusses (v. Saar).

Einen Fall von Zerreißung des Ductus thoracicus infolge von Brustquetschung hat jüngst Ocken beschrieben. Langbein konnte 1904 14 Fälle von traumatischem Chylothorax aus der Literatur zusammenstellen.

Literatur zu § 5.

1. Hoffmann, Die Erkrankungen des Mediastinums. Spez. Pathol. u. Therapie. v. Nothnagel. Wien 1896.
2. Jander, Ueber die eitrige Mediastinitis. I.-D. Breslau 1889.
3. Langbein, Chylothorax traumat. I.-D. Leipzig 1904.

4. **Ocken**, Ein Fall von Zerreißung des Ductus thoracicus infolge Brustquetschung. M. m. W. 1908.
5. **v. Saar**, Zur Kenntnis der traumatischen Abscesse des Mediastinum anticum. Beitr. z. klin. Chir. LIX.

§ 6. Traumatische Lungenhernien.

Während der Lungenprolaps eine penetrierende Brustverletzung zur Voraussetzung hat, entsteht die traumatische Lungenhernie ohne penetrierende Thoraxwunde. Hertzberg hat im Jahre 1869 eine zusammenfassende, wenig kritische Monographie der Lungenhernien veröffentlicht. Vor ihm beschäftigte sich Morel-Lavallée bereits im Jahre 1847 eingehend mit dem Studium der Lungenbrüche. In beiden Arbeiten fehlt die scharfe Trennung der durchaus verschiedenen Krankheitsformen: Lungenprolaps und Lungenhernie. Bei einer Lungenhernie unterscheiden wir, wie bei jeder Hernie, Bruchsack, Bruchpforte, Bruchinhalt. Die Bruchpforte wird von der geschädigten Intercostalmuskulatur gebildet, den Bruchsack bildet die Pleura, Bruchinhalt ist Lungengewebe. Das intakte Integument der Brustwand bedeckt den Bruch.

Lungenhernien auf traumatischer Basis ohne penetrierende Thoraxwunden sind nicht allzu häufig beobachtet worden.

Nach Bickel kommen Lungenhernien bei erweiterten Zwischenrippenräumen lediglich durch Schädigung der Intercostalmuskulatur zustande. In der Regel wird die Erweiterung der Zwischenräume, wie erwähnt, durch disloziert geheilte Rippenfrakturen bewirkt, die ja mit Zerreißung der Intercostalmuskulatur einhergehen können. Die Diagnose wird selten auf Schwierigkeiten stoßen. Die Vorwölbung einer weichen, elastischen, kugligen, nicht eigentlich schmerzhaften Geschwulst, die während der Ausatmung in gebückter Stellung entsteht, wenn die Bauchpresse in Tätigkeit ist, während sie bei der Einatmung in der Regel von selbst verschwindet, läßt ohne weiteres nach voraufgegangenem Unfall an eine Lungenhernie denken. Daß sich eine solche Hernie gelegentlich auch einmal einklemmen kann, lehrt die Cahen'sche Beobachtung. Wird, wie in dem letztgenannten Falle, ein operativer Heilversuch abgelehnt, so erscheint eine Rente von 40 pCt. angemessen. Weitere Beobachtungen verdanken wir Vogler, Alexandre, Reynier u. Poirier u. a.

Kasuistik:

Fall Vogler. Schwere Brustquetschung. Eine 32 Centner schwere Fundamentplatte kippt beim Aufstellen einer Dampfmaschine um, fällt auf den Müller S., drückt ihn gegen die Wand, ein hervorstehender Schraubenkopf stemmt sich noch besonders gegen die Brust. Bruch und Einknickung der 3. Rippe rechts, Lungen- und Rippenfellentzündung. Nach 5 Jahren Rippenfraktur nicht geheilt, äußeres

Bruchstück unter das innere verschoben und verlagert auf die nächstfolgende
Rippe. Lücke der Intercostalmuskulatur nur vom äußeren Integument bedeckt.
Bei stärkerer Exspiration bei geschlossener Glottis und beim Bücken entsteht entsprechend der Knochenlücke ein ovaler Tumor, 1 cm hoch, 6 cm lang und 5 cm
breit. Beim Aufhören forcierter Exspiration spontaner Rückgang, bisweilen Einklemmung. Rente 40 pCt.

Fall Cahen. Dem 40jährigen Arbeiter fiel eine Tabakkiste gegen den
rechten Arm, wobei er mit der Brust gegen die Wand gedrückt wurde. Kontusion am rechten Oberarm und Schultergelenk, keine Rippenfraktur. Beim
Bücken und kräftigen Ausatmen bei Glottisverschluß entsteht im rechten Sterno-
clavicularwinkel eine Geschwulst von Hühnereigröße, die bei ruhiger Atmung
wieder schwindet. Gelegentlich klemmt sich die Hernie ein, die reponiert wird.
Hernie als Unfallfolge betrachtet trotz Fehlens der Rippenfraktur. 40 pCt. an-
empfohlen, da nach 8 Monaten keine Besserung.

Fall Bickel. 38jähriger Arbeiter in einer Zuckerfabrik will 2 Riemen einer
Maschine, die sich übereinandergeschlagen haben, mit einem Stock auseinander
bringen, dabei wird der Stock von dem Riemenwerk gefaßt, dem Manne gegen die
Brust gedrückt, er selbst wird gegen die Wand gepreßt. Diagnose: Kontusion der
linken vorderen Brustseite. Bruch mehrerer Rippen, Lungenverletzung, Hautemphysem, Hämoptoe. Nachuntersuchung ergibt: Thorax muldenförmig vertieft. In der linken Mammillarlinie in Höhe des 5. Intercostalraumes feine oberflächliche Narbe. 5., 6., 7. Rippe zeigen entsprechend der Hautnarbe Verdickungen,
links in Höhe der 4.—6. Rippe gedämpfter Schall, abgeschwächtes Atemgeräusch.
Nach 1³/₄ Jahren: Dämpfung geschwunden, abgeschwächtes Atmungsgeräusch.
Hautnarbe nicht mehr nachweisbar, die muldenförmige Vertiefung größer als zuvor.
Links unterhalb der Mammillarlinie zwischen der 4. und 5. Rippe birnenförmiger
Spalt mit knöchernem Rand. Bei stärkerer Exspiration bei geschlossener Glottis
bildet sich an Stelle der muldenförmigen Vertiefung ein gänseeigroßer Tumor.

Fall Riebold. 32jähriger Mann fällt mit der rechten Brustseite auf die
Kante eines am Boden liegenden Klotzes. Brustschmerzen, Atembeklemmung,
Hämoptoe, Hautemphysem, Bluterguß in der rechten Pleura. Rechtsseitig Fraktur
mehrerer Rippen. Verletzung der Lunge, beider Pleuren, keine äußeren Verletzungen.
Nach 2¹/₂ Monaten: 2. rechter Intercostalraum verbreitert, drei Rippen an der
Knorpel- und Knochengrenze einwärts gedrängt. Im 2. Intercostalraum 8 cm langer
Spalt bei kräftiger Exspiration bei geschlossener Glottis wölbt sich im 2. Intercostalraum
rechts eine kuglige, 6 cm im Durchmesser fassende Geschwulst 4 cm weit hervor; auch
beim Bücken während der Exspiration, bei tiefer Inspiration Reposition. Besserung,
Hernie ist kleiner geworden durch Schrumpfung und Vernarbungsprozesse (Verengerung der Bruchpforte). Ursprüngliche Rente von 50 pCt. auf 33¹/₃ pCt.
herabgesetzt. Dagegen Berufung, Obergutachter stellt genannte Besserung fest.

Literatur zu § 6.

1. Alexandre, Enfoncement du thorax. Hernie traumatique du poumon. Progr.
　　méd. 1887.
2. Bickel, Ueber traumatische Lungenhernien ohne penetrierende Thoraxwunde.
　　D. Arch. f. klin. Med. 1903.
3. Brade, Lungerhernie auf traumatischer Grundlage. D. m. W. 1908.
4. Cahen, Ein Fall von traumatischer Lungenhernie ohne äußere Verletzung.
　　M. m. W. 1905.
5. Hertzberg, De hernia thoracica. Halle 1867.
6. Loges, Ein Fall von posttraumatischer Lungenhernie. M. m. W. 1908.
7. Morel-Lavallée, Hernies du poumon. Paris 1847.
8. Riebold, Ein Fall von traumatischer Lungenhernie ohne äußere Verletzung.
　　M. m. W. 1904.
9. Vogler, Beitrag zur Kenntnis der traumatischen Lungenhernien. M. f. U. 1898.
10. Wightman, Report of a case of hernia of the lung with remarks. Brit.
　　med. journ. 1898.

§ 7. Pleuraverletzungen.

Ist die Pleura costalis nach Perforation der Brustwand verletzt, so sind die physikalischen Bedingungen zur Entstehung eines Pneumothorax gegeben. Unter zischendem Geräusch dringt Luft in den intrapleuralen Raum ein, die Lunge kollabiert, sofern es zur Bildung eines kompleten Pneumothorax kommt, sofort, jede Inspiration verschlimmert den pathologischen Zustand. Wird dagegen die Pleura costalis an einer Stelle verletzt, an der bereits früher Verwachsungen mit der Pleura pulmonalis stattgefunden haben, so kommt es zur Bildung eines interstitiellen Emphysems, keines Pneumothorax.

Ein Pneumothorax kann ferner entstehen, wenn die Pleura pulmonalis und die Lunge verletzt sind bei intakter Pleura costalis, beispielsweise, wenn ein größerer Bronchialast getroffen ist, von dem aus die inspirierte Luft gleichsam in den Intrapleuralraum hineingepumpt wird. Gelegentlich können bei Rippenbrüchen die Frakturenden die Pleura und die Lunge anspießen und auf diese Weise einen Pneumothorax veranlassen (subkutane Verletzungsart). Ja, es kann die Lungenoberfläche bersten, die Pleura costalis bleibt unverletzt, wenn die Brustquetschung in einem Augenblick festen Glottisverschlusses erfolgt. Die Lunge platzt dann wie eine „Blase“. Schließlich kann ein Pneumothorax die Folge traumatischer Lungentuberkulose, traumatischer Lungengangrän sein, so also in letzter Instanz gleichfalls einem Unfall seine Entstehung verdanken.

Die Bildung eines Hämothorax hat in der Regel eine Lungenverletzung zur Voraussetzung. Häufig ist Hämothorax mit Pneumothorax vergesellschaftet. Der Bluterguß in den Pleuralraum kann derartige Dimensionen annehmen, daß allein durch Kompression lebensbedrohliche Zustände hervorgerufen werden.

Emphysem kann sowohl bei penetrierender wie bei subkutaner Brustverletzung auftreten. Bei penetrierenden Brustverletzungen werden wir nur selten in der Nachbarschaft der Wunde Emphysem vermissen. In den Fällen isolierter Pleuraverletzung gewinnt es meist keine nennenswerte Ausdehnung, anders dagegen bei einer Lungenverletzung, besonders im Bereiche pleuraler Verwachsungen. Das Emphysem verbreitet sich dann gelegentlich mit solcher Vehemenz und in solcher Ausdehnung, daß es direkt zum Erstickungstode führt.

Isolierte Verletzungen der Pleura kommen gelegentlich vor (Strohmeyer, König). Ungemein häufiger sind sie naturgemäß mit den Verletzungen der Lunge kombiniert. Die Frage, ob es sich im gegebenen Falle gleichzeitig um eine Verletzung des Lungengewebes handelt, wird bei starkem Emphysem und vor allem bei auftretender Hämoptoe, abgesehen vom Pneumo- und Hämothorax, unschwer zu beantworten sein.

§ 8. Verletzungen des Lungengewebes.

Die Verletzungen des Lungengewebes bilden durchaus nicht seltene Befunde in der Unfallpraxis. Es sind sowohl leichte, oberflächliche Verletzungen des Lungenparenchyms, wie schwere, umfangreiche Zertrümmerungen beobachtet worden. Das Symptom, das zunächst im Vordergrund der Erscheinungen steht, ist die rasch beginnende lebhafte Atemnot, der heftige Hustenreiz, der mit Zunahme des Hämothorax, der der Verletzung folgt, fortschreitet. Die Bildung eines Hämothorax ist nach übereinstimmenden Angaben der Autoren (Hildebrandt, Matthiolius u. a.) häufiger als die eines Hämo-Pneumothorax bzw. eines Pneumothorax allein. Der Pneumothorax kann andererseits so rasch resorbiert werden, daß der Untersucher nichts mehr vorfindet, daher das Fehlen des Pneumothorax wiederum nicht gegen eine Verletzung des Lungengewebes spricht. Zweifellos das charakteristischste Symptom ist die Hämoptoe, obwohl auch sie fehlen kann, wenn das Auswerfen des Blutes mechanisch, z. B. durch Gerinnsel oder dergl., unmöglich geworden ist.

Interessant ist die Tatsache, auf die Gosselin aufmerksam machte, daß das Lungengewebe an einer Stelle bersten kann, die durchaus nicht dem Angriffspunkt des Traumas entspricht.

Einen typischen Fall von Lungenzerreißung hat Comte-Genf beschrieben.

Ein Mann erhielt einen Stoß durch den Balancier einer Dampfmaschine von vorn gegen die rechte Brustwarze. Atemnot, Hämoptoe. An dem Thorax keine äußere Verletzung, keine Rippenfraktur nachweisbar. Rechts oben Bronchialatmen, grobe Rasselgeräusche. Am 7. Tage Exitus. Sektion ergibt: rechterseits Spitzenverwachsungen, ein tiefer Riß durch den mittleren und unteren rechten Lungenlappen.

Ein Lungenprolaps — nicht zu verwechseln mit einer Lungenhernie — hat stets eine penetrierende Brustverletzung zur Voraussetzung. Die Diagnose bedarf keiner besonderen Erläuterung.

Die Prognose der Lungenverletzungen wird durch die gleichzeitige Verletzung der Pleura, durch die Bildung eines Pneumothorax, eines Hämothorax wesentlich getrübt; besonders bei perforierenden Brustverletzungen kommt, abgesehen von den physikalischen Störungen, die Infektionsgefahr hinzu, die bei Luftzutritt durch die Brustwunde bedeutender ist als bei Luftzutritt auf inspiratorischem Wege bei subkutanen Verletzungen. Die Infektionsgefahr besteht in gleicher Weise für die Pleura wie für die Lunge. Im Anschluß an eine penetrierende Brustverletzung kann es zur Ausbildung diffuser Pleuritis kommen, sowohl seröser als auch eitriger Form, die zur septischen Allgemeininfektion und damit gelegentlich zum Tode führt.

Die Blutinfiltration, die durch Zerreißung des Lungengewebes bzw. der Lungengefäße entsteht, kann sich, ohne eine Spur zu hinterlassen, resorbieren, oder aber sie verschwindet und hinterläßt eine mehr oder minder derbe Narbe. Endlich kann sie sekundär infiziert werden, es kommt zur Pneumonie, zur Tuberkulose, zur Gangrän.

Literatur zu § 8.

1. Comte-Genf, Ein Fall von Lungenzerreißung. Journ. des pract. 1894.
2. Fränkel, Ueber Pneumothorax durch einfache Lungenzerreißung. D. Aerztezeitung. 1899.
3. Riedinger, Verletzungen und chirurgische Krankheiten des Thorax und seines Inhalts. Deutsche Chirurgie. Stuttgart. 1888.
4. Richter, G., Ein Beitrag zur Kenntnis der Lungenrupturen. Beitr. z. klin. Chir. Bd. 44.

§ 9. Pleuritis traumatica.

Ein Trauma ist imstande, eine Pleuritis hervorzurufen, indem es den bereits vorhandenen Krankheitserregern günstigere Lebensbedingungen schafft. Die traumatische Pleuritis ist meist, wie es auch den anderen Pleuritiden eigen ist, mit Erkrankungen der Lunge vergesellschaftet. Sie ist entweder die primäre Erkrankung, an die sich die der Lunge anschließt, oder aber sie ist die sekundäre. So begleitet sie z. B. die Kontusionspneumonie. Oft genug ist sie die einzige Erkrankung, die der Kontusion des Thorax folgt. Auch die traumatische Pleuritis läßt verschiedene Erscheinungsformen erkennen, die häufigste, die umschriebene trockene, durch Reibegeräusche charakterisierte Pleuritis, und die exsudative Form, die einige Zeit zu ihrer Entwicklung bedarf und entweder einen serösen, hämorrhagischen oder einen eitrigen Charakter annimmt.

Die Häufigkeit, mit der unser Sektionsmaterial pleuritische Verklebungen und Verwachsungen aufweist, steht im Einklang mit den vielfach geklagten mehr oder weniger schnell vorübergehenden Schmerzen, die so oft, selbst nach geringfügigen Traumen, am Thorax auftreten und bei jeder Atembewegung sich vermehren. Gerade derartige geringe zirkumskripte Pleuritiden mit Adhäsionsbildungen werden von den ärztlichen Gutachtern häufig übersehen. Patienten, die über Brustschmerzen fortgesetzt längere Zeit nach dem Unfall klagen, ohne grob nachweisbare Reibegeräusche, werden leicht den Simulanten zugezählt. Andererseits findet man oft genug bei Sektionen pleuritische Adhäsionen, die keinerlei Erscheinungen in vivo verursachten, in Fällen, in denen die Rentenfrage nicht in Betracht kam.

Zirkumskripte Pleuritiden sind recht häufige Unfallfolgen bei gleichzeitigen Rippenfrakturen. Trockene Reibegeräusche lassen sich meist an der Stelle der stattgehabten Fraktur oder aber in deren Nähe deutlich nachweisen. Die pleuritischen Erscheinungen gehen in der Regel bald zurück, in seltenen Fällen kommt es zur Entwicklung eines Exsudats, das sich in nichts von den bekannten Formen gewöhnlicher pleuritischer Ergüsse unterscheidet. Ganz vereinzelt ist das Auftreten eines Empyems im Anschluß an eine Brustkontusion ohne perforierende Brustverletzung. Gelegentlich kommt es auch zur chronischen Form der Pleuritis.

Kasuistik:

Fall Nr. 1. (Aktenmaterial.) Beim Heben eines $1\frac{1}{2}$ Centner schweren Zementkübels verspürte W. plötzlich einen Stich in der linken Brustseite und bekam sofort Atembeschwerden. Er mußte einige Zeit die Arbeit aussetzen, nahm sie dann wieder auf, jedoch mit zunehmenden Beschwerden. Atemnot, Stechen in der Herzgegend. Linksseitige Pleuritis, die sich schleichend entwickelt hat. Ein Zusammenhang der abgelaufenen Pleuritis, die mit starker Schwartenbildung verheilt ist, mit dem Unfall wird angenommen. 15 pCt.

Die primäre tuberkulöse Pleuritis auf traumatischer Basis bietet der Beurteilung nicht geringe Schwierigkeiten, da es sich nur schwer mit Sicherheit feststellen läßt, ob das Trauma die tuberkulöse Pleuritis hervorgerufen hat oder ob die Pleuritis bereits vor der Verletzung bestand, so daß das Trauma nur als auslösendes Moment in Frage kommt. Fälle von primärer tuberkulöser traumatischer Pleuritis sind ungemein selten. Chauffard (zit. nach Stern) hat 3 Fälle veröffentlicht. Weitere Beobachtungen verdanken wir Lustig und in jüngster Zeit einen Fall Aronheim-Gevelsberg.

Literatur zu § 9.

1. Aronheim, Beiträge zur Frage der primären tuberkulösen Pleuritis exsud. traumatica. M. f. U. 1907.
2. Bergleiter, Ueber traumatische Pleuritis. I.-D. München 1904.
3. Chauffard, Pathog. des pleurésies traumat. Sem. méd. 1896.
4. Lustig, Ein Fall von linksseitiger tuberkulöser Pleuritis nach einem Trauma. W. m. W. 1884.
5. Stern, Ueber traumatische Entstehung innerer Krankheiten. Jena 1907.

§ 10. Traumatische Lungenentzündungen.

Stern hat darauf hingewiesen, daß den älteren Autoren bereits das Auftreten einer Pneumonie nach einer Brustquetschung bekannt war. Er nennt Morgagni, Andral, Portal, Laennec, sodann Boyer, Grisolle, Wunderlich, Stokes, Strohmeyer u. a. m. Auch Hufeland kannte, wie Fürbringer hervorhebt, den Einfluß heftiger

Erschütterungen auf die Entstehung der Pneumonie. Litten jedoch gebührt das unstreitige Verdienst, mit besonderem Nachdruck in neuerer Zeit das Interesse für die Pneumonie als Unfallfolge wachgerufen zu haben.

Im Gegensatz zu Stern unterscheidet Litten aus ätiologischen Gründen eine Kontusionspneumonie von einer traumatischen Pneumonie: eine Lungenentzündung, die sich an eine heftige Erschütterung des Thorax anschließt, ist eine Kontusionspneumonie, „wirkliche Wunden" der Lungen geben Anlaß zur Entstehung einer traumatischen Pneumonie. Die Kontusionspneumonie beruht nach Litten auf physikalischen Vorgängen, die mit der Erschütterung der Lunge verbunden sind. Es ist durchaus nicht immer eine direkte Gewalteinwirkung auf den Brustkorb erforderlich. Allgemeinerschütterungen des Körpers, wie sie beim Fall aus der Höhe, beim Fall auf das Gesäß sich ereignen, sind gleichfalls imstande, Pneumonieen zu veranlassen.

Litten hat mit Nachdruck darauf hingewiesen, daß eine lobäre, croupöse oder fibrinöse Pneumonie durch eine Brustquetschung entstehen kann als einzige Unfallfolge, ohne nachweisbare Veränderungen der Brustwand, ohne Rippenfraktur. Daß das Trauma in der Aetiologie der Pneumonie keine untergeordnete Rolle spielt, hat er statistisch festgestellt: unter 320 Lungenentzündungen fand er 14, d. i. 4,4 pCt., durch Brustkontusionen hervorgerufen. Allerdings war das Material zufällig der Statistik besonders günstig: ein großer Teil der Erkrankten gehörte zu den Arbeitern, die beim Bau der Stadtbahn beschäftigt waren und speziell beim Einrammen der Pfähle verunglückt waren. Fränkel fand unter ca. 2000 Pneumonieen nicht ganz 1 pCt. traumatische Pneumonieen. Jürgensen fand in 0,13 pCt. aller Pneumonieen eine traumatische, Demuth in 1,6 pCt., Stern in 2,8 pCt. aller Fälle.

Nach Litten entsteht die Kontusionspneumonie 1—2 Tage nach dem Unfall, der gelegentlich dem Betroffenen so unbedeutsam erscheinen kann, daß er die Arbeit in gewohnter Weise fortzusetzen imstande ist (nach Stern nie später als am 4. Tage). Voraussetzung ist dabei, daß der Verletzte bis zum Unfallstage seine volle Arbeit verrichtet hat und keinerlei Krankheitszeichen aufwies. Die Pneumonie beginnt dann plötzlich, genau wie jede ändere Lungenentzündung, mit dem sogenannten initialen Schüttelfrost und hoher Temperatur (39° und darüber). Die Temperatur hält sich etwa gleich hoch, um am 5. Tage kritisch abzufallen, nachdem die übliche Perturbatio critica mit Steigerung der Temperatur und der Pulsfrequenz vorangegangen ist, wie es auch gelegentlich zu den bekannten Pseudokrisen kommt.

Die Infiltration der Lunge ist meist noch nicht im Rückgang begriffen, wenn der Temperaturabfall bereits eingesetzt hat. Mit Recht warnt Fürbringer vor allzu schematischem Festhalten an dieser Zeitbestimmung, es kann wohl auch einmal dieser Termin überschritten werden. Erforderlich ist aber in jedem Fall der Nachweis der Kontinuität der Erscheinungen, der z. B. bei einem 14 tägigen Intervall zwischen Trauma und Pneumonie wohl kaum je zu erbringen ist. Andererseits folgt die Pneumonie nicht unmittelbar dem Trauma. Ist das der Fall, so handelt es sich um ein rein zufälliges zeitliches Zusammentreffen von Trauma und Pneumonie. Litten hebt die fast absolute Uebereinstimmung im Verlauf der Kontusionspneumonie und der genuinen Pneumonie hervor, wenngleich der Entstehungsursache entsprechend der Kontusionspneumonie mehr ein hämorrhagischer Charakter eigen ist, das Sputum beispielsweise häufiger rein blutig gefunden wird. Fürbringer bezeichnet das Vorkommen besonders bluthaltiger Sputa als einen wichtigen Faktor, der für die Annahme einer traumatischen Aetiologie spräche, ohne absolut entscheidend zu sein. Nach Fränkel sind die initialen Blutungen nicht sehr ausgiebige, sie können auch fehlen. Der schnelle Tod ist nach Litten für die Kontusionspneumonie besonders charakteristisch, er schätzt die Mortalität auf etwa 60 pCt. Demgegenüber hat Demuth behauptet, daß die Kontusionspneumonie wesentlich abweiche von der genuinen Pneumonie, namentlich fehle der alarmierende Beginn mit Schüttelfrost, hohem Fieber. Die von ihm beobachteten Kontusionspneumonieen endeten nie mit kritischem Temperaturabfall, ebensowenig beobachtete er je Herpes labialis, Milzvergrößerung, Albuminurie, starke allgemeine Schweiße. Auskultatorisch stellte er fest „Fehlen des Knisterrasselns im Beginne, frühzeitiges Bemerkbarwerden von Verdichtungserscheinungen und baldiges, aber nicht sehr scharf ausgeprägtes Bronchialatmen; während der Lysis spärliches kleinblasiges trocknes Rasseln, oft vergesellschaftet mit pleuritischem Reibegeräusch".

Auch der Sektionsbefund ist nach Demuth verschieden von dem der genuinen Pneumonie. Die Lunge ist oft im Durchschnitt glatter und weniger prominent, ihre Färbung hämorrhagischer. Nach Fürbringer ist es durchaus ungerechtfertigt, eine Trennung der sogenannten traumatischen Pneumonie von der gewöhnlichen Pneumonie vorzunehmen, sie gleichen einander „wie ein Ei dem anderen".

Stern unterscheidet dem Verlauf nach drei Arten von traumatischer Pneumonie: einmal Fälle, die den typischen Charakter der gewöhnlichen (genuinen) Pneumonie zeigen, sodann Fälle „mit ausgedehnter Infiltration" und atypischem Verlauf und schließlich Fälle mit zirkumskripten Infiltrationsherden, die er mit Wahrscheinlichkeit zu den Bronchiopneumonieen rechnet. Die erstgenannten Fälle beginnen denn auch gewöhnlich in der üblichen Weise mit Schüttelfrost, Seitenstechen, Husten und Atemnot. Der Auswurf zeigt die charakteristische rostbraune Färbung, zuweilen mit stark hämorrhagischer Beimischung. Die begleitende Pleuritis, Herpes labialis, Milzschwellung, Albuminurie, sowie die typische Fieberkurve mit dem bekannten kritischen Abfall, kurzum alle Kennzeichen der croupösen Pneumonie sind vorhanden. Diese Fälle entsprechen durchaus denen, die Litten als typische Kontusionspneumonieen beschrieben hat. Den Beobachtungen Demuth's entspricht die zweite Gruppe, bei der das Fieber einen unregelmäßigen Verlauf nimmt, der charakteristische Ausbruch fehlt, die Allgemeinerscheinungen unbedeutend sind. Das anatomische Bild dieser Fälle ist nach Stern lediglich das einer blutigen Infiltration der Lunge, die das Trauma veranlaßt hat, nicht einer entzündlichen. Die letzte Gruppe endlich entspricht dem Bilde der Bronchiopneumonie: ein oder mehrere kleine zirkumskripte Herde, Bronchialatmen, Knisterrasseln, feuchte Rasselgeräusche, zirkumskripte Dämpfung mit tympanitischem Beiklang, dazu pleuritisches Reiben.

Litten hat wiederholt darauf hingewiesen, daß Kontusionspneumonieen auch beim Heben schwerer Lasten entstehen können, dabei sei es für die Beurteilung des Falles in praxi gleichgültig, ob ein gesundes Blutgefäß durch Drucksteigerung platzen könne oder nicht.

Es handelte sich um einen Arbeiter, dem beim Verlegen großer, $5\,^{1}/_{2}$ Zentner schwerer Steinplatten plötzlich die Kräfte versagten. Er empfand heftige Brustschmerzen und spie Blut. Nach 2 Tagen wurde eine Unterlappenpneumonie festgestellt, Gangrän führte den Tod herbei. Während ein Obergutachter die Möglichkeit, daß durch Steigerung des intrathoracischen Druckes ein Blutgefäß platzen könne, verneint, wird in einem Gutachten der Berliner medizinischen Fakultät das Vorliegen einer Kontusionspneumonie zugegeben.

Kasuistik:

Fall Nr. 1. Rek. E. v. 17. V. 1904. Beim Aufheben von Platten, die 277 kg wogen, ließ L. plötzlich eine Platte fallen, verspürte einen überaus heftigen Schmerz in der Brust. Hohes Fieber, blutiger Auswurf, Rasselgeräusche, tympanitischer Schall über dem linken Unterlappen. Am 7. Tage kritischer Abfall der Pneumonie, dann erneuter Temperaturanstieg. Auswurf schmutziggrau, übelriechend. Lungengangrän, Tod.

Die B. G. lehnt die Entschädigungsansprüche ab, das Sch. G. erbat ein Gutachten, aus dem folgendes hervorzuheben ist: „Alle bisher sicher beobachteten Fälle sogenannter traumatischer Entstehung von Lungenentzündung verdanken, soweit sie nicht durch direkte Lungenverletzung bedingt waren, ihre Entstehung einer direkten Verletzung des Brustkorbes. Eine solche ist aber bei L. nicht vorgekommen, es steht nur fest, daß er beim Anheben der Platten einen plötzlichen

Schmerz verspürte. Nun ist es eine allbekannte Tatsache, daß Lungenentzündungen
gerade damit einsetzen, daß aus scheinbar vollem Wohlbefinden heraus Individuen
plötzlich erkranken, und daß gerade Brustschmerzen das erste Anzeichen der Erkrankung sein können. Es kommt nun die Frage in Betracht, ob das Heben eines
schweren Gegenstandes derartige Veränderungen in der Lunge erzeugen kann,
daß dadurch eine Entzündung des Gewebes sich auszubilden vermag. Es liegt bis
jetzt keinerlei derartige Beobachtung vor, die hierfür beweisend wäre, soweit das
gesunde Lungengewebe in Betracht kommt. Es wäre ein derartiger Zusammenhang
nicht einmal theoretisch einfach zu begründen. Wir haben keinerlei Grund, anzunehmen, daß bei L. vor seiner Erkrankung pathologische Vorgänge irgendwelcher
Art in der Lunge bestanden haben. Es wäre aber die unbedingteste Voraussetzung, daß das Lungengewebe bereits irgendwie alteriert war oder seine Gefäße
abnorm nachgiebig geworden waren, wenn man schließen wollte, daß unter gewissen
Atmungsbedingungen durch Heben eines schweren Gegenstandes eine Zerreißung
in der Lunge eintreten könnte. Ich halte es nicht allein in diesem Falle für ausgeschlossen, daß ein Zusammenhang zwischem dem sogenannten Unfall des L. mit
seiner Erkrankung besteht, es würde auch prinzipiell und praktisch zu sehr
schwierigen Konsequenzen führen, wenn man das bloße Heben eines schweren
Gegenstandes in ursächliche Beziehungen zu einer Entzündung in einer vorher gesunden Lunge bei einem gesunden Menschen setzen wollte. Wir müssen unter
allen Umständen daran festhalten, daß, abgesehen von den direkten perforierenden
Lungenverletzungen, nur die Gewalteinwirkung auf den Brustkorb selbst als Ver-
mittlerin einer Entzündung in den Lungen, welche nicht vorher bereits affiziert
waren, angesehen werden soll. Die wenigen in der Literatur niedergelegten Fälle,
in denen an eine schwere allgemeine Körpererschütterung ohne direkte Verletzung der
Brust sich eine Lungenentzündung angeschlossen haben soll, halten einer strengen
Kritik nicht stand. In unserem Falle kann zudem von einem derartigen Trauma
nicht die Rede sein. Nach dem von dem behandelnden Arzte mitgeteilten objektiven Befund und dem ganzen Krankheitsverlauf kann, obzwar keine Leichenöffnung
vorliegt, nicht bezweifelt werden, daß L. an einer Lungenentzündung mit Ausgang
in Brand erkrankt war und verstorben ist. Die von den bisherigen Gutachtern
in verschiedenem Sinne beantwortete Frage ist nur die, ob diese Lungenentzündung
durch einen Vorgang, wie denjenigen am 25. V., traumatisch angebahnt sein könne,
bzw. ob durch einen solchen Vorfall derartige Veränderungen in den Lungen gesetzt zu werden vermögen, daß sich daran leicht eine Infektion mit Pneumonie-
erregern anschließt. Dabei brauchten die durch den Unfall verursachten mechanischen
Läsionen in den Lungen die Entwickelung der croupösen Pneumonie nicht anders
zu vermitteln, wie etwa ein geringfügiges Trauma die Entstehung der akuten
Osteomyelitis. Die Lungenentzündung würde somit auf einer Peumokokkeninvasion
beruhen, wobei die durch den Unfall gesetzte Gewebsläsion als ein die Ansiedlung,
Verbreitung und Vermehrung der Bakterien an der geschädigten Stelle wesentlich
begünstigender Umstand zu betrachten ist. Der behandelnde Arzt und Begutachter spricht sich für die Wahrscheinlichkeit eines derartigen Zusammenhanges
aus, während Geheimrat R. als Obergutachter einen solchen für ausgeschlossen
erklärt und unter allen Umständen daran festhält, daß (abgesehen von perforierenden
Lungenverletzungen) nur umschriebene direkte Gewaltseinwirkungen auf einen bestimmten Teil des Brustkorbes selbst als Vermittler eines Entzündungsprozesses
in den Lungen, welche nicht etwa schon vorher affiziert waren, angesehen werden
können. Letztere Behauptung steht und fällt aber mit der Voraussetzung, daß
alle bisher beobachteten sicheren Fälle von sogenannter Kontusionspneumonie ihre
Entstehung ausschließlich diesem von Litten, seit dessen einschlägiger Arbeit erst
den Beziehungen zwischen Pneumonie und Trauma vermehrte Aufmerksamkeit zu-
gewandt wird, mit Recht in den Vordergrund gestellten Mechanismus verdanken.
Obzwar die einschlägigen Erfahrungen sich bloß auf die letzten Jahrzehnte erstrecken, wissen wir jedoch jetzt schon, daß die hier in Betracht kommende Art
der Kontusion gelegentlich eine von dem erwähnten Modus abweichende ist. Das
Wesentliche beim Thorax überhaupt ist die Einwirkung stumpfer Gewalt und eine
plötzliche ausgiebige und unerwartete Kompression. Hierbei handelt es sich allerdings wirklich zumeist um eine umschriebene, eine direkt bestimmte Stelle des Thorax
selbst treffende Gewalteinwirkung: Stoß gegen die Brust, Zusammengedrücktwerden
durch Eisenbahnpuffer, Ueberfahrenwerden, unmittelbares schweres Auffallen auf

die Brustwand. Daß die schwere Steinplatte auf eine solche Weise L. direkt gegen den Thorax gedrückt hat, ist in der Tat aus den Akten nicht zu entnehmen. Immerhin sind doch auch schon andere Fälle bekannt geworden, in denen die Kontusion durch Herabfallen einer Last auf den ganzen Körper, durch Sturz aus mehr oder weniger beträchtlicher Höhe mit Erschütterung des ganzen Leibes oder durch Tragen einer schweren Last bewirkt worden war. Daß das lokale Moment bzw. die direkte Wirkung nicht das hier einzig ausschlaggebende ist, geht auch schon daraus hervor, daß nicht allemal die Stelle der Verletzung selbst den Ausgang der Lungenentzündung bildete: diese ist vielmehr auch an einem mehr oder weniger entfernten Punkte, selbst auf der entgegengesetzten Körperseite, zur Entwicklung gelangt. Die mit der schweren Arbeitsleistung, speziell etwa beim Anheben, verbundene körperliche Anspannung braucht zunächst gar nicht herangezogen zu werden, obwohl der Ausspruch des Geheimrats R., daß eine maximale Kraftanstrengung mit Kontraktion zahlreicher Rumpfmuskeln und kräftiger Exspirationsbewegung bei geschlossener Glottis (Stimmritze) absolut nicht zu einer Verletzung des gesunden Lungengewebes führen könne, auch nicht als unumstößlich anzusehen sein dürfte. Für die Beurteilung des Falles L. ist es ausschlaggebend, daß das Wesentliche des Vorganges beim Senken der Steinplatte, als derselbe in gebückter Haltung sich befand, geschah. Auf den gebückten mit angestrengten Muskeln, fixiertem Brustkorb und geschlossener Stimmritze hockenden Maurer und indirekt auf dessen ganzen Thoraxinhalt kann sehr wohl die schwere Steinplatte sehr erheblich komprimierend gewirkt haben, gleichgültig, ob er früher mit mehr Geschick und Glück schon ähnliche Arbeit verrichtet haben sollte. Ein Verständnis für derartige Kompressionen des Brustkorbes zu geben, sind Mitteilungen von Perthes geeignet. Man beobachtet nämlich infolge derartiger Kompressionen selbst ausgedehnte Blutextravasate am Halse, am Kopfe usw., ohne daß diese Teile direkt getroffen worden wären. Es können auch Blutinfiltrationen im Lungengewebe resultieren. Blutige Infiltrationen, selbst solche von lobärer Ausdehnung, findet man wiederum gerade auch nach lokalisierter Quetschung einer bestimmten Stelle des Brustkorbes. Der Tatbestand legt doch auch in seinen Einzelheiten eine Beziehung zwischen dem Vorfall am 25. Mai und der Erkrankung des L. nahe. Die Stiche in der Brust des Maurers werden von dem Augenzeugen bestimmt als eine unmittelbar aus der Beschäftigung hervorgegangene pathologische Erscheinung aufgefaßt. Die charakteristische Blässe des L. gleich nach dem Unfall, welche derselbe Augenzeuge wiederholt betont, könnte in einer begleitenden Commotio thoracica ihre Erklärung finden. Leider fehlt im Krankheitsberichte der Schüttelfrost, der den Beginn der Lungenentzündung schärfer markieren würde. 2 Tage nach dem Unfall wird die Pneumonie festgestellt; wäre sie kurz vorher erst eingetreten, so entspräche sie etwa der Zeit, welche gewöhnlich eine Kontusionspneumonie zu ihrer Entwicklung bedarf, nämlich 1—2 mal 24 Stunden. Was die vom Arzt festgestellte besonders starke Hämoptoe (Blutspeien) anbelangt, so schreibt einer solchen schon Litten auf Grund seiner Beobachtungen große Bedeutung zu. Blutung überhaupt ist eine der häufigsten Folgen der Lungenkontusion; auch umschriebene Infiltrationen des Lungengewebes mit Blut können sich durch blutigen Auswurf zu erkennen geben. Wenn auch in anderen Fällen von Lungenkontusion die Zerreißung so unbedeutend ist, daß der Auswurf selbst im Beginn keine rein blutige Beschaffenheit aufweist, so darf im Rahmen des ganzen Symptomenbildes die wirklich beobachtete Lungenblutung diagnostisch nicht unterschätzt werden. Dahingegen bietet die schließlich hinzugetretene Gangrän keinen Anhaltspunkt für die Annahme einer Kontusionspneumonie. In jedem Fall von Kontusionspneumonie muß die Möglichkeit erwogen werden, ob nicht bereits vor dem Unfall die Infektion bestanden habe, selbst wenn übrigens Diplokokken in der Lunge bereits unschädlich vorhanden gewesen, denselben aber durch die Gefäß- oder Gewebsläsion erst ein locus minoris resistentiae geschaffen worden wäre, bestände die Deutung des Falles als Kontusionspneumonie in dem früher dargelegten Wortsinn immer noch zu Recht.“

Wenn wir daran festhalten, daß die Lungenentzündung eine Infektionskrankheit ist (und zwar meist hervorgerufen durch den Fränkel'schen Diplococcus), so können wir uns eine traumatische

Pneumonie nur so entstanden denken, daß das Trauma als begünstigendes auslösendes Moment in Frage kommt.

Schlag oder Stoß gegen die Brust ruft eine mehr oder minder beträchtliche Gewebsschädigung hervor. Die im Blute bereits kreisenden pathogenen Mikroben sind nunmehr imstande, eine Pneumonie zu erzeugen. Kommt es zur Zerreißung von Lungengewebe, so können die Wundflächen Anlaß zur Infektion geben. Daher nennt Stern die traumatische Pneumonie eine „innere Wundinfektionskrankheit".

Kasuistik:

Fall Nr. 1. Rek. E. v. 3. VII. 1903. Der 51 jährige Arbeiter R. glitt in einem Baubetriebe auf einer Laufbrücke aus und fiel rücklings auf das Gesäß und den Rücken. Er klagte sofort über Schmerzen im Rücken und Kreuz. 4 Tage darauf wird eine schwere rechtsseitige Lungen- und Rippenfellentzündung festgestellt. Am 5. Tage trat der Tod ein. Das R.V.A. begründet die Entschädigungspflicht wie folgt: Nach bekannten Obergutachten entsteht die Lungenentzündung nach einem Trauma dadurch, daß eine, wenngleich geringe Gewebsverletzung in der Lunge einen günstigen Boden für die Erreger der Pneumonie abgibt, auf welchem diese sich verbreiten und vermehren und so die Entzündung hervorrufen. Der Fall auf das Gesäß mit nachfolgendem Umschlagen des Oberkörpers auf den Rücken ist seiner Natur nach geeignet gewesen, durch die damit verbundene Erschütterung des Körpers ernstere Verletzungen hervorzurufen. Nach dem Obergutachten bedarf es nicht einmal der Annahme, daß der Verletzte schon Anlage zur Lungenentzündung hatte, als der Unfall eintrat. Bei der Annahme einer Disposition zu der Krankheit wäre die Wahrscheinlichkeit eines ursächlichen Zusammenhanges nur noch größer.

Fall Nr. 2. Rek. E. v. 22. XII. 1898. Der Vorarbeiter L. starb Ende Januar 1898 an einer Lungenentzündung. Die Hinterbliebenen führten die Lungenentzündung auf Unfälle zurück, die L. Ende November 1897 und am 15. I. 1898 durch übermäßiges schweres Heben erlitten haben sollte. Das R.V.A. wies den Rekurs zurück mit folgender Begründung: Die croupöse Lungenentzündung sei fast immer eine infektiöse; durch Verletzung kann eine Lungenentzündung nur entstehen, wenn ein Stich oder Schuß die Lunge verletzt oder eine starke Quetschung einen Teil des Lungengewebes zertrümmert oder endlich ein großes oder mehrere kleine Lungenblutgefäße zerreißen; daß der eine oder der andere dieser Fälle eingetreten ist, sei nicht erwiesen.

Fall Nr. 3. Rek. E. v. 10. XII. 1904. Der Maurer S. hatte die Aufgabe, ein 6—7 Zentner schweres Seitenwandstück zu einer Eingangstür 15 m weit auf einem Schubkarren nach der Stelle seiner Verwendung zu bringen. Diese Tätigkeit erforderte eine ganz außerordentliche Muskelanstrengung. Unmittelbar darauf verspürte er heftige Schmerzen in der Brust, nach 48 Stunden Atemnot, Schüttelfrost, blutiger Auswurf, croupöse Lungenentzündung. 4 Tage darauf erfolgte der Tod. Ursächlicher Zusammenhang zwischen der tödlich verlaufenen Lungenentzündung wird vom R.V.A. als im hohen Grade wahrscheinlich angenommen. Es ist anzunehmen, daß die Lungenentzündung nach ärztlicher Feststellung schon am dritten Tag nach dem Unfall in ziemlicher Ausbreitung bestanden hat. Eine so kurze Frist zwischen Unfall und dem Ausbruch der Lungenentzündung spricht für die traumatische Lungenentzündung, da nach den Erfahrungen der Beginn der Krankheit auf den 2. oder 3., höchstens 4. Tag nach dem Unfall fällt.

Fall Nr. 4. Rek. E. v. 16. III. 1905. Dem Zimmermann W. fiel ein Balken von der Schulter. Er erhielt dabei einen Stoß gegen die rechte Schulter; W. verspürte sofort heftige Schmerzen im Rücken und im rechten Schulterblatt. Nach 2 Tagen waren die Erscheinungen einer Entzündung des rechten unteren Lungenlappens nachzuweisen. Die Entzündung griff im Verlauf des nächsten Tages auf den rechten Mittellappen über. Am 19. starb er an Herzschwäche. Das R.V.A. erkennt die Entschädigungspflicht an mit folgender Begründung: Das Gutachten des Professors X. verneint den ursächlichen Zusammenhang zwischen dem Unfall und der Lungenentzündung, die den Tod des W. herbeigeführt hat, deshalb, weil die Verletzung des Brustkorbes nicht erheblich genug war, weil die Lungenentzündung im unteren Lappen einsetzte, während der Stoß hauptsächlich die Gegend des oberen Lungenlappens traf, und weil sich in der kurzen Zeit zwischen der Verletzung und dem Ausbruch der Krankheit der Entzündungsherd als Folge des Unfalls nicht habe bilden können. Demgegenüber beruft sich das R.V.A. auf eine Reihe neuerer Gutachten, wonach eine anscheinend nicht sehr erhebliche Erschütterung des Brustkorbes, ja selbst das Tragen einer schweren Last unter Umständen genügen kann, um eine Lungenentzündung hervorzurufen, auch ist es nicht befremdend, daß die Entzündung zuerst in einem Teil der Lungen auftritt, der von der Verletzung gar nicht betroffen ist. Auch bedarf die Kontusionspneumonie zu ihrer Entwickelung gewöhnlich nur ein- bis zweimal 24 Stunden.

Fall Nr. 5. Rek.E. v. 23. IX. 1893. Ein Erdarbeiter wird in einer Kanalgrube verschüttet; er klagt sofort über Schmerzen in der Brust, erkrankt in der Nacht an Lungenentzündung und stirbt 7 Tage darauf. Der Zusammenhang wird anerkannt; die tödliche Lungenentzündung sei durch Kontusionen hervorgerufen oder wenigstens habe der Unfall den tödlichen Ausgang der anderweitig bereits im Entstehen gewesenen Lungenentzündung wesentlich beeinflußt.

In einer großen Reihe von Entscheidungen handelt es sich darum, festzustellen, inwieweit Lungenentzündungen, die zwar nicht nach einer Brustquetschung auftraten, wohl aber einem Unfall folgten, Entschädigungsansprüche rechtfertigen. Der erforderliche Nachweis des Zusammenhanges wird ohne weiteres zu erbringen sein, wenn die gewöhnlichen Voraussetzungen, die erfahrungsgemäß zur Entstehung von Pneumonieen führen, in einem zeitlich begrenzten Ereignis zu suchen sind, das nach der Spruchpraxis des R.V.A. als Betriebsunfall gelten darf. Dahin gehören plötzlicher extremer Temperaturwechsel, Ueberanstrengung u. dergl., Einatmen giftiger Gase, z. B. Kohlenoxydvergiftung, Kalkstaubeinatmung, Reizwirkung von Verbrennungsprodukten auf die Schleimhäute der Bronchien (Rauchvergiftung).

Kasuistik:

Fall Nr. 1. Rek.E. v. 20. IX. 1900. Der Pferdeführer G. erlitt bei dem Versuch, eine stark angespannte Kette vom Wagen loszukoppeln, infolge von Ueberanstrengung einen Unfall. Er fühlte sofort Schmerzen in der rechten Brustseite: 6 Tage darauf wurde er sterbend in das Lazarett eingeliefert; dort wurde eine Lungenentzündung festgestellt. Das R.V.A. nahm einen ursächlichen Zusammenhang an.

Fall Nr. 2. Rek.E. v. 3. XI. 1890. P. war gezwungen, bei strenger Kälte und Schneefall in einem mit Wasser gefüllten Graben und in einer überhitzten Schlosserei zu arbeiten. Der Wechsel des Aufenthaltes in der freien Luft und in der warmen Schlosserei waren zur Herbeiführung der Pneumonie geeignet. Ein Unfall liegt vor, da sich die Tätigkeit unter besonders ungünstigen Verhältnissen vollzogen hat. Hieran wird auch dadurch nichts geändert, daß die Pneumonie erst 4 Tage später auftrat. Der Tatbestand des Betriebsunfalls wird dadurch ebensowenig ausgeschlossen, wie wenn bei einer durch einen Unfall veranlaßten Verletzung erst nach einiger Zeit die nachteiligen Folgen derselben eintreten (vergl. Besch. 555 A.N. 1888. S. 244).

In vielen Fällen wird sich die Möglichkeit eines mittelbaren Zusammenhanges nicht von der Hand weisen lassen, beispielsweise, wenn der Unfall längere Zeit hindurch Bettruhe erforderte oder überhaupt die körperliche Widerstandsfähigkeit herabsetzte und nun Wochen oder Monate nach dem Unfall eine Lungenentzündung den Tod herbeigeführt hat.

Kasuistik:

Fall Nr. 1. (Aktenmaterial): P. erlitt im Jahre 1892 einen Unfall: schwere Verletzung des rechten Beins. 75 pCt. Rente. 1897 starb P. infolge einer Lungenentzündung. R.V.A.: Die Lungenentzündung hat einen infolge des Unfalls in seinen Kräften und seinem Ernährungszustand stark beeinträchtigten Menschen getroffen, der dem Ansturm weniger Widerstand bieten konnte als ein gesunder Mensch. Zusammenhang bejaht.

Fall Nr. 2 (Aktenmaterial): Der Kanalisationsarbeiter P. erlitt einen Unfall in der Weise, daß ihm, als er in einem Kanalisationsgraben beschäftigt war, ein Stein auf den Kopf fiel. In der Nacht darauf erkrankte er an einer Lungenentzündung, am 9. Tage Exitus. Das R.V.A. hat angenommen, daß der erhebliche Unfall, bei dem aus nicht unbeträchtlicher Höhe ein 4—5 Pfund schwerer Mauerstein auf den Hinterkopf gefallen ist, wesentlich beim Eintritt des Todes mitgewirkt hat. Die Gehirnerschütterung, die der Verletzte dabei davongetragen hat, hat dadurch, daß sie die Herztätigkeit des schon an Lungenentzündung erkrankten Mannes wesentlich herabsetzte und seine Widerstandsfähigkeit gegen die Folgen der Lungenentzündung erheblich schwächte, zu einem ungünstigen Ausgang wesentlich beigetragen.

Fall Nr. 3. Rek.E. v. 4. XI. 1902. Ein Häuer erlitt eine Kopfwunde, welche eine Geistesstörung zur Folge hatte. 11 Jahre nach dem Unfall Tod an einer Lungenentzündung. R.V.A. bejaht den Zusammenhang. Gerade bei Geisteskranken treten entzündliche Affektionen der Atmungsorgane verhältnismäßig häufig auf. Gerade bei solchen Personen führen Lungenentzündungen häufig zum Tode, weil infolge ihres geistigen Zustandes die Anzeichen der Krankheit nicht frühzeitig genug erkannt werden.

Fall Nr. 4. Rek.E. v. 16. V. 1905. Schneidemüller K. starb an einer Lungenentzündung, die auf die Einatmung von Rauch und die Erhitzung des Körpers bei einem Brande des Betriebsgebäudes 9 Wochen zuvor zurückgeführt wurde. Das R.V.A. erkennt die Hinterbliebenenansprüche an: K. sei nicht an einer croupösen Lungenentzündung gestorben, sondern an einer käsigen Pneumonie; ein heftiger und ausgebreiteter Reizzustand der Bronchialschleimhaut sei geeignet, eine vordem vorhandene Lungentuberkulose in stärkere Bewegung zu setzen und ihre Ausartung zur käsigen Pneumonie anzubahnen.

Es wird in mehreren konkreten Fällen vom R.V.A. darauf hingewiesen, daß eine entfernte Möglichkeit, daß die unmittelbaren oder mittelbaren Unfallfolgen auf den Eintritt der Pneumonie und deren Verlauf nicht ohne Einfluß gewesen seien, nicht ausreiche, um darauf eine Verurteilung der B.G. zur Entschädigung der Hinterbliebenen zu begründen.

Kasuistik:

Fall Nr. 1. Rek.E. v. 20. V. 1905. Der 55jährige Ziegelmeister R. schlug mit der rechten Brustseite auf den Rand eines Metalleimers. Er klagte alsbald über heftige Kopfschmerzen, war 8 Tage bettlägerig, nahm aber dann die Arbeit wieder auf. Nach 4 Wochen croupöse Lungenentzündung des unteren Lappens der rechten Lunge und Herzklappenfehler. Nach 10 Tagen erfolgte der Tod. Die B.G. lehnte den Zusammenhang ab.

Der Rekurs wird zurückgewiesen mit folgender Begründung:

Es ist nicht anzunehmen, daß die einen Monat später aufgetretene tödliche Erkrankung, welche von dem behandelnden Arzte mit Sicherheit als croupöse

Lungenentzündung festgestellt war, mit dem erlittenen Unfall in ursächlichem Zusammenhange gestanden hatte. Der Obergutachter führt insbesondere aus, eine derartige Lungenentzündung sei eine akute Infektionskrankheit, die sich R. in der Zwischenzeit auf alle mögliche Weise zugezogen haben könne, und die auf ein so lange zurückliegendes schädigendes Betriebsereignis wie den Unfall vom 7. XII. 1903 nicht zurückgeführt werden dürfe. Auch die Möglichkeit, daß durch die Unfallverletzung und die damit möglicherweise verbunden gewesene Rippenfellentzündung die Widerstandsfähigkeit des Verunglückten geschwächt sein könne, hat der Obergutachter erwogen. Er verneint aber diese Annahme, indem er darlegt, daß die Unfallverletzung allerdings sehr lästige Beschwerden gemacht haben möge, daß aber schwere Krankheitserscheinungen zur Zeit des Auftretens der Lungenentzündung nicht mehr vorhanden gewesen seien.

Literatur zu § 10.

1. Birch-Hirschfeld, Kontusionspneumonie. Vortr. i. d. Leipziger med. Ges. 30. VI. 1896.
2. Demuth, Beitr. zur Lehre von der Kontusionspneumonie. M. m. W. 1888.
3. Fränkel, siehe Litten. Berl. Ver. f. inn. Med. 1907.
4. Fürbringer, Ueber einige richtunggebende Punkte für die Beurteilung des Zusammenhangs von Lungenkrankheiten mit Traumen. A. N. 1908.
5. Litten, Ueber die durch Kontusion erzeugten Erkrankungen der Brustorgane mit besonderer Berücksichtigung der Kontusionspneumonien. Z. f. klin. Med. 1882.
6. Sittmann, Trauma und Lungenkrankheiten. A. S. Z. 1907.
7. Stern, Ueber traumatische Entstehung innerer Krankheiten. Jena 1907. (Literatur!)
8. Wiens, Ueber traumatische Pneumonieen. D. milit. Z. 1907.

§ 11. Traumatische Lungentuberkulose.

Während das Trauma in der Aetiologie der Gelenktuberkulose (König) längst die gebührende Beachtung gefunden hatte, wurde die Aufmerksamkeit auf die ätiologischen Beziehungen der Brustkontusionen zur Lungentuberkulose verhältnismäßig erst spät gelenkt. Perroud, Quéhin, Chauffard, Theissier u. a. (zit. nach Stern) haben hierher gehörige Beobachtungen mitgeteilt, von deutschen Autoren vor allem Brehmer, Lustig, Mendelsohn.

Wenn wir an eine traumatische Pneumonie denken, so setzen wir den Vorgang einer Wundinfektion in einer verletzten Lunge voraus. Folgerecht müßten wir bei einer traumatischen Lungentuberkulose gleichfalls eine Wundinfektion in dem durch eine Brustquetschung geschädigten Lungengewebe annehmen. Völlig einwandsfreie Beweise für den traumatischen Ursprung einer Lungentuberkulose, die nur durch Obduktionsbefunde erbracht werden könnten, liegen bisher nicht vor, es muß daher dem Einzelnen überlassen bleiben, ob er an eine traumatische Lungentuberkulose sensu strictiori glaubt oder aber annimmt, das betreffende Trauma habe eine latente Lungentuberkulose in die Erscheinung treten lassen.

Der charakteristische Verlauf einer traumatischen Lungentuberkulose ist etwa folgender: ein Mann, der aus gesunder Familie stammt, sich im Besitze ausreichender Gesundheit befindet, erleidet einen

Unfall, er schlägt mit der Brust gegen eine scharfe Kante oder wird mit der Brust zwischen zwei Wände gepreßt u. dergl. m.

In anderen Fällen hat eine außergewöhnliche Kraftanstrengung stattgefunden. Der Verletzte hat plötzlich mit Aufbietung aller Kräfte versucht, eine schwere Last am Fallen zu verhindern u. s. f. Anfangs versucht er wohl noch zu arbeiten, allein bald zwingen ihn die immer heftiger werdenden Brustschmerzen, die Beschäftigung einzustellen. Die etwa vorhandene äußerlich sichtbare Schwellung an der Brust verschwindet bald, die Schmerzen jedoch, die Stiche, bleiben bestehen. Es vergehen Tage und Wochen ohne wesentliche Aenderungen, er beginnt zu fiebern, hat Auswurf, kurzum, er kann sich nicht mehr erholen. Da wird er plötzlich von einer Hämoptoe überrascht. Im Auswurf finden sich elastische Fasern und Tuberkelbazillen; eine genaue Lungenuntersuchung hat bereits die physikalischen Zeichen der Tuberkulose sichergestellt.

Wie haben wir uns den Zusammenhang zwischen Trauma und Lungentuberkulose zu erklären?

Mendelsohn nimmt an, daß die bei jeder Kontusion des Thorax in stärkerem oder geringerem Grade auftretenden Erscheinungen: die Kontinuitätstrennung im Innern der Lungen, die Blutung, die Entzündung die prädisponierenden Momente abgeben. Bei der von ihm angenommenen Ubiquität des Tuberkelbazillus dringt dieser — die Disposition des Unfallverletzten vorausgesetzt — in die lädierten, ihrer schützenden Decke beraubten Gewebspartien ein, findet in der Blutung und der Entzündung fördernde Kräfte. Ja, Mendelsohn geht so weit, zu behaupten, daß die unfreiwillige Muße, die der Verletzte den geschädigten Lungenpartien angedeihen läßt (er schont bei der Atmung die schmerzhafte Stelle) analog der Ruhestellung der so häufig befallenen Lungenspitzen für die Entwickelung der Tuberkulose infolge mangelhafter Ventilierung günstig sei.

Zugegeben, die Tuberkelbazillen fänden in dem stagnierenden Blute an der Stelle des verletzten bzw. gequetschten Lungengewebes einen guten Nährboden, so stärkt doch der Zustand der Entzündung, der günstige Ernährungsverhältnisse herbeiführt, das Gewebe im Kampf gegen die Tuberkelbazillen, deren Ubiquität immerhin noch nicht bewiesen ist.

Eine weitere Frage ist die: entspricht die Lungentuberkulose der Lokalisation nach der Einwirkung des Traumas? Diese Frage ist in positivem Sinne beantwortet worden. Brehmer hat mehrfache Beweise dafür zu erbringen versucht. Auch haben französische Beobachter, wie Chaffy, Theissier und Chauffrin, darauf hingewiesen.

In einem Falle Brehmer's handelte es sich um einen Offizier, der mit dem Pferde stürzte und gegen einen Holzpflock mit der rechten oberen vorderen Brustwand prellte. Nach 2 Monaten wurde eine Phthise manifest, die Untersuchung ergab: rechts oben Infiltration, deutliche Zeichen kleiner Kavernen.

Die Uebereinstimmung des Ortes der traumatischen Einwirkung mit dem Sitz der Erkrankung ist jedoch durchaus nicht erforderlich, wofür bereits Gosselin den Beweis erbracht hat.

Nicht so selten entwickelt sich auch im Anschluß an eine Pneumonie, die traumatischen Ursprungs ist, eine Tuberkulose. Genaue Beobachtungen hierüber liegen von Franke, Schönfeld u. a. vor.

Zuweilen ist jedoch die Hämoptoe bereits im Beginn das alarmierende Zeichen.

Mit Fürbringer müssen wir annehmen, daß im besten Falle noch eine im 2. Vierteljahr nach dem Trauma auftretende Lungenblutung mit dem Trauma in Verbindung gebracht werden darf.

Im allgemeinen steht man, wie Link erst neuerdings hervorgehoben hat, z. Z. auf dem Standpunkt, ein Trauma könne bei einem zuvor völlig Gesunden keine Lungentuberkulose erzeugen, dagegen sei eine Kontusion des Thorax, eine Verletzung der Lunge sowie eine Ueberanstrengung wohl imstande, eine latente Tuberkulose zum Fortschreiten anzuregen. Nach Link kommt es infolge einer Kontusion des Brustkorbes bei Verschluß der Stimmritze in den Bronchialverzweigungen zur Luftüberfüllung, dadurch zur Kompression und Dehnung des Lungengewebes. Die Folge hiervon sind Einrisse ins Gewebe und Blutungen, die sich in erster Linie in den weniger widerstandsfähigen Teilen, d. h. den vorher bereits erkrankten Teilen, geltend machen. Auch genügt die veranlaßte Dehnung und Zerrung, um die tuberkulöse Erkrankung zu verschlimmern.

Kasuistik:

Fall Nr. 1. Rek. E. v. 3. VII. 1895. Ein Arbeiter fiel beim Versuche, einen entgleisten Kippwagen in das Gleis zu heben, rücklings auf die Eisenschiene. Er klagte sofort über Schmerzen und spie Blut. Er unterbrach die Arbeit einige Tage, erkrankte dann an einer Lungentuberkulose, der er erlag. Das R.V.A. erkennt den Zusammenhang zwischen Tod und Unfall an: die Lungenverletzung hat die Lunge in einen zur Aufnahme der Tuberkelinfektion geeigneten Zustand versetzt.

Auf Grund eines Obduktionsbefundes, der keine Residuen einer früheren Verletzung aufwies, lehnte in einem Falle, der einen 52 jährigen Maschinisten betraf, die B.G. die Hinterbliebenenrente ab. Der Maschinist war 3 Jahre zuvor von einer Treppe gefallen und hatte sich eine Kontusion der linken Körperseite zugezogen. Die unmittelbare Folge war eine Pleuritis, späterhin wurde eine Phthise manifest. Nach Port, den das R.V.A. mit der Abgabe eines Obergutachtens beauftragte, war die Ablehnung zu Unrecht erfolgt:

Das Trauma hat einen abgekapselten tuberkulösen alten Herd als die schwächste Stelle der Lunge zum Platzen gebracht, von dem die Aussaat mit Tuberkulosegift erfolgte. Dabei ist es gleichgültig, welche Seite von dem Trauma betroffen wurde, und ohne Belang, ob sich nach 3 Jahren Residuen stattgehabter Verletzung nachweisen lassen. Daß die bereits erkrankte Lungenpartie an erster Stelle platzt, erklärt sich aus der Verminderung der Elastizität, die ein Ausweichen verhindert.

Für den Nachweis der Phthise als Unfallfolge müssen wir in erster Linie den zeitlichen Beginn der Lungentuberkulose zu bestimmen suchen. Das ist jedoch mit bedeutenden Schwierigkeiten verknüpft. Bei dem schleichenden Verlauf, zumal im Beginn der Phthise, wird es meist unmöglich sein, mit einer an Gewißheit grenzenden Wahrscheinlichkeit im konkreten Falle zu behaupten: dieser Mann hatte bis zum Unfallstage normale Lungen, seit dem Unfall hat er eine Phthise. Selbst bei Erwägung aller anamnestischen Feststellungen, wie blühendes Aussehen, abnorme oder doch ausreichende Leistungsfähigkeit, Fehlen jedes irgendwie hereditär belastenden Momentes, werden wir uns gewissenhaft fragen müssen: hat der Unfall als solcher die Lungentuberkulose direkt veranlaßt, oder bestand nicht vielmehr bereits die Phthise zur Zeit des Unfalls, so daß nur die Verschlimmerung eines bestehenden Leidens in Betracht kommt? Wenngleich eine praktische Lösung dieser Frage in dem Gesetz bereits gegeben ist, insofern die Entschädigungspflicht in jedem Falle besteht, so hat es doch ein wissenschaftliches Interesse, die Frage exakt zu entscheiden.

Ein Trauma kann auf verschiedene Weise zur Verschlimmerung einer Tuberkulose beitragen. Das Trauma bringt die an sich widerstandsschwachen Gefäße zum Bersten und sorgt nun mit dem Blutstrom für Weiterverbreitung des tuberkulösen Materials, sodann führt, wie Sittmann erwähnt, die einfache traumatische Erschütterung zur Entleerung tuberkulöser Herde und somit zu einer Keimverbreitung.

Kasuistik:

Fall Nr. 1. Rek.E. v. 5. X. 1905. H. erlitt bei einem Betriebsunfall eine Quetschung der linken Brustwand und einen Bruch der linken 10. Rippe. Die Verletzung hatte eine Rippenfell- und Lungenentzündung zur Folge. Nach einem Jahre erkrankte H. wieder an Lungenentzündung, nunmehr wird eine Lungentuberkulose festgestellt. Der Obergutachter führt aus: Es läßt sich mit Wahrscheinlichkeit annehmen, daß schon die 1891 überstandene Influenza mit Rippenfellentzündung und Lungenverschleimung tuberkulöser Natur war. War dies der Fall, so konnten die von einer derartigen Erkrankung zurückgebliebenen vernarbten tuberkulösen Stellen einerseits durch die bei dem Unfalle zweifellos stattgehabte

heftige Erschütterung des Brustkorbes, andrerseits durch Vermittelung der sich an
den Unfall anschließenden Lungenentzündung zum Aufflackern angeregt werden.

Der vorliegende Fall ist charakteristisch. Die Tuberkulose, die
bis zum Tage des Unfalls keinerlei Erscheinungen aufwies, beginnt
plötzlich nach einem Trauma, das die Brust getroffen hat, aktiv zu
werden. Das Trauma bringt die schlummernden tuberkulösen Herde
zur frischen Entzündung. Das kann direkt geschehen oder durch Vermittelung einer traumatischen Pleuritis bzw. Pneumonie. Auch kann
das Trauma dazu führen, daß bisher gesunde Lungenpartieen von
den bereits vor dem Unfall vorhandenen Herden aus infiziert werden
und dadurch eine Weiterverbreitung einer bis dahin inaktiven Tuberkulose erfolgt.

Kasuistik:

Fall Nr. 1. Rek. E. v. 13. VII. 1900. Lokomotivführer fiel von der Lokomotive
in einen Löschgraben. Der schwere Fall führte zu einer Brustquetschung, diese
hatte eine Verschlimmerung einer schon bestehenden Lungenschwindsucht herbeigeführt und den tödlichen Ausgang derselben beschleunigt, indem durch die infolge
des Sturzes entstandene innere Blutung die Bacillen in die gesunden Teile ver-
schleppt und auch deren Erkrankung bedingt wurde.

Fall Nr. 2. Rek. E. v. 30. VIII. 1900. M. wurde beim Heben eines schweren
Gußkerns von einer Lungenblutung befallen und starb nach 2 Monaten an Miliartuberkulose. R. V. A. erkennt die Entschädigungsansprüche an. Gründe: Es bestand
bereits vor dem Unfall eine alte tuberkulöse Lungenspitzenaffektion, die aber zum
Stillstand und zu relativer Heilung gekommen war und M. in seiner Arbeitsfähigkeit nicht beeinträchtigte. Infolge dieses tuberkulösen Prozesses bestand eine
Brüchigkeit der Gefäßwände, und infolge dieser Brüchigkeit fand durch den beim
Heben der Last erheblich gesteigerten Lungenblutdruck eine Zerreißung der Gefäßwände statt, wodurch ein Eindringen der in dem alten Herd noch lebensfähigen
Tuberkelbacillen in den Lungenkreislauf und die Entwicklung der rapid tödlichen
akuten Miliartuberkulose erfolgte. Danach ist der unmittelbare ursächliche Zusammenhang zwischen dem Heben und der Lungenblutung und dem dadurch verursachten Tode außer Zweifel. Die vorhandene verminderte lokale Widerstandsfähigkeit war der Anlaß, daß der traumatische Einfluß, der bei absolut Gesunden
ohne Folgen geblieben wäre, bei M. die schwere Lungenblutung und den Tod hervorgerufen hat. Der Begriff des Betriebsunfalls erfordert nicht, daß der Betrieb
die alleinige Ursache des Unfalls bildet. Es genügt, wenn er sich als mitwirkende
Ursache darstellt und als solche ins Gewicht fällt, mögen auch noch andere Umstände, hier die körperliche Veranlagung und das Lungenleiden des Verstorbenen,
bei dem Unfall mitgewirkt haben.

Bei der ungeheuren Verbreitung der Tuberkulose als Volksseuche
wird man ungemein vorsichtig sein müssen bei der Beantwortung der
Frage, ob eine Lungentuberkulose auf ein Trauma zurückgeführt
werden kann bzw. ob eine etwaige Verschlimmerung bereits bestehender Tuberkulose einem Trauma zur Last gelegt werden darf.
Birch-Hirschfeld fand unter 826 Sektionen Verunglückter oder an
akuten Krankheiten Verstorbener in 20,7 pCt. der Fälle tuberkulöse
Herde in den Lungen. Wie häufig werden tuberkulöse, aber arbeitsfähige Menschen eine mehr oder minder erhebliche Erschütterung ihres
Brustkorbes erfahren, ohne daß nun die bestehende inaktive Tuber-

kulose gleich activ wird bzw. die bestehende Lungenerkrankung sich plötzlich verschlimmert. Will man die Annahme rechtfertigen, ein Trauma habe die Verschlimmerung einer Lungentuberkulose herbeigeführt, so müssen besondere Kriterien hierfür vorhanden sein; ein rein zeitlicher Zusammenhang zwischen Trauma und Verschlimmerung genügt nicht, da wir ungemein oft auch ohne irgendein Trauma eine Lungentuberkulose sich plötzlich verschlimmern sehen.

Kasuistik:

Fall Nr. 1. Rek.E. v. 10. V. 1898. Der Antrag auf Unfallrente würde nur dann gerechtfertigt sein, wenn der Unfall den Zustand der Tuberkulose erweislich verschlimmert hätte. Das kann nicht angenommen werden. Der Unfall bestand in einem Schlage des ausgleitenden Brecheisens gegen die Brust. Derartige Stöße können zwar bei einem tuberkulös veranlagten Menschen Lungenbluten verursachen, immerhin wird aber, um eine Feststellung in diesem Sinne zu treffen, im Hinblick darauf, daß bei solchen Personen die Blutung auch ohne äußeren Anlaß hervortreten kann, gefordert werden müssen, daß die Blutung in unmittelbarem Zusammenhang mit dem Unfall eintritt oder daß sich wenigstens sofort nach dem Unfall ein krankhafter Zustand herausbildet, welcher schließlich zu einem Bluterguß führt. Ein solcher Fall liegt hier nicht vor.

Sehr häufig wird in einem Betriebsvorgang, der gesetzlich als Unfall zu gelten hat, mit Recht die Ursache der Verschlimmerung bestehender Lungentuberkulose zu suchen sein. Ein solcher Unfall muß nicht immer eine Brustkontusion herbeigeführt haben, wie der folgende Fall lehrt.

Kasuistik:

Fall Nr. 1. Rek.E. v. 25. IX. 1893. Obermüller stirbt an Schwindsucht, die auf eine Erkältung zurückgeführt wird, die er sich an einem bestimmten Tage im Betriebe zugezogen hat bei plötzlich eingetretenem Hochwasser, das in die Mühle eingedrungen war und dessen Beseitigung ein Arbeiten in fußhohem eiskalten Wasser erforderlich machte. R.V.A.: Es handelt sich um eine körperliche Schädigung, welche in unmittelbarer Folge den Tod herbeigeführt hat durch ein bestimmtes zeitlich begrenztes außergewöhnliches Betriebsereignis.

Auch die verminderte körperliche Widerstandsfähigkeit, die der Unfall veranlaßt hat, kann die entschädigungspflichtige Ursache der Lungentuberkulose sein, der Zusammenhang ist dann ein indirekter.

Kasuistik:

Fall Nr. 1. (Aktenmaterial): Arbeiter erlitt eine schwere Kopfverletzung durch Schlag einer eisernen Stange. Einige Wochen nach der Verletzung traten bei dem früher stets gesunden Mann Lungenblutungen auf, eine beginnende Lungentuberkulose wird festgestellt, der er nach 15 Monaten erlag. Art und Verlauf der Erkrankung gestatten es nicht, die Lungentuberkulose als direkte Unfallsfolge anzusehen, jedoch haben die Nervenerscheinungen — es handelt sich um eine Kleinhirnverletzung — zu einer Schwächung seines Körpers und zur Herabsetzung seiner Widerstandsfähigkeit geführt, die den indirekten Zusammenhang zwischen Tod und Unfall wahrscheinlich macht. Das R.V.A. hat deshalb dem Betriebsunfall einen wesentlichen mitwirkenden Einfluß auf die zum Tode führende Erkrankung zugesprochen, mithin den Tod als eine Unfallfolge im Sinne des § 1 des G.U.G. anerkannt.

Ferner ist zu bedenken, daß im Gegensatz zum gesunden Lungengewebe das erkrankte bereits auf ungewöhnliche Muskelanstrengungen (stärkere Inanspruchnahme der Bauchpresse) mit einer Blutung reagieren kann, wie das Fürbringer in einem Obergutachten zum Ausdruck gebracht hat.

Es handelt sich um einen Arbeiter, der eine über 3 Centner schwere Last auf einem Schubkarren auf teilweise ansteigendem Wege zu schieben hatte. Der Mann war bereits tuberkulös erkrankt, die Anstrengung veranlaßte eine Gefäßzerreißung in dem erkrankten Gewebe. Die Blutung erfolgte jedoch erst 17 Stunden nach dem bezeichneten Vorgang. Trotz des zeitlichen Intervalls bejaht Fürbringer den Kausalnexus. Die Drucksteigerung im Brustraum infolge der Ueberanstrengung hat nur eine geringfügige Wandverletzung eines Gefäßes in dem tuberkulösen Herde hervorgerufen, die Gewebsverletzung ist aber der Ausgangspunkt für stärkere Zerstörungen bzw. Zusammenhangstrennungen der Gefäßwand geworden, die ihrerseits den Bluthusten veranlaßten. Die Tuberkulose, die bis dahin latent war, ist durch die Blutung „in bedenkliche Bewegung" versetzt worden.

In jüngster Zeit hat Köhler einen Fall von traumatischer Lungentuberkulose auf thrombotisch-embolischem Wege beschrieben.

Ein 44jähriger Arbeiter erlitt eine Verletzung der Wade. Nach 4 Wochen traten dicke Knoten an der verletzten Stelle auf, zugleich Husten und Blutspucken: hämorrhagischer Infarkt, Embolie eines größeren Astes der Lungenarterie durch einen Pfropf, der sich aus der Wadenvene des verletzten Beines losgelöst hatte. Beide Lungenspitzen affiziert. Tuberkelbazillen reichlich im Auswurf. Die tuberkulöse Lungenerkrankung ist nach Köhler eine unmittelbare Unfallfolge.

Sehr wesentlich für die Begutachtung ist, worauf Sittmann hinweist, daß die traumatische Verschlimmerung einer Tuberkulose eine vorübergehende sein kann, daß die Rente somit in Fortfall kommen kann, wenn anzunehmen ist, daß die auf den Unfall zurückzuführende Verschlimmerung wieder behoben ist, d. h. wenn ein deswegen eingeleitetes Verfahren von Erfolg gewesen ist. Nur die Verschlimmerungen, die der Unfall veranlaßt, nicht die späteren, im natürlichen Verlauf der Erkrankung auftretenden sind zu entschädigen.

Sittmann betont ausdrücklich, daß „traumatisch Tuberkulöse" nicht Dauerrentner zu werden brauchen, und Fürbringer hebt hervor, daß „flüchtige traumatische Verschlimmerungen" nicht zugunsten des Verletzten verwertet werden dürfen, da sie für die Frage der Lebensdauer bedeutungslos seien.

Literatur zu § 11.

1. Franke, Ein Fall von traumatischer Lungentuberkulose. M. f. U. 1898.
2. Fürbringer, Ueber einige richtunggebende Punkte für die Beurteilung des Zusammenhangs von Lungenkrankheiten mit Traumen. A. N. 1908.
3. Grosser, P., Ueber den Zusammenhang von Lungentuberkulose und Trauma. I.-D. Leipzig 1903.
4. Hanf, Ueber die Bedeutung des Traumas in der Aetiologie tuberkulöser Lungen- und Pleuraerkrankungen. I.-D. Breslau 1905.
5. Köhler, Ueber traumatische thrombotisch-embolisch bedingte Lungentuberkulose. A. S. Z. 1908.

6. **Link**, Traumatische Lungentuberkulose. M. m. W. 1905.
7. **Mendelsohn**, Traumatische Phthise. Z. f. klin. Med. 1886.
8. **Moser**, Trauma — Lungenblutung — Lungentuberkulose. A. S. Z. 1904.
9. **Port**, Trauma und Lungentuberkulose. Sitz. d. ärztl. Vereins zu Nürnberg 18. VII. 1907. Ref. M. f. U. 1908.
10. **Schönfeld**, Ein Fall von traumatischer Lungentuberkulose. M. f. U. 1898.
11. **Silberstein**, Die Entstehung der Lungentuberkulose nach Trauma. I.-D. Leipzig 1903.

§ 12. Lungengangrän und Trauma.

Schwere Kontusionen des Brustkorbes können direkt und indirekt Anlaß geben zur Entstehung von Lungengangrän, indirekt insofern, als gelegentlich eine Pneumonie, die auf traumatischem Wege entstanden ist, schließlich ihren Ausgang in Gangrän nimmt, indem Fäulniserreger den „nicht mehr lebensfähigen Teil der Lunge" zerstören. Weiterhin mag auch die Unbesinnlichkeit (eine Folge der Brustkontusion) die Aspiration von Mageninhalt beim Erbrechen fördern und so von der Aspirationspneumonie, besonders oft bei Potatoren, zum Lungenbrand führen. Direkt kann sich jedoch Lungengangrän an eine Brustkontusion anschließen; in dem zertrümmerten Lungengewebe beginnen fäulnisbedingende Mikroben ihr Zerstörungswerk. Auch hier unterliegt, wie das so häufig beobachtet wird, das durch Trauma geschwächte Gewebe, während der normale Organismus die Fähigkeit besitzt, die Fäulniserreger zu vernichten. Schließlich kann eine traumatische Gefäßthrombose Gangrän der betroffenen Lungenpartie herbeiführen.

Kasuistik:

Fall Nr. 1 (Aktenmaterial): Eine zurücklaufende Lowry schlug dem W. gegen die Brust. Unmittelbar darauf heftige Brustschmerzen links. Mit dem Auswurf entleeren sich einige Tassenköpfe Blut. Der Husten verschlimmert sich in den nächsten Wochen erheblich. Im Auswurf keine Tuberkelbazillen. Der Auswurf wird übelriechend, geradezu stinkend. Ueber dem Oberlappen der linken Lunge Dämpfung mit hauchendem Atemgeräusch und klingenden Rasselgeräuschen. Reichlicher grüngelber, dünnflüssiger Auswurf, der anfangs dreischichtig und zeitweise mit Blut untermischt war.

Es besteht eine mäßige, jedoch deutliche Schallverkürzung über der linken Ober- und Unterschlüsselbeingrube bis herunter zur 3. Rippe, ferner über der linken Ober- und Untergrätengrube; dort ist auch das Atemgeräusch etwas rauher als normal, verlängert, im 2. Zwischenrippenraum in der Nähe des linken Brustbeinrandes hauchend. Diagnose: Lungengangrän. Das gequetschte Lungengewebe bzw. der durch Gewalteinwirkung entstandene Bluterguß in der Lunge ist durch Fäulnisbakterien infiziert worden. Dafür spricht der Umstand, daß eines der ersten Symptome der Blutgehalt des Auswurfs war, und das zeitliche Zusammentreffen der ersten Krankheitszeichen mit dem Unfall. 50 pCt.

In einem ausführlichen Gutachten, das Lubarsch und Pauly veröffentlichten, konnte der Zusammenhang von Lungenbrand und Trauma bejaht werden.

Literatur zu § 12.

1. v. Leyden, Ueber Lungenbrand. Volkm. Samml. klin. Vortr. No. 10.
2. Lubarsch, Pauly, Lungenbrand und Unfall. A. S. Z. 1904.

§ 13. Geschwulstbildung.

In einer Zeit, in der die Theorie der parasitären oder nichtparasitären Aetiologie des Carcinoms Gegenstand lebhaftester Kontroversen ist, kann man keine einheitliche Antwort auf die Frage nach der gelegentlichen traumatischen Entstehung der Lungenkrebse verlangen. Und doch dürfte die Möglichkeit des Zusammenhanges von Trauma und Carcinom kaum noch bestritten werden. Selbst die Annahme, der Krebs sei eine parasitäre Erkrankung, läßt recht gut die Deutung einer traumatischen Entstehungsart zu. Wie wir eine traumatische Pneumonie, eine traumatische Pleuritis kennen, d. h. eine Infektionskrankheit, bei der das Trauma durch Gewebsschädigung den Boden für die Entwicklung der Krankheitserreger vorbereitet, könnten wir von einem traumatischen Carcinom der Lunge sprechen, dem das Trauma die Wege geebnet, d. h. den vermeintlichen Parasiten Existenzbedingungen geschaffen hätte. Doch auch als Gegner der parasitären Theorie werden wir den Zusammenhang von Trauma und Carcinom um so weniger bestreiten, als wir von jeher gewohnt sind, in chronischen Reizen die Ursache maligner Zellwucherungsvorgänge zu suchen. Jedenfalls muß man mit der traumatischen Deutung eines Carcinoms sehr vorsichtig sein, und sicherlich gehören die Carcinome, die lediglich einem Unfall ihre Entstehung verdanken, durchaus zu den Seltenheiten. Für die traumatischen Sarkome hat man einen größeren Prozentsatz angenommen (Jordan), ob mit oder ohne Recht, bleibt abzuwarten. Verlangen müssen wir in jedem Falle, in dem wir an einen überzeugenden Zusammenhang glauben sollen, den Nachweis übereinstimmender Lokalisation des Traumas und des Krebses, einen glaubhaft zeitlichen Zusammenhang und vor allem die an Gewißheit grenzende Wahrscheinlichkeit, daß vor der Einwirkung des Traumas kein Carcinom vorhanden war. Zuweilen glaubt man, die Entwicklung eines Lungencarcinoms auf eine Brustkontusion zurückführen zu können. Einen Fall dieser Art hat Blenkert beobachtet: ein Steinwurf, der die Brustwand traf, hatte die Bildung eines primären Lungencarcinoms veranlaßt.

Eine Quetschung der Brust kann man gelegentlich für die Entstehung eines Brustdrüsenkrebses verantwortlich machen.

Die traumatische Entstehung eines Rippensarkoms beschreibt Lengnick in einer neuerdings erschienenen Arbeit. Es handelte sich um einen Waldarbeiter, bei dem sich $^3/_4$ Jahr nach einem Unfall (ein Baumstamm war gegen die rechte Schulter gefallen) ein Rippensarkom der rechten Seite mit Beteiligung des Brustfells entwickelte.

Literatur zu § 13.

1. Lengnick, Ueber den äußeren Zusammenhang zwischen Trauma und der Entstehung von Geschwülsten. D. Z. f. Chir. Bd. 52.

§ 14. Verletzungen des Pericards, traumatische Pericarditis.

Es ist sichergestellt, daß gelegentlich isolierte Verletzungen des Pericards vorkommen, und zwar sind es sowohl Stich- wie Schnitt- und Schußverletzungen, bei denen das Pericard durchbohrt wird, ohne daß das Herz selbst verwundet wird. Es liegen auch Beobachtungen vor, die dafür sprechen, daß das Pericard durch äußere Einwirkungen, Stoß oder Schlag gegen den Thorax, rupturieren kann, ohne daß es zu einer Herzruptur kommt. In der umfangreichen Statistik von Fischer aus dem Jahre 1869 finden sich 51 derartige Verletzungen, denen in neuester Zeit Eichel 27 weitere Fälle hinzufügen konnte. In 19 Fällen stützt sich die Diagnose auf die klinische Beobachtung, während in je 4 Fällen der Befund durch die Sektion bzw. Operation (Rieder, Körte, Seidel, Eichel) sichergestellt werden konnte. Schuster hat 3 Fälle in seine Statistik aufgenommen, in denen es sich um isolierte Rupturen des Herzbeutels handelt: eine Beobachtung von Casper-Liman, bei der es sich um eine schwere Verletzung handelt, die durch Ueberfahren mit dem Eisenbahnzuge zustande gekommen war und unmittelbar den Tod zur Folge hatte. Ferner hat Bernt 2 Fälle beschrieben, einmal einen Riß von 4 Zoll Länge im Herzbeutel, im anderen Falle war der Herzbeutel von oben bis unten zerrissen, das Herz war in beiden Fällen intakt. Der Tod trat auch in diesen Fällen sofort ein. Derartige Verletzungen können jedoch gelegentlich so geringe Erscheinungen machen, daß sie gar nicht diagnostiziert werden. Es gibt Fälle, die ohne wesentliche Blutung in den Herzbeutel verlaufen, denen keine Entzündungen des Pericards folgen, die infolgedessen auch rasch in Heilung übergehen, während andrerseits die gleichen Verletzungen zu beträchtlichen intrapericardialen Blutungen Anlaß geben können. Das Blut (es genügen 250—300 ccm) gerinnt im Herzbeutel und führt durch Kompression Herzstillstand herbei (Hämopericard). Ist Luft gleichzeitig in den Herzbeutel eingedrungen, so kommt es zur Bildung eines Hämopneumopericards; die Luft kann, abgesehen von perforierenden Verletzungen von lufthaltigen Organen, die gleichfalls verletzt sind, herrühren, so vom Magen, von der Lunge. Ansammlung von Blut, Luft und Eiter im Herzbeutel führt zur Bildung eines Hämopyopneumopericards.

Entzündliche Veränderungen des Pericards werden insbesondere beobachtet, wenn die Verletzung durch unreine Fremdkörper (Nadeln, Glaskörper usw.) zustande gekommen ist. Kaufmann beobachtete eine fibrinöse Pericarditis, die sich im Anschluß an eine traumatisch hervorgerufene Hämorrhagie im Herzbeutel nach einer Stichverletzung mit einer Nadel entwickelt hatte. Die eingedrungene Nadel ritzte den rechten Ventrikel bei jeder Bewegung des Herzens. Für die spätere Beurteilung solcher Fälle kommt in Betracht, daß sich nach Rückgang der akut bedrohlichen Erscheinungen im Herzbeutel Adhäsionen bilden können, die zu Unregelmäßigkeiten der Herzaktion Anlaß geben.

Die Beurteilung der bisher angeführten Form der Pericarditis, die durch eine nachweisbare offene Verletzung zustande kommt, ist, was den Zusammenhang zwischen Trauma und Krankheit anbelangt, nicht schwierig. Anders jedoch, wenn sich im Anschluß an ein Trauma eine Pericarditis ohne eine äußere Verletzung entwickelt. Es kann primär durch Stoß, Schlag oder Quetschung des Brustkorbs eine Pericarditis hervorgerufen werden: die starke Erschütterung schafft den locus minoris resistentiae, der den im Körper vorhandenen, gelegentlich wohl auch bereits an Ort und Stelle befindlichen Krankheitserregern günstige Entwickelungsbedingungen bietet. Meist handelt es sich um zirkumskripte, der Kontusionsstelle entsprechende trockene Entzündungen, selten kommt es zu sero-fibrinösen oder eitrigen Exsudaten. Doch stellt sich auch ohne bakterielle Mithilfe eine traumatische Entzündung des Herzbeutels ein, wie sie bereits um die Mitte des vorigen Jahrhunderts französischen Forschern, wie Fabrice de Hilden, Corvisart, Gendrin, Bertin, de Haen, bekannt war (nach Duchek, zit. nach Stern). Eine traumatische Endocarditis, Myocarditis ist in der Regel von einer Pericarditis begleitet.

Daß sich endlich eine Pericarditis an eine traumatische Pleuritis anschließen kann, bedarf bei den bekannten Wechselbeziehungen der Erkrankungen der serösen Häute des Thorax keiner besonderen Erwähnung. Schließlich kann auch wohl ein und dasselbe Trauma eine Pericarditis und eine Pleuritis hervorrufen, wie Thiem beobachtete. Es handelte sich um einen Arbeiter, der an den Folgen eines Unfalles (Schlag mit einem zurückprallenden Riemenaufleger gegen die linke Brustwand) starb.

Düms teilt eine interessante Beobachtung mit:

Ein Mann stürzt vom Pferde, er wird unmittelbar darauf dem Lazarett überwiesen. Dort wird eine Temperatursteigerung auf 39,7° festgestellt, der Puls ist fadenförmig, 100 Schläge in der Minute, Herztöne rein. 2 Monate nach dem Unfall (in der Zwischenzeit hatte er sich vollkommen erholt) erkrankt er von neuem mit Schwellung der Unterschenkel und den Erscheinungen einer doppelseitigen Brustfellentzündung, der er erliegt. Die Sektion ergibt unter anderem den Befund einer eitrigen Pericarditis, die auf das erlittene Trauma zurückzuführen ist.

Daß eine traumatische Pericarditis, die mit Adhäsionen zur Ausheilung gelangt, Schmerzen in der Herzgegend hervorrufen kann, ist eine Beobachtung, die wir militärärztlichen Erfahrungen verdanken. Man sollte also derartige Klagen nach einem Unfall nicht ohne weiteres unter dem Verdacht simulierter Beschwerden von der Hand weisen.

Da die Kenntnis der traumatischen Pericarditis durchaus nicht jüngeren Datums ist, so ist die entsprechende Literatur auch keineswegs spärlich. Von neueren Veröffentlichungen verdienen vor allem die Mitteilungen von Jochmann, Ercklentz, Lentz und Jessen hervorgehoben zu werden.

Jochmann hat einen Fall beobachtet, dessen Krankengeschichte den für die traumatische Pericarditis charakteristischen Verlauf zeigt:

Ein 26 jähriger Arbeiter stürzt aus der Höhe von 2 Stockwerken herab und erleidet einen Bruch der rechten Beckenhälfte, ferner einen eingekeilten Bruch des rechten Schenkelhalses. 3 Tage nach der Aufnahme plötzlich hohes Fieber, Stiche in der Herzgegend, Atemnot, lebhafte Pulsbeschleunigung. Pericarditisches Reiben, leises systolisches Geräusch an der Herzspitze. Herzdämpfung nach rechts und nach oben verbreitert. Dyspnoe, Schmerzen in der Herzgegend, Cyanose. In den folgenden Tagen schwinden die pericarditischen Reibegeräusche, auch das systolische Geräusch ist nicht mehr zu hören. Heilung. Es handelte sich um eine traumatisch entstandene Pericarditis sero-fibrinosa. Mit Rücksicht auf die gleichzeitigen Wirbelsäulen- und Beckenverletzungen: 66²/₃ pCt.

Die Beobachtung von Ercklentz verdient insofern Interesse, als sie durch einen exakten Obduktionsbefund gestützt wird.

Eine 60 jährige Handelsfrau wurde von einem vorbeifahrenden Lastwagen auf die Straße geworfen. Anfangs konnten nur Hautabschürfungen und Quetschungen des rechten Oberschenkels festgestellt werden. Nach 3 Tagen erkrankte sie mit Schmerzen in der rechten Seite, Herzklopfen und Angstgefühl. Später stellten sich Oedeme ein, 8 Wochen nach dem Trauma Exitus infolge von Herzschwäche.

Das Obduktionsprotokoll verzeichnet folgenden Befund: Beim Aufschneiden des Herzbeutels entleeren sich gegen 40 ccm einer gelblich getrübten Flüssigkeit, die zahlreiche Fibrinflocken enthält. Das Herz ist mit seiner Spitze und der Kante des rechten Vorhofs untrennbar mit dem Pericard verwachsen. Das Pericard selbst ist bis ½ cm Durchmesser verdickt, mit zahlreichen, bis 1 cm hohen Zotten von weißgelber Farbe. In derselben Weise ist das Epicard verändert, verdickt und mit einer gelben Schwarte besetzt, welche eine Unmenge Zotten der beschriebenen Art trägt. Zwischen denselben sieht man eine Menge hirsekorngroßer, grauweißer Knötchen.

In den Fällen von chronisch verlaufenden traumatischen Pericarditiden ist nach Stern stets der Verdacht gerechtfertigt, daß das

Trauma eine bereits zuvor vorhandene latente Tuberkulose manifest werden ließ.

Verheilte Pericarditiden beeinträchtigen die Erwerbsfähigkeit insofern, als die restierenden Adhäsionen die Herztätigkeit erheblich beeinflussen, besonders wenn sie größere Ausdehnung gewonnen haben, wenn es zur Bildung einer Mediastino-Pericarditis gekommen ist.

Kasuistik:

Fall Nr. 1 (Aktenmaterial): Der bei der Sortiermaschine beschäftigte Arbeiter S. hatte seinen Werktagsrock zur Arbeit anbehalten; der herrschende Sturmwind wehte einen seiner Rockschöße an die Transmissionswelle, er wurde davon aufgewickelt, wobei der Arbeiter mit Arm und Brust bis zur Abstellung der Maschine eingepreßt wurde. Er zog sich dabei einen Bruch der 6., 7., 8., 9. Rippe links zu. Kein Husten, kein Bluterbrechen. Pleuritisches Reiben. Perkussionsschall kürzer, Atmung abgeschwächt, Lungenrand weniger verschieblich als rechts. Heilung der Rippenbrüche mit Dislokation der Bruchenden. Pleuritische Schwartenbildung. 10 pCt. Nach einem Jahre verschlimmert sich der allgemeine Zustand. Eine abermalige Untersuchung ergibt: Der Puls ist wechselnd in der Frequenz, auch in der Ruhe, er erscheint in der Regel beschleunigt, die Arteria radialis fühlt sich rigide und etwas geschlängelt an, der Blutdruck ist beträchtlich gesteigert. Die Herzspitze wird im 5. Intercostalraum wahrgenommen, und man hat den Eindruck, daß eine geringe systolische Einziehung an der Brustwand und ein diastolisches Zurückschnellen vorhanden sei. Die Herztöne sind gespalten, zeitweilig hört man auch ein systolisches Geräusch. Mäßige Verbreiterung nach rechts nachweisbar. Beschleunigung der Atmung (36 bis 40 Respirationen in der Ruhe), Schweratmigkeit, insbesondere bei Körperanstrengungen. Arteriosklerose. Als direkte Unfallfolge muß die linksseitige Pleuraverwachsung angesprochen werden. Aber auch die Veränderungen des Herzens können nicht ausschließlich auf das Vorhandensein von Arteriosklerose zurückgeführt werden, da dieselben manches Eigenartige darbieten, wie das Verhalten des Spitzenstoßes. Es muß am Herzen eine Veränderung zustande gekommen sein, die mit der Arteriosklerose nichts zu tun hat, und zwar handelt es sich mit größter Wahrscheinlichkeit um eine Mediastino-Pericarditis und Verwachsung des Herzbeutels als Unfallsfolge. 50 pCt.

Literatur zu § 14.

1. Duchek, Die Krankheiten des Herzens, des Herzbeutels und der Arterien. Erlangen 1862.
2. Düms, Handbuch der Militärkrankheiten. Leipzig 1899.
3. Ercklentz, Beiträge zur Frage der traumatischen Herzerkrankungen. Z. f. klin. Med. Bd. 44. 1902.
4. Fischer, G., Die Wunden des Herzens und des Herzbeutels. Arch. f. klin. Chir. Bd. 9. 1868.
5. Jochmann, Zur Kasuistik traumatischer Herz- und Gefäßaffektionen. M. f. U. 1902.
6. Jessen, Ein Fall von traumatischer Pericarditis. M. f. U. 1898.
7. Lentz, Gutachten über einen Fall von traumatischer Myocarditis und adhäsiver Pericarditis. M. f. U. 1899.
8. Riedinger, Verletzungen und chirurgische Krankheiten des Thorax usw. Deutsche Chir. 42. 1888 und im Handb. f. Chir. 1902.
9. Schuster, Ueber die Verletzungen der Brust durch stumpfwirkende Gewalt vom gerichtsärztlichen Standpunkt. Z. f. Heilkunde. Prag 1880.
10. Stern, Ueber traumatische Entstehung innerer Krankheiten. Jena 1907.
11. Thiem, Ein Fall von Quetschungs-Herzbeutel- und Brustfellentzündung mit tödlichem Ausgang. M. f. U. 1896.

§ 15. Verletzungen des Herzens und der Aorta.

Wir haben bereits hervorgehoben, daß bei einem Trauma, das die Herzgegend trifft, nur äußerst selten das Pericard allein verletzt wird. Meist handelt es sich gleichzeitig um eine Verletzung des Herzens, die dann natürlich im Vordergrund des Interesses steht. Fischer hat 351 Fälle von derartigen Verletzungen zusammengestellt, von denen ein erheblicher Teil (123) den rechten Ventrikel betraf; Schuster hat 34 traumatische Rupturen des Herzens in einer Tabelle vereinigt, von denen 8 den rechten Vorhof, 4 den rechten Ventrikel, 6 den linken Vorhof und 5 den linken Ventrikel betrafen. In 2 Fällen war das gesamte rechte Herz, in je einem Falle das ganze Herz rupturiert. Die Verletzungen des Herzens bedingen naturgemäß eine außerordentlich hohe Mortalität. In den Fällen, die nicht unmittelbar tödlich verlaufen, stellt sich meist eine tiefe Ohnmacht ein. Auffallende Blässe, unregelmäßiger, kleiner Puls, röchelnde Atmung, Cyanose sind die charakteristischen Zeichen, zu denen sich zuweilen noch die des Erbrechens, der Delirien, linksseitiger Lähmung hinzugesellen.

Wie eine Erschütterung des Thorax eine Ruptur des Pericards hervorrufen kann, so kann eine Brustkontusion, z. B. das Auffallen einer schweren Last auf die linke Thoraxhälfte, eine Ruptur des Herzens herbeiführen, die nicht notgedrungen eine besondere Brüchigkeit der Herzmuskulatur voraussetzt.

Im ärztlichen Lokalverein zu Nürnberg berichtete Webersberger über einen Fall von Herzzerreißung als Folge eines Hufschlags gegen die Brust.

Die Sektion ergab einen Bluterguß an der Innenseite des Brustbeins. Im Herzbeutel fanden sich 750 ccm Blut, an der Rückseite des rechten Vorhofes befand sich ein Riß von 2 cm Länge, 1 cm Breite, mit unregelmäßigen blutunterlaufenen Rändern, am rechten Herzohr Blutunterlaufungen. Der Tod trat zwei Stunden nach der Verletzung ein.

Ueber einen ähnlichen Fall berichtet Steiner:

Es handelt sich um einen Arbeiter, dem ein schwerer Baumstamm auf die Brust gefallen war; 1/2 Stunde nach dem Unfall starb er. Die Sektion ergab Fraktur der 3., 4. und 5. rechten Rippe. Im Pericard, an der Vorderseite der Herzbasis sowie im rechten Ventrikel in der Gegend der Atrioventrikularklappen ein etwa 5 cm langer Riß. Nach Steiner hat die Ruptur den rechten Ventrikel während der Systole getroffen, der Thorax befand sich währenddessen in Exspirationsstellung.

Wenn derartige schwere Unfälle, bei denen übrigens sichtbare äußere Verletzungen gänzlich fehlen können, meist in kürzester Zeit zum Tode führen, so lehrt doch die Beobachtung, daß gelegentlich mehrere Tage vergehen können, bis der tödliche Ausgang eintritt.

So hat Ebbinghaus vor kurzem einen Fall traumatischer Herzruptur beschrieben, der am 9. Tage tödlich endete. Es handelte sich um ein 12jähriges Mädchen.

Eine Beobachtung Bergmann's ist besonders lehrreich als Beweis dafür, daß schwere Herzrupturen durchaus ohne erhebliche äußere Verletzungen zustande kommen können:

Jugendlicher Arbeiter wurde zwischen zwei Gleisen liegend aufgefunden. Er gab noch schwache Lebenszeichen von sich und starb auf dem Transport zur Krankenstube der Grube. Es wird angenommen, daß er zwischen die Puffer zweier auf den Schienen befindlichen Waggons geraten war.

Sektion: Die äußere Besichtigung des kräftigen Jungen ergab außer einer markstückgroßen Hautschrunde links vom Brustbein in der Höhe der Brustwarze nichts Besonderes. Bei der Eröffnung des Brustkorbes war nirgends eine Quetschung der Weichteile nachzuweisen, ebensowenig war eine Fraktur der Rippen oder überhaupt irgendeine Verletzung des knöchernen Teils des Brustkorbes vorhanden. In der rechten Pleurahöhle fand sich kein ungehöriger Inhalt, dagegen war die linke Pleurahöhle von einer sehr großen Menge dunklen, teils flüssigen, teils geronnenen Blutes angefüllt. Der Herzbeutel war zerrissen und das Herz selbst durch diesen Riss ausgetreten und lag in der linken Pleurahöhle in der Blutmasse. Nach vollkommener Spaltung des Herzbeutels zeigte sich, daß auch das Herz selbst zerrissen war. Nach Herausnahme des Herzens fand sich, daß an der Herzbasis die linke und rechte Kammer fast vollständig durchtrennt, und daß auch die Vorhöfe eingerissen waren, so daß das Herz nur noch in Verbindung mit den großen Gefäßen geblieben war. Veränderungen an den Klappenapparaten waren nicht nachweisbar, das Herz selbst war von entsprechender Größe, die Muskulatur von normaler Dicke, irgendwelche pathologischen Veränderungen desselben nicht nachweisbar. Beide Lungen waren durch leichte Verklebungen mit der Brustwand vereinigt. Das Gewebe fühlte sich weich an und knirschte beim Fingerdruck; die Farbe war hellgrau-rötlich, marmoriert, das Gewebe überall lufthaltig; die Schnittflächen waren dunkelrot und glatt; aus ihnen floß mit Luft gemischtes Blut leicht ab. Die Organe der Bauchhöhle und das Gehirn boten, abgesehen von einer mäßigen Anämie, nichts Besonderes.

Külbs hat experimentell traumatische Herzerkrankungen hervorgerufen. Er konnte durch stumpfe Gewalteinwirkungen auf die Brustwand in 61 pCt. der Fälle Klappenblutungen, besonders der Mitralis, in 44 pCt. der Fälle traumatische Herzmuskelerkrankungen hervorrufen. Er faßt seine Beobachtungen, wie folgt, zusammen:

Durch relativ geringe Gewalteinwirkung auf den Thorax konnten ausgedehnte Herzverletzungen erzeugt werden ohne Veränderungen der äußeren Bedeckungen, am häufigsten Blutungen der Klappen, seltener des Herzmuskels und des Pericards. Die Klappenblutungen werden anscheinend resorbiert, die Muskelblutungen durch Bindegewebe ersetzt. Selbst bei schweren anatomischen Veränderungen war durch die physikalische Untersuchung und am Pulse manchmal kein Zeichen von Herzinsuffizienz zu finden.

Eine Beobachtung, die den Beweis liefert, daß nicht nur schwere Kontusionen der Brust, sondern auch Ueberanstrengungen imstande sind, Herzrupturen zu veranlassen, hat in jüngster Zeit Cova aus dem Mailänder Unfallkrankenhaus veröffentlicht.

Es handelte sich um einen 42 jährigen gesunden, an schwerste Arbeit gewöhnten Mann, der infolge einer einmaligen übermäßigen Anstrengung — er wollte einen 2 1/2 Centner schweren Leinenballen beim Abladen am Fallen verhindern — einen partiellen Riß der linken Herzkammermuskulatur davontrug, an den sich ein Niereninfarkt und wahrscheinlich ein Darminfarkt anschloß.

Der Riß führte nicht zum Tode, sondern vernarbte. Die Vergrößerung der linken Herzkammer mit abnormer äußerer Kurve des relativen Dämpfungsraumes, Tachycardie und Herzdelirien führten Cova, abgesehen von den subjektiven Zeichen, wie Atemnot, Schmerzen in der Herzgegend, zu der Diagnose des vernarbten Herzmuskelrisses.

Ueber Rupturen der Aorta hat F. Leppmann eingehend berichtet.

Die normale Aorta ist Gewalteinwirkungen gegenüber äußerst widerstandsfähig, es gehören sehr schwere Traumen dazu, sie zu zerreißen, gewaltige Erschütterungen des Körpers bzw. erhebliche Quetschungen des Brustkorbes, wohl auch in seltenen Fällen plötzliche übergroße Anstrengungen infolge übergroßer Steigerung des Innendrucks. Im Gegensatz hierzu tritt eine Aortenruptur bei pathologisch veränderter Gefäßwand unter Umständen nach geringfügigen Ursachen ein, so bei vorhandenem Aortenaneurysma, arteriosklerotisch veränderter Gefäßwand — hier genügen Anstrengungen des täglichen Lebens, Erregungen u. s. f.

Einen sehr interessanten Befund hat Brunk veröffentlicht.

Es handelte sich um einen 38 jährigen äußerst kräftigen Kutscher, der bei dem Versuche, zwei wilde Wagenpferde, die sich bäumten, herunterzureißen, plötzlich einen überaus heftigen Schmerz in der Herzgegend verspürte. Am folgenden Tage bekam er bei dem Versuche, die scheuenden Pferde zurückzuhalten, wiederum, jedoch in verstärktem Maße, Brustschmerzen, gleichzeitig stellte sich heftiges Erbrechen ein. Tod nach 2 Tagen.

Die zum Zwecke der Unfallsbegutachtung vorgenommene Obduktion ergab folgenden Befund:

Verblutung in den Herzbeutel. Die Blutung stammt aus einem in den Herzbeutel perforierten Aneurysma dissecans, das der Hinterwand der Aorta descendens anliegt und von der Adventitia der Aorta und dem Epicard gebildet wird. Die Verbindung des Aneurysmas mit dem Lumen der Aorta ist hergestellt durch zwei Einrisse in Intima und Media der Aorta, von denen der eine quergestellt, 7,5 cm lang ist und dicht über den Klappen liegt, während der zweite, 4 cm lange Riß vor der Abgangsstelle der Arteria anonyma und der Arteria carotis communis gelegen ist.

Literatur zu § 15.

1. Bergmann, Ein Fall von subkutaner traumatischer Ruptur des Herzens und Herzbeutels. M. f. U. 1901.
2. Bernstein, R., Ueber Verletzungen und Erkrankungen des Herzens durch stumpfe Gewalteinwirkung usw. Vierteljahrsschr. f. ger. Med. 1905.
3. Borchardt, Ueber Herzwunden usw. Volkmann's Samml. klin. Vortr. 1906.
4. Brunk, Ein Fall von doppelter Aortenruptur durch Ueberanstrengung. A. S. Z. 1905.
5. Cova, Ueber einen Fall schwerer Herzverletzung durch Anstrengung. M. f. U. 1910.
6. Elten, Ueber die Wunden des Herzens. Vierteljahrsschr. f. gerichtl. Med. Bd. 5. 1893.

7. Gross, Die traumatische Ruptur des Septum cordis. Mitt. a. d. Grenzgeb. Bd. 11. 1903.
8. Külbs, Experimentelle Untersuchungen über Herz und Trauma. Mitt. a. d. Grenzgeb. Bd. 19. 1909.
9. Leppmann, Wann sind Zerreißungen der großen Körperschlagader als Unfallfolgen zu betrachten? A. S. Z. 1900.
10. Luft, Zur Kasuistik der traumatischen Ruptur des Herzens. I.-D. Gießen 1903.
11. Nobiling, Einige Fälle von traumatischer Ruptur nach vollständiger oder partieller Abreißung des Herzens. Friedreichs Blätter. 1896.
12. Revenstorf, Ueber traumatische Aortenwandrupturen mit besonderer Berücksichtigung des Mechanismus ihrer Entstehung. Mitt. a. d. Grenzgeb. Bd. 14. 1905.
13. Steiner, Ueber traumatische Herzrupturen. Med. chir. Centralbl. 1901.
14. Webersberger, Mitteil. im ärztl. Lokalverein zu Nürnberg. Ref. M. m. W. 1894.

§ 16. Traumatische Endocarditis.

Die Kenntnis der traumatischen Endocarditis, namentlich der akuten, ist neueren Ursprungs, ihre Grundlage ist noch nicht absolut gefestigt.

Wir unterscheiden drei Formen der traumatischen Endocarditis:

a) die akute,

b) die subakute,

c) die chronische Endocarditis.

Im Zusammenhang mit einem Trauma kann sich eine Endocarditis in ähnlicher Weise selbständig entwickeln, wie wir es bei der Entstehung der traumatischen Pericarditis kennen gelernt haben.

Das Trauma trifft das Endocard direkt und ruft am Orte der Einwirkung die Entzündung hervor. Die subakute Form entwickelt sich schleichend, in der Regel ohne Fieber, sie geht in die chronische über, die mit der Bildung eines oder mehrerer Klappenfehler endet. Die chronischen Formen — um das vorwegzunehmen — sind mit einem reichlichen Maß von Vorsicht zu betrachten. Mit Recht konnte Stern darauf hinweisen, daß eine große Zahl veröffentlichter Fälle einer strengen Kritik nicht standhält.

Als traumatische Endocarditis bezeichnen wir demnach diejenige entzündliche Affektion des Endocards, die sich im unmittelbaren Anschluß an ein Trauma entwickelt, entweder zur Ausheilung gelangt oder aber zum Klappenfehler führt. Dabei ist Voraussetzung, daß das Endocard infolge der Verletzung an zirkumskripter Stelle eine Veränderung erfährt, d. h. es kommt infolge des Traumas zu einer Abhebung des Endothels bzw. zu einer größeren Kontinuitätstrennung des Endocards. Auf dem Boden des entstandenen Hämatoms entwickeln sich verrucöse Excrescenzen.

Experimentelle Forschungen haben einwandsfrei bewiesen, daß Verletzungen des Endocards Anlaß zur infektiösen Endocarditis geben können (O. Rosenbach, Orth, Weichselbaum u. a.).

Indirekt im Zusammenhang mit einem Trauma kann sich eine Endocarditis im Anschluß an eine Verletzung irgendeiner Körperstelle entwickeln. Mit der Verletzung kommt eine Allgemeininfektion des Körpers zustande, bei der sekundär die Endocarditis in die Erscheinung tritt. Je nach dem Grade der Virulenz des eingedrungenen Bakteriengiftes entwickelt sich die Endocarditis ulcerosa, oder aber es bleibt bei einer mehr oder minder harmlosen Form der Endocarditis.

Von den wenigen Fällen akuter traumatischer Endocarditis in der Literatur, die einer kritischen Beurteilung standhalten, ist der von Litten beobachtete von Interesse:

Ein Einjähriger erhielt beim Pferdeputzen einen Hufschlag gegen die linke Brustseite, zuvor hatte ihn das Pferd mit der Brust gegen den Stallpfosten gequetscht. Nachdem er sich von der Ohnmacht erholt hatte, bekam er Angstgefühl, Beklemmung, Herzklopfen, Dyspnoe, Temperatursteigerung, die mehrere Wochen hindurch sich in mäßigen Grenzen hielt. In der Mitte der 2. Woche trat ein deutliches systolisches Geräusch an der Herzspitze auf. Nach einigen Monaten war, abgesehen von dem systolischen Geräusch an der Herzspitze, eine Dilatation des rechten und des linken Ventrikels, verstärkter zweiter Pulmonalton, sowie ein lautes, systolisches Geräusch an den Aortenklappen vorhanden. Diagnose: Mitralinsuffizienz und Endocarditis acuta traumatica.

Besonders schwierig ist es, den Zusammenhang zwischen einem Unfall und der subakuten bzw. chronischen Endocarditis nachzuweisen. Zunächst drängt sich jedem Gutachter ein Bedenken auf, das sich mit absoluter Sicherheit wohl niemals beseitigen läßt: der strikte Nachweis, daß nicht bereits vor dem Unfall ein Klappenfehler latent oder in seinen Symptomen angedeutet vorlag. Bei der allmählichen, schleichenden Entwickelung der zu Klappenfehlern führenden chronischen Endocarditis können nach einem Unfall Monate vergehen, ohne daß irgendwelche Erscheinungen, wie Geräusche usw., ein beginnendes Herzleiden vermuten lassen. Alle Angaben über körperliches Wohlbefinden vor dem Unfall, Fehlen der prägnanten Symptome der Herzaffektionen, wie Atemnot, Lufthunger, Herzbeklemmungen, Mattigkeit usw., sind nicht überzeugend. In einzelnen Fällen wird die Angabe, daß der Unfallverletzte früher die eine oder die andere Krankheit durchgemacht hat, die erfahrungsmäßig leicht Herzfehler im Gefolge hat, die Vermutung nahe legen, es habe bereits vor dem Unfall eine Herzerkrankung bestanden. Dahin gehören bekanntlich Gelenkrheumatismus, Typhus, Masern, Scharlach, Diphtherie usw. Zuweilen wird man aus der Beschäftigungsart des zu Begutachtenden Schlüsse ziehen können: ein Mann, der Jahre hindurch bis zum Unfalltage z. B. Steinträgerarbeit verrichten konnte, wird kaum einen Herzfehler gehabt haben, wiewohl gerade hier Ueberraschungen nicht allzu selten sind, die zur Vorsicht in der

Beurteilung mahnen. Es ist garnichts Ungewöhnliches, daß schwere Arbeit von Herzkranken gelegentlich bei gutkompensierten Klappenfehlern geleistet wird (Fürbringer).

Heidenhain konnte in einem solchen Falle, in dem es ihm darauf ankam, nachzuweisen, daß der Patient vor dem Unfallstage durchaus gesund war, aus den Aufrechnungs- und Quittungskarten der Alters- und Invalidenversicherung (es fehlte keine Marke!) für einen gewissen Zeitraum die Bestätigung erbringen. Litten konnte in einem Falle, in dem sich im Anschluß an ein Trauma eine Pericarditis und Endocarditis entwickelt hatte, die in eine Mitralinsuffizienz ausging, den exakten Beweis erbringen, daß der Unfallverletzte, bevor er das Trauma erlitt, normale Herzverhältnisse darbot. Es handelte sich um einen jungen Mann, der an einem Divertikel des Oesophagus litt und deswegen häufiger in klinischen Kursen demonstriert wurde. Vor der Sondierung überzeugte sich Litten von dem normalen Zustande des Herzens, um das Vorhandensein eines Aneurysmas ausschließen zu können.

Die Beobachtung des Herzens des Unfallverletzten setzt oft erst ein, wenn Anzeichen krankhafter Veränderungen bereits vorhanden sind, ein Umstand, der die exakte Beurteilung erschwert.

Das typische Krankheitsbild ist etwa folgendes: der Unfall hat eine heftige Erschütterung des Thorax, eine Quetschung zur Folge, ein Stoß trifft die Brust. Wir setzen voraus, was sich naturgemäß nicht immer mit absoluter Gewißheit behaupten läßt, daß bis zum Unfallstage durchaus keine Erscheinungen einer Herzkrankheit vorhanden waren. Allmählich entwickelt sich nun ein Krankheitsbild, das nicht leicht zu deuten ist: Sensationen in der Herzgegend, zuweilen Unregelmäßigkeit des Pulses, gelegentlich auch Atembeschwerden, länger dauerndes Fieber tritt auf, man glaubt wohl hie und da anfangs das Bild der traumatischen Neurose vor sich zu haben. Monate vergehen, die Arbeitsfähigkeit stellt sich nicht oder nur vorübergehend wieder her, nunmehr tritt eine Veränderung in dem Herzbefund auf. Waren bisher die Töne rein, die Grenzen nicht verbreitert, bestanden also bisher vollständig normale Verhältnisse, so bilden sich nunmehr immer deutlicher Erscheinungen heraus, die auf einen bestimmten Herzfehler hindeuten: die schleichende traumatische Endocarditis hat den Anlaß zur Bildung eines Herzklappenfehlers gegeben. Es handelt sich dann um eine Endocarditis verrucosa, die zu Schrumpfungen der Klappen führt und so die Insuffizienz bewirkt. Eine Beobachtung Litten's verdient besondere Beachtung.

Es handelt sich um einen 32 jährigen Arbeiter, der, zuvor völlig gesund, einen Unfall erlitt: einen Stoß von der Kurbel eines Krans, die ihn äußerst heftig mehrmals gegen die linke Brustseite traf. Der Verletzte hatte das Gefühl, als sei ihm in seiner Brust etwas zerrissen, er klagte über Schmerzen in der Herzgegend, die nach der linken Schulter ausstrahlten, Atemnot, Herzklopfen, Oppression und allgemeine Unruhe. Kleiner frequenter, flatternder Puls. Herztöne rein, aber sehr schwach. Am 18. Tage stellte sich allmählich sich vor stärkendes systolisches Geräusch ein. Spätere Nachuntersuchungen ergaben, daß zwar in der Ruhe kein Geräusch, nach Bewegungen jedoch das zuvor festgestellte hauchende Geräusch an der Herzspitze vorhanden war. Keine Hypertrophie des rechten Ventrikels. Bei jeder Beschäftigung treten Beschwerden von Seiten des Herzens auf, die den Verletzten zwingen, selbst die leichteste Hausarbeit einzustellen. 60 pCt., die ihm von der B. G. zugebilligt werden.

Einen charakteristischen Fall konnte Düms veröffentlichen.

Ein Mann hatte Bajonettstöße gegen die Herzgegend erhalten. Er meldete sich nach 3 Tagen krank. Es konnte nur eine dem Bajonettstoße entsprechende verfärbte Hautstelle festgestellt werden, die druckempfindlich war. Nach 7 Wochen traten Symptome einer Aorteninsuffizienz auf.

Hier hat demnach auf dem Boden einer traumatisch entstandenen Endocarditis sich ein Klappenfehler entwickelt.

Riedinger beobachtete das Auftreten einer Mitralstenose nach einem Unfall bei einem Patienten, der ihm wegen einer Unterschenkelfraktur überwiesen war, die der Betreffende sich beim Verschüttetwerden zugezogen hatte. Nebenbei war eine Kontusion der Brust als Unfallfolge gemeldet. Im Vordergrund der Behandlung stand zunächst die Fraktur, erst allmählich traten Erscheinungen auf, die auf einen Herzfehler deuteten: Herzklopfen, Schwindel, Kopfschmerzen, Blutandrang. Nunmehr entwickelte sich folgendes Krankheitsbild:

Die Herzdämpfung beginnt am oberen Rand der linken 6. Rippe, etwa 2 Finger breit nach innen von der Mammillarlinie und erstreckt sich bis zum rechten Sternalrand. Der Spitzenstoß wird innerhalb der Mammillarlinie gefühlt. Am deutlichsten ist die Herzpulsation in der sogenannten Magengrube wahrzunehmen. Beim Auflegen der flachen Hand auf die Herzgegend verspürt man ein deutliches Schwirren. Bei der Auskultation ist über dem linken Herzen an der Mitralis ein ausgesprochenes präsystolisches Geräusch zu hören. Dasselbe wechselt häufig in seiner Intensität, verschwindet aber nie ganz. Der Puls ist klein, schleichend und in der letzten Zeit gewöhnlich von einer Frequenz von 86 in der Minute. Zweiter Pulmonalton verstärkt.

Also Dilatation und Hypertrophie des rechten Herzens, präsystolisches Geräusch an der Spitze. Demnach das Bild der Mitralstenose. Riedinger sieht die Ursache des Klappenfehlers in der traumatisch entstandenen Myocarditis, sowie in der durch Prellung entstandenen subendocardialen Blutung, die bei der arteriosklerotischen Veranlagung des Unfallverletzten leicht die Veränderung der Mitralklappen herbeiführen konnte.

Ueber das Auftreten einer Aorteninsuffizienz im Anschluß an einen Unfall (Brustquetschung) berichtet Zuelzer. Weitere Beobachtungen liegen vor von Stern, Sinnhuber, Jolowicz, Jessen, Struppler, Heidenhain, Heller, Ritter, Thiem u. a.

Endocarditiden infolge von Ueberanstrengungen — ein- oder mehrmaligen — sind mehrfach beobachtet. Es liegen Erfahrungen amerikanischer Militärärzte vor, die die Auffassung voll bestätigen, daß körperliche Ueberanstrengungen fibröse Endocarditiden hervorrufen können. Eichhorst hat an größerem Material die gleichen Beobachtungen gemacht. Daß Traumen — und dazu gehören auch die Wirkungen von Ueberanstrengungen — eine bereits vorhandene Endocarditis erheblich verschlimmern können, bedarf keines Beweises, ebenso daß es sich in vielen Fällen nur um die Manifestation latent verlaufender Endocarditiden handelt.

Literatur zu § 16. ·

1. Heidenhain, Ueber die Entstehung von organischen Herzfehlern durch Quetschung des Herzens. D. Z. f. Chir. Bd. 41. 1895.
2. Heller, A., Ueber ein traumatisches Aortenaneurysma und traumatische Insuffizienz der Aortenklappen. D. Arch. f. klin. Med. Bd. 79.
3. Jessen, Ein Fall von traumatisch entstandener Aorteninsuffizienz. M. f. U. 1903.
4. Jolowicz, Aortenaneurysma mit Aorteninsuffizienz. Spätfolge eines Traumas? A. S. Z. 1904.
5. Litten, Vortrag im Berliner Verein für innere Medizin. 1897. Ref. Berl. klin. W. 1897. Verhandl. d. 18. Kongr. f. innere Med. Wiesbaden 1900. Ref. A. S. Z. 1900.
6. Derselbe, Ueber traumatische Endocarditis. A. S. Z. 1900.
7. Riedinger, Ueber Herzaffektionen nach Unfällen. M. f. U. 1894.
8. Ritter, Mitralstenose infolge Fractura sterni. B. kl. W. 1889.
9. Rosenbach, O., Ueber artifizielle Herzklappenfehler. Arch. f. experim. Path. Bd. IX. 1878.
10. Sinnhuber, Das Trauma als Aetiologie bei Aorteninsuffizienz. D. m. W. 1904.
11. Stern, R., Traumatische Endocarditis. Allgem. med. Centralztg. 1903.
12. Struppler, Zur Kenntnis der nach Traumen entstandenen Aorteninsuffizienz. M. m. W. 1903.
13. Zuelzer, Fall von traumatischer Aorteninsuffizienz. D. m. W. 1908.

§ 17. Klappenfehler infolge von Zerreißungen der Klappen.

Klappenfehler können traumatisch auf zwei Wegen entstehen: einmal, wie soeben besprochen, infolge einer traumatischen Endocarditis, sodann infolge von Zerreißungen der Klappen.

Klappenzerreißungen kommen zustande:
1. durch Brustquetschungen (Burney, Guder, Erkelentz, Schmidt, Straßmann u. a.),
2. durch Ueberanstrengungen (Heller, Jessen, Gerhardt, Dreifuss u. a.).

Die Klappenzerreißungen rufen klinisch und anatomisch das Bild der Insuffizienz hervor. Gesunde Klappen können zerreißen, häufiger jedoch wird es sich um bereits zuvor erkrankte Klappen handeln.

Barié (zit. nach Stern) hat durch Leichenversuche an ausgeschnittenen Herzen das Zustandekommen isolierter Klappenzerreißungen anschaulich gemacht. Er führte bei seinen Versuchen eine Kanüle in die Aorta bzw. durch die Aorta in den linken Ventrikel ein und steigerte nun, indem er Wasser hineinpumpte, den Druck bis zu der Höhe, bei der eine Ruptur der betreffenden Klappe eintrat. Der Druck konnte manometrisch festgestellt werden. Während zur Sprengung der Aortenklappen Werte von 484, 278, 292 und 116 mm Hg erforderlich waren, bedurfte es eines Druckes von 105 cm Hg, um die Mitralis zu zerreißen. Barié ahmte sodann den Vorgang der Brustkontusion in der Weise nach, daß er gegen ein Brett, das auf dem Thorax befestigt war, mehrere heftige Hammerschläge vollführte, nachdem er das Gefäßsystem der Versuchsleiche von der Femoralis bzw. Carotis aus mit Wasser angefüllt hatte. So gelang es ihm, in einer Anzahl von Fällen Zerreißungen der Aortenklappen herbeizuführen, während nur in einem Falle das rechte Herz (Tricuspidalis) zu einem positiven Ergebnis führte.

Riedinger verdanken wir eine eingehende Schilderung des Mechanismus der Klappenzerreißungen. Er hat darauf hingewiesen, daß das Herz im Stadium der Füllung der einzelnen Herzhöhlen mit Blut bei einem Trauma besonders gefährdet ist. Trifft ein Schlag z. B. den linken Ventrikel zur Zeit der Systole, so wird der gewaltsam zusammengepreßte Inhalt einen Ausweg suchen in der Richtung des Blutstroms.

Nach Stern erfolgt die Klappenzerreißung in der Phase der Herztätigkeit, in der die betreffende Klappe geschlossen und daher gespannt ist. Mitralis und Tricuspidalis zerreißen demnach während der Systole, Aorten- und Pulmonalklappen in der Diastole.

Die Druckwirkung konzentriert sich somit auf die Gegend des geringsten Widerstandes: die Klappenventile werden plötzlich mit ungewohnter Heftigkeit in Anspruch genommen und sind so der Gefahr des Zerreißens in hohem Grade ausgesetzt. Erhöht wird der intracardiale Druck bei tiefer Inspiration, so daß dieses Moment gleichfalls die ungünstige Wirkung steigert. Das linke Herz steht bei der Inspiration unter besonders gesteigertem Druck, daher die Häufigkeit linksseitiger Klappenzerreißungen (Riedinger).

1. Herzklappenzerreißungen durch Brustkontusionen.

Das Krankheitsbild ist etwa folgendes: es erleidet eine Person einen Unfall, dabei findet eine heftige Erschütterung des Thorax oder eine direkte Quetschung der Brust statt. Sie ist unter Umständen noch imstande sich fortzuschleppen, ist aber arbeitsunfähig, obwohl äußerlich kaum erhebliche Verletzungen nachweisbar sind. Nach einigen Tagen stellen sich Erscheinungen seitens des Herzens ein: Herzklopfen, Beklemmungen, Atemnot, kurzum alle Symptome einer Angina pectoris. Der bedrohliche Zustand geht vorüber, kehrt jedoch mit kurzen Intervallen wieder. Es treten Oedeme auf, die Dyspnoe wird stärker; die Untersuchung ergibt einen Herzfehler bei dem bis dahin herzgesunden Menschen. Der Herzfehler hat sich in unmittelbarem Anschluß an den Unfall entwickelt, ohne das Zwischenglied der Endocarditis. Im Gegensatz zu den traumatischen Herzerkrankungen auf endocarditischer Basis, die erst nach Wochen und Monaten Geräusche erkennen lassen, treten Geräusche hier sehr bald auf. Genauere Angaben fehlen hier allerdings noch. Bisher sind, wie erwähnt, meist Zerreißungen der Klappen des linken Herzens beobachtet, die zur Insuffizienz des verletzten Klappenapparates führten; die der rechten Herzhälfte sind entschieden seltener. .

In jüngster Zeit hat Straßmann in der Zeitschrift für klinische Medizin über einen einschlägigen Fall berichtet.

Erkelentz teilt aus der Breslauer Klinik einen Fall von traumatischer Herzkrankheit mit, in dem es sich um eine traumatische Zerreißung der Aortenklappen handelt.

Schmidt-Straßburg hat über einen Fall von Aortenklappenzerreißung berichtet, der mit besonderer Klarheit den Zusammenhang der Herzerkrankung mit der vorausgehenden Brustkontusion erläutert.

Einen besonders interessanten Fall aus dem gerichtsärztlichen Institut in Breslau veröffentlicht Stern.

Es handelt sich um einen 34jährigen Mann, der vom 5. Stock eines Hauses herabstürzte und sofort verstarb. Von den zahlreichen übrigen schweren Verletzungen abgesehen, fand sich eine Zerreißung aller drei Klappen der Pulmonalis, die offenbar zuvor nicht erkrankt waren.

E. Fraenkel beobachtete gleichfalls einen Fall von Zerreißung der Pulmonalklappen.

Einen charakteristischen Fall von Mitraliszerreißung hat s. Z. bereits Barié beschrieben. Der Unfall bestand in einem Sturz von der Treppe, der eine 56jährige Haushälterin betraf. Die Autopsie ergab (zit. nach Stern):

Mitralis etwas verdickt, von weißlicher Farbe, vier Sehnenfäden der hinteren Klappe sind in ihrer Mitte zerrissen, sie sind etwas verschmälert, zeigen aber sonst keine entzündlichen Veränderungen. Die übrigen Klappen sind normal.

2. Klappenzerreißung durch Ueberanstrengung.

Die Steigerung des arteriellen Druckes infolge großer körperlicher Anstrengung führt gelegentlich zu Zerreißungen der Klappen.

Derartige Fälle finden sich in größerer Anzahl in den Zusammenstellungen von Peacock und Lindmann. Bei einem Unfall, bei-
spielweise einem Sturz aus beträchtlicher Höhe, klammert sich der
Verunglückte mit Aufbietung aller seiner Kräfte an einem Geländer,
einem Vorsprung oder dergleichen fest. Plötzlich verspürt er einen
intensiven Schmerz in der Herzgegend, in den folgenden Tagen gesellen sich Beklemmungen, Luftmangel hinzu. Aerztlich wird ein
Klappenfehler festgestellt, der nach der Annahme vor dem Unfall
nicht vorhanden war: hier hat eine Klappenzerreißung stattgefunden,
die die Schließunfähigkeit herbeigeführt hat. Häufig sind gar nicht so
außerordentlich große Kraftleistungen erforderlich. Einfache Muskelanstrengungen genügen zuweilen, um das plötzliche Zerreißen einer
Klappe zu bewirken.

Gerhardt hat bereits im Jahre 1886 die Entstehung von
Klappenzerreißungen infolge Ueberanstrengung beschrieben.

In jüngster Zeit beobachtete Heller-Kiel bei einem bisher gesunden 37 jährigen Manne eine Aorteninsuffizienz, die durch eine übergroße
Anstrengung entstanden war. Die Symptome: Brustschmerzen, Kurzatmigkeit, Mattigkeit, boten klinisch das Bild der Aorteninsuffizienz.' Die
Sektion bestätigte die Annahme. Es hatte eine Abreißung der Aortenklappe stattgefunden, eine akute Dehnung des Aortenanfangs mit Absprengung eines polypförmigen Stückes der Wand. Die akute traumatische Insuffizienz der Aortenklappe hatte zur Dilatation des linken
Ventrikels geführt, die den Blutdruck herabsetzte. Allmählich entwickelte sich dann das Bild eines Aneurysmas in dem gedehnten Aorten-
abschnitt.

Einen ähnlichen Fall, in dem durch Ueberanstrengung eine Klappenzerreißung zustande kam, hat Jessen im Vereinshospital in Hamburg
beobachtet.

R., ein 40 jähriger Seefischer, hat seinen schweren Dienst verrichten können.
Am 29. V. 1902 lief das Fahrzeug des R. auf Strand, wurde leck, und R.
mußte unter erheblicher seelischer Aufregung, zum Teil bis an die Brust im Wasser
stehend, ca. 1½ Stunden überangestrengt arbeiten. Dabei bekam er heftige
Schmerzen in der linken Seite; doch blieb er zunächst an Bord, suchte dann aber
seinen Arzt auf, der das Vorhandensein eines Geräusches am Herzen konstatierte
und dringend zur Schonung riet. R. folgte diesem Rate nicht, sondern ging wieder
zur See und kam schwer krank mit allen Zeichen einer absoluten Herzinsuffizienz
wieder.

Das Herz war nach beiden Seiten nur wenig vergrößert; es bestand aber
kein Zeichen einer Hypertrophie des linken Ventrikels. Der Puls war vielmehr
verhältnismäßig klein und etwas unregelmäßig. Ueber der Mitte des Sternums
fand sich ein lautes diastolisches Geräusch, das nach der Herzspitze zu immer
leiser wurde, über den Subclavien und Carotiden, aber nicht mehr über den Fe-
morales zu hören war. Kein Capillarpuls. Der Urin war frei von Eiweiß und
Zucker. Unter absoluter Ruhe und Diät besserte R. sich sehr, so daß er in sub-
jektivem Wohlbefinden entlassen werden konnte. Bei der Entlassung war das Herz

nach rechts nicht mehr verbreitert, aber nach links ließ es sich noch im sechsten Intercostalraum in der Brustwarzenlinie palpieren. Das Geräusch, ein wenig leiser, bestand unverändert weiter.

Dreyfuß hat in seiner umfassenden Arbeit „Ruptures valvulaires consécutives au traumatisme et à l'effort" 11 Fälle von Zerreißungen der Mitralklappe nach Ueberanstrengungen zusammengestellt.

Die häufigste traumatische Form eines Klappenfehlers durch Ueberanstrengung ist nach all den angeführten Krankengeschichten die Aorteninsuffizienz, worauf bereits Gerhardt hingewiesen hat. Da sich auf den Rißstellen der Klappen endocarditische Wucherungen entwickeln können, so folgt gelegentlich der Zerreißung eine Endocarditis, die zur Stenosenbildung führen kann.

Literatur zu § 17.

1. Barié, Recherches cliniques et expérimentales sur les ruptures valvulaires du coeur. Rev. de méd. 1881 (zit. nach Stern).
2. Bourguoin et Quervain, Beitr. zur Kenntnis der Herzklappenverletzung durch plötzliche Ueberanstrengung. M. f. U. 1902.
3. Burney-Yeo, Pathological Society London. Med. Times and Gaz. 1878. (Zit. nach Stern.)
4. Dreyfuß, Ruptures valvulaires consécutives au traumatisme et à l'effort. Paris 1896.
5. Erkelentz, Beiträge zur Frage der traumatischen Herzerkrankungen. Z. f. klin. Med. 1902. Bd. 44.
6. Fraenkel, E., Ueber traumatische Herzklappenzerreißung. M. m. W. 1905.
7. Gerhardt, Charité-Annalen. 1885.
8. Heller, A., Traumatisches Aneurysma der Aorta. Ref. M. m. W. 1904.
9. Riedinger, Ueber Herzaffektionen nach Unfällen. M. f. U. 1894.
10. Schmidt, Ueber traumatische Herzklappen- u. Aortenzerreißung. M. m. W. 1902.
11. Straßmann, Z. f. klin. Med. Bd. 42. 1901.

§ 18. Traumatische Myocarditis.

Eine direkte traumatische Herzmuskelentzündung kommt einmal dadurch zustande, daß sich die Entzündung des traumatisch erkrankten Pericards auf den meist gleichzeitig lädierten Herzmuskel fortpflanzt, sodann kommt es zu einer traumatischen Myocarditis durch Alteration der Herzgefäße, ein Vorgang, der gleichfalls zu Nekrosen im Herzmuskel führt (Stern).

Daß diese beiden Formen nicht die einzigen sind, ist naheliegend, sie sind jedoch, wie Stern hervorhebt, die einzigen, die bisher pathologisch-anatomisch einwandsfrei bewiesen sind.

Ein Beispiel für den Vorgang fortschreitender Entzündung vom Pericard zum Myocard führt Rose an. Das Sektionsprotokoll lasse ich im Auszuge (zit. nach Stern) folgen:

46jähriger Arbeiter wurde von einem schweren beladenen Wagen überfahren. Tod am 4. Tage.

Sektion: „. . . . Das Epicard und Pericard mit dünnem fibrinösem Belag bedeckt. Der linke Ventrikel an einer Stelle nahe der Spitze mit dem Pericard lose adhärent. Kleine Ecchymosen in dem Herzbeutel; in dem Pericard des linken Herzens trifft man nach Entfernung der trockenen, sowohl an der inneren wie äußeren Fläche aufsitzenden Fibrinschichten auf ein etwas längliches, über linsengroßes, von etwas fetzigen Rändern begrenztes Loch.

An dieser Verwachsungsstelle zwischen Herz und Pericard ist das Herz ober-flächlich in einer Breite von 3 mm und einer Länge von 5 mm verletzt, wie an-gefressen, ungefähr auf die Tiefe von 1 mm. Die Partie war mit trockenem Fibrin bedeckt und mit dem Pericardriß verklebt . . . Klappen frei, Endocard ebenfalls. Muskulatur blaß . . . .“

Ein Beispiel für die zweite Form der traumatischen Myocarditis veröffentlicht Ebbinghaus:

Myocarditis disseminata haemorrhagica bei einem 12jährigen Mädchen nach Sturz aus dem 5. Stockwerk auf einen gepflasterten Hof. Infolge der Kontusion war u. a. eine inkomplete Herzruptur entstanden, die sich allmählich vervoll-ständigte. Die Kontusion hatte, wie die mikroskopische Untersuchung ergab, zahl-reiche herdförmige Nekrosen mit reaktiven Entzündungszonen hervorgerufen.

Für die Beurteilung der traumatischen Form der Myocarditis kommen im wesentlichen zwei Arbeiten in Betracht: die Mitteilungen, die wir Hochhaus verdanken, und die beiden trefflichen Beobach-tungen Stern's aus der Mikulicz'schen Klinik. In dem einen Falle Stern's handelt es sich um einen 19jährigen Kutscher, der bis zu dem Unfalltage stets gesund gewesen sein will. Beim Fässerrollen wurde er von einem schweren Fasse umgerissen. Das Faß rollte ihm über die Brust; er wurde in bewußtlosem Zustande in die Klinik gebracht. Aus dem Aufnahmestatus ist folgender Herzbefund zu ersehen:

Spitzenstoß im 5. Intercostalraum an normaler Stelle, Herzdämpfung nicht vergrößert.

Es entwickelte sich eine traumatische Pneumonie des linken Unterlappens und eine Pleuritis, die der Patient gut überstand, so daß er nach ca. 5 Wochen als geheilt entlassen werden konnte mit der im Journalbuch verzeichneten Bemerkung: „Tachycardie, Cyanose, aber keine Verbreiterung des Herzens oder Geräusche.“ Er ging nunmehr seiner gewohnten Beschäftigung nach, merkte aber bald, daß ihm das Treppensteigen schwer fiel, daß er Herzklopfen und Atemnot bekam, sobald er eine schwere Arbeit verrichtete. Etwa $3/4$ Jahre nach der Entlassung wurde eine starke Cyanose konstatiert; Geräusche am Herzen waren nicht vorhanden, die Herzdämpfung ver-größert, der Puls sehr klein und weich, hochgradige Dyspnoe. Nun-mehr wurde das entstandene Herzleiden mit der erlittenen Brustkon-tusion in Verbindung gebracht. Patient blieb nun arbeitsunfähig, eine

Nachuntersuchung $4^1/_2$ Jahre post trauma durch Stern ergibt die
Zeichen eines ausgesprochenen Herzfehlers:

> Cyanose, Dyspnoe bei geringen körperlichen Anstrengungen, kleiner, sehr
> unregelmäßiger Arterienpuls, Halsvenen- und Lebervenenpuls. Starke Vergrößerung
> der Herzdämpfung, nach rechts mehr als nach links. An der Herzspitze und über
> der Tricuspidalis ein schwaches systolisches Geräusch.
> $11^1/_2$ Jahre nach dem Unfall Tod.

Hochhaus berichtet über zwei Beobachtungen der Kieler Klinik.
In beiden Fällen handelte es sich um vorher gesunde kräftige Männer,
die einen Unfall erlitten, bei dem sie einer heftigen Erschütterung
des Körpers ausgesetzt waren. Wenige Wochen nach dem Unfall
traten Erscheinungen gestörter Herztätigkeit auf: Schmerzen in der
Herzgegend, Herzklopfen, Kurzatmigkeit; es entwickelte sich das ausgeprägte Bild der Myocarditis mit allen ihren Folgeerscheinungen.
Der Zusammenhang des Herzfehlers mit dem Trauma ist nach Hochhaus unverkennbar.

Die anatomische Grundlage der traumatischen Myocarditis bilden
Einrisse und Blutungen im Herzmuskel. Zwar gelangt der Herzmuskel mit fibrösen Schwielen zur Ausheilung, die Herztätigkeit
bleibt jedoch ungünstig beeinflußt. Die Vermutung Hochhaus', es
handle sich um eine Läsion der Ganglien — so gewinnend sie auch
erscheint —, läßt sich kaum begründen. Ihr steht auch, wie Hochhaus selbst bemerkt, die Tatsache entgegen, daß bisher keinerlei
Beziehungen der Herzkrankheiten zu etwa krankhaft veränderten Herzganglien bekannt sind.

Immerhin erfordern die Fälle von traumatischer Myocarditis
strengste Kritik. Es wird gerade hier sehr schwer, zuweilen geradezu
unmöglich sein, mit einer an Gewißheit grenzenden Wahrscheinlichkeit eine Herzmuskelerkrankung vor dem Unfall auszuschließen. Alle
Bedenken, die wir bei der Besprechung der traumatischen Endocarditis erörterten, kommen hier erhöht in Frage. Viel häufiger wird es
sich um Verschlimmerung latenter Herzmuskelerkrankungen handeln,
auf die der Unfall erst aufmerksam gemacht hat. Eine indirekte
traumatische Schädigung des Herzmuskels findet in all den Fällen
statt, in denen der Unfall eine infizierte Wunde veranlaßt hat, von
der aus Keime auf dem Wege der Lymphbahn sich im Körper verbreiten, insbesondere kann der Herzmuskel von dem infektiös entzündeten Pericard aus in Mitleidenschaft gezogen werden, auch Fett-
embolieen des Herzmuskels können indirekt ihre Entstehung einem
Trauma verdanken (Colley u. a.).

Zu erwähnen wäre noch die gelegentliche Bildung eines traumatischen Herzaneurysmas. Eine Verletzung der Herzmuskulatur ist mit

Schwielenbildung verheilt, und nun erfolgt an der nicht mehr völlig intakten Stelle der Herzwand allmählich eine Ausbuchtung.

Strauß hat in jüngster Zeit auf die Folgen eines Unfalls bei Personen mit einer engen Aorta aufmerksam gemacht. Enge der Aorta gibt die Disposition für Herzhypertrophie und Herzdilatation ab. Eine Brustkontusion, die einen Menschen mit enger Aorta trifft, ist in ihrer Wirkung besonders deletär, wie auch Ueberanstrengungen des Herzens den Träger einer engen Aorta leicht durch Kompensationsstörungen gefährden. Der Habitus der Träger enger Aorten ist nach Strauß meist charakteristisch: ein zarter, langer, hagerer Körperbau, die Muskulatur ist nur schwach entwickelt, die Radialarterie schmal, das Herz nicht besonders leistungsfähig.

Einen besonders instruktiven Fall führt Strauß an:

Es handelt sich um einen 30jährigen Mann, bei dem sich nach einem Trauma — Schlag gegen die Brust — Zeichen von Herzinsuffizienz bemerkbar machten, die den Exitus herbeiführten. Die Sektion ergab das Vorhandensein einer sehr engen Aorta, ferner Dilatation des rechten und des linken Herzens, keine Veränderungen an den Klappen, nur geringfügige Erscheinungen am Myocard.

Einen ähnlichen Fall konnte Lennhoff der Berliner med. Ges. demonstrieren; auch hier war nach einem Trauma eine starke Dilatation beider Ventrikel eingetreten, die Sektion ergab Enge der Aorta.

<h2 style="text-align:center">Literatur zu § 18.</h2>

1. Ebbinghaus, Ein Beitrag zur Lehre von den traumatischen Erkrankungen des Herzens. D. Z. f. Chir. Bd. 56. 1903.
2. Frank, Aug., Zur Frage der traumatischen Entstehung der Herzmuskelerkrankungen. Prager med. W. 1905.
3. Hochhaus, Beiträge zur Pathologie des Herzens. D. Arch. f. klin. Med. 1893.
4. Lennhoff, Sitzungsber. d. Berl. med. Ges. v. 13. XI. 1898 u. 18. I. 1899.
5. Rose, Herztamponade. Ein Beitrag zur Herzchirurgie. D. Z. f. Chir. Bd. 20. 1884.
6. Strauß, Zur Pathologie der engen Aorta sowie der traumatisch und durch Ueberanstrengung entstandenen Herzmuskelerkrankungen. Charité-Annalen. Jahrg. XXIV.

§ 19. Traumatische Herzneurosen.

Es hieße das gesamte Kapitel der traumatischen Neurose abhandeln, wollten wir ausführlich auf die Erscheinungen der traumatischen Herzneurosen eingehen. Starke Erschütterungen des Körpers, meist im Verein mit seelischen Erregungen, rufen durch die Erinnerung an den Unfall, dem das Trauma seine Entstehung verdankt, jenes eigentümliche Krankheitsbild hervor, dessen genauere Kenntnis im wesentlichen Oppenheim und Charcot gefördert haben: Störungen in der Herztätigkeit treten in der überwiegenden Zahl der Fälle in den Vordergrund der Erscheinungen. Der Puls zeigt erhebliche Schwankungen, die geringste psychische Erregung läßt die Pulsfrequenz plötzlich zu beträchtlicher Höhe ansteigen. In gleicher Weise reagiert das Herz auf die geringste Arbeitsanforderung. In der Regel ergibt die Untersuchung des Herzens keine Abweichung von der Norm. In vereinzelten Fällen ist es jedoch Oppenheim und neuerdings Strauß gelungen, den Nachweis zu erbringen, daß sich gelegentlich aus dieser nervösen Herzstörung das Bild der Vergrößerung und Erweiterung der Ventrikel entwickelt, während sich arteriosklerotische Veränderungen im allgemeinen häufiger einstellen (Strauß). Oppenheim hat auf die Zeichen vasomotorischer Störung aufmerksam gemacht, die bei der traumatischen Herzneurose selten ausbleibt: die Cyanose der Haut, leichtes Erröten und vor allem die Urticaria factitia (Dermographie). Für die Entstehung einer solchen traumatischen Herzneurose kommen nicht nur durch Unfälle herbeigeführte Körperverletzungen in Betracht, sondern auch alle psychischen Erregungen, die der Unfall im Gefolge hat: erschreckende Sinneseindrücke, ja im weiteren Verlauf auch alle die späteren seelischen Aufregungen, z. B. Streitigkeiten bei der Rentenfestsetzung u. a. m.

Abgesehen von den durch psychische Erregungen hervorgerufenen nervösen Störungen der Herztätigkeit, die als Teilerscheinungen der traumatischen Neurose, jedoch auch selbständig sich entwickeln können, kommen auch weitere funktionelle Herzerkrankungen zur Beobachtung, die sich an eine Brustkontusion direkt anschließen. Die Untersuchung des Herzens ergibt weder Geräusche noch Verbreiterungen der Herzgrenzen, aber stets läßt sich eine auffällige Labilität des Pulses nachweisen, dessen Frequenz und Rhythmus sich nach geringen Anstrengungen auffallend verändert.

Kasuistik:

Fall Nr. 1 (Aktenmaterial): M. zog sich infolge eines Betriebsunfalles eine Quetschung des 3. und 4. Fingers der rechten Hand zu. Am 4. Finger waren die Weichteile losgelöst, so daß Sehnen und Knochen freilagen. M. will nun Herzklopfen und Stechen in der Herzgegend infolge des Schreckes und der Schmerzen der Verletzung gespürt haben und gibt an, nicht imstande zu sein, Arbeiten zu verrichten. Der Gutachter äußert sich zusammenfassend, wie folgt: M. hat eine nicht unbedeutende und schmerzhafte Verletzung der Hand erlitten; er sah plötzlich die Haut von einem Finger abgeschält und Knochen und Sehnen freiliegen, es ist ohne weiteres anzunehmen, daß er dabei einen heftigen Schreck bekommen habe. Die Wundheilung scheint lange gedauert zu haben und 6 Wochen nach dem Unfall noch nicht beendet gewesen zu sein. Im übrigen beziehen sich die Klagen des Verletzten jetzt, wie früher, auf Herzklopfen, Stiche in der Herzgegend und Herzklopfen, sobald er sich anstrenge, und auf allgemeines Schwächegefühl. Die Untersuchung hat im wesentlichen bei gesunden inneren Organen einen zurückgegangenen Ernährungszustand, eine ständige, wenn auch jetzt nicht mehr erhebliche Beschleunigung des Pulses auf etwa 100 Schläge in der Minute, leicht bläuliche Färbung der Schleimhäute und der Fingernägel, eine mäßige Druckempfindlichkeit der Herzgegend und eine geringe Leistungsfähigkeit der gut entwickelten und straffen Muskulatur ergeben. Die Lebhaftigkeit der Pupillarreflexe, die starke mechanische Erregbarkeit der Muskulatur und die allgemeine Empfindlichkeit gegen schmerzhafte, unangenehme Reize mögen der Ausdruck einer von jeher bestehenden leichten Erregbarkeit des Nervensystems sein, auf deren Grund das gegenwärtige Leiden erwachsen ist. Dazu kommt die Mutlosigkeit und die Neigung zu weinen. Zu wiederholen ist, daß M. keinen Anlaß gab, an bemerkenswerte Uebertreibung zu denken. Es sind keinerlei als hysterisch zu deutende Erscheinungen vorhanden. M. leidet an einer Neurasthenie, die wesentlich in Form einer Herzneurose verläuft, und die mit großer Wahrscheinlichkeit auf den Unfall und die dabei erlittene seelische Erregung zurückzuführen ist. $33\,^{1}/_{3}$ pCt.

§ 20. Ueberanstrengungen als Ursache traumatischer Herzkrankheiten.

Entwickelt sich eine Dilatation und Hypertrophie des Herzmuskels allmählich durch Ueberanstrengung, die der Beruf mit sich bringt (beispielsweise wie bei den Cornwalliser Minenarbeitern, von denen Peacock berichtet, daß sie nach schwerer Arbeit noch während einer Stunde die Stiegen emporklettern müssen, um an das Tageslicht zu gelangen), dann kann man nicht von einer traumatischen Herzerweiterung sprechen. Um eine solche handelt es sich nur dann, wenn ein kurzdauernder übergroßer Kraftaufwand eine akute Dehnung des linken Ventrikels hervorgerufen hat. Daß Klappenzerreißungen lediglich plötzlichen übergroßen körperlichen Anstrengungen ihre Entstehung verdanken können, haben wir bereits besprochen. Es wird sich selten mit absoluter Bestimmtheit eine „idiopathische“ Herzerweiterung auf ein plötzliches Ereignis, eine einmalige, über das gewohnte Maß hinaus Anstrengung erfordernde Arbeit zurückführen lassen.

Der akuten traumatischen Herzdilatation, die in vielen Gutachten sich findet, steht Stern recht skeptisch gegenüber; nach ihm ist in der Literatur bisher durch keine einwandfreie Beobachtung bewiesen, daß „ein gesundes Herz infolge einer traumatischen Einwirkung eine akute Dilatation erfahren kann“. Diese Auffassung teilt auch Strauß, der sich nicht erinnern kann, „einen einwandfreien Fall von reiner und alleiniger Arbeitshypertrophie des Herzens oder von akuter Dilatation nach Muskelanstrengung bei einem völlig Gesunden gesehen zu haben“.

Und doch müssen wir, auf gute Beobachtungen gestützt, daran festhalten, daß sich im unmittelbaren Anschluß an eine ungewöhnliche Kraftleistung eine akute primäre Herzdilatation entwickeln kann (Albutt, Meyers, Da Costa, Seitz, Fraentzel, Leyden). Wie weit bereits vor der Ueberanstrengung Veränderungen des Herzens die Wirkung des „Traumas“ vorbereiteten, ist im einzelnen Falle schwer zu sagen. Für die Bedeutung als Unfallfolge ist dies ohne Belang.

Das Herz besitzt innerhalb weiter Grenzen die Fähigkeit, sich den verschiedenen Anforderungen an seine Arbeitsleistung zu accomodieren, wird diese Grenze überschritten, so tritt Insuffizienz des Herzens ein, die jedoch bei geeignetem Wechsel zwischen Arbeit und Ruhe schwindet. Eine einzige beträchtliche Ueberanstrengung ist zuweilen imstande, eine dauernde Herzschwäche hervorzurufen. Bei einem erkrankten Herzen kann sie geradezu von deletärer Wirkung sein.

Schindler versuchte die Unterscheidungsmerkmale der beruflichen und der auf einen Unfall zurückzuführenden Herzerweiterung festzustellen. Der Kranke mit dem „Arbeiterherz" schleppt sich noch 1—2 Tage zur Arbeit, bis ihn die zunehmende Insuffizienz und Dyspnoe auf das Krankenlager wirft, während der Präcordialschmerz, der einer plötzlichen Ueberanstrengung folgt, den Mann im Augenblick arbeitsunfähiig macht. „Die Intensität desselben", schreibt Schindler, „ist dann stets ungemein heftig und von allgemeinem Shock begleitet, so daß die Patienten alles, was sie mit den Händen oder auf den Schultern tragen, fallen lassen, infolge eines Schwindelanfalles nach einem Stützpunkt suchen, an den sie sich anlehnen können, oder auch, unfähig, sich aufrecht zu erhalten, zusammenbrechen. Zugleich sind sie geplagt von fürchterlichster Beengung auf der Brust, die ihnen Atmung und Sprache nimmt, und unerträglichen Palpitationen des Herzens, welches im wahren Aufruhr sich befindet." Gelegentlich kann man ganz akut einsetzende Herzinsuffizienz unmittelbar nach einem Trauma beobachten.

Charakteristisch für die Erkrankungen des Herzens infolge von Ueberanstrengung ist die nachweisbare Vergrößerung der Herzdämpfung, die Verschiebung des Spitzenstoßes, das äußerst Variable der Herzgeräusche, die tagelang verschwinden, um dann an andern Auskultationsstellen aufzutreten, der zuweilen aussetzende Puls, das alles ohne nachweisbare Organerkrankung, wie chronische Nephritis, Lungenemphysem, Klappenfehler usw.

<h3 style="text-align:center">Literatur zu § 20.</h3>

1. Fraentzel, Die idiopathischen Herzvergrößerungen. 1889.
2. Hensen, D. Arch. f. klin. Med. Bd. 67. 1900.
3. Kraus, de la Camp, Z. f. klin. Med. Bd. 51. 1904.
4. Leyden, Ueber die Herzkrankheiten infolge von Ueberanstrengungen. Z. f. klin. Med. Bd. II.
5. Peacock, On some of the causes and effects of valvul. diseases of the heart. London 1865.
6. Schulze-Schmidt, Obergutachten über die Frage, ob und inwiefern der bei der Betriebsarbeit (Schlagen mit dem Treibfäustel) plötzlich eingetretene Tod an Herzlähmung mit dieser Arbeit in ursächlichem Zusammenhang steht. A. N. 1902.

7. **Schindler**, Unter welchen Voraussetzungen sind die sog. Ueberanstrengungen des Herzens direkte oder indirekte Folgen eines Betriebsunfalles. 67. Vers. deutsch. Naturf. u. Aerzte. Ber. A. S. Z. 1895.
8. **Seitz**, Die Ueberanstrengung des Herzens. 1875.
9. **Thomas Clifford Albutt** (zit. nach Stern), Ueber die Folgen der Einwirkung von Ueberanstrengung und Gewalt auf das Herz und die großen Blutgefäße. V. B. St. Georgs Hospital Reports. London 1872.

§ 21. Verschlimmerungen von Herzfehlern infolge eines Unfalls.

Herzfehler verschlimmern sich nach Brustkontusionen, nach übermäßigen Anstrengungen, sowie infolge von psychischen Erregungen, die der Unfall auslöst.

His nahm jüngst Gelegenheit, in einem Gutachten auf die Möglichkeit der Verschlimmerung eines bereits vor dem Unfall bestehenden Herzleidens durch eine Brustkontusion hinzuweisen. Es handelte sich um einen 50jährigen Arbeiter, der durch ein Automobil vom Rade geschleudert wurde und dabei eine schwere Brustkontusion erlitt. Er war bereits zuvor an einer arteriosklerotischen Herzmuskelentartung erkrankt. Nach His hat die Kontusion eine schwere Schädigung der Blutversorgung des kranken Herzens herbeigeführt und somit die Ernährung des Herzmuskels äußerst ungünstig beeinflußt, so daß infolge der durch den Unfall hervorgerufenen Verschlimmerung der Tod eintrat.

Ist es, wie bereits erwähnt, an sich noch zweifelhaft, ob ein gesundes Herz durch einmalige körperliche Ueberanstrengung eine akute Dilatation erfahren kann, so ist es außer Frage, daß ein bereits erkranktes Herz durch einmalige plötzliche Ueberanstrengung erheblich geschädigt werden kann, ja, daß die Kompensation eines Herzfehlers plötzlich aufgehoben werden und dauernd aufgehoben bleiben kann, daß selbst plötzlicher Tod die Folge sein kann. Inwieweit Todesfälle, durch erhebliche Anstrengungen hervorgerufen, denen ein krankes Herz nicht gewachsen war, als Betriebsunfälle zu gelten haben, lehren Entscheidungen des R.V.A., die sich u. a. auf Obergutachten von Kast, Schulze-Bonn und Schmidt stützen.

Kasuistik:

Fall Nr. 1. R.E. v. 26. II. 1904. Nach feststehender Rechtsprechung des R.V.A. sind Erkrankungen und Todesfälle, die bei der Betriebstätigkeit herbeigeführt werden, dann als Betriebsunfälle anzusehen, wenn der Verletzte durch seine Tätigkeit im Betriebe der Gefahr eines solchen Unfalls in erhöhtem Maße ausgesetzt gewesen ist. Der herzkranke Z. wurde nur zu leichteren Arbeiten herangezogen, am Unfallstage zu der schwereren Arbeit des Auf- und Abladens einer 3 Zentner schweren Maschine. Sofort nach dem Abladen ist er tot niedergefallen. Es ist offenbar, daß durch die für Z. ungewöhnlich schwere Arbeit und die damit verbunden gewesene Erregung die Tätigkeit des bereits hochgradig erkrankten Herzens in ungewöhnlicher Weise in Anspruch genommen worden ist.

Fall Nr. 2 (Aktenmaterial): Der Schachtmeister H. half mit aller Kraftanstrengung, einen 3—4 Zentner schweren Stein auf einen Wagen zu heben. H. fühlte sich daraufhin unwohl und starb in der Nacht darauf. Er soll bis zu dem genannten Tage angeblich gesund gewesen sein, jedoch wird durch eine Rückfrage bei der Militärbehörde festgestellt, daß H. schon vor 10 Jahren von einer militärischen Uebung wegen eines Herzgeräusches zurückgestellt werden mußte. Auch später konnte er zur Uebung nicht herangezogen werden, weil sich bei ihm ein Herzklappenfehler entwickelt hatte. Auf Grund des vorstehenden Tatbestandes ist nun die Frage zu entscheiden, ob mit Wahrscheinlichkeit anzunehmen ist, daß das Heben schwerer Steine am 18. III. 1905 die alleinige oder in Verbindung mit dem Herzklappenfehler eine wesentlich mitwirkende Ursache für den in der Nacht darauf eingetretenen Tod des H. gewesen sei, oder ob das Heben als ein wesentlich ursächliches Moment für den Tod nicht in Betracht kommt, dieser vielmehr lediglich auf andere Umstände, insbesondere den Herzklappenfehler, zurückzuführen sei.

Eine bestimmte Todesursache ist mit Sicherheit nicht anzunehmen, es kann nur mit größter Wahrscheinlichkeit gesagt werden, daß es sich um eine Form plötzlichen Herztodes gehandelt habe. Die Erwägung der verschiedenen vorliegenden Möglichkeiten berechtigt zu der Annahme, daß der Tod des H. nicht einfach aufzufassen ist als ein Herzschlag, der entweder ohne äußere Ursache eintrat, oder lediglich auf den Herzklappenfehler zurückzuführen ist, der anscheinend vorher bestanden hat. Beides ist bei einem kräftigen und leistungsfähigen Mann als sehr selten zu bezeichnen. Es erscheint viel wahrscheinlicher, daß das Heben der schweren Lasten und die damit verbundene plötzliche Ueberanstrengung das Herz des Kranken geschädigt und den Tod herbeigeführt habe. Dieser Zusammenhang ist um so mehr anzunehmen, je sicherer sich würde erweisen lassen, daß H. bereits ein erkranktes Herz besaß. Erfahrungsgemäß können kranke Herzen durch schwere körperliche Ueberanstrengungen besonders leicht eine sowohl augenblickliche wie nachhaltige Schädigung erfahren. Für diesen Zusammenhang sprechen die Angaben von Zeugen, welche deutlich den Eindruck erkennen lassen, daß H. mit dem Gefühl, körperlich geschädigt zu sein, die Arbeitsstelle verließ. Schwere körperliche Ueberanstrengungen können erfahrungsgemäß in verschiedener Weise das Herz schädigen, sie vermögen zu einer Herzmuskelüberdehnung mit vorübergehender oder dauernder Schwäche des Herzens zu führen, sie können Zerreißungen an den Klappen, im Herzmuskel oder an den großen Blutgefäßen veranlassen, welche letzteren Verletzungen dann je nach ihrer Ausdehnung mehr oder weniger rasch zu einer inneren Verblutung führen können. Auch können die Anstrengungen die Veranlassung geben zur Loslösung kleiner Auflagerungen an erkrankten Herzklappen und Verschleppung dieser Auflagerungen mit dem Blutstrom. Schwere körperliche Anstrengungen gehen einher mit einer starken Drucksteigerung im Inneren des Brustkorbes. Diese Druckzunahme preßt das Herz und die großen Schlagadern zusammen. Ferner entstehen nach den Anstrengungen erwiesenermaßen zunächst starke Steigerungen des Blutdruckes, denen unter Umständen später eine Verminderung des Blutdruckes folgen kann. Ich schließe mich somit der Ansicht der ärztlichen Gutachter an, die da annehmen, daß der Tod des H. mit großer Wahrscheinlichkeit auf die Ueberanstrengung, welche am 18. III. 1905 durch das Heben der schweren Steine bedingt wurde, zurückzuführen ist. Dem tritt das R. V. A. bei.

Fall Nr. 3. Rek. E. v. 13. XII. 1902. Ursächlicher Zusammenhang zwischen Herzleiden und Heben eines 30 kg schweren Gasmessers wird vom R. V. A. nicht angenommen. Der Kläger hat vor 5 Jahren einen Gelenkrheumatismus durchgemacht und ist wegen eines Herzfehlers militärisch für untauglich erklärt worden. Daß diese Erkrankung dem Kläger nicht zum Bewußtsein gekommen ist, ist nicht ungewöhnlich, ebensowenig, daß er imstande war, ohne merkliche Herzbeschwerden bis zum genannten Tage schwere Arbeiten zu verrichten. Es kommt erfahrungsgemäß häufig vor, daß schwer Herzkranke, ohne Herzbeschwerden zu empfinden, schwere Arbeiten leisten; der Herzmuskel bewältigt die ihm zugemutete Arbeit durch Vermehrung und Verdickung seiner Muskelfasern. Ist aber die Entwickelung dieser organischen Veränderung genügend weit vorgeschritten, so tritt häufig schon bei geringen Anlässen ein schwerer Krankheitsfall auf. Die natürlichste Erklärung ist, daß eine Summe von Schädlichkeiten allmählich die Herzerkrankung derart verschlimmert hat, daß auch ein geringerer Anlaß genügt hätte.

Fall Nr. 4 (Aktenmaterial): Der Arbeiter O. will sich beim Verlegen von schweren Zementröhren körperlich sehr angestrengt haben; er hatte über der Brust und der Magengegend einen Schmerz verspürt, auch stechende Schmerzen in der Herzgegend. O. begab sich sofort in ärztliche Behandlung; es wurde ein leises Geräusch am Herzen festgestellt, die Beobachtung ergab folgenden Befund: Der Klopfschlag über den Lungen ist normal. Die Herzdämpfungsgrenzen sind nach rechts etwas verbreitert, der Herzspitzenstoß ist etwas verbreitert. In der Herzgegend bemerkt man ausgedehntere Erschütterungen (Pulsationen) als normalerweise, sie reichen bis in den 6. linken Zwischenraum etwa einquerfingerbreit nach außen von der Brustwarzenlinie. An allen Horchstellen des Herzens nimmt man ein lautes Herzgeräusch wahr, es werden etwa 96—100 Pulsschläge in der Minute gezählt. An der linken Speichenschlagader wird der Puls nicht gefühlt (abnormer Verlauf der Arterie). Die fühlbaren Schlagadern lassen eine geringe Verhärtung ihrer Wandungen erkennen. An den Organen des Unterleibes sind krankhafte Veränderungen nicht festzustellen. Der Urin ist frei von Eiweiß und Zucker.

O. ist mit einem Herzleiden behaftet. Es ist nicht wahrscheinlich, daß das Herzleiden schon vor dem 23. VI. 1903 bestanden hat, da O. sonst nicht in der Lage gewesen wäre, schwere Arbeiten zu leisten, wie er sie tatsächlich am 23. VI. 1903 nach seiner Angabe und nach dem Inhalt der Akten verrichtet hat. Nach unserer Auffassung liegt ein eigentlicher Herzklappenfehler nicht vor, weil das Herzgeräusch an allen Horchstellen annähernd in gleicher Stärke und von gleichem Charakter hörbar ist. Wahrscheinlich hat O. am 23. VI. 1903 durch die körperliche Ueberanstrengung eine primäre Erkrankung des Herzmuskels (Erweiterung der Herzkammern) sich zugezogen. Infolge dieses Leidens ist O. nicht mehr befähigt, schwere Arbeiten zu leisten.

Die B.G. lehnt ab. Es sei zweifelhaft das Vorliegen eines Betriebsunfalles an sich, ferner die Tatsache, daß O. bis zu dem genannten Tage körperlich gesund gewesen sei. Dem tritt das Schiedsgericht bei. Inzwischen tritt der Tod des Klägers ein; das R.V.A. weist die Ansprüche zurück auf Grund eines Obergutachtens, in dem folgendes festgestellt wird: Es hatte sich bei dem Herzleiden nicht um eine primäre Herzmuskelerkrankung, sondern um eine Herzklappenerkrankung (Schlußunfähigkeit der zweizipfligen Klappe) gehandelt. Daß O. vor dem angeblichen Unfall bereits mit einem Herzfehler behaftet war, ohne es selbst zu wissen, kann nicht wundernehmen; der Herzfehler war bis zu dem Tage gut kompensiert, und erst nach dem Unfall begann die Kompensation in dem Grade nachzulassen, daß der bis dahin arbeitsfähige O. arbeitsunfähig wurde. Es wäre noch zu erörtern, ob die Kompensationsstörung des Herzfehlers vielleicht durch den angeblichen Unfall herbeigeführt und dadurch der Verlauf der Krankheit bis zum Tode wesentlich beschleunigt worden ist. An und für sich ist es wohl möglich, daß die Kompensation eines Herzfehlers durch eine schwerere Quetschung des Herzens oder durch eine Ueberanstrengung gestört wird. Davon ist hier aber keine Rede. Die Kompensation eines Herzfehlers leidet im Laufe der Zeit stets durch eine hinzutretende Erkrankung des Herzmuskels. Bei körperlich schwer arbeitenden Personen tritt im allgemeinen die Kompensationsstörung früher auf als bei solchen Menschen, welche sich schonen können, früher oder später wird die Kompensation eines Herzfehlers fast in jedem Falle gestört, wenn der Betreffende vorher nicht zufälligerweise an einer anderen Krankheit stirbt.

Abgesehen von körperlichen Anstrengungen und von Brustkontusionen können, wie erwähnt, psychische Erregungen bereits vorhandene Herzfehler, die gut kompensiert sind, in erheblichem Maße verschlimmern. Ein jeder Unfall führt eine Reihe mehr oder minder heftiger seelischer Erregungen herbei: der Shock, der in der Regel unmittelbar im Anschluß an die Verletzung einsetzt, späterhin die Furcht vor der Operation, die eventuell erforderlich, die Sorge um die Wiederherstellung und den Verlauf der Erkrankung, die bange wirtschaftliche Frage nach der Existenz der eigenen Person oder der Familie und dergl. mehr. Nun

ist bekannt, daß die wirksame Therapie aller Herzkrankheiten in der
möglichsten Fernhaltung aller erregenden Momente liegt. Eine alltägliche ärztliche Erfahrung lehrt ferner, daß selbst geringe psychische
Erregungen einem Herzkranken gefährlich werden können. Um wieviel verhängnisvoller wird also ein Unfall, der einen Herzkranken betrifft, mag es sich nun um ein nervöses Herzleiden oder um einen
organischen Fehler handeln! Daß der Tod unmittelbar der Aufregung folgen kann, ist eine selbst Laien bekannte Tatsache. Im
Sinne der Unfallbegutachtung hat man wohl zu beachten, daß die
durch psychische Erregung hervorgerufenen Verschlimmerungen bereits
vorhandener Herzkrankheiten, desgleichen plötzlicher Herztod die B. G.
ersatzpflichtig machen, wie das R. V. A. in mehreren Entscheidungen
festgelegt hat.

Kasuistik:

Fall Nr. 1. Rek. E. v. 21. II. 1903. Der Maurer S. wurde durch einstürzen-
des Erdreich an der Brust und am Rücken gequetscht. S. behauptet, dadurch ein
Herzleiden erworben zu haben. In einem Gutachten, das Sch. einforderte, wird angenommen, daß der Kläger an einem Herzklappenfehler leide, der wahrscheinlich schon vor dem Unfall bestanden habe und in letzterer Zeit, wenn auch nicht
durch den Unfall selbst, so doch durch die Sorgen und Aufregungen, die der Unfall naturgemäß mit sich gebracht habe, eine Verschlimmerung erfahren habe.
Vor allem sei erfahrungsgemäß bei Leidenden dieser Art, wenn aus irgendeinem
Grunde die einen kräftigen Anreiz bildende körperliche Arbeit unterbleibe, das
Herz nicht immer imstande, bei Wiederaufnahme der Arbeit wieder mit der alten
Kraft tätig zu sein. Nicht nur die dauernden Veränderungen des Myocards, sondern auch der psychische Shock haben die Kompensation des Herzfehlers gestört.
25 pCt.

Fall Nr. 2. Rek. E. v. 5. VI. 1893. 3 vollbeladene Eisenbahnlastwagen stürzten
um und verschütteten den Arbeiter K. Der Arbeiter S. sank bei Rettungs-
versuchen plötzlich zusammen und starb. Das R. V. A. erkennt die Hinterbliebenenansprüche an mit folgender Begründung: der Schreck war geeignet, bei nicht normaler Beschaffenheit des Herzens einen Herzschlag zu bewirken. Der Herzschlag
ist eine Folge der hochgradigen durch ein Betriebsereignis unmittelbar erzeugten
seelischen Erregung.

Fall Nr. 3. Rek. E. v. 28. X. 1898. Beim Auflegen eines Treibriemens war
ein Bergarbeiter zu Tode gekommen, dessen Augenzeuge war L., der zuvor bereits
herzleidend war. Der Anblick und die Befürchtung, es könne ihm ein Verschulden
zur Last gelegt werden, hat den L. in eine hochgradige seelische Erregung versetzt, die eine plötzliche Verschlimmerung des Herzleidens verursacht hat und mit-
wirkender Anlaß für den am folgenden Tage eingetretenen Herztod gewesen ist, wie
das R. V. A. anerkennt.

Fall Nr. 4. (Aktenmaterial): Der Kapitän S. erfuhr im Geschäftshause des
Abladers, daß eine Aenderung der Segelorder seines Schiffes bestimmt war. Diese
Mitteilung versetzte den herzkranken Mann in eine solche Aufregung, daß er in
Krämpfe verfiel und starb. Die Sektion ergab Tod an Herzmuskelentzündung. Das
R. V. A. sprach den Hinterbliebenen Rente zu, da die erlittene hochgradige Auf-
regung bei seinem Tode in ausschlaggebendem Maße mitgewirkt habe, wenngleich
die Herzaffektion bereits vor dem Unfall bestanden habe.

Fall Nr. 5. Aerztliches Gutachten. (Oberarzt Dr. Placzek.) In der Unfalls-
sache des Maschinenmeisters J. R. erstatte ich dem Vorstande der B. G. der Feinmechanik und Elektrotechnik, Sektion I, gestützt auf die Beobachtung des Patienten
in der Nervenabteilung des Krankenhauses Hasenheide vom 31. VIII. 1911 bis
13. IX. 1911, das erforderte Gutachten darüber, ob und welche Unfallsfolgen noch

bestehen und gegebenenfalls, in welchem Grade Patient zur Zeit noch erwerbsbeschränkt ist.

Vorgeschichte. Der Maschinenmeister R. wohnte im Fabrikgebäude. Mitten
in der Nacht stürzte der Wächter blutüberströmt in das Zimmer des R. mit der
Mitteilung, Einbrecher hätten ihn überfallen. Der Anblick versetzte den R. in
eine so hochgradige seelische Erregung, daß er körperlich zusammenbrach und sich
von dem Schreck nicht mehr erholen konnte.

I. Tatsächliches. R. klagt über Druck in der Brust, ruckweise Stiche in
der Brust, Herzklopfen, Atemnot. Letztere bestehe dauernd, steigere sich bei Bewegungen und psychischer Aufregung zu richtigen Attacken von Atemnot mit
Pfeifen und Giemen auf den Lungen. Die Beine seien abends geschwollen; die
Schwellung verschwinde bei Bettruhe. Letztere verschlimmere auch nicht das
Atmen. Nur wenn der Anfall kommt, müsse er viel im Bett aufsitzen. R. gibt an,
52 Jahre alt, verheiratet und Vater von 3 Töchtern zu sein. Er ist mittelgroß,
kräftig, gut genährt, von etwas blasser Gesichtsfarbe. Hautschwellungen bestehen
nicht. Herzdämpfung nach links verbreitert bis zur linken Brustwarzenlinie. Herzspitzenstoß nicht fühlbar. Ueber der Hauptschlagader hört man 2 Geräusche, von
denen das 2. lauter ist, zum Teil quitschenden, zum Teil giemenden Charakter
hat. Ueber der 2. zipfligen Klappe hört man Geräusche, die fortgeleitet zu sein
scheinen. Herztätigkeit regelmäßig. Puls 120 Schläge in der Minute. Bei Ruhelage 116, ausgesprochen hüpfend. An der Stirn sichtbarer Puls der Haargefäße.
Leberdämpfung vergrößert. Lungen ohne abnormen Befund. Urin frei von abnormen Bestandteilen. Kalte Hände und Füße. Seitens des Nervensystems keinerlei
Abweichung. Blutdruck 180 mm. Quecksilber (!). Bei der Röntgendurchleuchtung
sieht man einen ziemlich normalen Herzschatten. Die linke Herzkammer ist nur
wenig vergrößert; die großen Gefäße an der Herzgrundfläche geben etwas breite
Schatten. Die Wassermann'sche Blutuntersuchung fiel „stark positiv"
aus. Der Puls war zumeist 80 Schläge in der Minute, stieg nur selten etwas an.
Sehr deutlich tritt der Herzfehler auch in den beiden Streifen zutage, auf denen
der Sphygmograph den Puls gezeichnet hat. Patient hat an Körpergewicht zuge-
nommen, von 73,9 auf 74,3 kg.

II. Gutachten. R. leidet an einer typischen Aorteninsuffizienz, d. h. Schlußunfähigkeit der Klappen der großen Hauptschlagader. Höchstwahrscheinlich sind
Auflagerungen auf den Klappen, da der 2. Ton von einem Schwirren begleitet ist.
Eine ungemeine Ueberraschung lieferte die Untersuchung des Bluts nach
Wassermann. Deren „stark positiver" Ausfall beweist unzweideutig, daß der
52 jährige Patient und Familienvater nicht bloß Syphilis gehabt hat und von ihr
nicht geheilt ist, sondern daß der Herzfehler Folge der Syphilis ist. Trotz dieser
ursächlich sicher begründeten Beurteilung des Falles wird es sich nicht vermeiden
lassen, den Unfall als wesentlich verschlimmerndes Moment zu betrachten. Da
keinerlei Beweis dafür gegeben ist, daß R. vor dem Unfall herzkrank oder überhaupt krank und sicher nicht ärztlich behandelt wurde, nach dem Unfall aber
zweifellos starke Herzbeschwerden zeigte, muß man annehmen, daß die schwere
Stunden während seelische Erschütterung das schon kranke, doch gut funktionierende
und keine Beschwerden verursachende Herz schwer geschädigt hat. Es wird die
vorhandene Blutdrucksteigerung derart gestiegen sein, daß der schon schadhafte
Klappenschluß der Hauptschlagader beträchtlich litt. Während der Krankenhausbehandlung ist der Herzfehler durch Digitalisbehandlung gut beeinflußt worden,
so daß R. zu leichter Arbeit fähig ist. Die Minderung der Erwerbsfähigkeit schätze
ich auf 75 pCt.

Ueber die Beeinflussung chronischer Herz- und Nierenleiden durch
Unfallereignisse hat Albu im Archiv für Unfallheilkunde berichtet.
Auch Feilchenfeld hat auf die Verschlimmerung von Krankheiten
des Zirkulationsapparats infolge von Unfällen neuerdings die Aufmerksamkeit gelenkt.

Literatur zu § 21.

1. **Albu, A.**, Ueber die Beeinflussung chronischer Herz- und Nierenleiden durch Unfallereignisse. Arch. f. Unfallh. Bd. II.
2. **Feilchenfeld**, Ueber die Verschlimmerung von Krankheiten des Zirkulationsapparates durch Unfälle. M. f. U. 1906.
3. **Windscheid**, Verschlimmerung einer Arteriosklerose und Myocarditis mit tödlichem Ausgang durch eine Brustquetschung. M. f. U. 1910. (Ebenda **His**, Gutachten.)

§ 22. Traumatische Aneurysmen.

Durchaus intakte Gefäßwände können auf die Einwirkung eines Schlages oder einer plötzlichen Ueberanstrengung an einer umschriebenen Stelle einreißen und so Anlaß zur Bildung eines Aneurysmas geben. Und zwar ist es ebensowohl denkbar, daß das Trauma ein Aneurysma dissecans zustande bringt, indem Intima und Media an einer Stelle einreißen, wie es gelegentlich zu einem Aneurysma verum kommen kann, indem die elastischen Elemente der Media geschädigt werden, so daß eine Ausweitung der Gefäßwand sich entwickelt. So hat Schnabel bereits im Jahre 1859 einen Fall beobachtet, bei dem sich im Anschluß an einen Stoß mit einer Wagendeichsel gegen die Brust ein Aortenaneurysma entwickelte, abgesehen von den Veränderungen des Myocards, wie die Sektion bewies.

Aehnliche Fälle sind von Albutt, Pauli, Lebert, Joux, Pitters u. a. m. beschrieben. E. Kaufmann beobachtete ein wallnußgroßes sackförmiges Aneurysma im Brustteil der sonst völlig intakten Aorta bei einem kräftigen Manne. Dasselbe hatte sich einige Monate nach einem Unfall entwickelt.

In jüngster Zeit hat Linow einige Fälle von traumatischen Aneurysmen mitgeteilt.

In dem einen Falle traf den Verletzten ein Stoß von einer Krippe gegen die Brust. Er bekam sofort heftige Schmerzen, wurde kurzatmig. Das Röntgenbild ließ nach 2 Monaten nach dem Unfall keinen Zweifel über das Vorhandensein eines Aortenaneurysmas, das beim Ausschluß anderer Ursachen — der Mann war bis zum Tage des Unfalls arbeitsfähig — als traumatisches von Linow bezeichnet und mit 60 pCt. abgeschätzt wurde.

In der Unfallpraxis kommen ferner die Wirkungen in Betracht, die ein Trauma auf bereits vorhandene Aneurysmen ausübt. So ist eine über das gewohnte Maß hinausgehende Arbeitsleistung wohl imstande, gelegentlich die Ruptur eines bestehenden Aneurysmas herbeizuführen. Daß derartige Fälle der Begutachtung zuweilen arge Schwierigkeiten bereiten können, ist ohne weiteres verständlich. Erst jüngst hat Markwald darauf hingewiesen.

Auf die Wichtigkeit der frühzeitigen Röntgenuntersuchung zur

Sicherung des Verdachtes traumatischen Ursprungs hat Stern besonders aufmerksam gemacht.

Der Vollständigkeit halber erwähnen wir hier, daß nicht selten Embolieen sowie Thrombosen traumatischen Ursprungs sind. Auf das Vorkommen von Aneurysmen zwischen zwei großen Arterien, zwischen Arterien und Venen nach penetrierenden Verletzungen sei gleichfalls an dieser Stelle hingewiesen.

Die Verletzungen der Venen entsprechen im großen und ganzen denen der Arterien, Rupturen kleiner Venen kommen jedoch schon aus geringfügigen Veranlassungen vor; auf ausgedehnte Stauungsblutungen am Kopf und Hals infolge Ueberdruckes im Rumpf, wie sie Milner beschrieb, hat Stern verwiesen.

Literatur zu § 22.

1. Heller, Ueber ein traumatisches Aortenaneurysma usw. D. Arch. f. klin. Med. 1904.
2. Krohne, Beiträge zur Frage der Entstehung eines Aortenaneurysmas nach Unfällen. A. S. Z. 1905.
3. Linow, Zur traumatischen Entstehung des Aortenaneurysmas. M. f. U. 1908.
4. Markwald, Ruptur eines Aortenaneurysmas und Unfallrente. M. m. W. 1904.
5. Milner, Die sog. Stauungsblutungen infolge Ueberdrucks im Rumpf. D. Z. f. Chir. Bd. 76. 1905.
6. Wild, W., Ueber Aortenaneurysma nach Trauma. A. S. Z. 1904.

§ 23. Trauma und Arteriosklerose.

Bekannt ist der Einfluß häufiger seelischer Erregungen auf die frühzeitige Bildung arteriosklerotischer Veränderungen. So sehen wir in allen Berufsarten, die ständige Erregungen mit sich bringen, den Eintritt frühzeitiger Verkalkung der Gefäße. Daß eine Läsion der Arterien die Grundlage abgibt zur Entwicklung arteriosklerotischer Prozesse, suchte Malkoff experimentell zu beweisen.

Im Anschluß an die traumatische Neurose beobachtet man sehr häufig, besonders in den späteren Stadien, fortschreitende arteriosklerotische Gefäßveränderungen. Oppenheim konnte in einem Falle, in dem es sich um einseitige vasomotorische Störungen handelte, die ihre Entstehung einer traumatischen Neurose verdankten, ein schnelleres Fortschreiten der Arteriosklerose auf der erkrankten Seite feststellen. Auch Strauß und Goldscheider haben den Nachweis geführt, daß nervöse Herzstörungen im Anschluß an Traumen allmählich zu dem Bilde ausgesprochener Arteriosklerose überleiten. Fraglos wird, worauf Stern aufmerksam gemacht hat, die bereits bestehende Arteriosklerose, die bereits im 3. und 4. Lebensjahrzehnt bei der schwer arbeitenden Bevölkerung keine Seltenheit ist, durch Unfälle erheblich

ungünstig beeinflußt; daß insbesondere Kopftraumen, vor allem Gehirnerschütterungen, die Erscheinungen der Arteriosklerose verschlimmern
bzw. sie bereits bei jugendlichen Personen hervorrufen, ist von Apelt
jüngst eingehend erörtert.

Literatur zu § 23.

1. Apelt, Arteriosklerose und Commotio cerebri. A. S. Z, 1902.
2. Goldscheider, Fall von Herzneurose und Arteriosklerose nach Trauma. B.
   klin. W. 1906.
3. Malkoff, Ueber die Bedeutung der traumat. Verletzungen von Arterien usw.
   Ziegl. Beitr. Bd. 25. 1899.

§ 24. Traumatische Erkrankungen des Zwerchfells.

An Zwerchfellverletzungen ist stets zu denken, wenn eine Verletzung in der Nähe des Rippenbogens stattgefunden hat. Wir unterscheiden percutane Verletzungen und subcutane. Gelegentlich werden
Zwerchfellrupturen beobachtet. Sitz der Ruptur ist zuweilen die
Zwerchfellkuppe, zuweilen die Randbefestigung.

Typische Zwerchfellhernien entstehen im allgemeinen nur bei angeborenen Zwerchfellücken. Eine solche Hernie braucht durchaus
keinerlei Symptome zu machen. Eine relativ geringfügige Anstrengung
jedoch genügt zuweilen, eine Einklemmung der Hernie zu bewirken.

Ein Obergutachten, das die traumatische Entstehung und Einklemmung eines Zwerchfellbruches betrifft, haben jüngst Bier und
Schmieden im Auftrage des R. V. A. abgegeben. Sie verneinten das
Vorliegen eines Unfalles im Sinne des Gesetzes, da keine über das
Maß der betriebsüblichen hinausgehende Anstrengung vorgelegen hatte,
die die plötzliche Einklemmung des Bruches bewirkt haben könnte,
vielmehr anzunehmen war, daß der Verletzte, der mit herunter-
hängenden Hosen aufgefunden wurde, bei der Inanspruchnahme der
Bauchpresse während der Defäkation die Einklemmung erlitt.

Literatur zu § 24.

1. Bier u. Schmieden, Traumatische Entstehung und Einklemmung eines Zwerchfellbruches. A. N. 1908.
2. Hodgson, Zwerchfellzerreißung. Brit. med. Journ. 1902. Ref. A. S. Z. 1902.
3. Iselin, Von den Zwerchfellverletzungen und ihren Folgen, den Zwerchfellhernien. D. Z. f. Chir. 1888.
4. Israel, Die Verletzungen des Zwerchfells vom gerichtsärztlichen Standpunkt.
   Viertelj. f. ger. Med. 1897.

Kapitel VIII.

Verletzungen des Rückens.

Traumatische Erkrankungen des Nervensystems.

§ 1. Statistik.

Verletzungen des Rückens sind in den Statistiken, die das R.V.A. in den Jahren 1890 und 1893 herausgab, 314 (311) verzeichnet, d. s. 1,97 pCt. (1,56 pCt.) der Gesamtverletzungen, davon durch Maschinen 34 (6), d. s. 0,79 pCt. (0,21 pCt.).

Der Tod erfolgte in 112 (99) Fällen, d. s. 3,59 pCt. (4,43 pCt). Länger als 6 Monate dauerte die volle Erwerbsunfähigkeit in 101 (20) Fällen, d. s. 3,57 pCt. (2,92 pCt.). In 70 (101) Fällen bestand teilweise Erwerbsunfähigkeit länger als 6 Monate, d. s. 0,86 pCt. (1,11 pCt.). Eine Erwerbsunfähigkeit von mehr als 13 Wochen, jedoch von nicht mehr als 6 Monaten bestand in 31 (91) Fällen, d. s. 1,5 pCt. (1,16 pCt.).

Die Unfallstatistik für das Jahr 1897 verzeichnet 532 Fälle von Rückenverletzungen, d. s. 1,16 pCt., die Statistik für das Jahr 1907 berichtet über 1270 Fälle, d. s. 2,53 pCt. aller Verletzungen.

§ 2. Beurteilung der Erwerbsbeschränkungen nach Verletzungen des Rückens.

Wirbelbrüche, die ohne Verletzung des Rückenmarks zur Ausheilung kommen, bedingen, abgesehen von den Bewegungsbeschränkungen, die je nach dem Grade mit 25—50 pCt. zu bemessen sind, häufig höhere Renten wegen der schweren Beeinträchtigung des Allgemeinbefindens. Soweit Wirbelbrüche Rückenmarksläsionen im Gefolge haben oder Verletzungen der Nervenwurzeln, erfordern die schweren Krankheitserscheinungen (Lähmungen usw.) entsprechend hohe Rentensätze, 75—100 pCt. Die traumatische Spondylitis bedingt ebenso wie die tuberkulöse traumatische Wirbelerkrankung eine Rente, die wegen der Erschwerung der Bewegungsfähigkeit, der Schmerzhaftigkeit des Leidens mit $66^2/_3$—75 pCt. nicht zu hoch bemessen sein dürfte.

Luxationen der Wirbel ohne Läsionen des Rückenmarks werden ähnlich den Frakturen entschädigt, je nach den Folgeerscheinungen mit 25—30 pCt., sind sie jedoch durch Markverletzungen oder Kompression der Nervenwurzeln kompliziert, so können Rentensätze bis zu $66^2/_3$ pCt. und mehr zur Anwendung gelangen.

Die Verletzungen des Rückenmarks bzw. die traumatischen Erkrankungen des Rückenmarks, die als Unfallfolgen zur Entschädigung gelangen, verlangen meist die Zubilligung höherer Renten an die Verletzten, da sie in der Regel Lähmungen hervorrufen, die je nach ihrem Grade und dem Sitz beträchtliche Erwerbsbeschränkungen bedingen. Renten von $33^1/_3$—$66^2/_3$ pCt. sind in der Mehrzahl der Fälle erforderlich. Fraglos ist in sehr vielen Fällen die Vollrente angebracht; dazu gehören alle Verletzungen, die totale Querschnittläsionen hervorgerufen haben. Diese Verletzten sind dauernd auf fremde Pflege und Wartung angewiesen, da ihnen jede Fortbewegung unmöglich ist. Verletzte dieser Kategorie erhalten die Hilflosenrente.

Handelt es sich um schwere partielle Lähmungen, so wird zunächst gleichfalls die Vollrente erforderlich sein, die dann entsprechend der fortschreitenden Besserung herabgemindert werden kann.

Nach Waibel kann man die Erwerbsfähigkeit um $^2/_3$ verloren nennen, wenn „der Oberkörper ganz frei und mittelst der Beine eine Fortbewegung unter Zuhilfenahme von 2 Stöcken möglich ist". Kann der Verletzte ohne Stock zur Not oder leidlich gewandt mit einem Stock auskommen, so sind 50 pCt. hinreichend, während die ausschließliche Bewegungsfreiheit beider Hände bei völliger Lähmung der übrigen Extremitäten die Vollrente rechtfertigt, da von einer wesentlichen Erwerbsmöglichkeit dann kaum die Rede sein dürfte.

Blasen- und Mastdarmlähmungen schließen in der Regel den Verletzten von jeder Erwerbstätigkeit aus.

Die Verletzung der Nervenwurzeln muß nach Maßgabe der durch sie bedingten Lähmungen und Schmerzen entschädigt werden, die die Erwerbsfähigkeit erheblich zu mindern geeignet sind. Ist die Bewegungsbehinderung keine hochgradige, der Allgemeinzustand ein leidlicher, so kann man 40—50 pCt. für angemessen erachten, bei der Schmerzhaftigkeit des Leidens wird aber meist eine nicht unbedeutende Beeinträchtigung des Allgemeinbefindens vorliegen, so daß wesentlich höhere Prozentsätze in Frage kommen.

Was die einzelnen Erkrankungen des Rückenmarks anbetrifft, wie Syringomyelie, Tabes usw., so lassen sich allgemein gültige Regeln nicht aufstellen. Im wesentlichen wird es sich darum handeln, die Verschlimmerung einzelner Symptome zu entschädigen, das wird von

Fall zu Fall von dem Grade der Funktionsstörung abhängen. Vielfach wird eine Steigerung der Rentensätze entsprechend dem progressiven Charakter der Erkrankungen erfolgen müssen.

Die Festsetzung der Höhe der Rente wird im allgemeinen hier weniger Schwierigkeiten bereiten als die Beantwortung der Frage nach dem Zusammenhang des Leidens mit dem voraufgegangenen Unfall. Ein ursächlicher Zusammenhang wird oft nur mit mehr oder minder großer Wahrscheinlichkeit anzunehmen sein.

Für eine große Reihe von Erkrankungen des Rückenmarks werden Traumen ätiologisch verantwortlich gemacht. So wurden einige Fälle von spastischer Spinalparalyse (Lateralsklerose) auf Traumen, die jahrelang dem Beginn der Erkrankung vorausgingen, zurückgeführt. Auch die Poliomyelitis anterior acuta kann z. B. eine traumatische sein, insofern das Trauma den Ort der geringeren Widerstandskraft schafft, auf dem sich die Infektionsträger der akuten atrophischen Spinallähmung etablieren, insbesondere ist die subakute bzw. chronische Form der atrophischen Spinallähmung auf traumatischer Basis nicht so selten beobachtet (Erb, Schmauß, Sacki). Das Trauma beeinträchtigt die spinale Lymphzirkulation, es kommt zur Stauung und Gewebsnekrose. In ähnlicher Weise werden Traumen für die Entstehung der amyotrophischen Lateralsklerose zur Erklärung herangezogen.

Eine ausgedehnte Literatur hat die Frage der traumatischen Syringomyelie gezeitigt.

Daß die Myelitis traumatischen Ursprungs sein kann, ist von Westphal, Schmauß, de Grandmaison u. a. nachgewiesen. Auch die multiple Sklerose ist nach Erschütterungen des Rückenmarks beobachtet worden (Mendel, Jutzler, Jacoby, Schlagenhaufer).

Die Cauda equina und der Conus medullaris werden nicht selten von Verletzungen betroffen, vor allem bei Frakturen und Luxationen der Lendenwirbelsäule, auch bei Hieb- und Stichverletzungen direkt. Die Frage der traumatischen Tabes wird uns späterhin eingehend beschäftigen.

Von den Neurosen wird noch häufiger die Entstehung der Paralysis agitans, der Chorea minor auf ein Trauma zurückgeführt, vor allem spielt wohl hier der Schreck, den der Unfall bedingt, eine wesentliche Rolle. Fernerhin werden auch gelegentlich für die Basedow'sche Krankheit sowie für die Akromegalie Unfälle ätiologisch verantwortlich gemacht.

Riedinger, der den Einfluß des Traumas bei Rückenmarks- und Gehirnkrankheiten zum Gegenstand eines eingehenden Referates auf dem IV. Internat. Kongr. f. Vers.-Med. gemacht hat, kleidet die Resultate seiner Beobachtungen in folgende Thesen:

„1. Die Frage, ob sich die in der Regel schleichend sich entwickelnden Faser- und Systemerkrankungen des Rückenmarks (spinale progressive Muskelatrophie, spastische Spinalparalyse, amyotrophische Lateralsklerose, Tabes dorsalis), ferner die Herderkrankungen, Syringomyelie und multiple Sklerose, sowie die Tumoren des Zentralnervensystems in ihrer Entstehung und in ihrem Wesen von einer traumatischen Irritation des zentralen oder des peripheren Nervensystems beeinflussen lassen, ist mehr von praktischem als von wissenschaftlichem Interesse.

2. Die Resultate exakter wissenschaftlicher Forschung sprechen gegen die Wahrscheinlichkeit einer derartigen Beeinflussung. Vielmehr müssen wir vom wissenschaftlichen Standpunkte aus, da die primären traumatischen Veränderungen und die sekundären traumatischen Degenerationen prinzipiell von den genannten Erkrankungen verschieden sind und das Trauma nicht elektiv wirken kann, die krankhafte Veranlagung des Nervensystems in allen Fällen voraussetzen.

3. Die Erfahrung lehrt uns aber, daß eine Beeinflussung des Verlaufes durch Steigerung einzelner symptomatischer Erscheinungen, somit eine schwerere Gestaltung des Krankheitsbildes möglich ist. Nur in diesem Sinne ist die Bezeichnung Auslösung eines Krankheitszustandes durch ein exogenes Moment zulässig.

4. Danach ist das Trauma nur eine Komplikation der Krankheit, nicht die Krankheit als eine Komplikation des Traumas aufzufassen.

5. Bei der Beurteilung des Krankheitszustandes muß auch die aus den organischen Veränderungen sich ergebende Beeinflussung des Denkens und Fühlens des Verletzten in Betracht gezogen werden.

6. Bei nachgewiesener typischer organischer Erkrankung des Zentralnervensystems wird das gesamte Krankheitsbild dem Unfall nicht dauernd zur Last zu legen sein, doch müssen

7. die Unfallsfolgen verhältnismäßig höher veranschlagt werden.

8. Allgemeine Regeln über die Schätzung nach Prozenten lassen sich nicht aufstellen."

Die größten Schwierigkeiten bei der Beurteilung bieten die traumatischen Neurosen. Es ist hier geradezu gefährlich, mit hohen Rentensätzen die übertriebenen Klagen und Beschwerden zum Schweigen bringen zu wollen. Man muß durchaus Windscheid beipflichten, der die Forderung ausspricht: „Keine zu hohen Renten, ausgenommen ganz schwere Fälle! Es mag dies hart klingen, und der Arzt ist in Gefahr, deswegen scharf von denjenigen, die es trifft, angegriffen zu werden. Allein es ist das einzige Mittel, um der Hochflut der Unfallneurosen entgegenzuarbeiten. Vor allem ist die Beschränkung der Rente in den Fällen am Platze, wo die erste Rente ausgeworfen werden soll. Hier kann die zu reichliche Abschätzung einen nicht wieder gut zu machenden Schaden bedingen."

Gibt man den Klagen nach — jeder Unfallhysteriker hält sich für gänzlich erwerbsunfähig für alle Ewigkeit —, so nimmt man dem Kranken den letzten Rest von Selbstvertrauen; hat er sich einmal an den Gedanken gewöhnt, nicht arbeiten zu können, dann wird es ihm unendlich schwer, wieder eine geregelte Tätigkeit aufzunehmen. Leider läßt die Rechtsprechung einen Zwang zur Aufnahme der Arbeit als Heilmittel nicht zu, wie aus mehrfachen Entscheidungen des R.V.A. hervorgeht.

Bei Bemessung der Rente darf die Erwägung, daß durch eine geringere Rente ein heilsamer Zwang auf den Verletzten zur Aufnahme der Arbeit ausgeübt werden könne, nicht dazu führen, die Rente niedriger festzusetzen, als dem Grade der Erwerbsfähigkeit entspricht. In einem konkreten Falle hat das R.V.A. folgende Begründung hinzugefügt:

Rek. E. v. 7. III. 1902. „Wenn auch nicht zu verkennen ist, daß sich die körperliche mechanische Arbeit in zahlreichen Fällen bei Nervenkrankheiten als ein wichtiges Heilmittel erweist, so sind doch die Anschauungen über die therapeutische Bedeutung der Arbeit bei Nervenerkrankungen noch nicht so abgeklärt, daß man allgemein und bei allen Formen dieser Erkrankungen mit der günstigen Wirkung der Arbeit als einem unbestrittenen Heilfaktor rechnen könnte."

Ein staatlich organisierter Arbeitsnachweis würde die Zahl der Unfallhysteriker ganz erheblich herabsetzen.

Auch darin muß man Windscheid zustimmen, daß die Beurteilung der verbliebenen Arbeitskraft nur möglich ist, wenn sich der Unfallhysteriker in einer geeigneten Anstalt (Unfallkrankenhaus) befindet, in der man ihm ein genau abgemessenes Maß von Arbeit zuweisen kann; hat er dann in der Anstalt arbeiten können, dann kann er auch im freien Erwerbsleben arbeiten.

Im allgemeinen finden wir in den Erkenntnissen Renten von 50 pCt. für die traumatische Neurose in Anwendung, doch dürften für viele Fälle Renten von 20—30 pCt. vollkommen ausreichen. Gerade hier sind regelmäßige Nachuntersuchungen von Bedeutung, damit rechtzeitig eine heilsame Minderung veranlaßt werden kann, sobald der Zustand sich hebt. Daß die Rentenkampfhysterie nicht als entschädigungspflichtige Unfallfolge anzusehen ist, wie zahlreiche Entscheidungen des R.V.A. besagen, ist mit Freuden zu begrüßen.

Wenn sich auch nicht für alle Erkrankungen bestimmte Normen für die Begutachtung finden lassen, so besitzen wir doch Anhaltspunkte, die durch Entscheidungen der drei Instanzen geschaffen sind. Es ist nichts verkehrter, als sich bei der Beurteilung an ein Schema zu klammern. Jeder Fall verdient eine spezielle Würdigung, nur innerhalb gewisser Grenzen wird man bei der Abschätzung an ähnliche Fälle zu denken haben. Von diesem Gesichtspunkt aus sind hier die genannten Daten angegeben, wie wir sie auf Grund zahlreicher Erkenntnisse zur Anwendung bringen.

§ 3. Weichteilverletzungen des Rückens.

Die Weichteilverletzungen des Rückens weisen keinerlei charakteristische Einzelheiten auf. Verbrennungen und Verbrühungen führen oft zu ausgedehnten Narbenflächen, die nur selten dauernd eine Beschränkung der Arbeitsfähigkeit bedingen. Aehnlich verhalten sich die Hieb- und Stichverletzungen, soweit sie nur die Weichteile betreffen.

Muskelzerrungen, wohl auch Einrisse in die Muskulatur mit Bildung von Hämatomen entstehen nicht selten bei plötzlichen ungewöhnlichen Körperbewegungen, beim Heben schwerer Lasten, bei Bewegungen, die den Körper am Fallen verhindern sollen, u. s. f. Schmerzen in der Rückengegend nach einem Trauma werden stets den Verdacht auf gleichzeitige Verletzungen der Wirbelsäule bzw. des Bandapparates, der sensiblen Nervenwurzeln rechtfertigen.

Unter der Bezeichnung „Lumbago traumatica" verstehen wir eine durch ein Trauma veranlaßte Entzündung des M. quadratus lumborum, des M. erector trunci bzw. der übrigen kleinen Muskeln der Wirbelsäule vornehmlich in der Gegend der Lendenwirbelsäule.

Immerhin ist die rein traumatische Lumbago ein recht seltenes, wenn auch recht häufig diagnostiziertes Leiden, meist nicht mehr als die gewöhnliche Form des rheumatischen Hexenschusses, der oft genug in gutem Glauben auf ein geringfügiges Trauma zurückgeführt wird.

In jedem Falle, der zu der Annahme einer traumatischen Lumbago drängt, ist genauestens darauf zu achten, ob nicht andere Verletzungen, wie Muskelrisse, Quetschungen der Zwischenwirbelscheiben, Distorsionen oder Subluxationen der Wirbelgelenke, Neuralgieen oder dergleichen mehr vorliegen. Auch Dornfortsatzfrakturen werden gelegentlich, wenn sie durch Muskelzug zustande gekommen sind, als traumatische Lumbago angesehen.

Nicht zu vergessen ist, daß sich zuweilen auf dem Boden einer traumatischen Lumbago eine rheumatische entwickeln kann, die bei

der beträchtlichen Rezidivfähigkeit den B.G. zur wahrhaften Höllen-
qual werden kann.

Sind in der Tat Anhaltspunkte vorhanden, die für einen Zusammenhang einer Lumbago mit einem Betriebsunfall sprechen, so
sind Renten von 10—15 pCt. angebracht. Fälle, die eine höhere
Rente rechtfertigen, mahnen stets diagnostisch zur Vorsicht.

Literatur zu § 3.

1. Bähr, Ferd., Lumbago als Unfallerkrankung. M. f. U. 1902.
2. Henschen, Ueber Dornfortsatzfrakturen durch Muskelzug nebst Bemerkungen
   zur Lumbago traumatica. Beitr. z. klin. Chir. LIII.
3. Hoffa, Ueber Rückenschmerzen nach Unfallverletzungen. D. m. W. 1904.
4. Natwig, Beitrag zur Erklärung der traumatischen Lumbago. M. f. orthop.
   Chir. 1901.
5. Schuster, Zur Beurteilung der Rückenschmerzen bei Unfallpatienten. Berl.
   klin. W. 1898.

§ 4. Kontusionen und Distorsionen der Wirbelsäule.

Die Krankheitsbezeichnung „Kontusion der Wirbelsäule" ist oft
nur eine Verlegenheitsdiagnose. Die genauere Beobachtung, insbesondere mit Hilfe des Röntgenogrammes, wird stets ergeben, ob es
sich in der Tat nur um eine einfache Quetschung der Wirbelsäule
ohne anatomisch nachweisbare Veränderungen wesentlicher Art oder
um eine Wirbelfraktur bzw. Infraktion handelt.

Zu beachten sind die nicht so seltenen isolierten Kontusionen der
Zwischenwirbelscheiben, ferner die vollständigen Zerquetschungen, die
zur knöchernen Ausheilung gelangen und zur Gibbusbildung führen.
Das Symptomenbild dieser Verletzung ähnelt sehr dem der Kompressionsfraktur, eine Unterscheidung beider Verletzungen ist oft kaum
möglich.

Ist die einwirkende Gewalt nicht imstande, eine Fraktur bzw.
eine Luxation der Wirbelsäule zu veranlassen, so reicht die Kraft oft
hin, Einrisse in den Gelenk- und Bandapparat, wohl auch Absprengungen kleiner Knochenstückchen zu bewirken: es kommt zu einer
Distorsion der Wirbelsäule. Von den Distorsionen werden nicht alle
Teile der Wirbelsäule in gleichem Umfange betroffen, am häufigsten
die Halswirbelsäule, die besonders schmerzhaft und lästig ist. Die
Distorsion der Halswirbelsäule zwingt den Verletzten, den Kopf un-
ausgesetzt steif zu halten, um die andauernden Schmerzen auf ein
erträgliches Maß zu reduzieren.

Gerade die Distorsionen, die wenig objektive Anhaltspunkte für
die Diagnose ergeben, bilden eine Crux für den Verletzten wie für
den Gutachter: der Gutachter, der zu leicht schwerere Schädigungen
übersieht oder die Beschwerden, die die Distorsion in der Tat hervor-

ruft, zu gering schätzt, der Verletzte, der leicht in den Verdacht der Simulation gerät und sich zu frühzeitig zur Wiederaufnahme seiner Tätigkeit gezwungen sieht.

Die Bildung einer traumatischen Scoliose, die aus der instinktiven Schonung der verletzten Seite resultiert, führt oft nachträglich zur richtigen Diagnose.

Gelegentlich veranlaßt die Distorsion den Ausbruch der Tuberkulose.

§ 5. Frakturen und Luxationen der Wirbelsäule.

Brüche der Wirbelsäule nehmen in der Statistik der Frakturen einen geringen Raum ein, sie betragen nach Hoffa kaum $1/3$ pCt. Sie betreffen den Wirbel in seiner Gesamtheit oder einzelne Abschnitte, wie Körper, Wirbelbögen, Querfortsätze, Dornfortsätze. Frakturen der Dornfortsätze werden meist an mehreren Wirbeln zugleich beobachtet. Bricht nur ein Dornfortsatz ab, so handelt es sich in der Regel um einen Querbruch. Die Gefahr der Verletzung des Marks durch einen abgebrochenen Dornfortsatz, der sich zwischen zwei Wirbelkörper hineinschiebt, ist dabei stets vorhanden, wiewohl es im allgemeinen zur glatten Heilung kommt. Die Proc. transversi und ebenso die obliqui frakturieren sehr selten für sich allein, während isolierte Wirbelbogenfrakturen schon häufiger angetroffen werden. Das größte Kontingent in bezug auf Frakturen stellen die Wirbelkörper, deren exakte Beurteilung das Röntgenbild ungemein erleichtert.

Der Haupttypus der Wirbelkörperbrüche ist die Kompressionsfraktur (Wagner-Stolper). Der Körper ist glattgedrückt, in die Breite getrieben, die Spongiosa zusammengepreßt; zuweilen finden sich auch Fissuren, die in vivo schwer zu diagnostizieren sind. Im übrigen finden sich alle bekannten Bruchformen, Splitterbrüche, Längsbrüche, Querbrüche, Schrägbrüche usw., zu denen sich als besondere Bruchform die sog. Keilfraktur gesellt, insbesondere die obere hintere Keilfraktur, ein Schrägbruch, der von hinten unten nach vorn oben verläuft.

Besondere Besprechung erfordern die beiden ersten Halswirbel. Der Atlas bricht in der Regel nur, wenn er gleichzeitig luxiert; besonders gefährlich ist die Fraktur des Zahnfortsatzes des Epistropheus.

Luxationen und Diastasen sind häufige Begleiterscheinungen der Brüche der Wirbelsäule.

Die Gefahr aller Verletzungen der Wirbelsäule besteht in der gleichzeitigen Verletzung des Rückenmarks und seiner Adnexe. Die Kompression, die ein Fragment oder ein Bluterguß veranlaßt, plattet das Rückenmark ab; Markblutungen geben zu Erweichungen Anlaß.

Die Kontusion des Rückenmarks läßt alle graduellen Verschiedenheiten erkennen, die wir bei Besprechung der Hirnverletzung kennen gelernt haben, kleine durch Splitter verursachte Gewebszerstörungen finden sich wie totale Zertrümmerungen des Marks, das einem gequetschten Brei gleicht. Verletzungen des Rückenmarks können in ausgedehntem Maße vorhanden sein, ohne daß sich eine pathologische Veränderung an der Wirbelsäule nachweisen ließe; die im Augenblicke der Verletzung stattgehabte Verschiebung kann sich ungemein schnell wieder ausgleichen.

In gleicher Weise sind auch die Austrittsstellen der Nervenstämme gefährdet. Hat die Fraktur dem Mark keinen Schaden zugefügt, so kann es späterhin durch Calluswucherungen noch zur Kompression des Marks kommen.

Was die Mechanik der Wirbelbrüche anlangt, so kommen direkte, indirekte Gewalteinwirkung sowie Muskelzug in Betracht.

Der Muskelzug ist im allgemeinen nur wirksam, wenn ein Trauma den bereits pathologisch veränderten Wirbel trifft, mag es sich nun um einen carcinomatös veränderten oder um einen senil atrophischen Wirbel handeln. Auch voraufgegangene ankylosierende, spondylitische Prozesse sind vorbereitende Ursachen.

Direkte Gewalteinwirkung ist gleichfalls nicht so häufig wegen der relativ geschützten Lage. So ist denn die indirekte Gewalt die Hauptursache aller Wirbelfrakturen. Meist handelt es sich um Ueberbiegung der Wirbelsäule nach vorn oder hinten.

Im Vordergrund des Symptomenkomplexes der Wirbelsäulenfraktur steht der Shock. Nur langsam erholt sich der Verletzte. Er ist nicht imstande, sich zu erheben, einmal, weil überaus lebhafte Schmerzen ihm jede, auch die leiseste Bewegung verbieten, sodann aber auch, weil mit dem Zusammenbruch eines Teiles des Stützgerüstes die Tragkraft der Wirbelsäule aufgehoben ist. In besonders charakteristischer Weise erfolgt bei frischen Brüchen der ersten beiden Halswirbel der Ausgleich der fehlenden Stütze durch Anspannung aller Halsmuskeln, die Feststellung des Kopfes geschieht mit den Händen. Die abnorme Haltung des Kopfes weist auf den Sitz der Fraktur im Halsteil der Wirbelsäule. Fühlbare Abweichungen in der Dornfortsatzlinie, unterstützt durch den Hinweis lokalen Druckschmerzes, entscheiden die Diagnose der Fraktur im Bereich der Brust- und Lendenwirbelsäule, wozu als charakteristisches Symptom in einzelnen Fällen die Möglichkeit kommt, mit dem tastenden Finger die fühlbare Lücke festzustellen, die der abgebrochene, zur Seite bzw. in die Tiefe geschobene Dornfortsatz hinterläßt. Verschiebt sich der abgebrochene Dornfortsatz nach hinten, so entsteht eine traumatische Kyphose.

Das gleiche Bild rufen Brüche der Wirbelkörper, insbesondere Kompressionsbrüche hervor, bei denen die vorderen Teile der Körper zusammengepreßt werden. Die charakteristische Gibbusbildung deutet auf die Fraktur. Seitliche und vordere Kompression hat die Bildung einer Kyphoskoliose zur Folge, während bei einer seitlichen Kompression eine traumatische Skoliose entsteht, die sich von der nichttraumatischen Skoliose in der Regel dadurch unterscheidet, daß die seitliche Knickung der traumatischen Skoliose scharf ist und von einem Wirbel ausgeht. Traumatische Skoliosen sind von Heidenhain, Henle, Wagner u. Stolper und Riedinger beschrieben.

Die Prognose der Wirbelbrüche ist wenig aussichtsvoll, insbesondere nach Markläsionen, die zu mehr oder minder ausgedehnten Lähmungen führen; auch in günstigeren Fällen, die keine Nervenstörungen im Gefolge haben, bleiben die Verletzten in ihrer Erwerbsfähigkeit oft erheblich zurück. Meist ist die Wirbelsäule in einem größeren oder kleineren Abschnitte versteift, die Bewegungsfreiheit des Rumpfes, die wir bei keiner körperlichen Tätigkeit vermissen können, ist beschränkt, nur mühsam gelingt das Bücken, die Hände werden auf die Schenkel gestützt, wenn der Verletzte etwas vom Boden aufheben will. König hebt hervor, daß diese Verletzten oft für Hypochonder und Uebertreiber gehalten werden, da man ihnen die Beschwerden, die sich durch die Aenderungen der statischen Verhältnisse ergeben — Schmerzen, Müdigkeit — nicht glaubt. Wagner erklärt den decrepiden Eindruck, den derartige Kranke auf den Beurteiler machen, mit den Ernährungsstörungen, einer Folge der vornübergebeugten Haltung, die auf die Lage der Eingeweide nicht ohne Einfluß bleibt.

Auch hysterische Skoliosen werden nach einem Trauma, das den Rücken betrifft, beobachtet; einen Fall der Art hat Flatau beschrieben, weitere Berichte verdanken wir Strauß, Hildebrandt, Seiffer u. a.

Luxationen der Wirbel.

Wirbelluxationen sind nach Hoffa „Verletzungen, durch welche die Gelenkfortsätze der Wirbel dauernd vollständig oder unvollständig voneinander entfernt werden". Es sind im allgemeinen recht seltene Verletzungen; am meisten wird die Halswirbelsäule betroffen, die Brustwirbelsäule stellt ein geringes Kontingent, am seltensten finden sich Luxationen der Lendenwirbelsäule. Sehr schwere Gewalteinwirkungen sind erforderlich, um Wirbel zur Luxation zu bringen: Sturz aus beträchtlicher Höhe, Ueberfahrenwerden, Verschüttetwerden usw.

Was die Luxationen im speziellen anlangt, so finden sich Kopfluxationen nur in wenigen Fällen in der Literatur, nicht häufiger sind Luxationen des Atlas, die ein Zerreißen des Lig. transversum zur Voraussetzung haben. Solche Luxationen sind nach vorn beobachtet worden (Beugungsluxationen) und in einem Falle nach hinten.

Desgleichen sind Abduktionsluxationen beschrieben worden, vollkommene und unvollkommene; bei linksseitigen ist der Kopf nach rechts rotiert, bei rechtsseitigen findet der umgekehrte Vorgang statt. Sind die soeben genannten Luxationen Raritäten, so sind Luxationen der unteren Halswirbel bereits häufiger, und zwar kommen sowohl Rotations- wie Beugungsluxationen in Betracht.

Brust- und Lendenwirbelluxationen sind meist keine reinen Luxationen, in der Regel sind gleichzeitig Wirbelfrakturen vorhanden. Das charakteristische Symptom der Wirbelluxation ist die Deformität der Wirbelsäule. Während die Luxationen der Brustwirbel Lähmungen veranlassen infolge gleichzeitiger Rückenmarksverletzungen, bleiben spinale Erscheinungen den Verletzten mit Lendenwirbelluxationen meist erspart, das Mark wird nicht getroffen, da ja bereits in Höhe des 1. Lendenwirbels die Cauda equina beginnt, so daß in der Regel ischiadische und lumbagische Beschwerden die typischen Begleiter sind.

Kasuistik:

Fall Nr. 1 (Aktenmaterial): Eine Maschine fiel dem P. auf Kopf und Rücken. Bewußtlosigkeit. Keine Motilitäts-, keine Blasen- und Mastdarmstörungen. 4 Monate Bettruhe, Kreuzschmerzen, Schmerzen im linken Bein. Beim Sitzen Schmerzen, Aufstehen nur möglich beim Aufstützen beider Arme auf die Oberschenkel. Dornfortsätze aller Lendenwirbel empfindlich. Bewegungen der Wirbelsäule werden zwar nach allen Richtungen hin ausgeführt, sollen aber beim Beugen nach vorn und nach den Seiten schmerzhaft sein. Der Oberkörper ist gegen das Becken nach links verschoben. Das Röntgenbild ergibt das Vorhandensein einer bogenförmigen Knochenspange zwischen der unteren Ecke des 1. Lendenwirbels und der oberen Ecke des 2. Lendenwirbels, Verknöcherung eines Seitenbandes zwischen dem 1. und 2. Lendenwirbel, Veränderungen am Körper des 2. Lendenwirbels, die auf eine Kompressionsfraktur schließen lassen. Die Verknöcherung ist die Folge einer sich an die Fraktur anschließenden Entzündung in der Nachbarschaft. 40 pCt.

Fall Nr. 2 (Aktenmaterial): Sturz 4 m tief auf den Rücken. Ständige Schmerzen im Kreuz, Druckempfindlichkeit des vorletzten und letzten Lendenwirbels. 20 pCt. Nachuntersuchung: Eine Anzahl druckempfindlicher Zonen als Ausdruck allgemeiner Nervosität sowie eine Druckempfindlichkeit der Lendenwirbelsäule und des oberen Teiles des Kreuzbeins, Bewegungsbeschränkung der Wirbelsäule. 50 pCt.

Fall Nr. 3 (Aktenmaterial): Von der Schnellzugsmaschine erfaßt. Quetschung der Lendenwirbelsäule, Kopfwunde. Befund: Die Wirbelsäule macht beim Rumpfbeugen nur minimale Exkursionen. 50 pCt.

Fall Nr. 4 (Aktenmaterial): Rückstoß einer Balanzierstange gegen das Kreuz. Bruch des 2. und 3. Lendenwirbels. Verletzung der Rückenmarkswurzeln, und zwar der 2. und 3. Lendenwurzel. Störung des Hautgefühls an der Außenseite des rechten Oberschenkels, Beschwerden beim Bücken und Aufrichten. Keine Verletzung des Marks. 40 pCt.

Fall Nr. 5 (Aktenmaterial): Bruch des Querfortsatzes des 2.—4. Halswirbels. Keine Rückenmarkserscheinungen. Kopf wird nach rechts gedreht gehalten, Beugung nach vorn zur Hälfte möglich. 40 pCt.

Fall Nr. 6 (Aktenmaterial): Von einem durchgehenden Pferd vom Bock geschleudert und gegen eine Mauer geworfen. Quetschung der Wirbelsäule in der Lendengegend (Bruch?). 20 pCt.

Fall Nr. 7 (Aktenmaterial): Am 9. XII. 1899 fiel dem P. aus bedeutender Höhe ein beladener Fahrstuhl auf den Rücken. Druck auf die Wirbelsäule vom 6. Brustwirbel an abwärts schmerzhaft. An der Wirbelsäule selbst objektiv keine Veränderung nachweisbar. Gefühl und Bewegung beider Unterextremitäten völlig normal, jedoch deutliche Steigerung beider Patellarreflexe. Wasserlassen sowie Stuhlentleerung ohne Beschwerden. Quetschung der Wirbelsäule. Schmerzen in Kopf, Schulter, Rücken. Bei der Aufforderung, sich zu setzen, stützt er sich zuerst auf die Hände und läßt sich dann langsam nieder. Beim Versuch, sich zu bücken, beugt er sich in die Knie und hält Kopf und Rumpf steif. Die Wirbelsäule selbst zeigt eine deutliche Abweichung nach links im unteren Rückenteil. Bei Abtastung der Wirbelsäule beginnt die Druckempfindlichkeit in der Höhe des 5. und 6. Brustwirbels und reicht bis zum 1. Lendenwirbel hinab. Als druckempfindlichste Stelle wird jedoch bald diese, bald jene Stelle genannt, traumatische Hysterie. 40 pCt.

Fall Nr. 8. Rek. E. v. 7. I. 1899. Ein Hauer erlitt bei der Streckenzimmerung eine Quetschung des Rückens mit Bruch der Wirbelsäule. Deutliches Vorspringen und Verdickung des Dornfortsatzes des 1. Lendenwirbels, der äußerst druckempfindlich ist. Einschränkung des Bückvermögens, Steigerung der Patellarreflexe. 60 pCt.

Fall Nr. 9 (Aktenmaterial): Rückenmarkskompression durch Luxation des 6. Halswirbels. Krepitation bei Kopfbewegungen, Schwäche der Armbewegungen, Unfähigkeit, mit verschränkten Armen sich aufzurichten, Muskelspasmen in den Beinen, Babinski'scher Zehenreflex, spastischer Gang. 50 pCt.

Fall Nr. 10 (Aktenmaterial): Vom Schneepflug überfahren. Kopfwunde. Quetschung und Verschiebung der Körper des 3.—5. Halswirbels nach vorn, jedoch keine Schluckbeschwerden. 20 pCt., weil P. wegen mangelhafter Rückwärtsbiegung des Kopfes ein über ihm gelegenes Arbeitsgebiet nicht genügend übersehen kann und daher etwa ihm von hier drohenden Gefahren, wie Verschüttung oder dergl., nicht ausweichen kann.

§ 6. Traumatisch=entzündliche Prozesse der Wirbelsäule.

Spondylitis traumatica.

Die Spondylitis traumatica ist zuerst von Kümmel 1891 beobachtet worden. Er beschrieb ein Krankheitsbild, das er als rarefizierende Ostitis der Wirbelkörper deutete. Infolge einer mehr oder minder schweren Gewalteinwirkung, die die Wirbelsäule betroffen, entwickelt sich — oft erst nach Jahren — eine schmerzhafte Erkrankung des verletzten Wirbels mit den Zeichen ausgesprochener Intercostalneuralgie und Erscheinungen von Seiten des Rückenmarkes. Die unmittelbar der Verletzung folgenden Schmerzen sind meist nach wenigen Tagen schon geschwunden. Es folgt ein absolut beschwerdefreies Intervall von Wochen und Monaten, in denen die Verletzten ihre gewohnte Tätigkeit aufnehmen. Die Verletzten werden aber dann auf's Neue erwerbsunfähig, sie klagen über heftige Rückenschmerzen, sind nicht imstande sich zu erheben. Leichte Motilitätsstörungen treten auf, der Gang wird unsicher. Allmählich kommt es zur Bildung einer Kyphose, die genau lokalisierten Druckschmerz erkennen läßt. Je nach der Beteiligung eines oder mehrerer Wirbel resultiert ein spitzer oder ein über mehrere Wirbel verteilter Gibbus — meist im Gebiete der Brustwirbelsäule —, recht häufig unter gleichzeitiger Entwicklung scoliotischer Veränderungen. Die pathologisch-anatomische Grundlage bildet nach der Auffassung Henle's die Erweichung des verletzten Wirbels (Spondylomalacia traumatica, Henle), ein Vorgang, der eminente Aehnlichkeit mit osteomalacischen Prozessen aufweise. Die Ursache dieser Erweichung sei noch gänzlich unbekannt. Nach Kümmel handelt es sich um eine einfache, nichteitrige Spondylitis im Gegensatz zu der tuberkulösen Spondylitis. Es kommt auch. nicht zu Knochenverdickungen, wie bei luetischen Erkrankungen, oder zu deformierenden Prozessen, wie bei der Arthritis deformans.

Es ist die Frage, ob es sich nicht in einer Reihe von Fällen, wie mehrere Autoren annehmen, um Sprünge und örtliche Kompression am Knochen handle. So hält Oberst eine Verletzung der Wirbelkörper, und zwar eine Kompression, für die Vorbedingung der Erkrankung. Nach Stolper handelt es sich bei der Kümmel'schen Spondylitis gar nicht um ein neues, ungekanntes Krankheitsbild, sondern „immer um eine zunächst als solche nicht erkannte oder nicht erkennbare Wirbelkörperkompressionsfraktur".

Die Kümmel'sche Kyphose ist gelegentlich Gegenstand eines ausführlichen Obergutachtens gewesen, das Braun erstattet hat.

Es handelte sich um einen Mann, der beim Tragen einer Last in einen Keller stürzte und sich dabei eine klaffende Wunde in der linken Achselhöhle zuzog. $1/_2$ Jahr nach der Verletzung stellte sich allmählich eine Verkrümmung der Wirbelsäule heraus, ein Gibbus in Höhe des 7. und 8. Brustwirbeldornfortsatzes, den der Obergutachter als charakteristisches Zeichen der sog. Kümmel'schen Kyphose ansah.

Daß auch tuberkulöse Prozesse durch ein Trauma in den Wirbeln manifest werden, ist verständlich nach Analogie der übrigen tuberkulösen Knochenerkrankungen, die sich nach Traumen verschlimmern.

Ausgesprochene Osteomalacie auf traumatischer Basis wird gelegentlich beobachtet. Interessant ist ein Fall, den die Tiefbau-B.G. zu entschädigen hatte.

Es handelte sich um einen Kanalarbeiter, der, bei starkem Unwetter mit heftigen Niederschlägen mit dem Ausfugen eines Kanals beschäftigt, von den eindringenden Wassermassen fortgerissen und nur mit Mühe sich durch einen Einsteigeschacht in Sicherheit bringen konnte. Auf diesen Betriebsvorgang führt er ein Leiden zurück, das zunächst als Magenkatarrh bzw. als Rheumatismus bezeichnet wurde. Allmählich stellte sich eine typhische Kyphoscoliose der Brustwirbelsäule heraus, die eine auffallend scharfe Knickung darbot. Als Ursache dieser Krankheitserscheinungen bezeichnet Schede in seinem Obergutachten „mit ziemlicher Wahrscheinlichkeit" Osteomalacie. Bestimmend hierfür war in der Anamnese die Angabe der außergewöhnlichen Durchnässung, die rheumatoiden Schmerzen, die allmähliche Ausbildung des Buckels im Verlauf von 4—5 Monaten nach dem Trauma. Dazu kommt, daß die Osteomalacie am Niederrhein, der Gegend, in der der Unfall sich ereignete, endemisch ist.

Auch Thiem konnte eine eigene Beobachtung veröffentlichen. Es handelte sich um eine Frau, bei der sich im Anschluß an einen Schenkelhalsbruch osteomalacische Erscheinungen entwickelten.

Liniger hat in einer Diskussion, die sich an die Erörterung dieses Falles anschloß, einen Fall von Osteomalacie erwähnt, der sich bei einem Manne nach einem Beckenbruch entwickelte.

Ein jüngst von Jaboulay mitgeteilter Fall traumatischer Osteomalacie hält der Kritik nicht stand.

Arthritis deformans der Wirbelsäule.

Die Arthritis deformans der Wirbelsäule, besonders die 1893 von v. Bechterew geschilderte Form der deformierenden Wirbelerkrankung mit der Tendenz zur Ankylosierung unter Bildung einer Kyphose im Brustteil der Wirbelsäule, wird in erster Linie auf ein Trauma zurückgeführt (Kyphose hérédo-traumatique).

Achnliche, nach Auffassung der Autoren in einzelnen Punkten abweichende Krankheitsbilder haben vor Bechterew bereits Strümpell (1884) und später Pierre-Marie geschildert. Nach Anschütz bestehen zwischen dem Bechterew'schen Typus einerseits und dem von Strümpell-Marie andererseits nur quantitative Unterschiede, die die Zusammenfassung unter dem Namen Spondylitis deformans rechtfertigen.

Das Trauma kommt jedenfalls nach der z. Z. bestehenden Auffassung als auslösendes Moment in Betracht, analog den Vorgängen, die zur Myositis ossificans führen (Stolper).

Verwechselungen, insbesondere mit der Kümmel'schen Kyphose, sind im Beginn häufig.

2 Fälle von fortschreitender Versteifung der Wirbelsäule nach einem Trauma hat Voltz beschrieben. Weitere Mitteilungen verdanken wir Müller, Schlesinger, Borchard, Bettmann u. a.

Literatur zu §§ 4—6.

1. Anschütz, Ueber die Versteifung der Wirbelsäule. Mitt. a. d. Grenzgeb. Bd. 8.
2. Bähr, Zur Lehre von der Spondylitis traumatica. M. f. U. 1889.
3. Blasius, Die traumatischen Wirbelverrenkungen. Prag. Viertelj. f. d. Heilkunde. 1889.
4. Bettmann, Ueber die lokalisierte traumatische Wirbelsäulenankylose usw. Arch. f. Orthop. usw. Bd. I.

5. **Borchard**, Die chronische Steifigkeit der Wirbelsäule (Bechterew) und ihre Beziehung zum Unfall. M. f. U. 1901.

6. **Flatau**, Ein Fall von Scoliosis hysterica nach Trauma. A. S. Z. 1904.

7. **Hattemer**, Ueber traumatische Spondylitis und sekundäre traumatische Kyphose. M. f. U. 1898.

8. **Hoffa**, Frakturen und Luxationen. Stuttgart 1904.

9. **Heidenhain**, Erfahrungen über traumatische Wirbelentzündung M. f. U. 1897.

10. **Henle**, Beitrag zur Lehre von der traumatischen Wirbelerkrankung. Arch. f. klin. Chir. Bd. 52.

11. **Derselbe**, Die Verletzungen und Erkrankungen des Rückenmarks und der Wirbelsäule im Hdb. d. prakt. Chirurgie. 3. Aufl. Stuttgart.

12. **Hildebrandt**, Ueber hysterische Scoliose. Charité-Ann. Jahrg. XXVIII.

13. **Jaboulay**, Centralbl. f. innere Med. 1909.

14. **König**, Lehrbuch d. spez. Chirurgie. Berlin 1904.

15. **Kocher**, Die Verletzungen der Wirbelsäule zugleich als Beitrag zur Physiologie des menschlichen Rückenmarks. Mitt. a. d. Grenzg. Bd. I.

16. **Kümmel**, Ueber rarefizierende Ostitis der Wirbelkörper. Verh. der Ges. der Naturf. u. Aerzte zu Halle 1891, sowie A. S. Z. 1895 u. D. m. W. 1895.

17. **Marie et Astić**, Sur un cas de kyphose héredo-traumatique. Presse méd. 1897.

18. **Müller**, Ein Fall von chronisch ankylosierender Entzündung der Wirbelsäule auf traumatischer Grundlage. M. f. U. 1903.

19. **Obergutachten** betr. den ursächlichen Zusammenhang zwischen einem Unfall (Sturz in einen Keller beim Tragen einer Last auf der linken Schulter) und einer etwa ein halbes Jahr später bemerkbar und dann allmählich immer stärker gewordenen Verkrümmung der Wirbelsäule (Kümmel'sche Kyphose) erstattet von Prof. Braun A. N. 1899. Samml. ärztl. Obergutachten. Bd. I.

20. **Obergutachten** betr. den ursächlichen Zusammenhang zwischen einer auf Osteomalacie zurückgeführten hochgradigen Krümmung der Wirbelsäule und einem Betriebsunfalle erstattet von Dr. Graff u. Prof. Schede. A. N. 1902 u. Samml. ärztl. Obergutachten. Bd. I.

21. **Riedinger**, Ueber typische Abrißfrakturen von Dornfortsätzen der untersten Hals- und der obersten Brustwirbelsäule. Arch. f. Orthop., Mechan. u. Unfallheilk. Bd. 7.

22. **Schlesinger**, Ueber die chronische Steifigkeit der Wirbelsäule. Mitt. a. d. Grenzg. Bd. 6. M. f. U. 1900.

23. **Seiffer**, Hysterische Scoliose bei Unfallkranken. Charité-Ann. Bd. XXVIII.

24. **Stempel**, Verletzungen der Wirbelsäule und deren gerichtsärztl. Bedeutung. M. f. U. 1904.

25. **Strauß**, Die hysterische Scoliose. Mitt. a. d. Grenzg. Bd. 17.

26. **Wagner-Stolper**, Die Verletzungen der Wirbelsäule und des Rückenmarks. Deutsche Chir. Lief. 40.

27. **Voltz**, Klinischer Beitrag zur Versteifung der Wirbelsäule nach Trauma. Arch. f. Orthop., Mechan. u. Unfallhlk. 1904.

§ 7. Verletzungen des Rückenmarks und seiner Häute.

Ein Trauma kann das Rückenmark schädigen einmal, indem es die Kontinuität aufhebt. Das ist der Fall bei einer Stichverletzung, einer Zerreißung, Zerquetschung, sodann kann das Trauma eine Kontusion herbeiführen, d. h. während die äußere Form erhalten bleibt, findet eine Läsion der Nervenelemente statt, und schließlich kann das Trauma lediglich eine Kompression des Marks veranlassen und somit eine vorübergehende Leitungsunterbrechung bewirken, sofern die Kompression bald wieder nachläßt. Im Gegensatz hierzu bedeutet die

Kontinuitätstrennung und die Kontusion infolge der Zerstörung wichtiger Organelemente eine bleibende Schädigung.

Die Vorstellung von der Rückenmarkserschütterung, Commotio spinalis analog der Commotio cerebri, als einer Funktionsstörung ohne materielle Grundlage, d. h. ohne greifbare anatomische Veränderung, ist nicht mehr unbestritten. Kocher ist Gegner dieser Auffassung, auch sprechen die experimentellen Versuche von Schmauß mehr für substanziierte Unterlagen dieses Prozesses: Blutungen, traumatische Nekrose usw. In allerletzter Zeit hat Fickler den Nachweis zu erbringen versucht, daß die Schleuderbewegung des Marks infolge des Traumas zu minimalen „Quetschungen des Marks am Knochen und zu Schwankungen des Axoplasmas in den Nervenfasern" führe. Nach Stolper sind die Fälle sogenannter Rückenmarkserschütterung entweder:

1. „Fälle mit Symptomen grobanatomischer Quetschungs- oder Zerrungsläsion des Marks oder der Wirbelsäule oder aber
2. Fälle, bei denen eine Affektion der Psyche zur Erklärung der subjektiven Beschwerden und der geringen objektiven Symptome herangezogen werden muß."

Mit Oppenheim müssen wir dennoch den Begriff der Commotio spinalis beibehalten, wiewohl nicht zu bestreiten sei, daß oft genug den Erscheinungen der Commotio spinalis anatomische Veränderungen zugrunde lägen.

Wie Beobachtungen von Thorburn, Kocher, Wagner-Stolper ergaben, kann die Wirbelsäule schwer verletzt sein, ohne daß das Mark die geringste Schädigung aufweist und umgekehrt ist die Wirbelsäulenverletzung nicht die Voraussetzung schwerer Markläsionen.

Die Kompression infolge eines Traumas, die zu dem klinischen Bilde der sogenannten Kompressionsmyelitis führt, wird bewirkt durch verlagerte Fragmente nach Wirbelbrüchen, durch Callusmassen, die nach der Markhöhle vordringen, durch Oedeme, durch Blutungen in die Markhöhle, gleichgültig, ob sie außerhalb oder innerhalb der Häute oder im Mark selbst gelegen sind.

Die konstante Kontinuitätsunterbrechung hat eine absteigende oder eine aufsteigende Degeneration zur Folge, je nach dem Sitz der Unterbrechung in den zentrifugalleitenden Bahnen einerseits oder den zentripetalleitenden Bahnen andererseits, bzw. beide Arten der Degeneration, wenn beide Leitungsbahnen getroffen sind.

Die Unterbrechung kann eine vollständige sein und eine unvollständige. Ist sie eine vollständige, hat das Trauma eine Totalläsion bewirkt, so hört unterhalb der Durchtrennung die Leitung

vollständig auf. Es besteht demnach Koinzidenz von sensibler und
motorischer Lähmung, absolute Anästhesie und völlige Paraplegie,
die Lähmung ist merkwürdigerweise entgegen den Erwartungen eine
schlaffe, die Sehnenreflexe sind nicht auszulösen. Die hierbei auftretende Vasomotorenlähmung führt eine Blutüberfülle der unteren
Extremitäten herbei auf Kosten der inneren Organe, die dadurch
anämisch werden. Im Vordergrund der Erscheinungen steht die Blasen-
und Mastdarmlähmung. Der anfangs bestehenden Urinverhaltung folgt
die durch Sphincterlähmung bedingte Ischuria paradoxa, nicht lange
läßt die unvermeidliche Cystitis auf sich warten. Stuhlverhaltung
weicht der Inkontinenz, in einigen Fällen führt paralytischer Ileus
den Exitus herbei. Eine außerordentliche Gefahr bildet der Dekubitus,
der sich auch bei sorgsamster Pflege nicht vermeiden läßt.

Ist das Mark nicht in seiner Kontinuität total lädiert, so ändert
sich der Symptomenkomplex.

Ist z. B. das Mark in einer Hälfte seines Querschnittes verletzt,
so kommt es zu der charakteristischen Form der Halbseitenläsion,
schlaffe Muskellähmung, soweit in der Höhe der Läsion graue Marksubstanz getroffen ist, spastische Muskellähmung, soweit die Muskeln
von Stellen unterhalb der Läsion innerviert werden. Die schlaff gelähmten Muskeln zeigen Entartungsreaktion, die spastischen das Bild
der Inaktivitätsatrophie.

Die motorische Lähmung geht zurück, die Funktion der verletzten
Seite wird bei einer Reihe von Muskeln von denen der unverletzten
übernommen. Blasen- und Mastdarmstörungen gehören nicht notwendig zum Symptomenbild, sind sie vorhanden, so können sie wieder
verschwinden. Charakteristisch für die Halbseitenläsion ist das Fehlen
des Muskelsinns, das zur Ataxie führt, wenn die Motilität sich inzwischen wieder eingestellt hat. Wichtig ist die Prüfung auf die
Empfindlichkeit für Berührung, spitz und stumpf, heiß und kalt, die
auf der verletzten Seite eine Steigerung erfährt, während sie auf der
nicht verletzten Seite eine Herabsetzung aufweist. Die Tastempfindung
ist jedoch unverändert.

Hat die Läsion nicht eine Querschnitthälfte getroffen, vielmehr
nur einzelne Teile des Marks, so entsteht ein Symptomenbild, das
von der funktionellen Bedeutung der zerstörten Partie abhängt.

Sind z. B. die Pyramidenstränge an einer Stelle zerstört, so ist
die Verbindung des Großhirns mit den motorischen Ganglienzellen
der grauen Vorderhörner unterhalb der Läsion aufgehoben, die von
diesen Ganglienzellen versorgten Muskelgebiete sind gelähmt, es tritt
jedoch keine Entartungsreaktion auf, die eintretende Atrophie ist

lediglich Inaktivitätsatrophie, die Reflexe sind infolge des Fortfalls der Hemmung eher gesteigert, die Pyramidenlähmung führt zur spastischen Kontraktur.

Sind die grauen Vorderhörner betroffen, so fällt mit der Zerstörung der in den grauen Vorderhörnern gelegenen Ganglienzellen gleichfalls die Verbindung mit dem Großhirn fort, also auch hier Lähmung, aber bei gleichzeitiger Aufhebung der Reflexe resultiert schlaffe Lähmung mit den Zeichen der Entartungsreaktion. Gleichbedeutend in den Folgen ist naturgemäß die Zerstörung der den Ganglienzellen entspringenden vorderen (motorischen) Wurzeln. Bei einer Läsion der Hinterstränge ist die Sensibilität in allen Gebieten, die ihre Innervation von unterhalb der verletzten Stelle gelegenen Markteilen beziehen, aufgehoben. Der Muskelsinn ist verloren gegangen, sensorische Ataxie ist die Folge.

Verletzung der grauen Hinterhörner führt zu Störungen im Bereich des Schmerz- und Temperatursinns.

In bezug auf weitere Einzelheiten sei auf die Handbücher der Chirurgie und Neurologie verwiesen.

Verletzungen der Wirbelsäule führen nicht selten extra- bzw. intradurale Blutungen (Hämatorrhachis) herbei. Sie verdanken ihre Entstehung meist der Zerreißung extra- bzw. intraduraler Venenplexus, seltener der Arterien, und bewirken Kompression des Rückenmarks. Eingehende Beobachtungen verdanken wir Bull, Schindler, Stolper u. a.

Pachymeningitis externa im Anschluß an Verletzungen führt ebenso, wie die Pachymeningitis interna (Leptomeningitis) insbesondere, wenn infektiöses Material eingedrungen, leicht zu einer zerebralen Meningitis.

In seltenen Fällen ließ sich die Entstehung eines Rückenmarkabscesses auf ein Trauma zurückführen.

Liniger, Schanz und Thiem haben auf eine Erkrankung hingewiesen, die sie als Meningocele spinalis spuria traumatica bezeichneten, ein Krankheitsbild, das nach schweren Quetschungen der Kreuzbeingegend auftritt.

Nach der Meinung der genannten Autoren handelt es sich um eine Flüssigkeitsansammlung, die sich in einer subkutanen Tasche findet, die mit den peri- bzw. intramedullären Lymphräumen kommuniziert. Die Zusammensetzung der Flüssigkeit ähnelt der der Cerebrospinalflüsssigkeit.

Nach Stolper handelt es sich in allen diesen Fällen um einfache subkutane Lymphergüsse.

Literatur zu § 7.

1. **Bull**, Ein Fall von traumatischer Blutung im Arachnoidealraum u. s. f.   M. f. U. 1901.
2. **Fickler**, Experimentelle Untersuchungen zur Anatomie der traumatischen Degeneration und Regeneration des Rückenmarks. D. Z. f. Nervenheilk. Bd. 29.
3. **Linigor**, Uebor Meningocele spuria traum. spin. M. f. U. 1895.
4. **Minor**, Handbuch der pathologischen Anatomie des Nervensystems. Berlin 1904.
5. **Oppenheim**, Lehrbuch der Nervenkrankheiten. Berlin 1908.
6. **Schmauß**, Ueber den gegenwärtigen Stand der Lehre von der Commotio spinalis. M. m. W. 1899.
7. **Derselbe**, Beiträge zur pathologischen Anatomie der Rückenmarkserscheinungen. Virchows Arch. CXXII.
8. **Schanz**, Zur Kasuistik der Meningocele spuria traum. spin. M. f. U. 1897.
9. **Schmidt**, Ueber Meningocele spinalis spuria traum. M. f. U. 1901.
10. **Schindler**, Ueber Blutungen in die Rückenmarkshäute. Allg. med. Zentralbl. 1896.
11. **Stolper**, Die sog. Meningocele spinalis spuria traum. usw. M. f. U. 1901.
12. **Derselbe**, Ueber traumatische Blutungen in und um das Rückenmark. M. f. U. 1898.
13. **Wagner**, Ueber die Erschütterungen des Rückenmarks. Beitr. z. klin. Chir. Bd. 16.

§ 8. Die traumatischen diffusen Erkrankungen des Rückenmarks.

Die traumatische Myelitis hat nicht, wie eine Reihe diffuser Erkrankungen des Nervensystems: Syringomyelie, multiple Sklerose u. a. m., eine kongenitale Veranlagung zur Voraussetzung. Das Trauma in der Aetiologie der Myelitis erfreut sich durchaus nicht allgemeiner Anerkennung. Strümpell spricht sich nur sehr bedingt für einen Zusammenhang von Trauma und Myelitis aus, während v. Leyden bereits 1866 für die traumatische Myelitis eintrat. Das Rückenmark kann, wofür Schmauß den experimentellen Nachweis erbracht hat, nach einer Erschütterung das Bild einer reinen Myelitis darbieten mit den anatomischen Merkmalen des Zerfalls der Nervenelemente, ev. auch der Glia und des Bindegewebes mit dem Ausgang in einfache weiße bzw., wenn gleichzeitig Blutungen stattgefunden haben, in eine rote Erweichung. Die Blutung gilt nach der übereinstimmenden Auffassung der Autoren (Schmauß und Rickeles) nur als Nebenbefund. Schmauß, Westphal, Nonne u. a. haben die Literatur um eine Reihe von Fällen traumatischer Myelitis bereichert, die keinen Zweifel in ätiologischer Beziehung obwalten lassen.

K. Mendel hat einen typischen Fall von Myelitis lumbodorsalis chronica jüngst veröffentlicht, der sich an einen Unfall anschloß und von ihm beim Fehlen anderer ätiologischer Momente ursächlich in Zusammenhang mit dem Unfall gebracht wird:

Es handelt sich um einen 42 jährigen Kellermeister, der von einer Leiter in Höhe von 5—6 Stufen rücklings auf das Pflaster fiel und sich eine Quetschung der unteren Rippen und einen Bruch des linken Schulterblattes, sowie eine Rückenmarkserschütterung zuzog. Im Anschuß an den Unfall entwickelte sich allmählich Unsicherheit des Ganges, Blasenschwäche, Erhöhung der Kniescheibenreflexe. 4 Jahre nach dem Trauma erhebt Mendel folgenden Befund: Deutlich spastischer Gang. Im linken Bein bei Widerstandsbewegungen deutlich Spasmen fühlbar. Grobe Kraft im linken Bein deutlich geringer als rechts. Beiderseits ausgesprochene Hypalgesie. Patellarreflexe rechts lebhaft, links treten auf einen Schlag mehrere Zuckungen ein. Beiderseits Fuß- und Patellarklonus. Hodenreflex normal, Bauchreflex fehlt. Blasenstörungen. Häufig krampfartige Zuckungen in den Beinen.

Eine multiple Sklerose auf rein traumatischer Basis gibt es nicht. Stets wird man eine angeborene oder erworbene Veranlagung voraussetzen müssen, so daß das Trauma nur als auslösendes Moment in Frage kommt. Die Erkrankung verläuft unter den gleichen Erscheinungen, die wir bei der multiplen Sklerose überhaupt zu beobachten gewohnt sind, jedoch auch hier finden wir, daß die krankhaften Erscheinungen besonders in den von dem Unfall betroffenen Gliedern zum Ausdruck kommen.

Wichtig ist die Art des Traumas; eine geringfügige Verletzung wird im allgemeinen nicht imstande sein, das Bild der multiplen Sklerose zur Entwickelung zu bringen. Der Fall Liniger's, bei dem sich eine multiple Sklerose im Anschluß an eine Quetschung des rechten Zeigefingers entwickelte, wird sich nur selten ereignen, in den bisher veröffentlichten Fällen handelt es sich meist um schwere Verletzungen vor allem des Schädels, der Wirbelsäule, ferner liegen mehrfache Beobachtungen vor nach Unfällen, die mit einem jähen Temperaturwechsel verbunden waren: Sturz ins Wasser, Verschüttung in Schneemassen und dergl. Auch nach elektrischen Entladungen (Eulenburg) ist das Entstehen multipler Sklerose beobachtet worden, während psychische Momente ätiologisch nur in geringem Maße in Betracht kommen (K. Mendel). Die Erkrankung braucht zu ihrer Entwickelung eine geraume Zeit, die sich im allgemeinen nach Monaten oder Jahren berechnen läßt, so daß das Auftreten der multiplen Sklerose unmittelbar im Anschluß an das Trauma stets den Verdacht erwecken muß, daß die Erkrankung bereits vor dem Unfall bestand. Daß ein Trauma imstande ist, das bereits vorhandene Leiden zu verschlimmern, ist ohne weiteres ersichtlich.

Schuster hat in einem jüngst veröffentlichten Gutachten die Frage des Zusammenhanges von Trauma und multipler Sklerose bejaht.

Es handelte sich um einen 41 Jahre alten Maler, der nie bleikrank gewesen sein will, auch jede syphilitische Infektion leugnet. Der Unfall bestand in einem Sturz von einer 10 sprossigen Leiter. Der Mann fiel auf den Hinterkopf und zog sich einen Bruch des linken Vorderarms zu. Während die Folgen der Vorderarmverletzung schwanden, blieben von Anbeginn fortgesetzt Kopfschmerzen bestehen. Nach etwa 5 Jahren — die Rente war längst eingestellt — traten Beschwerden auf, die der Verletzte auf den Unfall zurückführte. Die nunmehr vorgenommene Untersuchung im Auftrage des Sch. G. ergibt den Befund einer atypisch verlaufenden multiplen Sklerose, die von dem Gutachter als Folgeerkrankung des Unfalls gedeutet wird.

In einem Obergutachten haben Stoevesandt und Rieke den ursächlichen Zusammenhang einer multiplen Sklerose mit wiederholten elektrischen Schlägen bei Spannungen bis zu 240 Volt bejaht.

Die traumatische Hämatomyelie ist charakterisiert durch ausgedehnte Markblutungen infolge einer plötzlichen, gewaltsamen Ueberbiegung der Wirbelsäule, die lediglich eine Zerrung der Wirbelsäule und des Rückenmarks herbeigeführt hat, ohne die Wirbelsäule selbst. zu verletzen. Zuweilen geht jedoch eine Fraktur, Distorsion oder Luxation einzelner Teile der Wirbelsäule vorauf. Auch nach Kopfverletzungen sind Blutungen in das Rückenmark beobachtet (Joshikawa). Wir unterscheiden zentrale und extramedulläre Blutungen. Die zentralen, nach Lévier auch Röhrenblutungen benannt, sind die häufigeren, sie finden sich in der grauen Substanz und sind meist durch ihren Längsverlauf charakterisiert. Die extramedullären erreichen nach Stolper infolge der räumlichen Ausdehnungsfähigkeit, der ausgedehnten Anastomosenbildung wohl nie einen lebensbedrohenden Umfang. Prädilektionsstelle ist die Intumescentia cervicalis. Die Symptome richten sich nach dem Sitz der Blutung, ihre Schwere ist abhängig von der Ausdehnung der Blutung. Durch die Blutung bzw. durch die Kompression entsteht eine Quetschung des Marks bzw. ein Defekt, doch kann gelegentlich auch eine zentrale Blutung vorhanden sein, ohne daß eine Quetschung erfolgt. Je nachdem werden die Erscheinungen der Totalläsion bzw. der Halbseitenläsion vorübergehend auftreten. Stolper unterscheidet eine einfache Zerrungsblutung und eine komplizierte Quetschungsblutung. Eine Reihe von Autoren, z. B. Minor, glaubt einen Zusammenhang der Hämatomyelie mit Fällen von Gliose und Syringomyelie annehmen zu müssen.

Wenn das an der Stelle des Defektes der grauen Substanz gebildete Gliagewebe späterhin zerfällt, so resultieren die anatomischen Merkmale der Syringomyelie, die auf diesem Wege also traumatischen Ursprungs wäre. Die Blutung allein ist aber zur Entstehung der traumatischen Syringomyelie nicht ausreichend.

Schmauß beobachtete einen Fall, bei dem nach Erschütterung des Rückenmarks durch eine traumatische Erweichung sowie Gliabildung und deren späteren Zerfall eine Höhlenbildung zustande kam. Den Beweis für die traumatische Entstehung der Gliose hält allerdings Vulpius dadurch nicht für erbracht. Auch feine Fissuren im Mark nach Traumen, die zur Bildung von Gliagewebe mit der Tendenz des Zerfalls führen, sind nach Wagner und Stolper geeignet, die Ursachen für die Entstehung traumatischer Syringomyelie abzugeben.

Kasuistik:

Fall Nr. 1. (Nach einem Gutachten von Prof. Flechsig): F. war mit der Herstellung einer Böschung an einem Eisenbahneinschnitt beschäftigt, als plötzlich ein Stück Lehm im Gewicht von 40—50 Pfund die Böschung herunterrollte und F., der beim Ausweichen rücklings mit dem Kreuz aufgeschlagen war, an dem Unterschenkel traf. Die Folge dieses Unfalls war der Bruch beider Unterschenkelknochen des rechten Beins. Trotzdem der Bruch in normaler Weise heilte, wurde der Gang von Tag zu Tag schlechter, angeblich infolge heftiger Schmerzen im verletzten Bein (die Einschränkung der Erwerbsfähigkeit wurde auf 50 pCt. bewertet). Die Möglichkeit einer Knochenabsprengung im Hüftgelenk ergibt sich aus der Beobachtung lauten Krachens bei gewissen Bewegungen. Es besteht eine erhebliche Abmagerung des rechten Beines, dessen bläulichrot verfärbte Haut sich kühl anfühlt. An der Vorderseite des Oberschenkels schneidet die kalte Zone scharf gegen die warme ab, etwa 3 Finger breit unterhalb des Leistenbandes. Die Reflexe sind rechts gesteigert. Die elektrische Untersuchung der rechten Beinmuskulatur ergibt eine leichte Herabsetzung der Erregbarkeit. Entartungsreaktion besteht nicht. Aktive Bewegungen vermag F. angeblich im ganzen rechten Bein nur in geringem Maße auszuführen. Am rechten Bein ist der Fußklonus auszulösen, am linken nicht. Die mechanische Muskelerregbarkeit ist rechts lebhafter als links.

Die Gegend der Lendenwirbelsäule ist druckempfindlich.

Die Parese des rechten Beins, die Ernährungsstörungen im rechten Bein, die Herabsetzung der Empfindung im linken Bein und die von der Gegend der Lendenwirbel nach vorn ausstrahlenden Schmerzen können bedingt sein durch eine Blutung in die rechte Hälfte des Rückenmarks (Halbseitenläsion durch Hämatomyelie). Diese könnte sehr wohl durch den Sturz auf den Rücken entstanden sein. Die Einschränkung der Erwerbsfähigkeit ist als eine hochgradige anzusehen und auf 80 pCt. zu bewerten.

Kienböck hat die Frage der traumatischen Syringomyelie geklärt, indem er ein wohlcharakterisiertes Krankheitsbild auf traumatischer Grundlage, das den gleichen Symptomenkomplex, wie die Syringomyelie zeitigt, scharf von der echten Syringomyelie trennt, es ist die von ihm so benannte „Myelodelese". Der Effekt der echten Syringomyelie und der Myelodelese ist der gleiche: der Substanzverlust ruft die entsprechenden Ausfallserscheinungen hervor. Während aber der Substanzverlust bei der echten Syringomyelie durch den Zerfall von neugebildetem Gliagewebe entsteht, handelt es sich bei der Myelodelese um die Folgen einer Hämatomyelie bzw. der Resorption eines Erweichungsherdes.

Ein Charakteristikum der Myelodelese ist der Stillstand bzw. der Rückgang der stürmischen Anfangserscheinungen, da es sich ja um einen lokal begrenzten Prozeß handelt. Daher behauptet Kienböck, daß eine Rückenmarksverletzung, der unmittelbar schwere Lähmungserscheinungen folgen, nun und nimmer sich zu einer progredienten Rückenmarkserkrankung entwickeln könne.

Während ferner die meisten Rückenmarksläsionen ihren Sitz im Brust- und Lendenteil haben, ist die echte Syringomyelie vornehmlich im Halsmark lokalisiert, worauf Borchard hingewiesen. Die echte Syringomyelie, die stets schleichend verläuft, schreitet naturgemäß fort. Von der wirklichen traumatischen Syringomyelie müssen wir den Nachweis verlangen, daß der Unfall die Anregung zur Gliabildung gegeben hat, der dann der Zerfall folgte. Dafür spricht ein nicht ganz einwandfreier Fall A. Westphal's, sowie eine Beobachtung von Schmauß. Im allgemeinen ist man sich jedoch heute darüber einig, daß es keine reine traumatische Syringomyelie gibt, daß in jedem Falle, der so gedeutet wird, eine angeborene Anlage als vorhanden anzunehmen sei, bei der das Trauma nur als auslösendes Moment in Betracht kommt. Auch hier kann das Trauma verschlimmernd wirken.

Naturgemäß wird eine Blutung bzw. ein Erweichungsherd im Rückenmark die durch Gliazerfall gebildete Höhle vergrößern, d. h. die bereits vorhandene Zerstörung steigern; erforderlich aber ist dazu, daß die Verletzung, die der Unfall herbeigeführt hat, auch das Rückenmark betroffen hat. In Betracht kommen die sogenannten Zerrungsblutungen (Stolper) mit ihrem Verlauf in der Längsrichtung. War das Trauma ein peripheres, so ließe die vorausgesetzte Einwirkung nur die Deutung zu, daß auf dem Wege einer aufsteigenden Neuritis das Rückenmark affiziert sei, diese Möglichkeit wird aber von den meisten Autoren geleugnet; es ist viel wahrscheinlicher, in solchen Fällen anzunehmen, daß die bereits bestehende Syringomyelie Ursache der peripheren Verletzung sei.

Taucherkrankheit (Caisson disease).

In einem außerordentlich eingehenden umfassenden Werk „Luftdruckerkrankungen mit besonderer Berücksichtigung der sogenannten Caissonkrankheit" haben Heller, Mager und v. Schrötter die Aufgabe gelöst, das technische, physikalisch-chemische und medizinische Material der Taucherkrankheit kritisch zu sammeln und zu vervollständigen.

Die Mitteilungen hierüber reichen zurück bis in die ersten Jahrzehnte des vorigen Jahrhunderts. Die ältesten Theorien sind die mechanischen (Hamel, Colladon, Triger u. a.). Bereits im Jahre 1854 wiesen Pol und Wotella darauf hin, daß. lediglich der Uebergang von der komprimierten Luft in die gewöhnlichen Druckes die Gefahr involviere, die beim Ausschleusen eintrete („on ne paye qu'en sortant"). Die mechanische Theorie hat noch bis in die neunziger Jahre des vorigen Jahrhunderts Anhänger gezählt. Eine zweite Erklärung gipfelt in der sogenannten Erkältungstheorie („theory of exhaustion and cold" [Reusselaer]). Das beträchtliche Absinken der Temperatur beim Ausschleusen, der hohe Grad der Luftfeuchtigkeit während der Caissonarbeit wird ätiologisch verantwortlich gemacht.

Unumstrittene Anerkennung hat sich jedoch nur die dritte Theorie, die sogenannte Gastheorie, erworben. Nachdem bereits R. Boyle, v. Musschenbroeck und 1857 Hoppe-Seyler unabhängig von jenen darauf hingewiesen, hat P. Bert mit apodiktischer Klarheit die Auffassung vertreten, daß das Freiwerden von Stickstoff im Blute und in den Geweben die bekannten pathologischen Erscheinungen hervorrufe. Im Tierexperiment konnte er nachweisen, daß bei schneller Dekompression zahlreiche Gasblasen im gesamten Gefäßsystem frei werden, daß die Gefahr in der Ausbreitung der arteriellen Embolieen liege, daß es ferner zu Erweichungsherden im Rückenmark komme; v. Leyden hat auf „Einrisse in die Substanz" des Rückenmarks durch Freiwerden von Blutgasen, insbesondere von Stickstoff, hingewiesen, eine Beobachtung, die Gowers in seinem Lehrbuch der Nervenkrankheiten seiner Auffassung zu Grunde legt.

Heller, Mager und v. Schrötter sind unbedingte Anhänger der Gastheorie in Uebereinstimmung mit allen Autoren, die sich in letzter Zeit mit dieser Frage beschäftigten.

Sehr eingehende und schöne Versuche verdanken wir in allerjüngster Zeit Haldane, sowie Bornstein.

Ein Obergutachten, dem sich das R.V.A. in seiner Beschlußfassung angeschlossen hat, reiht die Taucherkrankheit den Unfallkrankheiten ein. Das Obergutachten Fürstner's und Hoche's gibt die Definition wie folgt wieder:

Obergutachten: Was die Frage anbetrifft, ob das Leiden des W. als eine Gewerbekrankheit oder Unfallverletzung anzusehen ist, so bin ich nicht in der Lage, der Anschauung, daß das andauernde Arbeiten unter Druckluft die Ursache der Erkrankung sei, beizutreten. Das Leiden des W. ist als ein plötzlich entstandenes anzusehen, und zwar als eine direkte Folge des Ueberganges von hohem Druck in den atmosphärischen Druck, der gewöhnlich besteht.

Bei der prinzipiellen Wichtigkeit der Frage für alle in der Caissontechnik beschäftigten Arbeiter halte ich es für notwendig, diese Ansicht ausführlicher zu begründen.

Seit Beginn der Arbeiten unter Druckluft ist die Erfahrung gemacht worden, daß die Arbeiter niemals erkrankten, solange sie unter hohem Druck standen, sondern erst nach Verlassen der Senkkästen, und zwar pflegt zunächst eine kurze Zeit von Minuten bis höchstens Stunden zu verfließen, bis die ersten Erscheinungen auftreten. Die Erkrankungen selbst treten unter verschiedenen Symptomenbildern auf, als Gehirnerscheinungen, als Rückenmarkserkrankungen (vorwiegend Lähmung der Beine), sowie in Form von Schmerzen in Gelenken, Muskeln usw.

. . . Bei hohem Druck nimmt das Blut Gas auf aus der atmosphärischen Luft. . . . Dieses bei hohem Druck im Blute gelöste Gas wird beim Uebergang in niedrigen Druck frei, in Gasform, wird von dem Blutstrom als Fremdkörper mitgeführt und verstopft hier und da in diesen oder jenen Organen die arteriellen Blutgefäße. Die Folge davon ist, daß in den betreffenden Bezirken die Zirkulation aufhört und das Gewebe abstirbt. Findet dieser Vorgang im Rückenmark statt, so ist die Konsequenz eine Lähmung, die nun wiederum am häufigsten von dem mittleren Teile des Rückenmarks ausgeht.

Es ist mit voller Sicherheit anzunehmen, daß bei den erkrankten Caissonarbeitern der Vorgang der Schädigung in ganz der gleichen Weise stattfindet. Das in ihrem Blute während der Arbeit unter hohem Drucke gelöste Gas wird beim Verlassen der Caissons frei und stiftet die genannten unheilvollen Folgen. Die Chance, zu erkranken, ist um so größer, je rascher der Uebergang in die freie Atmosphäre erfolgt. Im übrigen hängt es vom Zufall, jedenfalls von bisher unbekannten Einflüssen ab, warum von 4—6, gleichzeitig den Ausschleuseraum verlassenden Arbeitern nur der eine erkrankt, die anderen nicht, in ähnlicher Weise wie bei anderen Unfällen, z. B. Einatmen giftiger Gase. Die Betriebsstörung, die den Unfall veranlaßt, ist somit im wesentlichen in einem zu raschen Sinken des Luftdruckes während des Ausschleusens zu erblicken, gleichviel, ob ein Versagen des Mechanismus oder die Ungeduld der herausdrängenden Arbeiter die Ursache dieses zu raschen Ueberganges von hohem zu niedrigem Druck darstellt. Der Akt der Schädigung vollzieht sich in jedem Falle in wenigen Minuten.

Interessante Einblicke gewährt eine Arbeit Lauenstein's. Lauenstein hat in dieser Arbeit die Erfahrungen niedergelegt, die ein reiches Krankenmaterial während des Schachtbaues des Elbtunnels auf Steinwerder ihm bot. Die Caissonkranken hatten unter einem Ueberdruck von 1,5—2,8 Atmosphären gestanden, der auf der gesamten Körperoberfläche lastete. Die Folgen dieser Belastung machen sich in mehrfacher Richtung geltend. Bei der Einatmung ist die Erweiterung des Brustkorbes, das Tiefertreten des Zwerchfelles erschwert, diese Behinderung der Atemtätigkeit übt einen ungünstigen Einfluß auf die Herztätigkeit aus, die auch durch die enorme Flatulenz, die sich infolge des Ueberdrucks einstellt, geschädigt wird. Lauenstein beobachtete bei 47 Patienten Extremitätenstörungen: in 9 Fällen Neuralgieen, besonders in den Oberschenkeln, Herabsetzung der groben Kraft, 31 Patienten hatten Herzstörungen, z. T. beschleunigten, z. T. verlangsamten Puls bei teilweise unregelmäßiger Herztätigkeit.

14 Patienten hatten Gehörstörungen: Otalgie, Retraktion des Trommelfells, Gefäßampullen verschiedenen Grades. 8 von diesen 14 Patienten wiesen Labyrintherscheinungen auf: Ohrensausen, Ohrenklingen, einseitige Schwerhörigkeit, Taubheit, Gleichgewichtsstörungen usw.

Nach Lauenstein ist die Krankheitsursache nicht in dem reichlichen Luftverbrauch und dem Entweichen der Luft bei durchlässigem Boden zu suchen, auch den Luftdruckschwankungen während der Absenkungszeiten der Caissons mißt er keine ätiologische Bedeutung bei, nach ihm „gewinnt bei der Analyse aller in Betracht kommenden Momente die Tatsache mehr und mehr an Wahrscheinlichkeit, daß individuelle Verhältnisse der Arbeiter, abgesehen von der einen wichtigsten Ursache, des Ueberdrucks der Atmosphäre, ganz unerläßlich sind zur Erklärung der einzelnen Erkrankungen". Insbesondere spricht dafür die Erfahrung, daß die Arbeiter, die sich nach dem reichlichen Tagesmahl, d. h. dem warmen Mittagessen, einschleusen lassen, zahlenmäßig am wenigsten erkranken.

Kasuistik:

Fall Nr. 1 (Aktenmaterial): Ingenieur mit der Leitung der Arbeiten im Caisson betraut, wird nach 6 stündiger Arbeit ausgeschleust, fällt beim Wechseln der Kleider um. Schmerzen in beiden Hüften, Knieen und in beiden Armen. Geringe vasomotorische Störungen, Gehör frei. Er wird in die Krankenschleuse gebracht; bei einer Höhe von 12 m Ueberdruck verschwand der Schwindel, die Beschwerden in den Gelenken und Gliedern wurden stärker, nach einigen Stunden wird B. allmählich ausgeschleust, Schwindel in geringem Grade noch vorhanden, Tendenz nach rechts hinten umzufallen. Besserung; Verbot sich einzuschleusen wird nicht beachtet. Ohnmacht, Cyanose, Pupillen starr, Deviation beider Augäpfel, tonische Kontraktur der gesamten Körpermuskulatur, Trismus, Bewußtseinsstörung. Allmählich lösen sich die Spasmen, extreme Streckbewegungen des Rumpfes (Arc de cercle, hysterischer Bogen). Diese Bewegungen begannen so, daß sich Pat. zuerst auf die linke Seite warf und sich dann ganz aufbäumte, ebenso wurde zuerst die linke Seite wieder frei. Trotz des starken Trismus kein Zungenbiß. Die Diagnose wird auf einen kombiniert organisch-funktionellen Zustand gestellt, die zentrale Läsion ist wahrscheinlich rechts im Zentralorgan zu suchen. Tobanfall. Sehr frequenter Puls. Tod. Obduktionsbefund: Zahlreiche Sugillationen in der Haut und im Unterhautzellgewebe, Schädelknochen und Gehirn überaus blutreich, chronische Verdickung der weichen Häute und gleichmäßige Erweiterung der Hirngefäße, Fettherz, in Leber und Nieren typische Alkoholikerveränderungen. Keine Hirnläsion.

B. war als typischer Alkoholiker den Anforderungen, die der Aufenthalt an die Organe in Preßluft stellt, nicht gewachsen. (Kranzfeldt.)

Fall Nr. 2 (Aktenmaterial): Erkrankt bald nach dem Ausschleusen, klagt über Schmerzen in allen Gliedern, auf der Brust, im Rücken, im Kopf, Schwindelgefühl, Erbrechen. Caissonkrankheit. Das Sch. G. weist die Ansprüche zurück mit folgender m. E. unzutreffender Begründung:

Der Aufenthalt eines Caissonarbeiters im Schacht bringt es mit sich, daß sein Körper dem erhöhten atmosphärischen Luftdruck ausgesetzt ist, . . . das Eindringen der Gase erfolgt aber nicht plötzlich, sondern erst nach längerem Aufenthalt in erhöhtem Luftdruck, und werden die Gase erst frei, wenn dieser sich zum gewöhnlichen Atmosphärendruck herabgemindert hat. Es handelt sich demnach nicht um ein plötzliches Ereignis, sondern um eine länger dauernde Einwirkung, die etwa der durch Phosphordämpfe verursachten Kiefernekrose der Zündholzarbeiter zu vergleichen ist. In solchen Fällen handelt es sich um eine Betriebskrankheit. . . . Betriebskrankheiten sind aber nach dem derzeitigen Stand der Gesetzgebung nicht zu den Unfällen zu rechnen und nicht versichert.

Das R.V.A. trat diesen Ausführungen bei.

Verletzungen der Cauda equina und des Conus medullaris.

Die Cauda equina und der Conus medullaris werden nicht selten von Verletzungen betroffen, vor allem bei Frakturen und Luxationen der Lendenwirbelsäule, auch direkt durch Hieb- und Stichverletzungen.

Ueber einen Fall von Einklemmung der Cauda equina haben jüngst Oppenheim und Krause berichtet.

Bei dem Verletzten, der einen Mann vor dem Falle bewahren wollte, stellte sich als Folge übermäßiger Kraftanstrengungen unter lebhaften Lenden- und Kreuzbeinschmerzen Lähmung beider Beine ein, die von den Sacral- und Lumbalwurzeln ihren Ursprung nahm. Diagnose: Raumbeschränkung in der Gegend des III. Lendenwirbels. Laminektomie, Verengerung des Wirbelkanals durch ein Enchondrom am

Körper des III. Lendenwirbels. Die Einklemmung war akut infolge der Muskelaktion entstanden.

Berichte über Conusverletzungen verdanken wir Minor, L. R.
Müller, Pim, Schidorski, Schlomer u. a.

Literatur zu § 8.

Myelitis.

1. Bikeles, Zur pathologischen Anatomie der Hirn- und Rückenmarkserschütterung.
   Arb. a. d. Inst. f. Anat. u. Phys. d. Zentralnerv. a. d. Wiener Univ. 1895.
2. Buschan, Myelitis auf traumatischer Basis. A. S. Z. 1895.
3. Goldberg, Die Myelitis in der Unfallheilkunde. A. S. Z. 1898.
4. v. Leyden, Klinik der Rückenmarkskrankheiten. T. II.
5. Mendel, K., Unfall in der Aetiologie der Nervenkrankheiten. Berlin 1908.
6. Nonne, Posttraumatische organische Erkrankungen im Rückenmark. Neur.
   Zentr. 1906.
7. Schmauß und Sacki, Vorlesungen über die pathologische Anatomie des
   Rückenmarks. Wiesbaden 1901.
8. Schönfeld, Ein Fall von traumatischer Myelitis. A. S. Z. 1909.
9. Westphal, A., Ueber einen Fall von traumatischer Myelitis. Arch. f. Psych.
   XXVIII.

Multiple Sklerose.

1. Blencke, Ein Fall von multipler Sklerose nach einem Trauma. M. f. U. 1900.
2. Cramer, Multiple Sklerose und Unfall. Med. Klin. 1909.
3. Cassirer, Die multiple Sklerose. Leipzig 1905.
4. Eulenburg, Ueber Nerven- und Geisteskrankheiten nach elektrischen Unfällen.
   Berl. klin. W. 1905.
5. Gerhardt, Multiple Sklerose nach Trauma. Berl. klin W. 1897.
6. Guttmann, Multiple Sklerose nach Trauma. Z. f. klin. Med. 1880.
7. Mendel, E., Tabes und multiple Sklerose in ihren Beziehungen zum Trauma.
   D. m. W. 1897.
8. Mendel, K., Zwei Fälle von Rückenmarkserkrankungen nach Unfall. M. f. U.
   1902.
9. Stoevesandt und Ricke, Obergutachten über die Entstehung einer multiplen
   Sklerose des Zentralnervensystems durch elektrische Schläge. A. N. 1904.
   Samml. v. Obergutachten. Bd. II.
10. Schuster, Multiple Sklerose als Unfallfolge anerkannt. Med. Klin. 1909.

Hämatomyelie.

1. Kramer, Hämatomyelie nach Trauma. Allg. Z. f. Psych. Bd. 62.
2. Minor, Klinische Beobachtungen über zentrale Hämatomyelie. Westph. Arch.
   Bd. 28.
3. Vulpius, Einfluß des Traumas bei Rückenmarks- und Gehirnkrankheiten.
   IV. Intern. Kongr. f. Vers.-Med. Berlin 1906.
4. Yoshikawa, Monatsschr. f. Psych. u. Neur. 1906. XX.

Syringomyelie.

1. Eulenburg, Obergutachten betr. den ursächlichen Zusammenhang zwischen
   einem Betriebsunfall und einer Syringomyelie. A. N. 1904. Samml. ärztl.
   Obergutachten. Bd. II.
2. Kienböck, Kritik der sogenannten „traumatischen Syringomyelie". Jahrb.
   f. Psych. u. Neur. XXI.
3. Riedinger, Einfluß des Traumas bei Rückenmarks- und Gehirnkrankheiten.
   IV. Intern. Kongr. f. Vers.-Med. Berlin 1906.
4. Schlesinger, H., Die Syringomyelie. Leipzig u. Wien. 1902.
5. Seiffer, Ueber organische Nervenkrankheiten nach Unfällen. Charité-Annalen.
   1903.
6. Stempel, Die Syringomyelie und ihre Beziehungen zur sozialen Gesetzgebung.
   D. Z. f. Chir. Bd. 73. 1904.

7. Stolper, Die Rückenmarksverletzungen. A. S. Z. 1904.
8. Derselbe, Syringomyelie, Gelenkerkrankung, Trauma. A. S. Z. 1902.
9. Windscheid, Der Arzt als Begutachter. Jena 1905.

Taucherkrankheit.

1. Heller, Mager u. v. Schrötter, Luftdruckerkrankungen mit besonderer Berücksichtigung der sogenannten Caissonkrankheit. Wien.
2. Kieneberger, Luftdruckerkrankungen beim Bau der grünen Brücke. D. m. W. 1907.
3. Lauenstein, Die Caissonerkrankungen beim Schachtbau des Elbtunnels auf Steinwerder. M. f. U. 1909.

Verletzungen der Cauda equina und des Conus medullaris.

1. Minor, Zur Pathologie der traumatischen Affektionen des unteren Rückenmarksabschnittes. D. Z. f. Nervenheilk. 1901. Bd. XIX.
2. Müller, L. R., Weitere Beiträge zur Pathologie und pathologischen Anatomie des unteren Rückenmarksabschnittes. D. Z. f. Nervenheilk. Bd. XIX. 1901.
3. Pim, Ueber zwei Fälle von traumatischer Läsion des Conus terminalis. M. f. U. 1907.
4. Oppenheim-Krause, Ueber Einklemmung bzw. Strangulation der Cauda equina. M. f. U. 1909. Ref.
5. Schlomer, Ueber traumatische Erkrankungen des untersten Rückenmarksabschnittes. I.-D. Kiel 1898.
6. Schidorski, Kasuistische Beiträge zur Diagnose der Affektion der Cauda equina und des unteren Rückenmarksabschnittes. I.-D. Königsberg 1907.

§ 9. Die Strang= und Systemerkrankungen des Rücken= marks in ihren Beziehungen zum Trauma.

Tabes.

Traumen werden in fast allen Fällen, in denen sie für die Entstehung der Tabes verantwortlich gemacht werden, zu Unrecht beschuldigt, wohl aber sind Traumen imstande, den Ausbruch der Erkrankung zu beschleunigen, die Erkrankung zu verschlimmern und die verletzten Körperteile widerstandsunfähiger zu machen. Die Anamnese läßt meist erkennen, daß tabische Symptome bereits vor dem Unfall vorhanden gewesen, vor allem ergeben sich meist Anhaltspunkte für frühere Syphilis, die in 90 pCt. aller Beobachtungen der Tabes nachweisbar voraufging.

Hitzig hat im Jahre 1894 die bis dahin bekannten Beobachtungen kritisch besprochen. Ein typisches, ausschließlich für die traumatische Tabes zutreffendes Krankheitsbild hat auch Hitzig nicht aufstellen können, immerhin gibt es nach ihm eine Reihe von Fällen unzweifelhafter Tabes, bei denen das Trauma allein bzw. Trauma und Erkältung als einziges ätiologisches Moment übrig bleibt.

Im Gegensatz hierzu stehen v. Leyden und Klemperer auf dem Standpunkt, die traumatische Aetiologie der Tabes sei bereits einwandsfrei bewiesen, auch Gowers hält in seinem Lehrbuch an dem ätiologischen Zusammenhang von Trauma und Tabes fest.

Demgegenüber lehnt Thiem eine eigentliche traumatische Tabes a limine ab. Den gleichen Standpunkt vertritt Flechsig, der von der Auffassung ausgeht, daß eine syphilitische Infektion jeder Tabes, also auch der nach einem Unfall manifest gewordenen, voraufgeht. Während Erb zwar auch annimmt, die Tabes sei eine syphilogene Erkrankung, hält er den sicheren Nachweis jedoch noch nicht für erbracht, daß die Syphilis in jedem Falle der Tabes zu grunde liege, wenngleich alles dafür spräche. Auch Schittenhelm kommt auf Grund eines sehr umfangreichen Materials der Breslauer Klinik zu dem Ergebnis, daß es eine traumatische Tabes sensu strictiori nicht gebe, daß das Trauma nur die Disposition schaffe, oder bei vorhandener Disposition die Tabes zum Ausbruch bringe und sie ev. verschlimmere.

Vorsichtiger gibt in allerjüngster Zeit Fr. Schultze seine Auffassung dahin kund, daß die Wassermann'sche Reaktion zwar die Annahme der syphilogenen Natur der Tabes bestätigt habe, daß aber der Zusammenhang von Tabes und Syphilis noch nicht für alle Fälle absolut sicher sei und man daher die Möglichkeit zugeben müsse, daß central einwirkende Commotionstraumen gelegentlich die Ursache von Tabes sein könnten.

Die bisher beschriebenen Fälle, in denen mit Bestimmtheit die Tabes als rein traumatisch angesprochen wurde, halten eingehender Kritik nicht stand, darin stimmen aber alle Autoren überein, daß das Trauma, wie eingangs erwähnt, auf eine bereits bestehende Tabes verschlimmernd wirken kann, daß die bis dahin latente Tabes manifest werden kann.

Mendel hat bereits früher darauf hingewiesen, daß die Verschlimmerung der Tabes durch einen Unfall häufig auf die längere Bettruhe zurückzuführen ist, zu der das Trauma den Verletzten zwingt, dazu kämen noch die rein seelischen Vorgänge, die der Unfall im Gefolge hat, der Schreck, die Schmerzen, die Sorge um die künftige Existenz u. a. m.

Immerhin kommen auch ohne Unfall plötzliche Verschlimmerungen der Tabes, besonders, wenn sie mit Gehirnerscheinungen kompliziert ist, vor. Soll also ein Unfall auf eine bereits bestehende Tabes eingewirkt haben, so ist dafür auch gesondert der Beweis zu erbringen; die Tatsache der Verschlimmerung einer Tabes zeitlich nach einem Unfall genügt nicht. So kann, wie das in einem Gutachten Schuster's zum Ausdruck kommt, aus dem Tatbestand einer Ellenbogenverletzung, die ohne erheblichen, psychischen Shock einherging, nicht ohne Weiteres auf eine ursächliche Verschlimmerung der Tabes geschlossen werden. Ein Trauma, das eine Gehirnerschütterung, eine Erschütterung des Rückenmarks veranlaßt hat, könnte unter Umständen eher geeignet sein, eine Verschlimmerung herbeizuführen.

Die tabischen Erscheinungen werden manifest, bzw. erfahren eine Steigerung in den von dem Unfall betroffenen Körperteilen. Auffallend ist, daß die meisten hierher gehörigen Beobachtungen Fußverletzungen betreffen, die den angeblichen Ausgangspunkt der Tabes bilden. Das gibt in manchen Fällen den Fingerzeig, daß die tabische Unsicherheit des Ganges bereits Ursache des Unfalls geworden. Hat jedoch ein Unfall eine Verschlimmerung der Tabes herbeigeführt, so kann der verletzte Körperteil das gesamte Krankheitsbild beherrschen.

So konnte Schuster in einem jüngst veröffentlichten Gutachten die interessante Beobachtung machen, daß bei einem Verletzten nach einem schweren Fall auf den Rücken das tabische Symptom des Gürtelschmerzes ausgelöst wurde. Der Verletzte suchte den Nachweis zu führen, daß die Rückenmarkserkrankung auf den Unfall zurückzuführen sei; das wurde verneint, weil die sicheren Zeichen der Tabes bereits vor dem Unfall ärztlich festgestellt waren, allein das wurde gutachtlich anerkannt, daß ein ätiologischer Zusammenhang eines wichtigen Symptoms mit dem Unfall vorlag.

Windscheid hat sich in einem Gutachten über einen Fall von Tabes geäußert, in dem fraglos eine Verschlimmerung durch einen Unfall herbeigeführt worden ist.

Es handelte sich um eine Frau, die plötzlich während der Arbeit bewußtlos wurde und sich beim Fall eine Verletzung der rechten Stirn zuzog. Die Verletzung hatte eine direkte Augenmuskellähmung zur Folge, sowie eine erhebliche Verschlimmerung des bereits vorhandenen tabischen Sehnervenleidens.

In einem anderen Gutachten Windscheid's hatte ein Unfall, der eine Verletzung des Kreuzbeins mit starker Erschütterung des Rückenmarks herbeigeführt hat, die tabischen Symptome außerordentlich verstärkt, vor allem die Ataxie in die Erscheinung treten lassen, die zuvor überhaupt nicht vorhanden war.

Für die Beurteilung der Fälle, in denen tabische Symptome sich nach einem Unfalle einstellen, ergeben sich demnach folgende Normen:

Eine rein traumatische Tabes gibt es im allgemeinen nicht, die Möglichkeit, daß es gelegentlich einmal nicht gelingt, irgend ein anderes Moment ätiologisch verantwortlich zu machen, als ein Trauma, ist zuzugeben. Ein Fall, der hierher zu gehören scheint, wäre der schärfsten Kritik auszusetzen. In jedem Falle ist die Anamnese auf Anhaltspunkte für frühere luetische Infektion genauestens zu durchforschen, wenn irgend möglich sind Zweifel durch die

Wassermann'sche Reaktion zu verringern. Selbstverständlich muß sich das Augenmerk auf alle Anzeichen richten, die für eine beginnende tabische Erkrankung bereits vor dem Unfall sprechen. In einer Reihe von Fällen wird der Unfall an sich entschädigungspflichtig sein, wenn der Verletzte z. B. eine Fußverletzung davongetragen hat, die tabische Symptome manifest gemacht hat. Entschädigungsflichtig ist ferner jeder Unfall, der eine Verschlimmerung der Tabes herbeigeführt hat, wie Goldscheider und Greeff in einem Obergutachten überzeugend dargelegt haben. Dabei ist die Schwere der Verletzung, die Art und die Zeit des Auftretens der Erscheinungen zu berücksichtigen. Fraglos verschlimmert sich, wie erwähnt, die Tabes auch ohne Unfall, sogar nicht selten plötzlich, allein bei der Beurteilung ist zu bedenken, daß gerade Tabiker oft jahrelang bei vernünftiger Lebensweise sich in recht erträglichem Zustand halten. Die Verschlimmerung des Leidens kann eine solche sein, daß die Gewährung der Vollrente durchaus am Platze ist. Die Verstärkung einzelner Symptome muß individuell bewertet werden. So ist in einem zitierten Gutachten Schuster's die Verschlimmerung, die sich durch Auftreten des Gürtelschmerzes kennzeichnete, mit 25 pCt. entschädigt worden. Nicht selten ereignen sich Unfälle bei Tabikern infolge tabischer Schwindelanfälle, dazu kommt, daß im Laufe der Erkrankung zuweilen infolge von Strukturveränderungen der Knochen, Spontanbrüche erfolgen, besonders in der Nähe der Gelenke (tabische Osteoporose und Arthropathie), es muß demnach der Unfall als solcher schwerwiegend sein, um ihn für einen Bruch usw. allein verantwortlich machen zu können. Schließlich ist die Tabes eine sehr häufige Krankheit, ein Unfall ein sehr häufiges Vorkommnis; es ist also durchaus wahrscheinlich, daß in einer großen Reihe von Fällen beide Ereignisse rein zufällig zusammentreffen.

Die Schwierigkeit der Entscheidung ist um so größer, als bekanntlich die Tabes lange Zeit bestehen kann, ohne die geringsten Erscheinungen zu machen. Es kommt hinzu, daß die dem Unfallverletzten gewidmete vermehrte ärztliche Aufmerksamkeit erst zur Entdeckung jahrelang vorhandener Symptome führen kann. Es müßte der strenge Nachweis erbracht werden, daß vor dem Unfall keinerlei tabische Symptome vorhanden waren, ferner, daß keine syphilitische Infektion voraufgegangen ist. Sich allein auf die Angaben der Verletzten zu verlassen, wird hier doppelt schwer sein. Abgesehen von der Erfahrungstatsache, daß jeder Syphilitiker die Infektion negiert, hat ja der Verletzte das vermeintlich persönliche Interesse, den Unfall allein für die Entstehung seines Leidens verantwortlich zu machen. Ob die Wassermann'sche Serodiagnostik uns absolute Gewißheit verschaffen wird, steht noch dahin. Selbst wenn die Syphilis als ätiologisches Moment im gegebenen Falle ausscheiden würde, eine Möglichkeit, die von einzelnen Autoren, wie Möbius u. a. absolut geleugnet wird, bliebe noch eine Reihe bekannter Ursachen übrig, die für die Entwicklung der Tabes verantwortlich gemacht werden: Erkältungen, sexuelle Excesse, Ueberanstrengungen, Ergotinvergiftung u. a. m.

Es müßte ferner der Beginn der tabischen Symptome in einem begreiflichen zeitlichen Zusammenhang mit dem Trauma stehen. Wenn, wie in einem Falle, der Flechsig zur Begutachtung vorlag, 3 Tage nach dem Unfall bereits die Symptome einsetzen, dann kann man nicht von einem causalen Zusammenhang sprechen, da die Entwicklung der Tabes sicherlich eine Reihe von Monaten erfordert.

Kasuistik:

Fall Nr. 1. (Aktenmaterial): P. trug mit Arbeitsgenossen eine Feldbahnschiene, verspürte dabei einen heftigen Schmerz in der Rückengegend. Der erstbehandelnde Arzt stellt nach 14 Tagen die ausgeprägten Symptome der Tabes fest, die er ursächlich mit dem Unfall in Zusammenhang bringt. Das R.V.A. lehnt ab mit folgender Begründung: Irgend ein Vorgang, der geeignet wäre eine Verletzung des Rückenmarks zu verursachen, ist überhaupt nicht erwiesen, ebensowenig sind im Verlauf des Leidens irgendwelche Zeichen aufgetreten, die auf eine plötzliche Verletzung des Rückens deuteten. Die Tatsache allein, daß P. während der Arbeit erkrankt ist, genügt nicht, um einen Unfall annehmen zu können. Dem P. ist das Leiden nur infolge der Anstrengungen der Arbeit zum Bewußtsein gekommen.

Fall Nr. 2. (Aktenmaterial): P. verspürte beim Tragen schwerer Steine plötzlich einen Stich im Kreuz. Die Kreuzschmerzen machen Gehen und Bücken unmöglich. Die Diagnose lautete: Kreuzschmerzen im Anschluß an eine Dehnung der Bänder und Muskel. $1\frac{1}{2}$ Jahre nach dem Unfall Tod infolge von Tabes. Ursächlicher Zusammenhang wird vom R.V.A. abgelehnt. Der Tod ist erst nach mehr als 20 Monaten nach dem Unfall eingetreten, der Unfall war nur geringfügiger Natur.

Fall Nr. 3. (Aerztliches Gutachten Oberarzt Dr. Placzek):

In der Unfallsache der Frau E. Th. erstatte ich dem Vorstande der B.G. der Feinmechanik und Elektrotechnik Sektion I, gestützt auf die Beobachtung der Patientin in meiner Nervenabteilung des Krankenhauses Hasenheide vom 13. Februar 1911 bis 2. März 1911, das erforderte Gutachten.

I. Tatsächliches. Frau Th. will laut Unfallsanzeige am 15. Juni 1910 beim Transport von Arbeit aus dem Lager mit einem Absatz an einem Stufenbeschlag hängen geblieben und die Treppe hinunter gefallen sein. Hierbei erlitt sie „Hautabschürfungen am rechten Arm und rechten Schienbein, Quetschung des Mittelfingers der linken Hand". Sie klagt über Unsicherheit in den Beinen; über ein Gefühl, als ob sie keine Kniee hätte; Taubheit in den Beinen; Schmerz im Hinterkopf; Gürtelgefühl; Schwindelgefühl. Pat., 44 Jahre alt, war 2 mal verheiratet, hatte ein uneheliches Kind, 1 Abort, 3 Geburten, doch blieben die Kinder nicht leben. Von einer Geschlechtskrankheit will sie nichts wissen. Pat. ist klein, schlecht genährt, von sehr blasser Gesichtsfarbe. Linke Pupille größer als rechte; erstere reagiert träge auf Lichteinfall, letztere ist lichtstarr; auf Nahesehen ziehen sich beide prompt zusammen. Kniesehnen-, Achillessehnen-, Fußsohlen-Reflexe fehlen. Gang stark ungeordnet. Pat. schwankt schon bei offenen Augen sehr stark, fällt um bei geschlossenen Augen. Ausgeprägte Lagegefühlsstörung in den Beinen. Schmerzempfindung an der vorderen Rumpfhälfte abgestumpft, an der Rückseite der Beine aufgehoben. Keine Blasen- und Mastdarmstörung. Sonst nichts Erwähnenswertes.

II. Gutachten.

Frau Th. leidet, wie der Befund lehrt, an weitvorgeschrittener Rückenmarks-schwindsucht (Tabes dorsalis). Die Veränderungen an den Pupillen, das Fehlen der wichtigsten Reflexe, die Abstumpfung der Schmerzempfindung, die Störung des Ganges, die Lagegefühlsstörung, das Romberg'sche Zeichen, alles sichert diese Diagnose. Damit wird gleichzeitig ausgesprochen, daß Pat. einmal Syphilis hatte, und wenn sie das bestreitet, wenigstens nichts da von weiß, so besagt das nichts, da

1. Frauen sehr oft von der Infektion nichts wissen und doch infiziert sind, da
2. die Vorgeschichte — illegitimes Kind, Totgeburten — gleichfalls auf eine Syphilis hinweisen.

Wenn eine Tabikerin eine Treppe hinunterstürzt, ist das wirklich nicht verwunderlich, denn sie taumelt schon stark auf gewöhnlichem Boden. Der Sturz ist eine Folge der hochgradigen Inkoordination der Muskeln, d. h. der Unfähigkeit, die stetige Erfordernis Muskeln mit der nötigen Kraft und Abstufung beim Zusammenarbeiten mit anderen Muskeln zu innervieren.

Folgen des Sturzes bestehen nicht mehr. Was vorliegt, ist ein ganz unabhängig von diesem und jenem Unfall entwickeltes Rückenmarksleiden mit den markantesten Symptomen, das Pat. erwerbsunfähig macht.

Demzufolge lautet mein Schlußgutachten:

1. Unfallsfolgen bestehen nicht mehr,
2. der Unfall war reine Folge des seit Jahren bestehenden Rückenmarksleidens,
3. dieses ist durch den Unfall in keiner Weise beeinflußt worden.

Für den Zusammenhang von amyotrophischer Lateralsklerose und spastischer Spinalparalyse mit einem Unfall liegt aus jüngster Zeit eine Reihe von Beobachtungen vor (Seiffer, Nonne, Pagenstecher, K. Mendel, Ottendorf, Goldberg u. a. m.). Auch hier wird man eine individuelle Prädisposition voraussetzen müssen und dem Unfall nur die Rolle des auslösenden Moments vindizieren dürfen. Aus den bisherigen Beobachtungen der an sich seltenen Krankheit geht übereinstimmend hervor, daß die ersten Symptome sich nach einer Reihe von Wochen nach dem Unfall bemerkbar machen. Für die traumatische Aetiologie der amyotrophischen Lateralsklerose spricht nicht nur der zeitliche Zusammenhang, sondern auch die Beobachtung, daß die Krankheitssymptome sich zuerst und vornehmlich in dem verletzten Körperteil geltend machen.

So beobachtete Seiffer einen Fall, der einen 43jährigen Mann betraf, der bei einem Sturz von einer Leiter aus einer Höhe von 4 m sich eine Verstauchung der rechten Hüfte und eine Verletzung des rechten Knies sowie des rechten Ellenbogens zuzog. Nach $^3/_4$ Jahren wurde der Befund der amyotrophischen Lateralsklerose, an die sich eine Bulbärparalyse anschloß, festgestellt, bei der alle Symptome auf der verletzten Seite stärker in die Erscheinung traten.

Die progressive Muskelatrophie kann sich im Anschluß an ein Trauma entwickeln bei Individuen, die eine angeborene bzw. erworbene Disposition zur progressiven Muskelatrophie bereits besitzen. Die Erklärung, daß eine aufsteigende Neuritis den Zusammenhang des verletzten peripheren Organs mit dem Sitz der Erkrankung, dem Rückenmark, vermittele, wird von einigen Autoren angenommen, von den meisten abgelehnt. Nach Erb, der sich auf die experimentellen Nachweise von Schmauß stützt, kommt es infolge der traumatischen Erschütterung des Rückenmarks zu einer molekularen Umlagerung in den Ganglienzellen, die — die Disposition vorausgesetzt — zu tieferen Ernährungsstörungen und degenerativen Prozessen führt, in denen die Ursache der progressiven Muskelatrophie zu suchen sei. Für die praktische Beurteilung kommt der zeitliche Zusammenhang in Betracht und ferner die Erwägung, daß die vom Trauma betroffenen Körperteile wiederum in erster Linie in Mitleidenschaft gezogen sind.

Nach den Untersuchungen von Reymond, Deroche und Hoffa lassen sich, worauf Vulpius hinweist, in vielen Fällen sog. traumatischer progressiver Muskelatrophie die Erscheinungen als Folgen entzündlicher Reizung der Endabschnitte der Nerven, als trophoneurotische Störungen erklären.

Der Zusammenhang der Dystrophia muscularis progressiva mit einem Trauma ist in einer Reihe von Veröffentlichungen (Jolly, Senator, v. Hoesslin u. a.) sichergestellt. Die Prädisposition zur Erkrankung ist bereits vorhanden, so daß das Trauma lediglich als auslösendes Moment in Frage kommt.

Literatur zu § 9.

Tabes dorsalis.

1. Erb, Zur Aetiologie der Tabes dorsalis. Berl. klin. W. 1883.
2. Derselbe, Die Aetiologie der Tabes. Samml. klin. Vortr. Nr. 53. 1892.
3. Derselbe, Tabes dorsalis. Die Deutsche Klinik. VI. 1905.
4. Flechsig, Obergutachten A. N. 1906.
5. Goldscheider u. Greeff, Obergutachten-Samml. Bd. I. 1903.
6. Hitzig, E., Ueber traumatische Tabes. Festschrift z. 200jährigen Jubelfeier der Univ. Halle. Berlin 1894.
7. Klemperer, F., Traumatische Tabes. I.-D. Berlin 1889.
8. Lemke, Tabes nach Unfall. Arch. f. Unfallhk. III.
9. v. Leyden, Zur Aetiologie der Tabes. Berl. kl. W. 1903.
10. Lichte, Traumatische Tabes. I.-D. Berlin 1903.
11. Mendel, E., Tabes und multiple Sklerose in ihren Beziehungen zum Trauma. D. m. W. 1897 u. Neur. Centr. 1897.
12. Derselbe, Obergutachten. A. N. 1899.
13. Sänger, Ueber organische Nervenerkrankungen nach Unfall. Neurol. Centr. 1897 u. M. f. U. 1897.
14. Schittenhelm, Zur Aetiologie der Tabes. D. Z. f. Nervenh. XXIV.
15. Stolper, Rückenmarksverletzung. A. S. Z. 1904.
16. Windscheid, Tabes und Trauma. M. m. W. 1903.
17. Derselbe, Der Arzt als Begutachter. Jena 1905.

Amyotropische Lateralsklerose.

1. Goldberg, Amyotropische Lateralsklerose nach Trauma. Berl. kl. W. 1898.
2. Ottendorf, Ein Fall von amyotrophischer Lateralsklerose nach Trauma. M. f. U. 1902.

3. Pagenstecher, 3 Fälle von posttraumatischer chronischer spinaler Amyotrophie. M. f. U. 1905.
4. Seiffer, Ueber organische Nervenkrankheiten nach Unfällen. Charité-Ann. 1903.

Progressive Muskelatrophie.

1. Erb, Ueber Poliomyelitis anter. chron. nach Trauma. D. Z. f. Nervenh. XI. 1897.
2. Franke, Poliomyelitis anter. acuta nach Unfall. M. f. U. 1898.
3. Gowers, Handb. der Nervenkrankheiten. Bonn 1892.
4. Jolly, Unfallverletzung und Muskelatrophie. Berl. kl. W. 1897.
5. Meyer, Ernst, Poliomyelitis ant. chron. nach Trauma. M. m. W. 1901.
6. Senator, Ueber einige Muskelerkrankungen. Berl. kl. W. 1899.
7. Sachs u. Freund, Die Erkrankungen des Nervensystems nach Unfällen. Berlin 1899.
8. Tetzner, Spinale progressive Muskelatrophie nach Trauma. A. S. Z. 1907.
9. zur Verth, Progressive Muskelatrophie nach Trauma. M. m. W. 1905.

Dystrophia muscularis progressiva.

1. v. Hoesslin, Juvenile Muskeldystrophie bei einem älteren Manne nach Trauma. M. m. W. 1904.
2. Kramer, Muskeldystrophie nach Trauma. M. f. Psych. u. Neurol. XII. 1902.
3. Senator, Ueber einige Muskelerkrankungen. Berl. kl. W. 1899.

§ 10. Die traumatischen Neurosen.

Die traumatischen Neurosen sind rein funktionelle Erkrankungen des Nervensystems, die sich an Unfälle anschließen, die eine Erschütterung des Zentralnervensystems direkt oder durch Vermittelung der sensiblen Nervenbahnen verursacht haben. Erichsen und nach ihm Erb und v. Leyden haben zuerst auf die Bedeutung der Unfallneurosen hingewiesen. In eingehender Darstellung hat Oppenheim im Jahre 1888 das Krankheitsbild der „traumatischen Neurose" gekennzeichnet und damit eine Fülle wertvoller Anregungen zu spezieller Forschung gegeben.

Die Bezeichnung der Erkrankung als traumatische Neurose hat allmählich an Wertschätzung verloren, sie ist jedoch trotz vielfacher Widersprüche beibehalten worden. Sachlich ist gegen die Bezeichnung, die sich in der Unfallheilkunde Bürgerrecht erworben hat, vielleicht nichts einzuwenden, wenn man sich vergegenwärtigt, daß man unter „traumatischer Neurose" nicht ein einheitliches Krankheitsbild versteht, vielmehr die verschiedensten Formen posttraumatischer funktioneller Nervenkrankheiten. Verfehlt ist es jedenfalls, die Krankheitsbezeichnung „traumatische Neurose" als „Bequemlichkeitsdiagnose" anzuwenden, wie Thiem mit Recht tadelt, der die Bezeichnung „traumatische Neurose" überhaupt vermieden wissen will.

Während noch Westphal anatomisch nachweisbare Verletzungen des Gehirns oder des Rückenmarkes als die Grundlage der traumatischen Neurose ansah, ist die Anschauung, es hier mit psychischen, rein funktionellen Veränderungen zu tun zu haben, immer mehr gefestigt worden, insbesondere durch die grundlegenden Arbeiten Oppenheim's. Während von der Pariser Schule (Charcot, Hysterie traumatique) die Meinung ausging, es seien vorwiegend hysterische Formen psychischer Erkrankungen, Oppenheim zunächst den Standpunkt vertrat, es handele sich um neurasthenische Vorgänge, ist man jetzt allgemein der Ansicht, daß die traumatischen Neurosen die verschiedensten Formen dieser oder jener funktionellen Nervenkrankheiten darstellen, daß sie z. T. als Mischformen zu bezeichnen sind.

Es ist durchaus nicht immer etwa ein Kopftrauma, dem die Unfallneurose folgt, eine jede Verletzung kann den Anlaß geben. Die ersten Beobachtungen bezogen sich lediglich auf Verletzte, die bei einem Eisenbahnunglück einen Unfall erlitten hatten, daher die ursprüngliche Bezeichnung railway-spine. Man nahm an, daß die Erschütterung, die der Gesamtorganismus hierbei erfährt, wenn der Körper von dem Sitz emporgeschleudert und wieder zurückgeworfen wird, Anlaß zur Entstehung der Krankheit gebe. In der Tat finden wir jedoch traumatische Neurosen nach allen möglichen Unfällen, Verletzungen des Rumpfes, der Extremitäten usw. Wiewelt die Entschädigungsfrage hier eine Rolle spielt, wird später erörtert.

Neuerdings hat man zahlreiche Beobachtungen traumatischer Neurosen nach Unfällen, die bei Berührungen mit hochgespannten Leitungdrähten eintraten, veröffentlicht (Strauß). Die Lähmungserscheinungen, die hierbei auftreten, entsprechen denen, die wir nach Blitzschlägen beobachten (Keraunoneurosen). Dabei ist es interessant zu beobachten, daß, wie Hoche bemerkt, die höchsten zur Verwendung gelangenden Stromspannungen nicht die gefährlichsten sind, wenigstens nicht für den Menschen, und daß sich die einzelnen Tierspezies verschieden gegenüber starken Strömen verhalten. Verläuft der Unfall nicht sofort tödlich, so sehen wir außer Verbrennungen, die im allgemeinen unmittelbar nach der Verletzung schmerzlos werden, rein nervöse Erscheinungen auftreten.

Hierher gehören auch die Betriebsunfälle der Telephonisten.

Die traumatische Neurose ist nach den geringfügigsten Verletzungen beobachtet worden, geradezu selten nach Verletzungen, die zu schweren Frakturen führten, ja bei völliger Integrität des Körpers lediglich als Folge einer überstandenen übermäßigen Aufregung im Anschluß an einen Unfall, so daß man direkt eine psychische Erschütterung als Ursache ansprechen kann.

Nicht immer wird es gelingen, die Formen der traumatischen Neurose nach ihren drei wesentlichen Grundzügen abzugrenzen, der

Hypochondrie, der Neurasthenie und der Hysterie; oft genug gehen alle drei Formen ineinander über, dazu gesellen sich oft die Symptome anderer Krankheiten, Psychose, Epilepsie, lokalisierte Muskelkrämpfe u. a. m. Das Charakteristische aller drei Formen beim Fehlen von objektiven Symptomen ist die krankhafte Vorstellung, die der Verletzte vom Umfang und der Schwere seines Unfalles ständig mit sich herumschleppt, die er sich fortgesetzt vor Augen führt und seiner Umgebung klar zu machen sucht. Es ist ganz natürlich, daß er das Fehlen objektiver Krankheitssymptome wettzumachen sucht durch eine beständige Neigung zu übertreiben. Hier die Grenze zu finden zwischen ungewollter Uebertreibung (Aggravation) und beabsichtigter Simulation ist eine der verantwortlichsten Aufgaben des Unfallgutachters. Nach Oppenheim gehört die Uebertreibung geradezu zu dem Krankheitsbild der traumatischen Neurose, während die Simulation nur selten anzutreffen sei.

Einerseits sind wir uns heute allgemein darüber im Klaren, daß wir es hier mit einer Krankheit zu tun haben, die nach Verletzungen Nichtversicherter in der gleichen Schwere auftritt — das Krankheitsbild der traumatischen Neurose war schon Gegenstand wissenschaftlicher Diskussion zu einer Zeit, in der von dem modernen Ausbau der sozialen Fürsorgegesetzgebung noch keine Rede war — andererseits ist der Gedanke nicht von der Hand zu weisen, daß unsere moderne soziale Fürsorgegesetzgebung eine Reihe von Unfallneurosen geradezu gezüchtet, daß mit der zunehmenden Begehrlichkeit die Zahl der Unfallneurosen, die zur Entschädigung gelangen, von Jahr zu Jahr unheimlich ansteigt (Strümpell, A. Hoffmann, Braun). Cramer glaubt allerdings, daß die Begehrungsvorstellungen als allgemein menschliche Eigenschaften keine Symptome der traumatischen Neurose seien, „denn die meisten Menschen entschließen sich schwer, auf etwas zu verzichten, was sie mitnehmen können." Daher die Auffassung einiger Autoren, wie Jessen, Einstein u. a., daß der Kreis der echten traumatischen Neurose viel enger gezogen werden müßte, und ferner die Meinung Windscheid's, daß es ohne die Rentenfrage überhaupt keine traumatische Neurose gäbe. Windscheid kleidet diese Auffassung in folgende These: der Unfall macht aus der einfachen Neurasthenie und Hysterie das unter dem Namen der traumatischen Neurose bekannte, aus Neurasthenie, Hysterie und Hypochondrie kombinierte Krankheitsbild, indem durch die zu gewährende Rente in dem Verletzten die Begehrungsvorstellungen erweckt werden, denen er infolge seiner nervösen Widerstandsunfähigkeit nicht entgegentreten kann. Begünstigend wirken dabei körperliche Schwächezustände ein. Es kommt dabei weder auf die Intensität noch auf die Extensität des Unfalls an.

Mißstände, die sich aus der Entschädigungsfrage ergeben, werden sich nie ganz beseitigen lassen; verringern lassen sie sich, wenn man, wie Windscheid sehr richtig hervorhebt, die ärztliche Gutachtertätigkeit, soweit sie Unfallneurosen betrifft, mehr Spezialisten überließe. Das geschieht am zweckmäßigsten in Unfallkrankenhäusern, die die beste Gelegenheit zu einwandfreier Beobachtung geben. Wichtig ist es auch, daß für einen Verletzten immer nur der gleiche Arzt zu den später notwendig werdenden Nachuntersuchungen herangezogen wird. Nirgends schwanken die Auffassungen über ein und dasselbe Krankheitsbild so, wie bei der Beurteilung der traumatischen Neurose.

Von eminenter Bedeutung ist die Disposition, die erbliche Belastung, Alkoholismus, Syphilis, chronische Bleivergiftung. In einer Reihe von Fällen scheint der Unfall lediglich auslösendes Moment für bereits vorhandene Neurosen zu sein.

Die Verletzten stehen zunächst unmittelbar nach dem Unfall unter dem Zeichen der Shockwirkung, die oft tagelang anhält; der Verletzte ist bewußtlos, erwacht allmählich, ist jedoch verwirrt. Zuweilen fehlen anfangs alle Zeichen irgendwelcher krankhafter Veränderungen, meist sind es jedoch heftige Schmerzen, über die die Verletzten klagen, vor allem Rücken- und Kreuzschmerzen. Von rein psychischen Symptomen ist häufig die Gedächtnisschwäche vorhanden.

Von subjektiven Zeichen steht im Vordergrund eine tiefe Depression, bedingt durch die Vorstellung des Verletzten, er werde nie wieder in den Besitz seiner früheren Arbeitskraft gelangen. Es fehlt den Meisten jegliche Energie zur Aufnahme auch nur wenig anstrengender Tätigkeit, wiewohl das einzige Heilmittel geregelte Arbeit ist. Die hypochondrisch-melancholische Gemütsstimmung hält jedoch nicht dauernd an, bei geeigneter Ablenkung gelingt es oft unschwer, die verloren geglaubte Willenskraft anzuregen.

Im Vordergrund der Beschwerden nach einem Kopftrauma speziell stehen die Kopfschmerzen. Der Kopf ist stets eingenommen, es besteht ein dumpfes Gefühl, als ob sich ein fester Ring um den Schädel lege u. dergl. Beklopfung erweist sich als äußerst schmerzhaft, freilich auch hier nach Ablenkung nicht immer an ein und derselben Stelle. Windscheid macht auf die Kopfschmerzen aufmerksam, die nach Schädelverletzungen von Splittern herrühren und sich durch Röntgenaufnahmen diagnostizieren lassen. Die gewissenhafte Allgemeinuntersuchung wird Kopfschmerzen, die in Herz- und Nierenkrankheiten ihre

Ursache finden, von denen zu scheiden wissen, die von der traumatischen Neurose ausgehen.

Jeder Verletzte klagt über Schwindel und Taumelgefühl, Ohrensausen. Die Untersuchung des Augenhintergrundes, des Gehörorgans läßt die genannten Erscheinungen eventuell auf organische Erkrankungen zurückführen, anderenfalls verbleiben sie als Symptome dem Krankheitsbild der Unfallneurose. Konzentrische Einengung des Gesichtsfeldes wird als charakteristisches Symptom der Hysterieform der traumatischen Neurose öfter beobachtet. Die Pupillen reagieren meist prompt, zuweilen findet sich Ungleichheit der Pupillen, die Pupille der erkrankten, der verletzten Seite ist erweitert; auch Nystagmus ist, wenngleich selten, beobachtet. Sehr häufig ist die Sprache gestört, oft im Sinne des Stotterns, zuweilen ist sie verlangsamt.

Hysterische Krampfzustände, sowie hysterische Lähmungen werden zuweilen beobachtet, ferner Anfälle mit Bewußtseinsstörung unter dem Bilde reiner Epilepsie. Auch treffen wir häufiger lokalisierte Muskelkrämpfe (Tic convulsif). Die Lähmungen sind entweder Paraparesen bzw. Paraplegieen oder Hemiparesen bezw. Hemiplegieen. Einseitige Lähmungen entsprechen immer der Seite der Verletzung. Trotz völliger Lähmung einer Extremität können in der Erregung Bewegungen ausgeführt werden. Störungen des Ganges in Form des spastischen, pseudoataktischen Ganges werden öfter beobachtet. Stets ist die Sensibilität herabgesetzt, es besteht Hypästhesie, die sich oft zur Analgesie steigert. Muskelatrophie wird gelegentlich beobachtet.

Von neurasthenischen Symptomen finden wir die Schlaflosigkeit, allgemeine Mattigkeit, Muskelschwäche, Zittern, besonders in einzelnen Muskeln, wie Triceps, Supinator longus, auch Kopfzittern wird nicht selten beobachtet. Die Sehnenreflexe sind gesteigert.

Vasomotorische Störungen bedingen die cyanotische Färbung einzelner Hautpartien, ferner die dermographischen Zeichen (Urticaria factitia). Interessant ist auch das Ergrauen der Haare nach dem Unfall.

Fürstner und zuvor Nonne haben auf ein Krankheitsbild aufmerksam gemacht: die sogenannte pseudospastische Parese mit Tremor. Es handelt sich um motorische Störungen schwerster Art: Muskelspasmus, intensiver Schütteltremor, Steigerung des Muskeltonus bei aktiven und passiven Bewegungsversuchen, die psychischer Beeinflussung zugängig, suggestiv zum Verschwinden zu bringen sind.

Der Gang ist nicht rein spastisch-paretisch, „kein Hahnentritt, kein Auftapfen, keine Zirkumduktion des Fußes, keine Schwäche, sondern Spannung im Peroneusgebiete". Steigerung der Sehnenreflexe ist vorhanden, die Blasen- und Mastdarmfunktion ist normal. Psychische Alteration, Stimmungswechsel, verminderte Aufnahmefähigkeit ist unverkennbar. Die Sensibilität ist im allgemeinen meist intakt. Weitere Beobachtungen liegen vor von Krafft-Ebing, Onuf, Bouns, Spiecker und Kissinger.

Die Herzneurose gehört zu den häufigsten Befunden bei traumatischer Neurose, vermehrter Puls bei intaktem Klappen- und Muskelbefund wird öfter angetroffen, nicht allzu selten geht die nervöse Erkrankung in eine organische über, es bilden sich Herzmuskelerkrankungen mit Hypertrophie des linken Ventrikels. Vor allem sind es arteriosklerotische Prozesse, die durch die Unfallneurosen erheblich verschlechtert werden, besonders Sklerose der Gehirnarterien nach Kopftraumen (s. S. 340).

Das Allgemeinbefinden ist trotz der vorhandenen Klagen zuweilen nicht sehr beeinflußt, es gibt eine Reihe von Verletzten, die an Gewicht beträchtlich zunehmen, allerdings wird auch das Gegenteil zuweilen beobachtet, der Patient magert sichtlich ab, da die Nahrungsaufnahme völlig darniederliegt.

Zu beachten sind die Beziehungen der traumatischen Neurose zum Diabetes mellitus. Nach Ebstein, der sich sehr eingehend mit dieser Frage beschäftigt hat, ist ein Trauma, das eine schwere Erschütterung des Gesamtorganismus hervorrief, wohl imstande, Diabetes zur Erscheinung zu bringen. Allerdings geht nach Ebstein in diesen Fällen dem Trauma eine individuelle Disposition vorauf, vor allem Fettleibigkeit.

Ebstein gibt die Auffassung Seegen's wieder: „Wer erst eine ganze Reihe von Diabetesfällen beobachtet, und längere Zeit in den Händen gehabt hat und dabei konstatieren mußte, daß bei der Aetiologie dieser Krankheit wohl ausschließlich heftige gemütliche Aufregung, schwerer ungewöhnlicher Kummer, quälende Sorge, plötzlich erschütternde Aufregung die Hauptrolle spielen, der erachtet es als selbstverständlich, daß die traumatische Neurose ebenfalls ein großes Kontingent von derartigen Kranken zu stellen geeignet ist".

Nach Ebstein ist der nach Traumen akut auftretende Diabetes prognostisch günstig, während Spätformen, die wenig charakteristischen Verlauf zeigen, meist ausnehmend ernst verlaufen und sehr häufig den letalen Ausgang herbeiführen.

Da der Unfallverletzte naturgemäß nach dem Trauma meist dem Begutachter zum ersten Male gegenübertritt, wird die Entscheidung darüber, welche nervösen Symptome bereits vorhanden waren, bevor

der Unfall sich ereignete, sehr erschwert sein. Im allgemeinen werden
wir grundsätzlich annehmen dürfen, daß neurasthenische bzw. hysterische Symptome bereits zum mindesten in der Anlage vorhanden
waren, die der Unfall nur wachrief bzw. vergrößerte. Das geschwächte
Nervensystem unterliegt dem Trauma eher als das gesunde. Auf den
Ort des Traumas konzentrieren sich die Krankheitsvorstellungen; darauf beruht der gravierende Einfluß des Unfalls.

Die Untersuchung wird zunächst festzustellen haben, inwieweit
tatsächliche Unterlagen für die geklagten Beschwerden — meist
werden direkte Schmerzen geklagt am Kreuz, am Rücken, am Hinterkopf — vorhanden sind. Nur, wenn diese nach gewissenhafter Untersuchung auszuschließen sind, wird man die vorhandenen Schmerzen
der traumatischen Neurose zur Last legen. Jedem Gutachter fällt
gelegentlich diese oder jene Methode ein, den Verletzten abzu-
lenken, ihn zu überlisten. Man stellt z. B. durch Beklopfen fest,
welcher Punkt der Dornfortsatzlinie besonders schmerzempfindlich ist,
kurz darauf stellt man eine zweite Prüfung an, und findet nunmehr
einen erheblich tiefer gelegenen Punkt als den besonders „schmerz-
empfindlichen“. Verletzte, die sich mühelos entkleiden, und dabei
tief bücken, um die Schuhe auszuziehen, sind bei der nun folgenden
Untersuchung nicht imstande, die geringste Bewegung der Wirbelsäule
auszuführen, weil sie angeblich die lebhaften Schmerzen fürchten, die
sich dann einstellen.

Naturgemäß muß das Bestreben dahin gehen, für die wechselnden
Krankheitserscheinungen objektive Zeichen feststellen zu können.
Dahin gehört die Gesichtsfeldeinengung. Als weiteres objektives
Symptom hat Oppenheim die Verminderung der Reflexbewegung bei
Hemianästhesie angegeben, ferner Jaksch die alimentäre Glykosurie,
Rumpf des Nachwogen der Muskulatur bei Anwendung schwächerer
faradischer Ströme, Mannkopf die Steigerung der Pulsfrequenz bei
Druck auf eine schmerzhafte Stelle.

Man kann nicht behaupten, daß sich alle die genannten Symptome ungeteilter Anerkennung erfreuen. Placzek behauptet, daß
selbst die Gesichtsfeldeinschränkung als objektives Zeichen nicht zu
verwerten sei, da sie lediglich auf einer Störung der Aufmerksamkeit
beruhe.

Oppenheim sieht in den traumatischen Neurosen Folgen einer
psychischen und physischen Erschütterung, die molekulare Veränderungen in den Gebieten hervorgerufen hat, die die höheren seelischen
und die in Beziehung zu denselben stehenden motorischen, sensorischen
und sensiblen usw. Funktionen beherrschen. Gleichzeitig können je-

doch nach Oppenheim diejenigen Veränderungen an den Nervenfasern vorliegen, die sich überhaupt bei Erschütterungen des Rückenmarks finden, Zerfall des Marks, Quellung und Degeneration der
Axencylinder, wie Schmauß nachgewiesen, bzw. Gefäßveränderungen,
arteriosklerotische Prozesse, hyaline Degeneration, Endarteriitis obli-
terans, wie sie Kronthal, Köppen und Fridmann als anatomische
Grundlage der traumatischen Neurose ansprechen.

Was die Prognose anbelangt, so ist sie in bezug auf die Wiederherstellung wenig aussichtsvoll, vor allem besteht für den Erkrankten
die Gefahr des Ausganges in eine Psychose unter dem Bilde der hallu-
zinatorischen Verwirrtheit oder Verrücktheit, wofür Oppenheim
einige Beispiele mitgeteilt hat. Ferner ist der Eintritt der Epilepsie
zu fürchten, auch beeinflußt die Umwandlung der Herzneurose in
einen organischen Herzfehler die Prognose recht ungünstig; immerhin
kommen Heilungen vor.

Friedel hat kürzlich die Prognose an der Hand eines umfangreichen Materials besprochen; er gelangt zu der Auffassung, daß die
neurasthenischen Formen prognostisch am günstigsten, weniger günstig
die hysterischen, am ungünstigsten die hypochondrischen zu betrachten
seien. „Der typische Unfallnervenkranke wird eine Besserung von
selbst niemals zugeben" (Windscheid).

In der Diskussion, die sich an einen Vortrag von Stegmann
über „Arbeit als Kurmittel in der Psychotherapie" anschloß, konnte
Haenel auf die interessante Tatsache hinweisen, daß bei einem
größeren industriellen Unternehmen, das alle seine Unfallkranken mit
vollem Lohn wieder beschäftigt, traumatische Neurosen nicht mehr
beobachtet werden.

Kasuistik:

Fall Nr. 1. (Aktenmaterial): Erdwand aus 3 m Höhe stürzt gegen die Brust,
Fall auf den Kopf. Das R. V. A. kommt zu folgender Entscheidung: es hat sich
eine auf den Unfall zurückzuführende Hysterie entwickelt. . . . die Ermittelungen
lassen den Schluß zu, daß der Kläger einen großen Teil seiner Arbeit verrichtet,
jedoch bei schwereren sich der Unterstützung fremder Personen bedient. $66^2/_3$ pCt.

Fall Nr. 2. (Aktenmaterial): Fall aus 2 m Höhe in einen Graben. Bruch
des rechten Schlüsselbeins. Allmählich nervöse Erscheinungen, die zu dem ausgesprochenen Bild der Unfallhysterie überleiten. Zittern der Zunge, Schwäche des
rechten Beins beim Gehen, verminderte rohe Kraft der Muskulatur, erhöhte Knie-
sehnenreflexe, nervöser Exaltationszustand bei Druck auf die Unterbauchgegend.
Nervöses Herz. Erhöhte Pulsfrequenz. Gewichtszunahme 6 Pfd. „Er hat sich in
ein Heer von allgemeinen Beschwerden hineingelebt, klammert sich dauernd an
seine krankhaften Vorstellungen, von denen er nicht loskommt, er erblickt alle
Empfindungen durch die Brille der Unfallfolgen" (Windscheid). 50 pCt.

Fall Nr. 3. (Aktenmaterial): Stoß von einer herabrollenden Lowry gegen
den Rücken: Schmerzen im Rücken und im Kreuz. Tiefe Nadelstiche werden

nicht als solche empfunden. Dermographie. Intentionszittern. Schwanken bei geschlossenen Augen. Fehlen des Rachenreflexes. Träge Reaktion der Pupillen. Beiderseits gleichmäßige nach oben stärkere Einschränkung des Gesichtsfeldes: hysterische Erscheinungen unter dem Bilde der traumatischen Neurose. 50 pCt.

Fall Nr 4. (Aktenmaterial): Sturz 4 m tief. Fall auf den Hinterkopf. Kurz vorübergehende Gehirnerschütterung. Kopfschmerzen. Schwindelgefühl, besonders beim Drehen des Kopfes und beim Bücken. 30 pCt. Im Anschluß daran entwickelte sich allmählich das Bild der traumatischen Neurose. Aufnahme in das Hermann-Haus. Dort wird die Diagnose der traumatischen Neurose, Unfallhysterie bestätigt. Einengung des Gesichtsfeldes. Klopfempfindlichkeit des Schädels. Geruch, Geschmack, Gehör herabgesetzt. Zittern der Zunge, Wirbelsäule druckempfindlich. Kniescheibensehnenreflexe gesteigert. Sensibilität herabgesetzt, reagiert fast garnicht auf Nadelstiche. Dermographie, nervöse Erregung bei Druck auf die untersten Rippen, die Unterbauchgegend und die Schenkelbeugen. Uebertreibt, legt alles darauf an, so schwer wie möglich geschädigt zu erscheinen. 50 pCt. Nunmehr stellt sich heraus, daß der Unfallverletzte bereits wenige Monate vor seinem Unfall Aufnahme in die Nervenklinik gefunden hatte. Diese Tatsache hat der Verletzte allen Gutachtern wissentlich verschwiegen, um alle nervösen Erscheinungen lediglich auf den Unfall zurückführen zu können.

Aus dem von Flechsig erstatteten Gutachten geht Folgendes hervor:

Es handelt sich um einen Menschen, der von Haus aus schwach beanlagt ist — vermutlich auf der Basis erblicher Belastung (Geisteskrankheit des Vaters, Krämpfe der Mutter). Diese Degeneration hat, vielleicht durch Exzesse in Alkohol begünstigt, bereits vor dem Unfall zu schweren Erregungszuständen Anlaß gegeben, in denen er sinnlose Handlungen beging, seine Umgebung bedrohte und an Gehörhalluzinationen litt, zweifellos hat also schon vor dem Unfall eine echte Geisteskrankheit bestanden. Der Unfall selbst, der auch nach den Akten nur als sehr leicht angesehen werden kann, hat an dem früheren Krankheitsbild nichts geändert. Durch sein Leiden ist F. 40 pCt. erwerbsbeschränkt, der Unfall hat weder sein Nervenleiden hervorgerufen noch nachweislich verschlimmert.

Rentenkampfhysterie.

Im engsten Anschluß an die Besprechung der traumatischen Neurose verdient ein Krankheitsbild erwähnt zu werden, das unsere moderne soziale Fürsorgegesetzgebung erst geschaffen hat: die Rentenkampfhysterie.

Der Streit des Verletzten um die Unfallrente ruft in dem Verletzten eine nervöse Reizbarkeit hervor, die sich mit jeder ungünstigen Entscheidung steigert. Wenngleich die Versicherungsgesetzgebung dadurch, daß sie die Entschädigungsfrage zu einer öffentlich rechtlichen machte, eine große Reihe von Streitigkeiten von vornherein aus der Welt geschafft hat, wenngleich sie den einfachen Instanzenweg selbst für die letzte, höchste Entscheidung kostenlos gestaltet hat, so bringt dennoch der Kampf um die Rente vielfach ein solches Aufgebot von Aufregungen mit sich, daß sich ein typisches Krankheitsbild, das der Rentenkampfhysterie, herausgebildet hat. Das R.V.A. hat in seiner ständigen Spruchpraxis die Erscheinungen der Rentenkampfhysterie nicht als entschädigungspflichtige Unfallfolgen angesehen. In klarer Weise kommt dieser Standpunkt zum Ausdruck in der Entscheidung des R.V.A. vom 20. X. 1902.

Es heißt darin:

„Nicht der Unfall als solcher wird in dem Gutachten als wesentliches Moment für die Entstehung der Hysterie erachtet, sondern vielmehr der Kampf des Klägers um eine Rente. Ist aber danach im wesentlichen nur der eingebildete einer rechtlichen Grundlage entbehrende Anspruch des Klägers auf eine Rente die Ursache für die Entstehung und Entwicklung der Hysterie, so liegt ein ursächlicher Zusammenhang mit dem Unfall nicht vor".

Placzek spricht geradezu von der „unheilvollen und anscheinend unaufhaltsamen Wandlung, die unsere Unfallversicherungsgesetzgebung zu nehmen droht, der allmählichen Verschiebung ihres humanen Endzwecks bis zur Umkehr ins Gegenteil".

Es ist wohl angebracht, die Auffassung Windscheid's an dieser Stelle wiederzugeben, die den verschlimmernden Einfluß der Rente auf die durch den Unfall bedingten Neurosen betrifft. Es heißt in einem Referate Windscheid's auf dem Internationalen Kongreß für Versicherungsmedizin (Berlin 1906):

„Wenn wir nach dem Grunde fragen, warum gerade die Hysterie am stärksten durch einen Unfall beeinflußt werden kann, so wird die Antwort darauf sein, daß dies an der Art und Weise liegt, wie hysterische Vorstellungen entstehen. Es kann hier nicht meine Aufgabe sein, mich über diese Frage näher zu verbreiten und die verschiedenen Theorien zu diskutieren. Nur so viel möchte ich sagen, daß, wenn die Ansicht von Möbius, daß die hysterischen Erscheinungen Anomalien der Vorstellung seien, eine Stütze braucht, sie diese gerade in der Unfallhysterie im stärksten Maße findet. Hier haben wir die Vorstellungen in ihrer reinsten Weise, denn die Vorstellung, daß die Unfallfolgen so stark sind, daß die Erwerbsfähigkeit mehr oder minder erheblich geschädigt wird, bildet ja den Inhalt der Hysterie nach Trauma; die Vorstellung gewinnt einen ganz erheblichen Stützpunkt darin, daß der Verletzte das Bewußtsein hat: die Rente ist da, um dich zu entschädigen. Er wird willensschwach, weil er die Rente bekommt und die abnormen Vorstellungen, die vor dem Unfall bereits mehr oder minder dagewesen sind, erhalten in der Rentenvorstellung ihre stärkste Stütze. Daß dem so ist, wird auf das Schlagendste dadurch bewiesen, daß die traumatische Neurose in der Weise, wie wir sie jetzt kennen, erst durch das Unfallgesetz groß gezogen worden ist. Wenn vor dem Inkrafttreten des Gesetzes ein Hysteriker einen Unfall erlitten hatte, so trat keine derartige Verschlimmerung der Erscheinung ein, wie wir sie jetzt kennen. Jetzt haben wir die Rente als das Bindeglied, das die Verschlimmerung veranlaßt. Ich spreche dies aus vollster Ueberzeugung aus mit dem Bewußtsein, daß ich mir dadurch immer wieder die Feindschaft Vieler zuziehe, die nicht daran glauben wollen, daß neben dem großen Segen, den unsere Unfallversicherung uns gebracht hat, in bezug auf die nervösen Erscheinungen auch viel Unheil gestiftet worden ist." ·

Kasuistik:

Fall Nr. 1. Aerztliches Gutachten (Oberarzt Dr. Placzek).

In der Unfallversicherungssache des Arbeiters A. S. aus Boxhagen-Rummelsburg erstatte ich dem Reichs-Versicherungsamt, Abteilung für Unfallsversicherung, 18. Rekurssenat, gestützt auf die Kenntnis der einschlägigen Akten und die Beobachtung des Patienten in der Nervenabteilung des Krankenhauses Hasenheide vom 14. I. 1911 bis 4. II. 1911, das erforderte Gutachten darüber,

> ob der Kläger an einer Neurose leidet, bejahendenfalls,
> ob diese von den Folgen des Unfalls vom 10. VIII 1909 oder von dem Leiden, wegen dessen er seit 1902 die Invalidenrente bezieht, herrührt:

ferner darüber,

> in welchem Grade eventuellen Falles Kläger seit dem Beginn der 14. Woche nach dem Unfall erwerbsbeschränkt ist.

I. Vorgeschichte.

Aus den Akten der Nordöstlichen Baugewerks-B. G., Sektion I (Fol. 5) ergibt sich, daß S. am 10. VIII. 1909 beim Rollen von großen Rammpfählen mit dem rechten Unterschenkel zwischen zwei solcher Pfähle gekommen sein will. Hierbei will er „eine blutige Quetschung oben am Unterschenkel" und, nachdem er umgefallen war, „eine Quetschung der Rippen rechts unten" erlitten habe. 5 Wochen später erklärte Dr. H. die vom Unfalle herstammende Schädigung für nicht mehr bedeutend und stellte in Aussicht, daß S. sehr bald die Arbeit wieder aufnehmen werde. Am 15. XI. 1909 erklärten die Aerzte der Nordöstlichen Baugewerks-B. G., Sektion I, DDr. R. und M., erwerbsbehindernde Unfallsfolgen für nicht mehr vorhanden (Fol. 24). Die Gutachter machen schon darauf aufmerksam, daß S. bei der polizeilichen Vernehmung eine andere Unfallsdarstellung gab als früher. Hiernach soll er in eine 2½ m tiefe Grube gefallen sein, er will auch einen Rippenbruch davongetragen haben. Diese Darstellung bestätigten 2 Zeugen, allerdings nach mehr als 2 Monaten nach dem Unfall. Eine gleiche Darstellung des Unfalls gibt Dr. P., der behandelnde Arzt des S., am 16. XI. 1909, „nach Angabe des S." (Fol. 36). Hier werden die Unfallsfolgen als Bruch der 12. Rippe rechts und Hautwunden am rechten Unterschenkel bezeichnet. Mit dieser Diagnose in gewissem Widerspruch steht der Untersuchungsbefund des Dr. H. (Fol. 5), der nach 5 Wochen „an den sogenannten fluktuierenden Rippen weder in der mittleren, noch in der hinteren Axillarliniengegend, eine Verdickung" fühlen konnte. In seinem Berufungsschreiben (Fol. 1, Sch. A.) verstärkt sich die Unfallsdarstellung des S. wieder. Hiernach waren große Kalksteine in der Grube, in die er stürzte. In der Sch. G.-Sitzung vom 9. II. 1910 (Sch. A., Fol. 5) erklärte Dr. H. Unfallsfolgen für nicht vorhanden. Nun erbringt S. ein kurzes Schreiben seines Arztes Dr. P., datiert vom 14. III. 1910, wonach er an Unfallsneurose leide. Diese Diagnose erläutert der Arzt durch den Satz: „Außer leichter Sensibilitätsstörung ist objektiv nichts Krankhaftes wahrzunehmen." (R. V. A. Akt. Fol. 2.)

Ebendort (Fol. 5) finden sich 3 weitere ärztliche Atteste.

I. Derselbe Arzt, Dr. P., erklärt, „wenn auch objektiv nicht viel" bei S. festzustellen sei, daß ein Bruch der 12. Rippe vorgelegen habe, daß noch innere Verletzungen vorliegen und die Klagen nicht unbegründet sind.

II. Dr. L registriert nur die Klagen des Patienten und erachtet es als „schwer bei einmaliger Untersuchung ein Urteil über die Erwerbsfähigkeit" abzugeben.

   III. Dr. F. diagnostiziert eine traumatische Neurose. „Die ganze nervöse Er-
regung, die nachweisliche Abmagerung" spräche gegen Simulation.
Die eigenen Schreiben S.'s enthalten jetzt schon Selbstmorddrohung.
Es liegen mir nun noch 3 Aktenstücke vor.

    I. Lagerei-B.G. Hieraus ersehe ich, daß S. am 2. IX. 1908 einen Unfall
anmeldete, wobei er durch Ausgleiten „Schmerzen in der rechten Seite"
davongetragen haben will. Diesen Unfall meldete S. 6 Wochen später.
Seine protokollarische Darstellung (Fol. 14) ist höchst merkwürdig. Er
sei durch Ausgleiten ins Fallen gekommen, habe sich aber noch festgehalten. „Durch die hierbei entstandene Ueberanstrengung erlitt ich
Schmerzen im Rücken, die sich bis jetzt noch nicht verloren haben.

   II. Es sei kurz erwähnt, daß auch das Sch.G. in der Sitzung vom 30. III. 1909
sich nicht von dem Vorliegen eines Betriebsunfalles überzeugen konnte.
Hier wird schon darauf hingewiesen, daß S. wegen Taubheit und Magenleidens Invalidenrente bezieht, daher mit der Beklagten anzunehmen sei,
daß seine etwaigen Schmerzen mit anderen Leiden zusammenhängen.
Dieser Auffassung trat auch das R.V.A. am 6. November 1909 bei.

   III. Aus den Invalidenrentenakten (Fol. 56) ergibt sich, daß Dr. von G.
den S. schon im Juni 1907 als „außerordentlich blutarmen, schwächlichen,
hochgradig schwerhörigen Mann bezeichnete, mit dem eine Verständigung
nur durch sehr lautes Sprechen, besser gesagt, Schreien, möglich ist.
Es wurde ferner festgestellt „hochgradige Magenerschlaffung, chronischer
Magenkatarrh, Mittelohrerkrankung, Blutarmut, Unterernährung."

II. Beobachtung.

   Bei der Aufnahme in das Krankenhaus klagte S. über das rechte Bein und
die rechte Seite, sowie über große Schwäche. Er wog 52,7 kg. Mittelgroßer Mann
von schlaffer Körperhaltung. Der Kopf ist leicht nach vorn geneigt. Die Gesichtsfarbe auffallend blaß. An der Nasenwurzel eine feine weiße verschiebliche Narbe,
deren Ursprung Patient nicht kennt. Pupillen reagieren prompt auf Lichteinfall
und Nahesehen. Augenbewegungen frei. Zunge kommt gerade heraus, bebt ein
wenig an der Spitze. Geringfügiges Zittern in beiden ausgestreckten Händen.
Speichenreflex lebhaft. Bauchreflex, Hodenreflex beiderseits gleich schwach. Muskel-
klopferregbarkeit schwach. Sehr schlaffe Armmuskeln. Druck auf die 12. rechte
Rippe, neben der Wirbelsäule, soll schmerzhaft sein. Wenn man passiv seinen
Oberkörper nach rechts hinüberbeugt, geht es gut, er widerstrebt aber, wenn man
dasselbe nach links versucht. Dann läßt er sich wegen angeblicher Schmerzen
nach vorn fallen. Kniereflexe sehr lebhaft. Fußsohlenreflex nicht zu erzielen,
ebensowenig Achillessehnenreflex. Im Urin eine Spur Eiweiß. Im Unterleib fühlt
man rechts eine gewisse Resistenz. 27. I.: S. ist außerordentlich wehleidig bei
der Untersuchung des Unterleibes. Es wird wieder eine Resistenz in der Tiefe gefühlt, über deren Bedeutung kein Aufschluß zu gewinnen ist. Patient hat im
warmen Zimmer kalte Hände. Befund wie früher. Auch Nachröten sehr lebhaft.
An der ganzen Außenseite des rechten Oberschenkels will S. Nadelstiche
nicht schmerzhaft empfinden. 30. I.: Stuhluntersuchung läßt keine Blutbeimengung
entdecken. Im Blutausstrichpräparat keine krankhafte Veränderung. 2. II.: Die
Resistenz in der Tiefe des Leibes fühlt man bei jeder Untersuchung. Es muß unentschieden bleiben, ob das eine bewegliche Niere oder ein Geschwulst ist. Urin
enthält eine geringe Menge Eiweiß, keinen Zucker, keinen Zylinder. Das rechte
Bein hat volle Kraft, ist frei. Hüftgelenk beweglich. Die Pulskurve zeigt eine
andauernde Steigerung der Schlagzahl. Das Körpergewicht bei der Entlassung
war 54 kg. Die Untersuchung des Gehörs erfolgte durch Sanitätsrat Dr. K. Sie
ergab: Linker Gehörgang voller Eiter; nach dem Abtupfen sieht man einen großen
Defekt des Trommelfells, von dem nur ein schmales, sichelförmiges Segment stehen
geblieben ist. Die Paukenhöhlenschleimhaut ist stark entzündet. Fast genau derselbe Befund wird auf dem rechten Ohr erhoben. Es besteht also eine beiderseitige, chronische Mittelohreiterung und zwar seit vielen Jahren, die offenbar Ursache der Schwerhörigkeit ist.

III. Gutachten.

   Wie die Beobachtung lehrt, ist S. ein schwerleidender Mann. Das beweist
schon der äußere Eindruck, die schlaffe Haltung, die auffallend blasse Gesichts-

farbe, der dürftige Ernährungszustand, das beweisen aber auch die festgestellten
Leiden, bestehend in beiderseitiger chronischer Mittelohreiterung, Schwerhörigkeit,
Eiweiß im Urin, endlich die höchst verdächtige Resistenz im rechten unteren Teil
des Unterleibs. Leider hat sich die Bedeutung der letzteren nicht enträtseln
lassen. Unmöglich ist es nicht, daß es sich hier um eine Geschwulst handelt.
Endlich muß betont werden, daß S. an einer Neurose leidet, die gekennzeichnet ist durch häufigen Stimmungswechsel bis zur auffälligen Wehleidigkeit,
durch hypochondrische Krankheitsempfindungen, durch andauernde Herzerregbarkeit,
leichtes Zungenbeben, Fingerzittern, Steigerung einiger Reflexe. Nicht unerwähnt
darf hier bleiben, daß S. in seinem Wesen nicht gleichmäßig, daß er auch das
weinerliche Wesen nur vorübergehend zeigte, zu anderen Zeiten, wie ich wiederholt
sah, ruhig und sogar heiter war, lachte, z. B. wenn er mit anderen Patienten
Karten spielte. Wenn ich nun die Frage beantworte, ob die Neurose, bezw. der
gesamte Krankheitszustand mit dem Unfall vom 10. August 1909 zusammenhängt,
so kann zuerst als zweifellos gelten, daß die bemerkenswertesten Auffälligkeiten,
die den S. krank erscheinen lassen, schon im Juni 1907, also 2 Jahre vor
dem Unfall beobachtet sind. Ausdrücklich zählt Dr. von G. auf „hochgradige
Magenerschlaffung, chronischen Magenkatarrh, Mittelohrerkrankung, Blutarmut,
Unterernährung.“ Es kann sich daher nur noch um die Beantwortung der Frage
handeln: War der Unfall vom 10. August 1909 im Stande, wesentlich verschlimmernd auf einen mit solchem Leiden behafteten Menschen zu wirken? Hier
fällt nun zunächst die Tatsache auf, daß S. den Unfall im Laufe der Zeit immer
schwerwiegender darstellte und ausgestaltete. Zunächst erzählte er Herrn Dr. H.,
er wäre mit dem rechten Unterschenkel zwischen 2 Rammpfähle gekommen und
sei dabei umgefallen. Bei der polizeilichen Vernehmung will er in eine $2^1/_2$ m
tiefe Grube gefallen sein. So sagt er 2 Monate nach dem Unfall. Nach dem
Berufungsschreiben sei er bei dem Sturz in die Grube auf große Kalksteine gefallen. Es kann daher diese allmählich erweiterte Unfalldarstellung, die aus einem
harmlosen Vorkommnis sich zu einem Vorgang auswächst, der schwere Verletzungen
schaffen konnte, nur sehr skeptisch aufgenommen werden und das muß umsomehr
geschehen, wenn man die Art des Patienten betrachtet, wie sie in seinen Schrift-
stücken zu Tage tritt und auch bei der früheren Unfallsmeldung vom September
1908. Was hat er nicht im letzteren Falle aus der Tatsache gemacht, daß er
durch Ausgleiten beinahe hingefallen wäre und dabei konnte sich das Schiedsgericht nicht einmal vom Vorliegen eines Betriebsunfalls überzeugen, ja, das
Schiedsgericht sprach deutlich aus, daß die Schmerzen des S. mit anderen Leiden
zusammenhängen dürften. Auch in dem Schriftstücke des S. tritt die Neigung
zur Uebertreibung und vor Allem zur Deutung seiner tatsächlichen Leiden als
Unfallsfolgen zu tage und zwar glaubt er, den größten Eindruck damit zu machen,
daß er auf die Gefahr des Verhungerns und Selbstmords hinweist. Wenn ich sonach, bei Würdigung aller tatsächlichen Feststellungen über den Unfall am
10. August 1909, diesen nur als einen harmlosen Vorgang betrachten kann und
dabei seine Tatsächlichkeit voraussetze, so könnte dagegen sprechen, daß ja Dr.
P. einen Bruch der rechten 12. Rippe konstatiert haben will. Wenn es auch
mißlich ist, nachträglich eine Diagnose zu kritisieren, so erscheint mir das doch
in diesem Falle notwendig. Die 12. Rippe hängt frei, hat also die Möglichkeit
zum Ausweichen. Es erscheint mir daher unfaßbar, wie diese „fluktuierende“
Rippe allein bei einem Anprall brechen soll. Dieses Bedenken erscheint um so
gerechtfertigter, als alle anderen Aerzte nicht einmal eine Spur davon entdecken
konnten. Dr. H. konnte nach 5 Wochen an den fluktuierenden Rippen nicht
einmal eine Verdickung auffinden. So kann denn mit der erforderlichen Bestimmtheit ausgesprochen werden, daß der Unfall vom 10. August 1909 nicht eine
solche Bedeutung gehabt haben kann, um erwerbsbeschränkende Unfallsfolgen zu
hinterlassen. Nun hat aber S., der seit Jahren schwerleidende Mann, zur Zeit
zweifellos eine Neurose. Da der Unfall diese nicht ausgelöst haben kann,
so müssen andere Faktoren schädigend eingewirkt haben und diese glaube ich,
einerseits in der begreiflichen Rückwirkung der körperlichen Beschwerden auf das
Gemüt, andererseits in dem deutlich erkennbaren Streben nach Ausdeutung aller
Erscheinungen als Unfallsfolgen zu erblicken. Nachdem einmal der Gedanke
Wurzel geschlagen hat, daß der Unfall die Schuld trägt, — ich lasse dahingestellt,
ob bewußt oder unbewußt, — diente jede andersartige Beurteilung des Sachver-

hältnisses nur zur Verschärfung dieser Auffassung und die endliche Zurückweisung seiner Ansprüche ließ S. nicht etwa von seiner Auffassung zurückkommen, sondern bewirkte den Rentenkampf mit der naturgemäßen Uebertreibung und konzentrierten Selbstbeobachtung. Es ist also hier die Neurose Folge des Rentenkampfes, den S., sei es in bewußt fälschender, sei es in laienhafter falscher Auffassung von Ursache und Wirkung aufgenommen hat und in dem er jeden Mißerfolg nicht als berechtigt, sondern nur als rechtliche Beeinträchtigung ansieht.

Mein Schlußgutachten geht deshalb dahin:

1. S. leidet zur Zeit an einer Neurose.
2. Diese ist nicht Folge des Unfalls vom 10. August 1909, sondern einerseits Folge der Leiden, wegen deren er seit 1902 Invalidenrente bezieht, andererseits Folge des Rentenkampfes, den S. in Verfolgung vermutlicher Rechte glaubt führen zu müssen.

Fall Nr. 2. (Aktenmaterial.): Beim Abladen von Geräten fiel A. auf die Brust, wodurch eine Knickung der 3. Rippe verursacht wurde. Für die Folgen dieses Unfalls hat er eine Rente von 20 pCt. bezogen. Eine Nachuntersuchung ergab außer einer geringen Verdickung an der verletzten Stelle der 3. Rippe keine erwerbsbeschränkenden Folgen des Unfalls. Daher wurde die Rente aufgehoben, und zwar mit Zustimmung des Sch. G. Allmählich stellten sich nervöse Beschwerden ein, die nach Auffassung des Obergutachters ihre Begründung in den Aufregungen des „Rentenkampfes“ finden. Das R.V.A. lehnt ab mit folgender Begründung:

„Selbst wenn diese Annahme des Sachverständigen mehr sein sollte, als eine Vermutung, so würde sie doch zur Begründung eines ursächlichen Zusammenhanges zwischen dem Unfall und dem Nervenleiden nicht ausreichen. Da nach den eignen Feststellungen des Gutachters keine Folgen des Unfalls mehr bestehen, so war die B.G. zur Aufhebung der Rente berechtigt. Mag der Kläger nun in diesem „Rentenkampf“ lediglich durch das Streben, sich einen ihm rechtlich nicht mehr zustehenden Vorteil zu verschaffen, oder aber durch die krankhaft beeinflußte Einbildung, daß bei ihm eine Beschränkung seiner Erwerbsfähigkeit noch bevorstehe, hineingetrieben sein: auf jeden Fall ist sein Vorgehen durch die Folgen des Unfalls nicht gerechtfertigt, und es würde auf einen fehlerhaften Kreisschluß hinauslaufen und auf einer Verkennung des Begriffs der Ursache beruhen, wenn man dem Unfall die Bedeutung einer auch nur mittelbaren Ursache für die Verschlimmerung des Nervenleidens beimessen wollte, die letzteres durch die Aufregungen des Kampfes um eine unberechtigte Rente erfahren hat.“

Wie wenig das Trauma an sich Anlaß zur Rentenkampfhysterie gibt, geht daraus hervor, daß auch in der Invalidenversicherung die Rentenkampfhysterie, wie Lissauer hervorhebt, nicht unbekannt ist.

Für den Zusammenhang der Paralysis agitans mit einem Unfall sprechen die gleichen Momente, die wir bei der multiplen Sklerose, der Lateralsklerose und anderen Erkrankungen des Nervensystems kennen gelernt haben: es muß der zeitliche Zusammenhang von Trauma und Krankheitsbeginn glaubhaft erscheinen, jedoch darf im Gegensatz zu den genannten Erkrankungen nicht die Forderung aufgestellt werden, daß das charakteristische Symptom der Erkrankung, das Intentionszittern, in dem verletzten Gliede zuerst beginne. Wenngleich das für eine Reihe von Fällen zutrifft, fehlt es nicht an Beobachtungen, in denen beispielsweise nach einer Verletzung der linken Schulter das Zittern in der rechten Hand begonnen hat (Charcot). Voraussetzung ist auch hier wieder die angeborene oder erworbene Disposition, die bisher anatomisch unbekannte Veränderung des Nervensystems, die das Trauma manifest werden läßt. Daß auch hier

ein Trauma verschlimmernd auf den bereits in der Entwickelung begriffenen bezw. vorhandenen Krankheitsprozeß einwirken kann, bedarf
keines besonderen Hinweises. Abgesehen von dem körperlichen Insult,
den der Unfall mit sich bringt, spielt fraglos der psychische Effekt,
der Schreck, ätiologisch eine bedeutsame Rolle.

Jolly hat in einem Obergutachten den Zusammenhang einer Paralysis agitans mit einem Unfall bejaht. In dem Obergutachten heißt
es unter anderem:

Es wurde behauptet, daß die im Ganzen seltene Erkrankung nicht die Folge
einer Verletzung sein könne, daß sie vielmehr ein auf besonderer Disposition des
Nervensystems beruhendes Leiden darstelle, das sich allmählich zu entwickeln
pflege und dessen Beginn in der Zeit des Unfalls nur auf einer zufälligen Coincidenz
beruhe. Als Beweis für die bestehende besondere Disposition wurde angeführt,
daß ein jüngerer Bruder des H. bereits seit mehreren Jahren an demselben Leiden,
Paralysis agitans, erkrankt sei, daß hier also offenbar eine hereditäre Anlage bestehe. Es muß aber ausdrücklich betont werden, daß das Vorhandensein einer
Krankheitsanlage zwar unter Umständen genügt, um die Krankheit zur Entwicklung
zu bringen — wie denn in der Tat in einer nicht unerheblichen Zahl von Fällen
die Paralysis agitans ohne jede nachweisbare Gelegenheitsursache in die Erscheinung
tritt, — daß die Anlage jedoch keineswegs mit Notwendigkeit ohne weiteres zum
Ziele führt, indem vielmehr unter Umständen erst durch mehr oder minder intensive äußere Einwirkungen der Ausbruch der Krankheiten bewirkt wird. Als solche
Gelegenheitsursachen der Paralysis agitans werden von der großen Mehrzahl der
Autoren sowohl traumatische Einwirkungen wie auch starke psychische Erregungen
angesehen. Auch dies kann ich aus eigener Erfahrung bestätigen, da ich wiederholt
Fälle gesehen habe, in welchen in unmittelbarem Anschluß an eines dieser Momente,
namentlich aber, wenn beide zusammentrafen, die ersten Erscheinungen der Krankheit ausgebrochen waren. Zuweilen wird auch ein Einfluß in der Art beobachtet,
daß schon längere Zeit hindurch ein leichtes Zittern den ersten Beginn der Krankheit angezeigt hat, und daß dann durch körperliche und psychische Einwirkungen
der erwähnten Art rasch eine sehr beträchtliche Steigerung der Erscheinung herbeigeführt wird. Dagegen bleibt die Möglichkeit bestehen, daß einesteils die durch
den Fall bewirkte Erschütterung des ganzen Nervensystems, andernteils die sowohl
durch den Fall wie durch die vorangegangene Havarie bedingte Gemütserregung
zusammengewirkt haben, um in einem bereits dazu veranlagten Nervensystem die
Krankheitserscheinungen der Paralysis agitans zum Ausbruch zu bringen. Daß
dabei in dem direkt durch Kontusion schmerzhaft gewordenen Arm zuerst das
Schütteln auftrat, entspricht den in analogen Fällen gemachten Erfahrungen. Ob
die Krankheit, wenn der Unfall nicht stattgefunden hätte, etwa in späterer Zeit
zur Entwickelung gekommen sein würde, läßt sich nicht mit Sicherheit sagen. Jedenfalls
geht aus allem Angeführten hervor, daß sie vor dem Unfall nicht bestanden hat,
daß sie dagegen sehr bald nach demselben ausgebrochen, und daß sie mit größter
Wahrscheinlichkeit auf denselben zurückzuführen ist.

Weitere Mitteilungen verdanken wir Walz, Engel, v. Halban
und Ruhemann.

Der Einfluß des Traumas auf choreatische Zustände ist um
so verständlicher, als es kaum eine Erkrankung gibt, die so leicht
von äußeren Einwirkungen beeinflußt wird, wie die Chorea. Häufig
gesellt sich nach einem Trauma der Chorea eine echte Hysterie hinzu.
Westphal hat über einen hierher gehörenden Fall berichtet, der sich im
Anschluß an ein Trauma — Sturz aus einer Höhe von 3 Stockwerken —
entwickelte und im Laufe der Jahre so an Intensität zunahm, daß

sämtliche Muskelgruppen daran beteiligt waren. Ferner bestanden Apathie, Gedächtnis- und Intelligenzdefekte.

Eine weitere Beobachtung liegt aus der Rostocker Klinik vor, die Gelegenheit zu einem Obergutachten gab (Schlüter). Es handelte sich um einen 32 jährigen Mann, der angeblich keinerlei hereditäre Belastung aufwies. Nach einem Fall — 2 m tief herab — stellten sich choreiforme Bewegungen des ganzen Körpers ein, die von dem Gutachter als Symptome einer Chorea hysterica traumatica gedeutet wurden.

Daß auch gelegentlich die Raynaudsche Krankheit ätiologisch mit einem Trauma in Zusammenhang gebracht wird, kann bei der Unklarheit, die heute noch das Krankheitsbild beherrscht, nicht Wunder nehmen. Nach Oppenheim und Cassierer ist die Möglichkeit eines solchen Zusammenhangs immerhin gegeben. Müller-Zürich hat in einem Fall den Zusammenhang mit Bestimmtheit behauptet, während Brasch eine Verschlimmerung in einem von ihm begutachteten Falle annahm. Eine weitere Mitteilung verdanken wir Schäffer.

In jüngster Zeit hat Schelenz einen Fall von Landry'scher Paralyse als vermeintliche Unfallfolge in bejahenden Sinne begutachtet, während Curschmann in einem Obergutachten zur Ablehnung gelangte in einem Falle, in dem eine Quetschung der rechten Körperhälfte am 5. Tage nach dem Unfall zum Tode führte.

Die Basedow'sche Krankheit wird meist auf ein psychisches Trauma: Schreck, Aufregung oder dergl. zurückgeführt. Da jeder Unfall mehr oder minder ein solches psychisches Trauma bedingt, ist es begreiflich, wenn gelegentlich auch an einen Unfall sich die Basedow'sche Krankheit anschließt, bezw. in dem Trauma ätiologisch ihre einzige Erklärung findet, unter der Voraussetzung neuropathischer Belastung des Verletzten. Die sog. traumatische Form weicht nach K. Mendel zuweilen von der nicht-traumatischen insofern ab, als das Symptom des Exophthalmus dem traumatischen Basedow oft fehlt. Auch glaubt Mendel bei traumatischem Basedow besonders häufig hysterische Begleiterscheinungen gefunden zu haben. Vor allem ist ein jedes Trauma im stande, die Basedow'sche Krankheit zu verschlimmern. Die Krankheitserscheinungen, die vor dem Unfall kaum Beschwerden verursachten, steigern sich beträchtlich, die Widerstandskraft des Nervensystems ist nur eine geringe, sie hält den Einwirkungen des Traumas nicht stand. Die begleitende Hysterie trägt ihrerseits zur Verschlimmerung des Zustandes bei.

Akromegalie und Trauma.

Trotz der Seltenheit der Erkrankung liegt bisher bereits eine Reihe von Beobachtungen vor, die auf den Zusammenhang von Akromegalie und Trauma hinweisen (Unverricht, Barclay und Symmers, Eulenburg, Rieder u. a.). Bei der Unkenntnis, die inbezug auf die Erkrankung als solche herrscht, ist es schwer, mit Sicherheit etwas über ihre Beziehung zu einem Trauma zu sagen; so viel scheint jedoch festzustehen, daß sie in einer Reihe von Fällen im Anschluß an eine Verletzung bezw. an einen heftigen Schreck aufgetreten ist, bezw. sich verschlimmert hat. Wir werden auch heute noch die Ansicht Unverricht's teilen, der im Jahre 1895 schrieb: „So lange wir kein fester begründetes Wissen über die Entstehung der Krankheit haben, sind wir auch nicht in der Lage, die im vorliegenden Falle so schwerwiegende Frage mit Sicherheit zu beantworten, ob die Erkrankung als solche als Folge des Unfalls zu betrachten sei.

Wenn es sich nur um Verirrung des Körperwachstums handelte, wenn eine Erkrankung der Hypophysis das Primäre wäre, wenn die Klebs'sche Angioblastentheorie zu Recht bestünde, so könnten wir uns kaum irgend einen plausiblen Zusammenhang zwischen Trauma und Akromegalie vorstellen."

Eulenburg hat in einem Obergutachten den Zusammenhang von Akromegalie mit einem Unfall, der mit Erschütterung des Kopfes und mit einem heftigen Schreck verbunden war, bejaht. Das R. V. A. hat in seiner Entscheidung die Auffassung Eulenburg's sich zu eigen gemacht, der Unfall habe die Akromegalie, wenn nicht hervorgerufen, so doch verschlimmert.

Literatur zu § 10.

1. Braun, Praktische Erfahrungen über die traumatische Neurose vor und nach der Schaffung des Ausdehnungsgesetzes der Unfallversicherung. Prag. med. W. 1907.
2. Bruns, Die traumatischen Neurosen — Unfallneurosen. 1. T. IV. Abt. des XII. Bd. v. Nothnagel's Spez. Path. u. Ther. Wien 1901.
3. Charcot, Neue Vorlesungen über die Krankheiten des Nervensystems. Wien 1886. (Uebers. v. Freud.)
4. Cramer, Die Behandlung schwerer Unfallneurosen. A. S. Z. 1906.
5. Cramer u. Windscheid, Ueber die Kriterien der Verschlimmerung von funktionellen Neurosen durch Unfälle. M. f. U. 1906.
6. Ebstein, Traumatische Neurose und Diabetes mellitus mit bes. Berücksichtigung des Unfallversicherungsgesetzes. D. Arch. f. klin. Med. 1895.
7. Erichsen, On railway and other injuries of the nervous system. 1866.
8. Ewald, Die traumatischen Neurosen und die Unfallgesetzgebung. Beitr. z. med. Klin. 1908.

9. **Fürstner**, Ueber pseudo-spastische Parese mit Tremor. Neurolog. Central-blatt. 1896.
10. **Freund und Sachs**, Die Erkrankungen des Nervensystems nach Unfällen. Berlin 1899.
11. **Flatau**, Neurosen ohne Entschädigungsansprüche. Z. f. pr. Aerzte. 1898.
12. **Goldscheider**, Zur Theorie der traumatischen Neurose. Festschrift für Leyden.
13. **Hoche**, Ueber die nach elektrischen Entladungen auftretenden Neurosen. A. S. Z. 1901.
14. **Lissauer**, Ueber Rentenneurasthenie und ihre Bedeutung für das Versicherungswesen. A. S. Z. 1907.
15. **Mendel, K.**, Der Kampf um die Rente. A. S. Z. 1908.
16. **Müller, C.**, Ueber die traumatische Neurose. Z. f. Versicherungswissensch. 1907.
17. **Derselbe**, Ueber den Einfluß der Unfallgesetzgebung auf den Ablauf von Unfallneurosen. M. f. U. 1906.
18. **Nonne**, Pseudospastische Parese mit Tremor nach Trauma. Neurol. Centralbl. 1896.
19. **Oppenheim**, Die traumatischen Neurosen. Berlin 1892.
20. **Derselbe**, Lehrbuch der Nervenkrankheiten. Berlin 1908.
21. **Placzek**, Gutachtliche Seltsamkeiten. Z. f. Bahn- u. Bahnkassenärzte. 1910.
22. **Rumpf**, Beitrag zur kritischen Symptomatologie der traumatischen Neurose. D. m. W. 1890.
23. **Sachs**, Die Unfallneurose, ihre Entstehung, Beurteilung und Verhütung. Breslau 1909.
24. **Sänger**, Nervöse Folgezustände nach Eisenbahnunfällen. M. f. Psych. und Neurol. Bd. X.
25. **Sacki**, Unfall und Nervenkrankheiten usw. A. S. Z. 1909.
26. **Schlesinger**, Zur kritischen Symptomatologie der Unfallneurosen. D. m. W. 1909.
27. **Schuster**, Die Untersuchung und Begutachtung bei traumatischen Erkrankungen des Nervensystems. Berlin 1899.
28. **Derselbe**, Die traumatischen Neurosen. Die Deutsche Klinik. 1905.
29. **Specker**, Ein Fall von pseudospastischer Parese mit Tremor nach Trauma. D. milit. Z. 1888.
30. **Strauß**, Ueber Blutdruckmessungen im Dienst der Diagnostik traumatischer Neurasthenieen und Hysterieen. Neurol. Centralbl. 1901.
31. **Derselbe**, Ueber orthostatische Tachycardie im Dienste der Diagnostik traumatischer Neurosen. Charité-Ann. 28. Jahrg.
32. **Windscheid**, Rentenkampfhysterie. M. f. U. 1909.
33. **Derselbe**, Der Einfluß der Entschädigungsart auf den Verlauf der sog. Unfallneurose. Z. f. Vers. Med. III. Jahrg.

Anhang.

1. **Engel**, Beitrag zur Kasuistik der traumatischen Paralysis agitans. Med. Klin. 1907.
2. **Becker**, Paralysis agitans nach einem Fall auf die Schulter. A. S. Z. 1895.
3. **v. Halban**, Paralysis agitans nach Trauma. W. kl. W. 1898.
4. **Jolly**, Obergutachten. A. N. 1898.
5. **Ruhemann, K.**, Ueber Schüttellähmung nach Unfällen. Berl. kl. W. 1904.
6. **Schlüter**, M. m. W. 1905.
7. **Westphal**, D. m. W. 1902.
8. **Brasch**, Raynaud'sche Krankheit und Trauma. M. f. U. 1899.
9. **Schäffer**, Raynaud'sche Krankheit und Trauma. A. S. Z. 1902.
10. **Curschmann**, Obergutachten. Samml. ärztl. Obergutachten. Bd. II. 1909.
11. **Schelenz**, Landry'sche Paralyse als Unfallfolge anerkannt. M. f. U. 1910.
12. **Eulenburg**, Obergutachten (Akromegalie). A. N. 1906.
13. **Unverricht**, Akromegalie und Trauma. M. m. W. 1895.

§ 11. Trauma und Geschwülste des Rückenmarks und seiner Häute.

Geschwülste des Rückenmarks und seiner Häute auf traumatische Ursachen zurückzuführen haben Meyer, Schultze, Fränkel und Friedmann versucht. Die größte Wahrscheinlichkeit beansprucht die Mitteilung Friedmann's. Danach handelte es sich um ein Gliosarkom, das sich an der Stelle einer Verletzung entwickelt hatte, die eine Blutung in das Rückenmark bzw. in die Rückenmarkshäute veranlaßt hatte.

Literatur zu § 11.

1. Fränkel, Zur Lehre von den Geschwülsten des Rückenmarks. M. m. W. 1898.
2. Friedmann, Ueber einen Fall von Gliosarkom des Rückenmarks nach Trauma. Verh. d. Ges. deutscher Nervenärzte. Leipzig 1908.
3. Meyer, Zur Kenntnis der Rückenmarkstumoren. D. Z. f. Nervenh. Bd. 22.
4. Schultze, Zur Diagnostik und operativen Behandlung der Rückenmarksgeschwulst. Mitt. a. d. Grenzgeb. Bd. XII.

§ 12. Traumatische Erkrankungen der peripherischen Nerven.

Die Verletzung peripherischer Nerven kann in einer Quetschung, einer Zerrung der Nerven bestehen, es kann der Nerv von einem Stich, einem Hieb getroffen werden. Ferner kann durch Knochenfragmente, durch Kallusbildung, durch dislozierte Gelenkteile eine Schädigung der Nerven herbeigeführt werden, die als traumatische Neuritis zu bezeichnen ist. Hierzu kommt die traumatische Neuritis, die einer Wundinfektion ihre Entstehung verdankt und schließlich, wenn auch selten, die echte traumatische Polyneuritis.

Wird ein peripherischer Nerv verletzt, so hört das Leitungsvermögen an der Stelle der Verletzung ganz oder teilweise auf. Wird ein Nerv völlig durchtrennt, so beginnt am Stumpf der centralen und peripheren Nervensegmente die traumatische Degeneration. Der peripherische Teil des Nerven geht völlig zu grunde, während die Degenerationserscheinungen des centralen Segments lediglich den Stumpf betreffen. Der pathologisch-anatomische Vorgang besteht in dem Zerfall und der späteren Resorption (Neuritis parenchymatosa) des Nervenmarks und des Achsenzylinders, es tritt Kernwucherung der Schwann'schen Scheide auf, es kommt zur bindegewebigen Atrophie der Nervenfasern, oft mit der Neigung zur Bildung von Neuromen. Die von dem Nerven versorgten Muskelgebiete degenerieren, auch hier bildet die bindegewebige Atrophie den Ausgang des Prozesses. Die Regeneration der Nervenfasern nimmt ihren Ursprung vom centralen Stumpf, von dem aus die jungen Achsenzylinder einen

Weg zum peripheren Stumpf suchen. Den anatomischen Veränderungen entspricht der Eintritt der Entartungsreaktion. Nach kurzer Steigerung nimmt die elektrische Erregbarkeit des Nerven, sowohl die faradische, wie die galvanische, ab, um nach 14 Tagen etwa ganz aufzuhören. Die faradische Muskelerregbarkeit schwindet, während die galvanische von der zweiten Woche ab sich steigert. Klinisch macht sich die Wirkung der Nervenverletzung durch den Ausfall der Funktion des betreffenden Nerven bemerkbar; handelt es sich um einen gemischten Nerven, so fällt zunächst die Motilitätsstörung auf, es kommt zur völligen bzw. teilweisen Lähmung in dem Muskelgebiet, das von dem peripherischen Abschnitt des verletzten Nerven versorgt wird. Es handelt sich immer um eine schlaffe Lähmung, an diese schließt sich die Atrophie des betreffenden Muskelabschnittes an. Geringer ist der Funktionsausfall in bezug auf die Sensibilität infolge der reichlichen Anastomosen der sensiblen Nerven untereinander, sodaß sich die schweren Anästhesieen auf die Leitungsstörungen ganzer Plexus beschränken.

Im weiteren Verlauf kann es dann zu Kontrakturen, Schrumpfung von Gelenkkapseln kommen.

Die Verletzung vasomotorischer und sekretorischer Leitungen führt zur Rötung, lokaler Temperatursteigerung, denen dann Cyanose und Temperaturerniedrigung folgt, auch lokale Hyperidrosis wird beobachtet. In einer Reihe von Fällen werden trophische Störungen bemerkbar. (Mal perforant nach traumatischer Neuritis des N. ischiadicus).

Was die Prognose anbelangt, so beträgt die Zeit bis zur Wiederherstellung der Funktion in der Regel mehrere Monate, insbesondere wenn totale Durchtrennung des Nerven vorlag. Sind die Teile außer jedem Zusammenhang, so tritt Heilung überhaupt nicht spontan ein. Ungünstig gestaltet sich auch die Prognose, wenn die Verletzung bereits erkrankte Nerven betraf. Oppenheim unterscheidet direkt einfach traumatische Lähmungen von toxico-traumatischen.

Nach K. Mendel müssen wir in jedem Falle rein traumatischer Polyneuritis eine septische Infektion voraussetzen; geht die septische Infektion nicht voraus, so müssen wir annehmen, daß das Trauma lediglich als „auslösendes Moment" in Frage kommt.

Ein vielumstrittenes Gebiet ist die Frage der aufsteigenden traumatischen Neuritis. Experimentell ist es gelungen nach septischer Infektion eine ansteigende eitrige Entzündung des Nerven zu veranlassen, stumpfe Gewalteinwirkung auf den Nerven konnte auch im Tierexperiment keine Neuritis ascendens hervorrufen. Ein Uebergreifen der neuritischen Prozesse auf das Rückenmark hat K. Mendel nie beobachten können.

Traumatische Lähmungen der Augenmuskelnerven werden im Gefolge von Basisfrakturen, bei Sprüngen, die die Orbita erreichen, beobachtet, jedoch auch einfache Kontusionen, die die Schädelknochen intakt lassen, führen eine Lähmung herbei, wahrscheinlich durch Hämorrhagien, die in den Nerven hinein erfolgen (Oppenheim).

Für die Entstehung der traumatischen Trigeminuslähmungen kommen vor allem Frakturen der mittleren und hinteren Schädelgrube in Betracht, die exponierte Lage der peripherischen Aeste im Gesicht setzt den N. trigeminus sehr häufig direkten Verletzungen aus.

Die traumatische Facialislähmung ist kein so seltenes Ereignis. Abgesehen von den direkten Verletzungen durch Hieb- und Stichwaffen, wird er bei Basisbrüchen gefährdet, auch können Blutungen in den Canalis Fallopiae seine Lähmung herbeiführen. Acusticuslähmungen im Anschluß an Traumen stellen seltene Ereignisse dar, Hämorrhagien in beide Labyrinthe nach Traumen haben in einer Reihe von Fällen zur plötzlichen totalen Taubheit geführt (Oppenheim).

Verletzungen des Glossopharyngeus sind nach Oppenheim bisher nicht beschrieben worden.

Vaguslähmungen rein traumatischen Ursprungs sind verhältnismäßig selten beobachtet.

Lähmungen des Accessorius Willisii sind gleichfalls sehr selten traumatisch.

Lähmungen des N. hypoglossus sind bei Luxationen der obersten Halswirbel beobachtet worden.

Der N. phrenicus wird nur selten gelähmt. In Betracht kommen allenfalls Frakturen bzw. Luxationen der Halswirbelsäule, die die 3. und 4. Cervicalwurzel verletzen. Das charakteristische Symptom besteht in der Zwerchfellähmung, die bei der Inspiration zu Tage tritt.

Lähmung des Plexus brachialis wird hervorgerufen durch Verletzung der Schultergegend. Insbesondere treffen wir Plexuslähmungen nach Schulterluxationen infolge der Kompression, die der Plexus erfährt, ferner nach Frakturen innerhalb des Schultergelenks, Clavicularfrakturen, sowie nach forcierter Annäherung der Clavicula an die erste Rippe (Oppenheim). Auch Zerrung am Arm führt gelegentlich zur Plexuslähmung.

Von den partiellen Lähmungen ist die Erb'sche kombinierte Schulterarmlähmung am häufigsten traumatischen Ursprungs. Verletzt ist die 5. und 6. Cervicalwurzel. Es handelt sich um eine atrophische

Lähmung der Mm. deltoideus, biceps, brachialis internus, supinator longus, zuweilen auch supinator brevis und infraspinatus.

Seltener ist die untere Plexuslähmung, bei der die kleinen Handmuskeln, die Vorderarmmuskeln teilweise, besonders die Flexoren gelähmt sind. Die totale Plexuslähmung ist dagegen fast stets eine traumatische, sie tritt vor allem nach Schulterluxationen auf, jedoch auch häufig nach Clavicularfrakturen. Verletzt ist die 8. Cervical- und I. Dorsalwurzel.

Isolierte Lähmungen betreffen zuweilen den N. thoracicus longus nach Verletzungen, Stoß oder Schlag gegen die Fossa supraclavicularis, ferner den N. axillaris, wenn die verletzende Gewalt die Schulter trifft, eine Lähmung, die gelegentlich zur Ankylose der Schulter führt, wobei es zweifelhaft erscheinen mag, ob die Ankylose ihre Begründung in trophischen Störungen im Bereiche der Gelenknerven findet (Oppenheim). Sehr selten sind isolierte Lähmungen des N. musculo-cutaneus (nach Schulterverletzung) sowie des N. suprascapularis nach Fall auf die Schulter. Auch Lähmungen des N. dorsalis scapulae sind, wenngleich höchst selten, zur Beobachtung gelangt (Jorns, Marcus).

Der N. radialis nimmt in der Statistik der traumatischen Nervenlähmungen die erste Stelle ein. Die exponierte Lage erklärt die Häufigkeit seiner Verletzung. Die Lähmung selbst kommt zustande einmal durch Muskelzug, insbesondere durch heftige Kontraktion des äußeren Kopfes des M. triceps (Gerulanos), sodann ist sie eine häufige Begleiterscheinung bei Oberarm- und Vorderarmfrakturen (Splitterverletzungen, Calluseinschnürungen). Die ungemein charakteristische Beugestellung der Hand weist ohne weiteres auf die Diagnose hin. Die Beugung ist nicht nur auf das Handgelenk beschränkt, sondern betrifft auch die Finger in den Metacarpophalangealgelenken; während die Hand und die Grundphalangen nicht gestreckt werden können, ist die Streckung sehr wohl möglich in den Mittel- und Endphalangen, die von den nicht gelähmten Interossei gestreckt werden. Die gelähmten Muskeln zeigen nach erheblichen Verletzungen Entartungsreaktion im Gegensatz zu diesen schweren Störungen der Motilität sind die sensiblen Störungen äußerst geringfügig.

Der N. medianus ist seltener betroffen, abgesehen von Durchtrennungen bei Hieb- und Stichverletzungen kommen vor allem Vorderarmfrakturen, weniger Oberarmfrakturen in Betracht. Ist der Nerv am Oberarm verletzt, so sind die Pronatoren, die Flexores carpi (mit Ausnahme des Flexor carpi ulnaris.), ferner der Flexor digitorum sublimis und profundus, der Opponens pollicis, der Flexor pollicis longus et brevis, der Abductor brevis und die ersten beiden Lumbricales gelähmt. Demzufolge ist die Beugefähigkeit der Hand herabgesetzt, die Hand erfährt hierbei eine ulnare Ablenkung. Der Daumen wird nicht opponiert, die Hand nicht proniert. Die Fingerspitzen können nichts fassen und festhalten (Oppenheim). Im Bereiche der sensiblen Versorgung der Haut der Dorsalfläche durch den Medianus herrscht Anästhesie. Die traumatische Neuritis, insbesondere die des N. medianus führt oft die Erscheinungen der Glanzhaut herbei (s. S. 253), vasomotorische trophische Störungen.

Der N. ulnaris wird zuweilen bei Frakturen des inneren Condylus humeri bei der Fractura supracondylica verletzt, entweder gleichzeitig durch Knochensplitter oder im späteren Verlauf der Knochenheilung durch Kallusbildung. Die Lähmung betrifft das Gebiet des Flexor carpi ulnaris, des Flexor digitorum profundus, der 3 letzten Finger, des Abductor pollicis, der Muskeln des Kleinfingerballens, der Interossei und der letzten beiden Lumbricales. Es resultiert die bekannte Krallenstellung. Soweit der Nerv die Haut mit sensiblen Fasern versorgt, stellen sich Schmerzen, Hyper- und Anästhesieen ein.

Der N. cruralis wird nur sehr selten verletzt, abgesehen von direkter Durchtrennung bei einer Hieb- und Stichverletzung kommen Oberschenkel- und Beckenbrüche in Betracht. Gelähmt werden der Ileopsoas, der Quadriceps, der Sartorius und der Pectineus; es geht dem Verletzten daher die Beugefähigkeit der Hüfte und die Streckfähigkeit des Unterschenkels verloren. Es fehlt ferner der Kniesehnenreflex.

Die Sensibilität ist herabgesetzt, bezw. aufgehoben an der Vorder- und Innenfläche des Oberschenkels mit Ausnahme des oberen Drittels, ferner an der Innenfläche des Unterschenkels und des Innenrandes des Fußes.

Der N. cutaneus femoris externus erkrankt in einer Reihe von Fällen traumatisch (Bernhardt und Roth).

Der N. ischiadicus wird in seinem Wurzelgebiet gelegentlich durch Knochenfragmente bei Lendenwirbel-, Kreubein- und Beckenbrüchen lädiert. Er reagiert auf diese Schädigungen in der Regel nur mit Lähmungssymptomen im Gebiet des N. peroneus; jedoch kann z. B. eine traumatische Luxatio coxae bezw. eine Femurfraktur auch eine totale Lähmung des N. ischiadicus zur Folge haben. Die Symptome der Peroneuslähmung beziehen sich auf die Extensoren, Abduktoren und den Tibialis anticus. (Pes equinovarus). Ist der Tibialis posticus gelähmt, so fehlt die Plantarflexion. Es kommt schließlich zum Pes calcaneus bezw. Pes valgus. Bei völliger Lähmung des N. ischiadicus kommt noch der Ausfall der Beuger des Unterschenkels hinzu.

Kasuistik:

Fall Nr. 1. (Aktenmaterial). F. hatte die Befestigungsarbeiten einer Deiche zu leiten, dabei war er genötigt, im Wasser zu stehen und im Wasser zu hantieren. Die Arbeit war sehr anstrengend, es wurde Tag und Nacht gearbeitet. In der Nacht bemerkte F. plötzlich ein Gefühl von Einschlafen und eine leichte Bewegungsunfreiheit der linken Hand. Am nächsten Morgen klagte er über Gefühllosigkeit im linken kleinen Finger, die in den nächsten Tagen auch die übrigen Finger befiel. Nach 8 Tagen stellte Dr. B. die Diagnose auf Radialislähmung.

In dem von Goldscheider erstatteten Gutachten heißt es:

Als sicher ist anzunehmen, daß dieses Leiden mit den von F. angegebenen Beschwerden bestehend in dem Gefühl des Einschlafens der linken Hand und einer leichten Bewegungsunfähigkeit begonnen hat. . . es genügt zum Nachweis des ursächlichen Zusammenhanges vollständig, daß F. am Tage nach der betr. Nacht die Anfangserscheinungen der Entzündung des Speichennerven dargeboten hat.

Es entspricht auch der ärztlichen Erfahrung, daß eine Nervenentzündung des Speichennerven durch Einwirkungen, wie sie in der betr. Nacht stattgefunden haben, hervorgebracht wird . . . . die lokale Erkältung bleibt zu Recht bestehen, wie es die oberflächliche Lage des Nerven an seiner Umschlagsstelle um das Oberarmbein von vornherein erklärlich macht. Die Arbeitsleistung ist in jener Nacht eine ungewöhnliche gewesen und hat unter Umständen stattgefunden, die zu Gesundheitsstörungen leicht Veranlassung geben konnten. Ich bin daher der Ansicht, daß ein Unfall vorliegt und daß mit großer Wahrscheinlichkeit ein ursächlicher Zusammenhang zwischen der Radialislähmung und dem Unfall, d. h. der Erkältung in der Nacht vom 3/4. VII besteht. 40 pCt.

Neuralgieen nach Verletzungen der Nerven werden häufiger beobachtet; auch nach einfacher Quetschung und Zerrung können lebhafte neuralgische Schmerzen auftreten. Traumatische Neuralgieen sind oft nur schwer von echten Neuritiden zu unterscheiden. Besonders häufig gelangen Neuralgieen im Gebiete des M. ischiadicus nach Traumen zur Beobachtung, die die Beckengegend betreffen, so z. B. beim Fall auf die Hüfte, auf das Gesäß. Im Anschluß an eine Ischias kann sich eine Skoliose entwickeln, mit der Konvexität nach der erkrankten Seite. In das Gebiet traumatischer Neuralgieen gehört auch die sog. Achillodynie, gekennzeichnet durch heftige Schmerzempfindung an der Ferse, die Coccygodynie mit ausgesprochenem Steißbeinschmerz.

Literatur zu § 12.

1. Bernhardt, Isolierte Lähmung des N. suprascapularis. B. kl. W. 1894.
2. Goldscheider, Diagnostik der Nervenkrankheiten. 2. Aufl.
3. Jorns, Ein reiner Fall von gewaltsam (traumatisch) entstandener Rautenmuskellähmung. M. f. U. 1899.
4. Laehr, Zur Kasuistik der traumatischen Erkrankungen im Gebiet des Plexus brachialis, Chir. Ges. Berl. kl. W. 1898.
5. Marcus, Isolierte Lähmung der M. rhomboidei. A. S. Z. 1905.
6. Mendel K., Unfall in der Aetiologie der Nervenkrankheiten. Berlin 1908.
7. Oppenheim, Lehrbuch der Nervenkrankheiten. Berlin 1908.
8. Remak, Neuritis und Polyneuritis Spez. Path. Ther. Nothnagel XI. Wien 1899.
9. Sachs und Freund, Die Erkrankungen des Nervensystems nach Unfällen. Berlin 1899.

Kapitel IX.

Verletzungen des Bauches.

§ 1. Statistik.

Die Statistiken verzeichnen die Verletzungen des Bauches nicht
gesondert; es wird lediglich über die Verletzungen des Rumpfes berichtet und hier gesondert aufgeführt die Verletzung der Brust, des
Rückens, der Schultern, der Rippen, des Beckens, sowie die Leistenbrüche. Es fehlen uns demnach exakte statistische Angaben über die
Verletzungen des Bauches.

§ 2. Beurteilung der Erwerbsbeschränkungen nach Ver=letzungen des Bauches.

Einen einheitlichen Maßstab zu finden bei der Abschätzung der
Erwerbsbeschränkungen, zu denen Verletzungen des Bauches führen,
ist nicht möglich. Es kann in den meisten Fällen die Beurteilung
nur von allgemeinen Gesichtspunkten ausgehen, die für den betreffenden Fall maßgebend sind. Sehr häufig wird es sich lediglich um die
Frage handeln, ob überhaupt ein Zusammenhang zwischen der Erkrankung bzw. dem Tod und dem Unfall besteht. Die durch die Unfallgesetzgebung angeregte Forschung hat den Kreis der traumatischen
Krankheiten, insbesondere auch der Bauchorgane wesentlich erweitert,
daraus ergibt sich die Notwendigkeit erhöhter Kritik.

In allgemeiner Uebersicht dürfte sich die Beurteilung, wie folgt,
gestalten. Geheilte Verletzungen der Bauchdecken, die oberflächlich
sind, werden in der Regel keine Beeinträchtigung der Erwerbsfähigkeit bedingen. Ist die Verletzung mit einer breiten schlaffen Narbe
verheilt, so besteht die Gefahr des Bauchbruches, der mit 10 pCt.
entschädigt wird. Rentensätze, die darüber hinausgehen, müssen besondere Veranlassungen haben, wie Größe und Lage des Bruches,
besonders gefährlicher Inhalt, Schwierigkeit der Reponibilität und
dergl. mehr.

Brüche in der Bauchmuskulatur erfordern im allgemeinen nur

für eine kurze Frist eine Rente, die je nach dem Grade 15—30 pCt. betragen kann.

Bei der Beurteilung der Verletzungen des Bauchfells kommen vor allem die Folgeerscheinungen in Betracht, die peritonitischen Adhäsionen, die lebhafte Schmerzen verursachen und dadurch die Arbeitsfreudigkeit herabsetzen, sodaß eine Rente von 20—33$\frac{1}{3}$ pCt. in den meisten Fällen gerechtfertigt ist.

Die Erkrankungen des Magens und des Darms sind individuell abzuschätzen, der Grad der noch vorhandenen Arbeitsfähigkeit läßt sich auch nicht annähernd rubrizieren.

Die Verletzungen der übrigen Organe des Bauches lassen sich nicht schematisch nach dem Grade abschätzen, in dem sie die Arbeitsfähigkeit beschränken. Es ist gelegentlich darüber verhandelt worden, ob der Verlust einer Niere in ähnlicher Weise, wie der Verlust eines Auges grundsätzlich zu entschädigen sei. Nach Schmitt ließe sich eine Rente von 33$\frac{1}{3}$ pCt. rechtfertigen und zwar mit Rücksicht auf die Gefahr der Erkrankung der erhaltenen Niere. In der Analogie liegt die Rechtfertigung der Ablehnung. Die Rente wird nicht für die erhöhte Gefahr der Erkrankung des erhaltenen Auges gewährt, sondern in erster Linie, weil der Verlust des Auges de facto eine Herabsetzung der Erwerbsfähigkeit bedeutet. In allen Erkenntnissen, die eine höhere Rente als die übliche ablehnen — die mit Rücksicht auf die Gefahr der eventuellen sympathischen Erkrankung des zweiten Auges gefordert wird —, wird darauf verwiesen, daß der Eintritt der Erkrankung des erhaltenen Auges die Möglichkeit erneuter Rentenfestsetzung gewährt, aber nicht bereits zuvor berücksichtigt werden dürfe. Ist demnach die erhaltene Niere gesund, so ist an sich kein Grund zu einer Entschädigung vorhanden, wenn nicht andere Momente die Gewährung einer Rente gebieten, etwa ein Bruch der Bauchnarbe oder dergl. mehr.

Was die Abschätzung der Hernien anbelangt, so wird im allgemeinen die Bruchrente mit 10 pCt. veranschlagt, über die nur in besonderen Fällen hinausgegangen wird (Irreponibilität, Größe usw.). Schwierigkeiten bereitet die Festsetzung der Höhe der Rente nur selten, viel schwieriger ist die Entscheidung, ob die Hernie als eine Unfallfolge zu bezeichnen ist oder nicht.

Da jedoch die Definition des Begriffes „Unfall“ gesetzlich nicht festgelegt ist, so sind wir auf die Auslegung der Sch.G. und des R.V.A. angewiesen, und es scheint, daß bei der Beurteilung der Hernien als Unfallfolgen allzuviel Gewicht auf rein äußerliche Begleitumstände gelegt wird, von deren striktem Nachweis die Entscheidung des Falles abhängig gemacht wird. Es herrscht dabei ein Formalismus, unter dem die objektive Beurteilung vom ärztlichen Standpunkt aus notgedrungen leidet. Die formalen Bedingungen, die nach den Entscheidungen des R.V.A. eine Hernie als Betriebsunfall kennzeichnen, können vollzählig vorhanden sein, und es handelt sich doch nicht um einen Unfall, der Entschädigungsansprüche rechtfertigt. Ja, wir gehen so weit, zu behaupten, daß ein einigermaßen intelligenter Arbeiter, der auf Betrug ausgeht, einen jahrelang bestehenden Bruch als Folge eines Unfalls darstellen kann und so Anspruch auf ständige Rente erwirbt, wenn er es versteht, die durch die Spruchpraxis vorgeschriebenen Formalitäten zu befolgen.

Wiederholt findet sich in zahlreichen Entscheidungen des R.V.A. die Forderung, der Nachweis der traumatischen Entstehung der Hernien müsse mit besonderer Strenge geführt werden. Wiederholt ist darauf hingewiesen, die Mehrzahl der Hernien entstehe allmählich, die Arbeit sei nur die Gelegenheit zum Bruchaustritt, nicht die Ursache. Und dennoch finden wir die zahlreiche Bestätigung der Bruchrenten, ohne daß man behaupten könnte, der erforderliche Nachweis sei mit aller Strenge erbracht.

§ 3. Quetschungen und Verletzungen der Bauchdecken.

Quetschungen und Verletzungen der Bauchdecken kommen durch stumpfe Gewalten zu stande, durch Ueberfahrenwerden, Verschüttetwerden, Quetschung zwischen zwei Puffern, Sturz aus beträchtlicher Höhe, Stoß von Wagendeichseln, Balancierstangen, Kurbeln usw. gegen den Unterleib. Die Richtung der eindringenden Gewalt ist von Bedeutung, insofern die Organe der Bauchhöhle bei seitlichem Angriff mehr oder minder dem Drucke ausweichen können. Findet dagegen der Anprall von vorn her statt, so nehmen die Verletzungen in der Regel einen ungünstigeren Verlauf. Es kann zur Berstung innerer Organe kommen. Ist die einwirkende stumpfe Gewalt keine besonders heftige, so bleibt die Schädigung im allgemeinen auf die Bauchdecken beschränkt, es resultieren Hautquetschungen, die sich durch Gefäßzerreißungen in der Cutis charakterisieren, es entstehen die bekannten blauen Flecke, oft sind auch diese äußeren Zeichen der Quetschung kaum oder garnicht sichtbar. Auch diese an sich nicht erheblichen Gewalteinwirkungen können rasch vorübergehenden Shock verursachen.

Eine heftigere Einwirkung setzt schon die Quetschung der Bauchmuskeln voraus, die mit Rissen in der Muskulatur, Bildung von Muskelhämatomen einhergeht. Am bekanntesten sind die Einrisse im Rectusmuskel, die gelegentlich auch bei Ueberanstrengungen, z. B. Heben schwerer Lasten, Aufsitzen aufs Pferd und dergl. (Zerrungsverletzungen, Stolper) auftreten analog den Rupturen, die bei Typhusrekonvalescenten, bei Potatoren, infolge degenerativer Vorgänge in der Muskulatur beobachtet werden. Die Diagnose solcher Muskeleinrisse läßt sich meist durch die Palpation (fühlbare Lücken) sicherstellen. Gefäßzerreißungen beträchtlicher Art finden zuweilen im präperitonealen Fettgewebe statt. Die Blutergüsse verbreiten sich in großer Ausdehnung und kommen dann an den Seiten, am Rücken, ja sogar am Oberschenkel zum Vorschein. Nach erfolgter Resorption der Blutergüsse bleiben oft noch für längere Zeit Verdickungen zurück, selbst Verknöcherungen sind beobachtet. Einen Fall von Myositis ossificans traumatica im M. rectus und obliquus abdominis externus infolge eines Hufschlags, der die Bauchdecken traf, hat Thiem beschrieben. Vereitert der Bluterguß, so besteht die Gefahr des Durchbruchs. Kommt es zur Perforation nach innen, so ist der Ausgang stets zweifelhaft.

Es können ferner derartige Muskelrisse, deren deckende Bauchhaut allein intakt geblieben ist nach Zerreißung aller Schichten, zur Entstehung echter traumatischer Hernien Veranlassung geben, wie Stolper, Knotz, Mayer u. a. beobachtet haben. Ist das Peritoneum gleichfalls zerrissen, so sprechen wir von subkutanen Intestinalprolapsen (v. Saar).

Wir haben bereits bei der Besprechung der Brustquetschungen die Shockwirkungen kennen gelernt. Gerade die Unterleibsquetschungen sind es, denen sich häufig ein hochgradiger Shock zugesellt mit den sichtbaren Zeichen tiefen Kollapses, Blässe, Kälte der Haut, Bewußtseinstörungen. Weitere Zeichen des Shocks sind: weite und träg reagierende Pupillen, Verlangsamung der Herzaktion, unregelmäßiger, kaum fühlbarer, oft aussetzender Puls, sowie unregelmäßige Respiration. Bezeichnend ist ferner der costale Atmungstyp, da das Abdomen instinktiv zur Atmung nicht benutzt wird. Der Shock beruht bekanntlich auf einer reflektorischen Beeinträchtigung des vasomotorischen Centrums in der Medulla oblongata, wohl auch auf der gleichzeitigen Verletzung der großen Bauchganglien (Ganglion solare usw.) Im Allgemeinen erholen sich die Betroffenen vom Shock; unmittelbarer Herzstillstand gehört jedoch durchaus nicht zu den Seltenheiten. Die Differentialdiagnose gegenüber der inneren Blutung ist oft recht schwierig. Die allmählich sich steigernde Blässe, der fühlbare Erguß, der als Tumor in den abhängigen Partieen palpabel ist, spricht für innere Blutung.

Kasuistik:

Fall Nr. 1. (Aktenmaterial). Ein beladener Rollwagen sprang aus dem Geleise, kippte um und fiel dem Arbeiter S. gegen den Unterleib, sofort Schmerzen, die ihn zur Arbeitseinstellung zwangen, nach 24 Stunden Brechreiz, Meteorismus. Bei dem Versuch aufzustehen bricht der Verletzte zusammen und stirbt. Der Tod ist nach dem Gutachten infolge reflektorischer Lähmung der Gefäßcentren ohne erkennbare Organverletzung im Shock erfolgt. Entschädigungspflicht anerkannt.

Die Organverletzungen im Gefolge von Bauchkontusionen werden uns späterhin eingehend beschäftigen.

Verätzungen und Verbrennungen der Bauchhaut zeigen in ihrem Verlauf keine Abweichungen von den an anderen Körperstellen beobachteten Erscheinungen.

Was die Wunden der Bauchdecken anlangt, so unterscheiden wir

1. nicht penetrierende,

2. penetrierende Bauchwunden,

je nachdem das Bauchfell verletzt ist oder nicht.

Die nichtpenetrierenden Wunden sind im Allgemeinen prognostisch günstig zu beurteilen. Es sind Hieb-, Stich- und Rißquetschwunden, je nach Art der Verletzung. Ausgedehntere Verletzungen der Bauchwand können jedoch insofern verhängnisvoll werden, als die Gegend der Narbe einen locus minoris resistentiae bildet. Infolge der Herabminderung der Festigkeit der Bauchwand sind für Hernienbildung, ähnlich wie bei Laparatomienarben, günstige Bedingungen geschaffen.

Die penetrierenden Bauchverletzungen sind, auch wenn sie nicht durch Organverletzungen kompliziert sind, von vornherein prognostisch ungünstiger zu beurteilen. Die Eröffnung der Bauchhöhle bildet in jedem Falle eine schwere Gefahr. Der Infektion des empfindlichen Peritoneums sind die Wege geebnet. Es kommt an der Stelle der Verletzung entweder zu einer zirkumskripten Peritonitis, die Verklebungen herbeiführt, oder es entwickelt sich im Anschluß an die Infektion eine allgemeine Peritonitis.

Wenn wir von den Infektionsgefahren absehen, die die Eröffnung des Peritoneums mit sich bringt, so liegt eine weitere Gefahr in dem Netz- bezw. Darmvorfall, der der Eröffnung des Peritoneums folgt. Sahen wir, daß bei nichtpenetrierenden Wunden die Möglichkeit späterer Hernienbildung gegeben ist, so tritt diese in viel höherem Maße nach glücklich geheilten penetrierenden Wunden in die Erscheinung. Darauf werden wir später noch einmal bei der Besprechung der Hernien als Unfallfolgen zurückkommen.

Die Organe der Bauchhöhle können sowohl durch nichtpenetrierende, wie durch penetrierende Verletzungen geschädigt werden.

Ein Teil der Organe ist durch die versteckte Lage in gewissem Grade geschützt, z. B. der Magen, die Nieren, das Pankreas, die Leber. Ein Teil ist durch den Vorzug beträchtlicher Verschiebbarkeit ausgezeichnet, z. B. der Magendarmtractus. Von wesentlicher Bedeutung ist der Füllungszustand des verletzten Organs im Augenblick der einwirkenden Gewalt. Sehen wir, daß gelegentlich die Beckenknochen, die Wirbelsäule, die Rippen den Organen der Bauchhöhle einen gewissen Schutz gewähren können, so ist die Gefahr nicht zu verkennen, die die knöchere Wandung dem entgegengepreßten Organ bietet.

Wir wissen, daß schwere Quetschungen des Abdomens sich ereignen können, ohne nennenswerte Schädigungen sowohl der Bauchdecken wie der Eingeweide herbeizuführen. Andererseits können scheinbar geringfügige Traumen, die in ihrer Bedeutung von den Unfallverletzten im Beginne kaum gewürdigt werden, schwere Schädigungen der Organe herbeiführen.

Der Shock, als häufigstes Begleitsymptom der Unterleibsverletzungen, hat uns bereits beschäftigt. Eingehender wollen wir noch einmal auf das schwerwiegende Moment innerer Blutung zurückkommen. Wir stehen oft genug vor der Entscheidung, handelt es sich bei einem Trauma, das das Abdomen betroffen hat, um die Wirkung eines schweren Shocks, oder liegen die Zeichen innerer Blutung vor, die uns zu sofortiger Laparotomie drängen? Und diese Entscheidung zu treffen, ist durchaus nicht immer einfach. Der frequente kleine Puls, die subnormale Temperatur, die auffallende Blässe, Kälte der Extremitäten, Angstgefühl, Auftreibung des Leibes, die sich ständig mehrt, schmerzhafte Kontrakturen der Bauchmuskeln, alles das spricht für innere Blutung. Gelingt dann noch der Nachweis einer rasch sich mehrenden Dämpfung, z. B. in der Ileocoecalgegend, so ist das eine wertvolle Unterstützung der Diagnose. Die Gefahr der inneren Blutung besteht einmal in der akut zunehmenden Anämie (innerer Verblutungstod), sodann in der Zersetzung des intraperitonealen Blutergusses mit dem Ausgang in Abscessbildung oder in diffuse Peritonitis.

Literatur zu § 3.

1. Autenrieth, Ausgedehnte Mesenterialabreißung bei Bauchkontusionen. M. m. W. 1908.
2. Braun, Ueber penetrierende Verletzungen des Magendarmtractus. B. klin. W. 1908.
3. Edler, Die traumatischen Verletzungen des Bauches. Arch. f. Chir. XXXIV.
4. Hildebrand, O., Ueber Bauchkontusionen. Berl. Klin. W. 1907
5. Lexer, Ueber Bauchverletzungen. Berl. klin. W. 1901.
6. Nußbaum, Die Verletzungen des Unterleibes. Deutsche Chirurgie Lief. 44 Stuttgart 1880.

7. Steinthal, Verletzungen und Erkrankungen der Bauchdecken. Handbuch der prakt. Chir. 1903.

8. Steinthal, Ueber Bauchverletzungen. Correspond.-Bl. d. Württemb.ärztl. Landesvereins 1908.

9. Stolper, Die Bauchverletzungen. Sammelbericht A. S. Z. 1903.

§ 4. Peritonitis traumatica.

Das Bauchfell reagiert auf äußere Gewalteinwirkung in gleicher Weise wie das Brustfell, der Herzbeutel. Auch hier kommt es nach Kontusionen zu zirkumskripten nichtinfektiösen Entzündungen am Orte der Einwirkung, die sich lediglich durch Schmerzen ankündigen, selten peritonitische Reibegeräusche erkennen lassen.

Die häufigere Form der traumatischen Peritonitis ist die infektiöse, die nach penetrierenden Verletzungen auftritt, bei denen infektiöses Material mit dem verletzenden Gegenstand von der Körperbekleidung, bzw. der Bauchhaut direkt auf das Peritoneum gelangt. Sodann wird das Peritoneum infiziert nach Verletzung eines Bauchorganes, das infektiöses Material beherbergt, mag es sich um eine Zerreißung des Organes handeln oder nur um eine Schädigung der Organwandung, die ein Durchwandern der Bakterien ermöglicht. Indirekt kann auch ein Trauma Anlaß zu einer infektiösen Peritonitis geben, wenn die traumatische Erkrankung eines vom Peritoneum überzogenen Bauchorganes zur Nekrosenbildung führt, der die Perforation folgt (traumatische Spätperforation.)

So setzt nach Zerreißung einer Stelle der Magendarmwandung unmittelbar eine diffuse Peritonitis ein, wenn nicht voraufgegangene adhäsive Entzündungen eine Lokalisation der Peritonitis vorbereitet haben. Andererseits kann nach anfänglicher Begrenzung der Prozeß sich ausdehnen und das gesamte Bauchfell in Mitleidenschaft ziehen. Ein intraperitonealer Absceß kann in ein Organ durchbrechen oder aber mit seinem Inhalt das gesamte Peritoneum überschwemmen. Entsteht eine Verbindung mit dem Darm, so kommt es zur Bildung eines Kotabscesses. Es braucht kaum besonders erwähnt zu werden, daß eine traumatische Peritonitis alle Charaktere der gewöhnlichen Peritonitis aufzuweisen vermag. Seröse, fibrinöse, eitrige, jauchige Formen werden beobachtet. Dem entsprechen dann naturgemäß die klinischen Erscheinungen von geringfügigen lokalisierten Schmerzen bis zu den schweren Krankheitssymptomen, die ihren charakteristischen Ausdruck in der Facies Hippocratica finden.

Gelegentlich reagiert das Peritoneum auf Traumen mit chronischer Entzündung (Fälle von Henoch, Petrenz u. a.), und zwar bildet

sich nach Quetschungen des Abdomens Ascites meist hämorrhagischen
Charakters.

Eine tuberkulöse Peritonitis kann nach Verletzungen manifest
werden bzw. sich erheblich verschlimmern. Luecke beobachtete
einen Fall, bei dem im Anschluß an ein Trauma — ein Knabe fiel
beim Schlittschuhlaufen, ein Kamerad stürzte über ihn — sich eine
diffuse tuberkulöse Peritonitis entwickelte, die, wie die Sektion ergab,
ihre Entstehung augenscheinlich den Tuberkelbazillen verdankte, die in
den Mesenterialdrüsen lagerten. Daß stumpfe Verletzungen nicht so
selten Anlaß zur Bildung subphrenischer Abscesse geben, geht aus
einer Statistik Maydls hervor, der allein von 179 Fällen 18 fand,
die sich nach stumpfen Verletzungen gebildet hatten. Immerhin
dürfte bei der Beurteilung rein traumatischer subphrenischer Abscesse
Vorsicht geboten sein.

Fall Nr. 1. Rek. E. v. 12. II. 1898. L. erkrankte plötzlich beim Abladen
einer Dynamo-Maschine mit Schmerzen im Unterleib, 4 Wochen darauf stellten
sich schwere Blutungen ein, die den Tod zur Folge hatten. Das R. V. A. erkennt
die Ansprüche an auf Grund eines Obergutachtens, nach welchem L. schon seit
längerer Zeit an chronischer Tuberkulose des Netzes und Verklebung oder Verwachsung desselben mit benachbarten Teilen gelitten habe. Beim Mitheben einer
nahezu 40 Zentner schweren Last infolge Inanspruchnahme der Bauchpresse sei
eine Lösung der Verklebungen oder Zerrung derselben durch Verschiebung der
beteiligten Organe veranlaßt worden, ein Prozeß, der eine, wenn auch beschränkte
Bauchfellreizung oder -entzündung mit einer Erstarkung der tuberkulösen Erkrankung hervorgerufen habe.

Für die spätere Begutachtung aller Peritonitiden kommen die
Folgen in Betracht, die die peritonealen Verwachsungen zeitigen.
Einmal sind es die Schmerzen, die sie hervorrufen. So können infolge von perigastritischen Adhäsionen äußerst schmerzhafte Magen-
störungen auftreten, die das Allgemeinbefinden schwer schädigen, indem
sie die Ernährung behindern. Davon abgesehen, können die peritonitischen
Adhäsionen, die sich zu langen Strängen ausdehnen, Strangulierungen
des Darms hervorrufen und so das Leben unmittelbar bedrohen
(Strangulationsileus); in minder schweren Fällen führen sie Appetit-
losigkeit, Koliken und chronische Stuhlverhaltungen herbei, die die
Arbeitsfreudigkeit wesentlich beeinträchtigen. Diese Klagen werden
oft als hysterische bezeichnet, und dem Symptomenbild der traumatischen Neurose, wenn nicht gar der Simulation, zugeschrieben.
Fälle, in denen nach Bauchquetschungen Adhäsionen des Peritoneums
auftraten, sind von Riedel, Thiem, Noack u. a. beschrieben
worden.

Renten von 20 bis $33^{1}/_{3}$ pCt. sind in den meisten Fällen gerechtfertigt. Die Gefahr, die peritonitische Verwachsungen für den Träger
bedeuten, ist bei der Rentenabschätzung nicht gesondert zu berück-

sichtigen. Die Feststellung hat sich auf die de facto vorhandenen erwerbsbehindernden Unfallfolgen zu beschränken.

Literatur zu § 4.

1. Fürbringer, Zur Frage der peritonealen Verwachsungen nach Unfällen. A. S. Z. 1897.
2. Henoch, Berl. klin. W. 1879, ibid. 1891.
3. Lücke, Peritonitis tuberculosa traumatica mit Ileus. Berl. klin. W. 1903.
4. Noack, Peritoneale Verwachsungen nach schweren Bauchquetschungen als Ursache andauernd schwerer Koliken usw. Mitt. a. d. Grenzg. 1899.
5. Petrenz, Rust. Magazin. Bd. 62. Ref. Cannstadt's Jahresb. Bd. III. 1843.
6. Riedel, Ueber Adhäsiventzündungen in der Bauchhöhle. Arch. f. klin. Chir. 1894. Bd. 47.
7. Thiem, Ueber chronische Bauchfellentzündungen und Verwachsungen nach Quetschung des Bauches oder Zerrung des Bauchfells. M. f. U. 1899.

§ 5. Verletzungen des Magens.

Der Magen gehört zu den Organen der Bauchhöhle, die durch ihre Lage einen natürlichen Schutz erhalten, mit Ausnahme des Pylorus, der traumatischen Einflüssen in höherem Maße ausgesetzt ist. Zu beachten ist jedoch, daß der jeweilige Füllungszustand die Lage des Magens wesentlich ändert. Ein gefüllter Magen liegt nicht nur oberflächlicher, er bietet auch dem einwirkenden Trauma ein größeres Angriffsfeld.

Eine Reihe von Magenverletzungen kommt dadurch zustande, daß eine penetrierende Verletzung der Bauchwand eine Perforation der Magenwand herbeiführt. Nur selten sind lediglich einzelne Abschnitte der Magenwand betroffen, die Serosa oder die Muscularis mit der Serosa. Die Gefahren der perforierenden Magenverletzung: die Verblutung und die Perforationsperitonitis fordern in der Mehrzahl der Fälle die sofortige Laparatomie. Die Diagnose wird in den seltensten Fällen erhebliche Schwierigkeiten bereiten, allerdings ist zu beachten, daß gelegentlich trotz nichtpenetrierender Bauchwunde eine Perforation der Magenwand vorhanden sein kann, die dann leicht übersehen wird (v. Mikulicz, Kausch). In der Regel aber weist die äußere Verletzung den rechten Weg.

Schwieriger liegen die Verhältnisse bei den Verletzungen des Magens, die bei intakter Bauchwand durch stumpfe Gewalt nach schweren Kontusionen zustande kommen. Unsere Kenntnisse sind auf diesem Gebiete in neuerer Zeit durch die Arbeiten von Rehn, Petry, Key Aberg, Hertle u. a. wesentlich gefördert worden. Petry verdanken wir eine ausgezeichnete Statistik der Rupturen und Kontusionen des Magendarmkanals. Danach entfallen von 219 Verletzungen des Magendarmkanals 21 auf den Magen, d. i. 9,59 pCt., 13 traumatische, 8 spontane Verletzungen.

Key Aberg hat den Verletzungsmodus bei spontaner Ruptur des Magens durch Leichenversuche klargestellt. Er ist dabei zu folgenden Ergebnissen gelangt: die durch inneren Druck (Berstung durch Ueberfüllung) herbeigeführten Rupturen haben den Charakter der Rißwunde, die sich von innen nach außen entwickelt. Ihr Sitz entspricht in der überwiegenden Zahl der kleinen Kurvatur, wenigstens hat der Riß stets eine der kleinen Kurvatur parallele Richtung, bei vollständigen Rupturen oder doch fast vollständigen finden sich stets zahlreiche Schleimhautrisse und oft auch solche in der Serosa an den verschiedensten Stellen des Magens. Key Aberg's Versuche waren lediglich auf Berstung der Magenwand durch übermäßige Füllung des Magens gerichtet. Die gleichen Versuche hatten zuvor Lefèvre und Revillod angestellt.

Ritter und vor ihm Vanni beobachteten in Tierversuchen die Schädigungen nach Schlägen auf die Magengegend. Ich führe einen der charakteristischen Befunde Ritter's an: „Geringe Sugillation der Bauchdecken, intaktes Peritoneum, fünfmarkstückgroßes Hämatom, zwischen Mucosa und Submucosa kleinere Blutergüsse zerstreut in der Schleimhaut der Muscularis und in geringerem Grade in der Serosa.“

Welche Gewalteinwirkungen kommen in praxi für diese Art der Verletzung vornehmlich in Betracht? Da sind zunächst Hufschläge, Stöße mit der Wagendeichsel gegen den Bauch, Ueberfahrenwerden, Unfälle, wie sie in Fuhrwerks- und Speditionsbetrieben eine größere Rolle spielen, ferner Stöße mit Holzkloben, Brettern, Balken, Balanciers usw. gegen die Magengegend, in den land- und forstwirtschaftlichen Betrieben Stöße von Stierhörnern etc. Auch indirekte Gewalteinwirkungen sind zu beachten, wie Sturz aus der Höhe auf die Füße. Gelegentlich führt die Quetschung zwischen zwei Puffern eine Magenruptur herbei. Daß die Wirkung der Bauchpresse beim Heben übergroßer Lasten diese Verletzungen herbeiführen kann, ist einwandfrei nachgewiesen.

Die pathologisch-anatomischen Veränderungen der Magenwand nach einer Kontusion sind graduell recht verschieden. In vielen Fällen handelt es sich lediglich um geringfügige Ecchymosen in den einzelnen Schichten der Magenwand, in anderen Fällen läßt der gelegentliche Obduktionsbefund erkennen, daß eine stärkere Quetschung voraufgegangen ist. Die Magenwand ist an der Stelle der Verletzung in allen ihren Schichten nekrotisch geworden, sie ist schwärzlich verfärbt. Es kann in solchen Fällen sekundär zu einer Perforation des Magens gekommen sein. In einer weiteren Reihe von Fällen ist von vornherein eine Ruptur der Magenwand eingetreten, es bestehen Risse von länglicher, rombischer, ovaler oder kreisrunder Form, die die gesamte Magenwand durchsetzen. Am häufigsten kommt es jedoch nur zu Schleimhautrissen, die meist schnittwundenartige, scharf begrenzte Formen annehmen, zuweilen auch Lappenwunden darstellen. Es sind Fälle beschrieben worden, in denen ein Bluterguß die Schleimhaut in voller Ausdehnung von ihrer Unterlage abgehoben hat. (Décollement traumatique der Schleimhaut. Ziegler.) Die Zerstörungen können so weit gehen, daß die gesamte Schleimhaut in Stücke zerrissen wird. Poland beobachtete bei einem 9jährigen Knaben mit schwerer Bauchkontusion (Ueberfahren) einen fetzigen Abriß und Lappenlostrennung der Magenschleimhaut nach allen Richtungen. 9 Stunden nach dem Unfall war der Tod eingetreten.

Rehn hat für die Verletzungen des Magens durch stumpfe Gewalt folgende Einteilung vorgeschlagen:

1. Serosarisse.
2. Serosa-Muscularisrisse.
3. Trennung zwischen Muscularis und Mucosa (interstitielle Verletzungen, Hämatome, Décollement).
4. Risse der Mucosa.
5. Penetrierende Verletzungen.

Die Einteilung hat naturgemäß lediglich ein theoretisches Interesse. Die Verletzungsarten werden sich häufig kombinieren. In dem einzelnen Falle wird es schwer zu entscheiden sein, ob es sich um eine hämorrhagische Infiltration der Schleimhaut, um einen Serosariß oder dergleichen handelt, da ja nicht jeder Fall zur Autopsie in vivo oder zur Sektion kommt. Am häufigsten findet sich nach den übereinstimmenden Angaben der Autoren der Riß in der kleinen Kurvatur bzw. in unmittelbarer Nähe derselben, entsprechend den Ergebnissen, zu denen Key Aberg in seinen Leichenversuchen kam. Die Vermutung, daß eine große Anzahl von Magenrupturen infolge von Bauchkontusionen auf ähnliche Weise (Sprengung durch Ueberdehnung) zustande kommt, ist naheliegend.

Welche Erscheinungen bietet ein Verletzter, wenn es sich um eine Ruptur des Magens handelt? Er steht zunächst unter der Einwirkung des Shocks, wie wir ihn am Eingang unserer Besprechungen als Folge heftiger Bauchkontusionen bereits kennen gelernt haben. In den seltensten Fällen wird der Verletzte fähig sein, den Sitz der überaus heftigen Schmerzen anzugeben. Die Angst, die Aufregung und zumeist der Collaps schließt dieses Hilfsmittel der Diagnose von vornherein aus. Als ein Kardinalsymptom der stattgehabten Verletzung ist das

Blutbrechen zu betrachten. Treten die Blutungen erst später auf, so spricht die Wahrscheinlichkeit für das Vorhandensein eines traumatischen Magengeschwürs. Charakteristisch ferner ist die Gas- und Flüssigkeitsansammlung im Abdomen, entsprechend dem Füllungsgrade des rupturierten Magens. Der Tod tritt, falls nicht rechtzeitig durch Laparatomie Hilfe kommt, in wenigen Stunden ein. Rehn gelang es, durch einen rechtzeitigen Eingriff ein junges Mädchen, das bei einem Stoß gegen das Epigastrium (Sturz von einem Balkon auf ein Eisengitter) eine Magenruptur erlitten hatte, zu retten.

Rose hat darauf hingewiesen, daß sich gelegentlich der Mageninhalt bei einer Ruptur an der hinteren Wand ausschließlich in die Bursa omentalis ergießen kann, wie er in einem Falle zu beobachten Gelegenheit hatte. Die peritonitischen Adhäsionen verschlossen das Foramen Winslowii, und da inzwischen die Magenwunde verklebt war, fand Rose bei der Operation eine vollkommen geschlossene Cyste der Bursa omentalis entsprechend vor, die $4^1/_2$ Liter heller Flüssigkeit mit schwartigen Fetzen enthielt.

Weniger bedrohlich sind die Erscheinungen, wenn es sich um nichtperforierende Verletzungen der Magenwand handelt, bei Schleimhautrissen etc. Auch in diesen Fällen werden wir meist als alarmierendes Symptom das Blutbrechen antreffen; jedoch die Allgemeinerscheinungen sind in ihrem Verlauf keineswegs stürmische, es kommt oft genug vor, daß die Verletzten ihre Arbeit einige Zeit hindurch fortsetzen. Das alles ist jedoch selbstverständlich abhängig von dem Grade der Verletzung. Blutbrechen fehlt gelegentlich. Es mag hier gleich erwähnt sein, daß sich zuweilen Spätblutungen einstellen, für die dann ein Ulcus ventriculi traumaticum die Erklärung abgibt.

Daß man bei der Begutachtung dieser Fälle eine gewisse Vorsicht walten lassen muß, zeigt eine Beobachtung Strümpell's, die eine Simulation von Blutbrechen betraf. Es handelte sich um einen 35jährigen Gastwirt, der beim Heraufholen von Bierfässern aus dem Keller mit der Magengegend auf einen Faßrand gefallen und beim Hinauftragen plötzlich einen Riß in der Magengegend verspürt haben wollte, worauf er $1/_2$ Liter Blut brach. Das wiederholte sich nach seinen Angaben alle 3 Wochen. Seitdem zeigte sich auch stets Blut im Urin. Es gelang Strümpell, den Betrüger zu entlarven. Er hatte in den Harn hineingespien, das Blut entstammte der Mundhöhle, wie die mikroskopische Untersuchung (Pflasterepithelien, Lepthotrixfäden, quergestreifte Muskelfasern) zur Genüge bewies. Einen interessanten Fall beobachtete Franck. Es handelte sich um einen 29jährigen Arbeiter, der beim Tragen einer 4 Zentner schweren Last angeblich plötzlich einen Schmerz in der Magengegend verspürte und sofort Blut erbrach. Das anscheinend durch den „Unfall" bedingte Bluterbrechen war, wie die Sektion nach fast 6 Jahren ergab, durch Verschlucken von Nägeln hervorgerufen, augenscheinlich, um sich dauernd in dem Genuß der Rente zu erhalten.

Die späteren Gefahren, die dem Verletzten drohen, sind die Bildung von traumatischen Geschwüren auf dem Boden von Schleimhautwunden, von Narbenstenosen im Anschluß an diese Geschwüre, von tiefer greifenden Abscessen der Magenwand mit den Gefahren der Perforationsperitonitis.

Literatur zu § 5.

1. Franck, Erwin, Blutbrechen als angebliche Unfallfolge. Med. Klin. 1907.
2. Key-Aberg, Zur Lehre von der spontanen Magenruptur. Viertelj. f. ger. Med. 3. Folge. Bd. I. 1891.
3. v. Miculicz und Kausch, Verletzungen und Erkrankungen des Magens und Darms im Hdb. f. prakt. Chirurg. 1903.
4. Petry, Ueber die subcutanen Rupturen und Kontusionen des Magendarmkanals. Beitr. z. klin. Chir. Bd. 16. 1896.
5. Poland, A collection of several cases of contusions of the abdomen etc. Guy's hosp. rev. III. Serie. 1858.
6. Rehn, die Verletzungen des Magens durch stumpfe Gewalt. Arch. f. klin. Chir. Bd. 53. 1896.
7. Ritter, Ueber den Einfluß von Traumen auf die Entstehung des Magengeschwürs. Z. f. klin. Med. Nr. 12. 1887.
8. v. Strümpell, Simulation von Blutbrechen und Hämaturie bei einem Unfallkranken. M. f. U. 1898.
9. Vanni, Sull' ulcera dello stomaco d'origine traumatica. Lo Sperimentale. 1889.

§ 6. Traumatische Magengeschwüre.

Auf die Bildung traumatischer Magengeschwüre hat Leube bereits im Jahre 1886 die Aufmerksamkeit gelenkt.

Seitdem hat unter dem Einfluß der Unfallgesetzgebung die Frage des Zusammenhanges von Trauma und Ulcus ventriculi größere Beachtung gefunden, und wir dürfen heute nach zahlreichen, zum Teil recht exakten Beobachtungen an dem Vorhandensein echter traumatischer Magengeschwüre nicht mehr zweifeln.

Ist die Schleimhaut infolge einer Kontusion an einer Stelle eingerissen, so besteht im allgemeinen die Tendenz rascher Verklebung. In einzelnen Fällen kommt es jedoch, wie erwähnt, zur Bildung eines Geschwürs an den Rändern der verletzten, gequetschten, zerrissenen Schleimhaut. Das wird in der Regel kein typisches rundes Magengeschwür sein, es ist das vielmehr meist eine ulcerierte Stelle, die einer nekrotischen Schleimhautpartie entspricht. Rehn hat angenommen, daß zu der Schädigung durch Quetschung usw. auch eine Infektion hinzukommen muß, wenn sich an der verletzten Schleimhaut

ein Geschwür entwickelt. Ritter nimmt an, daß die verdauende
Kraft der Magenschleimhaut sich den schlecht ernährten verletzten
Gewebsstellen gegenüber geltend mache und so hinreiche, geschwürige
Prozesse zu veranlassen. Er befindet sich in Uebereinstimmung mit
Kroenlein, der das Zustandekommen einer Infektion an der ge-
quetschten Partie der Magenwand nicht für unbedingt erforderlich
hält zur Erklärung des traumatischen Magengeschwürs.

Jessen hat einen charakteristischen Fall von Ulcus ventriculi
traumaticum beschrieben.

Kasuistik:

Ein gesunder 36jähriger Mann fährt mit dem Rade gegen einen Baumstamm.
Er erhält einen Schlag mit der Lenkstange gegen den Magen. Schmerz, Gefühl von Vollsein. 36 Stunden nach dem Unfall Bluterbrechen (z. T. zersetztes,
z. T. geronnenes Blut), Anämie, Druckschmerz in der Magengegend. Diagnose:
Ulcus ventriculi traumaticum auf dem Boden eines Schleimhauteinrisses.

Weitere Beobachtungen über traumatische Magengeschwüre liegen
vor von Duplay, Stern, Richardière, Rasmussen, Groß,
Sperling, Reizenstein, Thiem u. a. Eine ausgezeichnete kritische
Zusammenstellung verdanken wir Menne.

Für eine Reihe von Fällen, in denen es sich um weniger ein-
greifende Traumen handelt, z. B. Heben schwerer Lasten u. dgl. m.,
müssen wir mit Ebstein annehmen, daß Steigerungen des arteriellen
Druckes blutige Durchtränkungen der Magenschleimhaut und der an-
liegenden Gewebsschichten hervorrufen, und daß die Infiltration genügt,
die Selbstverdauung des Magens anzuregen, so daß auf diese Weise
traumatische Magengeschwüre an den infiltrierten Partieen zustande
kommen. Ueber einen charakteristischen Fall der Art hat Ebstein
ein Obergutachten verfaßt, das ich im Auszuge folgen lasse.

Kasuistik:

26jähriger Steinhauer erkrankt plötzlich beim Heben eines schweren Steines,
der übermäßige Kraftanstrengung erfordert. Dyspeptische Beschwerden, Bluterbrechen. Nach 3½ Wochen Zeichen eines Magengeschwürs (heftige Magen-
schmerzen, unstillbares Bluterbrechen, blutiger Stuhl). Nach etwa 7 Monaten
Magendruck nach dem Essen, morgens schlechter Geschmack im Munde: Erweiterung des Magens infolge der Vernarbung eines Magengeschwürs (Verengerung
des Magenpförtners), das sich im Zusammenhange mit dem Unfall gebildet hat, der
wahrscheinlich einen Bluterguß an einer umschriebenen Stelle der Magenwand bzw.
Magenschleimhaut hervorgerufen hat. Dieser Blutaustritt in die Magenschleimhaut ist hervorgerufen durch eine Erhöhung des allgemeinen Blutdruckes, die
durch forcierte körperliche Anstrengung bedingt war. Gleichzeitig gab eine Erkrankung des Herzens und der Lungen zur Stauung in den Magengefäßen Anlaß.
Zusammenhang von Trauma und Magenerkrankung bejaht. Der Auffassung
schließt sich das R. V. A. an.

Thiem hebt hervor, daß man aus dem ungewöhnlichen Sitz eines
Geschwürs keineswegs auf dessen traumatische Entstehung schließen

könne, wie auch von einem traumatischen Geschwür nicht vorausgesetzt werden dürfe, daß es sich durch besondere Beschaffenheit der Ränder u.s.f. äußerlich von einem nichttraumatischen unterscheide.

Daß diese Fälle jedoch einer strengen Kritik standhalten müssen, wenn man einen Zusammenhang bejahen will, zeigt der folgende Fall, den ich zu begutachten hatte:

Auf Veranlassung der Tiefbau-B.-G. gebe ich auf Grund des Aktenbefundes in der Unfallsache M. das folgende Gutachten ab:

p. M. will am 5. VI. 1908, nachmittags $5^1/_2$ Uhr, einen Unfall erlitten haben. Er war zur Zeit des Unfalls beim Chausseebau in dem Straßenzuge Lewin-Kuttel beschäftigt. Es handelte sich um Ausschachtungsarbeiten des Fundaments einer zu bauenden Brücke. Nach den Angaben des Betriebsunternehmers war das Fundament mit Steinen durchsetztes Land, die Tätigkeit der Arbeiter bestand unter anderem darin, die gefundenen Steine aus dem Fundament von 1 m Tiefe bis zur Erdoberfläche über eine flache Uferböschung von $1^1/_2$ m Höhe hinauszubefördern. Die Arbeiter reichten sich gegenseitig die Steine zu. p. M. will nun beim Weitergeben eines Steines plötzlich Schmerzen in der Magengegend verspürt haben. Er hat dann angeblich tagsüber sich mit leichterer Arbeit (Fahren mit einem Karren) beschäftigt. Er will dann, kurz vor Feierabend, plötzlich geronnenes Blut erbrochen haben, darauf habe er sich in seine Wohnung begeben; die Blutung habe fortbestanden, es seien erhebliche Schmerzen in der Magengegend aufgetreten.

Aus dem Gutachten des erst behandelnden Arztes geht hervor, daß p. M. am Tage darauf über heftige Schmerzen in der Magengegend und über Blutbrechen klagte. Den Beschwerden entsprach der objektive Befund, der teerartige Stuhl. Die Erkrankung nahm dann ihren gewöhnlichen Verlauf. Zurzeit bestehen noch Schmerzen in der Magengegend, die besonders am Morgen auftreten und sich gewöhnlich $1/_2$ Stunde nach jeder Mahlzeit einstellen. Erbrechen am Morgen findet fast regelmäßig statt. Der Gutachter führt an, sichere Zeichen eines Unfalls lägen nicht vor, Magengeschwüre entstünden meist aus inneren Ursachen. Aus der Tatsache jedoch, daß die Blutung während der Arbeit erfolgt sei und aus der Angabe des p. M., nie zuvor krank gewesen zu sein, schließt der Gutachter auf einen möglichen Zusammenhang der Magenblutung mit dem behaupteten Unfall und beantragt, den p. M. mit 25 pCt. zu entschädigen.

Es fragt sich nun, ist mit Sicherheit oder einer an Sicherheit grenzenden Wahrscheinlichkeit ein Zusammenhang der Magenerkrankung mit dem angeblichen Unfall anzunehmen. Fraglos handelt es sich um ein Magenschwür, dessen erste Symptome sich während der Arbeit einstellten. Ob die Angaben, daß früher keine Beschwerden vorhanden waren, absolute Zuverlässigkeit beanspruchen, mag dahingestellt sein. Wäre das Magengeschwär eine Unfallfolge, so wäre es entstanden an einer Stelle der Magengegend, die durch den Unfall in ihrer Beschaffenheit verändert worden wäre, d. h. das Magengeschwür hätte sich etabliert an einer Stelle, an der eine Zerreißung der Schleimhaut stattgefunden hat. Solche Zerreißungen der Schleimhaut, die die Ursache für die Bildung von Magengeschwüren abgeben, sind nach Verletzungen praktisch und experimentell beobachtet; in allen Fällen handelt es sich um einen heftigen Stoß, Schlag oder Tritt gegen die Magengegend. Die Magenblutung ist dann nicht die Folge eines bestehenden Geschwürs, sondern der Zerreißung der Magenwand gewesen. Von einem solchen Ereignis ist hier nicht die Rede. Das Aufheben und Weitergeben eines Steines, dessen übermäßige Schwere nirgends verzeichnet ist, kann nicht als ein einen Unfall auslösendes Moment gekennzeichnet werden. Selbst wenn der Stein so schwer war, daß der Kraftaufwand über das betriebsübliche Maß hinausging, so kann darin nicht die Ursache der Magenblutung zu sehen sein, da Magenwandzerreißungen direkte Gewalteinwirkung voraussetzen und nicht infolge von Ueberanstrengungen eintreten. Ein Magengeschwür, dessen erste Symptome sich während der Arbeit einstellen, kann nicht ohne weiteres als ein traumatisches bezeichnet werden. Da sich in der Mehrzahl der Fälle Magengeschwüre aus inneren Anlagen herausbilden, muß für die wenigen traumatischen Magengeschwüre ein exakter Nachweis gefordert werden, und der ist in diesem Falle nicht erbracht.

Deshalb bin ich der Auffassung, daß ein Zusammenhang des Magenleidens des p. M. mit dem behaupteten Unfall nicht besteht.

Dieser Auffassung hatte sich das Schiedsgericht angeschlossen. Nicht zu vergessen sind die gelegentlich nach ganz geringfügigen Insulten der Magengegend auftretenden Blutungen, die, abgesehen von einer übermäßigen Empfindlichkeit der Magenschleimhaut, nach Ansicht einiger Autoren auch auf die nervöse Erregung zurückzuführen seien, die das Trauma hervorrufe. Jedenfalls erfordern Fälle der Art ganz besondere Vorsicht in der Beurteilung.

Uebereinstimmend wird angegeben, daß die traumatischen Ulcera eine ungemein schnelle Heilungstendenz zeigen gegenüber den hartnäckigen Magengeschwüren, die nicht traumatischer Natur sind. Krönlein hat darauf hingewiesen, daß in der Literatur die Angaben über Nachuntersuchungen meist fehlen. Gerade die etwaigen späteren Folgen aber sind für die gutachtliche Beurteilung dieser Fälle von eminenter Bedeutung. So beobachtete Cohnheim bei einem Montagearbeiter nach einem Unfall (er stürzte 4 m tief vom Baugerüst) ein traumatisches Magengeschwür. Nach einigen Monaten ließ sich einwandsfrei eine motorische Insufficienz (Gastrectasie) nachweisen. Krönlein beobachtete bei einem 24jährigen Manne, der 8 Monate zuvor durch einen Sturz vom Pferde einen Stoß gegen die Magengegend erhielt, eine narbige Pylorusstenose, die sich auf Grund ausgedehnter geschwüriger Prozesse entwickelte. In einem zweiten Falle Krönlein's handelte es sich gleichfalls um eine hochgradige, narbige Pylorusstenose. Der Patient hatte etwa 3 Monate vor der Beobachtung beim Heuen einen Unfall erlitten. Der Schaft einer Heugabel traf ihn mit aller Wucht in die Magengrube beim Sprung von einem höher gelegenen Heustock nach abwärts.

Eine Pylorusstriktur nach einem Trauma beobachtete auch Michaelis. Es handelte sich um einen 26jährigen Arbeiter, dem $1\frac{1}{2}$ Jahre zuvor eine beladene Lowry gegen den Leib gefahren war, worauf sich heftige Schmerzen und häufiges Erbrechen einstellten, das sich in der Folge nach jeder Nahrungsaufnahme wiederholte. Es wurde die Diagnose auf Pylorusstenose gestellt, die die Laparatomie bestätigte. Der Pylorus wurde reseciert. Ausgezeichneter diätetischer Fürsorge gelang es, das Körpergewicht des Mannes um 56 Pfund zu heben; der Mann, der zuvor volle Unfallrente bezog, wurde bei herabgesetzter Rente für 1 Jahr zur Schonung bestimmt, in der Voraussicht, ihm dann zur vollen Arbeitsfähigkeit verholfen zu haben.

Handelt es sich in den eben besprochenen Fällen um traumatische Pylorusstenosen, die sich auf dem Boden ausgedehnter traumatischer

Ulcera entwickelten, so beweisen die Beobachtungen von Westphalen, Rosenheim und Riegel, daß auch gelegentlich perigastrische Prozesse, die sich im Anschluß an ein Trauma entwickeln, Gastrectasien infolge von Adhäsionsbildungen herbeiführen können.

Einfluß von Traumen auf bestehende Magengeschwüre.

Sehr häufig wird jemand eine Kontusion erleiden, der bereits an einem Magengeschwür erkrankt ist, sodaß das Trauma nur in ungünstigem Sinne die bestehende Erkrankung beeinflußt, sie aber nicht hervorruft.

Derartige Fälle beschäftigen den Gutachter recht häufig. Magengeschwüre sind bei der arbeitenden Bevölkerung keine Seltenheiten. Magenblutungen bzw. Perforationen ereignen sich daher auch gelegentlich der Betriebstätigkeit. Als Ursache wird dann in der Regel irgend ein Betriebsvorgang, ein Stoß gegen den Leib, Heben schwerer Gegenstände oder dgl. angegeben. Für die Beurteilung ist es naturgemäß von größter Bedeutung festzustellen, ob der angeschuldigte Betriebsvorgang überhaupt im stande ist, bei bestehendem Magengeschwür eine Blutung auszulösen, bzw. eine Perforation hervorzurufen. Im wesentlichen wird die Entscheidung darüber schwierig sein, ob der Betriebsvorgang sich als Unfall im Sinne des Gesetzes qualifizieren läßt. Handelt es sich um einen Stoß gegen die Magenregion mit einer Wagendeichsel, einer zurückprallenden Kurbel oder dgl., dann wird der Vorgang sich leicht als „Unfall" deuten lassen; anders, wenn übermäßige Anstrengung, Heben eines schweren Gegenstandes für das Zustandekommen einer Blutung, einer Perforation unter dem Einfluß der enorm gesteigerten Bauchpresse verantwortlich gemacht werden soll. Daß ein derartiger ursächlicher Zusammenhang vorliegen kann, ist zweifellos. Geringere Einwirkungen, wie kräftiges Husten, Niesen oder dgl. können gelegentlich eine Magenblutung bzw. eine Perforation bei einem bestehenden Magengeschwür herbeiführen. Wesentlich ist der Zustand, in dem sich das Geschwür befindet; handelt es sich um eine tiefgehende Zerstörung des Geschwürsgrundes, so kann es spontan zur Perforation kommen; liegt ein Gefäß im Gebiete der fortschreitenden Zerstörung, so kann die Arrosion des Gefäßes ohne äußere Ursache erfolgen. Es ist also wohl zu beachten, ob eine Perforation bzw. eine Blutung beim Fortschreiten des Prozesses gelegentlich eines Betriebsvorgangs erfolgen mußte, weil schließlich die erkrankte Stelle der Magenwand ihrer anatomischen Beschaffenheit nach in natürlichem Verlauf der Erkrankung dahin führte, — rein zeitlicher Zusammenhang — oder ob ohne die äußere Veranlassung die Erkrankung eine günstigere Wendung genommen hätte bzw. hätte nehmen können — causaler Zusammenhang. — Nun wissen wir, daß sich in der Umgebung des Geschwürs Verwachsungen bilden können, Verlötungen mit Nachbarorganen, die einen natürlichen Schutz gegenüber der drohenden Perforation des Geschwürs bilden. Man würde demnach bei der Annahme, daß das Trauma die Perforation begünstige, bevor der Organismus Zeit gewonnen hat, die schützenden Adhäsionen zu bilden, zur Anerkennung der Entschädigungspflicht gelangen. Dabei wird man eine solche Selbsthilfe der Natur bei Geschwüren in der Gegend der kleinen Curvatur sowie der vorderen Magenwand seltener voraussetzen dürfen, als bei Geschwüren an der hinteren Magenwand infolge der engen Nachbarschaft der hinteren Magenwand mit der Bauchspeicheldrüse.

In diesem Sinne gelangt eine Entscheidung des R.V.A. zur Ablehnung. Es heißt in dem Erkenntnis:

Kasuistik:

Fall Nr. 1. (Aktenmaterial). Das R.V.A. hat sich bei Würdigung des Sachverhalts der Auffassung des Sch.G. nicht anschließen können. Es vermißt den für die Anerkennung des geltend gemachten Entschädigungsanspruchs erforderlichen Nachweis eines ursächlichen Zusammenhangs der tödlichen Erkrankung des Arbeiters S. mit einem Betriebsunfall. Der Tod ist auf den Durchbruch eines Magengeschwürs zurückzuführen. Sämtliche ärztliche Sachverständige sind darüber einig, daß das Geschwür in seiner Entwicklung so weit vorgeschritten war, daß es kurz vor dem Durchbruch stand. Es genügte also der geringste Anlaß, diesen Durchbruch herbeizuführen. Selbst wenn also irgend eine Betriebshandlung, wie etwa das mehrmalige Anheben des Meßkastens, einen solchen Anlaß zum Durchbruch des Geschwürs gegeben hat, so würde doch nicht anerkannt werden können, daß dieser Betriebsvorgang eine „wesentliche" mitwirkende Ursache zur Verschlimmerung des Leidens gebildet hat.

Die Ursache des letzteren war vielmehr allein oder doch nahezu ausschließlich in dem Leiden selbst zu erblicken, das in seiner natürlichen Entwicklung auch ohne eine solche Betriebshandlung in kurzer Frist sicherlich zum Durchbruch gekommen wäre und alsdann wahrscheinlich zum gleichen tödlichen Ausgang geführt haben würde.

Mit dieser Wahrscheinlichkeit ist umsomehr zu rechnen, als das Geschwür seinen Sitz an einer ungünstigen Stelle hatte, an welcher Verklebungen und Verwachsungen, die einen tödlichen Verlauf vielleicht hätten verhindern können, sich nach ärztlicher Erfahrung nur selten bilden.

Hiernach fehlt der Nachweis dafür, daß die bezeichnete Betriebshandlung, die sich in keiner Beziehung aus dem Rahmen der üblichen Betriebstätigkeit des Verstorbenen heraushob, ein notwendiges, oder auch nur bedeutsames Glied in dem ursächlichen Zusammenhang zwischen Krankheit und Tod gebildet hat.

In dem gleichen Sinne äußern sich die folgenden Entscheidungen des R.V.A.:

Fall Nr. 2. Rek. E. v. 23. VI. 1890: Aufseher H. starb an einer Perforation eines Magengeschwürs. Das R.V.A. lehnt die Ansprüche ab mit folgender Begründung: Fraglos sei die Perforation des seit längerer Zeit bestehenden Magengeschwürs die unmittelbare Todesursache. Ein solches Ereignis ist kein Unfall, sondern ein krankhafter organischer Vorgang, dessen Auftreten allerdings unter Umständen ein Unfall sein kann, es aber keineswegs sein muß. Erfahrungsgemäß haben Magenkrankheiten der in Rede stehenden Art mit andern chronischen Leiden das gemeinsam, daß in ihrem natürlichen Verlaufe, namentlich bei längerem Bestehen, häufig akute Erscheinungen eintreten, welche plötzlich erhebliche Verschlimmerungen oder selbst den Tod herbeiführen; dies geschieht oft ohne jeden erkennbaren Anlaß, lediglich in natürlicher Weiterentwicklung der inneren Krankheit. Wenn daher ein solcher Durchbruch bei einem bereits hochgradig an Magengeschwüren leidenden Arbeiter gelegentlich der Vornahme einer Arbeit erfolgt, wie sie der alltägliche Betrieb mit sich bringt und welche nur die übliche mäßige Anspannung, nicht aber eine Ueberanstrengung seiner Kräfte erfordert, so kann in jener Betriebshandlung wohl die zufällige äußere Gelegenheit, nicht aber die Ursache der durch den Durchbruch des Geschwürs bedingten Verschlimmerung des Körperzustandes des Betroffenen erblickt werden. Ein Unfall liegt demnach nicht vor.

Fall Nr. 3. Rek. E. v. 1. VII. 1902: Der Arbeiter B. verspürte beim Ausheben eines Vorfensters plötzlich einen heftigen Schmerz im Unterleibe und starb 12 Stunden darauf. Durch die Section wurde eine Bauchfellentzündung infolge Durchbruchs eines Magengeschwürs festgestellt. Während die obduzierenden Aerzte in der Wirkung der Bauchpresse die Ursache der Perforation erblicken, gelangt der Obergutachter zu einer entgegengesetzten Auffassung. Die Hauptursache sei die Brüchigkeit der Magenwand gewesen, die Anstrengung der Bauchpresse sei irrelevant, da es höchstunwahrscheinlich sei, daß der Durchbruch ausgeblieben wäre, der auch beim Husten und beim Stuhlgang hätte erfolgen können.

Den gleichen Standpunkt vertritt das R. V. A. Es hat sich um ein Magengeschwür gehandelt, das in seiner Entwicklung bereits weit vorgeschritten war, die Magenwand von innen heraus bis auf eine dünne Schicht zerstört hatte und an dem keine Zeichen einer beginnenden Heilung wahrnehmbar waren. Zwar ist die Möglichkeit nicht auszuschließen, daß ohne die Verrichtung der erwähnten Arbeit ein Durchbruch der Magenwand nicht erfolgt wäre; die Wahrscheinlichkeit hierfür ist gering, im Gegenteil die Annahme berechtigt, daß bei jeder anderen Arbeitsverrichtung oder sonstigen Betätigung des täglichen Lebens der Durchbruch zur selben Zeit oder innerhalb kurzer Zeit erfolgt wäre.

Fall Nr. 4. Rek. E. v. 6. XI. 1900. Der Zusammenhang des Todes infolge eines perforierten Magengeschwürs mit einem Unfall (Ueberanstrengung beim Einheben eines entgleisten Förderwagens) wird verneint mit folgender Begründung:

Der Häuer F. hat an einem alten Magengeschwür gelitten, dasselbe ist in die Bauchhöhle durchgebrochen und hat eine eitrige Bauchfellentzündung hervorgerufen, die den Tod herbeigeführt hat. Die Perforation kann nicht beim Einheben des entgleisten Wagens erfolgt sein, da F. nach dieser Arbeit seine Tätigkeit zunächst noch einige Stunden fortgesetzt hat; aber auch von einem beschleunigenden Einfluß kann keine Rede sein, da der Unfall, wenn er überhaupt von Einfluß gewesen wäre, die „papierdünne" erkrankte Stelle der Magenwand zum „Platzen" gebracht hätte.

Fall Nr. 5 Rek. E. v. 17. X. 1903. Der ursächliche Zusammenhang des Todes infolge der Perforation eines Magengeschwürs nach angestrengter Betriebstätigkeit (Heben und Tragen eines Kettenbaums) wird vom R. V. A. verneint mit folgender Begründung:

Nach dem Stande der Sache kann es keinem Zweifel unterliegen, daß der Tod durch den Durchbruch eines alten runden Magengeschwürs in die Bauchhöhle verursacht worden ist. Von einem den Tod herbeiführenden Betriebsunfall kann deshalb hier nur dann gesprochen werden, wenn die Tätigkeit im Betriebe eine mitwirkende Ursache seines Todes insofern geworden ist, als sie den Durchbruch des vorhandenen Geschwüres veranlaßt oder mitveranlaßt hat. Wäre dies der Fall, so würde der Anspruch der Kläger nicht deshalb zurückgewiesen werden können, weil das Geschwür über kurz oder lang auch sonst die Magenwand völlig durchgefressen und dadurch den Tod herbeigeführt haben würde. Es würde zur Begründung ihres Anspruchs schon genügen, wenn der Unfall den wegen des Magengeschwürs voraussichtlich bevorstehenden Tod nur nicht unwesentlich beschleunigt hat. Der Zusammenhang wird verneint, da die schweren stürmischen Krankheitserscheinungen, die sich an den Durchbruch anschließen müssen und auch im vorliegenden Falle sich angeschlossen haben, nicht unmittelbar nach jener Tätigkeit

eingetreten sind, sondern erst nach etwa einer Viertelstunde. Betreffs des Bückens
sei zwar die Möglichkeit nicht ausgeschlossen, daß es einen gewissen Druck auf
den gefüllten Magen ausgeübt habe, eine überwiegende Wahrscheinlichkeit liege nicht
vor. In dieser Beziehung sei die Stelle bedeutsam, an welcher bei der Sektion
das Geschwür gefunden worden sei und der Befund wichtig, daß Zeichen einer
frischen Verletzung nicht zu sehen waren. Daß das Geschwür die Magenwand
bereits durchfressen habe, daß die abschließende Wand nur noch ganz dünn
gewesen sein könne, ergab sich daraus, daß sich Reste dieser Magenwand nicht
vorgefunden haben, der Rand der Oeffnung vielmehr fein und glatt gewesen sei
und daß Zeichen einer frischen Blutung nicht erkennbar gewesen seien, die bei
einer gewaltsamen Zerreißung der abschließenden Magenwand infolge Drucks auf
den Magen nicht ausgeblieben sein würden.

Daraus folge mit Sicherheit, daß das Geschwür zum Durchbruch reif gewesen sei.

Es sei hier auch die sonst zuweilen vorkommende Möglichkeit ausgeschlossen,
daß Verklebungen und Verwachsungen der geschwürigen Stelle mit benachbarten
Organen den tödlichen Ausgang hätten aufhalten können. Das sei auch bei dem
Sitz des Geschwürs an der kleinen Kurvatur nahe der Cardia nicht wahrscheinlich
gewesen. Der Unfall habe auch den Tod nicht beschleunigt, der zum Tode führende
Durchbruch hätte auch ohne das Bücken um annähernd die gleiche Zeit erfolgen müssen.

Fall Nr. 6 (Aktenmaterial): Es ist sehr wohl denkbar, daß die am Tage
des Unfalls aufgetretenen und in der Folgezeit noch weiter bestehenden Beschwerden
zum Teil auf ein Magengeschwür zu beziehen sind; waren die am Tage des Unfalls auftretenden Krankheitserscheinungen durch ein Magengeschwür verursacht,
so muß dasselbe unbedingt schon vorher bestanden haben. Denn die dem Magengeschwür entsprechende anatomische Veränderung bedarf zu ihrer Entwicklung
unbedingt einer längeren Zeit, als hier zwischen Unfall und Auftreten der ersten
Erscheinungen verstrichen ist. Es kann ein Einfluß der von R. an dem fraglichen
Tage ausgeübten Tätigkeit auf die bereits am Abend sich einstellende Beschwerde
nur in dem Sinne angenommen werden, daß unter dem Einfluß der angestrengten
Arbeit und des Gegenstemmens der Steine gegen die Magengrube Beschwerden von
Seiten eines bereits vorhandenen Magengeschwürs ausgelöst worden sind, die vorher
noch nicht aufgetreten waren, es ist also möglicherweise ein bereits bestehender
Krankheitsprozeß in seiner Entwicklung zeitweise gefördert worden.

Fall Nr. 7. Rek. E. v. 6. X. 1899. Der Häuer M. starb infolge der Perforation eines alten Magengeschwürs. Das R.V.A. gelangte zur Anerkennung der
Hinterbliebenenansprüche, indem es von der Erwägung ausging, wenn M. auch
1—2 Jahre vor seinem Tode an einem Magenleiden erkrankt sei, so sei doch allein
infolge der erheblichen Anstrengung des Verstorbenen beim Heben des schweren
Förderwagens die Magenwand an der Stelle dieses Magengeschwürs zerrissen und
hierdurch der Tod des Verletzten bereits am 5. Tage nach dem Unfall herbeigeführt worden.

Fall Nr. 8 (Aktenmaterial): Das R.V.A hat keine Veranlassung gefunden,
von den Ausführungen des Schiedsgerichts abzuweichen. Es ist erwiesen, daß die
Tätigkeit des Verstorbenen am Unfalltage außergewöhnlich anstrengend war. Er
war gezwungen, an dem fraglichen Morgen das Kippen der 20 Zentner schweren
Wagen allein zu besorgen, während sonst regelmäßig 3 Arbeiter damit beschäftigt
wurden. Bei dieser Sachlage hat das R.V.A. die Ueberzeugung gewonnen, daß
das beim Verstorbenen vorhandene Magengeschwür infolge einer außergewöhnlich
großen plötzlichen Anstrengung geplatzt sei, während es ohne diese Ueberanstrengung voraussichtlich nicht zu einer so erheblichen und schädlichen Blutung
Anlaß gegeben hätte, daß also ein Unfall vorliege, welcher den infolge der Blutung
eingetretenen Tod verursacht habe.

Fall Nr. 9. (Aerztliches Gutachten.) Auf Veranlassung der Tiefbau-B.G.
gebe ich auf Grund des Aktenbefundes in der Unfallsache I. folgendes Gutachten ab:
p. I. will am 20. X. 1907 vormittags gegen 3 Uhr einen Unfall erlitten
haben. Er sei mit der Reinigung des Asphalts beschäftigt gewesen, eine Arbeit,
die mit dem Gummischieber ausgeführt wird. Er sei mit dem Schieber in eine
Vertiefung geraten, der Schieber habe sich festgeklemmt, infolgedessen habe er einen
kleinen Ruck verspürt, da der Schieberstiel gegen die Magenwand gepreßt wurde.

Er will Schmerzen verspürt haben und gleichzeitig die Empfindung gehabt haben, als ob ihm etwas Warmes hochkomme. Er blieb auch einen Augenblick zurück, augenscheinlich, um den Schieber aus der Vertiefung wieder frei zu bekommen. Er hat dann noch 3½ Stunden weiter gearbeitet. Darauf hat er sein Frühstück eingenommen, das aus Kaffee und einem halben Brötchen bestand. Er fühlte sich darauf etwas unwohl, 4 Stunden später bekam er Bluterbrechen. Das gab den Anlaß, ihn in ein Krankenhaus zu überführen. Hier wurde das Vorhandensein eines Magengeschwürs festgestellt. In der Krankenanstalt wurde er vom 20. X. 1907 bis 11. I. 1908 behandelt. Es fragt sich nun, ist der Unfall, den I. erlitten haben will, die Ursache des Magengeschwürs. Aus dem Gutachten des behandelnden Arztes ist ohne weiteres zu erkennen, daß I. bereits 4—6 Wochen vor dem angeblichen Unfall an einem Magengeschwür erkrankt war. I. selbst hat angegeben, daß er 4—6 Wochen vor dem Unfall Schmerzen in der Magengegend nach dem Essen empfunden und hin und wieder erbrochen habe. Daraus ergibt sich unwiderleglich, daß der Unfall das Magengeschwür nicht hervorgerufen hat, abgesehen davon, daß es der ärztlichen Erfahrung widerspräche, wenn sich ein Magengeschwür einige Stunden nach einem Unfall entwickelte. Es kommt also lediglich in Frage, ob der angebliche Unfall eine Verschlimmerung eines bereits bestehenden Leidens herbeigeführt. Es müßte der Stoß mit dem Schieber gegen die Magenwand mit solcher Heftigkeit ausgeführt worden sein, daß bei genauer ärztlicher Untersuchung Zeichen dieses Stoßes rein äußerlich hätten bemerkt werden müssen. Wenn der Stoß mit dem Schieber nicht einmal imstande war, geringfügige Blutaustritte in der Haut, im Unterhautzellgewebe zu verursachen — und das hätte bei der ärztlichen Untersuchung, die am Tage des Unfalls stattfand, sicher bemerkt werden müssen —, dann dürfte die Wahrscheinlichkeit, daß die Kraft des Stoßes ausgereicht habe, ein Magengefäß zu zerreißen, äußerst gering sein. Daß der Stoß kein heftiger war, geht daraus hervor, daß I. noch 3½ Stunden weiter gearbeitet hat. Daß er zurückblieb, im Augenblick des angeblichen Unfalls, erklärt sich rein sachlich daraus, daß er Zeit gewinnen mußte, den Schieber aus seiner Verhakung frei zu bekommen. Auch lauten die Angaben I.'s gegenüber dem Zeugen S. durchaus nicht so bestimmt, wenn er ihm erklärte, er führe die Leibschmerzen darauf zurück, daß er sich vielleicht irgendwo mit dem Schieber gestoßen habe. Augenscheinlich ist I. an dem Morgen nach dem Unfall an einer Magenblutung erkrankt, die sich durch Leibschmerzen und allgemeines Unwohlsein ankündigte. Er hat nun einen Grund für die Erkrankung gesucht, wie dies natürlich ist, und hat geglaubt, in dem Ausgleiten des Schiebers die Ursache finden zu müssen. Das Zurückbleiben mit dem Schieber wird dem I. oft genug zuvor bereits begegnet sein, ohne daß eine Erkrankung darauf erfolgte. Aus dem rein zeitlichen Zusammenhang aber auf einen ursächlichen zu schließen, liegt kein zwingender Anlaß vor.

Ich resümiere mich dahin: Das Magengeschwür, an dem p. I. bereits 4 bis 6 Wochen vor dem Unfall erkrankt war, hat am 20. X. 1907 zu einer Magenblutung geführt. Das an sich unbedeutende Ereignis, das Steckenbleiben mit dem Schieber wurde von I. zur Erklärung dieser Magenblutung nachträglich herangezogen, ohne daß ein zwingender Anlaß dazu vorlag. Ein ursächlicher Zusammenhang beider zeitlich nahe gerückten Ereignisse besteht nicht.

Das Sch. G. schloß sich diesen Ausführungen an.

Gelegentlich kann ein Trauma in einem alten Magengeschwür ein Gefäß zum Bersten bringen, also Ursache einer Magenblutung sein, während spätere Blutungen in gleicher Weise spontan, d. i. ohne voraufgegangene Traumen erfolgen können, wie die Blutungen vor dem Trauma.

Einen solchen Fall hatte ich vor kurzem zu begutachten:

Fall Nr. 10. (Aerztliches Gutachten). Auf Veranlassug der Tiefbau-B.G. gebe ich auf Grund der Akten über den Unfall des Arbeiters B. das folgende Gutachten ab:

Der Arbeiter B. will am 9. IX. 1907, nachmittags 5 Uhr einen Unfall erlitten haben. Er versuchte einen entgleisten Kippwagen in das Geleise zu heben, dabei will er sich überanstrengt haben; eine Blutung aus „Mund und Nase" sei die Folge dieser Anstrengung gewesen. Am 11. XI. 1907 fand die erste ärztliche Untersuchung statt, bei der Bluterbrechen und starke Druckempfindlichkeit der Magengegend festgestellt wurde. Der behandelnde Arzt schließt aus diesem Befund auf das Vorhandensein eines Magengeschwürs und glaubt annehmen zu müssen, daß durch die qu. Anstrengung ein Blutgefäß des Magens geborsten sei. Diese Annahme, die dadurch, daß B. die Arbeit sofort niederlegte und seinem Mitarbeiter sofort davon Mitteilung machte, an Wahrscheinlichkeit gewinnt, ist wissenschaftlich durchaus denkbar. Nur ist es wichtig, bei einem solchen Falle sich klar zu machen, daß hier kein sogenanntes traumatisches Magengeschwür vorliegt, d. h. ein Magengeschwür, das der Unfall an sich hervorgerufen hat. Das Geschwür muß vielmehr bereits vorhanden gewesen sein. Die über das betriebsübliche Maß hinausgehende Kraftanstrengung hat eine Zerreißung eines Magenblutgefäßes bewirkt, das sich in unmittelbarer Nähe des morschen Geschwürsgrundes befand. Die Blutung, die früher oder später auch wohl ohne Unfall eingetreten wäre, ist offensichtlich durch den Unfall ausgelöst worden. Das Grundleiden jedoch, das Magengeschwür, ist nicht erst durch den Unfall hervorgerufen. Alle weiteren Blutungen, die etwa später aufgetreten sind, oder noch auftreten werden, haben daher keinen Zusammenhang mit dem Unfall, sind vielmehr dem Grundleiden zur Last zu legen, denn die Berstung eines Blutgefäßes in der Nähe des Geschwürsgrundes, die infolge einer lokalen Veranlassung auftritt, kann nicht die Ursache abgeben für spätere Blutungen, die im Gegensatz zu der plötzlichen Entstehung durch die allmähliche Zerstörung einer Blutgefäßwand erfolgen. Der Unfall bewirkte also lediglich eine akute Verschlimmerung des vorhandenen, wenn auch noch nicht in Erscheinung getretenen Krankheitszustandes; nur soweit diese akute Verschlimmerung den Zustand beeinflußt, wären m. E. Ansprüche anzuerkennen.

Literatur zu § 6.

1. Boas, J., Ueber occulte Magen- und Darmblutungen. Volkmann's Samml. klin. Vortr. N. 387.
2. Cohnheim, P., Ueber Gastrektasie nach Traumen usw. Arch. f. Verdauungskrankh. Bd. V. 1899.
3. Duplay, Contusion de l'estomac; accidents immédiats et consécutifs. Arch. gén. de méd. 1881.
4. Ebstein, W., Trauma und Magenerkrankungen mit besonderer Rücksichtnahme auf das Unfallversicherungsgesetz. Deutsch. Arch. f. klin. Med. Bd. 54. 1895.
5. Fürstner, Ueber die Anwendung des Induktionsstromes bei gewissen Formen der Magenerweiterung. Berl. klin. W. 1876.
6. Grzes, Perforation eines Ulcus ventriculi nach Trauma. Der Militärarzt. 1902.
7. Jessen, Ein Fall von Ulcus ventriculi traum. M. f. U. 1900.
8. Krönlein, Ueber Ulcus und Stenosis des Magens nach Traumen. Mitt. a. d. Grenzgeb. Bd. IV. 1899 u. Chirurgenkongr. 1899.
9. Leube, Ulcus ventriculi traumatic. Centralbl. f. klin. Med. 1886.
10. Menne, Ed., Ueber subcutane Verletzungen des Magens usw. Arch. f. Orthop., Mechan. u. Unfallh. Bd. IV.
11. Michaelis, Verein f. innere Med. 5. VII. 1897. D. m. W. 1897.
12. Rasmussen, Ueber die Magenschnürfurche usw. Centralbl. f. Med. Wissenschaft. 1887.
13. Richardière, Ulcères traumatiques de l'estomac. L'union méd. 1895.
14. Rosenheim, Ueber motorische Insufficienz des Magens. Ref. D. Med.-Ztg. 1896.
15. Silbermark, Rundes Magengeschwür nach Trauma. W. med. W. 1902.
16. Thiem, Ein durch Unfall herbeigeführtes Magengeschwür. M. f. U. 1899.

§ 7. Magenkrebs und Trauma.

Der Zusammenhang von Trauma und Carcinom ist bereits in mehreren Kapiteln Gegenstand der Besprechung gewesen, so daß wir uns hier kurz fassen können. Fraglos gibt es eine Reihe von Fällen, in denen das Trauma die vorhandenen Keime zu rascherem Wachstum anregt, Fälle, in denen das Trauma als wesentlich mitwirkende Ursache, wenn nicht für die Entstehung so für die Fortentwicklung und den Ausgang der Geschwulst in Betracht kommt. Auch hier ist bei der Beurteilung des Zusammenhangs äußerst kritisch zu verfahren, ein rein zeitlicher Zusammenhang genügt nicht zur positiven Entscheidung. Wir wissen, daß ein Krebs des Magens äußerst schleichend beginnt. Tritt er in die Erscheinung, so ist er geraume Zeit bereits zuvor entstanden. Ein genaues zeitliches Maß, das die Wahrscheinlichkeit erhöhen oder vermindern würde, läßt sich nicht angeben. Als direkte unmittelbare Unfallfolge wird man einen Magenkrebs nie bezeichnen dürfen.

Einleuchtender dagegen ist der Zusammenhang eines Unfalls mit einem Magenkrebs, wenn das Trauma ein Magengeschwür veranlaßt hatte und dieses Magengeschwür den Boden für die Entstehung des Krebses abgibt. Es ist bekannt, daß sich ein Magenkrebs auf Grund chronischer Reizung entwickeln kann, wie sie u. a. auch ein chronisches Magengeschwür bedingt, ja, nach Schönborn wird man auch in dem permanenten Reiz, den ein chronischer Magenkatarrh hervorruft, ein die Krebsentwicklung begünstigendes Moment erblicken dürfen.

Es könnte somit ein chronischer Magenkatarrh z. B. als Teilerscheinung einer traumatischen Neurose ein Bindeglied sein in der Kette zwischen Unfall und Magenkrebs. Auf die Möglichkeit eines solchen Zusammenhangs verweist Schönborn in einem Obergutachten, das sich in der vom R. V. A. veröffentlichten Sammlung findet. In der gleichen Sammlung wird ein Obergutachten Senators bekannt gegeben, das dadurch ein besonderes Interesse verdient, daß sich nahe am Pylorus, dem Sitz des Magenkrebses, eine Narbe befand, die rings von Geschwulstmassen umgeben war. War die Annahme richtig, daß die Narbe durch den Unfall veranlaßt war, d. h. hatte eine Verletzung der Magenschleimhaut stattgefunden, die narbig verheilte und nun den Ausgangspunkt des Carcinoms bildete, so wäre damit der Unfall als die mittelbare Ursache des Krebses zu betrachten. Dabei ist vorausgesetzt, daß das Trauma den Magen direkt betroffen hat. Da sich aber für die Zeit der Entstehung der Narbe, ob vor oder nach dem Unfall, keine exakten Beweise erbringen ließen, kommt der Obergutachter über die Aneinanderreihung verschiedener Möglichkeiten nicht hinaus.

In anderen Fällen wird es leichter sein, die Frage nach dem Zusammenhang zu entscheiden, so in einem Falle, der meiner Begutachtung unterlag:

Kasuistik:

Fall Nr. 1. (Aerztliches Gutachten.) Auf Veranlassung der Tiefbau-B.G. gebe ich folgendes Gutachten auf Grund der Unfallakten betreffend den Arbeiter S. ab.

S. will am 25. oder 26. VII. 1907 einen Unfall erlitten haben. Beim Abladen von Röhren von einem Eisenbahnwagen auf einen Rollwagen wurde die Spitze des linken Stiefels des S. von einem Rohr gequetscht. Um den Stiefel zu befreien, beugte sich S. nach vorn über, dabei wollte er einen heftigen Stich in der Magengegend verspürt haben. Die Beschwerden müssen jedoch nicht erhebliche gewesen sein, denn S. hat weiterhin noch 3 Stunden lang bis zum Feierabend Röhren abladen helfen. Auf dem Heimwege hat er einem Arbeitsgenossen von seinen Beschwerden Mitteilung gemacht. Etwa 15 Tage später will S. schwarz gefärbtes Blut erbrochen haben. Am Tage darauf begab er sich in ärztliche Behandlung. Der untersuchende Arzt stellte ohne weiteres aus der vorhandenen apfelgroßen derben Geschwulst der Magengegend bei dem 65jährigen Kranken die Diagnose auf Magenkrebs.

Es ist nun die Frage, inwiefern die Krebserkrankung mit dem Unfall im Zusammenhang steht. Um meinen Standpunkt vorweg zu nehmen, behaupte ich: die Erkrankung des S. steht in keinem Zusammenhang mit dem angeblichen Unfall.

Der Zusammenhang von Verletzungen mit bösartigen Geschwulstbildungen ist wissenschaftlich überhaupt noch nicht einwandsfrei nachgewiesen. Wir wissen nur, daß fortgesetzte Schädigungen, die stets ein und denselben Gewebsteil treffen, eine Geschwulstbildung begünstigen. Daß ein Unfall ausschließlich für die Entstehung einer Krebsgeschwulst verantwortlich zu machen ist, widerspricht jeder wissenschaftlichen Regel. Etwa 15 Tage nach dem Unfall wurde ärztlich das Vorhandensein einer apfelgroßen Geschwulst festgestellt. Eine solche Geschwulst bedarf zu ihrer Entwicklung einer längeren, mindestens mehrmonatigen Frist. Daß es sich um eine Krebsgeschwulst handelt, ist aus den Begleitumständen (Sitz der Geschwulst, Alter des Patienten, Erbrechen schwarzfarbenen geronnenen Blutes) ohne weiteres mit Sicherheit zu erkennen.

Es fragt sich nun, ob der Unfall eine bedeutende Verschlimmerung und einen schnellen Verlauf herbeigeführt hat. Daß der Unfall einen schnelleren Verlauf der Krankheit, als die Regel bedingt, nicht herbeigeführt hat, dafür spricht die Tatsache, daß S., bei dem Mitte August eine apfelgroße Geschwulst festgestellt war, noch heute am 13. I. 1908 am Leben ist. Was nun die bedeutende Verschlimmerung durch den Unfall betrifft, so fehlt der Nachweis, daß die Blutung, die am 11. X. einsetzte, bereits am 26. VII. veranlaßt wurde. Nimmt man mit dem Erstgutachter an, daß der Unfall in der morschen Krebsgeschwulst eine Gewebstrennung herbeigeführt habe, die anfangs zur Blutung in die Magenwandung und 2 Tage später zu einer starken Magenblutung führte, so ist dies nur der gewöhnliche Verlauf bei allen Magenkrebsen, deren hervorstechendes Symptom in Blutungen in die Magenwandungen und kaffeesatzartigem Erbrechen besteht. Auch daß sich eine solche Geschwulst bei der einen Untersuchung härter und größer, bei der anderen kleiner und weicher anfühlt, entspricht den alltäglichen Beobachtungen in allen Fällen, in denen die Diagnose auf Magenkrebs lautet. Selbst wenn man annimmt, daß der Unfall in einer Tätigkeit bestanden hätte, die einen Kraftaufwand erfordert, der über das Betriebsübliche hinausging, so müßte man doch einen Zusammenhang der am 26. VII. erfolgten Ueberanstrengung mit dem am 12. VIII. erfolgten Blutbrechen beim Vorhandensein eines Magenkrebses auf das Entschiedenste in Abrede stellen. Ich resümiere mich daher, wie folgt:

S. leidet an einem Magenkrebs, der bereits zur Zeit des Unfalls bestand, der durch denselben in seinem Verlauf nicht beschleunigt und nicht verschlimmert wurde. Die Erscheinungen, die S. als Unfallfolgen geltend macht, sind die gewöhnlichen Symptome, die sich stets wiederkehrend bei allen Magenkrebsen finden.

Das Sch.G. wies die Ansprüche zurück.

Aehnliche Voraussetzungen liegen einer Entscheidung des R.V.A. zu grunde:

Fall Nr. 2. Rek. E. v. 14. VII 1903. Der Vorarbeiter F. hatte in Gemeinschaft mit einem Mitarbeiter einen 25 Zentner schweren Gegenstand mit Hilfe von Brechstangen in die Höhe gehoben. Zeitweise ruhte dabei die ganze Last auf der Brechstange des F. Nach 2 Monaten wurde ein Magenkrebs festgestellt, der von F. auf den Unfall ursächlich zurückgeführt wurde. Nach ½ Jahre ist er gestorben. Die Sektion ergab ein Carcinom des Pylorus. In einem Obergutachten wird der Zusammenhang verneint mit folgender Begründung· die Entwicklung einer Krebsgeschwulst habe niemals in einer äußeren Gewalteinwirkung (Fall, Stoß, Druck,) ihre alleinige Ursache. Es fehle aber auch jeder Anhalt dafür, daß der von der Brechstange gegen den Magen ausgeübte Druck auf die Weiterentwicklung der zweifellos schon vorher entstandenen, weit vorgeschrittenen Geschwulst einen ungünstigen Einfluß ausgeübt habe, es könne nur zugegeben werden, daß der außergewöhnlich starke Druck der Stange die erste Gelegenheit gewesen sei, bei welcher das dem F. bis dahin unbewußt gebliebene Leiden ihm bemerkbar geworden sei. Ein weiteres Obergutachten, das das R. V. A. einholte, führt folgendes aus: Die Neigung der Kranken, eine innere Geschwulst auf einen äußeren Druck oder eine Verletzung zurückzuführen, sei begreiflicherweise stets vorhanden, zuweilen auch begründet; aber gerade für die Neubildungen am Magen beschränken sich diese ursächlichen Beziehungen auf die wenigen Fälle, in denen sich infolge eines direkten Stoßes gegen die Magengegend die Zeichen eines Magengeschwürs und aus diesen hervorgehend diejenigen einer Krebsgeschwulst zeigten. Im vorliegenden Falle deutet jedoch nichts darauf hin, daß sich bei F. nach dem Unfall ein Magengeschwür entwickelt habe. Die Brechstange habe nicht direkt gegen seine Magengegend geschlagen, vielmehr habe F. selbst angegeben, daß er nur einen außergewöhnlichen Druck beim Aufliegen der rechten Magenseite auf der Brechstange erlitten habe. Es seien in der Wissenschaft keine Beispiele bekannt, und es sei auch geradezu unmöglich, daß durch einen solchen gleichmäßig auf die Magengegend verteilten Druck ein Magengeschwür verursacht worden wäre. Wenn von den Klägern darauf hingewiesen werde, daß die Krebsgeschwulst nur klein gewesen sei und daraus gefolgert werde, daß der Krebs erst seit kurzer Zeit entstanden sei, so sei diese Auffassung verfehlt. Die Krebserkrankungen brauchten oft jahrelang zu ihrer Entwicklung und machten häufig erst dann Erscheinungen, wenn durch das allmählich fortschreitende Wachstum der Uebergang der Speisen aus dem Magen in den Darm behindert würde. Solche Geschwülste könnten verhältnismäßig klein bleiben und aus ihrer Größe lasse sich deswegen ein Rückschluß auf die Zeit ihres Bestehens nicht ziehen.

Fall Nr. 3. Rek. E. v. 12. IV. 1894. Der Magenkrebs, der den Tod herbeigeführt hat, steht mit dem Unfall nicht im Zusammenhang, aber auch die Möglichkeit, daß die Schwächung des Körpers, die der Unfall hervorgerufen hat, die Entwicklung des Magenkrebses gefördert habe, ist von der Hand zu weisen, da erfahrungsgemäß in einem geschwächten Organismus der Krebs sich viel langsamer entwickele als in einem gesunden.

Fall Nr. 4. (Aktenmaterial.) Wenn der Fall sehr selten ist, daß ein Magengeschwür als Folge eines Unfalls angenommen werden kann, so sind die Fälle, in denen ein Krebsleiden aus einem Magengeschwür, also in diesem Falle als eine mittelbare Folge entsteht, ungleich seltener.

Will man aber annehmen, daß ein Magengeschwür eine Unfallfolge sei, so muß jedenfalls nachgewiesen sein, daß der Magen bei dem Unfall durch eine direkt einwirkende Gewalt getroffen worden sei. Es müssen ferner bald nach dem Unfalle Erscheinungen aufgetreten sein, welche beweisen, daß eine Verletzung des Magens stattgefunden habe. Hier sind in erster Linie Magenblutungen zu erwähnen. Dieselben brauchen allerdings nicht sofort nach der Verletzung aufzutreten, sie können einige Tage nach dem Unfalle das erste Mal erscheinen. Denn das Blut kann sich zunächst unter die Schleimhäute des Magens ergießen und erst dann in die Magenhöhle fließen und nach außen entleert werden, wenn die nunmehr der Ernährung beraubten Schleimhäute durch die verdauende Kraft der Magensäfte gestört sind; jedenfalls müssen solche Magenblutungen alsbald vorgekommen sein, wenn man mit einiger Berechtigung annehmen will, daß ein Magengeschwür aus einem Unfalle entstanden ist, oder daß ein bereits bestehendes Magengeschwür durch einen Unfall verschlimmert wurde.

Literatur zu § 7.

1. Ewald. Ursächlicher Zusammenhang zwischen einem tödlich verlaufenen Magenkrebs und einem Betriebsunfall. A. N. 1908.
2. Lenzmann, Magencarcinom. Med. Klin. 1907.
3. Schönborn, Obergutachten betr. die traumatische Entstehung eines Magenkrebses. Samml. v. Obergutachten. Bd. I. 1903.

§ 8.　Darmverletzungen.

Alle Gewalteinwirkungen, die das Abdomen betreffen, sind im stande mehr oder minder erhebliche Schädigungen des Darmtractus herbeizuführen.

Was die Verletzungsart anbetrifft, so ist diese von der Intensität der einwirkenden Gewalt, dann auch von der Lage des gefährdeten Darmabschnittes zu seiner Umgebung, sowie seinem jeweiligen Füllungszustande abhängig. Ein mit breiigem oder flüssigem Inhalt gefüllter Darmabschnitt, der von einem Stoß oder Schlag betroffen wird, ist der Gefahr der Berstung ausgesetzt, ein mit Gasen gefüllter Darm wird weniger leicht durchgequetscht (Longuet), ein Darmteil, der gegen eine feste, d. i. knöcherne Wand, Becken, Wirbelsäule gepreßt wird, wird dagegen leicht durchgequetscht. Ein Darmabschnitt, der seiner normalen Befestigung entsprechend bzw. infolge peritonitischer Verwachsungen einem Stoße nicht nachgeben kann, muß sich gewaltsam von seinem Befestigungsort trennen, er wird abgerissen. Auch sonst sind pathologisch veränderte Darmwandungen der Ruptur leichter ausgesetzt, ebenso Darmteile in Bruchsäcken.

Was den Umfang der Verletzung anlangt, so finden wir von geringfügigen Kontusionen umschriebener Teile bis zu den schwersten Zerreißungen ganzer Darmabschnitte zahlreiche Uebergänge.

Klinisch unterscheiden wir

　　1. die Darmkontusion,
　　2. die subcutane Darmruptur,
　　3. die penetrierende Bauchverletzung mit Darmruptur.

Kontusionen des Darms finden wir in fast all den Fällen, in denen die Gewalteinwirkung nicht ausreichte, Kontinuitätstrennungen herbeizuführen, aber heftig genug war, eine Läsion zu veranlassen. Der Darm zeigt das Bild der Injektion, der Ecchymosierung, die eine mehr oder minder große Ausdehnung erfahren kann. Die Erscheinungen bilden sich bald zurück, es kommt zur Spontanheilung. Das ist jedoch nicht immer der Ausgang. In einer Reihe von Fällen sind die Schädigungen, die die Darmwand erlitten, irreparabel, es bilden sich Gefäßthrombosen, die mangelhafte Ernährung der kontundierten Partie führt zur Nekrose, es kommt zur sekundären Perforation, die zur Peritonitis führt, falls nicht zuvor bereits durch peritonitische Verwachsungen eine Abkapselung der gefährdeten Gebiete stattgefunden hat (traumatische Spätperforation).

Eine exakte Differentialdiagnose zwischen Darmkontusionen und Darmzerreißungen ist anfangs oft nicht zu stellen. Erst die eintretenden Zeichen bedrohlicher Peritonitis belehren uns — häufig zu spät — darüber, daß eine Darmperforation stattgefunden hat.

Die nichtperforierenden, d. i. subcutanen Verletzungen des Darmes kommen in der Weise zustande, daß die verletzende Gewalt die Bauchdecke und den darunter gelegenen Darmabschnitt vor sich hertreibt, einstülpt und gegen einen festen Widerstand — Beckenwand oder Wirbelsäule — preßt. Subcutan bleiben die Verletzungen in einer Reihe von Fällen dadurch, daß die Bauchdecken vermöge ihrer großen Elastizität dem Anprall nachgeben, ohne zu zerreißen.

Als Gelegenheitsursachen kommen in Betracht Hufschlag, (nach Petry in 33 pCt., nach Tawaststjerna in 41 pCt., nach Hertle in 29 pCt. der beobachteten Fälle, nach v. Liliencron in 47,9 pCt. aller von 1894 bis 1905 in der deutschen Armee beobachteten Fälle), Stoß mit der Wagendeichsel gegen den Bauch, Sturz aus dem Fenster, Ueberfahrenwerden, Zurückschlagen einer Kurbel, Sturz vom Pferd mit dem Leib gegen die Sattelkante, Fußtritt gegen den Leib, Fall gegen die Tischkante, Einklemmungen, Pufferquetschungen u. a. m.

Kardinalsymptom ist der intensive spontane Schmerz. Bewußtseinstörungen sind nicht immer vorhanden, es wird in einzelnen Fällen berichtet, daß die Verletzten ihren Weg fortsetzten bis zu einer Meile, und erst später sich in ein Krankenhaus begaben, weil sie die zunehmenden Schmerzen dazu zwangen. In der überwiegenden Mehrzahl jedoch steht der Shock im Vordergrund der Erscheinungen. Wir finden die Verletzten mit ängstlichem Gesichtsausdruck, tiefliegenden Augen, trockner Zunge, beschleunigter Respiration, gebrochener Stimme, schweißbedeckter Haut, kleinem jagendem Puls, Kälte der Extremitäten. Ist eine Spur des Bewußtseins noch vorhanden, so tritt die abnorme Schmerzempfindlichkeit des ganzen Abdomens in die Erscheinung. Das Abdomen ist bretthart gespannt. Bald gesellen sich zu diesem Symptomenkomplex die Zeichen akuter Peritonitis, kontinuierliches Erbrechen blutiger galliger Massen, Meteorismus, Fehlen der Leberdämpfung, Stuhlverhaltung, Zeichen, die gebieterisch zur Laparotomie drängen.

Während die Bauchdecken äußerlich in einer Reihe von Fällen nicht die geringste Verletzung aufweisen, finden wir im Netz bereits deutlich sichtbare Zeichen der Gewalteinwirkung, ausgebreitete Ecchymosen, Einrisse, Blut- und Fäcalergüsse. Beim Absuchen des Darms kommen wir an die verletzte Stelle. Wir finden eine oder mehrere Perforationsöffnungen. Der Darmabschnitt ist in der Umgebung dieser Oeffnungen schwarz verfärbt, die Ränder zeigen die verschiedensten Formen, sie sind gezackt, gefranst, scharfrandig, morsch, zerfetzt, rund, wie mit einem Locheisen geschlagen, länglich, oval, schräg, quer verlaufend, schlitzförmig. Die Oeffnungen sind verschieden groß: von der Größe eines Pfennigstückes, eines Markstückes bis zu Querwunden von 4,6 cm Länge.

Der Riß ist komplet oder inkomplet. Sind sämtliche Schichten der Darmwand durchrissen, so prolabieren meist die Ränder der Schleimhaut, während sich die Serosa zurückzieht. In anderen Fällen ist nur Serosa und Muscularis durchrissen. In wieder anderen Fällen finden wir totale Durchtrennungen, z. B. den Abriß des oberen Teils des Jejunums vom Duodenum.

Wir wenden uns nunmehr der Besprechung der penetrierenden Darmverletzungen zu, die in der Regel durch spitze Gewalt d. i. Hieb oder Stich, zuweilen jedoch auch durch Pfählungen, Spießungen zu stande kommen. Die Symptome der penetrierenden Bauchverletzungen weichen von denen der übrigen Bauchverletzungen nicht ab. Im Vordergrunde der Erscheinungen steht auch hier der Shock. Für die Schwere der Verletzung sind auch hier, wie wir das bereits bei den subcutanen Darmverletzungen besprochen haben, abgesehen von der Heftigkeit der eindringenden Gewalt, Füllungszustand und Lage des betroffenen Darmabschnittes von entscheidender Bedeutung. Es ist nicht immer leicht, im Beginn eine exakte Diagnose zu stellen. Es kann, wie wir bereits sahen, eine komplete Durchtrennung der Bauchwand stattgefunden haben, ohne daß eine Eröffnung des Peritoneums erfolgt ist. Hier muß eine Erweiterung der Bauchwunde unter strengen aseptischen Kautelen den Befund sichern. Reichliche Blutung aus der Bauchwunde läßt zuweilen an eine Durchtrennung der Arteria epigastrica denken, die im subserösen Fett eingebettet, lateralwärts vom Rectus liegt. Häufiger handelt es sich bei den penetrierenden Bauchverletzungen um Durchtrennung der Mesenterialgefäße, die eine innere Verblutung im Gefolge haben können. Wir wollen nicht vergessen, an dieser Stelle darauf hinzuweisen, daß gelegentlich das Cavum peritonei eröffnet sein kann, ohne daß eine Verletzung der Eingeweide vorliegt.

In einer Reihe von Fällen kommt es zu einer spontanen Verklebung der durchtrennten Peritonealblätter. Die Wunde schließt sich ohne besondere therapeutische Eingriffe. War jedoch die penetrierende

Verletzung durch infizierte Gegenstände herbeigeführt, waren Kleider-
fetzen usw. in das Peritoneum gelangt, so kann es zu einem Peri-
tonealabscess bzw. zur allgemeinen septischen Peritonitis kommen.

Der erfolgte Prolaps von Eingeweideteilen, Netz oder Darm
weist ohne Weiteres auf die stattgefundene Eröffnung des Peritoneums
hin. Es kann nunmehr zu einem völligen Abschluß der Wunde
kommen, indem die Bauchwandwundränder den prolabierten Netz-
abschnitt usw. vollkommen umspannen. Gelingt es nicht, bald
den Prolaps in die Bauchhöhle zurückzudrängen, so führt die rasch
einsetzende zirkumskripte adhäsive Peritonitis einen völligen Abschluß durch Verklebung herbei. Der prolabierte Darm- oder Netz-
abschnitt granuliert und bedeckt sich mit zarter Narbe. Die Kompression kann jedoch zuweilen zur Gangrän der prolabierten Teile
führen. Ist die prolabierte Darmschlinge eröffnet, so kann sich der
Darminhalt nach außen ergießen, es resultiert eine Darmfistel, bzw.
es kommt zur Bildung eines Anus praeternaturalis. Es verdient, betont zu werden, daß die prolabierte Darmschlinge nicht notgedrungen
auch die verletzte ist. Wir dürfen uns daher nicht mit der einfachen
Reposition des prolabierten Netz- oder Darmabschnittes begnügen,
haben vielmehr die Pflicht, zur Laparotomie zu schreiten, sobald
dieselbe aseptisch mit einiger Sicherheit auszuführen ist. Es ist ohne
Weiteres klar, daß die nächstliegende Aufgabe in einer Revision der
Darmschlingen besteht, die zur Entdeckung etwaiger Perforationsöffnungen führt. Gangränverdächtige Darm- bzw. Netzabschnitte
werden eliminiert, eine Reinigung des Cavum peritonei beschließt den
Eingriff. Der Erfolg aller Bemühungen hängt in erster Linie davon
ab, daß rechtzeitig, d. h. vor dem Eintreten peritonitischer Erscheinungen,
eingegriffen wird. Der Uebertritt der Darmcontenta in den Peritonealraum führt in der Regel schnell die gefürchtete akute Peritonitis
herbei. Nur selten kommt es zur Bildung von Kotabscessen. Kotex-
travasate extraperitoneal gelegener Darmabschnitte führen Eiterungen
und Gewebsnekrosen der umgebenden Weichteile herbei.

Kasuistik:

Fall Nr. 1. (Aktenmaterial). Beim Abladen von Röhren verspürte der
Rohrleger W. plötzlich einen heftigen Schmerz im Unterleib, so daß er nicht mehr
im Stande war, Arbeit zu verrichten. Bei der Tags darauf vorgenommenen Operation fand sich eine Bauchfellentzündung und einen Meter oberhalb der Einmündungs-
stelle des Dünndarms in den Dickdarm ein erbsengroßes Loch im Dünndarm. Tod.
Es ist zweifellos, daß eine Berstung des Dünndarms eingetreten ist an einer zuvor
gesunden Stelle des Darms, da die Sektion weder tuberkulöse noch typhöse Geschwüre erkennen ließ. Das Abladen der Röhren ist zwar keine ungewöhnliche
Arbeitsleistung, es kann jedoch dabei gegebenenfalls durch eine starke Anspannung
der Bauchpresse eine Darmzerreißung zustande kommen.

Fall Nr. 2. (Aktenmaterial). Beim Forttragen von Handwerkszeug glitt der Arbeiter T. aus und fiel auf den Bauch. Heftige Leibschmerzen, Druckempfindlichkeit, Operation. Eine Dünndarmschlinge zeigt einen 3 cm langen Querriß. Naht. Peritonitis. Tod.

Fall Nr. 3. (Aktenmaterial). Der Arbeiter K. blieb bei dem Versuche über einen Graben zu springen mit einen Fuß an einem Draht hängen und schlug mit dem Bauch an der gegenüberliegenden Kante mit voller Wucht auf. Keine äußere Verletzung. Bauchdecken sehr gespannt und schmerzhaft; anhaltende Leibschmerzen, Erbrechen. Operation: Entzündung und Verklebung der Dünndarmschlingen; beim Lösen derselben entleert sich plötzlich ein Kotabsceß. Als Ursache dieses ein ca. $1^{1}/_{2}$ cm langer Riß im Dünndarm. Tod im Shock nach der Operation.

Wir unterscheiden Zerreißung des Darmes infolge von Durchquetschung, Berstung und endlich infolge Abrisses.

Nach Sauerbruch ist zur Berstung eines Darmes erforderlich:

1. Starke Füllung des Darms.

2. Abschluß der Schlinge nach beiden Seiten,

   a) durch Knickung an zwei Stellen,

   b) durch Knickung an einer Stelle und Verschluß durch das Trauma an einer zweiten,

   c) durch doppelt wirkende Gewalt.

3. Kontusion des Abdomens in der Gegend der aufgetriebenen Schlingen.

Aeußerst selten erfolgt eine Darmruptur nach übermäßiger Inanspruchnahme der Bauchpresse durch Berstung z. B. beim Heben schwerer Lasten oder dgl.

Nach Steinthal kommt ein Darmabriß durch Zug so zu stande, daß, z. B. wenn Räder eines Wagens das Mesenterium des Colon transversum erfassen, nicht nur die Quetschung an der Wirbelsäule statthat, sondern daß zu der horizontalen Zugwirkung eine zweite hinzukommt, indem das Rad auf der steil ins Becken abfallenden Ebene der physiologischen Lordose ins Gleiten kommt.

Eine sehr seltene Verletzungsart ist die Abschälung der Serosa, die Hertle erwähnt.

Kasuistik:

Fall Nr. 1. (Aktenmaterial): Der Arbeiter G. fiel mit dem Unterleib gegen eine mit Steinen beladene Karre. Gespannte Bauchdecken, druckempfindlich, Erbrechen, Tod. Sektionsbefund: Nach Lösung der Dünndarmschlingen 30 cm oberhalb der Einmündung des Ileums in den Dickdarm ein ca. zweimarkstückgroßer Einriß in der Rückseite des Ileums. Bemerkenswert ist, daß keinerlei Quetschungserscheinungen an den Bauchdecken vorhanden waren.

Fall Nr. 2. Rek. E. v. 8. III. 1890. Die Hinterbliebenen des G. beanspruchen Entschädigung mit der Behauptung, daß ihr Erblasser sich den tödlichen Darmriß im Betriebe beim Ziehen eines Fellhammers zugezogen habe. Das R.V.A. erkennt die Ansprüche an. Das Ziehen eines Fellhammers sei geeignet, den durch die Obduktion festgestellten Darmriß als eine Folge der Arbeitsanstrengung herbeizuführen.

In jüngster Zeit sind Fälle von traumatischer Darmruptur veröffentlicht von Brentano (Hausdiener stieß beim Radfahren mit einem Postwagen zusammen. Rupturstelle im oberen Jejunum, Heilung), ferner von Mühsam (zwei Perforationen im Dünndarm bei einem vom 2. Stockwerk herabgefallenen Manne), von Körte (Dünndarmperforation mit beginnender Peritonitis nach Aufheben eines Tuchballens) und von Federmann (Stockstoß gegen den Leib: zwei Perforationen im Ileum.)

Literatur zu § 8.

1. Beck, Ueber Darmzerreißung nach heftiger Erschütterung und Quetschung des Unterleibes. D. Z. f. Chir. Bd. XI. 1879.
2. Brentano, Traumatische Darmruptur. D. m. W. 1907.
3. Eichel, Klinischer und experimenteller Beitrag zur Lehre von den subkutanen Darm- und Mesenterialverletzungen. Beitr. z. klin. Chir. Bd. XXII.
4. Federmann, Verh. d. fr. Ver. d. Chir. Berlins. Jahrg. XX. 1907.
5. Hertle, Ueber stumpfe Verletzungen des Darms und des Mesenteriums. Beitr. z. klin. Chir. 1907. Bd. XLIII.
6. Körte, bei Brentano s. o.
7. Longuet, Remarques sur la rupture de l'intestin etc. Bull. de la soc. anatom. Paris 1875.
8. v. Liliencron, Ueber Bauchkontusionen in der Armee. I.-D. Berlin. 1909.
9. Matthes, Tödliche Spätblutung aus einem latent verlaufenden Mesenterialriß nach Unfall. Z. f. Med.-Beamte. 1904.
10. Mühsam, Verh. d. fr. Ver. d. Chir. Berlins. Jahrg. XX. 1907.
11. Neuhaus, Zur Kasuistik posttraumatischer Magendarmstenosen. M. f. U. 1905.
12. Petry, Ueber die subkutanen Rupturen und Kontusionen des Magendarmkanals. Beitr. z. klin. Chir. Bd. XVI. 1896.
13. Sauerbruch, Die Pathogenese der subkutanen Rupturen des Magendarmkanals. Mitt. a. d. Grenzg. 1903.
14. Tawastjerna, Ueber die subkutanen Rupturen des Magendarmkanals nach Bauchfellverletzungen. Helsingsfors. 1905.

§ 9. Enteritis traumatica, traumatische Darmgeschwüre.

Wir sehen davon ab, daß der Schreck und die Aufregung, die der Unfall verursachte, nervöse Reizungen der Darmschleimhaut hervorrufen, die sich in vermehrter Peristaltik äußern. Darüber hinaus können in Folge von Erschütterungen, Quetschungen u. dgl. entzündliche Veränderungen der Darmschleimhaut eintreten, die meist von peritonitischen Erscheinungen begleitet sind.

Auf dem Boden dieser Schleimhautdefekte kommt es nun gelegentlich zur Bildung von Darmgeschwüren, die sich durch anhaltende Blut-, Eiter- und Schleimhautbeimischungen zum Stuhl dokumentieren.

F. Epstein hat über 4 Fälle von traumatischen Enteritiden berichtet, die sich unmittelbar an den Unfall anschlossen und durch die Operation bzw. Sektion ihre Bestätigung fanden.

Els hat auf den Zusammenhang eines Traumas mit einer Ileocoecaltuberkulose hingewiesen.

Literatur zu § 9.

1. E l s, Zur Kenntnis der Ileocoecaltuberkulose. Beitr. z. klin. Chir. Bd. 63.
2. E p s t e i n, F., Ueber innere Erkrankungen des Intestinaltractus spec. des Darms nach Unterleibstraumen. I.-D. Leipzig. 1894.

§ 10. Traumatischer Ileus.

Es kann nicht die Aufgabe dieses Lehrbuches sein, eingehend auf die Erscheinungen des Ileus einzugehen. Von den beiden Arten des Ileus, dem dynamischen und dem mechanischen, kommt für unsere Betrachtungen in erster Reihe der mechanische Ileus in Frage, und zwar der durch Strangulation des Darms mit dem zugehörigen Mesenterium hervorgerufene Ileus. Er wird, wenn wir von den Vorgängen bei der Einklemmung von Hernien absehen, meist durch peritonitische Adhäsionen bewirkt, gelegentlich auch durch den Appendix, durch ein Meckel'sches Divertikel. Thiem hat in einem Gutachten über einen Fall von Darmeinstülpung in ein Meckel'sches Divertikel den Zusammenhang von Trauma und Erkrankung verneint. Vereinzelt kommt es auch zu Einklemmungen in Spalten der Bauchwand, des Zwerchfells, der Leber usw. Hierher gehört auch die Lageveränderung des Darms, besonders der Flexura sigmoidea, die als Achsendrehung bezeichnet wird, der Volvulus, bei dem der Darm um seine Längsachse gedreht ist, bzw. um die Mesenterialachse. In anderen Fällen schlingt sich ein Darmabschnitt mit dem zugehörigen Mesenterium um einen benachbarten Darm, wodurch die Strangulation erfolgt, die den Darmverschluß herbeiführt. Einen Fall von traumatischer Achsendrehung hat G a r r è mitgeteilt, der einen 37 jährigen Mann betraf, der beim Wasserpumpen plötzlich mit Erbrechen und heftigen Leibschmerzen erkrankte. Die Operation ergab den Befund einer Achsendrehung des Dickdarmendes um 360⁰ nach links. Eine Reihe von Entscheidungen beschäftigt sich mit der traumatischen Entstehung des Ileus.

Kasuistik:

Fall Nr. 1. Rek.E. v. 11. I. 1896. Der Arbeiter S. sank beim Aufstapeln von Holz infolge des heftigen Winddruckes unter einem schweren Holz, das er trug, zusammen und starb 5 Tage darauf an einem durch die Obduktion nachgewiesenen Darmverschluß infolge von Verlagerung des Colon transversum. Das R.V.A. erkennt die Ansprüche an: Der als Unfall bezeichnete Vorgang muß als eine wesentlich mitwirkende Ursache für die Verlagerung des Darms betrachtet werden. Bei diesem Vorgang hat sicher eine starke Einwirkung auf den Bauchinhalt stattgefunden, die vermöge der besonderen Verhältnisse, welche hier bestanden — Verwachsung der rechten Seite des Querdarms nach oben — sehr wohl zu einer Verschiebung des beweglichen Teils des Darms führen konnte.

Fall Nr. 2. (Aktenmaterial): Der Arbeiter H., welcher an einem linksseitigen Leistenbruch litt, verspürte beim Fegen schwer fortzuschaffender Schmutzmassen plötzlich Schmerzen im Unterleib in Form von heftigem Ziehen in den Leistengegenden. H. arbeitete trotz der Schmerzen anfangs weiter, mußte aber nach einigen Stunden die Arbeit aufgeben. Schmerzen in der linken unteren Bauchgegend, Erbrechen, andauerndes Aufstoßen, verfallenes Aussehen mit bläulicher Verfärbung der Haut. Darmverschluß. Abknickung und Drehung des Dünndarms in der rechten Bauchseite (Volvulus.) Auf der rechten Darmbeinschaufel fand sich am Dünndarm, etwa 50 cm vor dem Uebergang des Dünndarms in den Dickdarm, eine enge Stelle. Diese Enge im Darm war dadurch hervorgerufen, daß der Darm durch alte Stränge ganz in sein Mesenterium hineingezogen war. Außerdem war der Dünndarm an dieser engen Stelle um 90 Grad um seine Längsachse nach unten gedreht. Die Folge davon war, daß der von der engen Stelle nach dem Magen zu liegende Abschnitt des Dünndarms aufgetrieben und blaurot verfärbt, eben abgeklemmt war. Dicht neben der engen Stelle fand sich eine angeborene Mißbildung an dem nach dem Dickdarm zu liegenden ganz kollabierten Dünndarmstück in Form einer blind endenden Ausstülpung der Darmwand (ein sogen. Meckel'sches Divertikel). Bei der Operation wurde die Drehung und Verengerung des Darms sowohl wie auch der linksseitige Leistenbruch beseitigt. Bei der letzten Untersuchung klagte H. über Schmerzen in der Narbe und im linken Hodensack. Bei stärkerer Anstrengung habe er ein stechendes reißendes Gefühl in der Narbe. Links vom Nabel verläuft senkrecht nach unten eine etwa 15 cm lange, 1 cm breite Narbe bis in den Hodensack hinunter. Die linke Bauchseite wölbt sich beim Stehen in der ganzen Narbenlänge vor, sodaß die Bruchpforte des linksseitigen Leistenbruchs erweitert erscheint. Die Narbe hat überall nachgegeben, sodaß in ihrem ganzen Bereich ein sogenannter Narbenbauchbruch besteht. In der rechten Bauchseite, in der die Darmverschlingung gesessen hat, ist in der Tiefe eine leichte Empfindlichkeit zu spüren. 20 pCt.

Treves (cit. nach Thiem) beobachtete, daß nach direkter Gewalteinwirkung, Stoß gegen den Bauch oder dgl. eine Darmeinstülpung erfolgen könne, wenngleich „das Verhältnis zwischen Verletzungen und Invaginationen noch nicht klar sei". Leichtenstern hat von 326 Fällen 26 als traumatische bezeichnen können. Thiem weist in einem Obergutachten darauf hin, daß nur ein einziger ungenau beobachteter Fall in der Literatur bekannt sei, in dem Heben von Lasten als Ursache der Invagination angegeben wurde (Fall von Renton nach Thomson), daß in allen übrigen Fällen nur direkte Gewalteinwirkung auf den Bauch die Veranlassung zur Invagination gab. Es ist dabei fraglich, ob die Darmlähmung in dem gequetschten Darmabschnitt, die die Einstülpung begünstigt, eine Folge rein nervöser Störungen ist, oder ob peritonitische Reize die Lähmung bewirken.

Ferner können Traumen Veranlassung zum Ileus geben in den Fällen, in denen ein traumatisch entstandener Schleimhautdefekt narbig ausheilt. Die Narbe kann das Lumen verlegen und so zum Darmverschluß führen. (Kanalförmige Stenose wurde experimentell beim Kaninchen durch Kompression kleiner Mesenterialarterien von Maas hervorgerufen.) Schließlich kann ein traumatischer Ileus auch auf Darmlähmung zurückgeführt werden: eine centrale Lähmung des Darms wird nach Verletzungen der Wirbelsäule in der Rückenmarksgegend beobachtet, während reflektorische Darmlähmung beispielsweise nach Hodenquetschung (Murphy cit. nach Stern) beschrieben ist.

An letzter Stelle führt Stern noch die Darmlähmung nach Kontusionen des Abdomens an, die ohne anatomische Veränderungen insbesondere ohne peritonitische Erscheinungen auftreten, Fälle, die bei ihrer Beurteilung eine besonders kritische Betrachtung verlangen.

Literatur zu § 10.

1. Baeskow, A., Ein Fall von Darminvagination infolge schweren Hebens mit Ausgang in Spontanheilung. M. f. U. 1905.
2. Garrè, Ueber Volvulus der Flexur. M. m. W. 1901.
3. Leichtenstern, Viertelj. f. d. prakt. Heilk. 1873/74.
4. Stern, Ueber traumatische Entstehung innerer Krankheiten. Jena 1900.
5. Thiem, Obergutachten, betreffend den ursächlichen Zusammenhang zwischen einer Darmeinstülpung und dem Heben eines schweren Sackes. Samml. ärztl. Obergutachten. Bd. I. 1903.
6. Derselbe, Achsendrehung des Darms, keine Unfallfolge. M. f. U. 1906.
7. Treves, F., Darmobstruktion. Deutsche Uebersetzung v. Pollack. Leipzig 1886.
8. Thomson, Edinburgh Medic. and Surgic. Journ. Bd. 44. 1835.

§ 11. Traumatische Appendicitis.

Die genauere Kenntnis der Darmerkrankungen hat den Sammelbegriff der „Darmverschlingung" so gut wie abgeschafft, eine Bezeichnung, der wir in Gutachten und Erkenntnissen früherer Jahre so häufig begegnen. An seine Stelle ist, soweit es sich nicht in der Tat um die soeben besprochenen Vorgänge handelt, meist die exakte Diagnose einer Appendicitis, eines appendicitischen Abscesses getreten, auch hier führt ja die begleitende peritonitische Reizung bzw. Entzündung nicht selten zum Ileus.

Bei der Häufigkeit, mit der die Appendicitis in den letzten Jahren zur Beobachtung gelangt, darf es nicht sonderbar erscheinen, wenn auch dem Gutachter in letzter Zeit recht oft die Frage vorgelegt wird, ob eine Erkrankung des Wurmfortsatzes mit einem Unfall ursächlich in Verbindung gebracht werden darf.

Ein Unfall, sei es ein Stoß oder Schlag gegen die rechte Unterbauchgegend, sei es eine Ueberanstrengung im Betriebe (Heben, Springen), ist niemals im stande, eine akute Entzündung des bis dahin völlig intakten Wurmfortsatzes hervorzurufen. Wie Rinne hervorhebt, ist bei der Kleinheit und der versteckten Lage des normalen Wurmfortsatzes eine Verletzung, die sich lediglich auf den Wurmfortsatz beschränkt, unmöglich. Die gleiche Auffassung vertritt Sprengel, der selbst den Einfluß des Traumas auf den mit Kotsteinen gefüllten bzw. eitrigen Wurmfortsatz für unbewiesen hält. Es kann sich immer nur darum handeln, daß ein Unfall auf eine bereits bestehende Erkrankung des Wurmfortsatzes ungünstig einwirkt. Eine leichte chronische Blinddarmreizung, die den Träger kaum behelligt, ja in einer Reihe von Fällen ihm überhaupt unbemerkt bleibt, kann sich infolge eines Unfalles durch Druck bzw. Zerrung akut verschlimmern, unmittelbar oder wenigstens kurze Zeit nach dem Trauma; aus der latent verlaufenden chronischen Appendicitis kann sich eine akute Appendicitis mit zirkumskripter Peritonitis, entzündlichem Exsudat, Abscessbildung etc. herleiten. Auch ist ein Trauma wohl im stande, einen bestehenden Abscess zu eröffnen, ja indirekt kann ein Trauma Veranlassung zu einer Entzündung des Wurmfortsatzes geben, indem es eine zirkumskripte Peritonitis verursacht, deren Folgen (Narbenstränge) später durch Knickung die Appendicitis vorbereiten.

Sonnenburg nennt das Trauma nur die Gelegenheitsursache, um die schleichende chronische Entzündung in eine akute überzuführen. Erdheim vergleicht mit Recht den Einfluß eines Traumas auf den bereits chronisch erkrankten Wurmfortsatz mit der Wirkung eines zur Unzeit verabfolgten Abführmittels. Der Unfall wirkt also stets nur verschlimmernd auf bereits bestehende Krankheitsprozesse. So hat Sonnenburg in einem ihm zur Begutachtung vorliegenden Fall den Zusammenhang zwischen Unfall (Stoß durch die zurückschnellende Kurbel einer Winde) und der tödlich verlaufenden Blinddarmentzündung anerkannt. Weitere Beobachtungen verdanken wir J. Köhler (Platzen eines bereits entzündeten Wurmfortsatzes infolge von Ueberheben), Kaufmann u. a.

Es kann infolge der äußeren Gewalteinwirkung ferner ein Fremdkörper, der sich im Appendix festgesetzt hat, ein Kotstein u. dgl. eine Arrosion der Schleimhaut hervorrufen (Neumann) oder gar zur Perforation getrieben werden und somit eine umschriebene oder eine allgemeine Bauchfellentzündung veranlassen. (Neumann, Schottmüller, Ebner u. a. m.)

Das Vorhandensein eines Kotsteins, eines Produktes der bereits erkrankten Schleimhaut, gibt übrigens den sicheren Beweis dafür, daß der Unfall nicht die Erkrankung erst hervorgerufen hat.

Immerhin ist abgesehen von dem Nachweis eines Traumas, das seiner Art nach geeignet erscheinen muß, auch der zeitliche Zusammenhang für die Beurteilung von Bedeutung. Die ersten Krankheitserscheinungen müssen dem Unfall unmittelbar folgen, eine Forderung, die u. a. Sprengel unbedingt aufstellt für alle Fälle, die einen Zusammenhang auch nur wahrscheinlich machen. Es wird naturgemäß nicht vorausgesetzt, daß unmittelbar nach dem Trauma das ausgeprägte Krankheitsbild einsetzt, es genügt z. B., wenn in geraumer Zeit nach dem Unfall Erscheinungen auftreten, die auf Verwachsungen schließen lassen, die ursächlich mit dem Unfall in Zusammenhang

zu bringen sind. Der Beweis hierfür wird sich schwerlich anders
als durch die Operation bzw. die Autopsie erbringen lassen.

Es darf nicht unerwähnt bleiben, daß nicht alle Autoren den
ablehnenden Standpunkt einnehmen bezüglich der rein traumatischen
Genese der Entzündung des zuvor völlig intakten Wurmfortsatzes.
Wohlgemuth und vor allem Fürbringer nehmen mit Bestimmtheit an, daß es rein traumatische Wurmfortsatzentzündungen gebe.

Kasuistik:

Fall Nr. 1. (Aktenmaterial). Es kann dahingestellt bleiben, ob, wie Prof. L.
annimmt, bei dem Kläger bereits eine leichte Entzündung des Wurmfortsatzes bestand, oder ob derselbe gesund war und erst infolge eines durch Sprung entstandenen und später vereiterten Blutergusses erkrankt ist. Denn auch nach der
Ansicht des Prof. L. ist als sicher anzunehmen, daß der Sprung über den Graben
die vorher harmlose chronische Entzündung des Wurmfortsatzes in eine akute
Entzündung verwandelt hat, welche die Krankheitserscheinungen zeitigte und
schließlich die operative Entfernung des Wurmfortsatzes erforderlich machte.

Hiernach hat das R. V. A. kein Bedenken getragen, die Krankheitserscheinungen,
welche sich nach dem Unfall gezeigt und zu dem operativen Eingriff geführt haben,
als Folgen des Unfalls zu erachten.

Fall Nr. 2. Rek.E. v. 5. VII. 1895. Die zum Tode führende Blinddarmentzündung wird auf einen Unfall zurückgeführt durch Ueberanstrengung beim
Heben eines schweren Steines. Das R. V. A. stützt sich bei der Anerkennung der
Hinterbliebenenansprüche auf ein Obergutachten, das diesen Zusammenhang bestätigt.

Fall Nr. 3. Rek.E. v. 17. V. 1898. Steinsetzer S. erkrankt plötzlich beim
Anheben von Trottoirplatten, er wird 14 Tage später in die chirurgische Klinik
eingeliefert und stirbt dort an Bauchfellentzündung, deren Ursache Gallen-
und Kotsteine waren, die den Darm in der Gegend des Wurmfortsatzes durch-
brochen hatten. Das R. V. A. erkennt die Hinterbliebenenansprüche an; angenommen
die Steine lagen bereits vor dem Unfalle im Wurmfortsatz, angenommen auch, sie
hätten bereits eine Entzündung bewirkt, so wäre das Leben des S. zu retten gewesen, wenn nicht der Unfall zu einer Zeit passierte, als das Bauchfell durch
Verwachsungen noch nicht geschützt war. Nun bewirkte die Anstrengung beim
Heben der Bordsteine einen plötzlichen Durchbruch der Darmwand und dadurch
eine Entzündung des ganzen Bauchfells, welche den Tod zur Folge haben mußte.
Mithin muß der Unfall als eine wesentlich mitwirkende Ursache für den Tod des
S. angesehen werden.

Literatur zu § 11.

1. v. Bramann, Obergutachten. Samml. ärztl. Obergutachten. Bd. I.
2. Brünning, Ueber Appendicitis nach Trauma. Arch. f. klin. Chir. LXXXVI. II. 4.
3. Ebner, Traumat. Appendicitis. Berl. klin. W. 1908.
4. Erdheim, Ueber Appendicitis und ihren Zusammenhang mit Traumen. Wiener
   med. Pr. 1902.
5. Fürbringer, Trauma und Appendicitis. Ver. f. innere Med. Berlin. 18. V. 1908.
   Disskussionsbemerkung.
6. Derselbe, Zur Kenntnis der traumat. Perityphlitis A. S. Z. 1900.
7. Küll, Zur Kasuistik der traumat. Perityphlitis. Med. Klin. 1907.
8. Schottmüller, Epityphlitis traumat. Mitt. a. d. Grenzg. 1900.
9. Sonnenburg, Obergutachten. Samml. ärztl. Obergutachten. Bd. II.

§ 12. Darmkrebs und Trauma.

Darmkrebs wird relativ häufig ätiologisch mit einem Trauma
in Verbindung gebracht. Oft genug wird es sich nur darum handeln,

daß ein Trauma die Aufmerksamkeit auf die bereits längere Zeit bestehende Erkrankung lenkt, daß Blutungen, die mehr oder minder geraume Zeit nach einem Trauma zum ersten Male in die Erscheinung treten, nachträglich auf eine äußere Verletzung zurückgeführt werden. Traumen können zwar den Boden schaffen, auf dem das Carcinom sich entwickelt, insofern als Narben, die den Darmverletzungen folgen, carcinomatös entarten, im allgemeinen werden sie jedoch höchstens als beschleunigende Faktoren in Frage kommen.

Im folgenden Fall ist die Frage eingehend erörtert:

Kasuistik:

Fall 1. Rek. E. v. 23. III. 1904. 44 jähriger Arbeiter trat beim Karren von Glasballons unversehens in ein Loch, fiel hin und bekam heftige Schmerzen in der Unterleibsgegend. Am Tage darauf wird eine Blinddarmentzündung festgestellt. Der Wurmfortsatz wird entfernt, er war perforiert, in dem Abscess fand sich ein Kotstein. S. hat demnach bereits vor dem Unfall an chronischer Blinddarmentzündung gelitten, durch den Unfall ist die Perforation erfolgt.

In der Folgezeit stellten sich blutige Stühle ein, S. wurde wieder aufgenommen. Tod. Sektion ergab ein Carcinom im S. romanum. Der Obergutachter führt folgendes aus: Ein Unfall kann bei schon bestehender Geschwulst nur dadurch verschlimmernd wirken, daß durch Quetschung der Geschwulst in dieser Partikelchen losgelöst und wo anders hingeschleppt werden oder daß die Geschwulst jauchig oder eitrig zerstört wird durch die Quetschung derselben oder durch Verschleppung von Jauche oder Eiterteilen von der Unfallstelle aus nach der Geschwulst. Wäre dies anzunehmen, so hätten die Darmblutungen nicht 1 Jahr, sondern 14 Tage nach dem Unfall eintreten müssen und er hätte nicht nach dem Unfall noch 4 Jahre leben können, sondern wäre schon 4 Monate nach dem Unfall gestorben. Die Geschwulstzelle braucht gerade eine erhöhte Lebenskraft, einen Reiz des Gewebes, niemals kann ihr Wachstum durch einen verminderten Ernährungszustand gefördert werden, wie ihn in diesem Falle die chronische Blinddarmentzündung geschaffen hatte. Chronische, verhältnismäßig lang andauernde Reize, mechanische wie chemische, schaffen Krebswucherungen. Daß von Seiten des Wurmfortsatzes ein chronischer Entzündungsreiz in der Bauchhöhle ausgeübt wurde, ist klar. Die gelegentliche und öftere chronische Reizung der vor dem Unfall vorhandenen Blinddarmentzündung konnte die Krebswucherungen im Anfangsteil des Mastdarms zwar noch nicht auslösen, sondern nur vorbereiten; nun kam die mächtige Steigerung des Reizes durch den Wurmfortsatzabscess. Vielleicht entstanden jetzt die ersten Zellwucherungen am Anfangsteil des Mastdarms; diese bedeuten an sich noch keinen Krebs, erst wenn es im weiteren meist langsam fortschreitenden Wachstum zu Abschnürungen dieser regellos wachsenden Zellenhaufen kommt, entsteht Krebscharakter. Durch den chronischen Reizzustand, der in der Bauchhöhle nach der Operation zurückblieb — er wird bewiesen durch die Verwachsungen, welche unzweifelhaft die Reste, gewissermaßen die Narben der durch den Unfall herbeigeführten Bauchfellentzündung darstellen, konnte die Krebsgeschwulst nur weitere Wachstumreize erfahren. Solange dieses Wachstum langsam vor sich geht — und dieses Wachstum ist gerade für die Anfangsstadien des Krebses kenntlich, sodaß man 1 Jahr als nicht zu lange für ein solches anzusehen braucht, — wird das Allgemeinbefinden nicht gestört, vielmehr kann gesundes Aussehen und guter Ernährungszustand mit diesem Wachstum der Geschwulst Hand in Hand gehen, es sogar befördern. Erst der Zerfall der Krebsgeschwulst bringt, wenn diese die Höhe der Entwickelung erreicht hat, durch Blutungen, wie im vorliegenden Falle und durch Verschleppungen von Krebsteilen in die Blutbahn und nach anderen Körperstellen den allgemeinen Kräfteverfall mit sich. In diesem Sinne ist ein ursächlicher Zusammenhang der Krebsgeschwulst, die schließlich den Tod herbeiführte, mit dem Unfall denkbar und sogar der ganzen zeitlichen Entwicklung nach nicht unwahrscheinlich. Auf Grund dieses Obergutachtens wurde der Rekurs des Beklagten zurückgewiesen.

Literatur zu § 12.

1. Boas, Ueber die Bedeutung von Traumen für die Entwicklung von Intestinalcarcinomen mit besonderer Berücksichtigung der Unfallversicherung. D. m. Zeitschr. 1897.

§ 13. Verletzungen der Leber.

Die Leber nimmt als größte Drüse einen recht beträchtlichen Teil des Abdomens ein, sie ist durch ihre Lage ganz besonders Verletzungen ausgesetzt. Ihrer Fixierung entsprechend kann sie eindringenden Gewalten gegenüber nicht ausweichen. Auch in anderer Beziehung ist die Leber, durch ihre Fixation zu schweren Verletzungen prädisponiert, es kommt leicht bei Sturz aus beträchtlicher Höhe durch die Inkongruenz der Fallgeschwindigkeit des Körpers einerseits, der schweren Lebermasse, die frei in ihren Bändern (Ligamentum suspensorium und coronarium) hängt, andererseits zum Abriß der Leber von ihren Bändern: der Körper kommt früher zum Stillstand als die herabhängende Leber, die ihre Fallgeschwindigkeit noch beibehält.

Im Wesentlichen sind es direkte oder indirekte Gewalten, die die Verletzungen der Leber herbeiführen: Ueberfahrenwerden, Stoß gegen die rechte Bauchgegend, Fall aus beträchtlicher Höhe, wohl auch heftige Erschütterungen des Körpers, sodann die Stich- und Hiebverletzungen. Relativ häufig treffen wir Leberverletzungen in Fuhrwerksbetrieben und Bahnbetrieben. Gelegentlich genügen unscheinbare Veranlassungen; so beobachtete Engel einen Fall von Leberverletzung nach Ueberanstrengung. Derartige Beobachtungen sind mit Vorsicht aufzunehmen, sie setzen meist eine hochgradige Brüchigkeit des Organs voraus, vielfach handelt es sich um Spontanbrüche. Spontanruptur einer pathologisch veränderten Leber ist nicht so selten. Heinzelmann beobachtete einen Fall spontaner Leberruptur bei einem Pneumoniekranken, der sich im Bette herumdrehte und dabei die Ruptur erlitt. Weitere Beobachtungen verdanken wir Wätzold, Chiari u. a.

Wir unterscheiden perforierende und subkutane Leberverletzungen.

Kehr teilt die Leberverletzungen nach pathologisch-anatomischen Gesichtspunkten in 3 Gruppen ein:

1. die eigentlichen Rupturen der Lebersubstanz, die mit Einrissen in die Kapsel verbunden sind,
2. die Ablösung der Kapsel von der Lebersubstanz mit Bildung subcapsulärer Hämatome,
3. die sog. Leberapoplexien.

Von der Schwere der einwirkenden Gewalt im Allgemeinen abhängig sind die Grade der Leberverletzungen. Wir kennen oberflächliche Kontinuitätstrennungen in Form von länglichen, queren, klaffenden Rissen, ferner Zertrümmerungen mehr oder minder großer Leberabschnitte, ferner isolierte Verletzungen der großen Lebergefäße.

Als Kardinalsymptome der Leberrupturen gelten die Zeichen innerer Blutung, die abgesehen von den allgemeinen Erscheinungen schwerer Unterleibsverletzungen, Shock usw., das Krankheitsbild völlig beherrschen. Als weitere Symptome sind Icterus, Druckschmerz im rechten Hypochondrium, ausstrahlende Schmerzen nach der rechten Schulter zu verzeichnen. Diese Symptome sind nach Kehr jedoch durchaus nicht immer vorhanden, besonders der Schulterschmerz fehlt häufig, während der Icterus in etwa 21 pCt. der Fälle nach einigen Tagen sich einstellt. Selten ist die Verletzung auf die Leber beschränkt, in der Mehrzahl der Fälle sind die benachbarten Organe in Mitleidenschaft gezogen, vor allem finden sich häufig gemeinschaftlich mit den Leberverletzungen Rippenbrüche sowie Lungenverletzungen, die dann ihrerseits die bekannten Erscheinungen, Hustenreiz, Atembeschwerden usw. bedingen. In einer großen Reihe von Fällen finden sich dann auch Zerreißungen des Zwerchfells. Bei den perforierenden Leberverletzungen erfolgt die Blutung naturgemäß zum größten Teil nach außen. Nach kurzer Zeit kommt es dann zur Bildung von Gallenfisteln.

Die Prognose der Leberverletzungen ist im Zeitalter der Asepsis günstiger geworden, wenngleich sie auch heute noch als ernst zu bezeichnen ist. Die Therapie kann nur in Laparotomie, Freilegung der Rupturstelle, Blutstillung durch Unterbindung bzw. Tamponade bestehen. Von Bedeutung ist hierbei der experimentelle Nachweis, den Ponfick von der überaus regen Ersatzfähigkeit des Lebergewebes, selbst nach beträchtlichem Verlust, erbracht hat. Klinische Beobachtungen von Franke, Heller u. a. bestätigen die experimentellen Beweise.

Während Pfortaderblut nach neueren Berichten (Koenig) als infiziert (Durchtritt von Darmmikroben in die Venen) angesehen wird, liegen mehrfache experimentelle Beobachtungen (Bostroem u. a. m.) vor, die die Sterilität der in den Bauchraum nach Verletzung der Gallenwege ergossenen Galle bestätigen. Leberwunden, die mit der Außenwelt kommunizieren, sind häufig, wie zu erwarten, infiziert, allein auch subkutane Leberverletzungen gehen gelegentlich in Eiterung über; es kommt zur Bildung eines Leberabscesses. Das ist erklärlich, wenn man bedenkt, daß die Leber für infektiöses Material, das in den Körper eingedrungen, ein Depot bildet, von dem aus dann bei

einer subkutanen Verletzung die Mikroorganismen ihre Tätigkeit entfalten.

Für die spätere Beurteilung ist die Erfahrung von wesentlicher
Bedeutung, daß die ersten Symptome des traumatischen Leberabscesses
zwar unmittelbar der Verletzung folgen können, daß jedoch gelegentlich
auch lange Zeiten, selbst Jahre vergehen können, bis der Absceß
evident wird, so in einem durch die Sektion bestätigten Fall
Schweningers, der 4 Jahre nach dem Trauma die Erscheinungen
eines Leberabscesses bot, der in die Bauchhöhle perforierte. Weitere
Beobachtungen liegen von Haspel, Lyonnet und Jaboulay vor
(cit. nach Stern).

Besonderes Interesse verdienten Beobachtungen über Leberzellen-
thrombose als Unfallfolge, wie sie Schmorl, Jürgens u. a. beschrieben. Auf die akute Leberschwellung nach Leberquetschung, die
sich rasch zurückzubilden pflegt, haben Thiem und Stern aufmerksam gemacht.

Gelegentlich wirft ein Obduktionsbefund, der das Vorhandensein
einer Lebercirrhose ergibt, die Frage auf: gibt es eine traumatische
Form der Hepatitis? Diese Frage ist zurzeit nur mit größtem Vor-
behalt zu beantworten. In der Tat sah man nach einem Trauma,
das einen Teil des Lebergewebes vernichtete, eine reaktive Entzündung
einsetzen, die zu cirrhotischen Prozessen in der Leber führte, diese
Form ist jedoch nicht die gewöhnliche. Häufiger ist nach einem
Trauma eine Hepatitis, die sich im Anschluß an eine traumatische
Perihepatitis entwickelt mit dem Ausgang in Cirrhose. Die traumatische Perihepatitis entspricht der traumatischen Entzündung der übrigen
serösen Häute, der traumatischen Pleuritis, Pericarditis u. a. Wie
diese kann sie primär nach einem Trauma auftreten, sie kann aber
auch fortgeleitet von der Entzündung benachbarter seröser Häute ihren
Ursprung nehmen.

In einem Falle, den Senator zu begutachten hatte, wurde von
ihm mit Bestimmtheit eine traumatische Cirrhose festgestellt, die ihren
Ausgang von dem serösen Leberüberzug nahm, veranlaßt durch eine
traumatische adhäsive Pleuritis. Im ganzen sind 5 Fälle bekannt
(Tillmanns, Stuart, Beck, Senator, Alexander). In allen
Beobachtungen traf eine erhebliche Gewalt die rechte Bauchseite, die
heftige Schmerzen auslöste. Charakteristisch ist die fortschreitende
Abmagerung, der Ascites. Der Ausgang ist stets letal. In der Beobachtung Alexanders war die bindegewebige Umschnürung der Pfort-
adergefäße bemerkenswert. Die zugrunde gegangenen Leberzellen
wiesen Blutpigmentschollen auf, so daß Alexander annimmt, daß

die Erscheinungen auf die subkapsuläre Blutung zurückzuführen seien, die zum Schwund der Leberzellen und konsekutiver Bindegewebsneubildung Veranlassung gebe.

Die traumatische Wanderleber ist in einigen Fällen beobachtet worden (Landau, Langenbuch, Winkler u. a.).

§ 14. Verletzungen der Gallenblase.

Die stärkere Füllung der Gallenblase event. durch Abflußhindernis veranlaßt, gilt als prädisponierendes Moment für Verletzungen, da sie eine mehr oberflächliche Lage des Organs bewirkt. Meißner hat jüngst die Literatur über die Zerreißung der Gallenwege gesammelt. Er fand 25 Beobachtungen. Stumpfe Gewalt, Ueberfahrenwerden, Stoß, Fußtritt, Schlag gilt als die häufigste Ursache. Es kommt dabei entweder zum Verschluß des Gallenganges oder zum Abriß, nachdem die Leber aus ihrer natürlichen Lage gewaltsam entfernt ist. Beobachtungen liegen vor von Dick, Spillmann, Hildebrand u. a. Im übrigen bieten Diagnose, Prognose, Therapie von dem bei den Leberverletzungen Angeführten wenig Differierendes. Eine Cholecystitis, die keine Erscheinungen macht, kann durch ein Trauma in ein akutes Stadium gelangen. Wir müssen uns dabei vorstellen, daß die Schleimhaut der Gallenblase entweder von einem äußeren Reiz oder von etwa vorhandenen Konkrementen alteriert wird. Die Frage, ob eine zuvor völlig gesunde Gallenblase infolge stumpfer Gewalteinwirkung akut entzündlich erkranken kann, ist nicht sichergestellt. Die Annahme, daß eine etwa hervorgerufene Stauung der Bakterienentwickelung günstige Bedingungen schaffe, daß eine „traumatische" Störung der Funktion der Muskulatur der Gallenblase zur zirkumskripten Peritonitis bzw. zur Entzündung der Gallenblase führe, ist immerhin in Erwägung zu ziehen.

Ob Traumen der Gallenblase die Steinbildung begünstigen, ist fraglich, daß Traumen eine bestehende Cholelithiasis ungünstig beeinflussen, ist evident, ebenso, daß sie gelegentlich den Träger auf das Vorhandensein von Steinen in der Gallenblase aufmerksam machen. Ohne ein Trauma hätte der Verletzte nie etwas von der Existenz der Gallensteine erfahren. Die aus der „Ruhelage" gebrachten Gallensteine reizen die Schleimhaut, führen so zur Cholecystitis, indem sie den vorhandenen Bakterien durch Verletzung der Schleimhaut die Eintrittspforten schaffen, wie Kehr, Berger u. a. beobachteten.

Kasuistik:

Fall Nr. 1. Rck.-E. v. 17. IV. 1894. Der Straßenbahnfahrer Z. wurde von den durchgehenden Pferden des von ihm gefahrenen Omnibus mit der Deichselstange heftig gegen einen Baum und Bauzaun geworfen und erlitt dabei eine Kontusion der Bauchgegend. Ein Jahr darauf entwickelte sich eine Leberatrophie, die trotz ihres späten Auftretens $^3/_4$ Jahre nach dem Unfall vom R. V. A. ursächlich mit dem Unfall in Zusammenhang gebracht wurde. 75 pCt.

Fall Nr. 2. Rek.-E. v. 22. X. 1904. Der Förderaufscher M. erlitt im Jahre 1901 infolge Umkippens des Förderwagens eine Erschütterung des ganzen Körpers und einen Schlag gegen die rechte Hüfte. 2 Jahre darauf stirbt er. Die Sektion ergibt Bauchfellentzündung infolge eitriger Entzündung der Gallenblase, in der sich ein walnußgroßer Gallenstein befand. Das R. V. A. kam zur Ablehnung der Hinterbliebenenansprüche auf Grund eines Obergutachtens, dem Folgendes zu entnehmen ist: Der aus dem Ergebnis der Leichenöffnung gezogene Schluß, daß eine Steinbildung in der Gallenblase die letzte Ursache der tödlichen Erkrankung gewesen sei, sei völlig gerechtfertigt. Ganz unwahrscheinlich sei es, daß die eitrige Entzündung der Gallenblase im Zusammenhang mit dem 2 Jahre zuvor erlittenen Unfall stehe. Es könnten nur 2 Möglichkeiten in Betracht gezogen werden: entweder habe der Unfall zur Steinbildung in der Gallenblase unmittelbar Anlaß gegeben, oder ein schon vor dem Unfall vorhanden gewesener Gallenstein habe erst infolge der Verletzung zu schwerwiegenden Folgen geführt. Für die erste Möglichkeit böten die bisherigen Erfahrungen durchaus keine Anhaltspunkte, die Ursachen der Gallensteinbildung seien überhaupt noch nicht genau bekannt. Wäre aber ein schon bestehendes Gallensteinleiden durch den Unfall verschlimmert worden, so hätten unmittelbar im Anschluß an die Verletzung schwerere Krankheitserscheinungen auftreten müssen. Dies sei aber nicht der Fall gewesen, vielmehr habe M. noch viele Monate nach dem Unfall gearbeitet. Die eitrige Entzündung der Gallenblase sei kaum älter als einige Wochen oder höchstens wenige Monate.

Riedel, Kehr und Noack haben über Fälle von traumatischer Pericholecystitis berichtet, Fälle, in denen die Operation den Beweis erbrachte, daß die Gallenblase zuvor keine Entzündung aufwies, in denen also die vorgefundenen Verwachsungen lediglich dem voraufgegangenen Trauma zur Last fielen.

§ 15. Trauma und Lebergeschwülste.

Da die Leber sehr häufig Sitz einer Geschwulstbildung, wenn auch meist metastatischer, ist, so beschäftigt die Frage nach dem Zusammenhange eines Traumas mit einem Lebertumor nicht selten den Gutachter. Im allgemeinen treffen die gleichen Verhältnisse zu, die wir beim Magencarcinom etc. besprachen. Einen bemerkenswerten Fall von traumatischem Lebersarkom hat Bärensprung veröffentlicht.

Literatur zu § 13—15.

1. Berger, Trauma und Cholelithiasis. M. f. U. 1902.
2. Edler, Die traumatischen Verletzungen der parenchymatösen Unterleibsorgane. Arch. f. klin. Chir. Bd. 34. 1887.
3. Kehr, Verhdl. der D. Ges. f. Chir. 1896 u. Hdb. der prakt. Chir. v. Bergmann.
4. Landau, Die Wanderleber und der Hängebauch der Frauen. Berlin 1885.
5. Langenbuch, Chirurgie der Leber und der Gallenblase. Deutsche Chir. 1894/97.
6. Löwenstein, Ueber Erkrankungen der Leber und Milz infolge von Unterleibskontusionen. I.-D. Breslau 1897.
7. Mayer, Die Wunden der Leber und der Gallenblase. München 1872.
8. Meißner, Die Zerreißung der Gallenausführungsgänge durch stumpfe Gewalt. Bruns' Beitr. z. klin. Chir. Bd. 54.
9. Rothfuchs, R., Ein Fall von traumat. Ruptur der Gallenwege. M. m. W. 1905.

10. Schweninger, ref. D. Med. Ztg. 1883.
11. Senator, Obergutachten. Samml. v. Obergutachten. Berlin. Bd. I. 1903.
12. Wilke, Pfortaderthrombose und Trauma. I.-D. Kiel 1903.

§ 16. Nierenverletzungen.

Nierenverletzungen ohne Schädigung der Nachbarorgane sind sehr seltene Ereignisse. Meist sind sie vergesellschaftet mit schweren Verletzungen der Leber, der Milz, der Lungen, des Darmes. Sie stehen dann in der Regel nicht in dem Vordergrunde des Interesses, da erhebliche Verletzungen der genannten Organe das Leben meist absolut gefährden.

Die Statistik ergibt eine verhältnismäßig geringe Anzahl von Nierenverletzungen. Güterbock erwähnt eine Statistik des Materials des St. Georg-Hospitals zu London. Danach betrug unter 9500 chirurgischen Patienten die Zahl der Nierenverletzungen nur $9 = 1$ pM. Er selbst fand in 926 Sektionsprotokollen 36mal Nierenverletzungen angegeben. Die neueste Zusammenstellung Küsters ergibt 10 Nierenverletzungen bei 30000 Patienten der Basler Klinik. Da die Schußwunden der Niere für unsere Betrachtungen in Fortfall kommen, so verringert sich der Prozentsatz der Nierenverletzungen als Folgen eines Betriebsunfalles noch ganz erheblich.

Die geschützte Lage der Niere, besonders des oberen Abschnitts, der von Rippen, Wirbelkörpern, sowie vom Lig. costovertebrale gedeckt wird, erklärt diese günstigen Verhältnisse.

Es sind vorwiegend dem Erwerbsleben angehörige Männer im 3., 4. Lebensjahrzehnt, bei denen Nierenverletzungen zur Beobachtung gelangen. Die geringe Beteiligung des weiblichen Geschlechts ergibt sich wohl zur Genüge aus dem Fortfall besonders gefährdender Berufe. Mit Küster kann man jedoch daran denken, den weiblichen Körperbau (breites Becken, weit auslegende Darmbeinkämme, größeres Fettpolster), dann aber auch die Kleidung (Rockschutz) für die günstigen statistischen Verhältnisse in Rechnung zu ziehen.

Bereits Simon teilte die Nierenverletzungen in zwei Hauptgruppen:

a) Nierenverletzungen mit Trennung der überdeckenden Weichteile,
b) Zerquetschungen und Zerreißungen der Niere bei intakter Weichteilbedeckung.

Wir betrachten zunächst die erste Gruppe, die Verletzungen der Nieren mit Durchtrennung der überdeckenden Weichteile, die von den Schußverletzungen abgesehen durch Hieb- oder Stichverletzungen zu stande kommen.

Tuffier konnte aus der Literatur 31 hierhergehörige Fälle zusammenstellen, von denen 8 tödlich verliefen.

Im Vordergrunde der Erscheinungen steht wie bei den meisten Traumen, die das Abdomen betreffen, der Shock, wenngleich nicht ganz so häufig wie bei den später zu besprechenden subkutanen Verletzungen. Als zweites Kardinalsymptom erscheint die Blutung aus der Nierensubstanz. Aus der Tiefe der Nierenwunde quillt anfänglich ein starker Blutstrom nach außen, der bald versiegt, da Muskeln und Fascien ihm den Weg verlegen. In reichlicher Menge ergießt er sich in die Umgebung der Niere und bildet dort beträchtliche Extravasate. Der Hauptanteil der Blutung nimmt den gewissermaßen vorgeschriebenen Weg durch den Harnleiter in die Blase. Sichert die Lokalisation der Wunde, die abundante Blutung im Zusammenhang mit den beschriebenen Shockerscheinungen meist die Diagnose, so kommt als weiteres Symptom der Urinaustritt aus der Wunde hinzu. Die Blutung beherrscht anfangs das Krankheitsbild so vollkommen, daß Simon das erste Stadium geradezu das der Blutung nannte.

Betrachten wir genauer den Weg, den die Blutung nimmt, so entspricht diesem die Einteilung in folgende 3 Gruppen:

a) Das Blut nimmt die Richtung durch die äußere Wunde; Nephrorrhagia externa. Wie bereits erwähnt, mischt sich dem Blut Harn bei, da ja eine größere Anzahl von Harnkanälchen gleichzeitig zerstört ist.

b) Das Blut ergießt sich in die Umgebung der Niere, da der Weg nach außen und durch den Harnleiter verlegt ist. Es entsteht ein diffuses Extravasat, das rasch eine größere Ausdehnung erfährt und als mehr oder minder deutlich palpabler Tumor durch die Bauchdecken fühlbar wird, zuweilen auch ausgesprochene Fluktuation zeigt, perirenale Blutung, Hämatombildung. Nach Güterbock kann es hierbei zur Dekapsulierung der Niere kommen. Die Blutung kann sich nach oben unter Leber und Milz erstrecken, das Zwerchfell empordrängen, nach unten bis in das kleine Becken reichen, den Weg den Psoas entlang nehmen und den Oberschenkel in Kontrakturstellung zwingen.

c) Das Blut wird durch den Ureter in die Harnblase entleert: Haematuria renalis traumatica. Ist der Abfluß des Blutes aus dem Nierenbecken bzw. den Kelchen verlegt, so bildet sich eine Hämonephrose oder Hämohydronephrose. Sitzt das Hindernis im Ureter, so kann es zur Bildung einer Uretro-Hämohydronephrose kommen, bei der das Nierengewebe bis auf einen schmalen Rest zerstört wird. Gerinnselbildung im Ureter hat kolikartige Symptome im Gefolge, während der Kolik ist der Harn frei von Blutbeimengungen, da ja nur die unverletzte Seite Harn absondert. Mit dem Nachlaß der Kolik, der Behebung der Hindernisse im Ureter der verletzten Niere beginnt wieder die Hämaturie. Gerinnselbildung in der Blase kann durch Verlegung beider Ureterenmündungen Anurie herbeiführen.

Es ist kaum zu erwähnen, daß das Blut gelegentlich sowohl durch die äußere Wunde herausfließt, als auch in die Umgebung der Niere und in die Blase sich ergießt. Was die Größe des Blutverlustes anlangt, so finden sich zuweilen geringfügige Blutungen, denen alle sichtbaren Veränderungen fehlen, zuweilen jedoch wird die Anämie unmittelbar lebensbedrohend. Nachblutungen, selbst nach 5—7 Wochen, sind durchaus keine seltenen Ereignisse, sie entstehen dann in der Regel durch eitrigen Zerfall von Thromben. Das führt uns zur Besprechung des sogenannten zweiten Stadiums, das der Entzündung und Eiterung.

Die Eiterung, die in der Regel nach dem 4. oder 5. Tag einsetzt, hat die verschiedensten Ursachen: Zersetzung des Urins, (besonders die perirenalen Blutextravasate geben einen guten Boden ab für die Entstehung perinephritischer Abscesse), Verunreinigungen, die durch Hieb- und Stichwaffen in die Nierenwunde gelangt sind, zuweilen auch Infektion von Seiten des Darms (Colibakterien, die durch die Darmwand wandern auch ohne daß eine Verletzung des Darms stattgefunden hätte). (Traumatische Para- und Perinephritis.)

Die Eiterung kann lokal bleiben, sie kann jedoch auch zu mehr oder minder umfangreichen eitrigen Prozessen im Nierengewebe (traumatischer Nierenabsceß, traumatische eitrige Nephritis, Pyelonephritis) führen, eine Hydronephrose zur Pyonephrose verwandeln, sie kann auf die Nachbarschaft übergreifen, sie kann Peritonitis, Pleuritis erzeugen.

Zu erwähnen ist noch der gelegentlich beobachtete Vorfall der Niere durch die äußere Wunde, der zur Einklemmung und fernerhin zur Nekrotisierung des von der Zirkulation abgesperrten Nierengewebes führen kann.

Die zweite Gruppe, die der Zerreißungen und Zerquetschungen der Niere, gelangt häufiger zur Beobachtung. Folgende Gelegenheitsursachen kommen hier in Betracht: Einwirkung stumpfer Gewalt in Form von Stoß, Schlag, Ueberfahrenwerden, Quetschung, Sturz, Muskelzug. So sind subcutane Nierenverletzungen beobachtet worden nach Stößen mit einer Wagendeichsel, nach Stockschlägen gegen die

Lendengegend, nach Pferdehufschlägen, nach Sturz aus der Höhe, gegen Balken, Bordschwellen. Ferner kam es zu Nierenquetschungen nach Verschüttetwerden durch einstürzende Mauern, durch Quetschung von Eisenbahnpuffern etc. Schließlich finden sich auch Nierenverletzungen nach Ueberanstrengung bei exzessiven körperlichen Bewegungen, Heben schwerer Lasten, Rollen schwerer Fässer u. a. m. (Hensgen-Singen, Kellermann).

Der Mechanismus der subkutanen Nierenverletzung ist heute noch Gegenstand lebhafter Kontroversen. Rayer nimmt in seiner Arbeit „Traité des maladies des reins“, die im Jahre 1841 erschien, an, wesentlich sei für das Zustandekommen der subkutanen Verletzung die Erschütterung, die die Niere erfahre. Die gelegentliche Beobachtung des Auftretens von Nierenblutungen nach anstrengenden Ritten glaubte Rayer für die Annahme seiner Erschütterungstheorie verwerten zu können. Morris glaubt an die Möglichkeit der Zerreißung der Niere infolge der Spannung, die bei lebhafter Hintenüber- und Seitwärtsbewegung eintrete. Simon unterscheidet Verletzung durch direkte Einwirkung stumpfer Gewalt auf die Nierengegend oder indirekte durch Erschütterung der Niere, durch Fall auf entferntere Körperteile.

Küster hat sich auf dem Chirurgenkongreß 1895 in kritischer Form über die bisherigen Theorien geäußert und eine eigene Theorie aufgestellt. Er erklärt den Mechanismus der subkutanen Nierenzerreißung durch das Zusammenwirken zweier Momente:

> 1. „einer plötzlichen stoßweisen Adduktionsbewegung der beiden unteren beweglichen Rippen gegen die Wirbelsäule,
> 2. einer hydraulischen Pressung der in den Nieren reichlichst enthaltenen Flüssigkeit.“

Grawitz hat die gelegentliche Beobachtung radiärer Spaltbildung der gequetschten Niere auf die embryonale Lappung der Niere zurückführen wollen. Auch diese Form hält Küster durch Sprengwirkung (hydraulische Pressung) für ausreichend erklärt. Güterbock ist der Ansicht, daß sich alle Fälle subkutaner Nierenverletzung zwanglos durch Raumbeschränkung, die die Niere plötzlich trifft, erklären lassen. Die Raumbeschränkung zwingt die beiden Pole, sich einander zu nähern. Diese plötzliche Biegung der Niere führt dann zu Rissen, die diesem Mechanismus entsprechend meist quer verlaufen. In allerjüngster Zeit hat Suarez den Mechanismus der Nierenverletzung nachgeprüft, er ist zu der Auffassung gelangt, daß in der Mehrzahl der Fälle Güterbock's Erklärung ausreiche. Für einen Fall eigener Beobachtung, bei dem es trotz seitlich eindringender Gewalteinwirkung zu einer Rißwunde am unteren Pol der Niere kam, glaubt Suarez, der untere Pol sei gegen die Körper der Lendenwirbelsäule gequetscht worden. Dadurch sei der Riß zustande gekommen, nach dem bei Erschlaffung der Befestigungsmittel die Niere eine Verschiebung nach unten und innen erfahren habe.

Die subkutanen Verletzungen der Niere sind gleichfalls häufig mit schweren Verletzungen der Nachbarorgane vergesellschaftet. Weit häufiger als bei den perkutanen Verletzungen tritt unmittelbar nach dem Trauma ein bedrohlicher Shock auf. Der Verletzte wird bewußtlos, es stellt sich Erbrechen ein, der Puls wird klein, intermittierend, kaum fühlbar, Schweiß bedeckt das Gesicht, es tritt zunehmende Blässe auf. Erst ganz allmählich, zuweilen nach mehreren Stunden, kehrt das Bewußtsein zurück. Von einigen Autoren (Maas u. a.) wird der Shock nicht als charakteristisches Symptom der Nierenquetschung angesehen. Maas glaubt, den Shock auf die Quetschung des Abdomens zurückführen zu müssen, während Scheede den Shock durch gleichzeitige Gehirnerschütterung oder durch eine Ablösung des Peritoneums durch den perirenalen Bluterguß erklärt. Auffallend ist, daß in der Tat zuweilen jede Shockwirkung fehlt. So beschreibt Simon einen Fall, bei dem ein Knabe nach schwerer Zerreißung der Niere noch im Stande war, 3 Treppen hinaufzugehen. Ein zweites Symptom, das zwar mit Vorsicht zu verwerten ist, jedoch selten fehlt, ist der Schmerz in der betreffenden Nierengegend. Daß kolikartige Schmerzen, die im Verlauf des Ureters nach den Hoden zu ausstrahlen, für die Diagnose von Blutgerinnseln im Ureter zu verwerten sind, ist bereits erwähnt. Die Bildung eines größeren Hämatoms in der Umgebung der Niere geht in der Regel mit dumpfen Schmerzen in der betreffenden Seite einher. Als wichtigstes Symptom, besonders differentialdiagnostisch gegenüber den Verletzungen der anderen Bauchorgane, zu verwerten ist die Hämaturie. Wir haben bereits in diesem Abschnitt die verschiedenen Wege besprochen, die für die Blutung in Betracht kommen: die perirenalen Blutungen, die Bildung von Hämonephrosen, Hämohydronephrosen etc. finden naturgemäß auch bei den subkutanen Nierenverletzungen ihre anatomischen Erklärungen. Zuweilen gelingt es, besonders wenn der Bluterguß in die Kapsel und in das perinephrische Gewebe beträchtlich ist, durch direkte Palpation die Diagnose sicher zu stellen. Auch cystoskopisch wird es zuweilen gelingen, die Herkunft der Blutung zu erkunden. Zwei recht kritische Symptome, die gelegentlich in Erscheinung treten, sind Oligurie bzw. Anurie. Der Harn der verletzten Niere wird nicht durch die Blase abgesondert, da er der Art der stattgehabten Zerstörung entsprechend die Umgebung der Niere infiltriert. Das erklärt naturgemäß an und für sich die Verminderung der Harnmenge. Ist die verletzte Niere eine Solitärniere, so sistiert die Urinsekretion vollkommen. Jedoch selbst wenn eine zweite gesunde Niere vorhanden ist, kann es zur sog. reflektorischen Anurie kommen; die gesunde Niere stellt ihre Tätigkeit gleichfalls ein, wie das bereits Nerveu beobachtet hat. Wenn die gesunde Niere die Funktion der verletzten mit übernimmt, so vergehen doch einige Tage, bis die anfängliche Oligurie ausgeglichen ist.

Man unterscheidet 4 Gruppen von subkutanen Nierenverletzungen:

1. peri- und circumrenale Verletzungen, Zerreißungen der Capsula propria und adiposa, des Hilus, des Nierenbeckens, der Nierenkelche mit den Folgen: Blutergüsse, die die Capsula adiposa von der Niere abheben, Verlagerung der Niere durch Extravasate, gelegentlich Cystenbildung des Hämatoms. Monod hat ein Krankheitsbild geschildert, das er als Pseudo-Hydronéphrose traumatique bezeichnet. Nach einem Trauma kommt es zur Hämaturie, die nur geringfügig ist — gelegentlich wohl auch fehlt sie ganz — die Hämaturie verschwindet, es erfolgt scheinbar Heilung, allmählich entwickelt sich in der Lumbalgegend der verletzten Seite ein Tumor, der eine Flüssigkeit enthält, die sich vom Harn durch geringen Harnstoffgehalt unterscheidet. Dieselbe verschwindet nach einigen Punktionen bzw. nach einer Incision. Die Blutergüsse im retro-peritonealen Bindegewebe können große Dimensionen annehmen; sie reichen zuweilen, wie wir das bereits bei den perkutanen Nierenverletzungen beobachtet haben, nach unten bis tief in das Becken hinein, nach oben bis an den unteren Rand der Scapula.

2. Verletzungen des Nierenparenchyms. In einer Reihe von Fällen, die naturgemäß sehr rasch zur Heilung gelangen, infolgedessen nicht der anatomischen Begutachtung unterliegen, kommt es infolge des Traumas lediglich zur Ecchymosenbildung der Nierenoberfläche. Bei der schwereren Form der Nierenkontusion kommt es zu Einrissen in das Parenchym. Diese Risse, die nicht in das Becken hineinreichen, können die verschiedensten Formen und Größen aufweisen. Die Rupturen sind sternförmig oder quer, glattrandig oder ungleich sägeförmig ausgezackt, oberflächlich oder tiefer gehend, vereinzelt oder in vielfacher Anzahl. Mehrfach zeigen die geschädigten Nieren umfangreichere Sugillationen, die später die Herde für Gewebsnekrosen abgeben. Hie und da ist auch wohl eine Gewebspartie aus dem Zusammenhang gerissen, zuweilen findet die Zerstörung in größerem Um-

fange statt, wie wir das bei dem queren Abriß des unteren Nieren-
pols nicht allzu selten beobachten.

3. Abriß der Gefäße, des Ureters mit den Gefahren der inneren
Verblutung, der Urininfiltration, der völligen Nekrotisierung der aus
dem organischen Zusammenhang gerissenen Niere. Es ist interessant,
daß Maas experimentell nur dann eine Hydronephrose durch Trauma
entstehen sah, wenn das Trauma einen Abriß des Ureters bewirkte.

Kasuistik:

Diederich hat einen hierher gehörigen Fall beschrieben. Ein 14jähriger
Junge stürzte über einen Baumstamm. Hämaturie, Tumor in der linken Lumbalgegend. Operation ergibt, 4 Wochen nach dem Trauma, Abriß des Ureters, einen
großen hydronephrotischen Sack, der entfernt werden mußte.

4. Völlige Zertrümmerung und Zerquetschung des Nierengewebes
mit den Folgen der Verjauchung der abgestorbenen Gewebsteile.

Kasuistik:

Fall Nr. 1. (Aktenmaterial). Sturz von einer Brücke, der Körper schlägt
mit der linken Körperhälfte auf. Tod. Sektion ergibt Zertrümmerung der linken
Niere. Die Kapsel der linken Niere zeigte an ihrer Oberfläche, in ihrer ungefähren
Mitte 2 bohnenförmige Zusammenhangstrennungen, die etwa 2 cm von einander
entfernt waren. Zwischen der Nierenkapsel und der linken Niere, sowie in deren
Umgebung fand sich ein teils geronnener, teils flüssiger dunkler Bluterguß von
etwa 750 ccm vor und als Grund hierfür eine Zerreißung der Niere in 2 Teile
einhergehend mit fast völliger Zertrümmerung derselben.

Die subcutanen Verletzungen der Niere können zur Infektion der
Niere bzw. ihrer Umgebung führen, insofern vorhandene Keime zur
Entfaltung ihrer Wirksamkeit gebracht werden. Verletzungsfolgen,
die den Anlaß fortgesetzten Katheterisierens geben, wie Blasenlähmungen,
verursachen Cystitis, Pyelitis u. s. f.

Daß Traumen bereits bestehende Nierenveränderungen, wie Hydronephrosen, Pyonephrosen ungünstig beeinflussen, bedarf kaum des
Hinweises.

Ueber essentielle Nierenblutungen nach Traumen liegen in jüngster
Zeit Berichte von Pellmann, Schönfeld, Kotzenburg u. a. vor.
Pellmann kam im gegebenen Falle zur Ablehnung des Zusammen-
hangs der Nierenblutung mit einem voraufgegangenen Unfall, des-
gleichen Kotzenburg. Der Fall von Schönfeld verdient besonderes
Interesse.

Ein 42jähriger Mann verspürt bei dem Versuch, einen $1\frac{1}{2}$ Zentner schweren
Sack auf eine Wage zu setzen, plötzlich einen intensiven Schmerz in der linken
Nierengegend. Am Tage darauf Blut im Harn, der, wie eine cystoskopische Unter-
suchung ergab, aus der linken Niere stammte. Entfernung der linken Niere, die
mikroskopisch keine pathologischen Veränderungen aufwies. Die B. G. lehnte
Entschädigungsansprüche ab. Das Sch.G. holte ein Obergutachten von Prf. J. ein:

Das schwere Heben könne eine Verengerung der Nierennische und somit eine Druckwirkung auf die linke Niere ausgeübt haben, die zur Blutung den Anlaß gegeben habe, oder die Niere könne aus ihrer Lage verdrängt sein; diese Verdrängung genüge ev. zur Erklärung der Nierenblutung.

Diesem Obergutachten widersprachen Prof. B. und Sch. mit Rücksicht darauf, daß sich im Harn des Verletzten bereits vor der Operation hyaline Zylinder befunden hätten, wie auch z. Z. Eiweiß und vereinzelte hyaline Zylinder im Harn nachweisbar seien. Das R.V.A. gelangte daraufhin zur Ablehnung der Ansprüche.

Thiem hält die Ablehnung für nicht gerechtfertigt, er weist, wie ich glaube nicht mit Unrecht, darauf hin, daß es sich hier um „den erst bekannt gewordenen Fall essentieller Nierenblutung" nach Anstrengung handeln könne.

Ueber Steinbildung als Folge von Nierenquetschung berichteten bereits Hinton, Morgan und Monnier. In dem Falle Monnier's handelte es sich um eine Quetschung der linken Niere, im Anschluß daran hatte sich eine Hämatonephrose gebildet. Die Sektion ergab das Vorhandensein von 7 kleinen Oxalatsteinen in dem Rest des Nierengewebes, einem bohnengroßen Oxalstein in dem noch erhaltenen Nierenbecken. Morgan berichtet einen Fall von Quetschung über der linken Nierengegend mit nachfolgender Nierenfistel und Steinbildung, die 7 Jahre nach der Verletzung beobachtet wurde. Eine Beobachtung aus jüngster Zeit verdanken wir Schönfeld.

Ueber Nephrolithiasis, insbesondere Bildung von Phosphatsteinen nach Rückenmarkslähmungen liegen mehrfache Beobachtungen vor von Müller, Kocher, Wagner und Stolper. Weber hat in neuerer Zeit einen Fall veröffentlicht, der hierher gehört. Bei einem 19 jährigen Zimmermann kam es nach einem Sturz auf den Rücken zur Rückenmarkslähmung. 5$^{1}/_{2}$ Jahre nach dem Unfall starb der Patient an einer Vereiterung beider Nieren durch Steinbildung. Die B.G. schloß sich dem Gutachten Webers an, der einen Zusammenhang der Steinbildung als entfernte Todesursache mit dem Trauma annahm.

§ 17. Nephritis traumatica.

Was die Nephritis traumatica anbetrifft, so sind die Meinungen der Autoren darüber noch recht geteilt. (Bäumler, Maas, Grawitz, Curschmann, Fürbringer, Thiem u. a.) Wir finden nicht selten nach dem Aufhören der Hämaturie eine Albuminurie fortbestehen mit dem mikroskopischen Befund von hyalinen Zylindern, granulierten Zylindern und Epithelzylindern. Auch Polyurie, Oedeme, Urämie usw. wurden beobachtet und somit das Bestehen traumatischer Nephritis wahrscheinlich gemacht. Billroth hat bereits einen Patienten beobachtet, der infolge einer Quetschung der linken Nierengegend eine Verletzung der linken Niere erlitten hatte, an die sich eine Nephritis anschloß. Da die Albuminurie bei einer Nachuntersuchung nach 3 Jahren verschwunden war, so bezeichnete Billroth diesen

Fall als ausgeheilte traumatische Nephritis. In neuester Zeit haben sich Menge und Edlefsen mit diesem Gegenstand näher beschäftigt

Stern hat in einem Vortrage über traumatische Nephritis nach subkutanen Nierenverletzungen 3 Gruppen von Erkrankungen unterschieden und zwar:

1. Fälle, die rasch zur Heilung oder zum Tode gelangen mit dem Harnbefund, der dem akuter Nephritis gleicht.
2. Fälle von länger dauernder Eiweiß- und Zylinderausscheidung ohne Allgemeinsymptome einer diffusen Nephritis.
3. Fälle von diffuser Nephritis nach Trauma.

Was die Fälle der ersten Gruppe anlangt, so ist dabei die Albuminurie, Hämaturie, Zylindrurie — und zwar in der Regel hyaline bzw. granulierte Zylinder —, nicht der Ausdruck einer Entzündung der Niere sondern lediglich der mechanischen Läsion der Niere. Die zweite Gruppe umfaßt diejenigen Fälle, in denen nach einer Nierenkontusion zunächst Hämaturie auftritt, die vorübergeht, dann gelingt noch längere Zeit hindurch der Nachweis von Eiweiß, bzw. von Zylindern, ohne daß weiter nephritische Symptome auftreten (Thiem, Beck), während die dritte Gruppe das vollständige Symptomenbild ausgesprochener diffuser Nephritis zeigt: Albuminurie, Zylindrurie, Hydrops, wechselnde Harnmenge, Urämie, Retinitis albuminurica u. s. f. Nach Analogie traumatischer Entzündungen anderer Organe ist es nicht unmöglich, daß auch hier das Trauma einen locus minoris resistentiae veranlaßt hat, der der Infektion günstige Bedingungen schuf, andererseits wäre es auch möglich, worauf Stern verweist, daß analog der Leberschrumpfung ein Trauma imstande wäre, chronisch entzündliche Schrumpfungsvorgänge in der Niere mit gleichzeitiger Bindegewebswucherung hervorzurufen.

Experimentell gelang es in jüngster Zeit Tomellini nicht, nach Quetschungen freigelegter Kaninchennieren Entzündungen des Nierengewebes bzw. des Nierenbindegewebes zu erzeugen, während Orth nach Nierenquetschung bei Kaninchen Entzündung des Nierenbindegewebes hervorrief.

Immerhin ist zu bedenken, daß bei dem langsamen, schleichenden Verlauf beginnender Nephritis geraume Zeit vor dem Unfall bereits eine Nierenentzündung bestanden haben kann. Die exakte Untersuchung nach dem Unfall hat die Diagnose erst gesichert. Daher muß die Diagnose einer traumatischen Nephritis immer mit großer Vorsicht verwertet werden. Posner stellte im Verein für innere Medizin zu Berlin einen Fall von Morbus Brigthii vor, den er auf ein

Trauma (Sturz von einem Pferdebahnwagen auf die rechte Seite) zurückführte. Der Fall scheint mir nicht allzu beweiskräftig.

Das R.V.A. hat in einer Entscheidung vom 11. VII. 1907 den ursächlichen Zusammenhang einer chronischen Nierenentzündung mit einem Unfall (Sturz aus $3^1/_2$ m Höhe) anerkannt. Allerdings erfolgte die Anerkennung lediglich auf die Autorität Leydens hin, wiewohl das R.V.A. keineswegs die „erheblichen Bedenken verkannte, die der Annahme eines ursächlichen Zusammenhangs entgegenstehen".

Fraglos kann ein Trauma auch hier verschlimmernd wirken. (Albu, Fürbringer.) Feilchenfeld hat jüngst den Einfluß von Traumen auf bereits vorhandene Nierenentzündungen an der Hand von einigen Gutachten geprüft und ist zu der Ueberzeugung gelangt, daß im Allgemeinen der Zusammenhang einer Nephritis mit einem Trauma zwar schwer zu konstatieren sei, die Verschlimmerung eines solchen Leidens jedoch durch einen Unfall durchaus glaubwürdig erscheine.

Kasuistik:

Fall Nr. 1. Rck. E. v. 8. I. 1892. Es ist anzunehmen, daß das Nierenleiden, welches den Tod des H. herbeigeführt hat, im Zusammenhang mit dem früheren Nierenleiden desselben stand, und daß das letztere noch nicht ausgeheilt war. Alle drei Sachverständige bekunden als eine feststehende medizinische Erfahrung, daß ein Nierenleiden, welches zu jahrelang dauernder Wassersucht mit zeitweiliger Verschlimmerung führt, wie dies bei H. bei der von Dr. Z. gegebenen Krankheitsgeschichte der Fall war, kaum je völlig ausheilt; insbesondere können nach der Ansicht des Prof. Sch. die von Dr. Z. angeführten Umstände, namentlich das bessere Aussehen des Kranken, das zeitweilige Fehlen von Eiweiß im Urin und das Schwinden der Oedeme die Tatsache der völligen Heilung nicht beweisen. Uebrigens stellt auch Dr. Z. nicht in Abrede, daß von den früheren Leiden her noch eine leichte Reizbarkeit der Nieren übrig geblieben sein könnte. Ist somit davon auszugehen, daß ein Zusammenhang der Krankheit, welche zum Tode führte, mit dem alten Nierenleiden vorhanden war, so verneinen andererseits die Aerzte Dr. A. und W. und Prof. Sch. auch die Möglichkeit, daß die tödliche Nierenentzündung durch die erlittene Quetschung verursacht sein könne. Sie gehen davon aus, daß eine Gewalteinwirkung auf die Nieren, wenn sie ein Nierenleiden hervorgerufen, sofort eine Blutung oder stärkeren Eiweißgehalt des Urins und später Eitergehalt desselben hätte ergeben müssen; alles dies ist aber nach Dr. Z.'s Angaben nicht nur nicht eingetreten, sondern die Erscheinungen des Nierenleidens haben sich überhaupt erst 8—9 Monate nach dem Unfall gezeigt. Wenn Dr. Z. demgegenüber nach der Art der Quetschung als einer leichteren aber andauernden auch nur annehmen will, daß die Folge des Traumas bloß in einer Reizung der Organe bestanden habe, die allmählich zu einer schleichenden Entzündung ausgeartet sei, so erklären Dr. W. und Prof. Sch. eine derartige Einwirkung nach den medizinischen Erfahrungen für unmöglich. Lediglich darin tritt Prof. Sch. der Meinung des Dr. Z. bei, daß die Einflüsse eines so schweren Unfalls, wie ihn H. erlitten und zwar die sowohl auf die Seele wie die auf den Körper einwirkenden, und andererseits die durchgemachten Entbehrungen auf den stärkeren Fortschritt des noch in mäßigem oder geringerem Grade bestehenden Nierenleidens von Bedeutung gewesen sein können. Aber auch hierfür kann nach den ärztlichen Gutachten nur eine Möglichkeit, nicht einmal eine Wahrscheinlichkeit angenommen werden. Wäre aber auch dies letztere der Fall, so würde doch eine derartige Mitwirkung nicht ausreichen, um das Vorhandensein eines ursächlichen Zusammenhangs festzustellen. Die Voraussetzung zur Annahme eines solchen in dem Falle, daß der Unfall nur eine der mitwirkenden Ursachen ist, ist immer, daß er als Ursache mit ins Gewicht fällt.

Fall Nr. 2. (Aktenmaterial). Die Ehefrau des verstorbenen Arbeiters S. zu M. hat unter dem 12. XI. 1905 bei der Beklagten den Antrag gestellt, für sie und ihre 6 Kinder Hinterbliebenenrente festzusetzen, da ihr Mann einem Nierenleiden erlegen sei, welches er sich im Betrieb des Kulturingenieurs K. in K. bei den Drainagearbeiten zugezogen habe. Am 13. IV. 1905 sei ihr Mann, nachdem er längere Zeit im Wasser stehend habe arbeiten müssen, krank nach Hause gekommen, am 25. IV. 1905 sei er bettlägerig geworden, und am 27. VII. 1905 an der hinzugetretenen Wassersucht gestorben.

Das Schiedsgericht hat das von ihm eingeforderte Gutachten in freier Beweiswürdigung zur Grundlage seiner Entscheidung gemacht und als festgestellt erachtet, daß durch die Arbeit im Wasser die Nierenentzündung bedingt worden ist. Eine starke Erkältung kann sehr wohl als Unfall angesehen werden. Die Arbeit selbst ist jedenfalls als eine über den Rahmen weit hinausgehende zu betrachten, die normalerweise einem Arbeiter nicht zugemutet werden kann.

Der Tod des S. ist deshalb als eine versicherungspflichtige Unfallsfolge zu betrachten.

Das R. V. A. lehnt die Ansprüche jedoch ab mit folgender Begründung: es ist erwiesen, daß S. bei den Drainagearbeiten ungefähr 2 Wochen anhaltend im Wasser gearbeitet hat; daß S. etwa gerade am letzten Tage während der Dauer jener Arbeit unter besonders ungünstigen Umständen zu arbeiten hatte, hat die Beweisaufnahme dagegen nicht ergeben. Hiernach kann, wenn das Arbeiten im Wasser von ursächlicher Bedeutung für das tödliche Leiden gewesen ist, jedenfalls kein zeitlich bestimmbares in einem verhältnismäßig kurzen Zeitraum eingetroffenes Ereignis festgestellt werden, das mit ausreichender Bestimmtheit für die Entstehung der Erkrankung verantwortlich gemacht werden könnte. Die Annahme eines Betriebsunfalls ist bei dieser Sachlage nicht gegeben.

Seeliger hat auf Veranlassung Orths kürzlich in einer Dissertation experimentell den Nachweis erbracht, daß bei ausreichender tuberkulöser Infektion eines Kaninchens die zuvor traumatisch geschädigte Niere schwerer erkrankte, während die unverletzte von der tuberkulösen Infektion verschont blieb.

Daß eine latente Nierentuberkulose durch ein Trauma manifest werden kann, lehrt der folgende Fall:

Kasuistik:

Fall Nr. 1. (Aktenmaterial.) B. glitt beim Abladen von Zementröhren aus und fiel rückwärts in ein Loch. Er verspürte sofort Schmerzen in der linken Leibeshälfte. Seitdem klagt er fortgesetzt über Schmerzen in der linken Seite, fühlt sich matt, elend und arbeitsunfähig. Die Untersuchung ergibt: Links von der Lendenwirbelsäule in der Tiefe der Bauchhöhle ein flacher, undeutlich abgegrenzter, mit der Atmung nicht verschieblicher derber Tumor; Urin trübe, ziemlich eiterhaltig mit roten Blutkörperchen ohne Zylinder, zahlreiche Tuberkelbazillen: Nierentuberkulose.

Da erfahrungsgemäß häufig nach Unfällen an der Stelle der Gewalteinwirkung eine tuberkulöse Entzündung auftritt, resp. eine schon vorhandene plötzlich aufflackert und eine Verschlimmerung des Leidens bewirkt, andererseits B. vor dem Unfall gesund und arbeitsfähig gewesen sein soll, so ist die Möglichkeit des Entstehens des jetzigen Leidens, das zu völliger Arbeitsunfähigkeit geführt hat, als Folge des am 13. IX. 1904 erlittenen Unfalles zuzugeben.

Fürbringer hat darauf hingewiesen, daß die Zahl der Fälle, in denen ein indirekter Zusammenhang zwischen Trauma und Nephritis besteht, nicht gering ist, es handelt sich um infektiöse Nephritiden, die infolge einer Allgemeininfektion traumatischen Ursprungs (Pyämie, Sepsis, infolge infizierter Wunden) entstehen.

Traumatische Wanderniere.

Was die traumatische Wanderniere anbetrifft, so glaubt man, annehmen zu dürfen, daß ein akutes Trauma imstande sei, eine Niere aus ihrer natürlichen Lage zu verdrängen. Eine Einigung hierüber besteht zur Zeit bei den Autoren nicht. Nach Israel, Garrè und Ehrhardt erscheint es noch zweifelhaft, ob ein einmaliges Trauma imstande sei, eine Verlagerung der normalen Niere zu bewirken, während Küster vor allem diese Möglickeit für gewiß hält, und Wolkow wie Delitzin auf Grund experimenteller Versuche an der Leiche Beweise hierfür erbracht zu haben glauben. Henoch hat bereits einen Fall beschrieben, bei dem ein Offizier durch Sturz vom Pferde auf beide Füße geschleudert wurde und infolge dieses Sturzes eine Senkung beider Nieren erlitt. Payr glaubt sogar, daß energische Massagemanipulationen der Bauchmuskulatur imstande seien, die Nieren aus ihrer befestigten Lage herauszuheben. Daß Muskelzug beim Heben schwerer Lasten Wandernieren bewirken kann, führt Küster an. Aehnliche Beobachtungen liegen vor von Dusch, Sawyer, Desnos und Barié (cit. nach Stern). Gelegentlich lockern sich die Befestigungsbänder der Niere bei dem Versuche den Fall des nach vorn stürzenden Körpers durch Zurückwerfen nach hinten zu mildern (Lauenstein). Eine relativ häufige Ursache der Wanderniere ist ein Stoß, der die Lendengegend von hinten trifft.

Da eine Wanderniere naturgemäß nicht unmittelbar nach dem Unfall in die Erscheinung tritt, vielmehr die Beschwerden erst nach Monaten auftreten, ist der Nachweis des Zusammenhangs mit einem Unfall meist schwer zu erbringen: um so schwerer, als im allgemeinen wohl kaum Anhaltspunkte für den normalen Sitz der Niere vor dem Unfall sich nachweisen lassen. Auch wird man zuweilen damit rechnen müssen, daß ein Trauma eine bereits bewegliche Niere stärker disloziert; von der Voraussetzung, daß die Niere bereits vor dem Trauma gelockert war, wird man in jedem Falle ausgehen müssen, wenn die Niere mit der Lageänderung des Körpers ihren normalen Sitz vollkommen verläßt. Keller hat darauf aufmerksam gemacht, daß abgesehen von dem Nachweis des zeitlichen Zusammenhangs der Grad der Beweglichkeit der Niere ein Kriterium für die traumatische Aetiologie abgibt. Eine Verlängerung der Nierengefäße in kurzer Zeit nach dem Unfall spricht gegen die traumatische Entstehung, da die Verlängerung der Gefäße sich erst allmählich entwickelt.

Kasuistik:

Fall Nr. 1. Rek. E. v. 12. X. 1895. Das Entstehen einer Wanderniere wird auf die Anstrengung beim Drehen des Schwungrades einer Kirschenmühle zurückgeführt. Das R. V. A. lehnt die Ansprüche ab: Eine Wanderniere kann ebenso Folge von Unfall wie von Krankheit sein, im letzteren Falle tritt nicht eine einmalige plötzliche Verschiebung ein, sondern eine allmähliche durch jede wiederholte bei Bestehen einer Anlage dazu schädlich wirkende Beschäftigung. Daß das Drehen des Schwungrades einer Kirschenmühle als eine derart schädliche Beschäftigung angesehen werden kann, läßt sich nicht bezweifeln und das Vorliegen einer Gewerbekrankheit demnach nicht in Abrede stellen. Gegen das Vorliegen eines Unfalls spricht der Umstand, daß das Mahlen und Pressen der Kirschen für den Kläger, der vom Jahre 1876 bis 1894 in demselben Betriebe beschäftigt war, als eine außergewöhnliche, die plötzliche Zerreißung der Bänder der Nieren herbeiführende Arbeit mit Wahrscheinlichkeit nicht erachtet werden kann.

Fall Nr. 2. v. 23. IX. 1893. Das R.V.A. hat angenommen, die Wanderniere des Arbeiters P. sei auf einen Unfall zurückzuführen, und zwar auf das durch Hebebäume erfolgte ruckweise Heben einer Profilfräsmaschine. P. klagte sofort über Schmerzen hinten in der Seite, die Möglichkeit des Zusammenhangs der Erkrankung mit dem Unfall sei um so wahrscheinlicher, als der Kläger innerhalb zweier dem Unfall voraufgegangener Jahre an keinerlei Symptomen gelitten habe, die sich mit irgendwelcher Wahrscheinlichkeit als durch Wanderniere hervorgerufen betrachten ließen.

Trauma und Nierentumor.

In der Aetiologie der Nierentumoren, Sarkome, wie Carcinome, spielt das Trauma keine geringe Rolle. Nach Walker's Bericht über Nierensarkome kam in 21 pCt. der Fälle ein Trauma in Frage. Mit Recht weist Stern auf die Schwierigkeit einer exakten Beweisführung hin, auch hier wird man sich damit begnügen müssen festzustellen, daß ein bestehender, in der Entwicklung begriffener Tumor infolge eines Traumas zu schnellerem Wachstum angeregt wurde.

Literatur zu §§ 16—17.

1. Albu, Ueber die Beeinflussung chronischer Herz- und Nierenleiden durch Unfallereignisse usw. Arch. f. Unfallheilk. Bd. II. 1897.
2. Bechthold, C., Beiträge zur Kasuistik der subkutanen Nierenquetschungen. M. m. W. 1903.
3. Bohm, Betriebsunfall oder Nierensteinkolik. M. f. U. 1903.
4. Bürger, Wanderniere und Trauma. A. S. Z. 1908.
5. Billroth, Chirurgische Erfahrungen in Zürich 1960—1867. Arch. f. klin. Chir. Bd. X.
6. Curschmann, Ueber traumatische Nephritis. M. m. W. 1902.
7. Edler, Die traumatischen Verletzungen der parenchymatösen Unterleibsorgane. Arch. f. klin. Chir. Bd. 34. 1887.
8. Edlefsen, Nierenquetschung oder Nierenentzündung. M. m. W. 1902.
9. Feilchenfeld, Ueber die Verschlimmerung von Krankheiten des Zirkulationsapparats durch Unfälle. M. f. U. 1906.
10. Goldstein, Ueber die in den letzten 20 Jahren auf der chirurgischen Abteilung des allgemeinen Krankenhauses Friedrichshain vorgekommenen Verletzungen der Niere. D. Z. f. Chir. Bd. 65.
11. Grawitz, Ueber Nierenverletzungen. Arch. f. klin. Chir. Bd. 38. 1889.
12. Güterbock, P., Beiträge zur Lehre von den Nierenverletzungen. Arch. f. klin. Chir. Bd. 51. 1896.
13. Derselbe, Die chirurgischen Krankheiten der Harn- und männlichen Geschlechtsorgane. Teil IV. Leipzig u. Wien. 1898.

14. Hensgen, Zwei Fälle von Nierenverletzungen infolge übermäßiger Muskel-
    kontraktionen. M. f. U. 1900.
15. Israel, J., Chirurgische Klinik der Nierenkrankheiten. Berlin 1901.
16. Keller, Ueber den Einfluß akuter Traumen auf die Entwicklung der Wander-
    niere. M. f. U. 1897.
17. Küster, E., Die chirurgischen Krankheiten der Nieren. I. Deutsche Chir.
    Lief. 52b. Stuttgart 1896.
18. Derselbe, Zur Entstehung der subkutanen Nierenzerreißungen und der
    Wandernieren. D. Ges. f. Chir. 1895.
19. Kotzenberg, Nierenblutung. 24. Kongr. d. Deutsch. Ges. f. Urologie in
    Wien. 1907.
20. Kellermann, Nierenverletzung und paranephritischer Absceß durch Muskel-
    zug. M. f. U. 1901.
21. Landau, Wanderniere und Unfall. A. S. Z. 1897.
22. Derselbe, Die Wanderniere der Frauen. Berlin 1881.
23. Lennhoff, Ueber traumatische Nierensenkung. M. m. W, 1902.
24. Maas, Klinische und experimentelle Untersuchungen über die subkutanen
    Quetschungen und Zerreißungen der Nieren. D. Z. f. Chir. Bd. X. 1878.
25. Menge, M. m. W. 1900.
26. Müller, K., Ueber Nephrolithiasis nach Rückenmarksverletzungen. Langen-
    becks Arch. Bd. L.
27. Monod, Hydronéphrose et pseudohydronéphrose d'origine traumatique.
    Paris 1892.
28. Morris, The Hunterian lectures of the surgery of the kidney. Brit. med.
    journ. 1898.
29. Oehme, Ueber traumatische Ruptur von Hydronephrosen. Beitr. z. klin.
    Chir. LII.
30. Pfeiffer, R., Ueber Erkrankungen der Nieren infolge von Kontusionen.
31. Pullmann, Hämophilie und Unfall. Med. Klin. 1909.
32. Posner, Traumatischer Morbus Brightii .Ver. f. innere Med. Ref. M. m. W.
    1906.
33. Simon, G., Chirurgie der Nieren. Stuttgart 1876.
34. Senator, Zur Frage der traumatischen Albuminurie. B. kl. W. 1903.
35. Stern, Ueber traumatische Nephritis. M. f. U. 1899.
36. Seeliger. I.-D. Berlin. 1909.
37. Schönfeld, Akute Nierenblutung nach schwerem Heben usw. A. S. Z. 1909.
38. Tomellini, Ueber traumatische Nephritis. Vierteljahrssch. f. ger. Med. 1907.
39. Tuffier, Traumatismes du rein. Arch. gén. de méd. 1888.
40. Wolkow-Delitzin, Die Wanderniere. Deutsche Uebers. Berlin 1899.
41. Zeller, Fall von traumatischer Hydronephrose. Fr. Verein. d. Chir. Berlins.
    1898.

§ 18. Milzverletzungen.

Die Milz gehört zu den Organen, die durch ihre versteckte Lage geschützt sind, von geringem Umfang (in normalem Zustand etwa von der Größe der Faust), nimmt sie nur einen geringen Raum im linken Hypochondrium ein, sie genießt noch den Schutz des unteren Teiles der knöchernen Brustwand.

Wenn schon Nierenverletzungen, wie wir sahen, keine häufigen Ereignisse darstellen, so ist die Zahl der Milzverletzungen im Vergleich zu den übrigen Verletzungen der Bauchorgane überhaupt eine äußerst geringe. Daß lediglich die Milz Gegenstand eines Traumas ist, ist durchaus selten. In der Regel handelt es sich um schwere Gewalteinwirkungen, die vor allem die Nachbarorgane, Leber, Magen, Darm etc. gleichzeitig betreffen.

Anders liegen die Verhältnisse, wenn die Milz durch pathologische Prozesse eine erhebliche Vergrößerung erfahren hat. Dann fehlt der natürliche Schutz, sie bietet der eindringenden Gewalt eine breite Angriffsfläche und ist den Gefahren um so mehr ausgesetzt, als im allgemeinen bei der pathologischen Veränderung auch die Festigkeit des Gewebes erheblich gelitten hat. Sie ist brüchig geworden, ein geringfügiges Trauma genügt, z. B. ein Schlag mit einem leichten Stöckchen, ja sogar der Fingerdruck, um eine Zerquetschung der Milz herbeizuführen. Daher die zahlreichen Beobachtungen über Milzrupturen in den Tropen nach den Berichten von Collin, Borallier, Chevers, Playfair, Palmer, Hengeler u. a.

Was die Statistik der Milzverletzungen anlangt, so konnte Mayer im Jahre 1878 über 116 Fälle berichten, Edler stellte 1887 bereits 160 Fälle zusammen, während Berger 467 Fälle seiner eingehenden Arbeit zugrunde legen konnte.

Bei der Besprechung der Milzverletzungen folgen wir der üblichen Einteilung in perkutane und subkutane Verletzungen.

Die perkutanen Verletzungen kommen in der Regel durch Hieb- oder Stichwaffen zu stande. Gelegentlich sind Verletzungen durch Stierhörner beobachtet worden. Die Form der Milzwunde entspricht dem verletzenden Instrument. Die Lage der Hautwunde läßt die Diagnose im allgemeinen mit ziemlicher Sicherheit erkennen. Gewißheit verschafft oft der Vorfall des Milzgewebes in die äußere Wunde, ein Ereignis, das nicht allzu selten nach Verletzungen eintritt, die den 9. oder 10. linken Interkostalraum treffen, wenn die Bauchpresse und das Zwerchfell die Milz nach unten und vorn drängen. Der prolabierte Teil schwillt in der Regel an, es kommt zur venösen Stase, die eine Reposition, falls eine solche gewagt werden darf, oft schwierig gestaltet. Der alte Hyrtl gab sogar den Rat, niemals eine solche Reposition vorzunehmen mit Rücksicht auf die ungefährliche Nekrose des prolabierten Teiles, ein Rat, der in vorantiseptischer Zeit gewiß zu verstehen war, umsomehr, als der Schmerz, der Anlaß zu Repositionen geben könnte, im allgemeinen auffallend gering ist, so daß zuweilen ein Prolaps von dem Verletzten gar nicht bemerkt wird. Der Prolaps der Milz führt infolge der Kompression durch die Bauchdeckenwundränder Blutstillstand herbei, erweist sich also geradezu als nutzbringender Faktor.

Hat das verletzende Instrument die Kapsel so durchtrennt, daß gleichzeitig eine Kommunikation mit der Peritonealhöhle stattfindet, so ergießt sich ein Teil des Blutes in den Peritonealraum. Ist gleichzeitig das Zwerchfell mitverletzt, so kann es, vorausgesetzt, daß

Zwerchfell und Milzwunde sich decken, wie Schäfer beobachtete, zu einem Hämothorax kommen, indem das Milzblut bei jeder Inspiration in den Pleuraraum hineingepumpt wird.

Der Ausgang der offenen Milzverletzungen ist in erster Linie von der Intensität der Blutung abhängig. Die Blutung kann hohe Grade annehmen, zuweilen nach den geringfügigsten Verletzungen den Exitus letalis herbeiführen, wie in einem Falle Ewalds, bei dem sich ein Patient nach einer Probepunktion der Milz bei Verdacht auf Echinokokken verblutete. Eine weitere Gefahr liegt in der Infektionsmöglichkeit, die vor allem durch die Verunreinigung mit dem verletzenden Werkzeug hervorgerufen wird.

Subkutane Verletzungen der Milz kommen durch Einwirkung stumpfer Gewalt zu stande, die wir in den verschiedensten Formen bereits bei der Besprechung der subkutanen Verletzungen der übrigen Unterleibsorgane kennen gelernt haben. Also auch hier handelt es sich um Quetschungen zwischen Puffern, Ueberfahrenwerden, Verschüttetwerden, Sturz aus der Höhe, Schlag, Stoß gegen die Milzgegend, Hufschlag, Fußtritte usw. Wird man in der Regel annehmen können, daß es bei den subkutanen Quetschungen und Zerreißungen sich lediglich um Druckwirkung handelt, so wird man für einige Fälle das Zustandekommen der subkutanen Verletzungen auf die hydraulische Pressung im Sinne Küsters zurückführen müssen, während für eine weitere Reihe von Fällen die Auffassung Lewerenz' und Jordans von der Ueberbeugung und Ueberstreckung (ähnlich wie Güterbock das für Nierenzerreißungen annahm) Geltung haben dürfte.

Wir teilen die subkutanen Milzverletzungen nach dem Grade der pathologischen Veränderungen, die das Trauma hervorruft, ein in:

    a) Kontusionen,

    b) Rupturen,

ohne daß wir imstande wären, klinisch diese beiden Gruppen in jedem Falle auseinander zu halten.

Die Kontusionen stellen den geringsten Grad der Läsionen dar. Wir müssen annehmen, daß es hierbei zu kleinen Blutergüssen im Milzgewebe, Ecchymosierung der Kapsel kommt, eine exakte Diagnose wird sich wohl kaum jemals stellen lassen. Die Blutergüsse resorbieren sich in der Regel bald, die Kapsel reagiert zuweilen auf diese Läsion mit umschriebenen Verdickungen, Verwachsungen mit Nachbarorganen als Ausdruck abgelaufener adhäsiver Entzündungen. Anders liegen die Verhältnisse, wenn die eindringende Gewalt imstande war, eine Ruptur herbeizuführen. In einer Reihe von Fällen kommt es lediglich zu Kapselrissen, in anderen Fällen wird das Milzgewebe zerrissen, in wiederum anderen Fällen finden sich Kapsel- und Milzrisse gemeinsam. Die isolierten Einrisse in die Kapsel, die naturgemäß recht selten beobachtet werden, hat Catteloup als „ruptures sèches" bezeichnet. Sie führen zu mehr oder minder umfangreichen Kapselverdickungen und Verwachsungen, die Verdauungsstörungen im Gefolge haben. Viel häufiger sind die isolierten Risse im Milzgewebe, die mit mehr oder minder umfangreichen Blutungen einhergehen. Die Blutung kann zuweilen eine solche Ausdehnung erfahren, daß sie das ganze Milzgewebe von der Kapsel abhebt. Selbst umfangreiche Blutergüsse können zurückgehen. Das Gewebe kann sich wieder erholen, es kommt jedoch auch gelegentlich zur Einkapselung des Blutes, es bildet sich eine Cyste innerhalb des Milzgewebes, die dann später einmal, wie das Bardenheuer in einem Falle beschrieben hat, gelegentlich eines Traumas aufplatzen kann. Verhältnismäßig selten kommt es zur Vereiterung eines solchen Blutergusses. Die Infektionsgefahr ist hier geringer als bei der Leber und der Niere, die durch Pfortaderblut bzw. von der Blase her mit Infektionsmaterial in Berührung kommen. Milzabscesse brechen gelegentlich in den Peritonealraum durch und führen zur Peritonitis. Hochgradige Gewalteinwirkungen können eine völlige Zermalmung der Milz herbeiführen, auch kann es in analoger Weise, wie bei den Nieren, gelegentlich durch ein Trauma zum Abriß der Gefäße kommen. Symptome der Milzrupturen sind nicht so ausgesprochen, daß sie in jedem Falle eine Sicherung der Diagnose ermöglichen. Der Shock ist nicht so häufig wie bei den Verletzungen der übrigen Organe der Bauchhöhle, der Schmerz geht meist mit dem ausgesprochenen Gefühl der inneren Zerreißung einher, er strahlt in die Schulter, ja sogar in das Ohr aus. Zuweilen beobachtet man Heiserkeit der Stimme, eine Folge der Verletzung des Plexus lienalis, der durch den Plexus solaris mit dem Vagus in Zusammenhang steht. Hartmann hat auf die brettharte Kontraktur der Bauchmuskeln hingewiesen, ein angeblich pathognomonisches Zeichen für Milzrupturen. Kardinalsymptom ist auch hier wieder die Blutung, die, soweit sie nicht durch Verwachsungen gehindert ist, sich in den unteren Bauchraum ergießt. Von einigen Autoren ist auf die graugrüne Gesichtsfarbe hingewiesen, die für Milzverletzungen charakteristisch sein soll.

Was die akute bzw. chronische Splenitis anbetrifft, die der Kontusion der Milz folgt, so liegen hierüber einzelne Beobachtungen vor, die nicht allzuviel Beweiskraft besitzen (Mathon u. a.) Jedenfalls sind entzündliche Milzschwellungen nach Kontusionen recht selten.

Nicht viel häufiger sind traumatische Milzabscesse, bezw. perisplenitische Abscesse (Fälle von Vulpius, Jaffé, Karewski u. a.).

Entsprechend der Wanderniere, der Wanderleber, finden wir gelegentlich, wenn auch sehr selten, auch eine Wandermilz auf traumatischem Wege entstehen. Bei der Beurteilung dieser Fälle ist insofern Vorsicht geboten, als es sich sehr häufig um bereits vor dem Unfall abnorm bewegliche Milzen handelt.

Immerhin wird man mit Ledderhose für eine Reihe von Fällen annehmen müssen, daß Lockerungen der Milz infolge von Verletzungen eintreten, wenn Traumen Einrisse in die Ligamente veranlaßt haben.

Literatur zu § 18.

1. Berger, Verletzungen der Milz. Arch. f. klin. Chir. Bd. 68. 3. u. 4. Heft.
2. Deutschländer, Malaria und Verletzung. A. S. Z. 1899.
3. Jaffé. D. med. W. 1881.
4. Löwenstein J., Ueber Erkrankungen der Leber und Milz infolge von Unterleibskontusionen. I.-D. Breslau 1897.
5. Ledderhose, Die chirurgischen Erkrankungen der Bauchdecken und die chirurgischen Krankheiten der Milz. D. Chir. Lief. 45b. Stuttgart 1890.
6. Mathon, De la splénite traumatique aigue. Thèse. Paris 1876.
7. Müller, Die traumat. Milzruptur. Med. Klin. 1907.
8. Mayer L., Die Wunden der Milz. Leipzig 1878.
9. Vulpius, Beiträge zur Chirurg. und Physiol. der Milz. Beitr z. klin. Chir. XI. 1894.

§ 19. Pankreasverletzungen.

Von allen Unterleibsorganen ist das Pankreas seiner Lage nach Verletzungen am schwersten zugänglich. Pressel fand bei 200 Bauchverletzten zweimal = 1 pCt. im Obduktionsbefund die Angabe der Pankreasverletzung, Geill sogar nur dreimal bei 496 Verletzten, d. s. 0,6 pCt. der Fälle, die zur Sektion gelangten. Die Vorderfläche wird bedeckt von der Leber, vom Magen, die Rückfläche von der Bauchaorta, der Wirbelsäule, den Nieren. Schwere Gewalteinwirkungen müssen also zunächst die Nachbarorgane treffen, bevor sie das Pankreas erreichen. Demgemäß gehören die isolierten Pankreasverletzungen zu den allergrößten Seltenheiten, wenngleich einige wenige eng umschriebene Bezirke in der Tat von den genannten deckenden Organen frei bleiben.

Garrè hat 8 Fälle isolierter Pankreasrupturen in der Literatur gefunden, einen Fall hat er selbst beobachtet, ein zehnter Fall ist jüngst von Blecher beschrieben worden. Auch hier unterscheiden wir wieder zwischen perkutanen und subkutanen Verletzungen.

Was die subkutanen Pankreasverletzungen anbetrifft, so wird dem Pankreas bei Gewalteinwirkungen, die von vorn her eintreffen, der knöcherne Widerstand verhängnisvoll, den die Drüse an der

Wirbelsäule findet, Gewalteinwirkungen, wie sie typischer Weise beim
Ueberfahren, bei Stoß und Schlag gegen die Magengegend stattfinden.
Es kommt hierbei in der Regel zu schweren Verletzungen des Magens,
der Milz, der Leber; als Nebenbefund ergibt dann die Sektion den Befund
mehr oder minder vollständiger Pankreaszerreißung. Dem entspricht es
auch, daß wir hier, wie wir das bei allen Verletzungen der Bauchorgane
sahen, als hervorstechendes Symptom den Shock wiederfinden. Hinzu
kommt als zweites Symptom die Blutung, die häufig nur geringfügig
ist. Im Vordergrund des Interesses bei allen Erkrankungen des
Pankreas steht seit einiger Zeit die Fettgewebsnekrose, die auch als
Unfallfolge subkutaner Gewalteinwirkung beobachtet ist.

Im Anschluß an subkutane Pankreasverletzungen entwickeln sich,
wie das mehrfache Beobachtungen lehren, nicht selten die sog. traumatischen Pankreascysten. Henricius fand unter 92 Fällen in der
Literatur 28 traumatische Pankreascysten. In der Regel kommt es
zunächst hierbei zu akut entzündlichen Erscheinungen, peritonitischen
Symptomen etc., die vorübergehen. Ganz allmählich stellen sich
dann die Erscheinungen der Pankreascyste ein, die oft Jahre zur
vollen Entwicklung brauchen. Zurückzuführen ist die Bildung der
traumatischen Pankreascyste, worauf die langsame Entstehungsart
hindeutet, auf chronisch entzündliche Vorgänge in der gequetschten
Drüse, nicht auf Blutergüsse, die sich in die Bursa omentalis ergießen. Cysten, die auf diesem Wege zu stande kommen, sind als
Pseudocysten des Pankreas beschrieben, sie treten naturgemäß bereits
kurze Zeit nach dem Trauma in die Erscheinung.

Was die Diagnose der Pankreasverletzungen anbelangt, so wird
man sich im Allgemeinen mit einer Wahrscheinlichkeitsdiagnose be-
scheiden müssen. Der Ort der traumatischen Einwirkung gibt zur
Vermutung einer Pankreasverletzung Anlaß. Die wenigen nicht allzu
charakteristischen Symptome, Erbrechen, graugelbe Farbe, werden
jedenfalls die Aufmerksamkeit auf die Verletzung dieses Organs
lenken. Zucker fehlt meist. Beobachtungen liegen vor von Seefisch,
Schmitt, Garrè, Lilienstein u. a.

Was die offenen Wunden des Pankreas anbelangt, so sind, wenn
wir die Schußverletzungen unberücksichtigt lassen, die Beobachtungen,
die ein gutachtliches Interesse bieten, äußerst gering. Es verdient
allenfalls erwähnt zu werden, daß in äußerst seltenen Fällen ein
Prolaps des Pankreas beobachtet wurde.

Ueber den Zusammenhang der Pankreasverletzungen mit einem
traumatischen Diabetes sind die Meinungen noch nicht geklärt.

Nicht allzu selten gibt ein Trauma Anlaß zur Entstehung eitriger

Pankreatitis, während Pankreasblutungen infolge von Bauchkontusionen nur in geringer Zahl bekannt sind.

Pankreasnekrose nach einer Verletzung des Unterleibes ist von Hansemann beschrieben worden, während Fettnekrosen, wie erwähnt, nach Verletzungen des Pankreas mehrfach beobachtet sind.

Ob das Vorkommen chronischer Pankreatitis nach Traumen, wie Sendler in einem Falle beobachtete, mit Recht aus dem mitgeteilten Befund zu folgern ist, muß nach Stern zweifelhaft bleiben.

Kasuistik:

Fall Nr. 1. Rek.-E. v. 9. IX. 1898. S. trug mit einem Arbeitsgenossen Garnketten im Gewicht von 20—30 kg vom Webesaal nach der Straße, nach einer halben Stunde erkrankte S. plötzlich unter heftigem Erbrechen und Leibschmerzen. Nach 6 Tagen Tod.

In dem Gutachten, auf das sich das R.V.A. in seiner Entscheidung stützt, heißt es:

Auf Grund dieser Unterlagen und besonders des Sektionsbefundes kann man mit Bestimmtheit annehmen, daß Sch. an Blutungen in das Gewebe der Bauchspeicheldrüse gestorben ist. In der Literatur finden sich zahlreiche Fälle mitgeteilt, in welchen gesunde, aber fast immer fettleibige Menschen genau in derselben Weise wie Sch. erkrankten und entweder sofort oder nach Verlauf weniger Tage starben. Bei der Sektion fanden sich dann dieselben Veränderungen wie bei Sch. Weshalb die an und für sich unbedeutenden pathologischen Veränderungen, d. h. selbst kleinere Blutungen in das Gewebe der Bauchspeicheldrüse so schwere und zum Tode führende Krankheitserscheinungen herbeiführen, ob reflektorisch durch Herzlähmung oder durch Reizung des der Bauchspeicheldrüse naheliegenden Sonnengeflechts und anderer benachbarter großer Nervenknoten, ist noch vollkommen unbekannt. Die nächste Frage, welche zur Beantwortung vorliegt, lautet: Wodurch sind im vorliegenden Falle die Blutergüsse in das Gewebe der Bauchspeicheldrüse, durch welche der tödliche Ausgang herbeigeführt wurde, verursacht worden? Als Ursache zu deren Entstehung kommen in Betracht: a) traumatische Einwirkungen (Verletzung), b) degenerative Prozesse des Gewebes der Bauchspeicheldrüse, Prozesse, die entweder chronisch oder akut verlaufen, c) das Zusammenwirken beider (Verletzung bei gleichzeitigem Vorhandensein degenerativer Prozesse). Was die Entstehung von Bauchspeicheldrüsenblutung durch Verletzung anlangt, so liegen zahlreiche Beobachtungen vor, in denen ein direkter Znsammenhang zwischen dem Trauma und solchen Blutungen zweifellos dargelegt ist, und auch im vorliegenden Falle liegt es nahe, anzunehmen, daß ein solcher Zusammenhang besteht! Sch. hatte eine Garnkette im Gewichte von 60—70 Pfund vom Websaale nach einem auf der Straße stehenden Wagen getragen, sie über Kopfhöhe emporgehoben und in eine auf dem Wagen befindliche Kiste geworfen. Bis dahin hatte sich Sch. ganz wohl befunden. Eine halbe Stunde nach dieser Verrichtung kam Sch. zu seinem Mitarbeiter O., der ebenfalls Ketten getragen hatte, und klagte, daß ihm jetzt sehr schlecht sei. Von Stund an verschlimmerte sich sein Zustand, und der Kranke starb nach 6 Tagen. Für den Laien liegt es nun gewiß sehr nahe, einen ursächlichen Zusammenhang zwischen dem Tragen und Emporheben der 60—70 Pfund schweren Last und der Entstehung der tödlichen Blutung anzunehmen, um so mehr, als es sich also um eine Person handelte, die vordem ganz gesund und arbeitsfähig erschien. Vom ärztlichen Standpunkte aber kann man dieser Annahme nicht ohne weiteres beistimmen. In allen Fällen, welche in der Literatur verzeichnet sind, handelt es sich um sehr starke Gewalteinwirkungen, um schwere Verletzungen, welche direkt die Magen- bzw. die Pankreasgegend trafen, z. B. Fußtritte, Ueberfahrenwerden, Anrennen an eine Wagendeichsel usw. Im allgemeinen sind derartige Fälle selten, und keinen konnte ich in der Literatur finden, wo eine so geringe Kraftäußerung, wie sie mit dem Tragen einer nur 60—70 Pfd. schweren Last verbunden ist, bei einem sonst gesunden Manne eine Blutung in das Gewebe der Bauchspeicheldrüse verursacht hätte. Sch. selbst hat dem behandelnden Arzte angegeben, er habe weder eine Verletzung erlitten, noch eine ungewöhnlich schwere Arbeit verrichtet. Oftmals hätte er schon Garnketten getragen. Durch die an sich unbedeutende Anstrengung allein läßt sich das Zustandekommen der Blutung in das Gewebe der Bauchspeicheldrüse nicht erklären. Es müssen auch andere Umstände vorhanden gewesen sein, welche die Blutung begünstigten. Für solche Annahme spricht der Sektionsbefund: Unter der Bauchwand fand sich eine dicke Fettschicht, ebenso Fettanhäufungen in der Bauchhöhle und vor allem Fettnekrose des Pankreas. Es steht fest, daß Menschen, welche an Fettnekrosen leiden, nicht eher davon belästigt werden, als bis es zu Gefäßrupturen und Blutungen kommt. Es fragt sich, ob die an und für sich geringe Anstrengung genügte, um den Blutdruck so zu steigern, daß es zu einer Zerreißung der pathologisch veränderten und zur Ruptur vorbereiteten Gefässe kam. Bei der Sektion fanden sich zahlreiche Blutungen im Gewebe der Bauchspeicheldrüse.

Ueber den Einfluß von Traumen auf carcinomatöse Pankreasgeschwülste gilt das an anderer Stelle über traumatische Geschwülste Gesagte.

Kasuistik:

Fall Nr. 1. Rek.-E. v. 16. II. 1905. Ein Stein fiel dem Heuer A. auf den Leib. Einige Tage darauf begab sich A. zum Arzt, weil er Schmerzen im Rücken und in der Lebergegend verspürte. Kurz darauf stellte sich Gelbsucht ein, er ließ sich in ein Krankenhaus aufnehmen und starb daselbst. Die Sektion stellte einen Krebs der Bauchspeicheldrüse fest. In dem Gutachten heißt es: Es ist höchstwahrscheinlich, daß das Leiden des A. schon vor dem Unfall bestanden hat und durch den Unfall zu einem schnelleren und offensichtlicheren Verlauf gebracht worden ist. R. V. A. erkennt die Hinterbliebenenansprüche an.

Literatur zu § 19.

1. Blecher, Ueber Kontusionsverletzungen der Bauchspeicheldrüse. Mitt. a. d. Geb. d. Milit.-Sanitätsw. Heft 35. (v. Bergmann-Festschr.)
2. Garrè, Totaler Querriß des Pankreas durch Naht geheilt. Beitr. z. klin. Chir. Bd. 46.
3. Hansemann, Berl. Med. Ges. 1889. Ref. B. klin. W. 1889.
4. Hilgermann, R., Ein Beitrag zu den traumat. Erkrankungen des Pankreas. Virch. Arch. CLXXXI.
5. Honigmann, Zur Kenntnis der traumat. Pankreascysten durch Trauma. Beitr. z. klin. Chir. XLV.
6. Körte, Die chirurgischen Krankheiten und Verletzungen des Pankreas. D. Chir. Lief. 45. Stuttgart 1898.
7. Lilienstein, Kasuistischer Beitrag zur Aetiologie (Trauma) und Symptomatologie der Pankreascyste. M. m. W. 1907.
8. Seeberg, Traumatische Pankreasnekrose. Berl. klin. W. 1901.
9. Seefisch, Traumatische Pankreascyste. Fr. Ver. d. Chir. Berlin 1904.
10. Sendler, Zur Pathologie und Chirurgie des Pankreas. D. Z. f. Chir. Bd. 44. 1896.

§ 20. Hernien als Unfallfolgen.

Die Bruchfrage hat, abgesehen von der medizinischen Seite, eine eminent praktisch wirtschaftliche Bedeutung, wenn man an die außerordentliche Verbreitung der Hernien denkt, von denen ein beträchtlicher Teil der schwer arbeitenden Bevölkerung angehört. Einige statistische Angaben mögen das erläutern. Liniger fand unter 1000 Arbeitern jeglichen Berufes, die er auf Bruch untersuchte, 400 = 40 pCt. völlig intakt, 339 = 33,9 pCt. mit leichter, 164 = 16,4 pCt. mit starker Bruchanlage. Görtz hat festgestellt, daß im Alter von 50 Jahren jeder sechste, im Alter von 40 Jahren jeder vierte und im Alter von 70 Jahren jeder dritte Mensch bruchkrank ist. Im Jahre 1895 (Januar—Juni) wurden von 400 Bruchfällen, die den Instanzenzug erschöpften, 368 definitiv abgelehnt. Nach den Angaben des R.V.A. haben von 15970 Verletzten eines Berichtsjahres 266 = 1,66 pCt. für Bruchschäden Renten erhalten. Daß Berger unter 10000 von ihm beobachteten Bruchfällen, die sämtlich nicht versicherte Personen betrafen, in 4621 Fällen in der Anamnese Ueberanstrengung bzw. Unfall als angebliche Ursache fand, beweist nur, wie sehr die Auffassung im Volke verbreitet ist, ein Bruch entstehe immer traumatisch.

Bei der Beurteilung der Hernien als Unfallfolgen existieren keine strengen Normen; es ist dem subjektiven Ermessen des Gutachters hier ein weiter Spielraum gelassen. Jedes Urteil erfordert daher, wenn man Hernien als traumatische bezeichnet, eine besonders eingehende Begründung, und der juristische Grundsatz: in dubio pro reo auf unsere Betrachtung übertragen: in zweifelhaften Fällen ohne weiteres die Berufsgenossenschaften zu belasten, ist durchaus unangebracht. Daß das aber oft genug geschieht, geht zur Genüge aus den Akten der Berufsgenossenschaften hervor. So hält Graser es für gerechtfertigt, den für den Verletzten günstigen Standpunkt als den maßgebenden in allen zweifelhaften Fällen anzunehmen, da in der Mehrzahl der Fälle nur ein Wahrscheinlichkeitsbeweis zu erbringen sei.

Aeußerst praktisch erscheint der von Görtz vorgeschlagene Fragebogen, der speziell dem ersten Gutachter von Bruchschäden die Beantwortung einer Reihe wichtiger Fragen in sachgemäßerer Weise ermöglicht, als es bisher geschieht. Mit guter Absicht ist hierbei die Frage nach dem ursächlichen Zusammenhang mit dem Unfall, die Frage, die den Kern der Sache träfe, fortgelassen, so daß nur der kompetente in der Unfallpraxis sachverständige Gutachter aus den objektiven Befunden die Schlüsse zieht.

Verliert ein Arbeiter infolge eines Betriebsunfalles den Zeigefinger der rechten Hand, so ist unschwer die Einbuße an Erwerbsfähigkeit abzuschätzen; da lassen sich leicht Normen aufstellen, nach denen jeder Gutachter sich richten kann. Anders liegen die Dinge bei Hernien. Der Arbeiter, der den Verlust des Zeigefingers zu beklagen hat, hat die erwerbsfähige Hand in den Betrieb mitgebracht. Der Arbeiter jedoch, der während des Betriebes eine Hernie an seinem Körper entdeckt, kann nicht den strikten Nachweis führen, intakt in Bezug auf Hernien die Arbeit begonnen zu haben. Bei dem Verlust des Zeigefingers wird in der Mehrzahl der Fälle der Nachweis eines Betriebsunfalles, d. h. eines zeitlich genau abgegrenzten Betriebsereignisses zu erbringen sein. Es wird unschwer zu folgern sein, daß ein Zusammenhang der Erwerbsbeschränkung, die durch den Verlust des rechten Zeigefingers de facto entsteht, mit dem Unfall vorliegt. Diese Voraussetzungen für den Rentenanspruch aus einem Unfall werden jedoch bei Hernien schwerer zu prüfen sein, da der ursächliche Zusammenhang zwischen einem Bruchschaden und dem „Unfall" sich objektiv nicht mit absoluter Sicherheit nachweisen läßt.

Besondere Schwierigkeiten erwachsen aus dem Begriff der Bruchanlange, ein Begriff, über den man sich in ärztlichen und richterlichen Kreisen augenscheinlich noch nicht einig ist. Nach der geltenden Auffassung des Reichsversicherungsamtes ist unter einer Bruchanlage derjenige körperliche Zustand zu verstehen, bei dem „das Austreten der Eingeweide leicht entstehen kann und schon in gewissem Grade (durch merkliche Weite des Leistenringes, Ausstülpung des Bruchsackes und dergl.) vorbereitet, jedoch noch nicht erfolgt ist." Aerztlicherseits wird von der Voraussetzung ausgegangen, daß in jedem Falle, in dem es zur Entstehung eines Bruches infolge eines sogenannten Unfalles kommt, eine solche Bruchanlage vorhanden war, daß ein präformierter Bruchsack bereits bestand, der sich mit Eingeweide etc. füllte in dem Moment, in dem die Schädlickeit einwirkte, auf die die Entstehung des Bruches zurückgeführt wird. Damit sprächen wir aber den Hernien als Unfallfolgen das Todesurteil. Es gibt nach der Auffassung des überwiegenden Teiles der Sachverständigen sensu strictiori keine Hernien, die plötzlich, das ist traumatisch, in allen ihren Teilen entstehen. Helferich hat mit Recht darauf hingewiesen, daß bisher nie Hernienbildung nach Mißhandlungen beobachtet wurde; das müßte aber der Fall sein, wenn es Brüche ohne präformierte Bruchsäcke als Folgen eines Betriebsunfalles gäbe.

Soll sich ein Bruch aus einer bereits vorhandenen Anlage infolge eines Betriebsereignisses entwickeln, so muß mit Recht der Nachweis gefordert werden, einmal, daß kein Bruch vor der Einwirkung dieser Schädlichkeit bestand, dann aber, daß die Schädlichkeit hinreichend war, die plötzliche Füllung des in der Anlage bereits vorhandenen Bruchsackes zu bewirken, der Nachweis also, daß ein greifbares Trauma vorlag. Das könnte ein Stoß oder Schlag sein, der die Bauchwand träfe; es genügt aber nicht eine übermäßige Inanspruchnahme der Bauchpresse, wie sie beim Heben schwerer Lasten etc. angewandt wird. Gehen wir von der Voraussetzung aus, daß traumatisch überhaupt kein Bruch entsteht, der nicht bereits in der

Anlage vorhanden ist, dann stellt sich die Entschädigungspflicht als
die Anerkennung des Ereignisses dar, bei dem die Verschlimmerung
eines bereits vorhandenen krankhaften Zustandes durch einen Betriebsunfall hervorgerufen wurde, und es ist ohne Bedeutung, daß dieser
krankhafte Zustand (Vorhandensein eines präformierten Bruchsackes)
dem „Geschädigten" nicht zum Bewußtsein gekommen ist. In diesem
Sinne spricht sich auch eine Entscheidung des R.V.A. aus dem Jahre
1887 aus, die wir ihrer prinzipiellen Bedeutung halber hier wiedergeben.

„Nicht die bestehende Anlage zu einem Leistenbruche, sondern
das sogenannte Austreten des Bruches (d. h. eines Teiles der Eingeweide durch die Bruchpforte des Leistenkanals) ist die die Gewährung
einer Entschädigung nach dem Unfallversicherungsgesetz bedingende
Tatsache. Das Auftreten eines Leistenbruches in diesem Sinne
enthält gegenüber dem Zustande eines bis dahin schon mit Bruchanlage behafteten Menschen eine Verschlimmerung seines körperlichen
Gesamtbefindens, welche bei einem Arbeiter, der auf die Ausnutzung
seiner Muskelkräfte angewiesen ist, regelmäßig auf die Erwerbsfähigkeit beschränkend einwirkt. Denn die durch das Leiden verursachten
Beschwerden, sowie der Umstand, daß der Bruch sich einklemmen
und dadurch für Gesundheit und Leben gefährlich werden kann,
nötigen den bruchleidenden Arbeiter zum Tragen eines gut passenden
Bruchbandes und zur sorgsamen Obacht darauf, daß dasselbe den
Bruch auch dauernd zurückhalte; wenn aber der Arbeiter dieser Beschränkung bei der körperlichen Arbeit und deren Auswahl stets eingedenk sein muß, ist er in der Ausnutzung der sich auf dem Arbeits-
markte bietenden Erwerbsgelegenheit behindert, seine Erwerbsfähigkeit
mithin gegen früher gemindert. Auch das R.G. hat gelegentlich
in einem Haftpflichtfalle eine Entschädigungsverbindlichkeit anerkannt,
deren Gegenstand die Differenz bildete, welche in den Vermögensver-
hältnissen des klagenden Arbeiters dadurch eingetreten war, daß aus
seiner Disposition zu einem Leistenbruche ein Leistenbruch geworden
war. Die Schädigung, welche ein Arbeiter durch einen austretenden
Leistenbruch in seinen Erwerbsverhältnissen erleidet, führt aber nach
der jetzigen wie nach der früheren Gesetzgebung nur dann zu einer
Schadloshaltung durch die gesetzlich dazu Berufenen, wenn sie als
Folge eines bei dem in Frage kommenden Betriebe eingetretenen Unfalls erscheint. Demnach ist weiterhin zu prüfen, ob das Hervortreten eines Bruches auf Grund vorhandener Bruchanlage einen Unfall
nach seiner geltenden Begriffsbestimmung überhaupt darstellen kann.
Das ist aber in der Tat anzuerkennen. Das wesentliche Kriterium

des Betriebsunfalles im Gegensatz zu den sogenannten gewerblichen Krankheiten liegt in der Möglichkeit, den Eintritt der eine Minderung der Erwerbslosigkeit in sich schließenden Störung der Unversehrtheit des Körpers nach einem gewissen, zeitlich nachweisbaren Ereignis zu bestimmen, welche Möglichkeit bei jenen vorliegen muß, bei diesen aber fehlt. Daß aber ein Leistenbruch, d. h. das Auftreten der wesentlichen Brucherscheinung — Hervortreten eines Teiles der Eingeweide durch den Leistenkanal aus der Unterleibshöhle — bei vorhandener Bruchanlage ebensowohl plötzlich im Anschluß an ungewöhnliche Anstrengung, schwere körperliche Arbeit entstehen kann, wie er häufig sich durch eine Kette kleinerer und größerer Anstrengungen allmählich entwickeln mag, wird von ärztlicher Seite aus zugegeben. Es kann sonach füglich dahingestellt bleiben, ob ein plötzliches Entstehen auf traumatischem Wege, d. h. ohne vorgängige Bruchanlage denkbar ist oder aus dem Gebiete der pathologischen Möglichkeiten herausfällt.

Im einzelnen Falle ist daher stets der Nachweis zu bringen, daß in der Tat der Austritt des Bruches einen Unfall in der hervorgehobenen Bedeutung und zwar einen Unfall beim Betriebe darstelle. Dieser Nachweis wird zwar selten in ganz zwingender Weise geführt werden können. Es wird auch hier der Zusammenhang zwischen Unfall und Betrieb häufig aus Wahrscheinlichkeitsmomenten entnommen werden müssen. Gegenüber einem etwaigen Versuche, einen längst vorhandenen, ausgebildeten Bruchschaden auf eine an und für sich zur Hervortreibung des Bruches bei bestehender Anlage geeignete anstrengende Tätigkeit im Betriebe zur Erlangung der nach dem Unfallversicherungsgesetz zu gewährenden Entschädigung zurückzuführen, erscheint es geboten, gerade in Leistenbruchfällen die Beweispflicht der Arbeiter für die Grundlage ihrer Entschädigungsansprüche streng zu betonen und unter allen Umständen hier für den den angeblichen Unfall ergebenden Hergang und Zusammenhang eine dem vollen, zwingenden Nachweis sich möglichst nähernde Häufung von Wahrscheinlichkeitsumständen zu verlangen."

Das R.V.A. verlangt nicht, daß ein jeder traumatisch entstandene Bruch (traumatisch im Sinne der Spruchpraxis des R.V.A.) entweder sichtbare Zeichen äußerer Gewalteinwirkungen (Rötung, Sugillation der Haut etc.) über dem Bruche zeige, oder daß eine Zerreißung der Bruchpforte nachweislich stattgefunden habe. In der Praxis verlangt das R.V.A. im allgemeinen den Nachweis folgenden Hergangs: Der angeblich Verletzte nimmt plötzlich das Auftreten eines Bruches wahr, er hat unmittelbar zuvor eine besonders anstrengende Verrichtung ausgeführt, er legt sofort die Arbeit nieder, teilt einem Arbeitsgenossen den Tatbestand mit und begibt sich sofort zu einem Arzt. Der Arzt soll begutachten, daß der Bruch, der unter heftigen Schmerzen und unter stürmischen Erscheinungen aufgetreten sein muß, ein „plötzlicher, frisch entstandener" gewesen sei, daß also mit einem Betriebsereignis ein zeitlicher und ursächlicher Zusammenhang glaubhaft sei. Das ist zu viel verlangt. Es gibt keine objektiven Zeichen für den plötzlich entstandenen frischen Bruch, die sich in jedem Falle sicher nachweisen ließen. Ein Bruch kann bereits lange Zeit bestanden haben, ohne daß es dem Träger des Bruches zum Bewußtsein gekommen ist. Infolge einer ungeschickten, unzweckmäßigen Bewegung machen sich Schmerzen geltend, die zur Entdeckung des Bruches führen. So sagt Malgaigne in seinen „Leçons sur les hernies": „Ich habe an Hunderten von Kranken gezeigt, daß sie Brüche hatten, von denen sie nichts wußten. Solche Kranke fühlen oft ihren Bruch erst bei einer Anstrengung, wenn er dabei heftig ausgedehnt worden ist, und nun schreiben sie die Entstehung des Bruches einem Umstande zu, der nur zur Vergrößerung desselben beigetragen hat".

Der Gutachter müßte sich darauf beschränken, festzustellen, ob ein Bruch vorhanden sei, welcher Art der Bruch sei, er müßte die Größe des Bruches prüfen, das Verhalten der Bruchpforte, die Beschaffenheit des Bruchsackes, die Reponibilität. Nun wird vom R. V. A. als Kriterium des traumatischen Bruches verlangt, daß er ein eingeklemmter sei, d. h. daß er in horizontaler Lage nicht zurückgehe. Darauf hat sich demnach die erste Untersuchung zu erstrecken. Ferner soll sich der Gutachter darüber äußern, ob das geschilderte Betriebsereignis, das für die Entstehung des Bruches herangezogen wird, geeignet ist, plötzlich Eingeweide in den Bruchsack zu treiben, aus der Bruchanlage den Bruch zu erzeugen. Unter den stürmischen Erscheinungen, die das Auftreten von Bruchunfällen begleiten, versteht das R. V. A. Erbrechen, Schwindelanfälle, enorme Schmerzhaftigkeit. Gerade die Schmerzhaftigkeit gewährt, dem Grade nach beurteilt, keinen objektiven Anhaltspunkt. Bei der Unempfindlichkeit, dem Stumpfsinn eines Teiles der schwer arbeitenden Bevölkerung (z. B. ausländischer Erdarbeiter, wie sie u. a. auch die Tiefbau-B.G. oft genug zu entschädigen hat) läßt es sich sogar denken, daß die Leute wochenlang mit „frischen" Brüchen Arbeit verrichten, ohne viel Gewicht darauf zu legen.

Der Bruchaustritt soll „ein zeitlich bestimmtes, in plötzlicher Entwicklung sich vollziehendes Ereignis" darstellen. Der ursächliche Zusammenhang wird in der Regel durch den Nachweis einer übermäßig schweren körperlichen Anstrengung konstruiert. Dabei wird meist ärztlicherseits der Begriff des übermäßigen Kraftaufwandes mißverstanden. Einem Erdarbeiter z. B., der Steine karrt, sind Anstrengungen, wie das Anschieben eines beladenen Karrens, gewohnte Arbeit, die er am Tage zu wiederholten Malen verrichtet und unzählige Male zuvor verrichtet hat. So ist in einem Erkenntnis des Königlichen Bayrischen L. V. A. selbst das Tragen eines 7—8 Zentner schweren Granitblocks nicht als eine das betriebsübliche Maß überschreitende Anstrengung bezeichnet worden. Es ist unzulässig, wenn, wie das wiederholt geschieht, in einem ärztlichen Gutachten berichtet wird, das Anschieben eines beladenen Karrens stelle eine Tätigkeit dar, die über den Rahmen des Betriebsüblichen erheblich hinausgehe. Wir Aerzte sind hier nicht kompetente Beurteiler und sollten uns hüten, derartiges zu bescheinigen. Erfahren wir jedoch von sachverständiger Seite, daß die betreffende Arbeitsverrichtung das Maß der gewöhnlichen Anstrengung erheblich überschritt, so kann uns diese Tatsache als Unterlage zur Beurteilung dienen; wir sind dann auf Grund der uns an Hand gegebenen Voraussetzungen imstande, zu beurteilen, ob die vorhandene Beeinträchtigung des Gesundheitszustandes, in unserem Falle das Vorhandensein eines Bruches, auf die betreffende Schädigung zurückzuführen ist, mit Recht oder zum mindesten mit einem hohen Grad von Wahrscheinlichkeit im Sinne der Ueberanstrengungstheorie des R. V. A. Zweifelhaft bleibt dabei doch für den gewissenhaften Gutachter immer, ob gerade diese Anstrengung den Austritt des Bruches verschuldet habe, ob er nicht bereits kurz zuvor bei der gewohnten Beschäftigung sich vorwölbte und die Entdeckung erst bei nachträglicher Ueberlegung jenen bedeutsamen Kraftaufwand zur ursächlichen Erklärung heranzog.

Wir halten daran fest, daß alle Hernien „aus Ueberanstrengung" die allerstrengste Kritik herausfordern. Wir befinden uns damit in voller Uebereinstimmung mit einem auf dem Gebiete der Bruchfrage so außerordentlich erfahrenen Gutachter wie Görtz, der als Ursache eines Unfallbruches nur einen tatsächlichen Unfall, eine „Ueberanstrengung" im Betriebe jedoch überhaupt nicht mehr gelten lassen will.

Socin hat im Jahre 1887 als erster die Bruchfrage mit Bezug auf die Unfallgesetzgebung zum Gegenstand kritischer Besprechungen gemacht. Ein Bruch ist nach ihm keine Verletzung im eigentlichen Sinne. Spricht man von der plötzlichen Entstehung eines Bruches durch Ueberanstrengung, so handelt es sich in fast allen Fällen um das Hervortreten eines Bruches, dessen Bildung durch das Vorhandensein eines offenen Peritonealfortsatzes vorbereitet war. Die eigentliche Ursache zur Bruchbildung ist demnach der präformierte Bruchsack, die plötzliche Hervortreibung der Bruchgeschwulst kann in einzelnen Fällen durch ein Trauma bewirkt werden, das unter heftigen Schmerzen eine Darmschlinge hervortreten läßt. Ein Trauma kann ferner den beginnenden Leistenbruch vergrößern und Einklemmungserscheinungen am äußeren Leistenring bewirken.

Koser ist gleichfalls der Meinung, die Bildung eines Bruches erfolge nur bei präformiertem Bruchsack. Er resümiert sich dahin:

„1. Die plötzliche Entstehung eines Bruchsackes durch äußere Gewalt oder durch Anstrengung kommt nicht vor.

2. Wenn jemand plötzlich einen Bruch bekommen zu haben meint, so beruht das auf einem Irrtum. Der Bruchsack war schon vorhanden, und der Kranke verwechselt das Eindringen eines Eingeweideteils in den schon vorhandenen Bruchsack mit der Entstehung des Bruches.

3. Die langsame Dehnung oder Verschiebung des Bauchfells, wie sie bei der Formation der im späteren Leben entstehenden Bruchsäcke vorauszusetzen ist, kann nicht als ein Unfall bezeichnet werden.

4. Das Eindringen eines Eingeweideteiles in den vorhandenen Bruchsack ist nur ausnahmsweise durch Anstrengung veranlaßt, und in einem solchen Ausnahmefall würde demnach der Bruch als ein bei der Arbeit entstandener Unfall aufzufassen sein, als ein Unfall aber, welcher sich nur ereignen konnte, weil schon vorher ein Bruchsack vorhanden war.

5. Die Einklemmung eines Eingeweideteils in einen Bruchsack wird unter besonderen Umständen als Unfall betrachtet werden müssen.“

1894 hat dann Blasius in einem ausführlichen Referat die Frage der Hernien als Unfallfolgen eingehend besprochen. Blasius steht auf dem Standpunkt, daß mit der Anerkennung traumatischer Hernien geradezu Unfug getrieben werde. Er hält daran fest, daß sich eine Hernie nicht plötzlich entwickeln könne, daß sich ein Bruch nicht ohne Einklemmungserscheinungen fülle, daß ferner ein Bruch die Erwerbsfähigkeit nicht behindere, solange der Bruchinhalt in der Bauchhöhle durch ein gutes Bruchband zurückgehalten werde. Ja, er geht so weit, zu behaupten, daß Leistenbrüche nicht „entschädigungswürdig“ seien.

Bähr ist gleichfalls der Meinung, ein Bruch schädige nicht eo ipso den Träger in seiner Erwerbsfähigkeit. Ein Arbeiter mit

einem gut sitzenden Bruchbande sei „unter Umständen besser daran
als derjenige, der nur die sogenannte Bruchanlage habe."

Kaufmann erkennt die Möglichkeit der unfallweisen Entstehung
der Hernien an. Nach ihm kann ein Bruch als Unfallfolge nicht
besser und nicht schlechter bewiesen werden als irgend ein anderes
traumatisches Leiden. Allerdings fordert er den Nachweis folgender
Voraussetzungen, die sich zum Teil mit den Anforderungen des R. V. A.
decken.

„1. Eigentliche Unfallereignisse, entweder direkte Gewalteinwirkungen auf die Leistengegend oder den Unterleib, oder Ausgleiten
oder Fallen beim Heben und Werfen von schweren Gegenständen und
Lasten;

2. außergewöhnliche Anstrengungen, schwere, jedoch geläufige
Arbeit, die unter ausnahmsweise ungünstigen Umständen verrichtet
werden muß. Dann ungewohnte Anstrengungen und endlich über den
Rahmen der gewöhnlichen Betriebsarbeit hinausgehende Anstrengungen,
also außergewöhnliche Anstrengungen in Hinsicht auf Alter und
Körperstärke."

Den durch Ueberanstrengung hervorgerufenen Leistenbruch schildert
Kaufmann als eine „pflaumen-, höchstens hühnereigroße, meist ganz
interstitielle oder doch den äußeren Leistenring wenig überragende,
im Liegen nicht spontan, erst auf Druck reponierbare" Bruchgeschwulst.
Nicht zu entschädigen sind nach Kaufmann Brüche, die diesen Anforderungen nicht entsprechen, also vor allem Brüche, die über zitronen-
groß sind und tief ins Skrotum hinabreichen, ferner die nicht eingeklemmten irreponiblen Brüche, sowie diejenigen, deren Leistenring
und Leistenkanal für den Daumen oder zwei andere Finger durch-
gängig ist.

Helferich und Tillmanns stehen auf dem Standpunkt Rosers.
Auch für Krönlein steht es fest, daß der Bruchaustritt nur ein
Glied in der Reihe der Ereignisse darstellt, ein Stadium in der Pathologie der Hernie. Er ist der Meinung, daß auf den Bruchaustritt
in der Spruchpraxis der oberen Instanzen viel zu großes Gewicht
gelegt werde, daß dabei die Interessen des bruchkranken Arbeiters
mehr als die des entschädigungspflichtigen Arbeitgebers in Betracht
gezogen würden.

In einer neueren ausführlichen Arbeit hat sich Hägler ganz
auf den Standpunkt Koenigs gestellt, „daß das plötzliche Entstehen
einer Hernie in allen ihren Teilen undenkbar ist, besonders wenn es
sich um typische Brüche (Leisten- und Schenkelbrüche) handelt". Für
die atypischen gibt er die Möglichkeit traumatischer Entstehung zu,

verlangt jedoch zu ihrer Anerkennung den exakten Nachweis bestimmter
Voraussetzungen. Dahin gehört der Beweis, den der Verletzte zu erbringen hat, daß er vor dem angeblichen Unfall bruchfrei war,
daß ein Betriebsunfall, der sich einwandsfrei als solcher charakterisiert,
vorlag, daß die plötzlich einsetzenden Schmerzen sofortige Arbeitsunfähigkeit herbeiführten und bei der alsbald vorzunehmenden Radikaloperation der Befund deutlich zu erkennen gibt, daß ein Trauma Ursache des Bruchaustritts war.

Kocher hat in einer eingehenden Arbeit über Herniendisposition
das für die Beurteilung der Bruchfrage wichtigste Kapitel, das der
Bruchanlage, behandelt. Er unterscheidet zwei Formen der Bruch-
disposition bei Leistenbrüchen:

1. Die Anlage in Form eines vorgebildeten Bruchsackes, mangelhaften Verschluß des Processus vaginalis (kongenitale Anlage);

2. die Form der Bruchanlage, die der Pointe de hernie der
Franzosen entspricht: charakterisiert durch einen breitbasigen Bruch-
sackkegel, eine Ausweitung der beiden Leistenringe und verminderte
Resistenz der vorderen Wand des Leistenkanals (erworbene Anlage).

Waldeyer (Berl. med. Ges. Sitzung vom 16. März 1904) hat
sich in einem Vortrage über die Entstehung von Hernien und deren
Bedeutung für die gerichtsärztliche Begutachtung dahin ausgesprochen,
daß bei allen Hernien die anatomische Disposition angeboren sei. In
der Diskussion hat dann von Bergmann auf die Bedeutung hingewiesen,
die der angeborenen Bruchanlage bei Begutachtung von Fällen zukäme,
indem er ausdrücklich hervorhob, Brüche entwickeln sich nicht
plötzlich, wie die Unfallpatienten behaupten, sondern nur allmählich;
nur ein einziges Mal beobachtete von Bergmann eine traumatische
Entstehung bei einem Jungen, der eine doppelte Leistenhernie akqui-
riert hatte, nachdem ihm ein schwerer Wagen über den Leib gefahren
war und so den Inguinalring zerrissen hatte.

Auf dem ersten internationalen Unfallkongreß in Lüttich 1905
stand die Bruchfrage zur Diskussion. Liniger, der das Referat übernommen hatte, unterscheidet zwei Arten von Bruchanlagen, eine
schwache und eine starke. Unter einer starken Bruchanlage versteht
er den Zustand, bei dem es sich um ein „für mehrere Finger ein-
gängiges Leistenloch handelt", während er als leichte Bruchanlage die
Anlage bezeichnet „mit geringerer Weite und noch leicht schrägem
Verlauf des Kanals, wo indes die Verhältnisse doch schon derartig
sind, wie wir sie gelegentlich bei voll ausgetretenen Brüchen gesehen haben."

Hannecart unterscheidet vier Formen:

1. Hernies de faiblesse, Brüche, die sich aus angeborener Anlage allmählich entwickeln;

2. Hernies de force, d. h. die Brüche ad 1, die sich infolge eines Traumas akut verschlimmern;

3. Hernies de violence, d. h. Brüche, die an typischer Stelle (Leistenkanal, Schenkelkanal) infolge von Bauchmuskelzerreißungen entstehen, und

4. die an atypischer Stelle entstehen, einen Zustand, den er als Eventeratio traumatica bezeichnet.

Von besonderem Interesse ist der Bericht van Hassels, der unter 1000 operierten Fällen vier plötzlich entstandene Hernien fand, bei denen es sich um nachgewiesene Zerreißung der Leistenkanalwand handelte, Fälle, die Thiem in der Diskussion mit Recht als Aves rarissimae bezeichnete.

Einen der wenigen Fälle, bei denen der Nachweis traumatischer Entstehung einer Leistenhernie gelungen ist, hat Goertz ausführlich beschrieben. Es handelte sich um eine Hufschlagverletzung, die die Leistengegend betraf, die eine tiefe Ohnmacht, darauf unerträgliche Schmerzen hervorrief. Hautabschürfungen, Blutunterlaufungen, die hochgradige Schmerzhaftigkeit der kleinen, kaum wallnußgroßen Bruchgeschwulst bei sehr enger Bruchpforte ließen darauf schließen, daß das Trauma eine Sprengung und Zerstörung der Leistenpforte hervorgerufen hatte.

Interessant sind ferner Galins Befunde, die mit der Beweiskraft eines Experiments uns den pathologisch-anatomischen Vorgang der gewaltsamen Entstehung der Leistenbrüche klarlegen. Russische Juden erzeugen, wie Galin beobachtete, Leistenhernien, um sich der Militärpflicht zu entziehen, indem sie mit einem Instrument, das einem Handschuhweiter ähnelt, eine gewaltsame Ruptur des Leistenringes herbeiführen. Galin stellte in gleicher Weise Leichenversuche an und konnte stets einen inneren direkten Bruch erzielen. Aus den Ergebnissen der Galinschen Versuche schließt Liniger, daß direkte Verletzungen, Schlag, Stoß etc. „schon sehr tiefgehender und komplizierter Art sein müssen, wenn sie wirklich einen Bruch zur Folge haben sollen“. (Beobachtungen von Goldner u. a.)

Endlich mögen noch die Thesen Grasers hier Erwähnung finden.

1. „Die Mehrzahl der Leistenbrüche bei Erwachsenen entsteht infolge einer ganz allmählichen Ausstülpung des Bauchfells unter Mitwirkung der Eingeweide.

2. Eine plötzliche gewaltsame Entstehung eines Leistenbruches

in allen Bestandteilen ist theoretisch sehr unwahrscheinlich, durch die praktische Erfahrung nicht sicher erwiesen.

3. Eine plötzliche Vergrößerung eines in der Entwicklung begriffenen Leistenbruches ist sehr wohl möglich und muß unter besonderen Umständen als Unfall im Sinne des Gesetzes betrachtet und entschädigt werden.

4. Die Diagnostik eines Unfallbruches kann sich nicht auf ein bestimmtes Symptomenbild stützen und kann in den meisten Fällen nur die Möglichkeit oder Wahrscheinlichkeit feststellen.

5. Es gibt eine Reihe von Zuständen, welche man als Bruchanlage, d. h. eine Entstehung von Leistenbrüchen erleichternde besondere Leibesbeschaffenheit annehmen muß.“

Wir wenden uns nunmehr der Besprechung einiger Fälle zu, die in ihrer Art als typische Beispiele gelten dürften.

Für unsere Betrachtungen kommen im wesentlichen die drei Hauptgruppen in Betracht:

    1. Leistenbrüche.

    2. Bauchbrüche.

    3. Schenkelbrüche.

Das größte Kontingent stellen, wie zu erwarten, die Leistenbrüche. Wir bringen zunächst einige Fälle, die als Paradigmen für den gewöhnlichen Verlauf der Unfalleistenbrüche gelten dürfen. (Aktenmaterial.)

Kasuistik:

Fall Nr. 1. H. will sich beim Tragen von Baumstämmen einen rechtsseitigen Leistenbruch zugezogen haben. Er hat eine Stunde nach dem angeblichen Unfall die Arbeit niedergelegt und am nächsten Tage ärztliche Hilfe aufgesucht. Aerztlicherseits wird ein walnußgroßer rechtsseitiger Leistenbruch festgestellt. Die Haut über dem Bruch ist nicht gerötet, nicht geschwollen; der Bruch ist nicht eingeklemmt. Der Arzt hält den Bruch für einen frisch entstandenen und beantragt 10 pCt. Rente, die auch bei einer Nachuntersuchung nach 2 Jahren aufrecht erhalten wird.

Fall Nr. 2. D. war mit dem Sortieren und Aufstapeln alter Bordsteine beschäftigt. Beim Anheben eines besonders schweren Steines hat er plötzlich an seiner rechten Seite Schmerzen gespürt, sodaß er die Arbeit aufgeben mußte. Die ärztliche Untersuchung erfolgte 8 Stunden nach dem Unfall. In dem Gutachten wird hervorgehoben, daß die Angaben über Schmerzen nicht der Wahrheit entsprechen könnten, da D. nicht bettlägerig wurde, sondern verschiedene Wege unternahm, bevor er ärztliche Hilfe aufsuchte. Der Gutachter nimmt an, daß eine Bruchanlage schon vor dem angeblichen Unfall bestanden habe, daß infolge der Arbeit jedoch der Bruch durch gewaltsame Erweiterung der vorher engen Bruchpforte entstanden sei, und daß es sich um einen frischen Bruch handle. Der Unfall wird seitens der Berufsgenossenschaft anerkannt.

In den folgenden Aktenbefunden fehlt durchweg der exakte Nachweis eines Betriebsunfalles, der das plötzliche Entstehen der Hernie ausreichend erklären würde. Es handelt sich stets um die gewohnten, im Betriebe tausendfach vorkommenden Anstrengungen, geringfügige

Abweichungen von der gewohnten Beschäftigung, Ausgleiten etc., Veranlassungen, die nie das Hervortreten eines Bruches bedingen würden, wenn nicht der Bruchsack bereits bis nahe an den Leistenring vorgedrungen wäre.

Kasuistik:

Fall Nr. 1. L. warf mit einem Spaten Erde aus einem Graben. Dabei glitt er aus, fühlte sogleich starke Schmerzen in der linken Unterbauchgegend, die seine Aufnahme in ein Krankenhaus erforderlich machten, aus dem er nach 7 Tagen mit einem Bruchband entlassen wurde.

Die Nachforschung in den militärischen Musterungslisten ergibt keine Anhaltspunkte für etwaige Bruchanlage. Die Berufsgenossenschaft lehnt zunächst Entschädigungsansprüche ab, eine Erschwerung der Arbeit durch außergewöhnliche Umstände habe nicht vorgelegen. Der Unfall an sich sei unerheblich gewesen, sodaß das Ausgleiten Gelegenheit für den Bruchaustritt bzw. für die Einklemmung, nicht jedoch die Ursache des Leidens selbst gewesen sei. Die gegen diesen Bescheid eingelegte Berufung hat die schiedsgerichtliche Gewährung einer 10 proz. Rente zur Folge. Das Schiedsgericht geht von der Ansicht aus, es habe sich zwar um eine betriebsübliche Tätigkeit gehandelt, „jedoch bedingte das bei dieser Tätigkeit erfolgte Ausgleiten des L. gleichzeitig eine außergewöhnliche Anstrengung und schuf so für den stattfindenden Bruchaustritt die Vermutung plötzlicher und ursächlicher Entstehung." (sic!) Auch sprächen für traumatische Entstehung des Bruches die heftigen Schmerzen. L. bezieht z. Zt. noch 10 pCt. Rente.

Das R.V.A. hat nicht immer den gleichen Standpunkt wie hier das Sch.G. vertreten, vielmehr in einem Falle die Ansprüche abgewiesen mit Rücksicht auf das offensichtliche Vorhandensein der Anlage zur Bruchbildung. Die Entscheidung lautet:

Fall Nr. 2. Das R.V.A ist mit dem Sch.G. der Ansicht, daß der Leistenbruch des V. nicht die Folge eines Betriebsunfalles ist. Leistenbrüche entstehen erfahrungsgemäß in der Regel allmählich. Bei Leuten, die von Natur, infolge einer fehlerhaften Bildung des Leistenkanals, eine Anlage zur Bruchbildung haben, tritt im Laufe der Zeit unter Wirkung der größeren und kleineren Anstrengungen innerhalb und außerhalb des Berufslebens der Bruch allmählich heraus. Die Gelegenheit, bei welcher er äußerlich sichtbar und durch eine gewisse Schmerzhaftigkeit zuerst fühlbar wird, ist alsdann nicht die Ursache seiner Entstehung, wie eine noch immer verbreitete irrige Auffassung annimmt, sondern nur der Anlaß seiner Entdeckung. Die Fälle, in denen Leistenbrüche plötzlich, infolge einer gewaltsamen Oeffnung oder Weitung des Leistenkanals entstehen, sind so selten, daß für die Annahme, daß ein Ausnahmefall vorliegt, es stets eines besonders strengen Beweises bedarf. Dieser Beweis ist nicht erbracht.

Eines der wichtigsten Argumente ist in so vielen Bruchgutachten die enge Bruchpforte. Blasius hat in einem ausführlichen Gutachten darauf hingewiesen, daß zwar eine weite Bruchpforte als ein direkter Beweis für eine lange bestehende starke Bruchfüllung zu gelten habe, daß man aber aus dem Vorhandensein einer engen Bruchpforte nicht ohne weiteres auf einen „frischen" Bruch schließen dürfe. Blasius stützt sich auf Erfahrungen bei Hernien, die sich nie stark füllten, nie demnach eine Erweiterung der Bruchpforte bewirkten.

Kasuistik:

Fall Nr. 1. P. war beim Ausheben eines Rohrgrabens beschäftigt. Dabei ist es erforderlich, schwere Steine, sogenannte Findlinge (20—40 kg) zu heben. Beim Heben eines solchen Feldsteines will er plötzlich einen Schmerz in der Unterbauchgegend empfunden haben. Eingeklemmter linksseitiger Leistenbruch. Operation. Im Gutachten wird hervorgehoben, daß eine Anlage zu einem Bruchleiden bei P. bereits bestanden habe. Das Heben eines schweren Feldsteines bei unsicherem Halt auf schlüpfrigem Boden habe die letzte Veranlassung zum plötzlichen Entstehen des Bruches gegeben. Daß jedoch dem P. zuvor von einem Leistenbruch nichts bekannt war, gehe daraus hervor, daß der Arzt lediglich durch schwere allgemeine Symptome und nicht durch die Angaben des Patienten zu der Diagnose eines eingeklemmten Bruches gekommen ist. Das über das Maß des Betriebsüblichen Hinausgehende sei nicht in der Schwere der Last zu suchen, sondern darin, daß P. sich auf einem schlüpfrigen Boden befand, der eine vermehrte Anstrengung erforderlich machte.

Die B.G. bewilligte darauf 10 pCt. Rente. Bei einer Nachuntersuchung, 2 Jahre nach dem Unfall, wird festgestellt, daß es sich um einen Bruch in der Narbe (Bauchbruch), nicht um einen Leistenbruch, handelt. Der Bruch als solcher ist durch Bruchband zurückzuhalten. Der Bauchbruch als indirekte Folge des Unfalls müßte mit 25 pCt. Rente entschädigt werden, die nach Anschaffung eines Bruchbandes auf 10 pCt. ermäßigt werden könnte.

Dieser Fall ist nach den geltenden Rechtsnormen des R.V.A. entschädigungspflichtig. Die Höhe der Rente gab Anlaß zur Berufungsentscheidung. Es ist durchaus unrichtig, an der üblichen Rentenfestsetzung (10 pCt.) für alle Fälle rein schematisch festzuhalten. Es wird dabei lediglich nach dem Vorhandensein eines Bruches gefragt und nicht nach dem Grade der Erwerbsbeschränkung, die der Bruch in jedem konkreten Falle verursacht. Entschädigt man überhaupt Brüche, dann muß man diejenigen, die die Arbeitsfähigkeit de facto herabsetzen, ausreichend entschädigen, da genügen nicht 10 pCt., die oft nur einen monatlichen Zuschuß von 5—6 M. darstellen; alle anderen, die sich durch ein Bruchband gut reponieren lassen, dürfen überhaupt nicht entschädigt werden, da der Zustand der Bruchanlage, der ja bereits vor dem angeblichen Unfall bestand, die [gleichen Verhältnisse bot, die beim gut reponierten Bruch vorliegen.

Falsch ist jedenfalls der radikale Standpunkt, den Blasius einnimmt, wenn er behauptet, man müsse entweder alle Brüche entschädigen oder gar keinen. Das R.V.A. geht bei der Bemessung der 10proz. Rente von der Erwägung aus, die Beeinträchtigung bestehe darin, daß der „Verletzte" gezwungen sei,

1. ein gutes Bruchband zu tragen,
2. darauf zu achten, daß dasselbe den Bruch dauernd zurückhält,
3. dieser Beschränkung bei der körperlichen Arbeit in deren Auswahl stets eingedenk zu bleiben.

Wie liegen die Dinge nun in praxi? Der Arbeiter mag im Anfang im Tragen eines Bruchbandes etwas Störendes erblicken, er wird vielleicht mit Interesse seinen Bruch beobachten, das Interesse verliert sich, er vergißt nach kurzer Zeit die Unbequemlichkeit, die ihm der Bruch im Beginne verursachte, er nimmt auch seine gewohnte Beschäftigung wieder auf, ohne sich besonders zu schonen. Es tritt eine Gewöhnung ein, die zum mindesten den Rentenfortfall in gleicher Weise rechtfertigt, wie bei dem Verlust zweier Phalangen des Zeigefingers der rechten Hand nach Ablauf bestimmter Frist.

Tatsächlich finden wir denn auch, daß die vertraulichen Ermittlungen der Berufsgenossenschaften, die von Jahr zu Jahr angestellt werden, stets ergeben, daß die „Geschädigten" den Verdienst des Vollarbeiters erwerben, und daß sie sich als Extravergütung ihrer Bruchprämie erfreuen. Das wirkt aber, wie Thiem sehr richtig hervorhebt, demoralisierend auf die gesunden Arbeiter.

In den folgenden Fällen handelt es sich um die durch einen Betriebsunfall angeblich hervorgerufene Einklemmung bereits bestehender Brüche.

Kasuistik:

Fall Nr. 1. G. hob mit Arbeitsgenossen eine Kippmulde ins Gleis. Plötzlich trat er, ohne seinen Arbeitsgenossen Näheres mitzuteilen, ab; nach 10 Minuten wurde er im Stalle eines benachbarten Hauses in sitzender Stellung, unfähig, sich fortzubewegen, gefunden, worauf seine Ueberführung in ein Krankenhaus erfolgte. Bemerkenswert ist nun, daß G. wegen Bruchanlage militärisch als dienstlich untauglich bezeichnet wurde; er behauptet jedoch, nie Beschwerden dieser Veranlagung gehabt zu haben. In dem ärztlichen Gutachten kommt zum Ausdruck, daß ein rechtsseitiger Leistenbruch von G. längere Zeit bereits bemerkt worden sei. Der Aufnahmebefund ergab einen ca. zweifaustgroßen Leistenbruch, der bei Betastung, und dem Versuch, ihn in die Bauchhöhle hineinzubringen, sehr schmerzhaft war. Es war eine Einklemmung vorhanden, die eine sofortige Operation erforderlich machte (Radikaloperation nach Bassini). „Die enge Bruchpforte, die akuten Einklemmungserscheinungen am Darm, sprachen für traumatische Entstehung der Einklemmung, die trotz erfolgreicher Operation eine Entschädigung von $33^1/_3$ pCt. rechtfertigte, wiewohl der rechte Leistenkanal sich zur Zeit in besserer Lage befände als vor dem Unfall." Die B.G. erkennt $33^1/_3$ pCt. an als Gewöhnungsrente für 2 Monate, darauf wird die Rente nicht mehr gewährt, da keine Erwerbsbeschränkung mehr besteht.

Dieser Fall ist ein Beweis dafür, daß die erfolgreiche Operation die beste Lösung der Bruchfrage in der Unfallpraxis darstellt. Der Vorschlag, lediglich die Kosten des Operationsverfahrens und der Nachbehandlung von der B.G. tragen zu lassen und im übrigen alle Ansprüche aus Bruchschäden strikte abzuweisen, ist äußerst praktisch.

Das Gesagte trifft allerdings nur unter der Voraussetzung zu, daß in der Tat absolute Heilung durch die Operation erfolgt; abgesehen von Bauchbrüchen, die als Folgen der durch den „Unfall" bedingten Operation entschädigt werden müssen, kommt es in einer

Reihe von Fällen, wie Liniger berichtet, vor, daß die erfolgreich Operierten fortgesetzt über Schmerzen in der Narbe klagen, denen somit eine höhere Rente als die Bruchrente (10 pCt.) zugebilligt werden müßte, wiewohl der Beweis der Richtigkeit solcher Beschwerden ärztlich schwer zu erbringen sei.

Kasuistik:

Fall Nr. 1. Die Witwe des im Krankenhaus an den Folgen einer Hernienoperation verstorbenen Arbeiters K. macht Ansprüche geltend, indem sie einen ursächlichen Zusammenhang des Todes ihres Mannes mit einem 3 Monate voraufgegangenen angeblichen Unfall behauptet. Die Nachfragen ergaben, „daß K. wegen eines übermannskopfgroßen linksseitigen Hodensackeingeweidebruches, der bis fast an die Knie reichte und seit Jahrzehnten bestand". und nach den eigenen Angaben des K. nie völlig zu reponieren war, das Krankenhaus aufgesucht hatte, augenscheinlich, weil Einklemmungserscheinungen vorausgegangen waren. Ein Kotabsceß, der sich an der Bruchpforte entwickelte, veranlaßte den K. die Zustimmung zur Operation zu geben, die in Eröffnung des Kotabscesses bestand. An dieser Stelle entwickelte sich bald ein Anus praeternaturalis, dem Versuch, diesen zu schließen, erlag K.

Der Gutachter gibt sein Urteil dahin ab: K. ist an den Folgen der Einklemmung eines Leistenbruchs verstorben. Der Unfall, der im Abrutschen während einer Grubenarbeit bestanden haben soll, ist durchaus imstande, die Einklemmung jenes Bruches herbeizuführen und demgemäß auch als Ursache des Todes anzusehen.

In vielen Gutachten wird die Doppelseitigkeit als Argument für nichttraumatische Hernien ins Treffen geführt, und in der Tat hat nach Kries das R.V.A. sich im allgemeinen stets auf den Standpunkt gestellt, daß die Erwerbung eines Doppelbruches durch Unfall sehr unwahrscheinlich sei.

Kasuistik:

Fall Nr. 1. S. verspürte beim Niederdrücken eines Hebebaumes plötzlich Schmerzen im Unterleib, arbeitete aber weiter, trat auch am folgenden Tage zur Arbeit an, mußte dieselbe aber, da sich die Schmerzen steigerten, nachmittags niederlegen. Die B.G. lehnt ab mit Rücksicht darauf, daß S. bis zum Abend weiter gearbeitet habe. Aerztlicherseits wird ein Leistenbruch links von der Größe eines kleinen Apfels festgestellt. Vor dem Sch.G. kommt es zu einem Vergleich. Die B.G. gewährt 15 pCt. Nach Jahren beantragt S. eine Erhöhung der Rente, da sich der Bruch verschlimmert habe. Die B. G. lehnt weitere Ansprüche ab, da es sich nicht um eine Verschlimmerung der Folgen des genannten Unfalls, der 7 Jahre zurückliege, handle, sondern um die Folgen eines zweiten Unfalls, der kürzlich sich ereignet, und für den die B. G. nicht einzustehen habe. Aus dem nunmehr eingeforderten ärztlichen Gutachten geht hervor, daß der zweite Unfall durch Ausgleiten im Walde entstanden sei und einen rechtsseitigen Leistenbruch zur Folge gehabt habe. Der bereits früher vorhandene linke Leistenbruch habe sich beträchtlich verschlimmert. Der rechtsseitige Leistenbruch habe sich allmählich herausgestellt, sodaß eine Erhöhung der Rente auf 30 pCt. angemessen erscheint. Dem tritt das Schiedsgericht bei.

Die Entscheidung ist unseres Erachtens nicht begründet. Die Anerkennung des Leistenbruches als Unfallfolge ist seinerzeit überhaupt zu Unrecht erfolgt. Denn daß der Bruch nicht plötzlich entstanden ist, sondern sich allmählich entwickelt hat, wird nunmehr durch die Tatsache zur Gewißheit, daß rechterseits im Laufe der Zeit gleichfalls ein Leistenbruch entstanden ist, und daß der linksseitige Leistenbruch sich allmählich vergrößert hat. Die letzte Ursache der Verschlimmerung dieses Bruches aber dürfte der Umstand sein, daß der Verletzte, wie erwähnt, bei seiner Beschäftigung im Walde ausgerutscht ist; seit dieser Zeit sind die Beschwerden anscheinend in höherem Grade aufgetreten. Hierfür den angeblichen Unfall vom 27. III. 1900 verantwortlich zu machen und dem Verletzten eine Rente von 30 pCt. der Vollrente zuzusprechen, erscheint unseres Erachtens jedoch umsoweniger berechtigt, als der linksseitige Leistenbruch auch jetzt durch das vorhandene Bruchband, wie ärztlich bestätigt wird, zurückgehalten wird, und der Verletzte für die Erwerbsbehinderung aus dem Bruchleiden bereits die Rente von 15 pCt. bezieht, also eine Entschädigung, welche die nach der Rechtsprechung des R.V.A. für einen einseitigen Leistenbruch zu gewährende Rente (10 pCt.) um die Hälfte übersteigt. Eine Rente von 15 pCt. muß auch gegenüber jetzigen Verhältnitsen als angemessen und ausreichend angesehen werden; bei Annahme von 30 pCt. nimmt der Gutachter offenbar Rücksicht auf das rechtsseitige Bruchleiden und auf andere Umstände äußerer Art, die bei der Bemessung des Grades der Erwerbsbeschränkung und der Höhe der zu gewährenden Rente außer Betracht bleiben müssen.

Nach der Spruchpraxis des R.V.A. genügt der über den Rahmen des Betriebsüblichen hinausgehende Kraftaufwand, um einen „Unfallbruch" entstehen zu lassen. Die ständige schwere Berufsarbeit ist für die Entstehung eines Bruches mindestens in dem gleichen Maße heranzuziehen, wie die einmalige Anstrengung, die z. B. das Heben eines 2—3 Zentner schweren Steines für einen kräftigen Mann bedeutet.

Dann aber handelt es sich um eine Gewerbekrankheit, und man kann Brüche, die bei Berufen entstehen, die zu schwerer körperlicher Arbeit zwingen, als Gewerbekrankheiten auffassen.

In diesem Sinne äußert sich auch eine Entscheidung des R.V.A. vom 20. Januar 1888 wie folgt:

„Es kann sein, daß ein Arbeiter sich im Betriebe ein Bruchleiden zugezogen hat; dies genügt aber noch nicht zur Gewährung einer Rente, denn ein Leistenbruch kann nur dann als Betriebsunfall erachtet werden, wenn er als Folge eines beim Betriebe eingetretenen Unfalles erscheint, d. h. wenn der Eintritt der Störung der Körperintegrität im Gegensatz zu den sogenannten Gewerbekrankheiten nach einem gewissen zeitlich merkbaren Ereignisse sich bestimmen läßt. Wenn die Arbeiter jahrelang schwere Arbeiten, das Tragen schwerer

Lasten verrichten und zu Bruchleiden prädisponiert sind, so begünstigt dies das allmähliche Eintreten eines Leistenbruches." In diesem Sinne äußert sich auch v. Woedtke in seinem Kommentar zum Unfallversicherungsgesetz:

„Das Wiederhervortreten eines Bruches während einer nicht ungewöhnlich schweren Arbeit, bei welcher ein Bruchband nicht getragen wurde, hat das R. V. A. demgemäß nicht als Folge bestimmten, zeitlich nachweisbaren Ereignisses, sondern als allmähliche Körperbeschädigung infolge Nichttragens des Bruchbandes angesehen und demgemäß eine Unfallrente abgelehnt."

Zu welchen Konsequenzen jedoch die entgegengesetzte Auffassung führt, zeigt eine Entscheidung des Kgl. Bayrischen Landesversicherungsamtes vom 16. Februar 1897, in welcher es sich zu einer äußerst milden Auffassung bekennt, indem es die durch eine Betriebstätigkeit verursachte Einklemmung eines, wenn auch schon zuvor bestehenden Bruches ohne weiteres als Betriebsunfall gelten ließ: „Steht fest, daß durch die Betriebsarbeit eine Schädigung eingetreten ist, so liegt ein Unfall vor, mag auch die Arbeit betriebsüblich und leicht, und der Arbeiter zur Schädigung infolge seines körperlichen Zustandes besonders disponiert gewesen sein."

Daß eine Bruchanlage nicht durch einen Betriebsunfall verursacht werden kann, hat erst jüngst Engel in prägnanter Form zum Ausdruck gebracht.

Der Bauchbruch ist mehrfach Gegenstand obergutachtlicher Beurteilung gewesen. Das Herzogl. Braunschweigische Obersanitätskollegium hat in einem Falle, bei dem es darauf ankam, festzustellen, ob ein Trauma (Stoß mit einer Bohle gegen den Magen) eine Hernia epigastrica hervorgerufen habe, die Frage nach dem ursächlichen Zusammenhang in bejahendem Sinne beantwortet, indem es sich auf die Beobachtungen Witzels stützt, der die Zahl der durch Traumen entstandenen Bauchbrüche auf 50 pCt. aller Fälle schätzt. Im Gegensatz hierzu bestreitet Koenig die traumatische Entstehung der Hernien in der Linea alba; er äußert sich hierüber in einem durch das R. V. A. veröffentlichten Obergutachten: „Ich habe auch nicht den geringsten Grund für die Annahme, daß dieser Spalt, die Bruchpforte und das kleine Bruchsäckchen, an dem ein Stück des hier immer sehr reichlichen subserösen Fettes hängt, auch nur einmal auf traumatischem Wege entstanden ist. Ich suche vergeblich nach einem Anhaltspunkt, um zu begründen, daß an einer oder mehreren kleinen Stellen in der weißen Bauchlinie durch ein äußeres Trauma oder durch ein inneres in Gestalt sehr erhöhten Abdominaldruckes ein derartig kleiner Defekt entstehen könnte. Das hat niemand bewiesen und kann mechanisch niemand beweisen."

Auf den gleichen Standpunkt stellt sich Rinne in einem Obergutachten, das sich gleichfalls in der Sammlung ärztlicher Obergutachten des R. V. A. aus dem Jahre 1903 veröffentlicht findet.

Nach Liniger entsteht der Bauchbruch nur selten durch Unfall, der dann gewöhnlich eine direkte Verletzung des Bauches zur Voraussetzung hat. Interessant ist die Mitteilung Linigers, daß Witzel den im Braunschweiger Gutachten erwähnten Standpunkt längst verlassen habe. Das R. V. A. hat jedoch wiederholt darauf Bezug genommen, indem es in seinen Rekursentscheidungen mehrfach hervorhebt:

„Allerdings unterliegen die Magenbrüche in ihrer Entstehung etwas anderen Gesetzen als die Nabel- und Leistenbrüche, insofern als sie in mindestens der Hälfte der Fälle auf Traumen zurückzuführen sind."

Kasuistik:

Fall Nr. 1. (Aktenmaterial): S. mußte am 9. Juni 1901 beim schnellen Heraussteigen aus dem Schacht den Körper stark dehnen, um die Leitersprosse zu erfassen. Hierbei hat er einen Stich in der Magengegend empfunden und das Gefühl gehabt, wie wenn dort etwas zerrisse. Er will auch am Abend des Unfalltages einem Mitarbeiter den Vorgang mitgeteilt haben. Am anderen Tage sei an dieser Stelle ein roter Fleck entstanden und allmählich habe sich dort eine kleine Geschwulst gebildet. Steigernde Beschwerden, vor allem Atemnot, veranlaßten ihn, am 5. Januar 1902 ärztliche Hilfe aufzusuchen. Der behandelnde Arzt stellt nunmehr das Vorhandensein einer Geschwulst von etwa Talergröße in der Magengegend fest und entscheidet sich nach 2 monatiger Behandlung für eine Entschädigung von „etwa 10—15 pCt. Rente". S. nimmt zunächst wieder die Arbeit auf (Heizer beim Tiefbau), muß aber bald die Arbeit wieder einstellen, da zunehmende Schmerzen in der Geschwulstgegend ihn bei der Atmung hindern. Nunmehr erneute ärztliche Untersuchung. Diese ergibt 5 cm oberhalb des Nabels, gerade in der Mitte des Leibes eine kleine Geschwulst von der Größe einer Haselnuß. In den geraden Bauchmuskeln ist an der Stelle der Geschwulst eine schwielige Verdickung zu fühlen und mitten in dieser Verdickung ein Spalt; die Geschwulst stellt sich als ein Bauchbruch dar, der reponibel ist. Der Gutachter nimmt einen Zusammenhang der Entstehung des Bauchbruches mit dem angeblichen Unfall an.

Es sei zunächst ein Riss in der Bauchmuskulatur beim Unfall entstanden, und allmählich sei durch den Druck des Bauchinhaltes der Bruch in die Erscheinung getreten. Eine Einbuße der Erwerbsfähigkeit von 10 pCt. erscheine ausreichend, die Anlegung eines Bruchbandes wird beantragt.

Gegen diese Rentenfestsetzung legt S. Berufung auf schiedsrichterliche Entscheidung ein.

Kurz nachdem er den Antrag gestellt, findet er sich bei dem letzten Gutachter ein und erklärt seine Bereitwilligkeit zur Vornahme einer operativen Entfernung des Bauchbruchs, er erscheint jedoch nicht zur Operation. Aus diesem Umstande schließt der Gutachter auf eine Besserung der geklagten Beschwerden und empfiehlt, die Rente von 10 pCt. dem S. weiter zu belassen. Die B. G. erhöht die Rente auf 25 pCt. (Verschlechterung des Zustandes) bis zum Tage des Eintritts in eine Klinik zur Vornahme der Operation, wenn solche innerhalb von 4 Wochen erfolgt, nachdem ein Gutachten der Sachverständigen des Sch. G. eine Verschlimmerung (Vergrößerung der Hernie) festgestellt hat. Daraufhin zieht S. die Be-

rufung zurück. Am letzten Tage verzichtet S. auf die Operation mit Hinweis auf
die zu gering bemessene Familienunterstützung. Da jedoch der Vergleich vor dem
Sch. G. inzwischen rechtskräftig geworden, verbleibt es bis auf weiteres bei der
Festsetzung von 10 pCt. der Rente. Eine vertrauliche Feststellung im Juni 1909
ergibt, daß S. den gleichen Verdienst wie die Vollarbeiter bezieht; daher wird eine
erneute ärztliche Untersuchung veranlaßt, die das Vorhandensein der Bauchhernie
in dem bisherigen Umfange ergibt. Eine weitere Untersuchung erfolgt August 1906.
Auch jetzt ist keine Aenderung des Zustandes zu verzeichnen. Die 10 proz. Rente
wird fortgewährt.

Fall Nr. 2. (Aktenmaterial). Arbeiter K. glitt bei dem Entleeren einer
Kipplore aus und verspürte danach große Schmerzen im Unterleib, setzte aber die
Arbeit fort und begab sich erst 3 Tage später zu einem Arzt, welcher einen
Bauchbruch feststellte. Nach Ansicht des Arztes handelt es sich um einen
frischen Bruch, er beantragte daher eine Rente von 10 pCt. Das Sch.G. lehnte die
Ansprüche ab mit der Begründung, es entspräche der ständigen Rechtsprechung
des R.V.A., anzunehmen, daß Bauch- und Leistenbrüche insofern sich gleichen,
als sich beide in der Regel allmählich entwickeln und lediglich infolge der täglichen Berufsarbeit oder auch der gewöhnlichen Betätigung des Lebens auszutreten
pflegen. Die Voraussetzungen für die traumatische Entstehung seien in diesem
Falle nicht gegeben. Das R.V.A. erkennt jedoch die Ansprüche an mit dem aus-
drücklichen Hinweis auf die mildere Beurteilung, die nach der ständigen Praxis
des R.V.A. Bauchbrüche in der Linea alba gegenüber den Leistenbrüchen erfahren.

Fall Nr. 3. (Aktenmaterial). G. erlitt einen Unfall dadurch, daß eine
4 Zentner schwere gußeiserne Röhre ihm gegen die Magenwand fiel; er will
sofort lebhafte Schmerzen verspürt haben und sich sofort in ärztliche Behandlung
begeben haben. Es wurde ein etwa bohnengroßer Bruch der Linea alba festgestellt, mehrere Zentimeter oberhalb des Nabels, dessen operative Behandlung
sofort in Angriff genommen wurde. Der Fall wird wie folgt begutachtet: Die
traumatische Entstehung eines Bruches, sowohl eines Leisten- wie Bauchbruches,
hat erfahrungsgemäß heftige, kaum erträgliche Leibschmerzen, meistens verbunden
mit Erbrechen und Ohnmachtsgefühl im Gefolge, welches den davon Betroffenen
mindestens zu einer unmittelbaren Unterbrechung der Arbeit nötigen und ihn unwillkürlich zu Aeußerungen des Schmerzes veranlassen.

Außerdem muß der sichere Nachweis einer direkten starken Gewalteinwirkung
erbracht werden, wie sie z. B. beim Verschüttetwerden, Gequetschtwerden zwischen
Puffern, bei direkter Durchtrennung der Bauchwand durch Stich, Bullenstoß usw.
stattfindet. Im vorliegenden Falle aber fehlten die obenerwähnten schweren Erscheinungen vollständig. Vielmehr hat G. direkt nach dem angeblichen Unfall
sogar die schwere gußeiserne Röhre noch auf die Schulter heben und tragen können,
hat noch 2 Stunden weiter gearbeitet und an den nächsten Tagen die Arbeit
wieder aufgenommen. Dieses Weiterarbeiten spricht aber mit größter Wahrscheinlichkeit dagegen, daß im vorliegenden Falle wirklich eine so schwere Gewalteinwirkung
stattgefunden hat, wie sie bei der traumatischen Entstehung eines Bruches gefordert werden muß. Auch ist von einer Blutunterlaufung sowohl am Leibe, wie
besonders an der Bruchstelle nichts erwähnt, Es kann sich daher nicht um ein
direktes Auffallen auf den Leib, sondern nur um ein Aufgleiten der Röhre auf
denselben gehandelt haben.

Erfahrungsgemäß ist ein Charakteristikum der Brüche der weißen Bauchlinie,
daß sie ganz allmählich und unbemerkt entstehen, und zwar dadurch, daß Teile
des vor dem Bauchfell liegenden Fettgewebes (sog. praeperitoneale Fettträubchen)
zwischen die Fasern der Bauchfascie allmählich hineinwachsen und so nach und
nach einen Spalt in derselben hervorrufen, durch den dann gelegentlich auch
Baucheingeweide austreten können. Andererseits ist gerade die weiße Bauchlinie
der widerstandsfähigste Teil der ganzen Bauchdecken. Ein traumatischer Bruch
muß eine direkte Zerreißung infolge einer sehr erheblichen Gewalteinwirkung voraussetzen.

Bauchbrüche, die von Narben der Bauchdecken ihren Ausgang nehmen in
Fällen, in denen die Verletzung selbst bzw. die erforderlichen operativen Maßnahmen breite, schlaffe Narben entstehen ließen, sind naturgemäß entschädigungspflichtig.

Was die traumatische Entstehung von Schenkelhernien anlangt, so fordern wir hier besonders skeptische Beurteilung. Während Görtz jede Schenkelhernie a priori als Unfallfolge ablehnt und Körte in einem Obergutachten wie Thiem nur die theoretische Möglichkeit zugibt, behauptet Kaufmann das gelegentliche Vorkommen von traumatischen Schenkelhernien auf Grund eigener Erfahrungen ohne Einschränkung.

Kasuistik:

Fall Nr. 1. (Aktenmaterial). Beim Versuch, eine entgleiste Lore auf die Schienen zu heben, empfand der Arbeiter H. heftige Schmerzen in der rechten Leistengegend, sodaß er sofort die Arbeit einstellte und sich in Behandlung begab. Aerztlicherseits wurde ein eingeklemmter rechtsseitiger Schenkelbruch festgestellt und zur sofortigen Operation geschritten. Bei der Operation wurde ein kleiner, wohl ausgebildeter Bruchsack gefunden, an dessen unterem Ende sich eine stärkere Anhäufung von Fettgewebe befand. Darin lag eine kleine Darmschlinge, die im Bruchring fest eingeklemmt war. Die Entstehung des Schenkelbruchs wird mit dem Unfall nicht in Beziehung gebracht, auch die Einklemmung wird nicht als Unfallsfolge bezeichnet, da der Vorgang sich außerhalb des versicherten Betriebes zugetragen hat.

Die übrigen Bruchformen, die erheblich seltener zur Beobachtung gelangen, beschäftigen naturgemäß auch den Gutachter nur höchst selten. Immerhin glaubt Braun von 29 zusammengestellten Beobachtungen, die Lumbalhernien betrafen, 9 Fälle als traumatische Hernien bezeichnen zu dürfen, auch Herniae ischiadicae ließen sich mehrfach (5 von 23 Beobachtungen Köppe's) auf Traumen zurückführen.

Literatur zu § 20.

1. Aderholdt u. Silberstein, Hernien als Unfallfolgen. Ztschr. f. Orthop. Chirurg. Bd. XX. 1908.
2. Baehr, Bruchschaden und Unfall. M. f. U. 1895.
3. Berger, Paul, Die Unterleibsbrüche (Uebersetzt von Steiner).
4. Blasius, Gutachten über Leistenhernien. M. f. U. 1894. u. 1896, sowie Referate.
5. Derselbe, Bruchschäden und Unfallgesetz. Naturforschervers. Wien 1894.
6. Engel, Kann eine Leistenbruchanlage auf traumatischem Wege entstehen? Med. Klin. 1908.
7. Galin, Arch. f. klin. Chirurgie. Bd. CX.
8. Görtz, Zur Begutachtung der Bruchunfälle. M. f. U. 1898.
9. Derselbe, Kommen traum. Leistenbrüche in Wirklichkeit vor und von welchen Erscheinungen sind sie evtl. begleitet? M. f. U. 1902.
10. Graser, Die Entstehung der Leistenbrüche. Naturforscherversamml. München 1899.
11. Hannecart, Bericht über den intern. med. Unfallkongreß Lüttich 1905.
12. van Hassels, Ibidem.
13. Haegler, Zur Beurteilung der accidentell traumat. Hernien. Arch. f. klin. Chir. Bd. 66.
14. Helferich, Kann ein Bruch durch Unfall entstehen? Korrespondenzbl. d. Aerztevereins des Regierungsbezirks Stralsund. 1888.

15. Kaufmann, Die Bruchfrage. M. f. U. 1898.
16. Kocher, Korrespondenzbl. f. Schweizer Aerzte. 1898.
17. Koenig, Lehrbuch der Chirurgie.
18. Kroenlein, Aerztl. Sachverständigen-Zeitung. Bd. VI.
19. Kries, Aerztl. Sachverständigen-Zeitung. 1895.
20. Liniger, Bericht über den internat. med. Unfallkongreß in Lüttich 1905. M. f. U. 1905.
21. Malgaigne, Leçons sur les hernies. Paris 1841.
22. Roser, Wie entstehen die Brüche etc.? 1889.
23. Socin, Hernien als Unfall. Korrespondenzbl. f. Schweizer Aerzte. 1887 u. 1898.
24. Thiem, Ibidem (S. 18) u. Handbuch der Unfallheilkunde. Stuttgart 1911.
25. Tillmanns, Lehrbuch der Chirurgie.

Kapitel X.

Verletzungen des Beckens.

§ 1. Quetschungen der Becken= und Gesäßgegend.

Sturz aus beträchtlicher Höhe auf die Gesäßgegend, Fall auf die
Hüfte, Verschüttung und dgl. führen mehr oder minder erhebliche
Quetschungen der Weichteile der Becken- und Gesäßgegend herbei, die
sich durch ausgedehnte Blutergüsse, Muskelzerrungen, Riß- und
Quetschwunden, gelegentlich auch durch Anspießung der Weichteile und
Quetschung von innen heraus zu erkennen geben.

Umfangreiche Weichteilverletzungen — wir sehen von den Organverletzungen des Beckens ab — können unter Umständen für längere
Zeit die Erwerbstätigkeit behindern und zu Renten Anlaß geben, deren
Höhe naturgemäß generell nicht angegeben werden kann, vielmehr
nach Sachlage zu bestimmen ist.

Im Anschluß an Zerreißungen der Muskulatur entwickeln sich
gelegentlich Verknöcherungen, traumatische Osteome, die den gleichen
Veränderungen im M. brachialis internus entsprechen (s. S. 223).

Joachimsthal hat einen Fall von isolierter Lähmung des linken
Glutaeus medius und minimus als Unfallfolge beschrieben, ein Hufschlag gegen den linken Trochanter rief die Lähmung hervor. Nach
ihm hat Wolff einen gleichen Fall beschrieben, der dadurch zu stande
kam, daß der Verletzte mit dem Gesäß und der Hüfte gegen einen
eisernen Träger prallte. Knochen- und Gelenkverletzungen waren
nicht nachweisbar, das charakteristische Trendelenburg'sche Phä-
nomen konnte in beiden Fällen nachgeprüft werden. Neuerdings hat
Hepner über einen ähnlichen Fall berichtet.

Literatur zu § 1.

1. Hepner, Beitrag zur Kenntnis des „Trendelenburg'schen Symptoms". M. f. U.
   1908.
2. Joachimsthal, Isolierte Lähmung des linken Glutaeus medius und minimus
   als Unfallfolge. M. f. U. 1903.
3. Steinthal, Die angeborenen Mißbildungen, Verletzungen und Erkrankungen
   des Beckens im Handb. f. prakt. Chir. 1903.

31*

4. **Wolff**, Isolierte Lähmung der Glutaei, bes. des medius und minimus infolge einer Verletzung. M. f. U. 1906.

§ 2. Frakturen und Luxationen des Beckens.

Brüche des Beckens sind relativ selten. Die Form des Gewölbebogens des Beckenringes verleiht dem Beckengerüst eine Festigkeit, die selbst schweren direkten Gewalteinwirkungen gegenüber beträchtlich stand hält. Dazu kommt die namentlich jugendlichen Becken eigene hervorragende Elastizität, sodaß in der Statistik die Verletzungen des Beckens nur mit einem äußerst geringen Prozentsatz vertreten sind. Nach Golebiewski kamen auf 3972 Verletzungen 1 Beckenbruch = 0,025 pCt., 1 Beckenquetschung = 0,025 pCt. und 3 anderweitige Beckenverletzungen = 0,075 pCt. Nach Hoffa kommt auf 100 Frakturen etwa 1 Beckenbruch.

Beckenbrüche setzen stets schwere Gewalteinwirkungen voraus. Sowohl direkte wie indirekte Gewalt ist im Stande eine Fraktur des Beckens herbeizuführen. Frakturen durch Contrecoup, sowie durch Muskelzug sind, wenn auch selten, beobachtet. Ueberfahrenwerden, Quetschung zwischen 2 Puffern, Verschüttetwerden sind die gewöhnlichen Ursachen, Fall aus beträchtlicher Höhe auf die Füße ist gleichfalls zuweilen als Gelegenheitsursache beobachtet.

Wichtig für die Beobachtung der Beckenringfrakturen ist die Kenntnis gewisser Prädilektionspunkte, dahin gehören bei der Einwirkung einer sagittal auftretenden Gewalt am horizontalen Schambeinast das Tuberculum pubicum mit dem Verlauf der Bruchlinie schräg oder mehr quer zum Foramen ovale, die eine völlige Trennung des Schambeins von den übrigen Komponenten des Beckengürtels bewirkt. Am aufsteigenden Ast des Sitzbeins beobachten wir ferner relativ häufig eine quere Durchtrennung an der Grenze von Sitzbein und Schambein medial vom Foramen ovale an der Verbindung des Tuberculum ischii mit dem aufsteigenden Ast des Sitzbeins. Eine sagittal wirkende Gewalt wird z. B. bei einer Pufferquetschung auch in der Regel das Kreuzbein in Mitleidenschaft ziehen. Die sagittal einwirkende Gewalt hat das Bestreben, die Beckenschaufeln umzulegen, dadurch wird das Kreuzbein aus seiner Gelenkverbindung mit dem übrigen Teil des Beckengürtels gewissermaßen herausgehebelt und trennt sich vom Becken, indem es entweder einen Teil seiner Randbefestigung aufgibt oder mit Verlust eines Teiles seines knöchernen Bestandes d. h. durch Verletzung der lateralen Kreuzbeinpartieen deren Foramina wie Knopflöcher abbricht, gewissermaßen ausreißt. Wirkt die Gewalt in querer Richtung ein, werden die Pfannen auf-

einander gepreßt, so werden Symphyse und Kreuzbein, die sich als
Strebepfeiler zwischen den Schaufeln befinden, angegriffen, es bricht
das Symphysengebiet an den oben bezeichneten Prädilektionsstellen,
das Kreuzbein wird von beiden Seiten her mehr oder minder zertrümmert, es kommt nun, falls die Lig. sacroiliaca der eindringenden
Gewalt stand halten, eine Fraktur der Schaufel zu stande, deren Bruchlinie von der Crista superior posterior nach dem Foramen ischiadicum
verläuft, abgesehen von einer Reihe geringerer Verletzungen, die auch
am übrigen Becken Frakturen bzw. Fissuren zeitigen.

Fügen wir noch hinzu, daß gelegentlich Frakturen einzelner Abschnitte des Beckens beobachtet werden, so Pfannenbrüche, Brüche
der Tubera ischii, der Darmbeinschaufeln mit querer Bruchlinie, daß
— wenn auch nur selten — Steißbeinbrüche vorkommen, so haben
wir das praktisch Wichtige des Gegenstandes erschöpft.

Was die Symptome der Beckenbrüche anbelangt, so treten im
Beginn entsprechend der Schwere der Verletzung die eigentlichen Frakturzeichen in den Hintergrund. Der Shock beherrscht das Bild, wie
wir es ausführlich bei den Verletzungen der Abdominalorgane, die ja
oft mit Beckenbrüchen einhergehen, kennen lernten. Bei der Inspek-
tion fällt zunächst die starke Schwellung und Sugillation auf, die die
Weichteile im Gebiete der Verletzungen aufweisen. Die Verfärbung
der Haut erreicht dabei oft einen beträchtlichen Umfang, Damm, Scrotum und die Gegend des Sitz- und Schambeins zeigen sich blutunter-
laufen. Beim Erwachen aus der tiefen Ohnmacht klagen die Verletzten über lebhafte Schmerzen, die ihnen jede Bewegung verbieten.
Abnorme Stellung, abnorme Beweglichkeit und Krepitation wird sich
auch bei vorsichtiger Untersuchung leicht nachweisen lassen. Die
Nebenverletzungen können wir hier unbesprochen lassen, die folgenden
Paragraphen geben hierüber eine ausführliche Darstellung.

Kasuistik:

Fall Nr. 1. (Aktenmaterial): St. erlitt einen Unfall dadurch, daß er von
herabstürzendem Erdreich bis über die Hüften verschüttet wurde. Quetschung der
Hüften und des Oberschenkels. St. leidet an Störungen der Urinentleerung, die
teils unwillkürlich geschehen, teils erschwerten Abgang des Harns bedingen, daneben bestehen Zeichen eines verheilten Beckenbruchs, der zurzeit keine Beschwerden mehr macht. Die Blasenbeschwerden haben sich im unmittelbaren Anschluß an den Unfall im September 1907 entwickelt; die damalige Verletzung war
eine schwere, darauf deutet der geheilte Beckenbruch, auch war die Blase beteiligt,
da Blut im Urin beobachtet wurde. Die jetzigen Blasenbeschwerden sind demnach
als Folge des fraglichen Unfalls anzusehen. Sie beeinträchtigen St. zweifellos in
seiner Erwerbsfähigkeit, da die nicht immer vollständig entleerte Blase bei der
Arbeit hindert und Schmerzen verursacht, auch der häufige Urindrang stört. 20 pCt.

Fall Nr. 2. (Aktenmaterial): Eine beladene Lore fiel um und bedeckte
p. G. von den Schultern bis zu den Knien. Bruch der rechten Darmbeinschaufel und

des Schenkelhalses, Verkürzung des rechten Beines um 5 cm. Bewegungen im Hüftgelenk um ein Drittel behindert. 60 pCt.

    Fall No. 3. (Aktenmaterial): Beim Herabsteigen in einen Schacht glitt S. von den regenfeuchten Leitersprossen ab und fiel 2 m tief rücklings auf einen Spatenstiel. Damm, rechte Leistengegend und Scrotum sehr stark geschwollen, blaurot verfärbt. Bruch des rechten aufsteigenden Schambeinastes. 20 pCt. bei guter Verheilung.

    Fall No. 4. (Aktenmaterial): K. wurde von trockenem Lehm verschüttet. Mehrfacher Bruch des Beckens, Lockerung in der Verbindung zwischen Kreuzbein und den beiden Darmbeinen. 33$\frac{1}{3}$ pCt.

Wenn wir von der relativ großen Zahl der Fälle absehen, in denen die Beckenbrüche mit schweren Organverletzungen unmittelbar oder mittelbar den Tod herbeiführen, so verbleibt immerhin noch ein beträchtlicher Prozentsatz von Fällen, die entsprechend der Schwere der Verletzung für eine Reihe von Jahren nicht geringe Renten erfordern. Soweit sie durch Organverletzungen bedingt sind, sind sie in den folgenden Paragraphen besprochen, soweit sie Störungen im Sitzen, Gehen, Stehen hervorrufen und dadurch den Kreis der Erwerbsmöglichkeiten einschränken, rechtfertigen sie Rentensätze von 33$\frac{1}{3}$—75 pCt., wenn nicht dauernde Vollrente angezeigt erscheint. Während die Brüche der Darmbeinschaufel im allgemeinen keine erheblichen Funktionsstörungen hervorrufen, sind Brüche, die das Gelenk in Mitleidenschaft ziehen, funktionell ungünstig wegen des Ausganges in Ankylose.

Luxation der Beckenknochen.

Luxationen der Beckenknochen im Gegensatz zur Diastase der Knorpelfugen sind tatsächliche Verschiebungen der Knochen gegeneinander. Als solche kennen wir:

Luxation der Symphysis ossium pubis, die, von den Vorgängen bei schweren Entbindungen abgesehen, gelegentlich sich bei dem Versuch ereignen, einem Fall mit gespreizten Beinen vorzubeugen, ferner die Luxation der Symphysis sacroiliaca, die, wie besprochen, Beckenringfrakturen begleitet, ferner die Luxation des Darmbeins, die selten ohne gleichzeitige Fraktur nach Sturz aus beträchtlicher Höhe beobachtet wird. Auch die Luxationen des Kreuzbeins oder Steißbeins kommen nur mit Beckenfrakturen vereint vor. Sehr selten sind gleichzeitig alle drei Luxationen der Beckensymphysen.

Die Luxation einer ganzen Beckenseite nach einem Trauma hat Felten beschrieben.

Daß Lockerungen des Beckens in seinen Fugen infolge heftiger Quetschungen jetzt mit Hilfe des Röntgenogramms häufiger als zuvor diagnostiziert werden, hat jüngst Thiem eingehend erörtert.

§ 3. **Distorsion und Kontusion des Hüftgelenks.**

Fall auf das Gesäß bzw. die Hüfte, Stoß, Schlag führt zu Kontusionen und Distorsionen des Hüftgelenks, die in der Mehrzahl der Fälle vor Ablauf der dreizehnwöchigen Karenzzeit heilen, ohne Folgeerscheinungen zu hinterlassen, in wenigen Fällen bleibt eine Schwäche der Oberschenkelmuskulatur zurück, die, vorübergehend, eine 10- bis 20 proz. Rente rechtfertigt.

Ein Trauma ist sehr häufig Ursache primärer Entzündung der Hüftschleimbeutel. Während Kontusionen meist seröse Entzündungen veranlassen, führen offene Verletzungen leicht eitrige Entzündungen herbei. In Betracht kommt die Bursitis subiliaca, trochanterica profunda und superficialis. Die Bewegungsbeschränkungen der Hüfte infolge der Schmerzhaftigkeit des Prozesses führen zur konsekutiven Muskelatrophie, die nach erfolgter Heilung zuweilen Renten von 20 bis 30 pCt. erforderlich macht.

§ 4. **Traumatische Luxationen des Hüftgelenks.**

Traumatische Luxationen des Hüftgelenks sind nicht allzu häufige Verletzungen. Nach Krönlein betragen sie 2 pCt. aller Luxationen. Erhebliche Gewalten sind erforderlich, um traumatische Luxationen hervorzurufen: Ueberfahrenwerden, Verschüttetwerden, Sturz aus der Höhe, Auffallen von Fässern und Kisten etc. Der Mechanismus der Hüftluxation ist durch Hebelwirkung erklärt. Der Kopf wird bei übermäßiger Inanspruchnahme in einer sonst normalen Richtung über den Pfannenrand hinübergehebelt und nun nach Zerreißung der sich entgegenstemmenden Kapsel durch das Lig. ileofemorale festgehalten. Nach Bigelow nennt man die Luxation mit Erhaltung des Ligamentums regelmäßige. Im Gegensatz hierzu nennen wir diejenigen Luxationen unregelmäßige, bei denen auch das überaus kräftige Lig. ileofemorale (sive Bertini) nicht stand hielt, Luxationen die z. B. nach schweren Maschinenverletzungen beobachtet werden.

Nach der Stellung des Kopfes unterscheiden wir: Luxationen nach hinten, nach vorn, nach oben und nach unten. Die Luxationen nach hinten, die uns zuerst beschäftigen, sind die häufigsten. Darin stimmen alle Statistiken überein. Tritt der Kopf nach hinten aus der Pfanne heraus, so gleitet er entweder auf das Darmbein: Luxatio iliaca; oder auf das Sitzbein: Luxatio ischiadica. Flexions-, Adduktions und Innenrotationsbewegungen werden plötzlich in Uebertreibung der normalen physiologischen Bewegungen beansprucht. Der Schenkelhals stemmt sich gegen den vorderen Pfannenrand, der zum Hypo-

mochlion wird, der lange Hebelarm ist der Femurschaft, der kurze
der Oberschenkelkopf, der gegen die hintere Kapsel gedrängt diese
zum Einreißen bringt und nun, nachdem das Lig. teres durchrissen,
nach hinten austritt. Die Sehne des Obturator internus findet sich
unterhalb des Kopfes bei der Luxatio iliaca, oberhalb bei der Luxatio
ischiadica.

Symptome der Luxation nach hinten sind die Einwärtsrotation,
die Flexion und Adduktion des verletzten Beines, ferner die Verkürzung. Sie ist eine scheinbare insofern, als die kranke Beckenhälfte
gehoben wird, um die Adduktion auszugleichen. Sie ist aber auch
eine tatsächliche wie der Hochstand des Kopfes oberhalb der Roser-
Nélaton'schen Linie ohne weiteres erkennen läßt. Aktive Bewegungen
sind sehr beschränkt, passive sind so gut wie aufgehoben. Das
Y förmige Band fixiert das Bein. Lediglich graduelle Verschiedenheiten bestehen zwischen der Luxatio iliaca und der Luxatio ischiadica.

Flexion, Abduktion und Außenrotation bedingen die Luxation
nach vorn. Der Kapselriß findet entweder vorn oben oder vorn
unten statt, daher die Trennung in Luxatio suprapubica und infrapubica, d. h. der Kopf findet oberhalb oder unterhalb des Schambeins
seine Unterstützung. Bei der Luxatio suprapubica ist als Ursache
meist eine Gewalt anzuschuldigen, die die Rückwärtsbeugung des Oberkörpers des Verletzten voraussetzt, der sich in abduzierter oder aus-
wärtsrotierter Beinstellung befand, eine Gewalteinwirkung, die häufig
bei Erdarbeitern, die verschüttet werden, stattfindet. Der hintere
untere Rand der Pfanne dient hier als Hypomochlion. Der Kapselriß
erfolgt medial nur nach oben vom Lig. ileofemorale, der Kopf gleitet
auf das Schambein und findet hier einen Widerstand.

Die Symptome dieser Luxation bestehen zunächst in der abnormen
Stellung des Beins, das extendiert, abduziert und außenrotiert gehalten
wird. Das verletzte Bein ist verkürzt, wiewohl es infolge der Abduktion verlängert erscheint, der Schenkelkopf ist unter dem Poupartschen Bande als kugliche Prominenz deutlich nachweisbar, an deren
medialem Rande die Arteria femoralis fühlbar wird. Aktive Bewegungen sind aufgehoben, von passiven sind nur die abduzierenden und
nach außen rotierenden im geringen Umfange erhalten.

Die Luxatio infrapubica setzt eine Gewalt voraus, bei der mehr
die Abduktion als die Außenrollung des Beines in Betracht kommt.
Auch sie betrifft häufig Erbarbeiter, die von hinten her in gebückter
Stellung, wie sie beim Erdausheben eingenommen wird, von Erdmassen
getroffen werden.

Die Symptome dieser Luxation bestehen in abnormer Stellung,

die der Abduktion, Flexion und Außenrotation entspricht. Die Extremität ist verkürzt, nicht, wie man vermuten würde, verlängert.

Luxationen nach unten, bei denen der Kopf direkt den oberen Rand des Tuber ischii berührt, nachdem er durch einen Riß der Kapsel am unteren Rande der Pfanne ausgetreten ist, sind sehr seltene Ereignisse. Sie setzen eine kräftige Abduktion voraus, im Gegensatz zu den eben besprochenen fehlt jedoch die Rotation.

Die Symptome bestehen vornehmlich in der Stellungsanomalie, die durch Flexion etwa bis zum rechten Winkel, leichte Adduktion und Außenrotation bei der Unmöglichkeit der Streckung charakterisiert ist.

Etwas zahlreicher ist die Luxation nach oben beobachtet, die eine forcierte Flexion, Adduktion und Außenrotation voraussetzt.

Ihre Symptome bestehen in der Verkürzung der extendierten nach außen gerollten stark adduzierten Extremität, deren Schenkelkopf als rundliche Prominenz in der Nähe der Spina iliaca anterior superior deutlich fühlbar ist.

In sehr seltenen Fällen können wir von einer zentralen Luxation des Schenkelkopfes sprechen d. h. von einer Luxation des Schenkelkopfes bei zerstörter Pfanne in das Becken hinein.

Doppelseitige traumatische Hüftgelenksluxation.

Niehaus verdanken wir eine Reihe von Beobachtungen doppelseitiger traumatischer Hüftgelenksluxationen, die sowohl nach vorn, wie nach unten, als auch nach oben wie nach unten erfolgt sind. Weitere Beobachtungen liegen vor von Bruns, Schönborn u. a.

Auch hier kommt in erster Linie eine Gewalteinwirkung in Betracht wie sie bei Verschüttungen stattfindet.

Kasuistik:

Fall Nr. 1. (Aktenmaterial): Sturz beim Zusammenbruch eines Brückenbogens. Traumatische rechtsseitige Hüftluxation. Embolie der Arteria pulmonalis. Tod. Zusammenhang anerkannt.

Ist die Reposition gelungen, so sind die nachfolgenden Funktionsstörungen vorübergehende, es handelt sich dann in der Regel nur um die Bekämpfung der Muskelatrophie der Hüft- und Beinmuskulatur der betreffenden Seite, die selten höhere Renten als 10—20 pCt. erheischen. Sind Komplikationen vorhanden, wie sie sich ergeben, wenn der N. ischiadicus mitverletzt ist, ferner, wenn es sich um Schädigungen des Lig. Bertini bzw. um gleichzeitige Frakturen handelt, liegen unüberwindliche Repositionshindernisse vor, dann werden wesentlich höhere Rentensätze zur Anwendung gelangen. Veraltete Luxationen geben naturgemäß Veranlassung zu dauernder Herabsetzung der Erwerbsfähigkeit, sodaß Renten von $33^1/_3$—$66^2/_3$ pCt. erforderlich werden. Es kommt in diesen Fällen meist zur Gelenkneubildung an der fehlerhaften Stelle des Kopfes, die Innenrotation sowie die Verkürzung des Beins mindern den funktionellen Wert der neugebildeten Pfanne erheblich. Die Verletzten sind gezwungen an Krücken zu gehen und leiden in der Regel dauernd unter den Schmerzen, die der Druck des Kopfes auf den Ischiadicus auslöst.

§ 5. Traumatische Entzündungen des Hüftgelenks.

Die traumatische Coxitis bietet nicht allzu charakteristische Erscheinungen. Nach einem Trauma, das die Hüftgelenksgegend betroffen hat, fühlt der Verletzte zunehmende Schmerzen in der Hüfte, die sich bei ausgiebigen Bewegungen steigern, es handelt sich in ausgesprochenen Fällen um einen rein serösen Erguß im Hüftgelenk, bzw. um einen Hämarthros. Nach Thiem besteht bei der traumatischen Coxitis eine besondere Neigung zur Versteifung bzw. Ankylosierung des Hüftgelenks. Aeußerlich gibt sich bei mageren Personen die Schwellung des Hüftgelenks zu erkennen. Auf dem Boden einer akuten traumatischen Coxitis kann gelegentlich eine tuberkulöse Coxitis manifest werden. Es geschieht das relativ oft nach geringfügigen Traumen, denen das Hüftgelenk ausgesetzt ist.

Die Arthritis deformans traumatica des Hüftsgelenks, auch juvenile Form genannt im Gegensatz zu der senilen nicht traumatischen Form, entwickelt sich nach einem Stoß, Schlag gegen die Hüfte, häufig relativ kurze Zeit nach dem Trauma, zuweilen jedoch erst im Verlauf von 1—2 Jahren nach der Verletzung. Für die Beurteilung der traumatischen Form der Arthritis deformans der Hüfte kommen die gleichen Erwägungen in Betracht, die wir bei der Besprechung der traumatischen deformierenden Gelenkentzündung der Schulter (vergl. S. 221.) erörtert haben. Auch hier kommt es sowohl im Anschluß an schwere Verletzungen, Frakturen, Luxationen, als auch nach geringfügigen Quetschungen, Distorsionen zu den charakteristischen Zerstörungen des Gelenks, der Auffaserung des Gelenkknorpels, der konsekutiven Bildung von Wucherungen und Zotten mit dem Ausgang in knöcherne Vereinigung knorpelentblößter Gelenkteile. Gerade die Hüfte bietet die für die Erkrankung charakteristischen Erscheinungen in besonders augeprägter Form.

Kontrakturen und Ankylosen des Hüftgelenks können dermatogener, desmogener, myogener, neurogener und endlich arthrogener Natur sein. Als solche haben wir sie abgesehen von der Arthritis deformans nach eitrigen Gelenkentzündungen, infolge penetrierender Verletzungen, besonders auch nach tuberkulösen Coxitiden zu begutachten, die durch ein Trauma zur Entwicklung angeregt wurden.

Wir müssen es uns versagen, auf das anatomische Bild der Ankylose des Hüftgelenks näher einzugehen, für unsere Betrachtungen genügt es festzustellen, in welchem Grade die einzelnen Formen der Ankylose, bezw. der Kontraktur funktionshinderlich wirken.

Koenig sagt darüber in seinem Lehrbuch: „Auch in den Fällen, in welchen die Gelenkbewegungen in gewisser Richtung beschränkt bleiben, ist das Glied recht brauchbar, falls nur die zum aufrechten Gange notwendige Streckstellung im Bereich der erhaltenen Bewegungsexkursion liegt. In diesem Fall bringt wohl eine erhebliche Beschränkung der Beweglichkeit mancherlei Unannehmlichkeiten, zumal in Beziehung auf den Wechsel der Stellung vom Sitzen zum Stehen usw., aber im wesentlichen bleibt das Glied doch brauchbar. Ja sogar eine vollständige Ankylose in Streckstellung kann noch sehr gute Brauchbarkeit des Gliedes möglich machen".

Ist Ankylose in Streckstellung erfolgt, so kann die Vorwärtsbewegung dadurch erleichtert werden, daß die erkrankte Beckenhälfte nach vorn gedreht wird, ein Ausgleich, der überraschend schnell von dem Verletzten erlernt wird. Nur das Sitzen, das auf der Kante des Stuhls erfolgen muß, ist beschwerlich.

Ist die Fixation in anderer Stellung erfolgt, so müssen gleichfalls Beckenverschiebungen vorgenommen werden, bei denen die Beweglichkeit der Wirbelsäule Vorbedingung ausgiebigen Gebrauches ist. Bei der Flexionskontraktur bzw. -ankylose wird ebenso wie bei der Abduktions- und Adduktionsstellung die kompensative Krümmung der Wirbelsäule eintreten müssen, um die verloren gegangenen Bewegungen, wenn auch unvollkommen, wieder zu ermöglichen.

Die Höhe des Prozentsatzes der Rente, die für Kontrakturen und Ankylosen des Hüftgelenks zur Anwendung gelangt, richtet sich nach dem Grade der Beeinträchtigung der Fähigkeit des Sitzens, Stehens und Gehens. Handarbeiter, die eine sitzende Stellung bei der Arbeit einzunehmen haben, werden naturgemäß durch eine Ankylose in Streckstellung mehr behindert, als durch eine Versteifung in Beugestellung, während die umgekehrten Voraussetzungen für Arbeiter zutreffen, die auf die Sitzstellung bei der Arbeit nicht angewiesen sind. Die Rentensätze, die in Betracht kommen, schwanken zwischen 20 und 40 pCt. für alle Fälle, die eine gewisse Bewegungsfähigkeit in der einen oder der andern Richtung aufweisen, während die vollständige Ankylose in Streckstellung Arbeiten in sitzender Stellung so erschwert, daß eine Rente selbst von $50 - 66^2/_3$ pCt. gerechtfertigt erscheint, wie auch vollständige Kontrakturen bzw. Ankylosen in Flexions- bzw. Adduktionsstellung eine solche Behinderung der Gebrauchsfähigkeit des Gehapparates bedingen, daß Renten bis zu 75 pCt. zu gewähren sind, während Beschränkungen in der Rotationsfähigkeit im allgemeinen nicht derart funktionsstörend sind, daß höhere Renten als 20—30 pCt. in Betracht kommen.

§ 6. Ischias traumatica.

Nicht selten ist der Nervus ischiadicus traumatischen Schädigungen ausgesetzt. Wenn wir von Beckenbrüchen absehen, handelt es sich meist um Quetschungen, die beim Fall auf das Gesäß, Stoß und Schlag, der seitlich das Gesäß trifft, verursacht werden. Auch bei Hüftgelenksluxationen ist der Nerv gefährdet. Nicht selten wird er dabei vom Schenkelhals emporgehoben, stark gedehnt und gequetscht. Ob es sich um neuralgische oder neuritische Prozesse handelt, ist nicht immer mit Sicherheit zu eruieren.

Bei der langen Dauer der Prozesse, der häufigen Wiederkehr akuter Erscheinungen, dem Mangel objektiven Befundes bildet die traumatische Ischias eine unangenehme Aufgabe für den Gutachter. Ehret hat in einer prägnanten Zusammenstellung eine treffliche Anleitung gegeben, Ischiaskranke zu untersuchen, die ihre Beschwerden auf Unfälle zurückführen. Bei der Häufigkeit der Erkrankung tritt die Frage nach dem Zusammenhang der Ischias mit einem voraufgehenden Unfall recht oft an den Gutachter heran. Bei der Beurteilung der Ischias als Unfallfolge kann nicht kritisch genug verfahren werden. In einem Obergutachten hat Schede in klassischer Form einen Fall von Ischias traumatica klargestellt. Solange erhebliche Schmerzen vorhanden sind, ist die Vollrente zu gewähren, da dem Verletzten keine Arbeitsleistung zugemutet werden kann. Entsprechend dem Nachlassen der Beschwerden steigert sich die Arbeitsfähigkeit, die zur Verminderung der Rente führt.

Fall Nr. 1. (Aerztliches Gutachten. Oberarzt Dr. Placzek.) In der Unfallsache des Arbeiters G. G. erstatte ich dem Vorstande der B. G. der Feinmechanik und Elektrotechnik, Sektion I, gestützt auf die Beobachtung des Patienten in der Nervenabteilung des Krankenhauses Hasenheide vom 23. III. 1911 bis 22. IV. 1911, das erforderte Gutachten darüber,
ob und welche Unfallsfolgen noch bestehen und gegebenenfalls, in welchem Grade Patient zur Zeit noch erwerbsbeschränkt ist.

I. Tatsächliches.

G. wollte am 22. Dezember 1909 eine Bohle zurückziehen, glitt dabei aus und setzte sich auf Mauerwerk. Er arbeitete 9 Tage nicht, dann arbeitete er wieder, klagte später über Schmerzen im rechten Bein. G. gibt an, 1851 geboren, verheiratet, Vater zweier Kinder zu sein, 4 seien gestorben. Alkoholmißbrauch und geschlechtliche Infektion wird bestritten. G. will 1910 Wächter in einer

Teppichfabrik gewesen sein, weil er schwere Arbeit nicht verrichten konnte. Er klagt zur Zeit über Schmerzen in der rechten Hüfte, ausstrahlend nach dem rechten Bein; will oft Krampf in Oberschenkel und Wade haben. G. will auch manchmal schwindlig werden; glaubt auch, daß er auf den Kopf gefallen sei, da er Kopfbeschwerden habe. Kräftiger, sehr muskulöser Mann mit reichlichem Fettpolster. Hängebauch, gesundes Aussehen. Zahlreiche erweiterte Gesichtsadern. Regenbogenhaut rechts braun, links blau pigmentiert. Faßförmiger Brustkorb. Das rechte Bein hebt Patient in Rückenlage gut hoch. Bei passiver Beugung des rechten Beins will Patient starke Schmerzen haben. Hebe ich sein Bein, so will er Schmerzen haben und betont das Gleiche als ich das Bein in Hüfte und Knie rechtwinklig beuge. Druck auf die bekannten Stellen im Verlaufe der Ischiasnerven ist wenig schmerzhaft. Schon wenn ich das Bein bis zu 45° hebe, jammert Patient. Beim Gehen schont er das rechte Bein. Er zieht das rechte Bein leicht nach, auch wenn er sich unbeobachtet glaubt. Puls mitunter unregelmäßig, auffällig verlangsamt. Im Uebrigen nichts Erwähnenswertes.

II. Gutachten.

Falls die Angaben des Patienten als wahr angenommen werden könnten, würde es sich um eine chronische Ischias handeln. Leider ist sein Verhalten aber wenig vertrauenswürdig. Ich verweise nur auf die Tatsache, daß er eine Verstärkung der Schmerzen angibt, wenn ich das gestreckte hochgehobene Bein rechtwinklig beuge. In dieser Stellung müßte der Schmerz sofort nachlassen, wenn nicht gar verschwinden. Auch der Gang erscheint suspekt. Auf jeden Fall erscheint der „Unfall" höchst zweifelhaft für Entstehung dieses Leidens. Seltsam ist es auch, daß G. trotz aller Lichtbäder, die erfahrungsgemäß Ischias günstig beeinflussen, keine Besserung verspürt haben will. Nach Lage der Sache halte ich die bisher angenommene Minderung der Erwerbsfähigkeit zu 10 pCt. für ausreichend, wobei ich den vielleicht möglichen Beschwerden im rechten Bein Rechnung trage.

Literatur zu § 2—6.

1. Bruns P., Die Lehre von den Knochenbrüchen.
2. Ehret, Zur Begutachtung der erwerbsbeeinträchtigenden Folgen nach Ischias. M. f. U. 1900.
3. Helferich, Frakturen und Luxationen. München 1898.
4. Hoffa, Frakturen und Luxationen. Stuttgart 1904.
5. Linser, Ueber Beckenluxationen. Bruns' Beitr. z. klin. Chirurgie, Bd. 35.
6. Schede, Obergutachten (Ischias traumat.). Sammlung ärztl. Obergutachten. Bd. I. 1903.
7. Thiem, Lockerung des Beckens in seinen Fugen. M. f. U. 1909.

§ 7. Verletzungen der männlichen Harn= und Geschlechts= organe.

Verletzungen der Harnleiter.

Verletzungen der Harnleiter als Unfallfolgen sind außerordentlich selten. Der gelegentlich beobachtete Abriß des oberen Ureterendes wird allgemein durch eine plötzliche Lageveränderung der Niere erklärt, bei der der Ureter von dem Querfortsatz des ersten Lendenwirbels gezerrt und zerrissen wird.

Schwere stumpfe Gewalten, meist Ueberfahrenwerden oder dergleichen, sind imstande, diese Zerreißungen zu bewirken. Die Diagnose ist selbstredend kaum exakt zu stellen, die wenigen bekannten Fälle sind fast durchweg Sektionsbefunde. Immerhin lassen einzelne Symptome, z. B. ein fluktuierender Tumor in der Nierengegend, dessen

Punktion urinösen Inhalt ergibt, sowie Harnverminderung an eine Harnleiterzerreißung denken. Es handelt sich nicht immer um totale Abreißungen, gelegentlich kommt es nur zu Einrissen in die Harnleiterwandung.

Verletzungen der Blase.

Nordmann hat jüngst in einer Arbeit über die intraperitoneale Ruptur der Harnblase interessante statistische Angaben veröffentlicht. Danach kamen in einem Berliner Krankenhause auf 11000 Kranke 3, im Londoner Bartholomäus-Hospital auf 17000 2, in der Hallenser Klinik auf 9500 Fälle 6 Harnblasenverletzungen.

Blasenrupturen kommen durch Stoß oder Schlag, Fußtritt und dergleichen gegen die Mitte des Unterleibes zu stande, besonders bei überfüllter Blase, daher werden relativ häufig Blasenrupturen beobachtet bei Betrunkenen, die mit dem Leib gegen eine scharfe Kante, Bordschwelle oder dergl. fallen. Jedoch auch indirekte Gewalteinwirkung, Fall aus der Höhe auf das Becken, kann Blasenrupturen herbeiführen. Je nach dem Füllungszustande und nach der Situation des Blasenrisses handelt es sich um eine intra- oder extraperitoneale Verletzung; ergießt sich Harn in die Bauchhöhle, so kann zwar in seltenen Fällen eine diffuse Peritonitis ausbleiben, in der Regel kommt es jedoch sehr bald zur ausgebreiteten Entzündung des Bauchfells. Nicht selten ist gleichzeitig ein Beckenbruch vorhanden. Zuweilen ist dieser auch die Ursache der Blasenruptur. Knochensplitter können nachträglich zur Bildung von Blasensteinen führen, die somit traumatischen Ursprungs sind. Auch Fremdkörper, die während der Verletzung in die Blase eindringen, geben gelegentlich Anlaß zur Steinbildung, wie Partsch und Schloffer zeigen konnten.

Kasuistik:

Fall Nr. 1. (Aktenmaterial): Der Arbeiter S. erlitt beim Absteigen von einem Wagen einen Stoß vom Hinterrad gegen die linke Körperseite. Er fiel zu Boden, und zwar direkt gegen den Leib. Heftige Leibschmerzen, besonders druckempfindlich ist die Blasengegend, trotz Urindrangs wird kein Urin gelassen. Bauchdeckenspannung, Operation. Bei Oeffnung der Bauchhöhle entleert sich eine seröse bräunliche Flüssigkeit. An der hinteren Blasenwand ein großer, schräg verlaufender Riß von 8 cm Länge, aus dem sich eine große Menge blutig seröser Flüssigkeit von leicht urinösem Geruch in das kleine Becken ergießt. Naht des Blasenrisses. Heilung. 40 pCt.

Harnröhrenzerreißungen.

Harnröhrenzerreißungen beschäftigen nicht selten den Unfallgutachter. Die Harnröhrenzerreißungen, die durch stumpfe Gewalten zu stande kommen, befinden sich in der Regel in der Gegend des Perineums, worauf Oberst aufmerksam machte. Als Ursachen kommen in Betracht: Fall mit dem Damm auf einen scharfkantigen Gegenstand,

Stoß, Schlag, Hufschlag gegen den Damm, Ueberfahrenwerden, Puffer-quetschung. Am gefährdetsten sind der Bulbus urethrae und die Pars membranacea. Der Bulbus wird bei der Richtung der stumpf verletzenden Gewalt von vorn nach hinten in erster Reihe getroffen, in umgekehrter Richtung wird häufiger die Pars membranacea verletzt.

Es ist begreiflich, daß Harnröhrenzerreißungen häufig gemeinsam mit Beckenbrüchen gefunden werden. Oberst hat den Mechanismus der Verletzung durch seitliche Kompression erklärt: die Schambeine zerbrechen und quetschen die Urethra durch, wie ja auch Anspießungen durch Knochensplitter nicht allzuselten vorkommen. Nach Kaufmann teilen wir die Harnröhrenverletzungen ein in:

1. Kontusionen der Harnröhre mit oder ohne Einriß der Schleim-haut,

2. Zerreißung und Eröffnung der Harnröhre;

   a) partielle,

   b) totale.

Einfache Kontusionen der Harnröhre ergeben mehr oder minder lebhafte Schmerzhaftigkeit, geringe Sugillation des Perineums. Handelt es sich um Zerreißung der Harnröhre, so sind die genannten Erschei-nungen beträchtlich vermehrt, besonders nimmt die Blutung erhebliche Dimensionen an, die Sugillation erstreckt sich dann über die Gegend des Dammes hinaus: Scrotum, Penis, Schenkelbeugen sind blutunter-laufen. Kardinalsymptom ist die Blutbeimischung des Harns bzw. der Blutabgang aus der Harnröhre. Nach allen schweren Fällen sistiert die Harnabsonderung infolge der Verstopfung der Urethra durch Blut-koagula, was die Gefahr der Komplikation durch Harninfiltration mit den eventuellen Folgen der Abscedierung und ausgedehnten Hautgan-gräns erhöht.

Die Heilung vollzieht sich unter Bildung von Strikturen, die eine zeitraubende Behandlung notwendig machen und daher längere Zeit hindurch Renten erfordern, die im allgemeinen mit 10—25 pCt. be-messen werden, selten höher.

Kasuistik:

Fall Nr. 1. (Aktenmaterial): Der Arbeiter C. fiel rittlings auf das Seiten-brett eines Wagens: Dammgegend, Scrotum, Penis tief schwarz gefärbt und ge-schwollen. Der eingeführte Katheter gelangt abseits in einen Hohlraum. Zer-reißung der Harnröhre, die mit Verengerung ausheilt. Im Anschluß daran Fieber, Schmerzen im Leibe, besonders in der Lebergegend. Nach 6 Wochen trat der Tod ein. Lungenabsceß. Das Sch.G. kommt auf Grund eines Gutachtens zur Aner-kennung des ursächlichen Zusammenhanges; nach Lage der Sache ist die Möglich-keit anzunehmen, daß der Lungenabceß durch den Unfall ungünstig beeinflußt wurde. Es ist sehr wohl möglich, daß der Tod mit dem Unfall in einem ursächlichen Zu-sammenhang steht.

Fall Nr. 2. (Aktenmaterial): Bei den Kanalisationsarbeiten fiel dem Arbeiter B. ein schwerer Teil eines eisernen Flaschenzuges auf den Unterleib, Blasenquetschung, Harnröhrenzerreißung in ihrem hinteren Abschnitt. Naht der Harnröhre; traumatische Harnröhrenverengerung. 15 pCt. Sch.G. gewährt 30 pCt. mit Rücksicht darauf, daß der Verletzte in jeder Woche an ein oder zwei Tagen die Arbeit unterbrechen muß und zu bougieren ist.

Nach Pfeil unterscheidet sich die traumatische Harnröhrenverengerung von der gonorrhoischen durch ihre größere Ausdehnung, sie ist ferner meist nur in der Einzahl vorhanden, sehr hart und eng.

Verletzungen des Penis.

Unter den Verletzungen des Penis nimmt die sog. Fractura penis unser Interesse nur in geringem Umfange in Anspruch, d. i. die subkutane Zerreißung der Corpora cavernosa penis im erigierten Zustand. Häufiger beobachten wir in der Unfallpraxis Quetschungen des Penis, der Haut und der Schwellkörper, durch Einwirkung stumpfer Gewalten, gelegentlich auch Schnitt- und Rißwunden des Penis.

Die Penisverletzungen kommen im gewerblichen Betriebe meist dadurch zu stande, daß die Beinkleider der Betroffenen von Transmissionen erfaßt werden und nun die Genitalien fortgerissen werden.

Waibel und Golebiewski setzen den Verlust des Penis dem der Hoden gleich und glauben dem Verletzten eine Entschädigung von 10—20 pCt. zubilligen zu sollen. Aronheim nimmt keine Beeinträchtigung der Arbeitsfähigkeit an, eine Auffassung, der ich mich nicht anschließen möchte.

Ueber traumatische Erkrankungen der Prostata hat Lohnstein berichtet.

Verletzungen des Scrotums.

Die gewöhnlichen Ursachen — stumpfe Gewalten — die eine Kontusion des Scrotums hervorrufen, sind Hufschlag, Fußtritt, Faustschlag, Rittlingsauffallen etc. Es kommt zu einem subkutanen Bluterguß zwischen Tunica dartos und Tunica vaginalis communis. Der Bluterguß breitet sich im lockeren Zellgewebe aus und nimmt in der Regel einen beträchtlichen Umfang an, nur bei geringfügigem Trauma bleibt der Erguß auf eine Seite beschränkt. Erhebliche Ergüsse umgeben im allgemeinen den Samenstrang, zuweilen sogar noch darüber hinaus, sodaß sie am Damm und Schenkel sichtbar werden. Der Hoden wird von dem Erguß nach hinten gedrängt.

Der Erguß kommt nach einiger Zeit zur Resorption, immerhin hält er sich hier länger als an anderen Stellen der Haut und kann gelegentlich einmal auch Nekrose der darüberliegenden Haut herbeiführen, wiewohl Hautnekrosen hier wegen der vorzüglichen Circulationsverhältnisse relativ selten beobachtet werden.

Quetschwunden und Rißwunden entstehen in der Regel, wenn die Scrotalhaut gegen die Schambeine gedrängt wird, dann kommt es gelegentlich auch zum Hodenvorfall.

Verletzungen der Scheidenhäute.

Kocher hat als Haematoma extravaginale testis jene Form von Blutergüssen bezeichnet, die zwischen den beiden Scheidenhäuten sowohl innerhalb des Samenstranges, wie auch innerhalb des Hodens vorkommen. Das intravaginale Hämatom (Bluterguß in die Höhle der Tunica propria) kommt meist bei bestehender Hydrocele gelegentlich eines Traumas, Hufschlags oder dergl. zustande, in seltenen Fällen wohl auch infolge der Wirkung der Bauchpresse.

Eine akute Entzündung der Scheidenhaut, eine Hydrocele vaginalis acuta (Wasserbruch), wird meist durch Traumen verursacht, Quetschung, Erschütterung, Einklemmung und dergl.; es kann sich dabei um seröse, fibrinöse oder um eitrige Entzündungen handeln. Auch die chronische Form der Hydrocele vaginalis, die Orchidomeningitis chronica serosa, ist nach Traumen nicht selten zu beobachten. Die Entscheidung, ob es sich um einen frischen oder alten Wasserbruch handelt, ist nicht immer leicht. Die genaue Untersuchung hinsichtlich äußerer Zeichen der Verletzung des Scrotums, der Größe, der Schmerzhaftigkeit, der Wanddicke (Verdickung spricht gegen frische Entstehung), der Ausschluß sonstiger Erkrankungen, die Hydrocelen im Gefolge haben können, gibt genug Merkmale zur Entscheidung dieser Frage. Körte hat in einem Obergutachten die traumatische Entstehung einer Hydrocele verneint. Darüber herrscht kein Zweifel, daß eine direkte Verletzung des Hodens und seiner Nachbarschaft eine akute Hydrocele herbeiführen kann, daß ferner ältere Hydrocelen sich infolge von Gewalteinwirkungen akut verschlimmern. Die Hydrocele bilocularis ist gleichfalls nach Traumen beobachtet (Lammert-Schmidt).

Auch die Hydrocele funiculi ist nach Traumen ungemein häufig zu beobachten, in gleicher Weise die Haematocele funiculi, dahingegen wird das Auftreten einer Varicocele nach akuten Traumen bestritten (Koenig). Die Haematocele tunicae vaginalis propriae kommt nach einem Trauma in der Weise zu stande, daß zunächst ein Bluterguß in die Scheidenhaut stattfindet, dieser Bluterguß organisiert sich; kommt nun ein weiteres Trauma hinzu, so beginnt von neuem eine Blutung aus den organisierten Gefäßen.

Mit Recht gilt die Hydrocele geringen Umfangs nicht als Unfallfolge, die eine Entschädigung erforderlich macht; größere Hydrocelen veranlassen dagegen nicht selten eine wirtschaftlich meßbare Erwerbsbeschränkung, die in der Regel nicht höher als mit 10 pCt. zu bemessen ist; nur in Ausnahmefällen, bei besonders großen durch ihre Schwere und Schmerzhaftigkeit ausgezeichneten Wasserbrüchen dürften höhere Renten bis zu 25 pCt. und darüber in Betracht kommen.

Die B.G. und die Sch.G. verfallen nicht selten in den Fehler, zu dem die Aehnlichkeit der Bezeichnungen verführt, Wasserbrüche wie echte Hernien zu beurteilen. Sie setzten dabei voraus, daß ein Wasserbruch die gleichen Erscheinungen bieten müsse, um als traumatisch zu gelten, die das R.V.A. in konstanter Spruchpraxis für die traumatischen Hernien als gegeben annimmt, wie Liniger in mehreren Entscheidungen feststellen konnte.

Hoden und Nebenhoden.

Verhältnismäßig häufig sind Hoden und Nebenhoden Gegenstand heftiger Gewalteinwirkungen, Stoß, Schlag, Fußtritt und dergl. Der Schmerz, der im allgemeinen überaus heftig auftritt, führt gelegentlich zu schwerem Kollaps, ja es liegen sogar Beobachtungen vor, in denen plötzliche Todesfälle einer Hodenquetschung folgten. Die Folgen einer Quetschung äußern sich in mehr oder minder erheblichen Blutungen im Hodenparenchym, in den den Hoden umgebenden Häuten, äußerlich erkenntlich durch die beträchtliche Scrotalschwellung, die in der Regel deutliche Verfärbung aufweist. Die genannten Gewalteinwirkungen können auch Hodenluxationen zur Folge haben. Wir unterscheiden Luxationen in den Bauchraum, Luxatio abdominalis, in den Schenkelring Luxatio cruralis, unter die Haut des Dammes, Luxatio perinealis und in den Leistenkanal, Luxatio inguinalis.

Fälle von Torsion des Hodens und des Samenstrangs nach Traumen (Ueberanstrengung, Verheben) sind von Lauenstein, Küttner und Wendel veröffentlicht worden.

Offene Wunden des Hodens werden gelegentlich beobachtet.

Auch akute Entzündungen des Hodens, Orchitis acuta, kann durch Verletzung entstehen, desgleichen findet sich zuweilen eine Epididymitis auf traumatischer Grundlage.

Die Hodentuberkulose kann gelegentlich auf ein Trauma zurückgeführt werden, insofern das Trauma die Ansiedlung und die Vermehrung der Bazillen begünstigt. Auch Hodensarkom sowie Syphilis des Hodens ist nach Traumen beobachtet worden. (Gelegenheitsursache.) (Kraske, Roving u. a.)

Von besonderem Interesse ist die Rentenfestsetzung bei Verlust der Hoden. Daß der Mangel eines Hodens keine Einschränkung der Erwerbsfähigkeit bedeutet, ist außer Frage, anders heim Verlust beider Hoden. Nach Blasius wäre eine Rente von 10—15 pCt. hier angebracht. Nach Rieger ist der Verlust der Zeugungsfähigkeit ein Mangel, dessen Bewertung außerhalb der ärztlichen Kompetenz liegt; physische Folgen seien bisher nicht zur Beurteilung gelangt, sodaß es sich lediglich darum handele, inwieweit die psychischen und moralischen Folgen eine Entschädigung rechtfertigen; und zwar handelt es sich nach Rieger dabei um die Herabsetzung der Willensenergie und der damit verbundenen Minderung der Arbeitskraft infolge der Gemütsverfassung, die durch die Betrachtungen über das traurige Schicksal hervorgerufen wird. Dieser Umstand rechtfertigt nach Rieger eine Rente von 50 pCt., während Becker, dem ich mich anschließen möchte, keinerlei Einschränkung der Erwerbsfähigkeit annimmt und demnach im Sinne des Gesetzgebers die Notwendigkeit einer Entschädigung ablehnt.

Kasuistik:

Fall Nr. 1. (Aktenmaterial). Der Arbeiter V. wird von einem schwer beladenen Wagen überfahren. Vollständige Zertrümmerung des rechten Unterschenkels bis nahe an das Kniegelenk. Bluterguß bis weit über die Mitte des rechten Oberschenkels. Zuerst Versuch der Exartikulation im Kniegelenk, da sich jedoch Blutvergiftung einstellte, mußte die Amputation in der Mitte des rechten Oberschenkels vorgenommen werden. Linker Hodensack zerrissen. Der linke Hoden ist vollständig abgerissen, der rechte Hoden bloßliegend und stark gequetscht. Nach der Entlassung aus dem Krankenhaus 75 pCt.

Fall Nr. 2. (Aktenmaterial). Die Spitze der Eichel abgequetscht, starke Blutung, die Kreuzbeingegend sehr angeschwollen, bläulich gefärbt und bei der Betastung sehr empfindlich.

An Stelle der Eichelspitze ist eine etwas nach innen gezogene Narbe, die ursprüngliche Harnröhre ist geschlossen; unterhalb derselben ist eine kaum sichtbare Oeffnung vorhanden, aus der sich ein feiner gedrehter Harnstrahl entleert. Die Vorhaut ist nach hinten wulstig. Starker Druck auf die obere Kreuzbeingegend ruft Schmerzen hervor. Chronischer Blasenkatarrh. 50 pCt.

Fall Nr. 3. (Aktenmaterial.) G. verunglückte dadurch, daß er von herabfallender Erde überschüttet wurde. Bruch des absteigenden Astes des Schambeinknochens mit komplizierter weit klaffender Hautwunde dicht neben der Afteröffnung und Zerreißung des hinteren Teiles der Harnröhre und des Blasenhalses. Der rechte Oberschenkel war stark gequetscht und geschwollen, auch das rechte Kniegelenk; das Bein konnte nicht bewegt werden. Wegen Urinverhaltung mußte die zerrissene Harnröhre erweitert und die Blase längere Zeit drainiert werden. Inzwischen stellte sich noch Hodenschwellung ein, die verschiedene Spaltungen erforderte.

Striktur infolge Schrumpfens der ringförmigen Narbe. Filiformbougies sind nicht im stande, die verengte Stelle zu passieren. Operation. Sectio alta. Entfernung der narbigen Massen. Dauerkatheter. Heilung. 30 pCt. Rente als Schonungs- und Uebergangsrente.

Fall Nr. 4 (Aktenmaterial). Der Handgriff einer Winde schlug gegen den linken Hoden. Anschwellung des linken Hodens und Schmerzen. Es handelte sich zunächst um eine Quetschung des Hodens, insbesondere der linken Seite, wodurch der Hoden auf das dreifache angeschwollen, blaurot verfärbt und sehr druckempfindlich war. Danach bildete sich nach Rückgang der Verfärbung und der Geschwulst eine rote Stelle auf der linken Seite des Hodens, die später aufbrach und dann zuheilte, sodaß K. wieder arbeitsfähig wurde. Ende 1908 brach dann die Haut wieder auf und es enstanden Fisteln, die seitdem eitern und das ganze Unterhautzellgewebe der linken Hodenseite zerstören. 40 pCt.

Fall Nr. 5. (Aktenmaterial). Ein Stück von einem Stein fiel gegen den Hodensack. Im Anschluß daran Tuberkulose beider Hoden; beide Hoden sind stark vergrößert. Der linke ist über gänseeigroß und fühlt sich derb und fest an. Auch der Nebenhoden ist stark verdickt; auf Druck sind Hoden und Nebenhoden ziemlich schmerzhaft.

Der rechte Hoden fühlt sich weniger derb an als der linke, ist auch nicht so druckempfindlich. An der rechten Außenseite des Hodensacks befindet sich eine linsengroße Fistel, die in den rechten Nebenhoden geht. Sie ist stark verdickt und hart. Die Samenstränge sind beide nicht verdickt und nicht schmerzhaft. Urin klar. Von einer vollständigen Erwerbsunfähigkeit durch den Unfall kann jetzt keine Rede sein. Der Mann, welcher durch sein Alter an und für sich in seiner Erwerbsfähigkeit soweit herabgesetzt ist, daß er Reichsinvalide geworden ist, ist auch schon vor dem Unfalle nur noch zum Teil erwerbsfähig gewesen. Die Erkrankung des linken Hodens muß wohl auch als unmittelbare Folge des Unfalls aufgefaßt werden, da es ja bekannt ist, daß die Erkrankungen tuberkulöser Natur von einem Hoden auf den andern übergehen.

Fall Nr. 6. (Aktenmaterial). Arbeiter G. prallt ab mit der Baupike beim Aufschlagen auf Chausseesteine. 3 Monate später Wasserbruch, der in einem Gutachten auf diesen Unfall zurückgeführt wird. Ein Wasserbruch (Hydrocele) entsteht nicht direkt durch Verletzung, sondern mittelbar indem diese eine Entzündung in der Scheidenhaut hervorruft, die zur Wasserausscheidung führt. Entsteht sofort — in wenigen Stunden — nach dem Unfall eine Flüssigkeitsansammlung, so handelt es sich in der Regel um Blut (Haematocele). Wird das Blut nicht aufgesogen, so kann durch den chronischen entzündlichen Reiz ein Wasserbruch immer allmählich durch Entzündungen in der serösen Innenhaut des Hodensacks oder in dem Ueberzuge des Hodens, also in der Scheidenhaut, entstehen. G. gibt an, daß alsbald nach dem Unfalle der Hodensack stark angeschwollen sei. Am 27. VII. 1902 soll der Unfall passiert sein; im Oktober 1909 also 3 Monate später — hat sich eine Füllung des Hodensacks bemerkbar gemacht.

Hiernach ist mit einiger Wahrscheinlichkeit anzunehmen, daß bei G. zunächst durch den Schlag, welchen er durch den Hakenstiel erlitt, eine geringe Verletzung der Scheidenhaut entstand, welche dann eine chronische Entzündung hervorrief und zur Ausscheidung von Wasser in die Scheidenhaut führte. Sind also die Angaben des G. richtig — und sie sind durch den Zeugen erhärtet —, so müssen die Entschädigungsansprüche anerkannt werden. 10 pCt.

Literatur zu § 7.

1. Aronheim, Eine seltene Betriebsverletzung des Penis. M. f. U. 1904.
2. Bartels, Die Traumen der Harnblase. Arch. f. klin. Chir. Bd. 22. 1878.
3. Blasius, Ueber die Folgen einseitiger und doppelseitiger Kastration für die Erwerbsfähigkeit und die Entschädigung dieses Schadens. M. f. U. 1896.
4. Kaufmann C., Verletzungen und Krankheiten der männlichen Harnröhre und des Penis. Deutsche Chirurgie. Bd. 50a,
5. Körte, Obergutachten. Samml. ärztl. Obergutachten. Bd. I. 1903.
6. Kocher, Die Krankheiten der männlichen Geschlechtsorgane. D. Chir. Bd. 50b.
7. Küttner, Torsion des Samenstranges und Nekrose der Hoden. München 1906.
8. Lauenstein, Die Torsion der Hoden. Volkm. Samml. kl. Vorträge 1894.
9. Lohnstein, Prostata und Trauma. Allg. med. Zentralz. 1903.
10. Martens, Verletzungen und Verengerungen der Harnröhre. Bibl. v. Coler. Bd. XII. 1902.
11. Manasse, Zerreißung der Harnblase. D. m. W. 1908.
12. Mende, Die sogen. Fraktur des Penis. I.-D. Greifswald 1893.
13. Nordmann, Intraperitoneale Ruptur der Harnblase. D. m. W. 1908.

14. Oberst, Ueber Harnröhrenzerreißungen. Volkm. Samml. klin. Vorträge 1882.
15. Pfeil, Ueber traumatische Harnröhrenverengerungen mit Bezug auf das Unfallversicherungsgesetz. I.-D. Bonn 1905.
16. Rieger, Die Kastration in rechtlich-sozialer und vitaler Hinsicht. Jena 1900.
17. Derselbe, Welche Folgen im Sinne des Unfallversicherungsgesetzes hat der Verlust beider Hoden? A. S. Z. 1896.
18. Schloffer, Blasenstein nach Pfählungsverletzung. W. kl. W. 1904.
19. Wendel. Hodentorsion. M. m. W. 1908.

§ 8. Verletzungen der weiblichen Geschlechtsorgane.

Die Begutachtung der traumatischen Erkrankungen des weiblichen Genitalapparates gestaltet sich meist recht schwierig. Geschlechtsleben, Schwangerschaft, Entbindung verändern den normalen Organismus und hinterlassen ungemein häufig Abweichungen von der Norm, die mehr oder minder als krankhafte Veränderungen empfunden werden, ohne daß eine erhebliche pathologische Grundlage für die beklagten Beschwerden vorhanden wäre. Erfolgt nun ein Unfall, wie es in den landwirtschaftlichen Betrieben, aber auch in der Textilindustrie nicht so selten ist, Stoß oder Schlag gegen die Genitalien, oder eine Ueberanstrengung beim Heben, Bücken, so liegt es nahe, daß die Verletzten die bereits vorhandene Genitalerkrankung auf den faktischen bzw. vermeintlichen Unfall zurückführen. Dahin gehören Erkrankungen wie Metritis, Endometritis, Lageveränderungen, Adnexerkrankungen usw.

Die Schwierigkeiten mehren sich, worauf Baisch aufmerksam macht, mit der Mannigfaltigkeit der Beschwerden, die ein und derselbe Prozeß bei den verschiedenen Individuen auslöst, Beschwerden, die in gar keinem Verhältnis stehen zu der Geringfügigkeit des objektiven Befundes. Nicht mit Unrecht weist Baisch darauf hin, daß es sich bei der Begutachtung gynäkologischer Fälle meist um solche handelt, die dem Grenzgebiet der Gynäkologie und Neuropathologie angehören. Er selbst führt einige Fälle an, in denen die Unfallverletzten — meist handelt es sich um ein psychisches Trauma — den Sitz ihrer Beschwerden in die Genitalsphäre verlegen, während die objektive Untersuchung nicht den geringsten Anhalt für eine Genitalerkrankung gibt.

Thiem hat als erster auf der 69. Vers. deutscher Naturforscher und Aerzte in Braunschweig 1897 auf die gynäkologischen Unfallfolgen aufmerksam gemacht. Nach Thiem kann eine Retroflexio uteri auf ein einmaliges Trauma nicht zurückgeführt werden, auch die Reflexion des schwangeren oder myomatös erkrankten Uterus ist nicht Gegenstand der Begutachtung, da die Aufrichtung, die innerhalb der ersten 13 Wochen erfolgen muß, die vorhandenen Beschwerden beseitigt. Anders liegen die Verhältnisse bei der Retroversio uteri, die nach Fritsch und Thiem traumatisch entstehen kann. Schwarze gibt zwar zu, daß die Mehrzahl der sogenannten traumatischen Retroflexionen auf inkorrekter Beobachtung beruhen, d. h. daß es sich meist um Verschlimmerungen handelt, die der Unfall herbeigeführt, bzw. um Fälle, die zuvor symptomlos verlaufen sind, daß jedoch hier und da wohl mit Recht ein Trauma für die Entstehung der Retroflexio verantwortlich gemacht werden muß. Auch von Herff beobachtete einwandsfrei Fälle von Retroflexio uteri, die durch Unfälle entstanden waren. Nach Schwarze ist eine Rente von 30—50 pCt. angemessen mit Rücksicht auf die Beschwerden, die längeres Gehen und Stehen verbieten. Nach der Behandlung seien im allgemeinen 10 pCt. ausreichend. Eine Anteflexio uteri traumatica gibt es nicht, auch die Entstehung der Anteversio uteri kann nicht mit einem Trauma in einen Zusammenhang gebracht werden. In einer Veröffentlichung aus jüngster Zeit teilt Thiem die Ansichten Küstners und Fritschs, daß eine Gewalteinwirkung, die in einem Fall auf das Gesäß, in einem Sturz aus der Höhe, im Heben einer Last, endlich in einem direkten Stoß gegen den Unterleib besteht, imstande sei, eine Lageveränderung des Uterus im Sinne einer Retroversio-flexio mit Descensus uteri herbeizuführen.

Was die Vorfälle von Scheide und Gebärmutter anbelangt, so halten wir an den Leitsätzen fest, die Schwarze aufgestellt hat:

„1. Bei der Tatsache, daß die Entwickelung der Vorfälle in weitaus den meisten Fällen eine allmähliche ist, muß man zur Beurteilung der Unfallfolge zwischen Frauen, die nicht geboren haben, und solchen, die geboren haben, streng unterscheiden. .

2. Nur bei ersteren liegt die hohe Wahrscheinlichkeit der plötzlichen Entstehung eines Vorfalls durch ein bestimmt nachzuweisendes Unfallsmoment und außergewöhnliche Betriebsanstrengung vor.

3. Bei letzteren und bei Greisinnen genügt die Feststellung eines Vorfalls allein auch nach außergewöhnlicher Betriebsleistung oder nach einem bestimmten Unfallsmoment nicht zur Anerkennung der Ansprüche.

4. Hier muß stets noch gefordert werden, daß die Betreffenden im direkten Anschluß an den Unfall in erheblichem Grade in ihrer Erwerbsfähigkeit dauernd oder längere Zeit geschädigt worden sind.

5. Vorfälle geringeren Grades bedingen keine erhebliche oder dauernde Schädigung der Erwerbsfähigkeit.

6. Demnach deutet vorübergehende oder geringe Schädigung mit Sicherheit darauf, daß der Vorfall schon vorher bestand, und berechtigt nicht zur Forderung der Beseitigung des Leidens.

7. Wenn eine schwangere Frau behauptet, durch einen Unfall

einen Vorfall bekommen zu haben, ist die Feststellung der Ansprüche bis nach der Entbindung zu verschieben, da im schwangeren Zustande sich der Grad des Leidens nicht beurteilen läßt.

8. Ebenso ist es klar, daß ein kompletter Vorfall der Scheide und Gebärmutter mit Cystocele auch durch einen Unfall nicht verschlimmert werden kann."

Die Erwerbsbeschränkung nach Vorfällen der Scheide bzw. der Gebärmutter berechnet Schwarze ganz allgemein, indem er 10 pCt. annimmt mit Rücksicht darauf, daß Frauen mit Vorfällen schwere Arbeiten nicht verrichten können. Totale Vorfälle müssen nach ihm selbst nach operativer Behandlung noch mit 30 pCt. entschädigt werden. Zangemeister hat in einem Obergutachten den Zusammenhang eines Gebärmutter- und Scheidenvorfalls mit einem Trauma (Ueberanstrengung beim Heben von Kartoffelsäcken) bejaht.

Es handelte sich um eine Frau, die bis zum Unfallstage schwer arbeitete. Der Vorfall wurde allerdings begünstigt durch die Lockerung, die die Unterleibsorgane durch eine bestehende Schwangerschaft erfahren hatten.

Schwere Verletzungen des Perineums und der Vagina infolge von Pfählungsverletzungen sind von Madelung, Nassauer u. a. beobachtet worden. Sie bereiten der Begutachtung keine Schwierigkeiten. Im übrigen werden Verletzungen der weiblichen Genitalien im allgemeinen wohl kaum Gegenstand der Unfallbegutachtung sein. Sie gehören, soweit nicht kriminelle Veranlassungen vorliegen, dem Gebiet sexueller Perversionen an, abgesehen von den unbeabsichtigten Verletzungen bei therapeutischen Eingriffen. Hämatome der Vulva und der Vagina werden nicht selten nach Verletzungen, gelegentlich auch nach größeren Anstrengungen beobachtet.

Auf Traumen werden auch Hämatome des Ligamentum uteri rotundum zurückgeführt. Chiari und Pollack (cit. nach Thiem) sahen nach Verletzungen hämorrhagische Entzündungen der „Hydrocele feminae".

Verletzungen des nichtvergrößerten Uterus sind selten. Die versteckte Lage schützt den Uterus vor Angriffen; anders der schwangere Uterus, der relativ oft Gewalteinwirkungen ausgesetzt ist und zwar direkter und indirekter. Es kommt dann zum Abort bzw. zur Frühgeburt, wenngleich fraglos häufiger ein Trauma angeschuldigt wird, als es den tatsächlichen Verhältnissen entspricht. Daher ist äußerste Vorsicht bei der Beurteilung dieser Fälle streng geboten. Bekannt ist, daß der schwangere Uterus großer Gewalteinwirkung gegenüber intakt bleibt, während der kindliche Organismus Frakturen, sowie

Weichteilverletzungen aufweist.' Andererseits kommen zuweilen, besonders bei neurastenischen Frauen, sowie solchen, die an Lues, Nephritis leiden, bereits nach geringen Traumen Aborte vor. Erwerbsbeschränkungen können sich ergeben, wenn der Abort Erkrankungen der Genitalorgane herbeiführt, auch können gelegentlich, wenn der Abort tödlich verläuft, Hinterbliebenenansprüche geltend gemacht werden.

Ich führe einen Fall von Baisch an.

Kasuistik:

Fall Nr. 1. S. M., 30jährig, verheiratet. Die Frau fiel in den ersten Monaten einer Schwangerschaft von einem Wagen herab, es trat Abort ein. An den Abort schloß sich eine Parametritis an, welche die Patientin sehr herunterbrachte. Zusammenhang zwischen Trauma und Abort anerkannt. Parametritische Residuen. 30 pCt.

In seltenen Fällen werden vorzeitige Placentarlösungen auf Traumen zurückgeführt, der Unfall muß, wenn er mit Recht verantwortlich gemacht werden soll, erheblicher Natur sein.

Gelegentlich sind auch indirekte Verletzungen der schwangeren Gebärmutter beschrieben worden (Leopold, Reusing, Plenio u. a.)

Ueber einen Fall von Tubargravidität, die infolge einer übermäßigen körperlichen Anstrengung zur Ruptur kam, berichtete Döderlein (Tubargravidität und Unfallrente).

Daß Ovarialcystome nach Traumen rupturieren, wird nicht allzu selten beobachtet. Stoves-Boston, den Thiem anführt, hat 103 hierhergehörige Fälle zusammengestellt. Auch Stieldrehungen werden gelegentlich nach Traumen beobachtet. Was die Adnexerkrankungen anbetrifft, so kann von dem Einfluß eines Traumas nur insofern die Rede sein, als ein Trauma gelegentlich verschlimmernd auf bereits vorhandene Prozesse einzuwirken vermag. Mit Schwarze müssen wir dabei stets eine bestimmte außergewöhnliche Gewalteinwirkung voraussetzen oder einen Betriebsunfall, der seiner Art nach geeignet erscheinen muß, die unmittelbar darauf einsetzenden Krankheitssymptome hervorzurufen. Die Verschlimmerung muß in der Tat die bis dahin erwerbsfähige Person erwerbsunfähig machen.

Der Zusammenhang der Genitalerkrankungen mit traumatischer Hysterie ist häufiger als gemeinhin angenommen wird, wofür Baisch eine Reihe von Beispielen bringt. „Gerade an diesen (gynäkologischen) Unfallerkrankungen können wir Schritt für Schritt das Zustandekommen der Hysterie verfolgen: es sind nicht die gynäkologischen Organveränderungen, sondern die wesentlichen psychischen Vorgänge, die dazu führen".

Coccygodynie wird gelegentlich nach Unfällen beobachtet.

Literatur zu § 8.

1. Baisch, K., Die Begutachtung gynäkologischer Erkrankungen für die Unfall- und Invalidenversicherung. Volkmann's Samml. 367. 1904.
2. Doederlein, Tubargravidität und Unfallrente. M. m. W. 1903.
3. Ehrendörfer, Ein Beitrag zur traumatischen Schwangerschaftsruptur des hochgraviden Uterus mit Austritt des ganzen Eies in die Bauchhöhle. Arch. f. Gyn. Bd. 86. H. 2.
4. Fischer, Abortus und Trauma. W. m. P. 1907.
5. v. Herff, Retroflexio und Unfall. A. S. Z. 1898.
6. Leopold, Sekundäre Extrauterinschwangerschaft. Arch. f. Gyn. Bd. 52.
7. Plenio, Centralbl. f. Gyn. 1885.
8. Reusing, Sekundäre Extrauterinschwangerschaft. Centralbl. f. Gyn. 1895.
9. Schwarze. Gynäkologische Unfallfolgen. A. S. Z. 1898.
10. Straßmann, Körperliche Erschütterungen und Frauenleiden. A. S. Z. 1906.
11. Thiem, Gynäkologische Unfallfolgen. M. f. U. 1897.
12. Wiener, Rückwärtsknickung der Gebärmutter nach Unfällen. M. f. U. 1909.
13. Zangemeister, Gebärmutter- und Scheidenvorfall nach schwerem Unfall. A. N. 1908.

Kapitel XI.
Verletzungen der unteren Extremität.

§ 1. Statistik.

Nach den Statistiken, die das R.V.A. in den Jahren 1890 (gewerbliche) und 1893 (land- und forstwirtschaftliche) veröffentlichte, betrug die Anzahl der Verletzungen der unteren Extremität 4078 (6158) Fälle = 25,53 pCt. (30,91 pCt.) der Gesamtunfälle, die zur Entschädigung gelangten. Davon wurden durch Maschinen verletzt 372 (435) = 8,68 pCt. (15,63 pCt.) der gesamten entschädigungspflichtigen Unfälle. In Betracht kamen Motore, Transmissionen, Arbeitsmaschinen, Fahrstühle, Aufzüge, Krahne, Hebezeuge. Anderweitige Verletzungen durch Dampfkessel, Fall von der Leiter, Eisenbahnbetrieb und dergl. 3706 (5723) = 31,72 pCt. (33,40 pCt.). Der Tod trat ein in 189 (187) Fällen = 6,39 pCt. (8,36 pCt.). Die Erwerbsunfähigkeit dauerte länger als 6 Monate in 1232 (290) Fällen = 4358 pCt. (42,33 pCt.), soweit es die völlige Erwerbsunfähigkeit betrifft. In 1713 (2332) Fällen = 21,08 pCt. (25,60 pCt), die eine längere Erwerbsunfähigkeit als 6 Monate beanspruchten, war die Erwerbsunfähigkeit nur teilweise vorhanden.

Eine Erwerbsunfähigkeit von mehr als 13 Wochen bis zu 6 Monaten war durch Verletzungen der unteren Extremität 944 (3349) mal bedingt = 45,8 pCt. (42,45 pCt.). An diesen Unfällen sind am meisten beteiligt die Baugewerksberufsgenossenschaften mit 1047 Fällen bzw. die Schlesische landwirtschaftliche B.G. mit 406 Fällen; nächstdem die Knappschafts-B.G. mit 783 Fällen bzw. die Hannoversche landwirtschaftliche mit 364 Fällen.

Im einzelnen gibt die Statistik folgende Aufschlüsse:

Die gesonderte Tabelle der Beinverletzungen der gewerblichen Statistik von 1887 ergibt 188mal = 4,61 pCt. der Fälle den Verlust eines Gliedes, und zwar 42mal den Verlust des ganzen Beines, 44mal den des Unterschenkels, 39mal den des Fußes und 63mal den einzelner Zehen bzw. Zehenglieder.

In 2245 Fällen handelte es sich um Knochenbrüche, die 469 mal den Oberschenkel, 67 mal die Kniescheibe, 1237 mal die Unterschenkelknochen betrafen. In 175 Fällen waren gemischte Knochenbrüche verzeichnet. Geringer ist die Zahl der Verstauchungen und Verrenkungen, die 329 mal beobachtet wurden. Den größten Anteil daran hatten Fuß- und Zehengelenke mit 226 Fällen das Kniegelenk mit 60 und das Hüftgelenk mit 43 Fällen traten dagegen numerisch zurück. Von den Verwundungen gelangten 118 zur Entschädigung, 70 mal Schnittwunden, 48 mal Stichwunden und sonstige Wunden. Einen großen Raum nehmen in der Statistik der Beinverletzungen die Quetschungen ein, in 1006 Fällen = 24,67 pCt. erforderten sie Entschädigung. Am meisten beteiligt waren Fuß und Zehen mit 467 Fällen = 11,45 pCt., während der Oberschenkel mit 67 in der Minderheit blieb. Unter der Rubrik: Verbrennungen, Verbrühungen, Verätzungen sind 357 Fälle verzeichnet.

Von den Verletzungen der unteren Extremität, die tödlich verliefen, waren 21 Fälle, in denen der Unfall den Verlust des Beines bzw. nur des Unterschenkels oder des Fußes herbeigeführt hatte. Knochenbrüche hatten in 78 Fällen einen tödlichen Ausgang, der in 9 Fällen nach Verrenkungen und Verstauchungen, in 15 Fällen nach Wunden der unteren Extremitäten eintrat. 43 mal erfolgte der Tod nach einer Quetschung.

Die Statistik der Beinverletzungen, die von den land- und forstwirtschaftlichen Berufsgenossenschaften zu entschädigen waren, verzeichnet in 160 Fällen den Verlust der unteren Extremität bzw. eines Teiles derselben. Am meisten beteiligt ist der Unterschenkel mit 60 Fällen, die ganze Extremität ging in 36 Fällen, der Fuß in 28 Fällen verloren. 36 mal handelte es sich um den Verlust von Zehen oder Zehengliedern.

Die 3497 Knochenbrüche = 56,79 pCt. aller Beinverletzungen überhaupt verteilen sich auf die einzelnen Knochen wie folgt: 2291 mal wurde der Unterschenkel frakturiert, 855 mal der Oberschenkel, 220 mal die Fuß- oder Zehenknochen und 112 mal die Kniescheibe, 19 Fälle werden als „gemischte" bezeichnet. Den 780 Fällen von Verstauchungen und Verrenkungen, die 104 mal die Hüfte, 247 mal das Kniegelenk und 429 mal Fuß- oder Zehengelenke betrafen, stehen 503 Fälle von Wundverletzungen gegenüber. Sehr erheblich ist auch hier die Anzahl der Quetschungen mit 1048 Fällen, von denen 574 dem Unterschenkel und Knie, 322 dem Fuß oder den Zehen, 122 dem Oberschenkel angehörten, während 30 als gemischte bezeichnet wurden.

Von tödlich verlaufenen Verletzungen der unteren Extremität

waren 19 nach dem Verlust derselben bzw. eines Teiles erfolgt, und zwar 8 nach dem Verlust des ganzen Beines, 7 nach dem des Unterschenkels, 3 nach dem Verlust des Fußes. Nur 1 Fall, in dem Zehen oder Zehenglieder verloren waren, verlief tödlich. 95 Knochenbrüche brachten den tödlichen Ausgang, entsprechend der Häufigkeit der Verletzungen überhaupt, absolut in erster Linie die Unterschenkelbrüche, relativ am häufigsten jedoch die Oberschenkelbrüche mit 4,56 pCt., wenn wir von den gemischten absehen, die naturgemäß die höchsten Prozentsätze mit 10,53 pCt. erreichten.

Verstauchungen und Verrenkungen führten, wie zu erwarten, nur selten zum Tode, nämlich 7 mal, d. i. in 0,9 pCt. der Fälle. Verhältnismäßig hoch sind die Zahlen der Todesfälle nach Wunden der unteren Extremitäten, und zwar in 14 Fällen nach Schnittwunden, in 15 Fällen nach Stich- und sonstigen Wunden. 28 mal trat der Tod nach Quetschungen ein, d. i. 2,67 pCt. der Fälle.

Die zweite umfassende Statistik vom Jahre 1897 gibt folgende Resultate:

Es kamen 11154 Fälle zum Bericht. In 70 Fällen war der Verlust der unteren Extremität zu beklagen, in 131 der des Unterschenkels, in 69 Fällen handelte es sich um den Verlust des Fußes, in 200 Fällen um den Verlust von Zehen oder Zehengliedern. Von den 5334 Knochenbrüchen betrafen 851 den Oberschenkel, 138 die Kniescheibe, 2955 die Unterschenkelknochen, 1313 die Fuß- bzw. die Zehenknochen. 1364 Verstauchungen und Verrenkungen wurden gemeldet, 99 bezogen sich auf das Hüftgelenk, 407 das Kniegelenk, 858 die Fuß- oder Zehengelenke. 688 Wunden und 3298 Quetschungen verzeichnet ferner die Statistik.

Von den 20138 Beinverletzungen der Statistik für das Jahr 1907 verliefen 290 tödlich. In 105 Fällen brachte die Verletzung den Verlust des Beines, in 176 Fällen den des Unterschenkels, 87 mal handelte es sich um den Verlust des Fußes, 334 mal um den von Zehen bzw. Zehengliedern. 9605 Knochenbrüche kamen zum Bericht, und zwar 1192 Brüche des Oberschenkels, 258 der Kniescheibe, 4442 der Unterschenkelknochen und 3512 des Fußes bzw. der Zehenknochen. 2365 Fälle von Verstauchungen und Verrenkungen verteilen sich auf die einzelnen Gelenke wie folgt: 127 betrafen das Hüftgelenk, 801 das Kniegelenk, 1400 die Fuß- bzw. Zehengelenke. 1403 Wunden und 6063 Quetschungen sind ferner verzeichnet.

§ 2. Die Weichteilverletzungen des Oberschenkels.

Quetschungen des Oberschenkels, die zu Verletzungen der Haut und der Muskulatur des Oberschenkels führen, kommen zu stande durch Verschüttungen, Einklemmungen, Pufferquetschungen, Ueberfahrenwerden, Stoß, Schlag oder dergl. Ausgedehnte Blutergüsse weisen auf umfangreiche Weichteilquetschungen hin. Die Atrophie folgt zuweilen bereits einer einfachen Muskelquetschung, sie ist stetige Begleiterin der Oberschenkelfrakturen, sowie aller Knieverletzungen. Besondere Beachtung verdient der M. quadriceps femoris. Es gibt keinen Muskel, der durch Nichtgebrauch so schnell atrophiert, wie der Quadriceps, allerdings auch keinen, der durch geeignete Massagebehandlung so schnell sich wieder herstellen läßt.

Sudeck hat kürzlich darauf aufmerksam gemacht, daß nicht jede Muskelatrophie nach peripheren Verletzungen auf Inaktivität zurückzuführen ist, daß es sich vielmehr, worauf bereits Vulpian und Paget hingewiesen haben, in einer Reihe von Fällen um reflektorisch-trophische Störungen handelt. Wir finden sie dann meist begleitet von anderen vasomotorisch-trophoneurotischen Störungen, wie Knochenatrophie, Glanzhaut, Veränderungen an Haaren und Nägeln.

Die Erscheinungen der Inaktivitätsatrophie treten in der Regel nur auf, wenn das dem Muskel zugehörige Gelenk immobilisiert ist, während die rein funktionelle Schonung nie zur Atrophie führt. So kann, wie Sudeck erwähnt, ein Gesunder mit simulierten Knieschmerzen jahrelang hinken, ohne daß der Quadriceps atrophiert, ist aber eine Atrophie nachweisbar, so ist auch eine anatomische Läsion vorhanden.

Die Messungen der Oberschenkelmuskulatur haben nur Wert, insofern sie die Differenz zwischen dem Umfang des verletzten und dem des unverletzten Beines erkennen lassen. Die absoluten Zahlen differieren, weil die Art der Messungen des Umfanges nicht konstant ist. Hinzu kommt, daß gelegentlich trotz sichtbarer Muskelatrophie der gleiche Umfang besteht. Die Callusmassen sorgen für den Ausgleich, eine Fehlerquelle, die gar nicht so selten ist.

Es ist durchaus unrichtig, bei der Beurteilung des Grades der Atrophie sich rein schematisch an Zahlen zu halten, wie es z. B. die Berufsgenossenschaften recht oft belieben. Wenn auch im allgemeinen die unteren Extremitäten keinen Unterschied im Maßumfang aufweisen, so kommen doch Differenzen vor, die beruflich erworben sind, die dann wohl gelegentlich zu falscher Beurteilung angeblich noch vorhandener Unfallfolgen führen.

Auch Franck hat jüngst betont, „daß noch viel zu häufig dem Minderumfang bestimmter Muskelgruppen eine Bedeutung beigelegt wird, welche dieser Erscheinung nicht zukommt".

Eine Differenz von einem Zentimeter muß durchaus nicht immer den Fortbestand einer Rente rechtfertigen, insbesondere dann nicht, wenn bereits Jahre nach dem Unfall vergangen sind. Auch in ärztlichen Gutachten kehrt nicht selten die gedankenlose Schlußfolgerung wieder, die Rente sei zu belassen, da immer noch eine Muskelatrophie bestünde, weil die Messung eine Differenz von einem oder gar einem halben Zentimeter ergebe. Ein wirtschaftlich meßbarer Schaden besteht für den Verletzten de facto nicht mehr. Ist jedoch eine erhebliche Atrophie vorhanden, so sind Renten von 10—33$\frac{1}{3}$ pCt. angemessen, da die Behinderung beim Gehen und Stehen infolge der raschen Ermüdbarkeit in der Tat die Arbeitsfähigkeit wesentlich beeinträchtigt.

Die Quadricepsatrophie kann übrigens auch auf eine Verletzung des N. cruralis oder des N. obturatorius zurückgeführt werden; abgesehen von den Hieb- und Stichverletzungen, die die isolierten Nervenläsionen veranlassen, kommen Frakturen, auch solche des Beckens, ursächlich in Frage.

Gelegentlich erfolgt eine Ruptur im Ileopsoas (Maydl, Thiem), sowie im Quadriceps und in den Adduktoren; auch Muskelhernien, die nach der Zerreißung der Fascie entstehen, sind zuweilen Unfallfolgen, besonders im Adductor longus. Ferner sind Fälle beobachtet, in denen ein Abriß der Quadricepssehne erfolgte.

Nach diesen Verletzungen verbleiben zuweilen nicht unerhebliche Gehstörungen. Ich begutachtete Verletzte, denen eine Rente von 33$\frac{1}{3}$ pCt. und darüber zuzusprechen war.

Hieb- und Stichverletzungen des Oberschenkels unterliegen relativ oft der Begutachtung. Sie kommen zu stande beim Ausgleiten des Werkzeugs, des Beiles, der Axt, des Messers u. s. f., nicht selten auch durch ungeschicktes Hantieren seitens eines Mitarbeiters.

Gelegentlich beobachtete ich bei Unfallverletzten Abscesse am Oberschenkel (Entzündung der Rosenmüllerschen Drüse), die nach infizierten Fußverletzungen auftraten. Da die infizierte Wunde Folge eines Betriebsunfalls war, so mußten die Folgen des Abscesses entschädigt werden, z. B. ausgedehnte Narben, die eine erhebliche Herabsetzung der Funktionsfähigkeit der Extremität herbeiführten.

Die Arteria femoralis ist ihrer oberflächlichen Lage entsprechend häufig Verletzungen ausgesetzt. Nächst der Arteria brachialis ist sie von allen Arterien am meisten gefährdet. Der Verblutungstod ist nicht selten unmittelbare Folge der Verletzung. Auch die Verletzung der Vena femoralis erfordert gebieterisch energisches Eingreifen.

Arteriell-venöse Aneurysmen sind nach Verletzungen mehrfach beschrieben (Koenig, Thiel).

Auf eine, wenngleich seltene Erscheinung hat Herzog und nach ihm Hirschfeld aufmerksam gemacht, auf das Vorkommen traumatischer Gangrän der Extremitäten nach Einwirkungen stumpfer Gewalt. Ursache der Gangrän ist eine Verletzung (Querriß) der Intima, die bei sklerotisch veränderter, jedoch auch bei gesunder Gefäßwand eintreten kann.

Hirschfeld hat speziell darauf hingewiesen, daß bei arteriosklerotischen Diabetikern oft ein Trauma Anlaß zur Gangränbildung gibt. Der Unfall ist dann trotz vorhandener krankhafter Veranlagung zu entschädigen. Die Disposition des Verletzten zu einer Stoffwechselerkrankung entzieht nach konstanter Spruchpraxis dem Verletzten nicht die Wohltat des Gesetzes.

Die Osteomyelitis traumatica des Oberschenkels unterliegt der gleichen Beurteilung, die wir bei der Besprechung der traumatischen Osteomyelitis des Oberarms bereits erörtert haben (s. S. 231).

Literatur zu § 2.

1. Bruns, M. v., Beitr. zur traumatischen Gangrän durch Ruptur der inneren Arterienhäute. Beitr. z. klin. Chir. Bd. 41.
2. Franck, Erwin, Ein Fall von angeborener ungleichmäßiger Entwickelung der Beinmuskulatur. A. S. Z. 1910.
3. Herzog, Beitr. z. klin. Chir. 1898.
4. Hirschfeld, Traumat. Gangrän an den Extremitäten und Arteriosklerose. A. S. Z. 1903.
5. Sudeck, Ueber die Muskelatrophie (Reflextheorie und Inaktivitätstheorie). D. m. W. 1907.

§ 3. Frakturen und Luxationen des Oberschenkels.

Die Fraktur des Femurkopfes ist wohl bisher nur in einem Falle durch Riedel sicher beobachtet, da die Dupuytrensche Auffassung von der relativen Häufigkeit bei sog. Hüftgelenkskontusionen weder anatomisch noch röntgenologisch bewiesen ist. In dem Falle Riedels war Schenkelkopf und Schenkelhals in der Längsrichtung gespalten.

Frakturen des Schenkelhalses, so häufig sie im Alter sind, spielen im erwerbsfähigen Leben keine Rolle, immerhin ist in jedem Falle, in dem die Möglichkeit ihrer Existenz besteht, sorgfältig darauf zu achten, da sie bekanntlich zu den Frakturen gehören, die am häufigsten übersehen werden. Die senile Osteoporose, die im 6. Lebensjahrzehnt beginnt, beraubt den Knochen all der Eigenschaften, die ihn tauglich machen, die Last des Gesamtkörpers zu tragen, sodaß die geringfügigsten Ursachen eine Fraktur des Schenkelhalses herbeiführen können. Diese kann intra- oder extrakapsulär erfolgen. Gelegentlich verläuft jedoch die Bruchlinie innerhalb und außerhalb der Kapsel. Nicht selten findet eine Einkeilung des frakturierten Schenkelhalses statt. Eine solche Einkeilung erklärt es, daß zuweilen keinerlei Bewegungsbeschränkungen resultieren. Unfallfolgen, die eine Erwerbsbeschränkung bedingen, demnach ausbleiben, wie Franck beobachten konnte. Als Gelegenheitsursachen sind anzusehen: Fall auf die Füße oder Knie, Stoß oder Schlag gegen die Hüfte. Selten entstehen Frakturen durch Muskelzug beim Fässerrollen, Lastenheben etc. Frakturen, bei denen das so überaus kräftige Lig. Bertini den Schenkelhals abreißt, sind vereinzelt beobachtet.

Was die Symptome anlangt, so müssen wir zwischen den Zeichen einer losen und denen einer eingekeilten Fraktur unterscheiden. Während Patienten mit losen Schenkelhalsfrakturen keinerlei Bewegungen der frakturierten Extremität ausführen können, finden wir solche mit eingekeilten Frakturen, die selbst zu gehen im stande sind. Fast regelmäßig begleiten stärkere Weichteilschwellungen die Fraktur, sodaß zunächst mehr oder minder umfangreiche Sugillationen in der gesamten Umgebung auftreten, die sich nach einigen Tagen auf die Leistengegend unterhalb des Poupartschen Bandes beschränken. Hierzu kommt als charakteristisches Symptom die Auswärtsrollung des Beines sowie die Verkürzung. Abnorme Beweglichkeit, gelegentlich wohl auch der Nachweis der Krepitation, vervollständigen das Bild.

Schenkelhalsfrakturen erfordern bis zur völligen anatomischen Wiederherstellung eine erhebliche Zeit, 2—6 Monate, in der der Verletzte als voll erwerbsunfähig zu betrachten ist. Zu beachten ist die Gefahr der Fettembolie, der hypostatischen Pneumonie, des Decubitus. Ist die anatomische Heilung erfolgt, so beansprucht die funktionelle noch einige Monate, in denen Rentensätze von 40—50 pCt. angebracht sind, während schließlich nur noch die bestehende Muskelschwäche bzw. geringe Verkürzung mit 10—20 pCt. Rente auszugleichen ist. Das ist der normale Verlauf in günstigen Fällen. Ungünstiger sind schon die Fälle, in denen eine mehr oder minder erhebliche Versteifung des Hüftgelenks, eine erhebliche Verkürzung der Extremität zurückgeblieben ist. Hier könnten Renten bis zu 50 pCt. und darüber erforderlich werden. Findet keine knöcherne Vereinigung statt, wie so oft bei intrakapsulären Frakturen, die in der Regel mit Pseudarthrosen zur Ausheilung gelangen, oder kommt es zur ausgeprägten Arthritis deformans, so ist die Erwerbsbehinderung eine beträchtliche, in einzelnen Fällen gleicht sie dem völligen Verlust des Beines und ist dann mit 75 pCt. nicht zu hoch bemessen. (Haenel).

Coxa vara traumatica.

Die Coxa vara gehört zu den Belastungsdeformitäten, ihr charakteristisches Symptom besteht in der Außenrotation und in der Adduktionskontraktur, ihre pathologisch-anatomische Grundlage bildet die rechtwinklige bzw. spitzwinklige Stellung des Schenkelhalses zum Oberschenkelschaft.

Aetiologisch kommt relativ oft ein Trauma in Betracht, wenn auch meist nur ein geringfügiges. Nach Sprengel gibt es eine besondere traumatische Form der Coxa vara, die dadurch zustande kommt, daß infolge Epiphysenlösung der Kopf sich vom Halse trennt, herabgleitet und nun wieder mit dem Halse zur festen Vereinigung gelangt. Sudeck beobachtete Fälle von traumatischer Coxa vara, in denen es sich um ausgesprochene Verbiegungen des Schenkelhalses handelte. Nach Sprengel ist für die traumatische Coxa vara pathognomonisch der plötzliche Beginn der Erkrankung, die mit heftigen Schmerzen von kurzer Dauer einsetzt, die Einseitigkeit, sowie der Umstand, daß die Coxa vara die einzige Belastungsdeformität ist, die der Verletzte aufweist. Nach Hofmeister, Krevel u. a. wirkt das Trauma nur verschlimmernd auf den bereits vorhandenen Krankheitsprozeß.

Isolierte Frakturen der Trochanteren werden sehr selten beobachtet. Sie setzen eine direkte Gewalteinwirkung auf den Trochanter voraus, wie Fall oder Schlag. Die Symptome bestehen in dem umschriebenen Bruchschmerz, der auf Druck genau auf die Stelle des Trochanter hinweist. Sehr selten mag auch die Krepitation nachweisbar sein, während keinerlei Bewegungsbeschränkungen bestehen.

Frakturen der Epiphysen traumatischen Ursprungs werden naturgemäß nur im jugendlichen, kaum erwerbsfähigen Alter beobachtet, sie haben somit für die vorliegende Besprechung nur geringe Bedeutung.

Frakturen der Femurdiaphyse sind verhältnismäßig häufige Veretzungen, die vor allem die schwer arbeitende Bevölkerung betreffen, Brüche in der Mitte des Schaftes, seltener in den oberen und nur ausnahmsweise in dem unteren Drittel der Diaphyse. Der Entstehungsmechanismus ist ein einfacher. Es handelt sich in den meisten Fällen um typische Biegungsbrüche, die durch direkte Gewalt, z. B. Ueberfahrenwerden, Verschüttungen und dergl. hervorgerufen

werden. Direkte Gewalt bewirkt meist queren Verlauf der Bruchlinie, während sog. Torsionsbrüche in Form von Spiralbrüchen beim
Fall auf die Füße, also infolge indirekter Gewalt, entstehen. Derartige
Torsionsbrüche sind bei Erdarbeitern nicht selten, die bei der Arbeit
von einem Erdrutsch überrascht werden und nun plötzlich eine
Wendung des Körpers zur Abwehr ausführen. Selten, jedoch immerhin beobachtet ist, die Fraktur durch Muskelzug.

Die Symptome sind die üblichen, lokalisierter Bruchschmerz,
Anschwellung der Bruchstelle, Unfähigkeit des Verletzten, das Bein
gestreckt zu erheben. Zuweilen wird eine winklige Abknickung an
der Frakturstelle bemerkbar. Abnorme Beweglichkeit, Krepitation
bei passiven Bewegungen des verkürzten Beins vervollständigen das
Symptomenbild. Zuweilen beobachten wir hier komplizierte Frakturen.
(Durchstechungsfrakturen).

Frakturen des unteren Femurendes, die als Querbrüche, Schrägbrüche, T- und Y-förmige Frakturen auftreten, gleichen den Frakturen
des Humerusendes, dazu kommen noch Frakturen der Kondylen in
der Längsrichtung, die zur Genu varum- bzw. valgumstellung führen.
Nicht selten treffen wir hier Fissuren an, die wir lediglich durch
Röntgenstrahlen diagnostizieren. Auch traumatische Epiphysen-
trennungen, die nach P. v. Bruns gerade am unteren Femurende
häufig sind, mögen hier Erwähnung finden.

Während die einfachen Oberschenkelbrüche eine relativ günstige
Prognose bezüglich der Funktion bieten, so daß im allgemeinen nach
erfolgter anatomischer Heilung nur noch die geschwächte Muskulatur
des Oberschenkels, bzw. länger anhaltende Oedeme, die auf die veränderten Zirkulationsverhältnisse zurückzuführen sind, sowie übermäßige Callusbildung Veranlassung zur Gewährung vorübergehender
Renten von 10—20 pCt. geben, kann eine Reihe von Begleiterscheinungen
die Erwerbsfähigkeit nach Oberschenkelbrüchen auf lange Zeit beeinträchtigen. Dahin gehört in erster Linie die Verkürzung, die sich
aus der Dislokation der verheilten Bruchenden ergibt. Eine Verkürzung von 2—3 cm läßt sich ausgleichen, sodaß die Behinderung
in der Arbeitsfähigkeit nicht allzu schwerwiegend ist; vor allem tritt
sehr bald Gewöhnung ein, insbesondere bei jugendlichen Verletzten.
Anders, wenn die Verkürzung bedeutender ist, 5 cm und darüber
beträgt. In diesen Fällen ist die Fortbewegung erheblich erschwert,
sie läßt sich auch nicht durch Beckensenkung und Wirbelsäulen-
krümmung kompensieren. Während demnach in den ersten Fällen
nach einem Zeitraum von einigen Jahren volle Gewöhnung einzutreten
pflegt, eine Rente, die bis dahin in Höhe von 10—33$\frac{1}{3}$ pCt. zu ge-

währen ist, in Wegfall kommen kann, werden in Fällen mit erheblicher Verkürzung umsomehr höhere Renten zu belassen sein, als das gesunde Bein infolge der Ueberanstrengung leichter ermüdet. (Haenel). Dennoch erscheinen mir Renten von 50 pCt., wie sie gelegentlich für Verkürzungen von 6 cm erforderlich erachtet werden, recht hoch bemessen.

Kasuistik:

Fall Nr. 1. Rek. E. v. 2. II. 1888. Arbeiter. Bruch des linken Oberschenkelhalses. 50 pCt. R. V. A.: Der Einwand des Klägers, daß er Arbeit, die er in sitzender Stellung verrichten könne, nicht habe erlangen können, und daß dieselbe auch nicht in seine frühere Berufstätigkeit einschlüge,, wird als zur Berücksichtigung nicht für geeignet erachtet, da lediglich die verbliebene Erwerbsfähigkeit in Rücksicht zu ziehen ist.

Fall Nr. 2. Rek. E. v. 2. VI. 1888. Bergmann. Bruch beider Oberschenkel und Quetschung des linken Knies. Zunächst Rente für volle Erwerbsunfähigkeit, dann Herabminderung auf $66^2/_3$ und weiter 50 pCt. Rente. R. V. A.: Der übrigens gesunde Kläger hat kräftige Arme und Hände, kann sonach Arbeiten im Sitzen sehr wohl verrichten.

Da die Behandlung der Oberschenkelbrüche nicht nur erhebliche Sorgfalt, sondern auch erhöhte Sachkenntnis erfordert, gehören die disloziert verheilten Oberschenkelbrüche leider nicht zu den Seltenheiten. Die Zahl der mit erheblicher Verkürzung verheilten Oberschenkelbrüche ist erschreckend, fand doch Liniger bei einem Material von 500 Oberschenkelbrüchen, die er nachzubehandeln bzw. zu begutachten hatte, kaum 1 pCt. der Heilungen ohne Verkürzung! Durchschnittlich betrug die Verkürzung 3,12 cm, ein recht beträchtliches Maß.

Gelegentlich kommt es zur Bildung von Pseudarthrosen, die nicht selten zur absoluten Aufhebung der Funktion des verletzten Beines führen und daher Renten erfordern, die beim Verlust der Extremität in Frage kommen, falls nicht ein gutsitzender Schienenhülsenapparat die Funktionsfähigkeit in erheblichem Maße bessert.

Zuweilen bilden sich im Anschluß an Frakturen des Oberschenkels Entzündungen des Kniegelenkes, die langdauernde Renten erforderlich machen. Lockerungen des Bandapparates des Kniegelenkes, wie sie von Ledderhose, Leser u. a. beschrieben sind, werden allgemein auf die Extensionsbehandlung der Oberschenkelfrakturen zurückgeführt. Auch sie geben trotz des guten Bruchheilerfolges oft Anlaß zu Dauerrenten.

Nach einer Statistik Haenels wurden von 121 Oberschenkelfrakturen 39 geheilt, die die Verletzten durchschnittlich $7^1/_2$ Monate arbeitsunfähig machten, während 75 Fälle dauernder Renten im Mittel von 28 pCt. erforderten; voll erwerbsfähig wurden nach der Statistik Liniger's nur 5 pCt.!

Oberschenkelbrüche führen in hausärztlicher Behandlung wenigstens in der arbeitenden Bevölkerung nur sehr bedingt zu einem brauchbaren Heilresultat. Der Arbeiter, der sich im Betriebe eine Oberschenkelfraktur zugezogen hat, gehört unbedingt sofort ins Krankenhaus.

Liniger konnte an Hand seines umfangreichen Materials feststellen, daß die Heilresultate der im Krankenhaus behandelten Oberschenkelfrakturen sich um $33^1/_3$ pCt. günstiger gestalteten!

Literatur zu § 3.

1. Golebiewski, Atlas und Grundriß der Unfallheilkunde. München 1900.
2. Haenel, Ueber Frakturen in bezug auf das Unfallversicherungsgesetz. Deutsche Zeitschr. f. Chir. Bd. 38.
3. Hoffa, Frakturen und Luxationen. Stuttgart 1904.
4. Hofmeister, Zur Pathologie und Therapie der Coxa vara. Bruns' Beitr. z. Chir. Bd. 21.
5. Liniger, Oberschenkelbruch und Unfallversicherung. Arch. f. Orthop., Mechanother. u. Unfallheilkunde. Bd. V. 1907.
6. Prorok, Oberschenkelbrüche vom Standpunkt der Unfallversicherung. I.-D. Würzburg. 1903.
7. Sprengel, Verhandl. a. d. Chirurgenkongreß 1899.
8. Weese, A., Ueber die Behandlung der Oberschenkelfrakturen mit Bezug auf das Unfallversicherungsgesetz. I.-D. Breslau 1899.

§ 4. Weichteilverletzungen der Kniegelenksgegend.

Die Weichteilverletzungen der Kniegelenksgegend bieten an sich nichts Charakteristisches. Ausgedehnte Narben nach Verbrennungen können die Funktion des Kniegelenkes wesentlich stören, indem sie Kontrakturen zur Folge haben. Weichteilwunden, die durch Abgleiten schneidender Instrumente, Aexte, Sägen u. dgl. mehr entstehen, finden sich häufiger in der Kniegelenksgegend, infolge der gebeugten und daher exponierten Stellung, die das Kniegelenk während der Arbeit vielfach einnimmt. Funktionelle Störungen ergeben sich, wenn die Weichteilwunden mit erheblicher Narbenbildung ausheilen. Nicht selten finden sich Fremdkörper, Nadeln, Holzsplitter u. dgl., die in das Gelenk eindringen, besonders bei Arbeitern, die ihren Beruf in knieender Stellung auszuüben gezwungen sind. Gefährlich sind Hieb- und Stichverletzungen in der Kniekehle wegen der Nähe der Gefäße und Nerven (Arteria und Vena poplitea, Nervus tibialis und peroneus). Die Gefäße werden, wenn auch selten, verletzt, es genügt zuweilen einfache Ueberstreckung des Knies, wenngleich in diesen Fällen stets der Verdacht bereits vorhandener Gefäßerkrankung laut werden muß. Die Gefahr der Gefäßzerreißung ist hier eine außerordentlich große. Abgesehen von dem Verblutungstod gefährden Thrombosen (Luftembolie bei Verletzung der Vena poplitea), Gangrän das Leben des Verletzten in hohem Maße. Die Gefahr der Gangrän zwingt naturgemäß zur sofortigen Amputation. Aneurysmenbildung ist nicht selten.

Penetrierende Gelenkverletzungen beobachten wir relativ häufig, ihr Schicksal hängt ausschließlich davon ab, ob eine Infektion primär mit der Verletzung bzw. sekundär erfolgt. Ist das der Fall, so beginnt eine Entzündung, die von der Synovia ausgeht, zuweilen serösen, oft genug auch eitrigen Charakter trägt. Sie wird begünstigt durch den Bluterguß, der sich im Gelenk findet, doch kann auch eine penetrierende Kniegelenkswunde, ohne Funktionsstörungen zu hinterlassen, glatt ausheilen.

Verletzungen der Nerven (N. tibialis und peroneus) sowohl offene wie subkutane führen vorübergehende oder dauernde Lähmungen, Neuralgieen, trophoneurotische Störungen herbei.

Rupturen der Quadricepssehne fanden bereits Erwähnung, häufiger beobachten wir die Zerreißung des Ligamentum patellae, meist infolge einer übermäßigen plötzlichen Kontraktur des Quadriceps, die das Fallen verhüten soll, zuweilen jedoch bildet ein direktes Trauma den Anlaß.

Vielfach wird ein operativer Eingriff erforderlich, um die verlorene Funktion wiederherzustellen. Nicht selten verbleibt ein Mangel aktiver Streckfähigkeit zurück.

Renten von 10—20 pCt., in schwereren Fällen bis zu 50 pCt. und darüber können nach Weichteilverletzungen der Kniegelenksgegend in Betracht kommen.

Literatur zu § 4.

Vulpius, Zur Kasuistik der Sehnenzerreißungen. M. m. W. 1900.

§ 5. Kontusion und Distorsion des Kniegelenks.

Kontusionen des Kniegelenks haben meist so geringfügige Folgen, daß sie trotz ihrer Häufigkeit relativ selten zur Begutachtung kommen. Ist die Kontusion eine besonders heftige, so kommt es leicht zur Bildung ausgedehnter Blutextravasate in der Umgebung des Kniegelenks, besonders oft ist dabei einer der präpatellaren Schleimbeutel in Mitleidenschaft gezogen. Nur insofern von Hautschrunden, Furunkeln oder dergl. aus die Möglichkeit einer Infektion gegeben ist, besteht die Gefahr ernster Komplikationen (Phlegmonen etc.).

Distorsionen des Kniegelenks, d. h. Einrisse in die Gelenkkapsel und den Bandapparat, finden sich häufig mit den Kontusionen vereint und führen zu einem blutigen Erguß in das Kniegelenk, der nach der Resorption zu seröser Exsudation Anlaß gibt. Jedoch auch ohne

Nebenverletzungen entsehen nach einem Stoß oder Schlag, der das Kniegelenk betroffen, Blutergüsse im Kniegelenk, besonders im oberen Recessus.

Nicht so selten begleiten Frakturen die Distorsionen, d. h. es kommt gleichzeitig mit dem Abriß der Bänder zum Abriß einzelner Knochenlamellen. Im besonderen gelangt gelegentlich die isolierte Zerreißung des inneren Seitenbandes, die recht schmerzhafte Erscheinungen hervorruft, sowie die Zerreißung der Ligamenta cruciata zur Beobachtung.

Während im allgemeinen kaum längere Funktionsstörungen zurückbleiben — nur vorübergehend dürften Renten von 10—20 pCt. in Frage kommen, wenn die Muskelatrophie, besonders des Quadriceps, infolge der Ruhigstellung Erscheinungen von Schwäche und leichter Ermüdbarkeit hervorruft —, gibt es vereinzelte Fälle, in denen trotz rationeller Behandlung die Beschwerden nicht weichen. Meist handelt es sich dann um Komplikationen, wie sie sich aus Verletzungen des Gelenkknorpels, Absprengungen, Meniscusverletzungen und dergl. ergeben, oder aber der akute Erguß macht einem chronischen Hydrops Platz. Ist die Gewalteinwirkung eine minder heftige, so kommt es zur Dehnung der Bänder, die in ihrer Kontinuität erhalten bleiben. Allmähliche Dehnung und Bändererschlaffung, wie sie u. a. durch chronische Gelenkergüsse (Leser) hervorgerufen werden, geben dann den Anlaß zu Schlottergelenken, die die Funktionsfähigkeit der erkrankten Extremität wesentlich einschränken. Ledderhose hat den Schlottergelenken vom Standpunkt des Unfallarztes erhöhte Aufmerksamkeit gewidmet. Auch erhebliche Versteifungen des Gelenks sind im Anschluß an Distorsionen beobachtet. In solchen Fällen sind höhere Renten zu gewähren, entsprechend der nicht unwesentlichen Arbeitsbehinderung, von 20—33$\frac{1}{3}$ pCt., event. mehr.

Zuweilen kommt es nach Distorsionen des Kniegelenks zu Entzündungen der Schleimbeutel, gelegentlich auch zur Bildung freier Gelenkkörper (Gelenkmäuse).

Die Schleimbeutel des Knies entzünden sich ungemein häufig nach einem Trauma, der Charakter der Entzündung kann rein serös, serös-eitrig, sowie rein eitrig sein. In Betracht kommen im wesentlichen die präpatellaren Schleimbeutel, weniger die Bursa praetibialis, die Bursa infragenualis.

Die Erwerbsbeschränkungen infolge von Schleimbeutelentzündungen sind im allgemeinen mit 10—20 pCt. Rente zu entschädigen.

Zu erwähnen ist an dieser Stelle das Auftreten der sog. Gelenk-
neurose, die nach Distorsionen des Kniegelenks gelegentlich beobachtet
und wegen des fehlenden objektiven Befundes häufig der Simulation
zugeschrieben wird.

Auf ein genau charakterisiertes Krankheitsbild nach leichten Knie-
gelenkskontusionen hat Hoffa die Aufmerksamkeit gelenkt. Es handelt sich um eine Erkrankung, die Hoffa als „fibröse Hyperplasie
des Fettgewebes im Kniegelenk“ bezeichnete. Und zwar ist es das
unter dem Lig. patellae gelegene Fett, das auf einen traumatischen
Reiz hin zu wuchern beginnt. Dieser traumatische Reiz kann sowohl
von außen das Fettgewebe treffen — es genügen dazu geringe Kontusionen, Distorsionen, selbst ungeschickte Rotationsbewegungen —,
als auch von innen, z. B. bei dem Abriß eines Meniscus, beim Vorhandensein eines freien Gelenkkörpers u. dgl. m.

Die Symptome bestehen in anfallsweisen Schmerzen meist an der
Innenseite des Gelenks, sowie in funktionellen Störungen (Beugestörungen
oder Streckstörungen, auch plötzlicher Arretierung). Von objektiven
Symptomen fällt zunächst die Quadricepsatrophie auf, ferner — und
das ist das Charakteristische — eine deutliche Anschwellung unterhalb und zu beiden Seiten der Patella. Das Gelenk selbst ist sonst
völlig intakt, die Beweglichkeit demnach normal, die aufgelegte Hand
fühlt leichtes Knarren.

Was die Frage der Erwerbsbeschränkung anbelangt, so kommen
nach erfolgter Exstirpation, die die einzig wirksame Therapie darstellt, vorübergehend nach Hoffa Renten von 10—20 pCt. in Betracht, während bei Weigerung zur Vornahme operativer Behandlung
zunehmende schwere Störungen auftreten, die höhere Renten erforderlich machen.

Steudel hat darauf hingewiesen, daß oft von Unfallverletzten
über Schmerzen im Kniegelenk geklagt wird, denen lediglich eine
Schlaffheit des Bandapparates zugrunde liegt, worauf vor ihm bereits
Leser und Ledderhose aufmerksam gemacht haben. Die Schlaffheit
ist meist eine Folge der Kapsel- und Bänderzerreißung des Kniegelenks,
gelegentlich ist sie auch auf einen traumatisch entstandenen Erguß, sowie
auf die Muskelatrophie zurückzuführen. Die abnorme seitliche Beweglichkeit gilt als charakteristisches Symptom.

Literatur zu § 5.

1. Hoffa, Ueber die traumatische Entzündung des Kniegelenks. Berl. klin.
W. 1906.
2. Ledderhose, Ueber die abnorme Beweglichkeit des Kniegelenks. M. f. U. 1895.

§ 6. Traumatische Entzündungen des Kniegelenks.

Gonitis traumatica.

Stoß oder Schlag, Fall auf das Kniegelenk kann eine traumatische Kniegelenksentzündung hervorrufen, eine einfache seröse Gonitis mit ihren bekannten charakteristischen Erscheinungen, der Vorwölbung des oberen Recessus, der Fluktuation, dem sog. Tanzen der Patella. Allerdings müssen bei der Mannigfaltigkeit der Gelegenheitsursachen für Gonitiden besondere Kriterien dafür vorhanden sein, daß ein Trauma, und zwar ein akutes Trauma die Entzündung veranlaßt hat. Nur wenn ein zeitlicher Zusammenhang einwandsfrei nachzuweisen ist beim Fehlen aller sonst anamnestisch in Betracht kommenden Momente, kann man die Annahme einer traumatischen Gonitis rechtfertigen. Zu beachten ist, daß Frakturen, die in das Gelenk hineinragen, jedoch auch solche oberhalb des Kniegelenks, oft Blutergüsse bzw. Entzündungen des Gelenks verursachen.

Eitrige Gonitis traumatischen Ursprungs beobachten wir vor allem nach penetrierenden Gelenkverletzungen, Axtverletzungen der Zimmerleute, Verletzungen der Schuhmacher mit der Ahle usw.; sie kann sich jedoch auch aus der einfachen traumatischen Gonitis entwickeln.

Die Arthritis deformans des Kniegelenks wird sehr häufig auf ein Trauma zurückgeführt. Wenn es sich dabei auch meist um schwere Gelenktraumen handelt, — schwere Distorsionen, Frakturen und dergl. — so kann gelegentlich auch einmal nach einem geringfügigen Trauma eine Arthritis deformans einsetzen. Allerdings liegt es nahe, in solchen Fällen dem Trauma nur einen verschlimmernden Einfluß zuzuschreiben. In ausgesprochenen Fällen finden sich zahlreiche freie Körper im Kniegelenk, die den gewucherten Synovialzotten, bzw. den Knorpel- und Knochenwucherungen entsprechen. Diese freien Gelenkkörper sind traumatischen Ursprungs insofern die Arthritis deformans, deren Symptome sie sind, einem Trauma ihre Entstehung verdankt. Die chronischen Veränderungen des Kniegelenks, die sich oft erst im Laufe von Jahren nach der Verletzung entwickeln, rufen immerhin eine recht erhebliche Einschränkung der Arbeitsfähigkeit hervor. Lebhafte Schmerzen, besonders bei Witterungswechsel, zwingen häufig zur Unterbrechung der Berufsarbeit, ganz abgesehen davon, daß im Laufe der Zeit sich Stellungsanomalien des Kniegelenks herausbilden, die recht funktionsbehindernd sind, sodaß Rentensätze von $33^1/_3$—50 pCt. und darüber für die traumatische Arthritis deformans genu in Betracht kommen.

Jedoch auch in den Fällen, in denen es sich nicht um eine

Arthritis deformans handelt, finden sich im Kniegelenk nach Traumen — oft genügen geringfügige Verletzungen — freie Körper (Gelenkmäuse) (Barth). Nach Koenig sind diese allerdings nicht traumatischen Ursprungs, sondern auf einen entzündlichen Prozeß, den er als Osteochondritis dissecans bezeichnet, zurückzuführen. Immerhin gibt das Trauma hier den Anlaß zur Loslösung der Knorpelstückchen, die mit ihrer Unterlage nur noch in lockerem Zusammenhang standen. Abgesehen hiervon kommen jedoch auch rein traumatische Gelenkmäuse besonders im Kniegelenk vor, wie sie Barth (Gelenkteile vom Condylus internus) und Riedel (Absprengungen von der Patella) eingehend beschrieben haben. Bei dem geringen objektiven Befund kommt es nicht so selten vor, daß die Verletzten für Simulanten gehalten werden, wie Becker mehrfach beobachten konnte. Meist ist ein seröser Erguß bzw. ein Hämarthros gleichzeitig vorhanden. Für die Begutachtung nach Unfällen ist es wichtig, zu wissen, daß oft nach Monaten bzw. nach Jahren plötzliche Einklemmung unter excessiven Schmerzen erfolgen kann.

Traumen üben auf ein bereits tuberkulös erkranktes Kniegelenk einen sehr ungünstigen Einfluß aus, selbst geringfügige Traumen sind imstande, eine latente Tuberkulose manifest werden zu lassen; nach Reichel wird in 20 pCt. aller Fälle ein Trauma ätiologisch verantwortlich gemacht.

Ist allmählich ein Stillstand in den Erscheinungen eingetreten, so ist entsprechend dem Grade der Zerstörung des Gelenks bzw. dem Rest der verbliebenen Gelenkfunktion eine Rente von 20—50 pCt. in Vorschlag zu bringen. In einem Obergutachten hat Renvers den Zusammenhang zwischen einem Trauma, das das Kniegelenk betraf, und einer Gelenktuberkulose, die 4 Monate später manifest wurde, bejaht.

Literatur zu § 6.

1. Barth A., Zur patholog. Anatomie der Gelenkmäuse. Zentralbl. f. Chir. 1895.
2. Derselbe, Zur Lehre von den freien Gelenkkörpern. Verh. d. Deutsch. Ges. f. Chir. 1896.
3. Derselbe, Die Entstehung und das Wachstum der freien Gelenkkörper. Arch. f. klin. Chir. Bd. 56.
4. Riedinger, Zur Entstehung der traumatischen Gelenkkörper des Kniegelenks. M. f. U. 1899.
5. Reichel, Ueber die ursächliche Beziehung zwischen Trauma und Tuberkulose. I.-D. 1898.
6. Vulpius, Trauma und Gelenkmaus. M. f. U. 1899.
7. Koenig, Ueber freie Körper in den Gelenken. D. Z. f. Chir. Bd. 27.
8. v. Renvers, Obergutachten über die Frage des ursächlichen Zusammenhangs zwischen einem Fall aufs Knie und einer etwa 4 Monate später festgestellten Kniegelenkstuberkulose etc. Samml. ärztl. Obergutachten. Bd. I. 1903.

§ 7. Frakturen und Luxationen des Kniegelenks.

Brüche der Kniescheibe sind Verletzungen, die ausschließlich dem erwerbsfähigen Alter angehören. Nach Bruns und Rossi betragen sie 1,3 pCt. aller Frakturen. Was die Form anlangt, so handelt es sich meist um Querbrüche, selten um Schrägbrüche bzw. Splitterbrüche. Zuweilen wird ein Fragment wiederum in der Längsachse getrennt, sodaß T- oder Y-Frakturen entstehen. Daneben gelangen dann auch komplizierte Brüche zur Beobachtung.

Direkte Gewalt ist in der Regel als Ursache anzusprechen, dazu kommen die Frakturen, die durch Muskelzug entstehen. Häufig wird ein Fall auf die Kniee von den Verletzten beschuldigt, es steht jedoch dahin was hier sekundär, was primär genannt werden darf. Während eine große Reihe von Autoren auf dem Standpunkt steht, den Fall als das ursächliche Moment anzusehen, gehen wieder andere Beobachter von der umgekehrten Voraussetzung aus. Nach ihnen reißt zunächst der Muskel die Patella entzwei und infolgedessen stürzt der Verletzte. Jedenfalls ist unstreitig in der Mehrzahl der Fälle direkte Gewalt als Ursache angegeben, Hufschlag, Stockschlag, Anprall u. dgl.

Selten tritt eine Fraktur bei gestrecktem Bein auf, meist handelt es sich um eine Fraktur, die bei gebeugtem Knie eintritt, dann spannen gewissermaßen die Befestigungsbänder — die Sehne des Quadriceps einerseits, des Ligamentum patellae andererseits — die Patella in verschiedener Richtung und die Patella frakturiert im Sinne des über seine Elastizität gedehnten Stabes.

Von Bedeutung für das Wesen der Kniescheibenbrüche ist das Verhalten der Aponeurose der Kniescheibe, die in der Regel nicht gleichzeitig mit dem Knochengewebe zerreißt, sondern unmittelbar darauf an tieferer Stelle.

Die Symptome der Kniescheibenbrüche sind äußerst charakteristisch. Vor allem fällt das Unvermögen, das Bein zu strecken, auf. Die Diastase der divergierend auseinandergezogenen Bruchenden gestattet dem palpierenden Finger die rauhen Fragmentstücke an der Bruchlinie abzutasten. Drängt man die Fragmente aneinander, so erfolgt die charakteristische Krepitation. Der Bluterguß im Gelenk fehlt selten.

Gefährlich sind vor allem die komplizierten Brüche wegen der Eröffnung des Gelenks.

Da die Therapie heute meist in der Naht besteht sowie in frühzeitiger ausgedehnter Massage und Gymnastik, so sind die funktionellen Resultate wesentlich besser geworden. Diese Normalfälle hinterlassen in der Regel nur vorübergehende Störungen für einige Monate, wie zeitweise auftretende Schmerzhaftigkeit der Narbe, Muskelatrophie im Quadriceps, in der Gesamtmuskulatur des Unterschenkels, Steifheit des Gelenks u. s. f., sie erfordern 10—20 pCt. Rente. Ist die Heilung nicht knöchern erfolgt, so treten erhebliche Funktionsstörungen auf, die gesamte Beinmuskulatur atrophiert, vor allem wiederum der Quadriceps. In diesen Fällen sind Renten, die erheblich über die Normalsätze hinausgehen, angebracht, $33^1/_3$—50 pCt. Gleichfalls hohe Renten erfordern Folgezustände, wie Arthritis deformans, sowie die Ankylose des Kniegelenks, die nach komplizierten Frakturen nicht so selten auftritt.

Gelegentlich beobachten wir, daß die verheilte Patella noch einmal bricht. Ich begutachtete einen Mann, bei dem sie zweimal brach, während in der Zwischenzeit ein Bruch der anderen Kniescheibe erfolgte, so daß die Vollrente auf Jahre hinaus erforderlich wurde. Der Verletzte wog allerdings nicht weniger als 220 Pfd.!

Luxationen des Kniegelenks setzen große Gewalteinwirkungen voraus; als solche kommen in Betracht Sturz in die Tiefe, Eisenbahnunfälle usw.

Der Unterschenkel kann luxieren nach vorn, nach hinten, medial und lateral; in sehr seltenen Fällen werden Rotationsluxationen beobachtet. Die häufigste ist die nach vorn, die durch Hyperextension zu stande kommt. Die Lig. cruciata und die Lig. lateralia reißen durch, der Gelenkfortsatz des Oberschenkels gleitet nach hinten ab.

Es besteht eine Verlängerung des anteroposterioren Durchmessers, eine Verkürzung des Beines. Die Luxation kann eine vollständige und eine unvollständige sein.

Die Luxation nach hinten wird bei gebeugtem Unterschenkel durch einen Stoß von vorn her bewirkt (Hyperflexion), auch sie kann vollständig oder unvollständig sein, während die seitlichen meist unvollständige Luxationen sind, einem seitlich auftretenden Stoß ihre Entstehung verdanken und häufig von Frakturen der Epikondylen begleitet werden.

Auf die nicht allzu seltenen Gefäßverletzungen bzw. Zerreißungen von Mukeln etc., die über ihre Elastizitätsgrenze hinaus gedehnt werden, sei hier besonders hingewiesen (sogen. komplizierte Luxation des Kniegelenks). Es kann unter Umständen der Verblutungstod bzw. Gangrän des Unterschenkels folgen.

Verbleiben Störungen, wie Muskelatrophie, Genu valgum, Genu varum-Stellung, so sind Renten entsprechend dem Funktionsausfall bis zu $66^2/_3$ pCt. zu gewähren. In vielen Fällen werden jedoch die

Erscheinungen, die nach erfolgter Behandlung verbleiben, nur geringfügiger Natur sein.

Luxationen der Patella erfolgen nach 4 verschiedenen Richtungen, nach außen, durch Verschiebung bzw. durch Verdrehung (vertikale Luxation) nach innen und nach außen, (horizontale Luxation) nach oben, nach unten, und schließlich kann sich die Patella um ihre eigene Längsachse drehen.

Am häufigsten luxiert die Patella nach außen infolge eines Stoßes gegen die Kniescheibe, jedoch gerade hier beobachten wir entsprechend der Stellung der Patella als Sesambein häufig eine Luxation, die durch plötzliche überkräftige Kontraktion des Quadriceps erfolgt. Der Kapselriß erfolgt senkrecht, meist an der Innenseite.

Die mehr oder minder ausgesprochene Genu valgum-Stellung, die deutlich sicht- und fühlbare Formveränderung des Kniegelenks sichern die Diagnose. Seltene Ereignisse stellen die Torsionen um die Längsachse dar, die in einigen wenigen beobachteten Fällen eine totale Umdrehung erkennen ließen. Von der Luxation der Patella nach unten sind bisher überhaupt nur 4 Fälle beschrieben.

Die Störungen, die nach den Luxationen bzw. Subluxationen der Patella zurückbleiben, rechtfertigen im allgemeinen Renten von 20 bis $33^1/_3$ pCt., selten höhere Renten.

Nicht selten recidivieren die Luxationen (habituelle Luxationen). Auch in normal verlaufenden Fällen bleibt sehr oft eine Neigung zu Schwellungen zurück. Die funktionellen Störungen, z. T. bedingt durch die begleitende Muskelatrophie, erfordern in der Mehrzahl der Fälle Renten von 20—40 pCt. und darüber.

Kasuistik:

Fall Nr. 1. Rek.E. v. 15. X. 1900. Bruch der rechten Kniescheibe, nach 3 Monaten Sturz und wieder Bruch der Kniescheibe an derselben Stelle. Ein Zusammenhang beider Ereignisse wird angenommen; der neue Unfall hätte den Kläger überhaupt nicht betroffen, jedenfalls geringere Folgen gehabt, wenn der durch den früheren Unfall hervorgerufene krankhafte Zustand des rechten Beines nicht bestanden hätte. 60 pCt.

Fall Nr. 2. Rek.E. v. 7. I. 1897. Arbeiter. Kniescheibenbruch im Jahre 1888. 7 Jahre später ohne besonderen Anlaß bricht die Kniescheibe noch einmal an derselben Stelle im Betriebe. R.V.A.: Der Kniescheibenbruch ist eine Folge des ersten Unfalls, demnächst als eine wesentliche Verschlimmerung des ersten Unfalls aufzufassen, für den die Entschädigungspflicht bereits rechtskräftig besteht.

Luxation der Menisken des Kniegelenks.

Bruns hat 1892 darauf hingewiesen, daß in einer Reihe gar nicht so seltener Fälle durch direkte Gewalt, Fall, Stoß auf die Knie, eine Luxation der Zwischenknorpel erfolgt, indem es zunächst zum — meist unvollständigen — Abriß der Semilunarknorpel kommt.

Durch Verschiebung des abgerissenen Knorpels entstehen schmerzhafte Einklemmungen zwischen den Gelenkflächen, die zu akuten Exsudationen in das Gelenk hinein Anlaß geben. (Dérangement interne).

§. 8. Kontrakturen und Ankylosen des Kniegelenks.

Kontrakturen des Kniegelenks sind in der Regel arthrogener Natur, wie wir sie nach Verletzungen, Gelenkentzündungen, besonders eitrigen nach penetrierenden Verletzungen, besprochen haben. Meist handelt es sich um Flexionskontrakturen.

Ungünstig sind vor allem die Ankylosen in Beugestellung wegen der dadurch bedingten Verkürzung der verletzten Extremität, während Ankylosen in Streckstellung funktionell günstigere Resultate ergeben. Nach Hobein ist eine Versteifung des Kniegelenks in einem Winkel von 175° — einer leichten Beugestellung — relativ am günstigsten. Gewöhnliche Arbeiter sind nach Hobein durch Ankylosen in diesem Grade um 33¹/₃ pCt. erwerbsbeschränkt, Arbeitern, deren Beruf außer der rohen Körperkraft noch bestimmte Fertigkeiten verlangt, glaubt Hobein 50 pCt. zubilligen zu müssen. Arbeiter mit sitzender Beschäftigung sind um 25 pCt. geschädigt, da auch eine sitzende Beschäftigung durch eine Knieversteifung beeinträchtigt ist (Schmerzen bei längerem Sitzen). Die absolute Streckstellung ist hingegen wieder ungünstig, sie gestattet Arbeiten im Stehen, behindert Verrichtungen im Sitzen, verbietet Leitersteigen, ruft beim Gehen sehr leicht Ermüdung hervor. In kniender Stellung Arbeiten zu leisten, eine Bedingung vieler Berufe, ist bei der Versteifung in Streckstellung unmöglich.

Ist das Kniegelenk in mäßig gebeugter Stellung versteift, so sind meist Apparate ev. erhöhte Stiefel zum Ausgleich erforderlich.

Je kleiner der Neigungswinkel ist, in dem der Oberschenkel zum Unterschenkel steht, um so störender ist die Versteifung für die Berufstätigkeit, eine Störung, die sich in ihrer erwerbsbeschränkenden Wirkung derjenigen nähert, die bei dem Verlust des Beines vorhanden ist.

Waibel schlägt für einen Unfallverletzten, der das Kniegelenk bis zu einem Winkel von 120° beugen kann, der daher nur im Treppenund Leitersteigen sowie im Knien behindert ist, eine Rente von 20 bis 30 pCt. vor.

Die Beugung bis zu einem rechten Winkel behindert noch die Fähigkeit, Arbeiten im Knien zu verrichten, sie ist nach Waibel mit 15—20 pCt. Rente hinreichend entschädigt, während die Möglichkeit, den Oberschenkel und den Unterschenkel in einem Winkel zu nähern, der unter 60° bleibt, eine Erwerbsbeschränkung für den Verletzten nicht mehr bedeutet.

Schlottergelenke sind mit 50—75 pCt. Rente je nach dem Grade, in dem noch ein Rest von Brauchbarkeit verblieben ist, zu bewerten. Ein Trauma wird in der Regel für das Entstehen einer seltenen Erscheinung verantwortlich gemacht, die als „schnellendes oder federndes Knie" bezeichnet wird und nach Thiem mit dem Abriß des hinteren Kreuzbandes im Zusammenhang steht.

Literatur zu § 8.

1. Hobein, Die Folgen der Verletzungen des Knies für die Erwerbsfähigkeit. A.S.Z. 1897.
2. Jessen, Die Verletzungen des Kniegelenks mit seiner Umgebung und ihre Begutachtung. A.S.Z. 1896.
3. Leser, Zur Schlaffheit des Gelenkapparates, insbesondere der Gelenke der unteren Extremität. Berl. Klinik. 1894.

§ 9. Weichteilverletzungen des Unterschenkels.

Verbrennungen, Verbrühungen und Quetschungen des Unterschenkels sowie Hieb- und Stichverletzungen haben nichts Charakteristisches. Im allgemeinen geben sie den B.G. keinen Anlaß, sich mit ihnen viel zu beschäftigen. Insbesondere erfordern die Schnittwunden der Wadenmuskulatur im allgemeinen keine erhebliche Frist bis zur Heilung; tiefgehende Narben, ev. Abmagerung der Muskulatur rechtfertigen allenfalls für einige Zeit mäßige Renten.

Subkutane Muskelrisse besonders im Gastrocnemius sind häufigere Unfallfolgen. Quere Durchtrennungen der Achillessehne, wie sie als Sensenverletzungen in landwirtschaftlichen Betrieben gar nicht selten sind, haben zuweilen, wenn keine zweckmäßige Wundversorgung stattfand, Spitzfußstellung zur Folge und beeinträchtigen dann den Gang nicht unerheblich. Die gleichen Veränderungen werden durch subkutane Zerreißungen der Achillessehne hervorgerufen.

Verletzungen des N. peroneus werden nach Quetschungen beobachtet, sie führen zur Equino-varusstellung. Einen Fall von traumatischer isolierter Lähmung des tiefen Peroneusastes hat Bartels veröffentlicht. Verletzungen des N. tibialis posticus rufen das Bild des Krallenfußes hervor (pied en griffe) infolge der Lähmung der M. interossei.

Gelegentlich sind die Weichteile des Unterschenkels in Mitleidenschaft gezogen bei eitrigen Prozessen, die von den Zehen bzw. vom Fuß überhaupt ihren Ausgang nehmen, indem sie sich in den Sehnenscheiden und Lymphgefäßen verbreiten. Die ausgedehnten Narben können dann gelegentlich vorübergehend Renten bis zu

20 pCt. und darüber rechtfertigen, in wenigen Fällen, besonders nach schweren Quetschungen können infolge erheblicher Muskelatrophieen für längere Zeit höhere Renten in Betracht kommen ($33\frac{1}{3}$ bis $66\frac{2}{3}$ pCt.).

Ungleich häufiger beschäftigen die Varicen als Unfallfolgen den Gutachter.

Daß Varicen und mit ihnen die nahe verwandten Unterschenkelgeschwüre nach Traumen sich erheblich verschlimmern können, ist ohne weiteres ersichtlich. Unfälle können nach Golebiewski Varicen hervorrufen, insofern disloziert geheilte Frakturen, übermäßige Callusbildung und stark umschnürende Narben direkt Varicen zur Entwicklung bringen.

Eingehende Mitteilungen verdanken wir Wagner, Becker, Offergeld, K. Schmidt u. a.

Wagner kommt bei seinen Untersuchungen über den Zusammenhang von Traumen und Varicen zu dem Ergebnis, daß Varicen als solche durch ein Trauma nicht entstehen. Wohl sei ein Unfall im stande, Varicen ungünstig zu beeinflussen, während andererseits vorhandene Varicen die Folgen eines Unfalls schwerer gestalten können.

Sehr wesentlich ist die Schlußfolgerung Wagner's: „Bei der Beurteilung des durch einen Unfall verursachten körperlichen Schadens bzw. bei der Feststellung der Höhe der Erwerbsuufähigkeit nach einem Unfall dürfen vorhandene oder nach dem Unfall im Verlauf der Krankheit entstandene Varicen nicht etwa in Abzug gebracht werden, sondern müssen im Gegenteil als die Folgen des Unfalls erschwerende Momente in Betracht gezogen und in entsprechender Weise gewürdigt werden.“

Im allgemeinen kann m. E. nur davor gewarnt werden, Varicen als Unfallfolgen brevi manu anzuerkennen. Der Verletzte ist nur zu leicht geneigt aus dem Vorhandensein der Krampfadern Kapital zu schlagen.

Ist einmal eine Anerkennung erfolgt, dann wird die B. G. den Varicösen nie wieder los, dann gibt es kaum etwas Bequemeres, als sich mit Krampfaderbeschwerden eine Dauerrente zu sichern.

In engem Zusammenhang mit der Krampfaderbildung steht, wie erwähnt, die Entwicklung der Ulcera cruris, insofern die Zirkulationsverschlechterung, die der Unfall hervorruft, die an sich ungünstigen Ernährungsverhältnisse der Haut verschlimmert. Geringfügige Exkoriationen, insbesondere der Haut der Schienbeinkante, genügen, um bei unzweckmäßiger Wundversorgung ein Geschwür hervorzurufen, das jahrelang aller Heilbehandlung trotzt.

Immerhin sind Varicen bzw. variköse Geschwüre imstande die Erwerbsfähigkeit erheblich zu beeinträchtigen, so daß oft jahrelang Renten von 10—30 pCt. erforderlich sind. Gewährt die B.G. die Anfertigung gut gearbeiteter Gummistrümpfe, so begründet dies die Herabsetzung der genannten Rentensätze.

Kasuistik:

Fall Nr. 1 (Aktenmaterial): Arbeiter W. stieß mit dem rechten Fuß gegen einen Haufen Ziegelsteine und zog sich dabei eine Hautabschürfung in der Gegend des rechten inneren Knöchels zu. Die kleine, zunächst unscheinbare Wunde verschlimmerte sich zusehends, nach wenigen Tagen ließ sich ein tiefes Geschwür am rechten inneren Knöchel feststellen. Die Heilung dieses Geschwürs ging außerordentlich langsam vor sich. Krampfaderbildung. Der von dem Verletzten verantwortlich gemachte Unfall hat den ersten Anlaß zur Entwickelung des Geschwürs gegeben. Es ist nicht richtig, daß das Krampfaderleiden in seiner weiteren Entwickelung regelmäßig auch ohne äußere erkennbare Veranlassung zur Bildung eines Geschwürs führt. Vielmehr gibt es viele mit Krampfadern behaftete Menschen, bei denen es nie zur Entstehung eines Geschwürs kommt, während unbedeutende Verletzungen der äußerst empfindlichen, in ihrer Ernährung gestörten Haut sehr häufig den ersten Anlaß zur Geschwürsbildung darstellen. Die schnelle Vergrößerung des Hautdefektes und die Schwierigkeit, ihn zur Ausheilung zu bringen, sind dagegen lediglich auf das Konto der bestehenden Krampfadern zu setzen.

Fall Nr. 2. (Aerztliches Gutachten): Auf Veranlassung der Lagerei-B.G., Sektion III, zu Berlin, erstatte ich über den Unfallverletzten M. B., A.-Z. 445/11, gestützt auf die Beobachtung im Krankenhause Hasenheide vom 16. IX. bis 21. X. 1911 nachstehendes Gutachten:

Vorgeschichte:

B. erlitt am 25. I. 1911 morgens $6^1/_2$ Uhr einen Unfall. Beim Herabsteigen vom Kohlenwagen fiel er zu Boden; das Hinterrad streifte seinen linken Unterschenkel. Bis zum Tage des Unfalls will er gesund und erwerbsfähig gewesen sein.

Befund.

Großer kräftig gebauter Mann in leidlichem Ernährungszustand. B. ist 35 Jahre alt; Muskulatur leidlich, Fettpolster nur gering entwickelt. Zittern der Lider, Zittern der ausgespreizten Finger, Zungenzittern. Leichte Steigerung des Kniesehnenreflexes. Steigerung der übrigen Reflexe. Patient trinkt nach seiner Angabe täglich für 30—40 Pf. Schnaps.

Es fällt auf, daß der linke Unterschenkel einen gleichmäßig stärkeren Umfang aufweist, als der rechte. Während das rechte Bein nur eine mäßige Füllung der Venen aufweist, zeigt das linke Bein eine außerordentlich starke Krampfaderbildung, die dicke Knoten erkennen läßt. An der Innenseite des linken Unterschenkels, etwa die Gesamtfläche des unteren Drittels einnehmend, findet sich eine graublau verfärbte Hautfläche, die einem verheilten Unterschenkelgeschwür entspricht. Während anfangs dieses Geschwür jeder konservativen Behandlung trotzte, ist z. Z. eine feste Vernarbung eingetreten, nachdem eine Krampfaderoperation, die in der Entfernung eines etwa 10 cm langen Stückes der Vena saphena bestand, mit Erfolg vorgenommen wurde.

Beiderseits ausgesprochene Plattfüße. Die Messungen ergeben:

	rechts	links
Mitte des Fußrückens	25 cm	24 cm
Um das Sprunggelenk	28 „	27 „
10 cm oberhalb der Mitte des äußeren Knöchels	22 „	21 „
25 cm oberhalb der Mitte des äußeren Knöchels	36 „	30,5 „
Um das Kniegelenk	37 „	35,5 „
20 cm oberhalb des oberen Kniescheibenrandes	45 „	45 „

An der Innenfläche des Oberschenkels, etwa in der Mitte findet sich eine 7 cm lange, schräg verlaufende Operationsnarbe.

Gutachten.

Augenscheinlich bestand bereits vor dem Unfall eine ausgeprägte Krampfaderbildung. Die Verletzung, die in einer Quetschung des linken Unterschenkels
bestand, hat wesentlich zur Verschlimmerung der schon vorhandenen Krampfaderbildung beigetragen.

Insofern sind die zur Zeit bestehenden Beschwerden, die sich in rascher Ermüdbarkeit kundgeben, auf den Unfall zurückzuführen. Durch die Operation ist,
die erheblichste Folge des Unfalls, die Bildung eines großen Krampfadergeschwürs,
beseitigt.

Immerhin rechtfertigen die z. Z. noch vorhandenen Beschwerden die Gewährung einer Rente von 10 pCt.

Die Osteomyelitis, die mit besonderer Vorliebe die Tibia befällt,
kann gelegentlich auch traumatischen Ursprungs sein. In geeigneten
Fällen wird man an die Möglichkeit eines solchen Zusammenhanges
denken müssen.

Literatur zu § 9.

1. Becker, Die Beurteilung von Verletzungen an Unterschenkeln mit varikösen
   Venen. A. S. Z. 1895.
2. Offergeld, Varicen nach Traumen. A. S. Z. 1904.
3. Schmidt, Karl, Traumatische Entstehung von Krampfadern. M. f. U. 1904.
4. Wagner, P., Varicen und Unfall. A. S. Z. 1899.

§ 10. Frakturen und Luxationen des Unterschenkels.

Frakturen am oberen Ende der Tibia, von Hoffa als Gelenkbrüche des oberen Tibiaendes bezeichnet, entstehen in der Regel durch
direkte Gewalt. Im Vordergrund der Erscheinungen steht der Bluterguß, der das Gelenk erfüllt. Als eine besondere Bruchform ist
von Wagner die sog. Kompressionsfraktur des oberen Tibiaendes
beschrieben worden, bei der infolge eines Falles auf die Füße die
Oberschenkelkondylen „das Dach der Tibia eindrücken". Gerade
die Kompressionsfrakturen führen leicht zur Bildung der Arthritis
deformans, während im übrigen die Prognose aller Gelenkbrüche des
oberen Tibiaendes durch den Eintritt der Ankylosierung an sich sehr
getrübt ist.

Brüche des Fibulaköpfchens, meist durch Muskelzug hervorgerufen, sind ungemein schmerzhaft wegen der gleichzeitigen Verletzung
des Nervus peroneus, die auch die Prognose sehr ungünstig beeinflußt, insofern häufig die einsetzende Lähmung der Muskeln an der vorderen
und äußeren Seite des Unterschenkels dauernd verbleibt und außer
sensiblen auch noch trophoneurotische Störungen die Regel bilden.

Frakturen des Schaftes der Unterschenkelknochen sind
ungemein häufige Verletzungen der schwer arbeitenden Bevölkerung. Nach
Bruns nehmen sie in der Statistik der Frakturen mit 15,5 pCt.
eine hervorragende Stelle ein. Ursache ist meist eine direkte Gewalt:

Stoß eines schweren Gegenstandes, Umkippen von Lowrys, Ueberfahrenwerden etc., gelegentlich auch indirekte Gewalt, so z. B. Fall auf die Füße, Umfallen, während der Fuß fixiert ist.

Bricht die Tibia, so bricht auch meist die Fibula, da sie allein nicht imstande ist, die Körperlast zu tragen. Prädilektionsstelle ist die Grenze zwischen dem mittleren und unteren Drittel. Meist verläuft die Bruchlinie schräg, eine Eigentümlichkeit, die dem Bruch den Namen „Flötenschnabelbruch" eintrug. Daneben finden wir auch häufig Spiralbrüche. Sehr oft begegnen wir komplizierten Frakturen, sei es nun, daß die spitzen Fragmentenden die Haut anspießen oder aber daß das Trauma eine Durchtrennung der Weichteile vornahm, ehe es den Knochen durchtrennte.

Die Dislocation der Fragmente, die Verkürzung, die die Fraktur bedingt, die Störung der Funktion, weist auf die Diagnose, die durch die leicht auszuführende Palpation gesichert werden kann, Krepitation — soweit keine Interposition von Weichteilen statthat — ist meist nachweisbar. Der lokale Bruchschmerz führt die exakte Diagnose ohne weiteres herbei.

Isolierte Frakturen der Tibia und Fibula bilden nach Bruns 2 pCt. aller Frakturen. Daß die Tibia selten allein frakturiert, haben wir bereits hervorgehoben. Die Fibula frakturiert hingegen auf direkte Gewalt nicht so selten isoliert. Der lokale Bruchschmerz, gelegentlich auch die Krepitation, weist auf die Diagnose.

Kasuistik:

Fall Nr. 1 (Aktenmaterial). Verschüttung beim Einsturz eines Gebäudes. Komplizierter Bruch des rechten Wadenbeines im oberen Drittel, Splitterbruch des linken Unterschenkels dicht unterhalb des Kniegelenks. 100 pCt., die nach drei Monaten auf 70 pCt. herabgesetzt werden. Nach 6 Monaten außer Schwellung der Weichteile beider Unterschenkel ein Geschwür an der linken Schienbeinkante, sowie an der Außenseite der rechten Wade ein Muskelbruch. 50 pCt. mit Rücksicht auf das Geschwür, das der Behandlung bedarf.

Luxationen der Fibula, die auf traumatischem Wege entstehen, sind sehr seltene Ereignisse, meist werden sie im Verein mit Fibulafrakturen beobachtet.

Supramalleolarfrakturen sind häufige Frakturen. Ihre Bruchlinien befinden sich einige Zentimeter oberhalb des Talocruralgelenks.

Ursächlich kommen direkte Gewalten, Ueberfahrenwerden in Betracht; häufiger noch lassen sich indirekte Gewalteinwirkungen, wie Sturz aus der Höhe auf die Füße u. a. m. nachweisen, jedoch auch einfaches Umknicken hat nicht selten zur Fractura supramalleolaris geführt. Der Mechanismus kann durch übertriebene Abduktion, wie auch durch Adduktion erklärt werden.

Der Verlauf der Bruchlinie ist quer, in einer Reihe von Fällen schräg, unregelmäßig, auch Einkeilungen sind nicht selten.

Was die Symptome anlangt, so fällt zunächst die Verbreiterung des Fußgelenks auf. Zuweilen findet sich eine Abweichung des Fußes nach der medialen oder lateralen Seite, oder aber es findet eine Verschiebung nach oben, nach dem Spatium interosseum statt, sodaß Tibia und Fibula auseinander gedrängt werden.

Malleolarfrakturen sind ungemein häufige Frakturen, die nur selten durch direkte Gewalt, meist durch eine indirekte hervorgerufen werden.

Sie entstehen auf folgende Weise: Der Fuß ist fixiert, etwa eingeklemmt in einem Schienenstrang, zwischen Balken, in einer Vertiefung des Bodens oder dgl., während den Körper eine Gewalt von der Seite trifft oder auch ohne diesen Anlaß, während der Körper seitwärts umfällt. Ein anderer Modus ist folgender: Der Fuß ist fixiert, der Unterschenkel macht eine hastige, drehende Bewegung, oder es findet bei einem Sturz aus der Höhe ein Anprall des Innen- bzw. des Außenrandes des Fußes statt. Stets sind es übertriebene Pro- bzw. Supination oder Adduktion, bzw. Abduktion, die die Fraktur herbeiführen und zwar Abduktionsbewegungen kombiniert mit Pronations- oder Adduktionsbewegungen mit Supinationsbewegungen.

Nur graduell verschieden sind die einwirkenden Gewalten, die eine Distorsion, bei der eine Zerrung, ein Einreißen der Bänder statthat, eine Luxation oder eine Fraktur im Gefolge haben. Ja, es ist in der Regel so, daß zunächst eine Fraktur erfolgt, und nun bei weiterwirkender Gewalt eine Luxation nach Zerreißung der Bänder eintritt, was bereits Stromeyer veranlaßte, von Verrenkungsbrüchen zu sprechen.

Kippt der Fuß nach innen, so erfolgt eine übermäßige Inanspruchnahme der Ligamenta talofibularia und des Ligamentum calcaneofibulare, die, wenn sie selbst standhalten, den äußern Knöchel abreißen. Der Talus wird scharf nach innen gedrängt und kann nun seinerseits auch den inneren Knöchel abreißen, die Fragmente werden dislociert, es resultiert die Varusstellung des Fußes. Umgekehrt wird, wenn durch einen Fall des Körpers nach außen bei fixiertem Fuß das Ligamentum deltoidum sich spannt, zunächst der innere Knöchel abgerissen. Talus und Calcaneus drängen den äußeren Knöchel nach außen, der Unterschenkel biegt sich nach innen, die überlastete Fibula knickt ein.

Eine Reihe von Störungen stellen sich auch bei normalem Verlauf ein. In erster Linie ist es die Muskelatrophie, die durch energische, möglichst frühzeitige Nachbehandlung zu bekämpfen ist. Sie findet sich stets nach geheilter Fraktur, z. T. als Folge der Kompression des Verbandes, z. T. infolge des Nichtgebrauchs der Muskulatur; gelegentlich wohl auch infolge reflektorischer trophischer Störungen (Sudeck). Sie ist die Ursache der von den Verletzten meist geklagten raschen Ermüdbarkeit.

Weichteilschwellungen finden sich oft noch nach Monaten nach erfolgter anatomischer Frakturheilung. Sie sind der Ausdruck veränderter Circulationsverhältnisse, sie treten besonders Abends vermehrt auf.

Schmerzen an der Bruchstelle, insbesondere nach Witterungswechsel werden von allen Verletzten geklagt, vor allem, wenn sich die Callusverdickungen längere Zeit noch erhalten. Je nach dem Sitz der Fraktur ist das benachbarte Gelenk (Knie- oder Sprunggelenk) mehr oder minder in Mitleidenschaft gezogen, zuweilen bis zu einem Grade, der der völligen Versteifung des Gelenks gleichkommt.

Im Anschluß an die traumatische Gelenkentzündung kommt es gelegentlich zu chronisch deformierenden Prozessen. Uebermäßige Fixation durch Verbände führt oft genug zu bleibender Versteifung, besonders gefährdet ist das Sprunggelenk bei Malleolarfrakturen.

Steht der Fuß zum Unterschenkel in einem rechten Winkel, so sind die verbleibenden Funktionsstörungen weniger hinderlich. Ungünstiger ist die Spitzfußstellung, die zu verhüten bereits bei der Anlage des ersten Verbandes eine Hauptsorge sein muß.

Ist die Fraktur mit Dislokation der Fragmente verheilt, so kommt die eventuelle Verkürzung der Extremität funktionshindernd in Betracht. Störend wirkt auch die durch die schiefe Heilung bedingte Stellungsanomalie, Valgus- bzw. Varusstellung. Zuweilen trägt die übermäßige Callusbildung allein die Schuld an dem schlechten funktionellen Resultat.

Besonders ungünstig und leider nicht selten ist die Bildung von Pseudarthrosen, die die verletzte Extremität gänzlich unbrauchbar erscheinen lassen.

Je nach der Schwere der verbleibenden Funktionsstörungen werden Renten von 15—50 pCt. erforderlich. Die Höchstgrenze wird in jedem Falle zu gewähren sein, in dem der Verletzte nicht imstande ist, sich ohne die Hilfe eines Stockes fortzubewegen.

Haenel hat 148 Fälle, die berufsgenossenschaftlicher Begutachtung unterlagen, statistisch bearbeitet. Er fand in 35 pCt. der Fälle Heilung vor Ablauf der 13. Woche. In 65 pCt. der Fälle war zu Beginn der gesetzlichen Fürsorge der B.G. noch keine Heilung erzielt. Dauernd geschädigt blieben 21 pCt.

Für die nicht normal verlaufenden Fälle berechnete er eine durchschnittliche Heildauer von 16 Monaten, und zwar waren in 17 Monaten durchschnittlich die Brüche des Mittelstücks, in 15 Monaten die der Malleolen geheilt. Mit den normal verlaufenden Fällen ergibt die Statistik eine durchschnittliche Heilungsdauer von 10 Monaten, eine Zeit die auffallend kontrastiert mit den Angaben, die sich in den chirurgischen Lehrbüchern finden.

Die Verzögerung der Restitutio ad integrum wurde in den Haenelschen Fällen bei den Frakturen der Diaphyse am häufigsten veranlaßt durch Dislokation der Fragmente (20mal), sodann durch Gelenksteifigkeit (19mal), ferner durch erhebliche Muskelatrophie (7mal), durch Callushypertrophie, während relativ wenig Pseudarthrosen bzw. ausbleibende Konsolidation als Grund verzögerter Heilung vermerkt war (4mal). Einmal blieb die Heilung aus infolge des Drucks auf den N. peroneus. Bei den Malleolarfrakturen war an erster Stelle Gelenksteifigkeit (27mal) als Hemmungsgrund verzeichnet, während in 10 Fällen Dislokation der Bruchenden mit konsekutiver Plattfußstellung, 11mal Muskelatrophie und nur 3mal übermäßige Callusbildung den Anlaß zur Verzögerung gab.

Die durchschnittliche Einbuße der Erwerbsfähigkeit bei den dauernd geschädigten Verletzten betrug 36 pCt., und zwar 20 pCt. bei Diaphysenbrüchen und 50 pCt. bei Malleolarfrakturen.

Jottkowitz hat den Aktenergebnissen Haenels den statistischen Nachweis klinisch gleichartig beobachteter Fälle gegenübergestellt. Die klinische Beobachtung gleichbehandelter Fälle eines einzigen Gutachters gestattet naturgemäß exaktere Schlüsse. Jottkowitz fand als Durchschnitt für die Behandlungsdauer des Unterschenkels 116,3 Tage, und zwar 54,3 klinische und 62 medikomechanische. Diese Zeit genügte in 55 pCt. der Fälle, um volle Erwerbsfähigkeit zu erlangen, für die nicht Vollerwerbsfähigen mußte in 4,2 pCt. der Gesamtfälle eine Rente von 10—20 pCt. zur Anwendung gelangen, während in 25,3 pCt. Renten von 20—30 pCt., und in 15,5 pCt. der Fälle Renten von 30—40 pCt. erforderlich wurden.

Nach der Statistik von Jottkowitz erforderten Unterschenkelfrakturen für alle zur vollen Erwerbsfähigkeit gelangten Fälle nur 4,4 Monate (Haenel 10 Monate), für die Fälle mit verzögerter Heilung 10,4 Monate (Haenel 16 Monate).

Kasuistik:

Fall Nr. 1 (Aktenmaterial). C. knickte mit dem linken Fuß um und zog sich beim Fall einen Bruch des linken Schienbeines zu. Linker Unterschenkel ist konvex nach außen gebogen. Schmerzen im linken Sprunggelenk, Verkürzung des linken Beines um $1^1/_2$ cm. Knöchelgegend stark verdickt, Bewegungen im Sprunggelenk im Sinne von Beugung und Streckung um die Hälfte herabgesetzt. Beiderseits Plattfußstellung. 20 pCt.

Fall Nr. 2 (Aktenmaterial). H. glitt während der Arbeit im Kanalschacht aus und erlitt einen Schrägbruch des linken Schienbeins an der Grenze zwischen oberem und mittlerem Drittel. Heilung mit mäßiger Verschiebung der Bruchenden. Verkürzung um 2 cm. Muskelschwäche der Ober- und Unterschenkelmuskulatur. Geringe Behinderung der Beugung und Streckung im Sprunggelenk. 25 pCt.

Fall Nr. 3 (Aktenmaterial). Eine Lowry fuhr dem p. S. gegen den rechten Unterschenkel. Bruch des rechten Wadenbeins 3 Quetschwunden längs der Schienbeinkante. Verheilung ohne Verkürzung. Geringe Schmerzhaftigkeit der Bruchstelle bei Witterungswechsel. Leichtes Ermüden nach längerem Stehen und Gehen. 10 pCt.

Fall Nr. 4 (Aktenmaterial). Linker Unterschenkel zwischen zwei eisernen Trägern gequetscht. Zwei Querfinger oberhalb des linken Sprunggelenks komplizierter Bruch beider Unterschenkelknochen. Anspießung der Haut durch die spitze Knochenzacke des oberen Bruchstücks. Verzögerte Heilung. Pseudoarthrosenbildung. Gang nur mit Stock möglich. 50 pCt.

Literatur zu § 10.

1. Baehr, F., Heilungsresultate bei Unterschenkelbrüchen in der Unfallversicherung. D. Z. f. Chir. Bd. 73.
2. Haenel, Ueber Frakturen in bezug auf das Unfallversicherungsgesetz. D. Z. f. Chir. Bd. 38.
3. Jottkowitz, Ueber Heilungsresultate von Unterschenkelbrüchen mit bezug auf das Unfallversicherungsgesetz. D. Z. f. Chir. Bd. 42.
4. Loew, A., Ueber Heilungsresultate von Unterschenkelbrüchen in bezug auf das Unfallversicherungsgesetz. D. Z. f. Chir. Bd. 44.
5. Sauer, F., Die Heilungsresultate der Unterschenkelbrüche. Beitr. z. klin. Chir. Bd. 45.

§ 11. Weichteilverletzungen des Fußes.

Hieb- und Stichverletzungen der Weichteile des Fußes verdienen insofern besondere Beachtung, als die Wunden häufig infiziert werden. Erfahrungsgemäß ist die Auffassung von der Zweckmäßigkeit der Fußreinigung in den Kreisen der arbeitenden Bevölkerung nur gering verbreitet. Wunden der Füße werden daher meist im Augenblick der Verletzung bereits verunreinigt. Umfangreiche Phlegmonen sind hier keine Seltenheiten. Kleinere Wunden finden in der Regel kaum Beachtung, die folgende Lymphangitis bzw. Lymphadenitis lenkt erst die Aufmerksamkeit auf die oft bereits verheilte Verletzung. Da der Zusammenhang der Erkrankung der Lymphwege mit der ursprünglichen Verwundung dem Verletzten naturgemäß unbekannt ist, so werden oft genug keine Entschädigungsansprüche erhoben, die an sich gerechtfertigt wären, da nicht selten erhebliche Beschwerden infolge von Narben, Weichteilschwellungen u. a. m. verbleiben. Quetschungen des Fußrückens sind keine seltenen Ereignisse. Beim

Auf- und Abladen von Schienen, Eisenteilen und dgl. kommt es häufig zu Quetschungen durch auffallende Materialien, auch beim gegenseitigen Zuwerfen von Gegenständen, wie Feldsteinen, Brettern oder dergl. Wenn dabei keine Knochenbrüche entstehen, bleibt in der Regel nur vorübergehend infolge des Blutergusses bzw. infolge von Quetschwunden, Muskelzerrungen und dergl. die Erwerbsfähigkeit behindert.

Anders jedoch, wenn Frakturen der Zehen, der Metatarsal- bzw. Tarsalknochen die Verletzungen komplizieren. Sehr leicht führen komplizierte Frakturen Eiterungen und Knochennekrosen herbei, die in den Sehnenscheiden sich verbreiten und zu schweren Phlegmonen des Unterschenkels Anlaß geben, ja darüber hinaus durch septische Allgemeininfektionen das Leben aufs höchste gefährden können. Nicht so selten finden wir beim Auffallen schwerer Gegenstände Zermalmungen des Fußes, die zu jauchiger Gangrän führen. Gelegentlich wird von Diabetikern, die an einer Gangrän der Zehen erkranken, irgend ein geringfügiges Trauma für die Entstehung der Gangrän verantwortlich gemacht.

Es geschieht recht häufig in der Praxis, daß erst eine Verletzung, die schlecht heilt und schließlich zum Brand führt, die Aufmerksamkeit auf das Vorhandensein von Zucker im Urin lenkt. Die Zuckerausscheidung hat unter Umständen bereits längere Zeit zuvor stattgefunden. Hat jedoch der Unfall die Verletzung herbeigeführt, so schließen die (infolge der krankhaften Veranlagung der Verletzten zur Zuckerausscheidung) abweichend vom normalen Verlauf eintretenden ungünstigen Folgen die Entschädigungspflicht nicht aus.

Recht häufig gelangen Verbrennungen der Füße zur Beobachtung insbesondere in Betrieben, in denen die Füße während der Arbeit unbeschuht sind. Ausgedehnte Narbenflächen, die nach Verbrühungen der Füße keine Seltenheiten sind, können schwere Funktionsstörungen bedingen, sodaß Renten bis zu 50 pCt. erforderlich werden. Ich beobachtete einen Fall, in dem die Form des Fußes durch Narbenzüge so erheblich verändert war, daß der Fuß als Gehorgan gar nicht mehr in Frage kam; eine Operation (Pirogoff) lehnte der Verletzte ab.

Auch das Erfrieren ist zuweilen Gegenstand der Begutachtung. Weniger die Gradabmessung der verbliebenen Erwerbsfähigkeit als die Feststellung des ursächlichen Zusammenhangs bereitet bei der Beurteilung Schwierigkeiten. Will man den Vorgang des Erfrierens als Betriebsunfall anerkennen, so muß sich nachweisen lassen, daß die schädigenden Einflüsse in einem verhältnismäßig kurzen Zeitraum sich geltend gemacht haben. Es darf sich dabei höchstens um einige

Stunden handeln. Der Eintritt der Körperschädigung kann dann noch als ein „plötzlicher" im Sinne des Gesetzes angesehen werden.

Kasuistik:

Fall Nr. 1. Rek.E. v. 13. X. 1891. Nach dem vorliegenden Sachverhalte muß als erwiesen angesehen werden, daß dem Kläger am 9. XII. 1890 das Bein erfroren ist, unmittelbare Folge davon war die Amputation des Beines. Die Verletzung erscheint als Folge eines plötzlichen schädigenden Ereignisses. Die Gefahr des Erfrierens wurde im vorliegenden Falle durch die besonderen Betriebsverhältnisse der Brauerei, insbesondere durch das mehrstündige Stehen am Ufer des Teiches, durch Herausholen der Eisschollen aus dem Wasser und durch die dadurch bedingte Nässe des Schuhzeuges und das darauf folgende Stillsitzen auf dem Wagen bei der Fahrt nach dem Bahnhof gesteigert. Daraus ergibt sich auch der gesetzlich erforderliche ursächliche Zusammenhang zwischen dem Betriebe und dem Unfalle.

Der Nervus tibialis wird gelegentlich durch Hieb- oder Stichverletzung, insbesondere in der Nähe der Achillessehne getroffen; Die Bildung eines sogen. Krallenfußes ist, wie bereits erwähnt, die Folge.

Lähmung des M. peroneus longus führt den Pes planus valgus herbei, Spitzfußstellung veranlaßt die Lähmung der Dorsalflexoren. Tritt die Lähmung des M. peroneus longus hinzu, so resultiert Pes equino-varus-Stellung. Varus-Stellung bewirkt die Lähmung des M. extensor digitorum communis longus. Endlich tritt nach Lähmung der Plantarflexoren Pes calcaneus-Stellung ein.

Zerreißungen der Plantaraponeurose werden gelegentlich nach heftigen Sprüngen etc. beobachtet. Sie heilen mit starker Knotenbildung, die für den Verletzten recht störend ist, umsomehr, als sich nicht selten Schrumpfungsvorgänge anschließen (Ledderhose).

Als Tendinitis achillea traumatica bezeichnet Schanz einen entzündlichen Prozeß in der Achillessehne infolge übermäßiger Inanspruchnahme — Dehnung — ein Krankheitsbild, das von dem der Achillodynie, bei der es sich um eine Erkrankung der Bursa subachillea handelt, durchaus abweicht.

Literatur zu § 11.

1. Dittmer P., Achillodynie. A. S. Z. 1896.
2. Ledderhose, Zur Pathologie der Aponeurose des Fußes und der Hand. L. Arch. Bd. 53.

§ 12. Kontusionen und Distorsionen des Fußgelenks.

Die Diagnose „Fußverstauchung" erfreut sich fast noch größerer Beliebtheit, als die der Handverstauchung. Wie viele Fußverstauchungen werden während der Karenzzeit mit kalten Umschlägen behandelt, die die verspätete sachgemäße Untersuchung ev. unter Zuhilfenahme des Röntgenbildes als schiefgeheilte Malleolarfraktur oder dergl. entdeckt!

Gerade die Malleolarfrakturen bieten ein dankbares Objekt der

Krankenhausbehandlung, sie beweisen in der Statistik der Heilresultate die Notwendigkeit möglichst frühzeitiger Uebernahme des Heilverfahrens durch die B. G.

Wie viele Renten ließen sich ersparen, wenn hier von Anbeginn eine zweckmäßige Behandlung einsetzt, die längere Zeit hindurch ausgeführt wird, d. h. nicht nur bis zur anatomischen, sondern bis zur funktionellen Heilung!

Distorsionen des Fußgelenks begegnen wir in der Unfallpraxis ungemein häufig.

Wir unterscheiden Abduktionsdistorsionen und Adduktionsdistorsionen, diese sind die häufigeren. Zerrungen und Einrisse des Bandapparats bilden das anatomische Substrat der Verletzung, die stets zu einem mehr oder minder beträchtlichen Blutergusse führt. Vor Verwechslungen mit Knöchelbrüchen schützen sorgfältige Röntgenaufnahmen.

Während die meisten Distorsionen des Fußgelenks nur geringfügige Beschwerden hinterlassen, die oft vor Ablauf der 13. Woche bereits verschwunden sind, insbesondere wenn für rechtzeitige mediko-mechanische Behandlung gesorgt ist, bleiben in einer Reihe von Fällen für längere Zeit, oft noch für Monate, erhebliche funktionelle Störungen zurück, Versteifungen des Sprunggelenks, Neigung zu Oedemen, Muskelatrophie, Schmerzhaftigkeit und vor allem Plattfußbeschwerden, so daß über die in mittelschwer verlaufenden Fällen zu gewährende Rente von 10 — 20 pCt. gelegentlich wesentlich hinausgegangen werden muß.

Traumatische Tuberkulose des Fußes wird entsprechend der Häufigkeit der Fußverletzungen überhaupt öfter beobachtet. Die Beurteilung des traumatischen Einflusses auf die Entstehung bzw. die Verschlimmerung des Leidens entspricht den Grundsätzen, die wir bei der traumatischen Knochen- und Gelenktuberkulose an anderen Stellen eingehend besprochen haben.

13. Frakturen im Tarsus. Luxationen des Fußgelenks.

Frakturen des Talus gelangen nicht allzu oft zur Beobachtung. Fall aus beträchtlicher Höhe auf die Füße wird meist als Ursache angegeben, gelegentlich entsteht die Fraktur auch dadurch, daß der Fuß nach der Seite, innen oder außen, umkippt. Auch direkt kann der Talus durch schwere Gegenstände, die auf ihn fallen, zertrümmert werden. Ist keine Dislokation vorhanden, so wird die Differentialdiagnose gegenüber der Distorsion recht schwierig, sind dagegen die Fragmente disloziert, so ist die Stellung des Fußes — Plantarflexion und Supination, wenn die Fraktur den Hals des Talus betroffen bzw. traumatische Pes valgus- oder Planovalgusstellung — charakteristisch. Nicht so selten ist der Ausgang in Ankylose. Rentensätze von 20 bis $33^{1}/_{3}$ pCt. bilden die Norm, die zuweilen überschritten werden muß, besonders wenn heftige Schmerzen bestehen, die zur Ferse ausstrahlen und jedes Auftreten unmöglich machen.

Frakturen führen ebenso wie Distorsionen nicht selten Versteifungen des Sprunggelenks herbei. Der anfangs im Sprunggelenk vorhandene Bluterguß verschwindet und macht einem serösen Erguß Platz, der in nicht wenigen Fällen einen chronischen Charakter annimmt und gelegentlich zur völligen Ankylosierung des Gelenks führt.

Zuweilen finden sich — besonders nach penetrierenden Verletzungen — eitrige Gelenksentzündungen, die in der Regel mit totaler Versteifung des Gelenks enden.

Auch Arthritis deformans ist nach Verletzungen des Sprunggelenks beobachtet.

Die Beurteilung dieser Folgezustände hat von der Tatsache auszugehen, daß die Verletzten mit rechtwinkliger Stellung des versteiften Fußgelenks in mittlerer Lage zwischen Pro- und Supination am wenigsten behindert sind, daß die Spitzfußstellung dagegen recht erhebliche Funktionsstörungen bedingt.

Während die rechtwinklige Versteifung mit $20—33^{1}/_{3}$ pCt. ausreichend entschädigt ist, kommen Renten bis zu $66^{2}/_{3}$ pCt. für Ankylosen in ungünstiger Stellung in Betracht.

Brüche des Calcaneus.

Die Brüche des Fersenbeins teilt Hoffa in 4 Gruppen ein:
1. Rißbruch des Fersenhöckers,
2. Kompressionsbruch des Calcaneuskörpers,
3. Bruch des Sustentaculum tali,
4. Bruch des Proc. inframalleolaris.

Der Rißbruch des Fersenhöckers kommt meist durch eine übermäßige Kontraktion des Gastrocnemius und des M. soleus zu stande.

Das aufwärts gezogene Bruchstück, die Diastase bzw. die Krepitation, die hervorgerufen werden kann, wenn man die Fragmente nähert, sichern die Diagnose.

Der Kompressionsbruch des Calcaneuskörpers kommt beim Sturz aus der Höhe auf die Ferse zu stande. Die Stauchung findet zwischen dem festen Boden und dem Talus statt, die Veränderungen in der Knochenstruktur des Calcaneus resultieren aus dem gleichzeitig erfolgten Quer- und Längsbruch.

Als charakteristische Symptome führen Bähr und Golebiewski an: Schwellung, Druckempfindlichkeit des Fersenbeins, behinderte Pro- und Supination, heftige Schmerzen beim Auftreten.

Die Brüche des Sustentaculum tali sind äußerst seltene Verletzungen (Abel), nicht viel häufiger ist die letzte Gruppe, die die Brüche des Proc. inframalleolaris des Calcaneus umfaßt.

Nach dem Maße der verbleibenden funktionellen Störungen sind Renten von 20—50 pCt. angemessen.

Brüche des Os naviculare, cuboides, der Ossa cuneiformia finden ihre Ursache im allgemeinen nur in direkter Gewalteinwirkung bei schweren Zertrümmerungen durch auffallende Gegenstände und dergl. Nach glatter Heilung erfolgt nicht selten eine Senkung des Fußes. Die Plattfußbeschwerden können eine Erwerbsbeschränkung hervorrufen, für die Renten von 10 pCt. bis zu 25 pCt. zu bewilligen sind.

Luxationen des Fußes im Talocruralgelenk können nach 5 Richtungen erfolgen: nach außen, nach innen, nach vorn, nach hinten, sowie nach oben. Die Luxation nach außen ist entweder eine Pronationsluxation oder eine Rotationsluxation (G. Fischer). Die Pronationsluxationen sind in der Regel mit Pronationsbrüchen der Malleolen kombiniert, die Rotationsluxationen mit sog. Eversionsfrakturen (Auswärtsdrehung des Fußes). Die Luxationen nach innen werden entsprechend in Supinations- und Inversionsluxationen eingeteilt. Die Luxation nach hinten entsteht durch übermäßige Plantarflexion, die Luxation nach vorn durch forcierte Dorsalflexion. Beide Formen bieten der Diagnose keine Schwierigkeiten.

Endlich ist noch die Luxation nach oben zu erwähnen, die äußerst selten beobachtet ist.

Im allgemeinen verbleiben nach erfolgter Reposition keine erheblichen Funktionsstörungen. Sind jedoch erhebliche Behinderungen der Drehung, Beugung und Streckung vorhanden, so sind Renten von 10—30 pCt., entsprechend dem Grad der Beeinträchtigung vorübergehend zu gewähren. Nur veraltete Luxationen mit den konsekutiven Stellungsanomalien (Pes valgus, Pes varus) und erheblichem Muskelschwund erfordern entsprechend höhere Rentensätze.

Luxationen im Talotarsalgelenk werden eingeteilt in:

1. Luxatio pedis sub talo.

2. Isolierte Luxation des Talus.

Die Luxatio pedis sub talo läßt 4 Gruppierungen erkennen: die Luxation nach innen, nach außen, nach hinten und nach vorn.

Bei der Luxation nach innen steht der Fuß in Supination und Einwärtsrotation (Klumpfußstellung), bei der Luxation nach außen in

Plattfußstellung. Die Luxatio sub talo nach hinten hat eine übermäßige Plantarflexion, die Luxation nach vorn eine übermäßige Dorsalflexion zur Voraussetzung. Schließlich kann der Talus sowohl im Talocruralgelenk wie im Talotarsalgelenk zugleich luxieren und zwar nach allen nur möglichen Richtungen hin; auch völlige Umdrehungen werden beobachtet.

Für die Beurteilung der Erwerbsschädigungen nach Luxationen im Talotarsalgelenk gelten die gleichen Erwägungen, die wir soeben gelegentlich der Besprechung der Luxation im Talocruralgelenk erörtert haben.

Der Vollständigkeit halber sei auf das überaus seltene Vorkommen von Luxationen des Calcaneus und von Luxationen im Chopartschen Gelenk hingewiesen, sowie auf die Luxationen, die an den kleinen Tarsalknochen gelegentlich beobachtet werden.

Frakturen der Metatarsalknochen und Phalangen.

Die Frakturen der Metatarsalknochen werden mit Hilfe der Röntgenogramme jetzt häufiger diagnostiziert als früher, auch die sog. Fußgeschwulst ist fast stets, wie das Röntgenbild gelehrt hat, auf eine Fraktur im Gebiete der Metatarsalknochen zurückzuführen (Stechow, Kirchner). Oft sind es komplizierte Frakturen, wie sie beim Auffallen schwerer Lasten auf den Fußrücken entstehen. Als Folgezustände verbleiben für längere Zeit anhaltende Schmerzen beim Auftreten, infolge der Quetschung des Nervus plantaris durch neugebildetes Knochengewebe besonders nach der Fraktur des I. und II. Metatarsus, ferner Weichteilschwellungen, Muskelatrophie, so daß vereinzelt 15—25 pCt. Rente angemessen erscheint.

Die Frakturen der Phalangen der Zehen entsprechen denen der Finger. Die Großzehe frakturiert am häufigsten. Versteifungen der Gelenke, Schmerzen beim Auftreten machen Renten erforderlich, für deren Festsetzung von den Normen auszugehen ist, die den entsprechenden Verlust der Zehenglieder entschädigen sollen.

Luxationen des Metatarsus und der Phalangen.

Die Luxationen im Lisfrancschen Gelenk (Tarso-metatarsalgelenk) werden eingeteilt in totale und partielle (Panse).

Die totalen Luxationen sind wiederum in dorsale, plantare und seitliche unterschieden, sie sind im ganzen selten beobachtet, nicht häufiger sind die Luxationen einzelner Metatarsalknochen, die in der Regel nach oben stattfinden.

Was die Luxationen der Phalangen anbetrifft, so hat eigentlich nur die dorsale Luxation des Hallux ein praktisches Interesse; sie wird durch übermäßige Dorsalflexion bewirkt. Die Luxation der übrigen Zehen ist sehr viel seltener, sie erfolgt in der Regel nach oben; endlich kann man gelegentlich das Vorkommen interphalangealer Luxationen beobachten. (Riedinger u. a.)

Literatur zu § 13.

1. Abel, Arch. f. klin. Chir. Bd. 23.
2. Baehr F., Samml. klin. Vortr. 84. A. S. Z. 1895.
3. Fischer G., Luxationen des Fußes nach außen. D. Z. f. Chir. 1884.
4. Kirchner, Ueber das Wesen der sogen. Fußgeschwulst. Wiesbaden. 1898.
5. Riedinger, Zur Kenntnis der Verrenkungen in den Interphalangealgelenken. D. Z. f. Chir. Bd. 36.
6. Panse, Laterale Luxation im Lisfranc. M. m. W. 1897.
7. Muskat, Die Brüche im Mittelfußknochen in ihrer Bedeutung für die Lehre von der Statik des Fußes. Samml. klin. Vortr. Nr. 258. 1900.
8. Stechow, Fußödem und Röntgenstrahlen. D. militärärztl. Z. 1897.
9. Helbing, D. Z. f. Chir. 1901.
10. Golebiewski, Arch. f. Unfallh. Bd 1.

§ 14. Der traumatische Plattfuß.

Wir unterscheiden den Knickfuß (Pes valgus), d. h. diejenige Stellung des Fußes, in der der Fuß im Talocruralgelenk nach außen abgeknickt ist, von dem Plattfuß, dessen charakteristisches Symptom in der Senkung des inneren Fußgewölbes besteht (Pes flexus abductus reflexus bzw. planus). Der Knickfuß entsteht, wenn die Festigkeit des inneren Seitenbandes sich verringert, wie z. B. infolge von Distorsionen des Sprunggelenks, Pronationsfrakturen. Der Plattfuß ist eine Belastungsdeformität. Die verminderte Widerstandsfähigkeit, die ein Nachgeben des Gewölbes unter der Belastung ermöglicht, kann durch ein Trauma hervorgerufen werden. Der traumatische Plattfuß unterscheidet sich in nichts von dem statischen Plattfuß (Riedinger).

Anlaß zur Bildung eines traumatischen Plattfußes gibt daher nicht nur eine Schädigung des Bandapparates infolge von Distorsionen (Distorsionsplattfuß), sondern auch jede Fraktur überhaupt, die zur Herabsetzung des Widerstandes führt, der in normalen Fällen der Belastung des Fußgewölbes entgegengesetzt wird. Ferner kann, wie erwähnt, der Plattfuß zustande kommen durch Verletzungen, die die Belastungsrichtung verändern, d. h. infolge der Abknickung des Fußes gegen den Unterschenkel, z. B. nach Malleolarfrakturen, Supramalleolarfrakturen, bzw. infolge der Abknickung, die durch eine Unterschenkelfraktur mit Dislokation (ad axin oder auch ad periphariam) hervorgerufen werden. Endlich kann auch durch Narbenzug, durch Defekte und Lähmungen, kurz durch alle „Verletzungen und durch Verletzungen herbeigeführte Zustände, die eine Drehung der

Ferse nach außen oder einen Tiefstand des inneren Fußrandes zur Folge haben, unter dem Einfluß der Belastung“ ein Plattfuß zu stande kommen (Riedinger). Der traumatische Plattfuß entsteht somit auch nach Talusfrakturen und dergl.

Deutschländer hat in jüngster Zeit auf eine Unfallfolge hingewiesen, deren charakteristisches Zeichen der Plattfußschmerz ist, ohne daß von einer Senkung des Fußgewölbes infolge eines Traumas selbst nach jahrelanger Beobachtung gesprochen werden kann. Nach geringfügigen Verletzungen — meist handelt es sich um eine Kontusion bzw. Distorsion — treten die Plattfußbeschwerden auf, die aller Therapie trotzen. Sehr bald tritt als typische Veränderung hochgradige Atrophie der Unterschenkelmuskulatur auf, die sich nicht einfach als Inaktivitätsatrophie bezeichnen läßt. In allen von Deutschländer beobachteten Fällen konnte röntgenologisch der Nachweis der Verletzung des Chopartschen Gelenks erbracht werden bzw. der Frakturen der Fußwurzelknochen, die sich an der Bildung des Chopartschen Gelenks beteiligen. Meist handelt es sich um eine Fraktur des Os naviculare. Die arthritischen Veränderungen, die sich infolge der Verletzung einstellen, entsprechen dem charakterischen Krankheitsbild der Arthritis deformans traumatica anderer Gelenke.

Verschlimmerungen bereits bestehender Plattfüße, die keinerlei Beschwerden bis zu dem Unfall hervorriefen, sind ungemein häufig Gegenstand der Begutachtung. Mit Recht hebt Sudek hervor, daß doppelseitige Plattfußbildung nicht gegen die Annahme der traumatischen Verschlimmerung eines Plattfußes spricht, wie auch der einseitige Plattfuß nicht eo ipso ein traumatischer zu sein braucht. Fraglos ist der verschlimmernde Einfluß, man kann aber den B. G. nicht zumuten, nun dauernd nach abgeschlossenem Heilverfahren für diese Plattfußbeschwerden Renten zu zahlen; das käme schließlich auf die Prämiierung der Plattfüße hinaus, ein Unfug ähnlich dem, der mit Bruchprämien getrieben wird.

Was die Höhe der Rente anlangt, so dürften die gewöhnlichen Schätzungen — 25 bis $33^1/_3$ pCt. — im allgemeinen entschieden zu hoch gegriffen sein. Renten von 10—20 pCt. werden für die Mehrzahl der Fälle ausreichende Entschädigungen darstellen, von denen nur in besonderen Fällen abzuweichen ist.

Kasuistik:

Fall Nr. 1 (Aerztliches Gutachten). Auf Veranlassung der Tiefbau-B.G. erstatte ich über den Unfallverletzten A. N. nachstehendes Gutachten:

Vorgeschichte:

N. verunglückte am 8. IX. 1910. Eine Lore kippte um und fiel gegen den rechten Fuß. N. zog sich einen Bruch des inneren Knöchels zu. Gleichzeitig fand eine Verrenkung des Fußgelenks statt. Er fand Aufnahme im Krankenhaus des Frauenvereins zu S. und verblieb daselbst bis zum 20. I. 1911. Am 6 II. 1911 trat er in die Behandlung des Unfallkrankenhauses. Frühere Unfälle hat N. nicht erlitten, einen Leistenbruch hat er nicht.

Befund.

Kräftiger junger Mensch in gutem Ernährungszustand, mit guter Muskulatur und ausreichendem Fettpolster. Als Unfallfolge besteht ein typischer, traumatischer Plattfuß, der durch die beträchtliche Verschiebung des gesamten Fußes hervorgerufen wurde, bei der der innere Fußrand eine Senkung erfahren. Die Stellung des Fußes wird hervorgerufen durch die mit Verschiebung erfolgte Verheilung der Bruchenden. Trotz dieser auffälligen Veränderung in der Knochenkonfiguration sind die funktionellen Störungen z. Zt. relativ geringfügig: so ist Beugung und Streckung im Sprunggelenk vollkommen möglich; die Drehung ist in geringem Grade noch beschränkt. Die Messungen ergeben:

	links	rechts
Um den Fußrücken	23 cm	24 cm
Um die Knöchel	23 „	24,5 „
15 cm oberhalb des unteren Randes des inneren Knöchels	21 „	21 „
Dickste Stelle der Wade	29 „	28 „
Um das Kniegelenk	29 „	29 „

Es besteht demnach noch eine geringe Abmagerung der Muskulatur des rechten Unterschenkels, sowie eine Behinderung der Drehung des Sprunggelenkes sowie ein typischer traumatischer Plattfuß. Ich empfehle eine Rente von 20 pCt. und halte eine Nachuntersuchung nach 3 Monaten für erforderlich.

Fall Nr. 2 (Aktenmaterial): Dem Arbeiter L. fiel in einer Kiesgrube abrutschendes Erdreich auf beide Füße, er zog sich dabei eine Quetschung beider Fußgelenke zu, an beiden Füßen bestand Plattfußbildung aus der Kindheit her datierend. Diagnose: Verschlimmerung schon bestehender Plattfußbildung, 25 pCt. Nach einem Jahr: eine wesentliche Aenderung in dem Befund ist nicht eingetreten, war auch nicht zu erwarten. Wohl aber ist anzunehmen, daß die subjektiven Beschwerden sich soweit verringert haben, daß Unfallsfolgen nicht mehr vorliegen.

Sehr viel seltener ist der traumatische Klumpfuß, der nach Frakturen bzw. Luxationen des Calcaneus und Talus beobachtet wird, auch wohl nach Frakturen des Mittelfußes auftritt. Die Erwerbsfähigkeit wird im allgemeinen erheblich beeinträchtigt, so daß Renten bis zu 50 pCt. in Betracht kommen.

Literatur zu § 14.

1. Bähr, Auftreten von Plattfußbeschwerden bei Beinverletzungen. M. f. U. 1899.
2. Deutschländer, Zur Frage des traumatischen Plattfußes. Z. f. orthop. Chir. XXII.
3. Hoffa, Wie kann und soll der sog. traumat. Plattfuß nach Malleolarbrüchen verhütet werden? Aerztl. Prakt. 1897.
4. Karch, Trauma und Plattfuß. M. f. U. 1902.
5. Riedinger, Ueber die Entstehung des Plattfußes. M. f. U. 1896.

§ 15. Verlust von Gliedern der unteren Extremität.

Der Verlust beider Beine ist nächst dem Verlust beider Augen, beider Hände, der schwerste Verlust, der einen arbeitenden Menschen in funktioneller Beziehung treffen kann. Immerhin läßt sich der Verlust beider Beine durch Prothesen in gewissem Umfange ersetzen;

dennoch ist bei dem Verlust beider Beine stets die volle Erwerbsunfähigkeit anzunehmen. Es ist in Fällen, die eine Amputation beider Beine erforderlich machen, stets zu erwägen, ob dem Verletzten die Hilflosenrente nach § 9, Abs. 3 der G. U. V. G. zuzubilligen se Während eine Entscheidung vom 14. VII. 1904 die Rente gewährt, lehnt eine Entscheidung, die ich dem Aktenmaterial entnehme (11. XII. 1905), die Hilflosenrente ab, da, solange der Verletzte in der Tat hilflos sei, die Krankenhauspflege für ihn in Betracht käme, während nach der Entlassung, soweit Gewöhnung an das Tragen künstlicher Glieder erfolgt ist, von einer Hilflosigkeit im Sinne des Gesetzes nicht die Rede sein könne.

Verlust eines Beines.

Hobein, der den Versuch unternimmt, für einzelne wiederkehrende Verletzungsfolgen der unteren Extremität bestimmte Normen für die Beurteilung der Erwerbsbeschränkung zu schaffen, geht von der Klasseneinteilung der Arbeiter aus, die Becker in seinem Lehrbuch vorgeschlagen.

Trifft der Verlust eines Beines einen Arbeiter der Klasse I u. II (gewöhnliche Arbeiter, wie Holzhacker, Erdarbeiter oder dergl., bzw. Arbeiter, die abgesehen von der rohen Kraft eine gewisse besondere Geschicklichkeit für den Beruf mitzubringen haben, wie Tapezierer, Maler, Bergleute oder dergl.), so bringt der Verlust dem Verletzten die Notwendigkeit, den Beruf **aufzugeben**, da selbst bei vorhandener Energie die notwendigen Voraussetzungen, die die persönliche Sicherheit bei der Arbeit betreffen, fehlen. Die Verletzten sind auf Handarbeit angewiesen, auf Berufe wie die des Schuhmachers, Schneiders oder dergl.

Handarbeiter (Klasse III) werden naturgemäß von dem Verlust eines Beines weniger betroffen, wenn der Beruf im Sitzen ausgeübt werden kann (Schneider oder dergl.), während Handarbeiter, die ihren Beruf im Stehen ausüben (Schlosser, Tischler), nicht viel besser gestellt sind als die gewöhnlichen Arbeiter, die ein Bein verloren haben, während die Arbeiter der Klasse IV (kunstgewerbliche Arbeiter) je nachdem wie die Angehörigen der Klassen I und II bzw. III zu beurteilen sind.

Das R. V. A. hält sich bei der Beurteilung nicht an Klasseneinteilungen, es überläßt grundsätzlich dem Verletzten, den Rest der ihm verbliebenen Erwerbsfähigkeit auszunützen ohne Rücksicht auf seine bisherigen Fähigkeiten. Der Maurer muß demnach Flickschuster werden, wenn er beispielsweise nicht anders das Viertel der Erwerbsfähigkeit, das ihm verblieben, ausnutzen kann. Dieser ausdrückliche

Hinweis ist deshalb in vielen Erkenntnissen besonders betont, weil in allen Eingaben die ständige Auffassung wiederkehrt, ein Arbeiter, wie beispielsweise ein Maurer, sei nach dem Verlust eines Beines ein vollständiger Krüppel, da er in seinem Berufe zu arbeiten nicht mehr im stande sei.

Daß der Kreis der Erwerbsmöglichkeiten nach dem Verlust eines Beines eingeengt ist, ist unbestritten, das kommt aber bei der Festsetzung der Rentenhöhe bereits zum Ausdruck.

Ein weiteres Moment, das ohne Rücksicht auf die Berufsart in jedem Falle bei der Rentenfestsetzung zu berücksichtigen ist, ist die Entstellung, die der Verlust eines Beines bedingt. Der Arbeitgeber beschäftigt ungern einen Arbeiter, der äußerlich sichtbar einen so erheblichen Defekt aufzuweisen hat, wie es in jedem Fall der Verlust eines Beines bedeutet. Dieser Defekt läßt sich auch durch ein noch so gutes Kunstbein nicht völlig verdecken, abgesehen davon, daß ein künstliches Glied, je vollendeter es gearbeitet ist, um so unbrauchbarer für einen Verletzten ist, der dem Arbeiterstand angehört, da die komplizierte Mechanik peinlichste Sorgfalt des Trägers voraussetzt, eine Sorgfalt, die dem Arbeiter durchaus lästig fällt. Ein Arbeiter ist in der Tat mit einem Stelzfuß unbehinderter, eine Auffassung, die auch das R.V.A. teilt.

Kasuistik:

Fall Nr. 1. Rek.E. v. 9. XI. 1904. Lehrhauer, Verlust des rechten Unterschenkels. Anfangs Vollrente, dann $66^2/_3$ pCt., da die seit Gewährung der Vollrente verstrichene Zeit für eine Angewöhnung an den Gebrauch eines gelieferten Stelzfußes genügend lange bemessen sei. Hiergegen Berufung mit der Begründung, der Verletzte habe nur deswegen seine Zustimmung zur Amputation erteilt, weil ihm ein Gummibein versprochen sei. Das Sch.G. wies die Berufung zurück mit der Begründung, erfahrungsgemäß seien gerade für Arbeiter gröberen Schlages Stelzfüße der zweckmäßigste Ersatz für amputierte untere Extremitäten. Das R.V.A. bestätigt die Auffassung des Sch.G. Das Verlangen des Klägers, für den Stelzfuß einen Gummifuß zu erhalten, ist ungerechtfertigt. Gummifüße sind im allgemeinen als Ersatz für verlorene Extremitäten nicht zweckdienlich, sie sind bedeutend schwerer als Stelzfüße und behindern mehr als diese jeden ausgiebigen Gebrauch des Beines bei Personen, die auf Erwerb durch körperliche Arbeit angewiesen sind.

Daß diese äußeren Umstände hier und dort den Unfallverletzten auf den Gedanken bringen, das Mitleid, das ihm entgegengebracht wird, auszunutzen und sich vom Bettelgewerbe zu ernähren, ist freilich eine nicht selten wiederkehrende Beobachtung.

Gollmer, der selbst zu den Amputierten gehört, rät übrigens dringend davon ab, den Unfallverletzten Stelzfüße zu beschaffen. Unter der Voraussetzung einer vorzüglichen Lieferquelle sei das künstliche Bein jedem Stelzfuß aus praktischen und ethischen Gründen vorzuziehen. Aus eigener Praxis kenne ich mehrere Amputierte, die nach jahrelangem Aerger mit Kunstbeinen, die in einer der besten Werkstätten angefertigt waren, mit den gewöhnlichen Stelzfüßen zu durchaus zufriedenstellender Ausnutzung ihrer Arbeitskraft gelangten. Andererseits ist aber nicht zu verkennen, daß der Stelzfuß dem Träger den Charakter eines Krüppels aufprägt und ihn dadurch erheblich entstellt.

Zweckmäßigerweise wird hier die Frage zu erörtern sein, in wieweit die B.G. verpflichtet sind, für künstliche Glieder bzw. deren Instandhaltung zu sorgen. Es herrschen darüber nicht nur in der Arbeiterbevölkerung, sondern auch in den ärztlichen Kreisen unklare Vorstellungen. Die B.G. hatten ursprünglich nicht die Verpflichtung, für künstliche Glieder zu sorgen, auch waren sie nicht gezwungen, die Instandhaltung zu übernehmen, wenn sie für die Beschaffung eines künstlichen Gliedes gesorgt hatten. Allerdings lag es stets im Interesse der B.G., den Verlust eines Beines durch ein künstliches Glied zu ersetzen, da der zu erwartende Ausgleich bei der Bemessung der Rente wesentlich in Betracht gezogen wurde. Wenn auch nicht sogleich ein nennenswerter Vorteil von dem Gebrauch eines künstlichen Gliedes zu erwarten war, so hielt sich die B.G. doch für berechtigt, nach Ablauf einer Zeit, die die Uebung, Anpassung und Gewöhnung erforderte, die Rente zu mindern. Andererseits gab die Unmöglichkeit der Gewöhnung — meist fehlt es am guten Willen der Verletzten — sowie die Ablehnung der notwendigen Reparaturen seitens der B.G. den Verletzten das Recht, die Erhöhung der Rente zu verlangen.

Im Gegensatz hierzu bestimmte das G.U.V.G. vom 30. VI. 1900 im § 9 Abs. 1 (Z. 1 G.U.V.G.), die B.G. seien verpflichtet, den Verletzten die zur Sicherung des Erfolges des Heilverfahrens und zur Erleichterung der Folgen der Verletzung erforderlichen Hilfsmittel (Krücken, Stützapparate und dergl.) zu gewähren.

Nicht besonders berücksichtigt werden die Unbequemlichkeiten, die naturgemäß der Gebrauch künstlicher Glieder mit sich bringt, das Wundscheuern, die Empfindlichkeit des Stumpfes gegenüber dem Druck, den der Apparat — selbst der bestsitzendste — gelegentlich ausübt.

Die Beschaffenheit des Stumpfes verdient besondere Berücksichtigung; ein hoher Oberschenkelstumpf gibt nicht nur der Prothese am wenigsten Halt, er ist unter Umständen auch bei sitzender Beschäftigung hinderlich. Selbst wenn der Stumpf einen größeren Umfang besitzt, wird die Prothese am Oberschenkel immer nur einen unsicheren Halt bieten, soweit es sich um einen Arbeiter handelt, der ein Mindestmaß von Sicherheit und Festigkeit beim Auftreten, Gehen usw. unbedingt nötig hat. Diese Sicherheit mehrt sich naturgemäß mit der Länge des Stumpfes, so daß der Verlust unterhalb des Kniegelenks (Verlust des Unterschenkels) funktionell ein erheblich geringerer ist. Während ein Verletzter, dessen Bein am Oberschenkel amputiert ist, meist beim Gehen trotz des künstlichen Gliedes sich der Hilfe eines oder zweier Stöcke bzw. einer Krücke bedienen muß, lernt der Verletzte, der den Verlust des Unterschenkels zu beklagen hat, relativ schnell ohne Stützen, lediglich mit dem künstlichen Glied sich fortzubewegen, eine Chance, die sich vermehrt, je mehr vom Unterschenkel noch erhalten ist. Die Höhe des Amputationsstumpfes kommt im allgemeinen in den Erkenntnissen des R.V.A. nicht bei der Rentenabmessung so zum Ausdruck, wie sie es verdiente. Die Rente geht nicht unter den Mindestsatz von 50 pCt. herunter, schwankt aber zwischen 50 und 75 pCt. oft ohne erkennbare Gründe erheblich, in mittlerer Schätzung 66 $^2/_3$ pCt. für den Verlust des Oberschenkels, 50—60 pCt. für den Verlust des Unterschenkels, gleichfalls 50 bis 60 pCt. für den Verlust des Fußes, eventuell, wenn Teile desselben erhalten sind, nur 33$^1/_3$ pCt.

Im Beginn wird selbstverständlich Vollrente gewährt, die nach Gewöhnung an die Ersatzglieder entsprechend gemindert wird.

Die Abstufungen, die Hobein vorschlägt, sind recht beachtenswert. Nach ihm ist zu schätzen:

Der Verlust des Fußes oder Absetzung im unteren Drittel
  des Unterschenkels . . . . 50 pCt.
Absetzung des Beines dicht unter oder im Kniegelenk . . 60 „
Absetzung in der unteren Hälfte des Unterschenkels . . . 70 „
Absetzung in der oberen Hälfte des Oberschenkels oder in
  der Hüfte . . . . 80 „

Von diesen Sätzen bringt Hobein bei Arbeitern, die ihre bisherige Tätigkeit fortsetzen können, oder die keine wesentliche Berufsänderung vorzunehmen haben, $^1/_3$ bis $^2/_3$ in Abzug, sodaß die Sätze sich verringern, wie folgt: 33$^1/_3$ pCt., 45 pCt., 55 pCt., 66$^2/_3$ pCt.

Es erhöhen sich die Sätze, wenn besondere Gründe dafür vorliegen. Als solche führt Hobein an: höheres Alter, Dickleibigkeit, Magerkeit des Stumpfes, Nervenschmerzen, die der Stumpf auslöst (Neurome) u. a. m.

Was den Verlust der Zehen anbelangt, so darf man in der Beurteilung naturgemäß rigoroser verfahren, als bei der Abschätzung der Fingerverluste. Die Zehen sind zwar für die Sicherheit des

Ganges von wesentlicher Bedeutung, allein selbst bei den komplizierteren Verrichtungen des Fußes im gewerblichen Leben, Leiterklettern, Springen etc., ist die Sicherheit der Fußstütze doch nicht so erheblich in Frage gestellt, daß lediglich dadurch etwa eine Berufsänderung erforderlich wird. In vielen Berufszweigen wird der Verletzte den Verlust überhaupt nicht als solchen empfinden, einen wirtschaftlich meßbaren Schaden wird er nicht davontragen. Allenfalls mag der Verlust der großen Zehe bei einzelnen Berufsarten, die auf eine besondere Sicherheit und Festigkeit des Fußes angewiesen sind, zur Entschädigung Anlaß geben. Auch kann hier und da ein schlechtsitzender Amputationsstumpf, Narbenverwachsung, Neurom oder dergl. den Träger ständig an den Verlust gemahnen und dadurch eine Erwerbsbehinderung von etwa 10 pCt. bewirken. Daß der Verlust selbst mehrerer Zehen die Sicherheit des Ganges nicht immer beeinträchtigt, dafür haben wir genug Beispiele bei Personen, die nicht dem Versicherungszwange unterliegen. Lediglich aus dem Empfinden heraus, ein Defekt mehrerer Zehen bedeute in jedem Falle eine entschädigunswürdige Verletzung, sollte man m. E. nicht zur Anerkennung der Ansprüche gelangen, da das Gesetz ausdrücklich nur, wie stets betont wird, die effektive Einbuße der Erwerbsfähigkeit zu entschädigen verpflichtet. Vor allem spielt hier die Gewöhnung eine wesentliche Rolle, die hier leichter eintritt als nach Verletzungen der Hand.

In der Regel werden, wenn spezielle Gründe eine Entschädigung nötig machen, die folgenden Sätze vom R.V.A. zur Anwendung gebracht: 10 pCt. beim Verlust der großen Zehe und der benachbarten zweiten Zehe. Der Verlust mehrerer Zehen wird in der Regel mit 10—15 pCt., der Verlust aller Zehen bis zu 20 pCt. bleibend entschädigt.

Literatur zu § 15.

1. Gollmer, Ist ein Stelzfuß oder ein künstliches Bein zweckmäßiger für den Arbeiter? A. S. Z. 1900.
2. Hobein, Die Folgen der Verletzungen des Knies für die Erwerbsfähigkeit. A. S. Z. 1897.

§ 16. Kasuistik.

A. Verlust beider Beine.

Fall Nr. 1 (Aktenmaterial). Erdarbeiter. Von der Lokomotive eines Zuges erfaßt. Verletzung beider Beine, die amputiert werden mußten. Hilflosenrente nach § 9 Abs. 3 des G.U.V.G. R.V.A.: Gewährung einer höheren Rente als die Vollrente ist nicht ausreichend begründet. Solange Krankenhauspflege geboten ist, und er sich an die Krücken bzw. Stützapparate noch nicht gewöhnt hat, ist ihm freie Krankenhauspflege zu gewähren. Für die Zeit aber nach Abschluß der Behandlung in diesem Sinne ist die Vollrente ausreichend, weil keinerlei Anhaltspunkte für die Annahme vorliegen, daß der Kläger hilflos im Sinne des § 8 Abs. 3,

d. h. außer Stande wäre, die gewöhnlichen Verrichtungen des Lebens ohne fremde Hilfe auszuführen.

B. Verlust eines Beines bzw. einzelner Glieder.

a) Oberschenkel.

Fall Nr. 1. Rek.E. v. 13. IV. 1889. Erdarbeiter. Verlust des rechten Beines. Der handbreite Stumpf hindert beim Sitzen. 70 pCt.

Fall Nr. 2 (Aktenmaterial). R. untere Extremität, Ueberfahren beider Beine durch einen Eisenbahnzug. Amputation des rechten Beines in der Mitte des Oberschenkels; komplizierte Fraktur des linken Unterschenkels. 100 pCt. Nach einem Jahr Tod an Lungenentzündung. Zusammenhang abgelehnt.

Fall Nr. 3. Rek.E. v. 20. IX. 1887. Maurer. Verlust des rechten Beines in der Mitte des Oberschenkels. Bei gutem Willen und ausreichender Energie würde der Kläger mit dem ihm gelieferten künstlichen Bein gehen lernen können wie andere unter gleichen Verhältnissen Amputierte und sich bei sitzender Beschäftigung einen hinreichenden Verdienst verschaffen können ohne eine größere Erwerbsverminderung gegen früher als $66^2/_3$ pCt. erleiden zu müssen.

Fall Nr. 4. Rek.E. v. 8. II. 1896. Verlust des rechten Beines. Amputation in der Mitte des Oberschenkels. Das Schadhaftwerden der von der B.G. gelieferten künstlichen Gliedmaßen ist als eine die Erhöhung der Rente bedingende Verschlimmerung anzusehen.

Fall Nr. 5. Rek.E. v. 21. XII. 1889. Schlosserlehrling. Verlust des Oberschenkels. R.V.A.: 60 pCt. Kläger ist durch den Verlust des Oberschenkels allerdings in seiner Erwerbsfähigkeit schwer geschädigt; da er aber ein noch junger und im übrigen gesunder Mensch ist, der sich an einem Stock mit einem künstlichen Bein leidlich sicher fortbewegen kann, war anzunehmen, daß er in irgend einem anderen Berufe wohl noch mindestens $2/_5$ seines früheren Verdienstes werde erwerben können.

Fall Nr. 6. Rek.E. v. 29. IV. 1889. Häuer. Verlust des rechten Beines. $66^2/_3$ pCt. Es gibt eine Reihe gröberer Handarbeiten, welche ein Mann wie der Kläger ohne weiteres verrichten kann, sowie viele weitere, welche er bei nur einigem guten Willen binnen kurzer Zeit ohne sonderliche Mühe erlernen kann, und mit denen er sich wohl noch den dritten Teil seines früheren Verdienstes zu beschaffen vermag.

Fall Nr. 7. Rek.E v. 3. XII. 1889. Feinmechaniker. Verlust des rechten Beines oberhalb des Knies. 75 pCt. Wenn auch die Amputationswunde gut verheilt ist, mit dem Knochen nicht verwachsen und an sich schmerzlos ist, so übt das künstliche Bein einen sehr erheblichen Druck auf den Stumpf aus, so daß der Kläger Arbeiten nur im Sitzen verrichten kann.

b) Unterschenkel.

Fall Nr. 1. Rek.E. v. 12. VII. 1898. Fabrikarbeiter. Verlust des linken Unterschenkels. Künstliches Bein. 50 pCt. Nachdem vielfache Ausbesserungen des Beins erforderlich geworden und von der B.G. bezahlt worden waren, lehnte diese die erneut geforderte Ausbesserung ab und bot dem Verletzten einen Stelzfuß an. Der Verletzte, der inzwischen Schuhmacher geworden war, lehnte das Anerbieten ab und beantragte die Gewährung eines künstlichen Beines. R.V.A.: 60 pCt. Eine Verpflichtung der B.G., dem Verletzten künstliche Gliedmaßen oder andere Ersatzstücke zu liefern, besteht nicht. Der Kläger hat auch dadurch, daß die Beklagte ihm eine Reihe von Jahren hindurch ein künstliches Bein geliefert und die an demselben erforderlich gewordenen Reparaturen auf ihre Kosten hat machen lassen, kein Recht darauf erworben, daß die Beklagte auch in Zukunft das Gleiche fortleiste. Der diesem vermeintlichen Recht entsprechende Anspruch des Klägers ist somit unbegründet. Die Weigerung, dem Kläger ein brauchbares künstliches Bein zu liefern, schließt eine wesentliche Aenderung der Verhältnisse in sich, welche für die Festsetzung der Rente von 50 pCt. maßgebend waren; bei Bemessung der Rente wurde davon ausgegangen, daß dem Kläger durch die fortgesetzte Lieferung eines künstlichen Beines die Ausübung des Flickschustergewerbes ermöglicht werde; der Fortfall dieser Leistungen erhöht den Grad der Erwerbsunfähigkeit.

Fall Nr. 2. Rek.E. v. 14. II. 1896. Hilflosenrente. Verlust des rechten Unterschenkels. Künstliches Bein. 75 pCt. Geringfügige Hautabschürfungen an dem Beinstumpf, wie das R.V.A. ausführt, wie solche durch den Druck des künstlichen Beines öfter einmal entstehen, bei verständigem Verhalten aber auch schnell wieder verheilen, können eine wesentliche Verschlimmerung nicht bedeuten. Der Anspruch auf Ausbesserung des künstlichen Beines entbehrt nach Lage der Gesetzgebung überhaupt jeder Rechtsgrundlage, da die Lieferung und Ausbesserung des künstlichen Gliedes eine freiwillige Mehrleistung war, die im Rechtswege nicht erzwungen werden kann.

Fall Nr. 3. Rek.E. v. 19. XI. 1889. Bergmann. Verlust des linken Unterschenkels bis zum mittleren Drittel. Ursprünglich Vollrente, dann 75 pCt., weil der Verletzte sich noch nicht an den Gebrauch des künstlichen Fußes gewöhnt hat; nach weiteren 8 Monaten 60 pCt.

Fall Nr. 4. Rek.E. v. 16. I. 1891. Rente für Verlust des Unterschenkels von $66^2/_3$ pCt. auf 75 pCt. erhöht, weil B. eine Entzündung des Oberschenkels sich dadurch zugezogen hatte, daß er das völlig abgenutzte künstliche Bein weiter gebraucht, dessen Reparatur der Direktion obgelegen hätte. Die Lieferung künstlicher Gliedmaßen gehört in Fällen der vorliegenden Art nicht zu den Verpflichtungen der B.G. Künstliche Gliedmaßen werden nicht als notwendige Heilmittel gerechnet. Zur Hebung der körperlichen Funktionen wären auch weniger kostspielige Hilfsmittel wie Stelzfüße etc. ausreichend gewesen. Ebensowenig wie die Lieferung kann aber auch die Reparatur der künstlichen Gliedmaßen der B.G. auferlegt werden. Das R.V.A. weist den Rekurs zurück mit der Begründung, daß die mit $66^2/_3$ pCt. bemessene Rente sehr hoch ist. Der Schaden ist durch eigene Schuld entstanden und nicht von großer Bedeutung, selbst wenn eine gewisse Verschlimmerung in dem Zustand des Klägers eintritt.

Fall Nr. 5. Rek.E. v. 6. X. 1888. Tagelöhner. Verlust des rechten Unterschenkels. 50 pCt. Eine Rente von 50 pCt. ist ausreichend, da der Kläger mit seinem mit einem Stelzfuß versehenen Bein mancherlei Arbeiten auch im Stehen zu verrichten und dadurch die Hälfte seines früheren Verdienstes zu erzielen in der Lage ist.

Fall Nr. 6. Rek.E. v. 28. II. 1888. Amputation des linken Unterschenkels. 60 pCt. Der 32jährige, im übrigen gesunde und rüstige Kläger ist befähigt, noch $^2/_5$ seines Arbeitsverdienstes zu erzielen.

c) Verlust des Fußes.

Fall Nr. 1. Rek.E. v. 21. V. 1889. Streckenarbeiter. Verlust des linken Fußes. Die ursprüngliche Rente von 75 pCt. wurde herabgemindert, die Berufung dagegen wurde verworfen. Es sei zwar zuzugeben, daß der äußere Zustand des verletzten Beines kein anderer sei, als bei der Abgabe des ersten Gutachtens, dagegen hat das R.V.A. darin, daß der Kläger hinreichend Zeit hatte, sich an den Gebrauch dieses Fußes zu gewöhnen, eine wesentliche Veränderung mit nachfolgender Begründung als vorliegend erachtet:

Die Erfahrung lehrt, daß ein Arbeiter, welchem ein wichtiges Glied verletzt worden ist, in der ersten Zeit nach Beendigung des Heilverfahrens meistens noch nicht im Stande ist, das verletzte Glied sowie die ihm verbliebenen Gliedmaßen in geeigneter Weise zur Arbeit zu verwenden. Es würde den Interessen der Arbeiter selbst zuwiderlaufen, wollten die B.G. von vornherein nur den Grad der Erwerbsbeschränkung annehmen, der dauernd angenommen werden muß.

Fall Nr. 2 (Aktenmaterial). Bremser; beim Versuch auf einen in der Fahrt befindlichen Zug zu springen, rutscht er ab; der rechte Fuß gerät unter die Räder. Befund: Ausgedehnte schwere Quetschwunde am rechten Fußrücken, durch die die Mittelfußknochen in ganzer Ausdehnung freigelegt sind; die Zehen sind sämtlich von den Mittelfußknochen losgerissen, zum Teil gebrochen, sie hängen nur noch an der Sohlenhaut. Amputation nach Pirogoff. 75 pCt. Nach 6 Jahren Minderung der Rente auf 50 pCt. nach Urteil des Sch.G. Dagegen Rekurs: 40 pCt., da der Kläger gut stehen und gehen kann.

d) Zehen.

Fall Nr. 1 (Aktenmaterial). Ein Rollwagen fuhr dem p. E. über den linken Fuß. 2. 3. 4. 5. Zehe völlig zermalmt, am Fußrücken ein 8 cm langer, 5 cm breiter Weichteildefekt. 25 pCt.

Nach 10 Jahren Aufhebung der Rente. Es ist unbedenklich anzunehmen, daß nach Verlauf von 10 Jahren bei dem Verletzten Gewöhnung an den Verlust der 4 Zehen des linken Fußes eingetreten ist.

Fall Nr. 2. Rek.E. v. 18 IV. 1890. Maurer. Verlust zweier Zehen und eines Gliedes der dritten Zehe des rechten Fußes. 10 pCt., weil infolge der Verletzung anhaltendes Gehen und Stehen, sowie das Steigen auf der Leiter erschwert ist.

Fall Nr. 3. Rek.E. v. 11. X. 1905. Ackergehilfe. Verlust der großen Zehe und des größten Teils der 2. Zehe des rechten Fußes. R.V.A.: 10 pCt. In dem Verlust der großen Zehe und des größten Teils der 2. Zehe ist ein die Sicherheit des Gehens und Stehens in meßbarer Weise beeinträchtigender Umstand zu erblicken. Denn unzweifelhaft ist der Fuß hierdurch schon beim Gehen zu ebener Erde, in noch größerem Umfang aber beim Treten auf unebenem Boden und beim Berg-, Treppen- und Leitersteigen eines für die Sicherheit des Tritts wesentlichen Stützpunktes beraubt. Die dadurch hervorgerufene Unsicherheit des Fußes ist durch eine Angewöhnung und Anpassung an die veränderten Verhältnisse im Hinblick auf den eingetretenen Substanzverlust in vollem Umfange überhaupt nicht auszugleichen und wird stets nachteilige Wirkungen auf die Arbeiten der mit einem solchen Schaden behafteten Person erkennen lassen.

Fall Nr. 4. Rek.E. v. 5. I. 1900. Bergarbeiter. Verstümmelung der großen und Verlust der 2. Zehe des rechten Fußes. 10 pCt. R.V.A.: Der Verlust der 2. Zehe für sich allein würde allerdings eine dauernde Beeinträchtigung der Erwerbsfähigkeit notwendig nicht bedingen, da die zweite und die folgenden Zehen durch Gewöhnung einander hinreichend ersetzen können. Dagegen muß die teilweise Entfernung der großen Zehe für die Fähigkeit zur Fortbewegung und für die Standfestigkeit des Körpers von schwerwiegenden Folgen sein, um so mehr, als noch der Verlust der 2. hinzukommt.

Fall Nr. 5. Rek.E. v. 3. II. 1898. Arbeiter. Verlust der 3 äußeren Zehen des linken Fußes. 10 pCt. R.V.A.: Der Verlust der 3 äußeren Zehen des linken Fußes bedingt keine wesentliche Beschränkung der Gehfähigkeit.

Fall Nr. 6. Rek.E. v. 22. II. 1898. Kernmacher. Verlust der 4 linken kleineren Zehen. R.V.A.: 15 pCt.

Fall Nr. 7. Rek.E. v. 8. II. 1900. Kesselschmied. Verlust von $1\frac{1}{2}$ Gliedern der linken großen Zehe 10 pCt. R.V.A.: Durch den Verlust einer großen Zehe wird die Gebrauchsfähigkeit des Fußes beeinträchtigt, insofern dadurch die Sicherheit und Festigkeit des Ganges geschmälert und die Widerstandsfähigkeit beim Tragen oder Schieben schwerer Lasten verringert wird.

Fall Nr. 8. Rek.E. v. 22. III. 1889. Maschinist. Verlust der großen Zehe. 10 pCt. Die große Zehe ist zur ausgibigen Fähigkeit des Fußes, insbesondere beim Springen, Klettern, Leitersteigen, von wesentlicher Bedeutung.

Fall Nr. 9. Rek.E. v. 3. I. 1889. Handarbeiter. Der Verlust der zweiten Zehe am linken Fuß hat eine wirtschaftlich fühlbare Beschränkung der Erwerbsfähigkeit des Klägers nicht zur Folge gehabt. 0 pCt.

Fall Nr. 10. Rek.E. v. 28. II. 1899. Bergarbeiter. Verlust der Endglieder der 3 ersten Zehen des linken Fußes ist keine Verstümmelung von solcher Erheblichkeit, daß eine nennenswerte Beschränkung der Erwerbsfähigkeit daraus hervorgeht.

Fall Nr. 11. Rek.E. v. 15. I. 1892. Tagearbeiter. Verlust der beiden ersten Glieder der 3. Zehe, anfangs 15 pCt., dann Einstellung der Rente. R.V.A. 0 pCt. Die Muskulatur des rechten Unterschenkels ist nur noch um $\frac{1}{2}$ cm umfangreicher als die des linken. Dieser Unterschied ist für die Erwerbsfähigkeit unerheblich.

Fall Nr. 12. Rek.E. v. 13. V. 1899. Tagelöhner. Verlust der linken großen

Zehe. Die Narbe ist nicht mit der Unterlage verwachsen, nirgends druckempfindlich. 0 pCt.

Fall Nr. 13. Rek.E. v. 26. VI. 1899. Bohrmeister. Verlust der 3 äußeren Zehen des linken Fußes, 10 pCt. Wenn der Verlust auch für die Gehfähigkeit des Klägers im gewöhnlichen Leben bedeutungslos sein wird, so kann er doch im Erwerbsleben, wo an die Leistungsfähigkeit des Fußes wie beim Steigen, Springen, Heben u. s. f. oft besondere Anforderungen gestellt werden, störend ins Gewicht fallen. Die durch den Verlust mehrerer Glieder bedingte, wenn auch vielleicht nur geringe Beschränkung der Erwerbsfähigkeit ganz ohne Ausgleich zu lassen, erschien dem R. V. A. nach Sinn und Absicht des Gesetzes nicht berechtigt.

Fall Nr. 14. Rek.E. v. 25. IX. 1899. 18jähriger Arbeiter. Verlust der drei mittleren Zehen des linken Fußes. 10 pCt.

Fall Nr. 15. Rek.E. v. 13. XII. 1890. Arbeiter. Verlust des ersten Gliedes der großen Zehe. 0 pCt. Der Verlust ist nicht geeignet, eine Verringerung der Arbeitsfähigkeit eines Menschen im allgemeinen, sofern nicht besonders komplizierte Verhältnisse hinzukommen, herbeizuführen.

Fall Nr. 16. Rek.E. v. 9. X. 1898. Schlosser, Verlust der großen Zehe, 10 pCt. R. V. A.: Abgesehen von besonders günstig liegenden Einzelfällen führt der Verlust einer großen Zehe in der Regel eine Beeinträchtigung der Erwerbsfähigkeit herbei, da durch diesen Verlust die Ausdauer und Sicherheit im Gebrauch des Fußes leidet, und längeres Stehen und Gehen wesentlich erschwert wird.

Fall Nr. 17. Rek.E. v. 29. X. 1898. Schlosserlehrling. Verlust der rechten großen Zehe. 0 pCt. R. V. A.: Die Erwerbsfähigkeit ist durch die Folgen des Betriebsunfalls in nennenswertem d. h. meßbarem Grade nicht beeinträchtigt. Die Amputationsnarbe ist völlig schmerz- und reizlos, mit dem Knochen nicht verwachsen, an keiner Stelle druckempfindlich. Gegenüber diesen Tatsachen erschien die Zubilligung einer Rente im vorliegenden Falle nicht gerechtfertigt, zumal sich der Kläger in einem so jugendlichen Alter befindet, daß es ihm leicht fällt, die Unbequemlichkeiten, die das Fehlen der großen Zehe bei der Arbeit mit sich bringt, zu überwinden, umsomehr als er in seinem Beruf nicht auf einen besonders ausgiebigen Gebrauch des Fußes angewiesen ist.

Fall Nr. 18. Rek.E. v. 5. XII. 1898. Bergmann. Verlust der 2. und 3. linken Zehe. Einstellung der ursprünglichen 20 pCt. Rente, da andere Unfallfolgen als der Verlust der beiden Zehen nicht bestehen, diese Zehen aber für die Geh- und Tragfähigkeit des im übrigen unbeschädigten Fußes unwesentlich sind.

Fall Nr. 19. Rek.E. v. 9. XII. 1898. Bergmann. Verlust der zwei Vorderglieder der 2. und 3., sowie des Nagelgliedes der 4. Zehe. Nach ursprünglicher Gewährung von 25 pCt. Einstellung der Rente mit folgender Begründung: Bei den gewöhnlichen Arbeitsleistungen in versicherten Berufen kommt es nicht auf besondere Fertigkeiten aller Gliedmaßen an, ein Bergmann wird in Ausübung seines Berufes durch geringe Defekte der Zehen nicht beschränkt, wenn keine Reizbarkeit der Stumpfwunden mehr besteht.

Fall Nr. 20. Rek.E. v. 20. IX. 1901. Bergmann. Verlust der linken großen Zehe. Anfangs 20 pCt., nach einem Jahr Einstellung der Rente, die vom R. V. A. bestätigt wird. Das Auftreten von Schmerzen beim Witterungswechsel in der Amputationsnarbe bildet wohl eine Unbequemlichkeit, verursacht aber keinen wirtschaftlich meßbaren und nennenswerten Schaden an der Erwerbsfähigkeit.

Fall Nr. 21. Rek.-E. v. 14. X. 1901. Bergmann. Verlust der 3. und 4. linken Zehe, anfangs 10 pCt., dann Einstellung der Rente, die das R. V. A. bestätigte. Das R. V. A. hat bereits vielfach ausgeführt, daß nicht jede Verletzung seiner körperlichen Unversehrtheit dem Versicherten einen Anspruch auf Unfallrente gibt und dies selbst dann nicht, wenn ihm infolge der Verletzung gewisse Unbequemlichkeiten bei der Verrichtung seiner Arbeiten erwachsen.

Autorenregister.

Desprès 92.
Deutschländer 89, 190, 458, 543.
Diederich 447.
Dinkler 139.
Dittmer 214.
Dittmer, P. 536.
Dittrich 77.
Doederlein 504.
Dreifuß 322.
Dreyer 93.
Düms 313. 321.
Dumstrey 110.
Duplay 215.
Duret 141.

E.

Ebbinghaus 316, 327.
Ebner 433.
Ebstein 380, 412.
Edler 404.
Ehrendörfer 505.
Ehrenroth 147.
Ehret 492.
Eichel 311.
Eichmeyer 118.
Elten 317.
Enderin 105.
Engel 4, 7, 29, 86, 145, 389, 478.
Epstein 107.
Epstein, F. 429.
Erb 343.
Erb 374.
Ercklentz 313.
Erdheim 433.
Erichsen 376.
Eulenburg 161, 391.
Ewald 456.
Eysell 94.

F.

Federmann 429.
Feilchenfeld 21, 338, 450.
Fickler 356.
Fischer 115, 311, 505.
Fischer, G. 539.
Flatau 350.
Flechsig 369, 372, 383.
Franek, Erwin 24, 144, 411, 510.
Franke 304, 437.
Fränkel 148, 292, 393.
Freund, C. 148.
Friedel 382.
Friedmann 139, 382, 393.
Friedrich 95.
Fritsch 502.
Frölich 195.
Fuchs 192.
Fürbringer 88, 143, 295, 308, 407, 434,
 448, 450.
Fürstner 364, 379.

G.

Galin 471.
Galvagni 211.
Garrè 452, 459.
Gaupp 43.
Gebale 87.
Gerhardt 322, 325.
Gerock 120.
Géronne 87.
Gerulanos 225.
Glasow 168.
Golebiewski 4, 7, 484, 496, 527.
Goldberg 373.
Goldscheider 160, 166, 371.
Goldstein 453.
Görtz 463.
Gosselin 291.
Gowers 368.
Graef 7, 28, 71.
Graf 148.
Graser 462.
Grashey 86.
Grawitz 444, 448.
Groß 283, 412.
Grosser 308.
Grotjahn 4, 7.
Grünbaum 255.
Gudden 200.
Guder 322.
Gurlt 287.
Gussenbauer 131.
Güterbock 441.

H.

Haab 184.
Haag 29.
Haebler 148, 515, 532.
Hägler 469.
Haenel 40.
Hagen 148.
Halban 389.
Haldane 364.
Hanf 308.
Hannecart 471.
v. Hansemann 99, 460.
Hartmann 62, 80, 457.
Hasse 4.
van Hassels 471.
Hedaeus 172.
Heidenhain 320, 350.
Heinecke 18.
Heinzelmann 436.
Helbing 541.
Helferich 463.
Heller 322.
Heller-Wien 363.
Henle 353.
Henneberg 159.
Henoch 405.
Henricius 459.
Henschen 347.

Sachregister.

Druck von L. Schumacher in Berlin N. 4.